协和医考

全国口腔执业助理医师资格考试

应试题库与解析

主　编　赵继志

副主编　刘玥博　郭　睿　吴　宣

编　者　（按姓氏笔画排序）

任灵焕　刘杉杉　刘玥博　李盛楠　李颉颃　杨　虹

吴　宣　赵继志　郭　睿　常　莜　廖　茜

扫码赠送历年考题

中国协和医科大学出版社

北　京

图书在版编目（CIP）数据

2024全国口腔执业助理医师资格考试应试题库与解析/赵继志主编．—北京：中国协和医科大学出版社，2024.1

（协和医考）

ISBN 978-7-5679-2260-0

Ⅰ．①2…　Ⅱ．①赵…　Ⅲ．①口腔科学-资格考试-题解　Ⅳ．①R78-44

中国国家版本馆CIP数据核字（2023）第169075号

协和医考

2024全国口腔执业助理医师资格考试应试题库与解析

主　　编：赵继志
策划编辑：沈紫薇
责任编辑：刘　婷　沈紫薇
封面设计：邱晓俐
责任校对：张　麓
责任印制：张　岱

出版发行：中国协和医科大学出版社
（北京市东城区东单三条9号　邮编100730　电话010-65260431）
网　　址：www.pumcp.com
经　　销：新华书店总店北京发行所
印　　刷：三河市龙大印装有限公司

开　　本：850mm×1168mm　1/16
印　　张：30.5
字　　数：1000千字
版　　次：2024年1月第1版
印　　次：2024年1月第1次印刷
定　　价：89.00元

ISBN 978-7-5679-2260-0

出版说明

我国执业医师资格考试已经进入第25个年头，这项政策对于加强我国医师队伍建设，提高执业医师的综合素质，保护医师合法权益，规范医师管理制度，完善医师培养制度，发挥了积极的作用。

为帮助考生在繁忙的临床实践期间更有效地复习，更方便地了解与掌握执业医师资格考试的要求，提高考生分析问题、解决问题的能力，从而顺利通过考试，中国协和医科大学出版社推出了“协和医考”系列丛书。25年来，中国协和医科大学出版社在本套丛书的出版过程中，以及每年与广大考生读者反馈交流的工作中，摸索出了我国执业医师资格考试的基本规律，积累了丰富的出版应试丛书的经验，为考生提供了不同层次、不同阶段和不同需求的应试参考书。

本套丛书由中国协和医科大学出版社组织相关专业专家编写，并邀请了专职从事执业医师资格考试研究的培训专家进行审定。内容紧扣最新版《医师资格考试大纲》，以规划教材为基础，以临床能力为重点，侧重于理论与实践的综合运用。本套丛书品类齐全，从应试指导、核心考点精讲，到各类习题集和模拟试卷等，能够满足广大考生复习考试的需要。

“当医生就当好医生，当好医生就读协和医书”，拥有25年执业医师资格考试用书出版经验的中国协和医科大学出版社为全国争当好医生的读者，提供这套全面、准确、实用的应试丛书。我们期望能够对广大考生顺利通过执业医师资格考试有所助益，为我国医学教育及医学事业的发展作出积极的贡献。丛书内容如有不当之处，欢迎各位考生和同仁批评指正。如有关于丛书内容及考试的相关问题，请扫描下方二维码，有专属微信客服为你解答。

前　言

执业助理医师资格考试是我国医务人员的行业准入考试。考试方式分为实践技能考试和医学综合笔试，实践技能考试时间一般在每年的6月份，综合笔试一般在每年的8月底。执业助理医师资格考试综合笔试共分2个单元，每单元150题，由国家医学考试中心组织全国统一命题，统一考试。口腔执业助理医师资格考试是国家执业助理医师资格考试的重要组成部分。2024年起，考试采用新版考试大纲。为了更好地帮助考生，准确抓住考试变化及改革的趋势和方向，提高通过执业助理医师资格考试所必须具备的综合能力，我们精心编写了这本《2024全国口腔执业助理医师资格考试应试题库与解析》。

本书依据2024年最新版《口腔执业助理医师资格考试大纲》进行了修改，将口腔组织病理学、口腔解剖生理学与口腔预防医学归入口腔医学综合，使复习更清晰明确。同时，对医学人文综合、基础医学综合和口腔医学综合各部分进行了不同程度的修订，如新增《医疗废物管理条例》、冠状病毒、牙髓钙化、根分叉病变等相关知识。删繁就简，基本囊括了大纲要求的高频考点，帮助考生更快地掌握核心知识，高效复习。

近几年来执业助理医师资格考试的变化趋势是临床病例题（A_2型）题目比例大幅增高，这给考生的复习与通关之路增加了不少难度。本书力求覆盖大纲要求的知识点，并适当增加病例分析题的比例，以帮助考生顺利通关。为了能实战模拟考试，本书与考卷题型设置相同，分“A型题”和“B_1型题”，前者包括A_1、A_2、A_3/A_4题型，其中A_1型题是单句型最佳选择题，A_2型题是病例摘要最佳选择题，A_3/A_4型题是病例组型和病例串型最佳选择题。B_1型题是标准配伍题。

尽管力臻完善，但书中难免存在疏漏与不足之处，我们诚挚地希望考生和同道提出意见与建议。预祝阅读本书的考生通过努力取得好成绩，成为合格的口腔执业助理医师！

编　者

2023年12月

目　录

习　题

第一部分　医学人文综合

第二部分　基础医学综合

第三部分 预防医学综合

第四部分 口腔医学综合

参考答案与解析

第一部分 医学人文综合

第二部分　基础医学综合

第三部分 预防医学综合

第四部分 口腔医学综合

第一部分

医学人文综合

第一篇 医学心理学

第一章 医学心理学总论

【A_1 型题】

1. 提出治疗过程要信任和依靠来访者自身的潜力，而不是依靠治疗师的指导性工作的心理学派观点是
   A. 精神分析
   B. 行为主义
   C. 人本主义
   D. 认知心理
   E. 折中主义
2.《黄帝内经》提出的“天人合一”“形神合一”的心理学观点属于医学心理学发展的哪一阶段
   A. 神灵医学心理学时代
   B. 哲学医学心理学时代
   C. 科学医学心理学时代
   D. 现代医学心理学时代
   E. 以上都不是
3. 医学心理学研究任务不包括
   A. 研究心理因素对人体健康的影响及其机制
   B. 研究个性的形成和发展
   C. 研究自我调节对防病、治病和康复的作用
   D. 研究疾病过程中的心理反应
   E. 研究心理因素在疾病发展过程中的作用

【B_1 型题】

（4~5 题共用备选答案）
   A. 调查法
   B. 临床观察法
   C. 个案法
   D. 实验法
   E. 心理测验法
4. 通过交谈或问卷的方法了解一些人对某一事件的感受、态度和行为，在医学心理学的研究方法中属于
5. 通过严格控制条件，研究行为或活动条件与心理的因果关系，在医学心理学的研究方法中属于

第二章 医生个人的心理能力

【A_1 型题】

1. 不属于性格特征的是
   A. 对现实的态度特征
   B. 意志特征
   C. 情绪特征
   D. 应激特征
   E. 智力特征
2. 人格核心是
   A. 气质
   B. 能力
   C. 性格
   D. 需要
   E. 动机
3. 胆汁质气质的人，其高级神经活动类型属于
   A. 强、均衡而灵活的活泼型
   B. 强、均衡而不灵活的安静型
   C. 强、不均衡而灵活的兴奋型
   D. 弱、不均衡、不灵活的抑制型
   E. 弱、均衡、灵活的灵活型
4. 情绪可通过哪些系统的生理反应对人体的健康产生影响
   A. 呼吸系统、循环系统和泌尿系统
   B. 神经系统、循环系统和泌尿系统
   C. 呼吸系统、循环系统和免疫系统
   D. 神经系统、内分泌系统和免疫系统
   E. 呼吸系统、内分泌系统和免疫系统
5. 卡特尔认为人格是由什么构成的
   A. 人格因素

B. 人格特征
C. 根源特质
D. 表面特质
E. 人格特质

6. 情绪是与何种需要相联系的
A. 生理需要
B. 交际需要
C. 认知需要
D. 安全需要
E. 自我实现需要

7. 情感对于情绪来说具有的特点是
A. 强烈而冲动
B. 伴有明显的行为变化
C. 伴有明显的生理变化
D. 稳定而深刻
E. 带有明显的情境性

8. 艾森克认为人格的维度有
A. 情绪性维度、气质性维度和稳定性维度
B. 情绪性维度、内外向维度和精神质维度
C. 气质性维度、内外向维度和稳定性维度
D. 理智性维度、情绪性维度和意志性维度
E. 理智性维度、内外向维度和精神质维度

9. 与情绪形成有关的3个要素是
A. 环境、心境、生理变化
B. 情景、心境、条件反射
C. 情景、刺激、生理过程
D. 认知、反应、结果评价
E. 情景、认知、生理状况

10. 按照需要起源，可把需要分为
A. 生理性需要和社会性需要
B. 生理性需要和心理性需要
C. 自然需要和精神需要
D. 物质需要和精神需要
E. 物质需要和心理需要

11. 思维的重要特征是
A. 分析性和综合性
B. 间接性和概括性
C. 抽象性和创造性
D. 深刻性和全面性
E. 上升性和决策性

12. 人类心理过程的认识过程不包括
A. 感觉
B. 信念
C. 记忆
D. 思维
E. 想象

13. 心理过程包括哪3个过程
A. 气质、性格和能力
B. 动力、活动和评价
C. 认识、情感和意志
D. 认识、人格和活动
E. 动力、情绪和意志

14. 医学心理学的基本观点不包括
A. 心身统一的观点
B. 认知评价的观点
C. 情绪影响的观点
D. 道德约束的观点
E. 主动适应与调节的观点

15. 已获得的知识、技能和方法对解决新问题会产生影响的心理现象称为
A. 暗示
B. 保持
C. 迁移
D. 创造
E. 功能因素

【A_2型题】

16. 汽车正在行驶中，一名儿童突然冲向马路对面。司机急刹车，汽车在发出刺耳的刹车声后停住，儿童在车前的半米处跑过。这时司机顿感心跳加快、头上冒汗、手足无力。这种情绪状态是
A. 心境
B. 激情
C. 情感
D. 应激
E. 情操

17. 男，22岁，大学生。经常表现出尊师爱校，助人为乐的行为，不仅在学习上帮助同学，而且在生活上也照顾他人，并积极组织班级的集体活动，这种一贯的行为方式属于性格的
A. 态度特征
B. 理智特征
C. 意志特征
D. 情绪特征
E. 行为特征

【B_1型题】

（18~20题共用备选答案）
A. 自觉性
B. 果断性
C. 坚韧性
D. 自制性
E. 独立性

18. 意志行动中善于控制自己的行动，约束自己言行的心理品质是意志的
19. 办事见异思迁，虎头蛇尾的人，其意志活动缺乏
20. 执拗和一意孤行的人，其意志活动缺乏

（21~22题共用备选答案）
A. 生理需要
B. 安全需要
C. 爱与被爱的需要
D. 尊重的需要
E. 自我实现的需要

21. 马斯洛需要层次论中最高层次需要是
22. 发挥自己的潜能，实现自己的理想与抱负的需要是

（23~25题共用备选答案）
A. 双趋冲突
B. 双避冲突
C. 趋避冲突
D. 双重趋避冲突
E. 双趋双避冲突

23. “前有狼，后有虎”，这种动机冲突是
24. “鱼与熊掌不可兼得”，这种动机冲突是
25. “想吃糖，又怕胖”，这种动机冲突是

第三章　心理健康

【A_1 型题】

1. 心理健康标准不包括
   A. 人格健全
   B. 思想内容健康
   C. 情绪乐观稳定
   D. 行为和生活方式健康
   E. 智力正常
2. 心理卫生应从何时抓起
   A. 胎儿期
   B. 新生儿期
   C. 乳儿期
   D. 婴儿期
   E. 幼儿期
3. 智力发展的关键期在
   A. 3 岁前
   B. 4 岁前
   C. 5 岁前
   D. 6 岁前
   E. 7 岁前
4. 同时能刺激多种感官的游戏或运动，叫作
   A. 感觉运动训练
   B. 体育活动训练
   C. 人格发展训练
   D. 自制能力训练
   E. 感觉整合训练

第四章　心理应激与心身疾病

【A_1 型题】

1. 人生会受到无数应激源的作用，只有那些对人有意义的刺激物才能引起心理应激反应，这些事物是否对人有意义，很大程度上取决于
   A. 应激源的强度
   B. 应激源的性质
   C. 应激源的数量
   D. 人的认知评价
   E. 人的智力水平
2. 与心身疾病的诊断无关的是
   A. 根据临床症状、体征和特殊检查明确器质性改变
   B. 疾病的发生有相平行的心理社会因素
   C. 排除神经症和精神疾病
   D. 单纯的生物医学疗法收效甚微
   E. 由某种躯体疾病引发心理障碍
3. 面对威胁性的应激源，通过各种适当的心理和行为对策来消除或缓解个体的紧张状态，称为
   A. 激励
   B. 解脱
   C. 回避
   D. 应对
   E. 超脱
4. 心身疾病是
   A. 心理社会因素在病因上起主导作用的躯体疾病
   B. 由心理社会因素引起的精神疾病
   C. 由心理社会因素引起的器官系统的功能性改变
   D. 由心理社会因素引起的神经症
   E. 由心理社会因素引起的生理反应
5. 下列生活事件中，属于正性生活事件的是
   A. 夫妻分居
   B. 结婚
   C. 坐牢
   D. 子女离家
   E. 改行
6. 按照心身医学的观点，下列疾病中属于心身疾病的是
   A. 精神分裂症
   B. 抑郁症
   C. 消化性溃疡
   D. 大叶性肺炎
   E. 精神发育迟滞
7. 关于心理应激，错误的说法是
   A. 可引起生理反应
   B. 可引起心理和行为反应
   C. 对身心健康产生不利影响
   D. 经过认知评价
   E. 可能提高工作效率
8. 不应列为心理应激对健康有消极影响的是
   A. 使已有的疾病加重
   B. 适应性调整，恢复内稳态
   C. 使原有的疾病复发
   D. 损害适应能力，引发心身症状
   E. 与其他因素共同影响引发新的疾病
9. 不影响个体对应激的认知评价的是
   A. 人格特征
   B. 生活经历
   C. 应激源性质
   D. 对应激源的敏感度
   E. 当时个体的心身状态
10. 心身疾病的治疗原则，不包括
    A. 不间断发泄
    B. 自我心理调节
    C. 药物缓解症状
    D. 纠正不良习惯
    E. 心理护理
11. 人们在遇到压力、痛苦、困境时，引起自杀的主要原因是
    A. 逃避应激源
    B. 排除应激源
    C. 难以应对应激源
    D. 没意识到应激源

E. 想超越应激源

12. 心身疾病的界定条件是
A. 在发病的原因中心理社会因素是重要的因素
B. 具有由心理因素引起的躯体症状
C. 具有明显的器质性病理改变或病理生理变化
D. 不是神经症和精神病
E. 以上都是

13. 在相同应激源作用下而产生不同的应激反应，其主要原因是个体的
A. 体质不同
B. 认知评价不同
C. 敏感强度不同
D. 反应强度不同
E. 文化程度不同

14. 应激的概念可理解为
A. 外界刺激和环境要求
B. 对外界刺激和环境要求的反应
C. 对环境不适应或适应的反应
D. 对环境要求与应付能力评估后的状态
E. 内外刺激因素

【B_1 型题】

（15~16 题共用备选答案）
A. 躯体性应激源
B. 心理性应激源
C. 社会性应激源
D. 职业性应激源
E. 文化性应激源

15. 个体的强烈需求或过高的期望属于

16. 语言、风俗习惯的改变属于

（17~18 题共用备选答案）
A. 应激的行为反应
B. 应激的情绪反应
C. 应激的生理反应
D. 应激的防御反应
E. 以上都不是

17. 一个家庭关系紧张的人，尽可能缩短在家逗留的时间，变成一个“工作迷”，这一现象是

18. 一位外科手术前的病人，坐卧不安，眉头紧锁，小动作多，这一现象是

（19~20 题共用备选答案）
A. 分散对消极应激源的注意
B. 努力忘却消极应激源的情景状态
C. 增加对威胁情境的回避能力
D. 利用各种放松技术
E. 锻炼意志

19. 有效应对应激的评价调整方法是

20. 应对应激以减轻紧张的措施是

（21~22 题共用备选答案）
A. 培养健全人格，锻炼应对能力，获取社会支持
B. 药物治疗
C. 病情变化与心理社会因素有关
D. 心身相结合的原则
E. 心理治疗

21. 心身疾病的治疗原则是

22. 心身疾病的诊断原则之一是

第五章　心理评估

【A_1 型题】

1. 心理测验按组织方式进行分类的是
A. 个别测验、团体测验
B. 文字测验、非文字测验
C. 问卷法、操作法、投射法
D. 调查法、观察法、会谈法
E. 智力测验、人格测验、特殊能力测验

2. 心理测量的误差主要来源有
A. 施测条件
B. 主试者素质
C. 应试者动机
D. 应试者生理状态
E. 以上都是

3. 心理评估常用的方法不包括
A. 会谈法
B. 调查法
C. 实验法
D. 作品分析法
E. 心理测验法

4. 依据心理学的理论和方法对人的心理品质及水平作出的鉴定称为
A. 心理诊断
B. 心理测量
C. 心理测验
D. 心理调查
E. 心理评估

5. 为了了解被检者的思维品质，检查者使用了填词测验，这种测验方法属于
A. 投射法
B. 问卷法
C. 作业法
D. 操作法
E. 以上都不是

第六章　心理治疗与心理咨询

【A_1型题】

1. 心理治疗和心理咨询本质上是相同的，但也有下列差别，应除外
   A. 工作任务不同
   B. 工作时间长短不同
   C. 对象和情境不同
   D. 身份和工作方式不同
   E. 解决问题的性质和内容不同
2. 心理咨询的基本手段不包括
   A. 宣泄
   B. 领悟
   C. 帮助选择和决定
   D. 强化自我控制
   E. 增强自信心
3. 应用心理学的方法影响或改变病人的感受、认识、情感和行为，调整个体与环境之间的平衡，称为
   A. 心理诊断
   B. 心理治疗
   C. 心理卫生
   D. 心理咨询
   E. 心理适应
4. 属于精神分析疗法的是
   A. 系统脱敏
   B. 厌恶疗法
   C. 自由联想
   D. 森田疗法
   E. 催眠疗法
5. 在人本主义治疗技术中最重要的是
   A. 表达
   B. 分析
   C. 指导
   D. 同情
   E. 倾听
6. 心身疾病的治疗原则，不包括
   A. 药物缓解症状
   B. 自我心理调节
   C. 矫正不良习惯
   D. 不间断发泄
   E. 心理护理
7. 下列不属于行为疗法的是
   A. 系统脱敏
   B. 厌恶疗法
   C. 冲击疗法
   D. 自由联想
   E. 前提控制
8. 对恋物癖者电击的方法属于
   A. 家庭脱敏
   B. 冲击疗法
   C. 厌恶疗法
   D. 松弛疗法
   E. 自由联想
9. 为保证材料真实，也为了维护心理治疗本身的声誉及权威性，因此心理治疗要坚持
   A. 真诚原则
   B. 耐心原则
   C. 保密原则
   D. 中立原则
   E. 回避原则
10. 心理咨询的对象大多数是
    A. 精神病患者
    B. 躯体疾病患者
    C. 心理异常的患者
    D. 人格障碍者
    E. 心理异常的正常人
11. 下列哪项不是心理治疗的工作原则
    A. 回避
    B. 耐心
    C. 保密
    D. 操纵
    E. 中立
12. 不论进行何种心理治疗，治疗者均应遵守以下原则，但除外
    A. 真诚原则
    B. 保密原则
    C. 耐心原则
    D. 中立与回避原则
    E. 标准化原则
13. 心理治疗医生是否成熟称职的重要条件以及心理治疗成败的关键是
    A. 医生的技术水平
    B. 心理治疗实施的计划性
    C. 是否坚持保密原则
    D. 建立良好的医患关系
    E. 治疗方法的灵活性
14. 行为主义治疗常用的方法是
    A. 移情
    B. 系统脱敏
    C. 宣泄
    D. 自由联想
    E. 询者中心疗法
15. 替代学习疗法属于
    A. 询者中心疗法
    B. 精神分析疗法
    C. 行为疗法
    D. 认知疗法
    E. 生物反馈疗法

【A_2型题】

16. 患儿，13 岁。在生活中养成不良的吸烟习惯，父母非常恼火。心理医师建议其采取的较有效地行为治疗是
    A. 条件刺激和非条件刺激相结合
    B. 环境因素和操作动作相结合
    C. 厌恶刺激与不良行为相结合
    D. 通过对不良行为的认识来矫正
    E. 用转变注意力的方法来矫正
17. 女，19 岁。因急性白血病接受骨髓移植治疗，术后被安置于无菌病房中。根据病情，需限制亲属探视。在此期间患者

出现心情烦躁不安，针对此情况，心理治疗师指导其采用冥想结合深呼吸的方法来改善自己的情绪，这种应对方式属于
A. 调整认知评价
B. 取得社会支持
C. 自我调节放松
D. 消除应激来源
E. 心理防御机制

18. 女，22 岁。每逢路过商店时就会有被售货员怀疑盗窃的想法，无法自制，十分痛苦，欲到心理门诊寻求帮助。心理治疗师指导其每当出现该想法时就用力拉弹手腕上的橡皮筋，使其产生疼痛，从而逐步清除强迫症状，这种治疗方法属于
A. 冲击疗法
B. 系统脱敏疗法
C. 厌恶疗法
D. 代币疗法
E. 习惯转换法

19. 女，20 岁。主诉自初中毕业后，越来越不能与陌生人接触，近 1 年来发展为见到熟人也害怕与之说话，且一说话就脸红，对于该患者心理治疗首选的方法为
A. 生物反馈
B. 系统脱敏
C. 自由联想
D. 催眠治疗
E. 人本主义

【B_1 型题】

（20~22 题共用备选答案）
A. 自由联想疗法
B. 森田疗法
C. 询者中心疗法
D. 系统脱敏疗法
E. 支持疗法

20. 以精神分析理论为基础的疗法是
21. 以行为主义理论为基础的疗法是
22. 以人本主义理论为基础的疗法是

第七章 医患关系与医患沟通

【A_1 型题】

1. 医患沟通中的非言语沟通形式不包括
A. 面部表情
B. 身段姿态
C. 目光接触
D. 引导话题
E. 人际距离

2. 应提倡的医患关系模式是
A. 主动-被动型
B. 指导-合作型
C. 共同参与型
D. 根据具体情况确定
E. 以上都不是

3. 共同参与型的医患关系模式最适合于
A. 急性患者
B. 绝症患者
C. 慢性患者
D. 重症患者
E. 精神病患者

【A_2 型题】

4. 男，55 岁。机关干部。患胃溃疡多年，本次因胃出血入院，手术治疗后，病情平稳。此时，医患关系模式为
A. 共同参与型
B. 指导-合作型
C. 被动-主动型
D. 主动-主动型
E. 主动-被动型

【B_1 型题】

（5~6 题共用备选答案）
A. 主动-被动型
B. 指导-合作型
C. 共同参与型
D. 强制-被动型
E. 指导-参与型

5. 一个昏迷患者被送到医院，医生对他进行处理，这种医患关系属于
6. 医生劝患者“你应该参加一些晨间锻炼”，这种医患关系属于

第八章 患者的心理问题

【A_1 型题】

1. 不属于患者权利的内容是
A. 受到社会尊重和理解
B. 遵守医疗部门规章制度
C. 享受医疗服务
D. 保守个人秘密
E. 免除或部分免除病前社会责任

2. 根据求医的决定权，可将求医行为分成
A. 主动型、参与型、强制型
B. 主动型、指导型、合作型
C. 主动型、被动型、强制型
D. 参与型、指导型、合作型
E. 参与型、被动型、强制型

3. 不影响患者行为的因素是
A. 病人的经济状况

B. 季节因素
C. 年龄
D. 对疾病的认识水平
E. 文化教育程序

4. 由患者的家属或他人作出求医决定的求医类型是
A. 主动型
B. 被动型
C. 强制型
D. 顾虑型
E. 合作型

5. 在患者常见的心理问题中，常表现为行为与年龄、社会角色不相符合，像回到婴儿时期，此患者的心理状态被称为
A. 焦虑
B. 回避
C. 猜疑
D. 愤怒
E. 退化

【B_1 型题】

（6~8 题共用备选答案）
A. 角色行为缺如
B. 角色行为冲突
C. 角色行为减退
D. 角色行为强化
E. 角色行为异常

6. 期望继续享有患者角色所获得的利益，是患者角色的
7. 否认自己有病，不及时就医是患者角色的
8. 不把自己当患者，仍坚持带病工作是患者角色的

（9~10 题共用备选答案）
A. 主动型
B. 被动型
C. 强制型
D. 参与型
E. 合作型

9. 昏迷患者的求医行为属
10. 儿童患者的求医行为属

第二篇　医学伦理学

第一章　伦理学与医学伦理学

【A_1 型题】

1. 医学伦理学的研究对象，除外以下
   A. 医际之间的关系
   B. 医务人员和社会的关系
   C. 政府行政部门之间的关系
   D. 医务人员和医学科学发展之间的关系
   E. 医务人员和病人的关系
2. 对医学伦理学描述错误者是
   A. 属于理论医学
   B. 属于规范伦理学
   C. 属于道德哲学
   D. 属于应用伦理
   E. 属于医学－伦理学交叉学科
3. 对医术与医德之间关系错误的理解是
   A. “医乃仁术”
   B. 有能力做的就应该去做
   C. “大医精诚”
   D. 临床医学决策同时也是伦理决策
   E. 前沿医学技术应用于临床必须有医德参与
4. “医乃仁术”指医学伦理学是
   A. 医学的本质特征
   B. 医学活动中的一般现象
   C. 医学的非本质要求
   D. 医学的个别性质
   E. 个别医务人员的追求
5. 生物-心理-社会医学模式建立在20世纪的
   A. 50年代
   B. 60年代
   C. 70年代
   D. 80年代
   E. 90年代
6. 关于生物－心理－社会医学模式，下列提法中错误的是
   A. 人们关于健康和疾病的基本观点
   B. 21世纪建立起来的一种全新医学模式
   C. 临床实践活动和医学科学研究的指导思想
   D. 在更高层次上实现了对人的尊重
   E. 不仅重视人的生物生存状态，而且更加重视人的社会生存状态
7. 医学模式转变对医师提出的根本性医学伦理学要求是
   A. 学习伦理学
   B. 学习生命价值论
   C. 学习公益理论
   D. 更加关注处于社会关系中的、作为一个整体的病人的人文方面
   E. 注重改变传统的医学道德观念
8. 在医学伦理学任务的提法中，错误的是
   A. 为医学的发展导向
   B. 反映社会对医学的需求
   C. 为符合医学道德的行为辩护
   D. 制定与预防、诊断、治疗相对应的伦理准则
   E. 在医患关系中，只是竭力维护患者的权益
9. 高科技应用在医学中所带来的医学难题是
   A. 布局不合理
   B. “植物人”的治疗决策
   C. 卫生资源浪费严重
   D. 其使用背离医学目的
   E. 影响医学人才全面发展
10. 在高科技时代强调医学伦理教育的必要性，最主要的原因在于医学高新技术
    A. 给患者带来了福音
    B. 促进了医学发展
    C. 应用中的双重效应提出了新的医德要求
    D. 在西方被严重滥用的教训
    E. 应用中出现了许多医德两难选择问题

第二章　医学伦理学的原则与规范

【A_1 型题】

1. 医学伦理基本规范的本质是指
   A. 医疗卫生行政官员对医务人员提出的基本道德要求
   B. 医务人员对自己提出的基本道德要求
   C. 患者对医务人员提出的基本道德要求
   D. 医务人员在医学活动中的道德行为和道德关系普遍规律的反应
   E. 患者在医学活动中的道德行为和道德关系普遍规律的反应

2. 医学伦理学原则中的最高层次是
   A. 不伤害患者
   B. 有利于患者
   C. 全心全意为人民身心健康服务
   D. 尊重患者的自主性
   E. 公正地对待患者
3. 下列做法中不违背医学伦理学无伤害（不伤害）原则的是
   A. 因急于手术抢救患者，未由家属或患者签手术同意书
   B. 发生故意伤害
   C. 造成本可避免的残疾
   D. 造成本可避免的患者自杀
   E. 造成本可避免的人格伤害
4. 公正不仅指形式上的类似，更强调公正的
   A. 本质
   B. 内容
   C. 基础
   D. 内涵
   E. 意义
5. 对患者不会造成伤害的是
   A. 医务人员的知识和技能低下
   B. 医务人员的行为疏忽和粗枝大叶
   C. 医务人员强迫患者接受检查和治疗
   D. 医务人员对患者呼叫或提问置之不理
   E. 医务人员为治疗疾病适当地限制或约束患者的自由
6. 在医务人员的行为中，不符合有利原则的是
   A. 与解除患者的疾苦有关
   B. 可能解除患者的疾苦
   C. 使患者受益且产生的副作用很小
   D. 使患者受益，但却给别人造成了较大的伤害
   E. 在人体实验中，可能使受试者暂不得益，但却使社会、后代受益很大
7. 最先提出“不伤害原则”的西方医学家是
   A. 希波克拉底
   B. 盖仑
   C. 维萨里
   D. 白求恩
   E. 桑德斯
8. 医学伦理学尊重原则应除外的内容是
   A. 公平分配卫生资源
   B. 尊重患者及家属的自主性或决定
   C. 尊重患者的知情同意权
   D. 保守患者的秘密
   E. 保护患者的隐私
9. 不属于医学伦理学基本规范内容的是
   A. 以人为本，践行宗旨
   B. 遵纪守法，依法执业
   C. 尊重患者，关爱生命
   D. 优质服务，医患和谐
   E. 规范行医，重视人文
10. 医务人员的行为规范不包括
    A. 尊重科学
    B. 规范文书
    C. 严格报告
    D. 救死扶伤
    E. 爱岗敬业

【A_2 型题】

11. 某年轻女患者，因患左侧乳腺癌住院行根治术。术中同时为右侧乳房一个不明显硬结也做了常规的冷冻病理切片，结果提示：右侧乳房小肿块部分癌变。此时，医生的最佳伦理选择是
    A. 依人道原则，立即行右乳大部分切除术
    B. 依救死扶伤原则，立即行右乳大部分切除术
    C. 依有利原则，立即行右乳根治术
    D. 依知情同意原则，立即行右乳根治术
    E. 依知情同意原则，立即行右乳大部分切除术
12. 某肝癌患者病情已到晚期，处于极度痛苦之中，自认为是肝硬化，寄希望于治疗，病情进展和疼痛发作时，多次要求医生给以明确说法和治疗措施。此时，医生最佳的伦理选择应该是
    A. 正确对待保密与讲真话的关系，经家属同意后告知实情，重点减轻病痛
    B. 恪守保密原则，继续隐瞒病情，直至患者病死
    C. 遵循病人自主原则，全面满足病人要求
    D. 依据知情同意原则，应该告知病人所有信息
    E. 依据有利原则，劝导病人试用一些民间土方
13. 据报道，现在有些医院已采取了一些隔离措施，使体格检查置于一个相对封闭的环境中，以免受检患者曝光于众人面前。更确切地说这些措施反映了医院和医生哪一种医德意识
    A. 服务意识
    B. 管理意识
    C. 保护患者隐私意识
    D. 有利于患者的意识
    E. 热爱医学事业的意识

【A_3/A_4 型题】

（14~16 题共用题干）

某患者夜间突发急腹症被送到某医院看急诊，初诊为急性胆囊炎。负责医生因自己年轻，怕担风险，未作任何处理，即让家属把患者送到 20 里外的中心医院就诊，延误了治疗时间，致使病人胆囊穿孔、脓毒症休克。后虽经抢救挽救了生命，但医药费用去 2 万多元。

14. 对该医生的正确伦理评价是
    A. 没有什么问题，不想接诊的病人就可以让他转诊
    B. 没有什么问题，风险太大

时首先要保护好自己
C. 没有什么问题，当时情况可以转诊
D. 错误，违反首诊负责制要求，给患者造成严重伤害
E. 错误，没有把这件事报告给院长，擅自决定转诊

15. 对该医生的行为进行伦理评价时，应该主要考虑的是：是否做到了
A. 有利原则中的努力使患者受益的要求
B. 有利原则中的努力预防难以避免的伤害
C. 有利原则中的对利害全面权衡，选择受益最大、伤害最小的行动方案
D. 不伤害原则中的不应发生有意的伤害
E. 不伤害原则中的不给病人造成本可避免的各种损害

16. 当事医生在为自己的作为作伦理反思和辩护时，下列看法中不能成立的是
A. 过分审慎，胆识不足
B. 疑难杂症，难以应付
C. 对病情凶险估计不够，缺乏急救意识
D. 习惯做法，转诊是向患者负责
E. 以上都不是

【B_1 型题】

（17~19题共用备选答案）
A. 杜绝对病人的有意伤害
B. 选择受益最大、损伤最小的治疗方案
C. 患者及家属无法实行知情同意时，医生可以行使家长权
D. 对患者一视同仁
E. 合理筛选肾脏移植受术者

17. 体现有利原则的是
18. 体现尊重原则的是
19. 体现不伤害原则的是

第三章 医疗人际关系伦理

【A_1 型题】

1. 对医患之间信托关系的正确理解是
A. 陌生人关系
B. 不同于一般陌生人关系
C. 类似于陌生人关系
D. “父子关系”
E. 主动-被动关系

2. 对待患者知情同意权的做法中，错误的是
A. 婴幼儿可以由监护人决定
B. 对某些特殊急诊抢救视为例外
C. 无家属承诺，即使患者本人知情同意也不能给予手术治疗
D. 做到充分知情
E. 做到有效同意

3. 维护医患之间相互信任的关系，应除外
A. 主动赢得患者信任
B. 珍惜患者的信任
C. 对患者所提要求言听计从
D. 努力消除误解
E. 对患者出现的疑虑尽量澄清

4. 体现医患之间契约关系的有下列做法，但应除外
A. 患者挂号看病
B. 医生向患者作出应有承诺
C. 先收费用然后给予检查处置
D. 先签写手术协议书然后实施手术
E. 患者被迫送红包时保证不给医生宣扬

5. 现代的医生义务强调的是
A. 对患者负责任
B. 对集体负责任
C. 对集体和社会负责任
D. 对患者和社会负责任
E. 对社会负责任

6. 在医患交往中，强调维护患者权益取决于
A. 患者在信托关系中居于弱势地位
B. 患者在信托关系中有明确要求
C. 患者在信托关系中居于强者地位
D. 医师对患者的承诺
E. 医师对患者的关心

7. 医务人员在确定辅助检查项目后，必须做到
A. 只要检查目的明确，无须说服解释
B. 使患者知情同意，要告知患者（或家属），尊重被检者
C. 只要有益于治疗，医生可以作出决定
D. 向患者解释清楚检查的危险性
E. 因治病需要，无须向患者说明检查项目的经济负担

8. 医患双方都具有独立人格，要求医师做到
A. 不伤害患者
B. 从各方面关心患者
C. “患者是上帝”
D. 平等对待患者
E. 关心患者心理需求

9. 患者义务应除外
A. 完全听从医师安排
B. 如实提供病情信息
C. 认真执行医嘱
D. 不将疾病传播他人
E. 尊重医师及其劳动

10. 医患之间信托关系的非陌生人关系特征，要求医师特别

注意
A. 使用文明语言
B. 平等对待患者
C. 保守患者秘密
D. 遵守规章制度
E. 恪守医德职责

11. 患者的自主性取决于
A. 医患之间的契约关系
B. 医患之间的经济关系
C. 医患之间的政治关系
D. 医患之间的亲疏关系
E. 医患之间的工作关系

12. 患者家属加入医患关系中带来的负面效应是
A. 加重了医务人员的责任
B. 增加了对医务人员的监督
C. 有时会损害患者正当权益
D. 出现了从属关系
E. 加大了社会意义

13. 患者权利应除外
A. 基本医疗权
B. 自我决定权
C. 知情同意权
D. 要求保密权
E. 保管病志权

14. 关于患者享有平等医疗权利的表述中，错误的是
A. 公民享有生命健康权
B. 对所有患者都应一视同仁
C. 患者的需求应得到完全满足
D. 患者享有的医疗保健权在实现时是受条件限制的
E. 应满足患者的合理需求

15. 关于医务人员决策权的下述认识和做法中，正确的是
A. 需要根据患者的意见，开具诊断书
B. 需要用强制的方法干涉某些患者嗜酒的不良行为
C. 如何运用药物治疗可以不必考虑患者的意见
D. 是住院治疗还是门诊治疗，由医者最后决策
E. 拒绝为因酒精中毒而不听劝告者就医

16. 医患之间的契约关系取决于
A. 双方是陌生人
B. 双方是熟人
C. 双方地位有差别
D. 双方都有独立人格
E. 双方构成供求关系

17. 以下哪点不是患者的义务
A. 如实提供病情和有关信息
B. 避免将疾病传播他人
C. 尊重医师和他们的劳动
D. 不可以拒绝医学科研试验
E. 在医师指导下对治疗作出负责的决定并与医师合作执行

18. 治疗要获得患者的知情同意，其实质是
A. 尊重患者自主性
B. 尊重患者社会地位
C. 尊重患者人格尊严
D. 患者不会作出错误决定
E. 患者提出的要求总是合理的

19. 互相尊重、密切合作、互相学习是
A. 处理医患关系的原则
B. 处理医际关系的原则
C. 处理医师与医师关系的原则
D. 处理医师与护士关系的原则
E. 处理医师与医技人员关系的原则

20. 反映医患之间权利关系的正确观点是：强调维护
A. 医生的权利
B. 医院院长的权利
C. 护士的权利
D. 患者的权利
E. 家属的权利

21. 手术治疗中一般患者知情权不包括
A. 有权自主选择
B. 有同意的合法权利
C. 有明确决定的理解力
D. 有家属代为决定的权利
E. 有做出决定的认知力

22. 治疗要获得患者的知情同意，其道德价值应除外
A. 维持社会公正
B. 保护患者自主权
C. 解脱医生责任
D. 协调医患关系
E. 保证医疗质量

23. 关于医患双方权利与义务的下述口号和做法中，不可取的是
A. 医者不是上帝
B. 患者是上帝
C. 把维护患者正当权利放在第一位
D. 医者的正当权益也必须得到保证
E. 患者的权利往往意味着医者的义务

24. 保密的重要性可除外哪一项
A. 不引起医患矛盾
B. 不危害他人及社会
C. 不引起患者家庭纠纷
D. 不导致患者自残等后果
E. 不引起对患者的歧视

25. 对尊重患者自主权的正确理解是
A. 必须听从有地位的患者的决定
B. 此准则适用于所有患者
C. 此准则适用于患者的所有自我决定
D. 医生的任何干预都是不道德的
E. 承认患者有权根据自身状况作出理性决定

26. 对于长期慢性患者，宜采取的医患关系模式是
A. 主动-被动型
B. 被动-主动型
C. 指导-合作型
D. 共同参与型
E. 合作-指导型

27. 为了切实做到尊重患者自主性或决定，医生向患者提供信息时要避免
A. 理解

B. 诱导
C. 适量
D. 适度
E. 开导

28. 患者的权利受到关注的社会背景是
A. 人的权利意识、参与意识增强和对人的本质的进一步认识
B. 医患间医学知识的差距逐渐缩小
C. 对人的本质有了进一步认识
D. 意识到医源性疾病的危害
E. 世界性的医患关系冷漠化

29. 患者不能拒绝
A. 治疗
B. 公开病情
C. 手术
D. 实验
E. 遵守医院制度

30. 尊重患者自主性或决定，在患者坚持己见时，可能要求医生
A. 放弃自己的责任
B. 听命于患者
C. 无须具体分析
D. 必要时限制患者自主性
E. 不伤害患者

31. 保守患者的秘密，其实质是（或体现了什么原则）
A. 尊重患者自主
B. 不伤害患者自尊
C. 保护患者隐私
D. 医患双方平等
E. 人权高于一切

32. 构成医患信托关系的根本前提是
A. 患者求医行为中包含对医师的信任
B. 患者在医患交往中处于被动地位
C. 医师是“仁者”
D. 现代医学服务是完全可以信赖的
E. 医患交往中加入一些特殊因素

【A_2 型题】

33. 某女患头痛数个月，遇上感和月经来潮时疼痛加重，于是出于彻底检查的目的来院坚决要求做 CT 检查，被医师拒绝。医师开出脑电图检查单和请耳鼻喉科会诊单。病人大为不满。为形成正常医患关系，该医师应该
A. 维持契约关系，完全按病人要求办，开单做 CT 检查
B. 维持契约关系，坚决按医生意见办，脑电图检查后再定
C. 维持契约信托关系，说服患者先行体格检查再定
D. 维持信托关系，对不信赖者拒绝接诊
E. 维持信托关系，先查 CT 和脑电图、进行会诊，然后体检

【A_3/A_4 型题】

（34~35 题共用题干）

某地一位司机在车祸中受重伤，被同行的人送到附近一家医院抢救。经查：病人多发性骨折，多脏器破裂，如不及时手术，就会使病人死亡。手术需要亲属签协议书。可病人的同行者谁也不敢代替家属签名。这时，主刀医师的上级医生签了协议书，表示承担责任。经过医务人员的全力抢救，病人脱险。

34. 对该上级医生的做法做出的正确伦理评价应该是
A. 正确，医生在医患关系中居主导地位，最有权力决策
B. 正确，权威医生在任何时候都可以代替病人做主
C. 正确，医生既已受到病人信托，必要时必须承担责任
D. 错误，未经家属委托
E. 错误，医生本人和医院承担的风险太大

35. 该上级医生做出自己的选择之伦理依据是
A. 医患之间契约关系中医师有独立人格
B. 医患之间契约关系中患者自愿进入
C. 医患之间信托关系中患者处于弱势地位
D. 医患之间信托关系中双方不是陌生人关系
E. 医患之间信托关系中患者对医师信任无疑

【B_1 型题】

（36~38 题共用备选答案）
A. 全面系统，认真细致
B. 综合分析，切忌片面
C. 全神贯注，语言得当
D. 合理配伍，细致观察
E. 精诚团结，密切协作

36. 手术中的道德要求最主要的是
37. 询问病史的道德要求最主要的是
38. 体格检查的道德要求最主要的是

（39~41 题共用备选答案）
A. 具有独立作出诊断和治疗的权利以及特殊干涉权
B. 对病人义务和对社会义务的统一
C. 绝对干涉权
D. 保持和恢复健康，积极配合医疗，支持医学科学研究
E. 支持医学科学研究

39. 医生的权利是
40. 医务人员的道德义务是
41. 病人道德义务是

第四章　临床诊疗伦理

【A_1 型题】

1. 医生在询问病史时应遵循的道德要求是
   A. 举止热情、态度亲如兄弟
   B. 全神贯注、语言得当
   C. 医生在询问病史过程中，能发出惊叹、惋惜等语言
   D. 主导谈话，引导患者说出自己想听的内容
   E. 反复提问，尽量使用专业性术语
2. 临床工作的道德特点
   A. 发挥医务人员主导性的同时，关注疾病，注意与病人沟通，调动患者的主体性
   B. 与患者的沟通比关注疾病本身更重要
   C. 注重患者的主诉是诊断疾病的主要条件
   D. 维护患者利益，但患者利益要先服从社会效益
   E. 开展躯体疾病服务的同时，还要注重经济效益和社会效益
3. 既要维护患者利益，又要兼顾社会公益的具体表现
   A. 尊重病人的知情同意权，但要控制患者选择的权利
   B. 一视同仁地对待各种患者
   C. 对特殊的精神病人和意识模糊的患者，服务可以滞后一般患者
   D. 敢于批评有损患者利益的现象，但不宜采取行动抵制，要用温和的方式保护患者的生命与健康
   E. 对因病态心理支配有过激行为的患者，应尽快联系公安人员处理，使之远离医院
4. 临床诊治工作的基本道德原则不包括的内容
   A. 及时原则
   B. 准确原则
   C. 主体诱导原则
   D. 自主择优原则
   E. 有效原则
5. 以下不是对急危重患者抢救工作中的道德要求的是
   A. 树立时间就是生命的诊疗观
   B. 在诊疗一般患者时，不能立即放弃去抢救生命危机的病人
   C. 在诊疗行为上作出迅速快捷的反应，采取各项措施
   D. 对患者的要求，耐心作出应答
   E. 勤奋主动地做好治疗工作
6. 以下哪项不是在诊疗过程中，医务人员对患者的自主权主要体现
   A. 为患者自主选择提供充分条件
   B. 医生的诊疗措施与患者自主选择发生矛盾时，应遵循医生选择的对策
   C. 正确对待患者的拒绝
   D. 耐心说服患者不合理的要求
   E. 患者拒绝诊疗措施时，要对病人自主选择能力进行判断，确定患者拒绝是否有效
7. 临床医生在药物治疗中应遵循的道德要求是
   A. 对症下药，剂量尽可能大
   B. 尽量开价格较高、质量较好药物
   C. 严守法规，接受监督
   D. 为满足部分患者要求，可开大处方药
   E. 合理配伍，以“多头堵”“大包围”为原则
8. 临床手术与麻醉的特点不包括
   A. 损伤的必然性
   B. 技术的复杂性
   C. 患者的被动性及术前的焦虑心理
   D. 患者或家属的多项要求
   E. 过程中的风险性
9. 临床术前准备的道德要求不包括
   A. 严密观察、提前处理
   B. 认真操作、一丝不苟
   C. 手术过程告知患者进展情况
   D. 以主刀医生为主导，协作人员不得发表意见
   E. 麻醉医生只需做好麻醉工作，术中不得与手术人员交谈
10. 手术治疗后的道德要求，错误的表述是
   A. 认真书写手术记录
   B. 加强术后观察
   C. 客观地介绍手术和非手术治疗的各种可能性
   D. 防止各种并发症的发生
   E. 若有异常情况发生，及时处理
11. 抢救危重患者工作的特殊性，不包括
   A. 病情变化急骤，带有突发性
   B. 病情严重，救治难度大
   C. 病情复杂，工作量大
   D. 家属焦躁情绪易发，易造成医患关系紧张
   E. 情况变化多端，难以预测

第五章 安宁疗护与死亡伦理

【A_1型题】

1. 现代意义上的安宁疗护的目的不包括
   A. 使临终患者的生存质量得到提高
   B. 为医护人员提供心理咨询
   C. 帮助患者在舒适和安宁中走完人生的最后旅程
   D. 使家属得到慰藉
   E. 为家属提供居丧照护
2. 下述安宁疗护的特点中，正确的是
   A. 安宁疗护的主要对象为临床患者
   B. 安宁疗护应积极治疗，不惜一切代价挽救生命
   C. 安宁疗护应积极治疗，努力延长患者生存时间
   D. 安宁疗护应提供家庭式的爱抚与关怀
   E. 安宁疗护由临床医务人员实施，不应吸纳非专业人员参与
3. 安宁疗护的伦理意义表现在
   A. 它有利于建立和谐社会
   B. 它体现生命神圣、质量和价值的统一
   C. 它理解临终患者的需求
   D. 它维护临终患者的生命尊严
   E. 它同情和关心临终患者的家属
4. 安宁疗护的根本目的是
   A. 节约卫生资源
   B. 减轻家庭的经济负担
   C. 提高临终患者的生存质量
   D. 缩短患者的生存时间
   E. 防止患者自杀
5. 脑死亡标准由美国哈佛大学医学院特设委员会首先提出的时间是
   A. 1958年
   B. 1968年
   C. 1978年
   D. 1988年
   E. 1998年
6. 关于脑死亡的哈佛标准有4个具体基本标准。下列中不属于这四个具体基本标准的是
   A. 大脑皮层功能不可逆丧失
   B. 对外部刺激和内部需要无接受性和反应性
   C. 自主的肌肉运动和自主的呼吸消失
   D. 诱导反射消失
   E. 脑电图示脑电波平直

【A_2型题】

7. 李某（殁年73岁）与邓某是母子关系。二十年来邓某赡养母亲一贯孝顺。2011年，长期卧病在床、不堪病痛折磨的李某请求邓某为其购买农药服食以结束自己生命，后被告人邓某同意，到一农药店购得农药两瓶，将农药勾兑后给李某饮用。李某喝下农药后即中毒身亡。法院判决认为，被告人明知农药具有毒性，仍帮助母亲饮用导致其死亡，构成故意杀人罪，依法应予惩处。但考虑到被告人的犯罪行为发生于家庭直系亲属之间，且是被害人在患病情况下请求而造成，念及被告人二十年来赡养母亲的一贯孝顺表现，其犯罪动机有值得宽宥之处，决定对被告人从轻处罚，判处有期徒刑三年，缓刑四年。法院的“缓刑四年”的判决可能主要基于以下考虑
   A. 邓某的行为是变相杀人
   B. 人有生的权利，任何情况下都不能主动促其死亡
   C. 只有法律部门才能依法结束一个人的生命
   D. 邓某的行为可能使李某错过继续治疗得以恢复的机会
   E. 李某的行为在某种程度上有利于邓某的自身利益

【B_1型题】

（8~9题共用备选答案）
   A. 有利于科学地确定死亡，真正维护人的生命
   B. 有利于医生对病人积极抢救还是放弃治疗进行正确抉择
   C. 有利于节约医疗卫生资源
   D. 有利于公正分配卫生资源
   E. 有利于器官移植的开展
8. 上述关于执行脑死亡标准的伦理意义的提法中，最具有说服力的是
9. 上述关于执行脑死亡标准的伦理意义的提法中，最易引发争执的是

第六章　公共卫生伦理与健康伦理

【A_1 型题】

1. 公共卫生是研究
   A. 疾病发生发展转归过程和专门规律的科学
   B. 预防疾病性质、任务、方法和规律的专门科学
   C. 疾病在人群的流行和采取有效措施
   D. 疾病发生和消除疾病直接或间接因素
   E. 对已发生的疾病的治疗和控制的科学
2. 以下不是公共卫生工作的主要特点的是
   A. 价值导向的超前性，服务对象的整体性，研究方法的独特性
   B. 工作效率的紧迫性、时效性，工作过程的长期性和艰巨性
   C. 工作效果评价的滞后性、效益影像的深远性
   D. 社会效益、经济效益的可观性
   E. 以上均不是
3. 不属于公共卫生伦理要求的是
   A. 爱岗敬业，宣传大卫生观，言传身教
   B. 改善工作和学习环境，严把防疫和食品卫生观
   C. 严格监管，控制污染，保护生态环境，促进社会文明，科学严谨，实事求是，信息透明公开
   D. 防疫工作者有权在疫区切断传染病传播途径的各种措施
   E. 提高社区服务水平，保障妇女儿童和老年人权益
4. 关于提高社区服务水平不正确的是
   A. 努力实现发展社区卫生服务，应对老龄化、城市化的战略举措
   B. 承担医疗任务，负责预防保健工作
   C. 改善社区的医疗卫生条件，为老、弱、病、残、少儿妇女的保健尽职尽责
   D. 改革城市卫生服务体系，积极发展高端医疗卫生服务决策
   E. 加强城市社区卫生人才队伍建设
5. 以下不属于公共卫生应遵守的行为准则的是
   A. 尊重社会个人权利的方式，促进社会人群健康
   B. 对公共卫生政策、方案、优先性提出评价，并把社会各种取向整合起来
   C. 制定方案和政策，有效促进自然和社会环境的改善和实施
   D. 公共卫生机构应当保护那些给个人和社会带来伤害的信息
   E. 所有纳税的公民才有权取得健康资源
6. 世界卫生组织提出的初级卫生保健的基本内容不包括
   A. 对重要保健问题进行宣传教育，开展包括计划生育在内的妇幼工作
   B. 促进食品合理营养，保障安全用水供应；保障基本药物
   C. 对传染病开展预防接种，预防和治疗地方病、常见病和外伤
   D. 初级卫生保健的伦理审查工作
   E. 采取基本公共卫生措施，保护精神健康
7. 落实初级卫生保健，以下不是政府的伦理责任的是
   A. 加强健康教育
   B. 创建公众健康良好的生存环境
   C. 公正、合理地分配卫生资源
   D. 实施初级卫生保健的各项政策和具体措施
   E. 促进人人维护健康
8. 基层工作者的行为规范不包括
   A. 尊重患者人格，开展人性化服务和连续性服务
   B. 言传身教，以身作则，做好宣传工作，落实各项公共卫生措施；做到分工协作，认真履行自己职责
   C. 勤俭节约卫生资源
   D. 树立新的卫生管理道德理念，完善为基层群众服务的三级医疗预防体系
   E. 把维护所有人群的健康权益放在首位
9. 以下健康教育的主要任务正确的是
   A. 建立或促进个人和社会对预防疾病和促进健康的大局观和全局责任感
   B. 促进个体和社会做出决策，选择自己最喜欢的健康行为
   C. 有效地促进全社会都来关心健康以及疾病预防问题
   D. 对卫生专业人员及有关人员进行健康教育原则及实践方面的培训
   E. 对老年人进行急救培训，减少突发疾病死亡率

第七章 医务人员医学伦理素质的养成

【A_1 型题】

1. 医学道德评价的方式包括
   A. 医德原则、医德规范、医德范畴
   B. 医德原则、医德规范、内心信念
   C. 社会舆论、传统习俗、医德范畴
   D. 社会舆论、传统习俗、内心信念
   E. 社会舆论、医德原则、内心信念
2. 医德修养要坚持
   A. 集体性
   B. 组织性
   C. 实践性
   D. 强制性
   E. 机动性
3. 对医德修养的意义的正确表述是
   A. 使医务人员养成良好的医德品质和人格，使医疗卫生单位形成良好形象，在医疗竞争中立于不败之地
   B. 使医务人员养成良好的医德品质和人格，使医疗卫生单位形成良好的医德医风，从而促进社会精神文明
   C. 使医务人员和医疗卫生单位树立良好的形象，从而促进社会精神文明
   D. 使医务人员和医疗卫生单位树立良好的形象，在医疗竞争中立于不败之地
   E. 使医务人员养成良好的医德品质和人格，使医疗卫生单位形成良好的医德医风，在医疗竞争中立于不败之地
4. 医德修养的主要内容是指
   A. 国家卫生健康委员会主任提出的要求
   B. 医院院长提出的要求
   C. 病人提出的要求
   D. 新闻媒体提出的要求
   E. 医德原则、规范提出的要求
5. 医德修养的根本途径和方法是
   A. 学习医德理论知识
   B. 在医疗卫生保健实践中修养
   C. 有的放矢
   D. 持之以恒
   E. 追求慎独
6. 依评价主体的不同，医德评价可分为两种，它们是
   A. 病人评价和家属评价
   B. 院长评价和同事评价
   C. 社会评价和自我评价
   D. 外在评价和自我评价
   E. 社会评价和内在评价
7. 医德评价的意义应除外
   A. 医务人员满足自我心理需求的手段
   B. 医务人员行为的监视器和调节器
   C. 维护医德原则的重要保障
   D. 维护医德规范的重要保障
   E. 使医德原则、规范转化为医德行为的中介和桥梁
8. 医德评价的标准不包含
   A. 有利
   B. 自主
   C. 公正
   D. 互助
   E. 奉献
9. 医德评价应坚持依据的辩证统一是指
   A. 动机与目的、效果与手段的统一
   B. 动机与效果、目的与手段的统一
   C. 动机与手段、目的与效果的统一
   D. 目的与效果、目的与手段的统一
   E. 目的与动机、动机与效果的统一
10. 在进行医德评价时，应防止的“四种片面依据论”不是指
   A. 唯意志论
   B. 唯动机论
   C. 唯效果论
   D. 唯目的论
   E. 唯手段论
11. 在医德评价中，自我评价方式及主观评价力量是指
   A. 社会舆论
   B. 传统习俗
   C. 内心信念
   D. 病人评议
   E. 院内评价

第三篇 卫生法规

第一章 卫生法基础知识

【A_1 型题】

1. 以下关于卫生法的分类，正确的是
   A. 公共卫生法
   B. 医疗法和药事法
   C. 中医药法
   D. 医疗保障法
   E. 以上均正确
2. 我国卫生法的立法依据是
   A.《中华人民共和国宪法》
   B.《中华人民共和国刑法》
   C.《中华人民共和国传染病防治法》
   D.《中华人民共和国食品卫生法》
   E.《中华人民共和国医师法》
3. 卫生法律文件的效力范围为
   A. 只包括时间效力
   B. 只包括空间效力
   C. 只包括对人的效力
   D. 不包括空间效力
   E. 包括时间效力、空间效力和对人的效力
4. 以下我国卫生法的表现形式，错误的是
   A. 宪法
   B. 卫生法律、法规、规章
   C. 卫生标准
   D. 政府红头文件
   E. 卫生国际条约
5. 卫生法的执法范围包括有
   A. 行政许可
   B. 行政强制
   C. 行政处罚
   D. 行政复议
   E. 以上均是

第二章 中华人民共和国基本医疗卫生与健康促进法

【A_1 型题】

1. 国家对医疗卫生机构实行的管理是
   A. 分级
   B. 分类
   C. 严格
   D. 分级分类
   E. 监督
2. 国家推进基本医疗服务实行分级诊疗制度，引导非急诊患者首先到基层医疗卫生机构就诊，实行首诊负责制和转诊审核责任制，下列哪项不是其逐步建立的机制
   A. 基层首诊
   B. 双向转诊
   C. 专科首诊
   D. 上下联动
   E. 急慢分治
3. 医疗卫生服务体系坚持
   A. 以非营利性医疗卫生机构为主体、营利性医疗卫生机构为补充
   B. 以营利性医疗卫生机构为主体、非营利性医疗卫生机构为补充
   C. 全部为非营利性医疗卫生机构
   D. 全部为营利性医疗卫生机构
   E. 非营利性医疗卫生机构与营利性医疗卫生机构并存

第三章 中华人民共和国传染病防治法

【A_1 型题】

1. 患有以下哪种传染病的患者，不需要予以隔离治疗
   A. 鼠疫
   B. 艾滋病
   C. 霍乱
   D. 肺炭疽
   E. 人感染高致病性禽流感
2. 属于乙类传染病的是
   A. 鼠疫
   B. 霍乱
   C. 麻疹
   D. 丝虫病
   E. 黑热病
3. 以下哪个部门应当加强和完善传染病医疗救治服务网络的建设，指定具备传染病救治条件和能力的医疗机构承担传染病救治任务，或者根据传染病救治需要设置传染病医院
   A. 县级以上人民政府
   B. 省级以上人民政府
   C. 县级以上人民政府卫生行

政部门
D. 省级以上人民政府卫生行政部门
E. 国务院卫生行政部门

4. 县级以上地方人民政府接到下一级人民政府关于需要采取传染病紧急控制措施的报告后，应在多长时间内做出决定
A. 6小时
B. 12小时
C. 24小时
D. 36小时
E. 48小时

5. 解放军卫生主管部门发现传染病疫情时，应通报的部门是
A. 所在地县级以上人民政府卫生行政部门
B. 所在地县级以上人民政府
C. 省级人民政府卫生行政部门
D. 省级人民政府
E. 国务院卫生行政部门

6. 以下关于传染病监测的说法错误的是
A. 国家、省级疾病预防控制机构负责对传染病发生、流行以及分布进行监测
B. 国家、省级疾病预防控制机构负责对重大传染病流行趋势进行预测
C. 县级疾病预防控制机构负责传染病预防控制规划、方案的落实
D. 市级疾病预防控制机构负责本地区疫情和突发公共卫生事件监测、报告
E. 省级疾病预防控制机构负责开展流行病学调查和常见病原微生物检测

7. 以下哪项不属于疾病预防控制机构在传染病预防与控制中的职责
A. 开展传染病的监测工作
B. 疫区的封锁
C. 对重大传染病流行趋势进行预测
D. 进入现场采样
E. 组织实施免疫规划

8. 甲类、乙类传染病暴发、流行时，关于宣布疫区的说法正确的是
A. 县级以上地方人民政府卫生行政部门可以宣布本行政区为疫区
B. 县级地方人民政府可以自行决定宣布本行政区为疫区
C. 国务院可以决定并宣布跨省、自治区、直辖市的疫区
D. 省级人民政府卫生行政部门可以宣布本行政区为疫区
E. 国家疾病预防控制中心可以宣布跨省、自治区、直辖市的疫区

9. 以下属于甲类传染病的是
A. 鼠疫、霍乱
B. 传染性非典型肺炎
C. 新型冠状病毒肺炎
D. 艾滋病
E. 人感染高致病性禽流感

10. 传染病病人、病原携带者和疑似传染病病人合法权益保护中说法错误的是
A. 国家和社会应当关心、帮助传染病病人、病原携带者和疑似传染病病人，使其得到及时救治
B. 任何单位和个人不得歧视传染病病人、病原携带者和疑似传染病病人
C. 传染病病人、病原携带者和疑似传染病病人，在治愈前不得从事法律、行政法规和国务院卫生行政部门规定禁止从事的易使该传染病扩散的工作
D. 传染病病人、病原携带者和疑似传染病病人，在排除传染病嫌疑前不得从事法律、行政法规和国务院卫生行政部门规定禁止从事的易使该传染病扩散的工作
E. 传染病病人、病原携带者和疑似传染病病人，不得从事法律、行政法规和国务院劳动保障部门规定禁止从事的易使该传染病扩散的工作

11. 以下哪个部门负责定期公布全国传染病疫情
A. 国务院
B. 国务院卫生行政部门
C. 省级以上人民政府
D. 省级以上人民政府卫生行政部门
E. 县级以上人民政府

12. 县级以上人民政府有关部门发现传染病疫情时，应当及时通报的部门是
A. 上级人民政府
B. 省级以上人民政府
C. 国务院
D. 省级以上人民政府卫生行政部门
E. 同级人民政府卫生行政部门

13. 在传染病疫情控制时，医疗机构的职责中错误的是
A. 对本单位内被传染病病原体污染的场所，依法实施消毒和无害化处理
B. 对甲类传染病病人的密切接触者，在指定场所进行医学观察
C. 对所有传染病患者给予隔离治疗
D. 对拒绝隔离治疗的甲类传染病患者，由公安部门协助医疗机构采取强制隔离措施
E. 对甲类传染病患者，确诊前在指定场所单独隔离治疗

14. 传染病预警制度说法错误的是
A. 国务院卫生行政部门建立

传染病预警制度

B. 国务院卫生行政部门根据传染病发生、流行趋势的预测，及时发出传染病预警，根据情况予以公布。

C. 省、自治区、直辖市人民政府根据传染病发生、流行趋势的预测，及时发出传染病预警

D. 传染病预警由国务院卫生行政部门根据情况予以公布

E. 传染病预警由省、自治区、直辖市人民政府根据情况予以公布

15. 属于丙类传染病的是

A. 风疹

B. 麻疹

C. 副伤寒

D. 百日咳

E. 白喉

16. 医务人员未按照规定报告传染病疫情，或者隐瞒、谎报、缓报传染病疫情的，根据情节轻重，可以给予以下处罚，其中不正确的是

A. 警告

B. 开除

C. 吊销执业证书

D. 罚款

E. 撤职

17. 根据《中华人民共和国传染病防治法》的规定，以下哪项不属于医疗机构的职责

A. 传染病病例报告

B. 传染病医疗救治

C. 对拒绝隔离的患者采取强制隔离措施

D. 防止医源性感染

E. 防止院内感染

18. 某机构想保藏鼠疫的菌种，请问需要经过哪个部门的批准

A. 县级以上人民政府

B. 县级以上人民政府卫生行政部门

C. 省级以上人民政府

D. 省级以上人民政府卫生行政部门

E. 国务院

19. 以下哪个部门有权决定增加或减少丙类传染病病种

A. 国务院

B. 国务院卫生行政部门

C. 省级人民政府

D. 省级人民政府卫生行政部门

E. 人大及其常委会

20. 医疗机构开展医疗救治的管理性规定说法错误的是

A. 医疗机构应当对传染病病人或者疑似传染病病人提供医疗救护、现场救援和接诊治疗

B. 医疗机构应当对传染病病人或者疑似传染病病人书写病历记录以及其他有关资料，并妥善保管

C. 医疗机构不具备相应救治能力的，应当将患者及其原始病历记录一并转至具备相应救治能力的医疗机构

D. 医疗机构应当实行传染病预检、分诊制度

E. 医疗机构应当对传染病病人、疑似传染病病人，应当引导至相对隔离的分诊点进行初诊

21. 有权增加甲类传染病病种的部门是

A. 国务院

B. 国家卫健委

C. 县级以上地方政府

D. 县级以上卫生行政部门

E. 省、自治区、直辖市人民政府

22. 传染病预防接种中说法错误的是

A. 国家实行有计划的预防接种制度

B. 国务院卫生行政部门和省、自治区、直辖市人民政府卫生行政部门，根据传染病预防、控制的需要，制定传染病预防接种规划并组织实施

C. 用于预防接种的疫苗必须符合省级质量标准，接种实行免费

D. 国家对儿童实行预防接种证制度

E. 医疗机构、疾病预防控制机构与儿童的监护人应当相互配合，保证儿童及时接受预防接种

23. 应当及时互相通报动物间和人间发生的人畜共患传染病疫情以及相关信息的两个部门是

A. 县级以上人民政府和疾病预防控制机构

B. 县级以上人民政府卫生行政部门和动物防疫部门

C. 省级以上人民政府卫生行政部门与疾病预防控制机构

D. 动物防疫机构和疾病预防控制机构

E. 毗邻的以及相关地方人民政府卫生行政部门

24. 疾病预防控制机构在传染病的预防与控制中，不具有的职责是

A. 组织实施免疫规划

B. 开展健康教育、咨询

C. 进行流行病学调查

D. 疫区的宣布

E. 进入现场采样

25. 甲类传染病的报告时限是

A. 2 小时

B. 6 小时

C. 12 小时

D. 24 小时

E. 48 小时

26. 肺结核的报告时限是

A. 2 小时

B. 6 小时

C. 12 小时

D. 24 小时

E. 48小时

27. 有权增加或减少乙类传染病病种的部门是
A. 国务院
B. 国务院卫生行政部门
C. 县级以上地方政府
D. 县级以上卫生行政部门
E. 省、自治区、直辖市人民政府

28. 以下属于乙类传染病的一组是
A. 鼠疫、霍乱
B. 麻疹、人感染高致病性禽流感
C. 艾滋病、风疹
D. 人感染高致病性禽流感、黑热病
E. 麻风、艾滋病

【A_2型题】

29. 某实验室想保藏霍乱的菌种进行实验研究，需要经过哪个部门的批准
A. 县级以上人民政府卫生行政部门
B. 县级以上人民政府
C. 省级以上人民政府卫生行政部门
D. 省级以上人民政府
E. 国务院

30. 某医生发现一例霍乱患者，应该在几小时内报告至疾病预防控制机构
A. 2小时
B. 6小时
C. 12小时
D. 24小时
E. 48小时

31. 某医疗机构发现一例传染性非典型肺炎，该医疗机构应该在多长时间内向疾病预防控制机构报告
A. 2小时
B. 6小时
C. 12小时
D. 24小时
E. 48小时

32. 甲省和乙省同时暴发了传染病疫情，有权宣布这两个省为疫区的是哪个部门
A. 国务院
B. 国务院卫生行政部门
C. 国家疾病预防控制中心
D. 省级卫生行政部门
E. 省级疾病预防控制中心

【B_1型题】

（33~34题共用备选答案）
A. 鼠疫
B. 传染性非典型肺炎
C. 肺结核
D. 艾滋病
E. 麻疹

33. 属于甲类传染病的是
34. 需要按照甲类传染病进行管理的是

（35~36题共用备选答案）
A. 医疗机构
B. 疾病预防控制机构
C. 各级人民政府卫生行政部门
D. 卫生监督机构
E. 各级人民政府

35. 当传染病暴发流行时，可以采取停工、停业、停课等措施的是
36. 对重大传染病流行趋势进行预测、预警的是

第四章　突发公共卫生事件应急条例

【A_1型题】

1. 根据《突发公共卫生事件应急条例》，卫生行政部门应当对医疗机构采取责令改正，通报批评，给予警告处理的情形是
A. 未对突发事件开展流行病学调查
B. 未及时诊断不明原因的疾病
C. 未建立突发事件信息发布制度
D. 未履行突发事件报告职责
E. 未向社会发布突发事件信息

2. 监测机构发现突发公共卫生事件，向所在地县级人民政府卫生行政部门报告的时限是
A. 1小时
B. 2小时
C. 3小时
D. 4小时
E. 6小时

3. 下列事件不属于突发公共卫生事件的是
A. 突然发生的造成社会公众健康损害的食物中毒
B. 突然发生的造成社会公众健康严重损害的重大传染病疫情
C. 突然发生的造成社会公众健康严重损害的群体性不明原因疾病
D. 突然发生的可能造成社会公众健康严重损害的重大传染病疫情
E. 突然发生的可能造成社会公众健康严重损害的群体性不明原因疾病

4.《突发公共卫生事件应急条例》规定，医疗卫生机构应当对传染病做到
A. 早发现、早观察、早隔离、早治疗
B. 早发现、早观察、早治疗、早康复
C. 早发现、早报告、早隔离、早治疗

D. 早发现、早报告、早隔离、早康复
E. 早预防、早发现、早治疗、早康复

5. 对流动人口中的传染性非典型肺炎病人、疑似病人处理的原则是
A. 就地控制、就地治疗、就地康复
B. 就地隔离、就地治疗、就地康复
C. 就地控制、就地观察、就地治疗
D. 就地隔离、就地观察、就地治疗
E. 就地观察、就地治疗、就地康复

6. 依据《突发公共卫生事件应急条例》的规定，建立重大、紧急疫情信息报告系统的机构是
A. 国务院
B. 国务院卫生行政部门
C. 省、自治区、直辖市人民政府
D. 省、自治区、直辖市人民政府卫生行政部门
E. 国务院办公厅

7. 国务院卫生行政部门对可能造成重大社会影响的突发事件，应当何时内向国务院报告
A. 1 小时
B. 2 小时
C. 3 小时
D. 4 小时
E. 立即

8. 下列情形中不属于县级突发事件监测机构应当在发现后 2 小时内向县级人民政府卫生行政部门报告的事件的是
A. 发生传染病暴发、流行的
B. 可能发生传染病暴发、流行的
C. 发生食物和职业中毒事件的
D. 发生不明原因的群体性疾病的
E. 发生传染病菌种、毒种丢失的

9. 突发事件发生后，应当及时向毗邻省、自治区、直辖市人民政府卫生行政部门通报的机构是
A. 国务院
B. 国务院卫生行政部门
C. 突发事件发生地的省、自治区、直辖市人民政府
D. 突发事件发生地的省、自治区、直辖市人民政府卫生行政部门
E. 国务院办公厅

【A_2型题】

10. 2017 年，某省人民政府接到该省 A 市发生不明原因的群体性疾病的报告，此时省级人民政府应当在
A. 1 小时内向国务院卫生行政主管部门报告
B. 2 小时内向国务院卫生行政部门报告
C. 3 小时内向国务院卫生行政部门报告
D. 4 小时内向国务院卫生行政部门报告
E. 5 小时内向国务院卫生行政部门报告

11. 2015 年 5 月，某省突然发生传染病的流行，此时负责向社会发布突发事件信息的机构是
A. 国务院
B. 国务院卫生行政部门
C. 突发事件发生地的省、自治区、直辖市人民政府
D. 突发事件发生地的省、自治区、直辖市人民政府卫生行政部门
E. 国务院办公厅

【A_3/A_4型题】

（12～14 题共用题干）
2018 年，某省内某县医疗机构发现该县发生重大食物中毒事件。

12. 此时该医疗机构应当在几小时内向所在县级人民政府卫生行政部门报告
A. 1 小时
B. 2 小时
C. 3 小时
D. 4 小时
E. 5 小时

13. 该县人民政府卫生行政部门应当在几小时内向本级人民政府报告
A. 1 小时
B. 2 小时
C. 3 小时
D. 4 小时
E. 5 小时

14. 该县级人民政府卫生行政部门在接到医疗机构的报告后，应做到下列事项，除外
A. 向本级人民政府报告
B. 立即组织力量对报告事项调查核实、确证
C. 采取必要的控制措施
D. 及时报告调查情况
E. 向毗邻的省市人民政府卫生行政部门通报

【B_1型题】

（15～17 题共用备选答案）
A. 1 小时内
B. 2 小时内
C. 3 小时内
D. 4 小时内
E. 立即

15. 省、自治区、直辖市人民政府应当在接到发生或可能发生重大职业中毒事件的报告后何时向国务院卫生行政部门报告
16. 县级人民政府应当在接到发生传染病流行的报告后何时向市级人民政府或者上一级人民政府报告
17. 国务院卫生行政部门对可能造成重大社会影响的突发事件，应当何时向国务院报告

第五章　医疗废物管理条例

【A_1型题】

1. 医疗废物在医疗卫生机构暂时贮存的时间不得超过
   A. 1天
   B. 2天
   C. 3天
   D. 5天
   E. 7天
2. 医疗卫生机构未及时收集医疗废物，应受到的处罚是
   A. 限期改正，给予警告
   B. 通报批评
   C. 吊销医疗机构执业许可证
   D. 暂停执业活动
   E. 罚款

第六章　艾滋病防治条例

【A_1型题】

1. 下列关于艾滋病防治工作原则的表述不正确的是
   A. 坚持预防为主、防治结合的方针
   B. 建立政府组织领导、部门各负其责、全社会共同参与的机制
   C. 加强宣传教育
   D. 采取行为干预和关怀救助等措施
   E. 坚持预防为主、治疗为辅的方针
2. 《艾滋病防治条例》规定，任何单位和个人不得歧视下列对象，除外
   A. 艾滋病病毒感染者
   B. 艾滋病病人
   C. 艾滋病病毒感染者的家属
   D. 艾滋病病人的家属
   E. 以上都不是
3. 《艾滋病防治条例》中的不歧视规定的内容不包括
   A. 任何单位和个人不得歧视艾滋病病毒感染者及其家属
   B. 任何单位和个人不得歧视疑似艾滋病病毒感染者及其家属
   C. 艾滋病病人及其家属享有的婚姻、就业、就医、入学等合法权益受法律保护
   D. 艾滋病病毒感染者及其家属享有的婚姻、就业、就医、入学等合法权益受法律保护
   E. 任何单位和个人不得歧视艾滋病病人及其家属
4. 艾滋病防治的行为干预措施不包括
   A. 早期发现感染者和有助于危险行为改变的自愿咨询检测措施
   B. 规范、方便的性病诊疗措施
   C. 未经同意公布艾滋病病人的病情以引起社会对艾滋病的重视和关注
   D. 针对母婴传播艾滋病的抗病毒药物预防和人工代乳品喂养措施
   E. 健康教育措施
5. 艾滋病检测的对象不包括
   A. 人体血液
   B. 人体体液
   C. 组织器官
   D. 血液衍生物
   E. 以上都不是
6. 根据国家艾滋病监测规划和方案，制定本行政区域的艾滋病监测计划和工作方案的机构是
   A. 省、自治区、直辖市人民政府
   B. 省、自治区、直辖市人民政府卫生行政部门
   C. 省、自治区、直辖市人民代表大会
   D. 省、自治区、直辖市人大常委会
   E. 省、自治区、直辖市疾病预防控制机构
7. 出入境检验检疫机构负责对出入境人员进行艾滋病
   A. 检测
   B. 宣传教育
   C. 监测
   D. 调查
   E. 咨询
8. 依据《艾滋病防治条例》的规定，具体从事本行政区域内艾滋病监测的机构是
   A. 政府卫生行政部门
   B. 政府
   C. 医疗机构
   D. 疾病预防控制机构
   E. 艾滋病防治机构
9. 国家对艾滋病进行一系列行为干预措施，下列属于《艾滋病防治条例》规定的干预措施的是
   A. 强制咨询和强制检测制度
   B. 强制咨询和自愿检测制度
   C. 自愿咨询和强制检测制度
   D. 自愿咨询和自愿检测制度
   E. 强制检测制度

10. 县级以上地方人民政府卫生行政部门指定的医疗卫生机构，为自愿接受艾滋病咨询、检测的人员提供
A. 有偿的咨询
B. 有偿的初筛检测
C. 免费的咨询和免费的初筛检测
D. 免费的咨询和有偿的初筛检测
E. 有偿的咨询和免费的初筛检测

11. 依据《艾滋病防治条例》的规定，为自愿接受艾滋病咨询的人员免费提供咨询服务的机构是
A. 县级以上地方人民政府卫生行政部门指定的疾病预防控制机构
B. 省级以上地方人民政府卫生行政部门指定的疾病预防控制机构
C. 省级以上地方人民政府卫生行政部门指定的医疗卫生机构
D. 县级以上地方人民政府卫生行政部门指定的医疗卫生机构
E. 县级以上疾病预防控制机构指定的医疗卫生机构

12. 对确诊的儿童艾滋病病毒感染者，医疗机构的工作人员应当将其感染的事实
A. 告知本人
B. 告知本人和其监护人
C. 告知其监护人
D. 告知本人或其监护人
E. 以上都不是

【A_2型题】

13. 王某，35 岁。有长期的吸毒史，因为和他人共用同一针头注射而感染了艾滋病。王某住所地的疾病预防控制机构欲以真实姓名公布他的相关病情和有关资料，以引起社会对艾滋病防治工作的关注，此时，应当得到谁的同意
A. 王某本人
B. 王某的父母
C. 王某的配偶
D. 王某的单位
E. 王某所在地的卫生行政部门

14. 张某，在校大学生，经医疗机构确诊为艾滋病病毒感染者，依据《艾滋病防治条例》的规定，医疗机构的工作人员应当将其感染的事实告知
A. 张某的父母
B. 张某本人
C. 医疗机构的负责人
D. 医疗机构所在地的卫生行政部门
E. 张某所在的学校

【A_3/A_4型题】

（15～16 题共用题干）

赵某因为输血不幸成为一名艾滋病病毒感染者，现在怀孕 3 个月。赵某到其住所地的妇幼保健院进行正常的产前检查，医生钱某接待了她。

15. 医生钱某的下列做法不正确的是
A. 为赵某提供预防艾滋病母婴传播的咨询
B. 为赵某提供产前的指导
C. 为赵某提供治疗服务
D. 为赵某提供检测
E. 向医疗机构负责人请示后决定是否为该孕妇提供服务

16. 假设钱某在听到赵某说她是一名艾滋病病毒感染者后，就拒绝为赵某进行相关的产前检查服务，此时卫生行政部门应当作出的处罚是
A. 对钱某所在的医院通报批评，给予警告
B. 对妇幼保健院罚款 500 元
C. 吊销钱某的执业医师证书
D. 追究钱某的刑事责任
E. 开除钱某

【B_1型题】

（17～19 题共用备选答案）
A. 由县级以上人民政府卫生行政部门责令限期改正，通报批评，给予警告
B. 对负有责任的主管人员和其他直接责任人员依法给予降级、撤职、开除的处分，并可以依法吊销有关机构或者责任人员的执业许可证
C. 罚款
D. 依法追究刑事责任
E. 依照《中华人民共和国传染病防治法》的规定予以处罚

17. 医疗机构对临时应急采集的血液未进行艾滋病检测，造成病人多人感染艾滋病严重后果的
18. 医疗机构的医生将艾滋病检测阳性的血液用于临床，造成艾滋病传播，构成犯罪的
19. 医疗机构未对艾滋病病毒感染者或者艾滋病病人进行医学随访的

第七章　中华人民共和国献血法

【A_1型题】

1. 根据《中华人民共和国献血法》，医疗机构用于临床的血液应当符合
   A. 行业规定标准
   B. 地方规定标准
   C. 血站规定标准
   D. 国家规定标准
   E. 省级卫生行政部门规定标准
2. 国家鼓励下列人员率先献血
   A. 工人
   B. 农民
   C. 知识分子
   D. 现役军人
   E. 中等学校在校学生
3. 为保障公民临床急救用血的需要，国家提倡并指导择期手术的患者
   A. 率先献血
   B. 互助献血
   C. 自愿献血
   D. 自身储血
   E. 同型输血
4. 献血者两次采血的间隔时间不得少于
   A. 2个月
   B. 3个月
   C. 4个月
   D. 5个月
   E. 6个月
5. 血站要求献血者每次采集血液一般量是多少毫升，最多量不得超过多少毫升
   A. 100毫升，200毫升
   B. 200毫升，300毫升
   C. 200毫升，400毫升
   D. 100毫升，400毫升
   E. 200毫升，500毫升
6.《中华人民共和国献血法》的施行日期是
   A. 1999年10月1日
   B. 1998年10月1日
   C. 1997年12月29日
   D. 1998年12月29日
   E. 2000年10月1日
7. 医务人员违反《中华人民共和国献血法》规定，将不符合国家规定标准的血液用于患者的可能承担以下法律责任，除了
   A. 由县级以上卫生行政部门责令改正
   B. 由县级以上卫生行政部门处以罚款
   C. 给患者健康造成损害的，应当依法赔偿
   D. 对直接负责的主管人员，依法给予行政处分
   E. 构成犯罪的，依法追究刑事责任

【A_2型题】

8. 某镇卫生院3名医务人员违反《中华人民共和国献血法》规定，将不符合国家规定标准的血液用于患者。由于患者家属及时发现，经治医生采取果断措施，幸好未给受血者健康造成损害。根据《中华人民共和国献血法》规定，当地卫生行政部门应对3名医务人员给予的行政处理是
   A. 责令改正
   B. 警告
   C. 罚款1万元以下
   D. 暂停执业活动6个月以上1年以下
   E. 吊销医师执业证书
9. “献血大王”刘某，在过去的7年间，献血总量已达5600ml。快满50周岁的刘某告诉记者，如果身体一直保持健康状态，他满55周岁以前，还可争取无偿献血
   A. 7次
   B. 8次
   C. 9次
   D. 10次
   E. 11次
10. 某村发生一起民居垮塌事故，重伤者9人，急送乡卫生院抢救。市中心血站根据该院用血要求，急送一批无偿献血的血液到该院。抢救结束后，尚余900ml血液，该院却将它出售给另一医疗机构。根据《中华人民共和国献血法》规定，对于乡卫生院的这一违法行为，县卫生行政部门除了应当没收其违法所得外，还可以对其处以罚款
    A. 10万元以下
    B. 5万元以下
    C. 3万元以下
    D. 1万元以下
    E. 5000元以下
11. 甲医院是某市三级甲等医疗机构，下列是甲医疗机构用血的一些做法，除了哪项外都符合《中华人民共和国献血法》的规定
    A. 甲医疗机构在供血充足的情况下将无偿献血者的血液出售给血液制品生产单位
    B. 甲医疗机构积极推行按血液成分针对医疗实际需要输血
    C. 甲医疗机构对临床用血进行核查，将不符合国家规定标准的血液弃之不用
    D. 甲医疗机构制定临床用血计划，并由市卫生行政部门指定的血站供给
    E. 甲医疗机构临床用血的包

装、储存、运输符合国家规定的卫生标准和要求

【B_1 型题】

（12～14 题共用备选答案）

A. 有偿献血制度
B. 无偿义务献血制度
C. 18～55 周岁健康公民自愿献血
D. 18～50 周岁健康公民自愿献血
E. 国家工作人员、现役军人和高等学校在校学生率先献血

12. 国家实行
13. 国家提倡
14. 国家鼓励

第八章　中华人民共和国医师法

【A_1 型题】

1. 参加执业医师资格考试，需具有高等学校医学专业本科以上学历，并在执业医师指导下，在医疗、预防、保健机构中试用期满
   A. 6 个月
   B. 18 个月
   C. 1 年
   D. 2 年
   E. 3 年
2. 根据《中华人民共和国医师法》规定，以下可以进行医师执业注册的是
   A. 不具有完全民事行为能力的
   B. 刑事处罚执行完毕三年的
   C. 处于甲类、乙类传染病传染期的
   D. 受吊销医师执业证书一年的
   E. 重新申请注册，经卫生行政部门指定机构考核不合格的
3. 医师考核不合格者，县级以上人民政府卫生行政部门可以责令其暂停执业活动
   A. 1～2 个月
   B. 1～3 个月
   C. 3～6 个月
   D. 6～12 个月
   E. 12 个月以上
4. 以下属于医师在执业活动中，依法享有权利的是
   A. 宣传普及卫生保健知识
   B. 尊重患者隐私权
   C. 人格尊严、人身安全不受侵犯
   D. 努力钻研业务，及时更新知识
   E. 爱岗敬业，努力工作
5. 受理执业医师注册申请的卫生行政部门，对申请人提交的申请材料进行审核的期限是，自收到注册申请之日起
   A. 7 日内
   B. 10 日内
   C. 15 日内
   D. 30 日内
   E. 60 日内
6. 管理本行政区域医师工作的机构是
   A. 县级以上人民政府劳动人事部门
   B. 县级以上人民政府工商行政部门
   C. 县级以上人民政府卫生行政部门
   D. 医师协会
   E. 县级以上人民政府
7. 医师在执业活动中违反技术操作规范，造成严重后果的，给予警告或者责令暂停执业活动
   A. 3～6 个月
   B. 6 个月至 1 年
   C. 6 个月至 1 年半
   D. 1 年至 1 年半
   E. 1～2 年
8. 医师注册后应当由卫生行政部门注销注册的情形是
   A. 受罚款行政处罚的
   B. 受警告行政处罚的
   C. 受责令暂停 6 个月执业活动行政处罚的
   D. 中止医师执业活动满 1 年的
   E. 受吊销执业证书行政处罚的
9. 以下情形中不予医师执业注册的是
   A. 受过刑事处罚的
   B. 受刑事处罚，自刑罚执行完毕之日起至申请注册之日止不满 3 年的
   C. 不具有完全民事行为能力的
   D. 受过吊销医师执业证书行政处罚的
   E. 受吊销医师执业证书行政处罚，自处罚之日起至申请注册之日止不满 3 年的
10. 医师注册后，以下哪种情形不需要注销注册
    A. 死亡的
    B. 受到警告行政处罚的
    C. 被宣告失踪的
    D. 受吊销医师执业证书行政处罚的
    E. 中止医师执业活动满 2 年的
11. 《中华人民共和国医师法》适用于
    A. 依法取得执业医师资格的人
    B. 依法取得执业医师资格或者执业助理医师资格的专业医务人员

C. 依法取得执业医师资格或者执业助理医师资格，在医疗机构中执业的专业医务人员
D. 依法取得执业医师资格或者执业助理医师资格，经注册在医疗机构中执业的专业医务人员
E. 依法取得执业医师资格或者执业助理医师资格，经注册在医疗、预防、保健机构中执业的专业医务人员

12. 具有中等专业学校医学专业学历，在医疗、预防、保健机构中工作满几年可以参加执业医师资格考试
A. 1年
B. 2年
C. 3年
D. 4年
E. 5年

13. 医师在执业活动中发生医疗事故不按规定报告的，应承担的法律责任是
A. 行政罚款
B. 暂停1~6个月的执业活动
C. 暂停6~12个月的执业活动
D. 吊销执业证书
E. 以上都不是

14. 医师使用的药品、消毒药剂和医疗器械应当是
A. 所在医疗单位允许使用的
B. 正式生产的
C. 有经营权的单位销售的
D. 经临床证明可以使用的
E. 经国家有关部门批准使用的

15. 经国家执业医师资格考试，取得执业医师资格的，可以申请注册，受理机构是
A. 县级以上人民政府卫生行政部门
B. 县级以上人民政府
C. 省（自治区）级以上人民政府卫生行政部门
D. 省（自治区）级以上人民政府
E. 医师协会

16. 取得执业助理医师资格考试证书后，具有高等学校医学专科学历，在医疗、预防、保健机构中工作满几年可以参加执业医师资格考试
A. 1年
B. 2年
C. 3年
D. 4年
E. 5年

17. 被注销注册，收回医师执业证书的当事人有异议的，依法申请复议或者起诉的期限是自收到注销注册通知之日起
A. 7日内
B. 10日内
C. 15日内
D. 20日内
E. 30日内

18. 对医师的业务水平、工作成绩和职业道德状况，依法享有定期考核权的单位是
A. 县级以上人民政府
B. 县级以上人民政府卫生行政部门
C. 县级以上人民政府卫生行政部门委托的机构或组织
D. 医师所在地的医学会或者医师学会
E. 医师所在的医疗、预防、保健机构

19. 以下关于医师资格考试制度的说法错误的是
A. 医师资格考试分为执业医师考试和执业助理医师考试
B. 医师资格考试每年举行一次
C. 考试方式分为实践技能考试和医学综合笔试
D. 实行国家统一考试
E. 考试类别分为临床、中医和公共卫生三类

20. 获得执业医师资格或执业助理医师资格后，应在几年内注册
A. 半年
B. 1年
C. 2年
D. 3年
E. 5年

21. 申请个体行医的，需经执业医师注册后在医疗、预防、保健机构中执业满
A. 1年
B. 2年
C. 3年
D. 4年
E. 5年

22. 受理医师执业注册申请的卫生行政部门对不符合条件不予注册的，书面通知申请人并说明理由，期限是自收到申请之日起
A. 10日内
B. 15日内
C. 30日内
D. 60日内
E. 90日内

【A_2型题】

23. 张某没有上过任何层次的医学专业学校，以下哪种情形下，他不可以参加执业医师资格考试或执业助理医师资格考试
A. 以师承方式学习传统医学满3年，经县级以上卫生行政部门确定的传统医学专业组织考核合格并推荐
B. 以师承方式学习传统医学满3年，经医疗、预防、保健机构考核合格并推荐
C. 在执业医师指导下，在医疗、预防、保健机构中试用期满3年
D. 经多年实践医术确有专长，经县以上卫生行政部

门确定的传统医学专业组织考核合格并推荐
E. 经多年实践医术确有专长，经医疗、预防、保健机构考核合格并推荐

24. 某医院未经批准新设医疗美容科，从外地聘请了一位退休外科医师担任主治医师，该院行为的性质属于
A. 非法行医
B. 超范围执业
C. 正常医疗行为
D. 特殊情况
E. 开展新技术

25. 医生甲因犯罪被判处有期徒刑2年，2015年9月20日被捕，2017年9月20日释放，医生甲从哪日起可以重新申请执业注册
A. 2017年9月21日
B. 2017年3月21日
C. 2017年9月21日
D. 2018年3月21日
E. 2019年9月21日

26. 医生甲因病休息1年多，医生乙因医院效益不好也在家闲了不满2年，医生丙出去参与经营未从事医疗活动2年多，医生丁承包医院的第二门诊近3年。上述人员中，属于应当注销注册，收回医师执业证书的是
A. 医生甲
B. 医生乙
C. 医生丙
D. 医生丁
E. 以上都不是

27. 某厂医院医生甲从2015年10月起，离开医院岗位为工厂从事推销工作。若甲至2017年10月10日仍不回岗位，其所在医院向准予甲注册的卫生行政部门报告的期限是
A. 7日内
B. 10日内
C. 15日内
D. 30日内
E. 60日内

28. 黄某，2013年11月因医疗事故受到吊销医师执业证书的行政处罚，2014年11月向当地卫生行政部门申请重新注册。卫生行政部门经过审查，决定对黄某不予注册，理由是自处罚决定之日起至申请注册之日止不满
A. 1年
B. 2年
C. 3年
D. 4年
E. 5年

【A_3/A_4型题】

（29～30题共用题干）

医生白某因挪用公款用于个人经营，被判有期徒刑1年。

29. 白某被判刑后
A. 其执业可以不受限制
B. 在监管部门规定范围内执业
C. 暂停执业活动2年
D. 服刑期满可再执业
E. 终止医师执业活动

30. 白某对关于其执业问题的决定有异议，可申请复议或向法院起诉，期限是自收到通知之日起
A. 5日内
B. 7日内
C. 10日内
D. 15日内
E. 30日内

（31～32题共用题干）

医生刘某看药品经营能挣钱，便与院领导拉关系，请假离岗搞药品销售近3年。

31. 对刘某离岗2年以上的行为，医院应当报告准予注册的卫生行政部门，期限是
A. 离岗满2年的10日内
B. 离岗满2年的15日内
C. 离岗满2年的30日内
D. 离岗满2年后3个月内
E. 离岗近3年的当时

32. 医院未按规定履行报告职责，若导致严重后果，由卫生行政部门给予警告，并对该机构的行政负责人给予
A. 行政处分
B. 行政罚款
C. 注销注册
D. 吊销执业证书
E. 以上都不是

【B_1型题】

（33～35题共用备选答案）
A. 从事医师执业活动
B. 中止医师执业活动
C. 申请执业医师注册
D. 不予医师执业注册
E. 注销执业医师注册

33. 取得医师资格的可以
34. 受吊销医师执业证书行政处罚，自处罚之日起不满2年的
35. 医师注册后受吊销医师执业证书行政处罚的

（36～38题共用备选答案）
A. 医师可以对所在机构的医疗、预防、保健工作和卫生行政部门的工作提出意见和建议，依法参加所在机构的民主管理
B. 对医学专业技术有重大突破，做出显著贡献的医师，应当给予表彰或者奖励
C. 对急危患者，医师应当采取紧急措施及时进行诊治，不得拒绝急救处置
D. 医师应当关心、爱护、尊重患者，保护患者的隐私
E. 对考核不合格的医师，可以责令其接受培训和继续医学教育

36. 属于医师执业权利的是
37. 属于医师执业义务的是
38. 属于医师执业规则的是

第九章 医疗损害责任（《中华人民共和国民法典》第七编第六章）

【A_1 型题】

1. 医疗损害责任的赔偿主体，说法正确的是
   A. 患者在诊疗活动中受到损害，医务人员有过错的，由医务人员承担赔偿责任
   B. 患者在诊疗活动中受到损害，医疗机构无过错的，也应适当承担民事赔偿比例
   C. 患者在诊疗活动中受到损害，医务人员无过错的，也应适当承担民事赔偿比例
   D. 患者在诊疗活动中受到损害，医疗机构及其医务人员有过错的，由医疗机构和医务人员承担连带赔偿责任
   E. 患者在诊疗活动中受到损害，医疗机构及其医务人员有过错的，由医疗机构承担赔偿责任
2. 患者有损害，不是推定医疗机构有过错的法定情形的是
   A. 违反法律、行政法规、规章以及其他有关诊疗规范的规定
   B. 隐匿与纠纷有关的病历资料
   C. 拒绝提供与纠纷有关的病历资料
   D. 伪造、篡改、销毁病历资料
   E. 医疗事故造成患者死亡的
3. 患者有损害，医疗机构不承担赔偿责任的情形，不是法律明文规定的是
   A. 患者不配合医疗机构进行符合诊疗规范的诊疗
   B. 患者的近亲属不配合医疗机构进行符合诊疗规范的诊疗
   C. 医务人员在抢救生命垂危的患者等紧急情况下已经尽到合理诊疗义务
   D. 医务人员无明显医疗过错
   E. 限于当时的医疗水平难以诊疗
4. 医疗机构承担的义务及赔偿责任的情形，说法不准确的是
   A. 医务人员在诊疗活动中应当向患者说明病情和医疗措施。医务人员未尽到说明义务，造成患者损害的，医疗机构应当承担赔偿责任
   B. 医务人员在诊疗活动中未尽到与当时的医疗水平相应的诊疗义务，造成患者损害的医疗机构应当承担赔偿责任
   C. 医疗机构及其医务人员应当对患者的隐私保密。泄露患者隐私或者未经患者同意公开其病历资料，应当承担侵权责任
   D. 需要实施手术、特殊检查、特殊治疗的，医务人员应当及时向患者说明医疗风险、替代医疗方案等情况，并取得其书面同意
   E. 不宜向患者说明的，应当向患者的近亲属说明，并取得其书面同意
5. 紧急情况实施相应医疗措施的条件和程序，说法准确的是
   A. 因抢救生命垂危的患者，经医疗机构负责人批准，可以立即实施相应的医疗措施
   B. 需要实施手术、特殊检查、特殊治疗的，不能取得患者或者其近亲属意见的，经医疗机构负责人批准，可以立即实施相应的医疗措施
   C. 因抢救生命垂危的患者，经医疗机构授权的负责人批准，可以立即实施相应的医疗措施
   D. 因紧急情况，经医疗机构负责人或者授权的负责人批准，可以立即实施相应的医疗措施
   E. 因抢救生命垂危的患者等紧急情况，不能取得患者或者其近亲属意见的，经医疗机构负责人或者授权的负责人批准，可以立即实施相应的医疗措施
6. 不是侵权责任法规定的关于医疗机构及其医务人员填写与保管病历资料的是
   A. 住院志、医嘱单、检验报告
   B. 手术及麻醉记录
   C. 病理资料、护理记录
   D. 医疗费用
   E. 会诊意见

第十章　中华人民共和国精神卫生法

【A_1 型题】

1. 精神卫生工作的方针、原则和管理机制说法有误的是
   A. 精神卫生工作实行预防为主的方针
   B. 坚持预防和治疗相结合的原则
   C. 实行政府组织领导、部门各负其责
   D. 实行家庭和单位尽力尽责、全社会共同参与
   E. 实行综合管理机制
2. 精神障碍患者合法权益保护说法有误的是
   A. 精神障碍患者的人格尊严、人身和财产安全不受侵犯
   B. 精神障碍患者的教育、劳动、医疗以及从国家和社会获得物质帮助等方面的合法权益受法律保护
   C. 有关单位和个人应当对精神障碍患者的姓名、肖像、住址、工作单位、病历资料以及其他可能推断出其身份的信息完全保密，不得泄露
   D. 全社会应当尊重、理解、关爱精神障碍患者
   E. 精神障碍患者的监护人应当履行监护职责，维护精神障碍患者的合法权益
3. 开展精神障碍诊断、治疗活动应当具备的条件说法有误的是
   A. 有与从事的精神障碍诊断、治疗相适应的主任医师
   B. 有与从事的精神障碍诊断、治疗相适应的护士
   C. 有满足开展精神障碍诊断、治疗需要的设施和设备
   D. 有完善的精神障碍诊断、治疗管理制度和质量监控制度
   E. 从事精神障碍诊断、治疗的专科医疗机构还应当配备从事心理治疗的人员
4. 精神障碍诊断、治疗的原则说法有误的是
   A. 应当遵循维护患者合法权益的原则
   B. 应当遵循尊重患者人格尊严的原则
   C. 保障患者在现有条件下获得良好的精神卫生服务
   D. 精神障碍分类、诊断标准和治疗规范，由国务院卫生行政部门组织制定
   E. 精神障碍分类、诊断标准和治疗规范，由省级以上卫生行政部门组织制定
5. 精神障碍的诊断说法有误的是
   A. 诊断应当以精神健康状况为依据。除法律另有规定外，不得违背本人意志进行确定其是否患有精神障碍的医学检查
   B. 除个人自行到医疗机构进行精神障碍诊断外，疑似精神障碍患者的近亲属可以将其送往医疗机构进行精神障碍诊断。对查找不到近亲属的流浪乞讨疑似精神障碍患者，由当地人民政府按照职责分工，帮助送往医疗机构进行精神障碍诊断
   C. 疑似精神障碍患者发生伤害自身、危害他人安全的行为，或者有伤害自身、危害他人安全的危险的，其近亲属、所在单位、当地公安机关应当立即采取措施予以制止，并将其送往医疗机构进行精神障碍诊断
   D. 医疗机构接到送诊的疑似精神障碍患者，不得拒绝为其作出诊断
   E. 精神障碍的诊断应当由精神科执业医师作出
6. 精神障碍患者的病例资料及保管说法有误的是
   A. 医疗机构及其医务人员应当在病历资料中如实记录精神障碍患者的病情、治疗措施、用药情况、实施约束、隔离措施等内容
   B. 医疗机构及其医务人员应当如实告知患者或者其监护人
   C. 患者及其监护人可以查阅、复制病历资料
   D. 患者查阅、复制可能对其治疗产生不利影响的不得查阅复制病历资料
   E. 病历资料保存期限不得少于二十年
7. 医疗机构擅自从事精神障碍诊断、治疗的法律责任说法有误的是
   A. 不符合本法规定条件的医疗机构擅自从事精神障碍诊断、治疗的，由县级以上人民政府卫生行政部门责令停止相关诊疗活动
   B. 不符合本法规定条件的医疗机构擅自从事精神障碍诊断、治疗的，由县级以上人民政府卫生行政部门给予警告，并处五千元以上一万元以下罚款
   C. 不符合本法规定条件的医疗机构擅自从事精神障碍

诊断、治疗，有违法所得的没收违法所得
D. 对直接负责的主管人员和其他直接责任人员依法给予或者责令给予降低岗位等级或者吊销其执业证书
E. 对有关医务人员，吊销其执业证书

8. 医疗机构及其工作人员实行某些行为，由县级以上人民政府卫生行政部门责令改正，对直接负责的主管人员和其他直接责任人员依法给予或者责令给予降低岗位等级或者撤职的处分；对有关医务人员，暂停六个月以上一年以下执业活动；情节严重的，给予或者责令给予开除的处分，并吊销有关医务人员的执业证书，不属于规定行为的是
A. 违反本法规定实施约束、隔离等保护性医疗措施的
B. 违反本法规定，强迫精神障碍患者劳动的
C. 违反本法规定对精神障碍患者实施外科手术或者实验性临床医疗的
D. 违反本法规定，侵害精神障碍患者的通讯和会见探访者等权利的
E. 违反本法规定，错误诊断精神障碍患者的

第十一章 医疗机构管理条例及其实施细则

【A_1 型题】

1. 医疗机构服务宗旨是
A. 救死扶伤，积极完成基本公共卫生服务工作
B. 促进医疗卫生事业的发展，保障公民健康
C. 以人为本，尽职敬业，服务于社会大众
D. 医疗机构以救死扶伤，防病治病，为公民的健康服务为宗旨
E. 提供公共卫生、基本医疗服务、基本医疗保障

2. 医疗机构的执业登记
A. 医疗机构的执业登记，由批准其设置的省、自治区、直辖市人民政府卫生行政部门办理
B. 按照国家统一规划的医疗机构设置的医疗机构的执业登记，由所在地的省、自治区、直辖市人民政府卫生行政部门办理
C. 机关、企业和事业单位设置的为内部职工服务的门诊部、诊所、卫生所（室）的执业登记，由所在地的市级人民政府卫生行政部门办理
D. 医疗机构的执业登记，由市级人民政府卫生行政部门办理
E. 国家统一规划的医疗机构设置的医疗机构的执业登记，由批准其设置的人民政府卫生行政部门办理

3. 医疗机构应当于校验期满前几个月向登记机关申请办理校验手续
A. 1
B. 2
C. 3
D. 4
E. 5

4. 不属于卫生行政部门对医疗机构诊疗活动超出登记范围的处罚
A. 没收非法所得
B. 警告
C. 责令其改正
D. 情节严重的，吊销其《医疗机构执业许可证》
E. 可以根据情节处以3000元以下的罚款

5. 未经批准擅自开办医疗机构行医的，承担以下法律责任，除了
A. 警告
B. 没收其违法所得及其药品器械，并处10万元以下罚款
C. 对医师吊销执业证书
D. 给患者造成损害的，承担赔偿责任
E. 构成犯罪的，追究刑事责任

6. 关于医师的职业规则，以下说法错误的是
A. 应当使用经国家有关部门批准使用的药品、消毒药剂和医疗器械
B. 发现患者非正常死亡时，应按有关规定向有关部门报告
C. 医师不得进行实验性临床医疗
D. 不得出具与自己执业范围无关的医学证明文件
E. 医师不得隐匿、伪造或销毁医学文书及有关资料

7. 床位在100张以上的医疗机构，其《医疗机构许可证》多长时间校验一次
A. 1年
B. 2年
C. 3年
D. 4年
E. 5年

8. 床位不满100张的医疗机构，其《医疗机构许可证》多长时间校验一次
A. 1年

B. 2 年
C. 3 年
D. 4 年
E. 5 年

9. 任何单位或个人开展医疗活动，必须依法取得
A.《设置医疗机构批准书》
B.《设置医疗机构备案回执》
C.《医疗机构执业许可证》
D.《医疗机构校验申请书》
E.《医疗机构申请变更登记注册书》

10. 未经医师（士）亲自诊查病人或亲自接产，医疗机构不得出具以下证明文件，除了
A. 疾病诊断书
B. 健康证明书
C. 死产报告书
D. 死亡证明书
E. 医疗纠纷分析证言

11. 按诊疗同意制度，无法取得患者意见又无家属或者关系人在场，或者遇到其他特殊情况时，处理措施是
A. 可以由经治医师决定施行
B. 可以由经治医师与其他医生商量后决定施行
C. 经治医师提出处置方案后，由无利害关系的人2人以上在场见证情况下施行
D. 经治医师提出处置方案，取得医疗机构负责人批准后施行
E. 经治医师决定，其他医护人员在场见证情况下施行

【B_1 型题】

（12~14 题共用备选答案）
A. 批准其设置的人民政府卫生行政部门
B. 所在地的省、自治区、直辖市人民政府卫生行政部门
C. 所在地的县级人民政府卫生行政部门
D. 批准其设置的人民政府
E. 所在地的地市级人民政府卫生行政部门

12. 医疗机构执业登记的办理部门
13. 按照国家统一规划的医疗机构设置的医疗机构的执业登记办理部门
14. 机关、企业和事业单位设置的为内部职工服务的门诊部、诊所、卫生所（室）执业登记的办理部门

（15~17 题共用备选答案）
A. 可以根据情节处以 1 万元以下的罚款
B. 可以处以 5000 元以下的罚款
C. 可以处以 3000 元以下的罚款
D. 可以处以 1000 元以下的罚款
E. 可以处以 2000 元以下的罚款

15. 未取得《医疗机构执业许可证》擅自执业的
16. 出卖、转让、出借《医疗机构执业许可证》的
17. 诊疗活动超出登记范围的

第十二章　医疗纠纷预防和处理条例

【A_1 型题】

1. 病历资料封存后医疗纠纷已经解决，或者患者在病历资料封存满多少年未再提出解决医疗纠纷要求的，医疗机构可以自行启封
A. 2 年
B. 3 年
C. 4 年
D. 5 年
E. 6 年

2. 患者死亡，医患双方对死因有异议的，应当在患者死亡后几小时内进行尸检
A. 12 小时
B. 24 小时
C. 48 小时
D. 60 小时
E. 72 小时

3. 发生医疗纠纷，医患双方可以通过下列途径解决，不包括
A. 双方自愿协商
B. 申请人民调解
C. 申请行政调解
D. 申请卫生部门调解
E. 法律、法规规定的其他途径调解

第十三章　医疗事故处理条例

【A_1 型题】

1. 因为抢救危急患者，未能及时书写病历的，有关医务人员应在抢救结束后几小时内据实补记，并加以注明
A. 2 小时
B. 6 小时
C. 12 小时
D. 24 小时
E. 48 小时

2. 医学会应当自受理医疗事故技术鉴定之日起，几日内通知医疗事故争议双方当事人提交进行医疗事故技术鉴定所需的

材料
A. 1日
B. 2日
C. 5日
D. 7日
E. 10日

3. 卫生行政部门收到医疗事故争议处理申请进行审查并做出是否受理决定的期限是
A. 5日
B. 7日
C. 10日
D. 15日
E. 30日

4.《医疗事故处理条例》规定，医疗机构发生下列重大医疗过失行为，应当在12小时内向所在地卫生行政部门报告，这些重大医疗过失行为不包括
A. 因医疗过失导致患者死亡的
B. 可能为二级医疗事故的
C. 可能为三级医疗事故的
D. 可能为一级医疗事故的
E. 因医疗过失导致3人以上人身损害后果的

5. 某医疗机构向县卫生行政部门报告，该机构可能发生了二级以上的医疗事故，该卫生行政部门应在多长时间内移送至上级卫生行政部门
A. 1日
B. 5日
C. 7日
D. 15日
E. 30日

6. 卫生行政部门收到负责组织医疗事故技术鉴定工作的医学会出具的医疗事故技术鉴定书后的工作不包括
A. 审核参加鉴定的人员资格
B. 审核参加鉴定的人员的专业类别
C. 审核鉴定程序
D. 对鉴定书进行形式审查
E. 组织调查，听取医疗事故争议双方当事人的意见

7. 医务人员在医疗活动中发生医疗事故的，应向哪个单位或部门报告
A. 所在科室负责人
B. 所在地卫生行政部门
C. 所在地检察机关
D. 当地医师协会
E. 所在地医学会

8. 对患者死因有异议的，应在48小时内进行尸检，具备冷冻条件的可以延长至
A. 3天
B. 4天
C. 5天
D. 6天
E. 7天

9. 关于医疗事故构成要件的说法不准确的是
A. 主体是医疗机构及其医务人员
B. 行为具有违法性
C. 过失行为与损害后果存在因果关系
D. 一定是由于过于自信造成的
E. 发生在医疗活动过程中

10. 患者死亡，医患双方当事人不能确定死因的，应当在患者死亡后多长时间内进行尸检
A. 12小时
B. 24小时
C. 48小时
D. 72小时
E. 7天

11. 不属于卫生行政部门对重大医疗过失行为报告处理的是
A. 责令医疗机构及时采取必要的医疗救治措施
B. 责令医疗机构及时防止损害后果扩大
C. 卫生行政部门应当组织调查，判定是否属于医疗事故
D. 卫生行政部门根据医疗事故性质，可交由医学会或人民法院处理
E. 对不能判定是否属于医疗事故的，应当依有关规定交由负责医疗事故技术鉴定工作的医学会组织鉴定

12. 疑似输血引起的不良后果的，医患双方应当共同对现场实物进行封存，封存的现场实物应由
A. 患者保管
B. 医疗机构保管
C. 患者和医疗机构共同委托的第三人保管
D. 患者和医疗机构任何一方均可以保管
E. 医疗机构所在地的卫生行政部门保管

13.《医疗事故处理条例》规定，造成患者轻度残疾，器官组织损伤导致一般功能障碍的，属于几级医疗事故
A. 一级甲等
B. 一级乙等
C. 二级
D. 三级
E. 四级

14.《医疗事故处理条例》规定，造成患者中度残疾，器官组织损伤，导致严重功能障碍的，属于几级医疗事故
A. 一级甲等
B. 一级乙等
C. 二级
D. 三级
E. 四级

15. 医疗事故的技术鉴定应由
A. 医师协会负责
B. 医学会负责
C. 医疗事故技术鉴定专家组负责
D. 卫生行政部门负责
E. 法院负责

16. 当事人自知道或应当知道其身体健康受到损害之日起，应当在多长时间内向卫生行政

部门提出医疗事故争议处理申请
A. 1年
B. 2年
C. 3年
D. 4年
E. 5年

17. 发生医疗事故争议时，关于病历资料和现场实物的处理，做法不正确的是
A. 疑似输液引起不良后果的，医患双方应当共同对现场实物进行封存
B. 封存的病历资料必须是原件
C. 封存的病历资料和实物由医疗机构保管
D. 封存的现场实物需要检验的，由医患双方共同指定的依法具有检验资格的检验机构进行检验
E. 医疗机构应妥善保管病历资料

【A_2 型题】

18. 某患者死亡后，家属对其死因有异议，向县卫生行政部门提出医疗事故争议处理申请。该卫生行政部门应在多长时间内移送至上级卫生行政部门
A. 1日内
B. 3日内
C. 7日内
D. 15日内
E. 30日内

19. 内科医生王某，在春节回家探亲的火车上遇到一位产妇临产，因火车上无其他医务人员，王某遂协助产妇分娩。在分娩过程中，因牵拉过度，导致新生儿左上肢臂丛神经损伤。王某行为的性质
A. 属于违规操作，构成医疗事故
B. 属于非法行医，不属于医疗事故
C. 属于超范围执业，构成医疗事故
D. 属于见义勇为，不构成医疗事故
E. 造成了不良后果，属于医疗事故

20. 青年李某，右下腹疼痛难忍，到医院就诊。经医师检查、检验，当即诊断为急性阑尾炎，遂对其实施阑尾切除术。手术情况正常，但拆线时发现伤口愈合欠佳，有淡黄色液体渗出。手术医师告知，此系缝合切口的羊肠线不为李某人体组织吸收所致，在临床中少见。经过近1个月的继续治疗，李某获得痊愈。依据《医疗事故处理条例》的规定，李某被拖延近1个月后才得以痊愈这一客观后果，应当属于
A. 二级医疗事故
B. 三级医疗事故
C. 四级医疗事故
D. 因患者体质特殊而发生的医疗意外
E. 因不可抗力而造成的不良后果

【B_1 型题】

（21~23题共用备选答案）
A. 责令暂停6个月以上1年以下执业活动
B. 吊销执业证书
C. 追究刑事责任
D. 罚款
E. 承担赔偿责任

21. 造成医疗事故，情节严重的
22. 隐匿、伪造或者擅自销毁医学文书及有关资料，构成犯罪的
23. 擅自开办医疗机构行医给患者造成损害的

（24~25题共用备选答案）
A. 暂停执业活动3个月至6个月
B. 暂停执业活动6个月至1年
C. 给予行政处分
D. 吊销医师执业证书
E. 追究刑事责任

24. 未经患者或其家属同意，对患者进行试验性治疗的，由卫生行政部门给予的处理是
25. 不按规定使用麻醉药品、精神药物，情节严重的，由卫生行政部门给予的处理是

第十四章　放射诊疗管理规定

【A_1 型题】

1. 放射诊断检查的原则和实施说法错误的是
A. 严格执行检查资料的登记、保存、提取和借阅制度，不得因资料管理、受检者转诊等原因使受检者接受不必要的重复照射
B. 不得将核素显像检查和胸部X线检查列入对婴幼儿及少年儿童体检的常规检查项目
C. 对育龄妇女腹部或骨盆进行核素显像检查或X线检查前，应问明是否怀孕；非特殊需要，对受孕后7~15周的育龄妇女，不得进行下腹部放射影像检查
D. 应当尽量以胸部荧光透视

检查为主

E. 实施放射性药物给药和X线照射操作时，应当禁止非受检者进入操作现场；因患者病情需要其他人员陪检时，应当对陪检者采取防护措施

2. 医疗机构使用不具备相应资质的人员从事放射诊疗工作的，由县级以上卫生行政部门责令限期改正，并可以处以多少元以下的罚款；情节严重的，吊销其《医疗机构执业许可证》

A. 2000元
B. 3000元
C. 5000元
D. 1万元
E. 2万元

3. 医疗机构开展放射治疗的实施要求错误的是

A. 对体外远距离放射治疗，放射诊疗工作人员在进入治疗室前，应首先检查操作控制台的源位显示，确认放射线束或放射源处于关闭位时，方可进入
B. 对近距离放射治疗，放射诊疗工作人员应当佩戴防护手套直接拿取放射源，对接受敷贴治疗的患者采取安全护理，防止放射源被患者带走或丢失
C. 在实施永久性籽粒插植治疗时，放射诊疗工作人员应随时清点所使用的放射性籽粒，防止在操作过程中遗失；放射性籽粒植入后，必须进行医学影像学检查，确认植入部位和放射性籽粒的数量
D. 治疗过程中，治疗现场至少应有2名放射诊疗工作人员，并密切注视治疗装置的显示及病人情况，及时解决治疗中出现的问题；严禁其他无关人员进入治疗场所
E. 放射诊疗工作人员应当验证治疗计划的执行情况，发现偏离计划现象时，应当及时采取补救措施并向本科室负责人或者本机构负责医疗质量控制的部门报告

4. 针对放射诊疗工作人员的防护要求是

A. 放射诊疗工作人员应当按照有关规定穿戴防护服
B. 放射诊疗工作人员应当按照有关规定按时进行健康检查
C. 放射诊疗工作人员应当按照有关规定自建健康档案
D. 放射诊疗工作人员应当按照有关规定购买防护用品
E. 放射诊疗工作人员应当按照有关规定佩戴个人剂量计

5. 放射诊疗设备和检测仪表，定期进行稳定性检测、校正和维护保养，由省级以上卫生行政部门资质认证的检测机构每年至少进行几次状态检测

A. 1
B. 2
C. 3
D. 4
E. 6

6. 不是针对患者和受检者的防护要求的是

A. 放射诊疗工作人员对患者和受检者进行医疗照射时，应当遵守医疗照射正当化和放射防护最优化的原则
B. 有明确的医疗目的，严格控制受照剂量
C. 对邻近照射野的敏感器官和组织进行屏蔽防护
D. 在实施放射诊断检查前应当对不同检查方法进行利弊分析，在保证诊断效果的前提下，优先采用对人体健康影响较小的诊断技术
E. 事先告知患者和受检者辐射对健康的影响

7. 新安装、维修或更换重要部件后的放射诊疗设备和检测仪表，应当经何部门对其进行检测，合格后方可启用

A. 国务院卫生行政部门
B. 省级以上人民政府卫生行政部门
C. 县级以上人民政府卫生行政部门
D. 省级以上卫生行政部门资质认证的检测机构
E. 国务院卫生行政部门资质认证的检测机构

8. 医疗机构配备并使用安全防护装置、辐射检测仪器和个人防护用品的要求，说法不准确的是

A. 放射治疗场所应当按照相应标准设置多重安全联锁系统、剂量监测系统、影像监控、对讲装置和固定式剂量监测报警装置
B. 放射治疗场所应当按照相应标准设置配备放疗剂量仪、剂量扫描装置和个人剂量报警仪
C. 开展核医学工作的，设有专门的放射性同位素分装、注射、储存场所，放射性废物屏蔽设备和存放场所
D. 开展核医学工作的配备活度计、放射性表面污染监测仪
E. 介入放射学与其他X线影像诊断工作场所可以为工作人员配备防护用品，也可以为受检者配备个人防护用品

9. 以下针对放射诊疗场所防护要求说法错误的是

A. 医疗机构应当定期对放射诊疗工作场所、放射性同位素储存场所和防护设施进行放射防护检测，保证辐射水平符合有关规定或者标准
B. 医疗机构应当定期对放射诊疗工作场所进行放射防护检测，保证辐射水平符合有关规定或者标准
C. 医疗机构应当定期对防护设施进行放射防护检测，保证辐射水平符合有关规定或者标准
D. 放射性同位素如必须与腐蚀性物品同库储存；储存场所应当采取有效的防泄漏分隔等措施，并安装必要的报警装置
E. 放射性同位素储存场所应当有专人负责，有完善的存入、领取、归还登记和检查的制度，做到交接严格，检查及时，账目清楚，账物相符，记录资料完整

10. 医疗机构未取得放射诊疗许可从事放射诊疗工作的，由县级以上卫生行政部门给予警告、责令限期改正，并可以根据情节处以多少元以下的罚款；情节严重的，吊销其《医疗机构执业许可证》
A. 2000 元
B. 3000 元
C. 5000 元
D. 1 万元
E. 2 万元

11. 放射诊疗工作按照诊疗风险和技术难易程度管理分为四类，不属于的是
A. 放射治疗
B. 医学影像学
C. 核医学
D. 介入放射学
E. X 线影像诊断

12. 放射性同位素和放射性废物设备和场所警示标识的设置，说法错误的是
A. 装有放射性同位素和放射性废物的设备、容器，设有电离辐射标志
B. 放射性同位素和放射性废物储存场所，设有电离辐射警告标识及必要的文字说明
C. 放射诊疗工作场所的入口处，设有电离辐射警告标识
D. 放射诊疗工作场所应当按照有关标准的要求分为控制区、监督区
E. 放射诊疗工作场所在监督区进出口及其他适当位置，设有电离辐射警告标识和工作指示灯

13. 医疗机构开展放射诊疗工作，应当具备的条件说法不准确的是
A. 具有经核准登记的医学影像科诊疗科目
B. 具有符合国家相关标准和规定的放射诊疗场所和配套设施
C. 具有质量控制与安全防护专（兼）职管理人员和管理制度，并配备必要的防护用品和监测仪器
D. 产生放射性废气、废液、固体废物的，具有污染物排放处理能力和应急监测方案
E. 具有放射事件应急处理预案

14. 医疗机构购置、使用不合格或国家有关部门规定淘汰的放射诊疗设备的，由县级以上卫生行政部门给予警告，责令限期改正；并可处多少元以下的罚款
A. 2000 元
B. 3000 元
C. 5000 元
D. 1 万元
E. 2 万元

第十五章　处方管理办法

【A_1 型题】

1. 医师处方权的取得一般是经过
A. 医师执业注册
B. 医院考核合格
C. 医师资格考试合格
D. 卫生行政部门授予
E. 医师协会专业培训考核合格

2. 哪个机构负责全国处方的开具、调剂、保管等相关工作
A. 国务院
B. 国务院卫生主管部门
C. 国务院药品监督管理部门
D. 国务院疾病预防控制机构
E. 国务院办公厅

3. 下列符合处方书写规则的是
A. 患者一般情况、临床诊断与病历记载不一致
B. 药品用法中写明“遵医嘱”
C. 西药和中药饮片开具在一张处方上
D. 开具处方后的空白处画一斜线以示处方完毕
E. 处方存在修改现象，在修改处签名但没有注明修改日期

4. 下列不符合处方书写规则的是
A. 西药和中成药开具在一张

处方上
B. 中药饮片处方的书写，一般应当按照“君、臣、佐、使”的顺序排列
C. 处方有修改，并且在修改处签名并注明修改日期
D. 患者年龄填写的是虚岁
E. 西药和中药饮片分别开具处方

5. 下列关于药品剂量与数量的说法正确的是
A. 药品剂量与数量用阿拉伯数字书写
B. 中药饮片以袋为单位
C. 片剂以袋为单位
D. 胶囊剂以丸为单位
E. 颗粒剂以粒为单位

6. 下列关于处方权的说法正确的是
A. 试用期人员开具的处方一律无效
B. 进修医师在进修的医疗机构不可能获得处方权
C. 执业助理医师开具的处方一律无效
D. 医师取得麻醉药品处方权后可以为自己开具该类药品处方
E. 经注册的执业医师在执业地点取得处方权

7. 下列关于麻醉药品处方权的说法错误的是
A. 执业医师获得麻醉药品处方权之前必须经过麻醉药品使用知识和规范化管理的培训
B. 执业医师经考核合格后才能取得麻醉药品的处方权
C. 执业医师取得麻醉药品处方权后，方可在本机构开具麻醉药品处方
D. 执业医师取得麻醉药品处方权后，不得为自己开具该类药品处方
E. 执业医师不需考核，只要注册就可以具有麻醉药品的处方权

8.《处方管理办法》规定，医疗机构应当按照经药品监督管理部门批准并公布的药品通用名称购进药品。同一通用名称药品的品种、注射剂型和口服剂型各不得超过
A. 1种
B. 2种
C. 3种
D. 4种
E. 5种

9. 处方开具当日有效，特殊情况下需延长有效期的，由开具处方的医师注明有效期限，但有效期最长不得超过
A. 1天
B. 2天
C. 3天
D. 4天
E. 5天

10. 处方一般不得超过几日用量
A. 1日
B. 3日
C. 5日
D. 7日
E. 10日

11. 急诊处方一般不得超过几日用量
A. 1日
B. 3日
C. 5日
D. 7日
E. 10日

12. 下列符合医师开具处方要求的是
A. 医师利用计算机开具、传递普通处方时，应当同时打印出纸质处方，其格式与手写处方一致
B. 急诊处方一般不超过5日用量
C. 为住院患者开具的麻醉药品处方最长不超过3日
D. 为门（急）诊癌症疼痛患者和中、重度慢性疼痛患者开具的麻醉药品、第一类精神药品注射剂，每张处方不得超过5日常用量
E. 第二类精神药品一般每张处方不得超过15日常用量

13. 医疗机构限制处方权后，对仍连续几次以上出现超常处方且无正当理由的医师，进行的处罚是取消其处方权
A. 1次
B. 2次
C. 3次
D. 4次
E. 5次

【A_2型题】

14. 张某是某市中医院的一名注册执业医师，具有处方权，现在他开具了以下处方，其中符合《处方管理办法》规定的是
A. 在一张处方上开具了两名患者的用药
B. 处方上药品用法上写的是“自用”
C. 将中药饮片和中成药开具在一张处方上
D. 在一张处方上开具了六种中成药
E. 患者年龄填写的是实足年龄

15. 李某2008年毕业于省医科大学，毕业后就职于A市某三级甲等医院，现在正处于试用期，关于李某处方权的说法正确的是
A. 李某在试用期不可能获得处方权
B. 李某开具的处方经所在执业地点执业医师签名或加盖专用签章后方有效
C. 李某开具的处方有效，不需其他条件
D. 李某开具的处方应当经所在医疗机构有处方权的执

业医师审核，并签名或加盖专用签章后方有效
E. 李某开具的处方经所在执业地点执业医师签名后方有效

16. 钱某是吉林省某医疗机构的执业医师，其在3个月内出现超常处方4次，经过调查没有正当理由，此时钱某所在的医疗机构对钱某的处罚应当是
A. 罚款
B. 罚款，限制其处方权
C. 警告
D. 警告，限制其处方权
E. 吊销执业医师资格证书

17. 李某是糖尿病患者，甲医疗机构为其开具了治疗糖尿病的药品处方，乙医疗机构是该处方药品的调剂机构，此时处方应由谁妥善保存
A. 甲医疗机构
B. 乙医疗机构
C. 患者本人
D. 患者本人或者其近亲属
E. 甲乙医疗机构共同保管

18. 周某是甲医疗机构的执业医师，不按照《处方管理办法》的规定为患者开具处方药品，结果患者服用后造成肝脏不可逆性损伤的严重后果，此时应当对周某进行的处罚是
A. 给予警告
B. 责令暂停执业活动8个月
C. 罚款
D. 责令暂停执业活动1年
E. 吊销执业证书

【A_3/A_4型题】

（19~21题共用题干）

孙某是一肝癌晚期患者，现到其住所地的某医疗机构门诊就诊，要求长期使用麻醉药品。

19. 此时应当由谁亲自诊查患者并建立相应的病历
A. 主治医师
B. 主任医师
C. 治疗医师
D. 住院医师
E. 首诊医师

20. 假设该医师为其建立了病历资料，该病历资料中关于孙某诊断证明的复印件应当是由哪一级医院开具的
A. 一级以上医院
B. 二级以上医院
C. 三级以上医院
D. 接诊的医院
E. 以上都不是

21. 该医疗机构应当要求孙某多长时间复诊或者随诊一次
A. 1个月
B. 2个月
C. 3个月
D. 4个月
E. 6个月

【B_1型题】

（22~24题共用备选答案）
A. 1日
B. 2日
C. 3日
D. 5日
E. 7日

22. 为门诊中度疼痛患者开具的麻醉药品处方，每张处方不得超过几日常用量
23. 第二类精神药品一般每张处方不得超过几日常用量
24. 为住院患者开具的麻醉药品处方为几日常用量

（25~27题共用备选答案）
A. 1年
B. 2年
C. 3年
D. 4年
E. 5年

25. 依据《处方管理办法》的规定，第一类精神药品处方的保存期限为
26. 依据《处方管理办法》的规定，第二类精神药品处方的保存期限为
27. 依据《处方管理办法》的规定，儿科处方的保存期限为

第十六章　抗菌药物临床应用管理办法

【A_1型题】

1. 清退或者更换的抗菌药物品种或者品规原则上多长时间内不得重新进入本机构抗菌药物供应目录
A. 6个月
B. 12个月
C. 2年
D. 3年
E. 5年

2. 具有何种等级的医师，可授予特殊使用级抗菌药物处方权
A. 副主任医师
B. 主任医师
C. 主治医师
D. 高级专业技术职务任职资格
E. 中级以上专业技术职务任职资格

3. 规定医院以外的其他医疗机构中，依法享有处方权的医师、乡村医生和从事处方调剂工作的药师，由什么部门组织相关培训、考核。经考核合格的，授予相应的抗菌药物处方权或者抗菌药物调剂资格
A. 县级以上地方卫生部门培训中心
B. 省级以上地方卫生部门培

训中心
C. 省级以上地方卫生行政部门
D. 市级以上地方卫生行政部门
E. 县级以上地方卫生行政部门

4. 具有何种等级的医师，可授予限制使用级抗菌药物处方权
A. 副主任医师
B. 主任医师
C. 主治医师
D. 高级专业技术职务任职资格
E. 中级以上专业技术职务任职资格

5. 抗菌药物品种或者品规存在安全隐患、疗效不确定、耐药率高、性价比差或者违规使用等情况的，临床科室、药学部门、抗菌药物管理工作组可以提出清退或者更换意见。清退意见经抗菌药物管理工作组多少以上成员同意后执行
A. 1/3
B. 2/3
C. 1/2
D. 60%
E. 80%

6. 不属于抗菌药物临床应用知识和规范化管理培训和考核内容的是
A.《中华人民共和国药品管理法》《中华人民共和国执业医师法》《抗菌药物临床应用管理办法》《处方管理办法》《医疗机构药事管理规定》《抗菌药物临床应用指导原则》《国家基本药物处方集》《国家处方集》和《医院处方点评管理规范（试行）》等相关法律、法规、规章和规范性文件
B. 抗菌药物临床应用及管理制度
C. 常用抗菌药物的药理学特点与注意事项
D. 常见细菌的耐药趋势与控制方法
E. 抗菌药物预防感染的指证

7. 医疗机构应当对出现抗菌药物超常处方多少次以上且无正当理由的医师提出警告，限制其特殊使用级和限制使用级抗菌药物处方权
A. 1 次
B. 2 次
C. 3 次
D. 5 次
E. 10 次

8. 抗菌药物临床应用的分级管理说法错误的是
A. 非限制使用级抗菌药物是指经长期临床应用证明安全、有效，对细菌耐药性影响较小，价格相对较低的抗菌药物
B. 特殊使用级抗菌药物是指具有明显或者严重不良反应，不宜随意使用的抗菌药物
C. 限制使用级抗菌药物是指经长期临床应用证明安全、有效，对细菌耐药性影响较大的抗菌药物
D. 限制使用级抗菌药物是指经长期临床应用证明安全、有效，价格相对较高的抗菌药物
E. 抗菌药物分级管理目录由各省级卫生行政部门制定，报卫健委审批通过

9. 医疗机构的负责人、药品采购人员、医师等有关人员索取、收受药品生产企业、药品经营企业或者其代理人给予的财物或者通过开具抗菌药物牟取不正当利益的，由何部门依据国家有关法律法规进行处理
A. 地方人民法院
B. 地方人民检察院
C. 县级以上人民政府
D. 县级以上地方卫生行政部门
E. 省级以上地方卫生行政部门

10. 几级以上医院应当定期对医师和药师进行抗菌药物临床应用知识和规范化管理的培训。医师经本机构培训并考核合格后，方可获得相应的处方权
A. 一级
B. 一级乙等
C. 二级
D. 二级乙等
E. 三级乙等

11. 医疗机构抗菌药物管理机构应当定期组织相关专业技术人员对抗菌药物处方、医嘱实施点评，点评结果的作用是
A. 对医务人员合理用药知识培训和教育的依据
B. 是对医院及科室药事管理、处方管理、临床用药管理考察的依据
C. 是科学抽样、制定细则、及时公示、奖惩制度的依据
D. 作为医师定期考核、临床科室和医务人员绩效考核依据
E. 重点抽查外科、内科、儿科、妇产科、急诊科等临床科室专项点评的依据

12. 抗菌药物临床应用的原则
A. 提高疗效，降低不良反应
B. 安全、有效、经济
C. 分级管理，控制价格
D. 明确治疗目的，规范化治疗
E. 剂型适宜，价格合理，公平获得

13. 特殊使用级抗菌药物会诊人员由具有高级专业技术职务任职资格的医师、药师或具有高级专业技术职务任职资格的抗菌药物专业临床药师担

任。以下不是应用管理规定的科室是
A. 感染性疾病科
B. 呼吸科
C. 重症医学科
D. 微生物检验科
E. 泌尿科

14. 抗菌药物管理工作组多少以上成员审议同意，并经药事管理与药物治疗学委员会多少以上委员审核同意后方可列入采购供应目录
A. 1/3，2/3
B. 1/2，2/3
C. 2/3，2/3
D. 60%，80%
E. 50%，80%

15. 医疗机构遴选和新引进抗菌药物品种，应当由临床科室提交申请报告，经哪个单位提出意见后，由抗菌药物管理工作组审议
A. 药剂部门
B. 临床药学部门
C. 药品供应部门
D. 药学部门
E. 药品调剂部门

16. 取消医师抗菌药物处方权的情形不包括
A. 开具抗菌药物处方牟取不正当利益的
B. 抗菌药物考核不合格的
C. 限制处方权后，因特殊原因理由出现超常处方
D. 未按照规定开具抗菌药物处方，造成严重后果的
E. 未按照规定使用抗菌药物，造成严重后果的

17. 医疗机构应当对抗菌药物临床应用异常情况开展调查并处理，不是规定药物的是
A. 使用量异常增长的抗菌药物
B. 半年内使用量始终居于前列的抗菌药物
C. 经常超适应证、超剂量使用的抗菌药物
D. 企业违规销售的抗菌药物
E. 发生过严重不良事件的抗菌药物

18. 可授予非限制使用级抗菌药物处方权的医生，不包括
A. 乡村医生
B. 在乡、民族乡、镇的医疗机构独立从事一般执业活动的执业助理医师
C. 在村医疗机构独立从事一般执业活动的执业助理医师
D. 具有初级专业技术职务任职资格的医师
E. 中级以上专业技术职务任职资格

19. 因抢救生命垂危的患者等紧急情况，医师可以越级使用抗菌药物。越级使用抗菌药物应当详细记录用药指证，补办越级使用抗菌药物必要手续的规定时间是
A. 3 日
B. 2 日
C. 72 小时
D. 48 小时
E. 24 小时

【B_1 型题】

（20~23 题共用备选答案）

医疗机构应当开展细菌耐药监测工作，建立细菌耐药预警机制，主要目标细菌耐药率超过多少抗菌药物
A. 30%
B. 40%
C. 50%
D. 60%
E. 75%

20. 应当及时将预警信息通报本机构医务人员
21. 应当慎重经验用药
22. 应当参照药敏试验结果选用
23. 应当暂停针对此目标细菌的临床应用，根据追踪细菌耐药监测结果，再决定是否恢复临床应用

第十七章　医疗机构临床用血管理办法

【A_1 型题】

1. 加强医疗机构临床用血管理的目的
A. 推进临床科学合理用血
B. 保护血液资源
C. 保障临床用血安全和医疗质量
D. 以上都是
E. 以上都不是

2. 医疗机构临床用血管理职责说法错误的是
A. 医疗机构应当加强组织管理，明确岗位职责，健全管理制度
B. 医疗机构临床用血管理委员会为临床用血管理第一责任人
C. 二级以上医院和妇幼保健院应当设立临床用血管理委员会
D. 临床用血管理委员会负责本机构临床合理用血管理工作
E. 临床用血管理委员会主任委员由院长或者分管医疗的副院长担任

3. 临床用血管理委员会或者临床用血管理工作组应当履行职责说法错误的是

A. 认真贯彻临床用血管理相关法律、法规、规章、技术规范和标准，根据省级卫生行政部门核发的临床用血管理的规章制度监督实施
B. 评估确定临床用血的重点科室、关键环节和流程
C. 定期监测、分析和评估临床用血情况，开展临床用血质量评价工作，提高临床合理用血水平
D. 分析临床用血不良事件，提出处理和改进措施
E. 指导并推动开展自体输血等血液保护及输血新技术

4. 不属于临床用血管理办法规定对临床用血管理的医务人员职责的是
A. 认真执行临床输血技术规范
B. 严格掌握临床输血适应证
C. 根据患者病情和实验室检测指标
D. 对输血指证进行综合评估
E. 正确应用成熟的临床输血技术和血液保护技术

5. 临床用血申请说法错误的是
A. 医疗机构应当建立临床用血申请管理制度
B. 同一患者一天申请备血量少于800毫升的，由具有中级以上专业技术职务任职资格的医师提出申请，上级医师核准签发后，方可备血
C. 同一患者一天申请备血量在800毫升至1600毫升的，由具有中级以上专业技术职务任职资格的医师提出申请，经上级医师审核，科室主任核准签发后，方可备血
D. 同一患者一天申请备血量达到或超过1600毫升的，由具有中级以上专业技术职务任职资格的医师提出申请，科室主任核准签发后，报医务部门批准，方可备血
E. 急救用血程序需严格参照执行

6. 医疗机构应当制订应急用血工作预案。为保证应急用血，医疗机构可以临时采集血液，但必须同时相关条件，以下说法错误的是
A. 危及患者生命，急需输血
B. 所在地血站无法及时提供血液，且无法及时从其他医疗机构调剂血液，而其他医疗措施不能替代输血治疗
C. 具备开展交叉配血及乙型肝炎病毒表面抗原、丙型肝炎病毒抗体、艾滋病病毒抗体和梅毒螺旋体抗体的检测能力
D. 遵守采供血相关操作规程和技术标准
E. 医疗机构应当在临时采集血液后7日内将情况报告县级以上人民政府卫生行政部门

7. 医疗机构临床用血医学文书管理，以下说法正确的是
A. 应当建立临床用血医学文书管理制度
B. 确保临床用血信息客观真实、完整、可追溯
C. 医师应当将患者输血适应证的评估、输血过程和输血后疗效评价情况记入病历
D. 临床输血治疗知情同意书、输血记录单等随病历保存
E. 以上皆正确

8. 医疗机构未拟定临床用血计划或者一年内未对计划实施情况进行评估和考核的法律责任说法错误的是
A. 由县级以上人民政府卫生行政部门责令限期改正
B. 逾期不改的，进行通报批评，并予以警告
C. 对负有责任的主管人员和其他直接责任人员依法给予处分
D. 情节严重或者造成严重后果的，可处3万元以下的罚款
E. 由县级以上地方人民政府卫生行政部门给予警告，并处3万元以下罚款

9. 医疗机构未设立临床用血管理委员会或者工作组的法律责任说法错误的是
A. 由县级以上人民政府卫生行政部门责令限期改正
B. 逾期不改的，进行通报批评，并予以警告
C. 对负有责任的主管人员和其他直接责任人员依法给予处分
D. 由县级以上地方人民政府卫生行政部门给予警告，并处3万元以下罚款
E. 情节严重或者造成严重后果的，可处3万元以下的罚款

10. 医疗机构使用未经卫生行政部门指定的血站供应的血液的法律责任
A. 由县级以上人民政府卫生行政部门责令限期改正
B. 逾期不改的，进行通报批评，并予以警告
C. 对负有责任的主管人员和其他直接责任人员依法给予处分
D. 由县级以上地方人民政府卫生行政部门给予警告，并处3万元以下罚款
E. 情节严重或者造成严重后果的，可处3万元以下的罚款

第十八章　中华人民共和国药品管理法及其实施条例

【A_1 型题】

1. 下列关于药品含义的表述不正确的是
   A. 药品用于预防、治疗、诊断人的疾病
   B. 药品有目的地调节人的生理功能
   C. 中药材、中药饮片、中成药、化学原料药属于药品
   D. 药品包括抗生素、生化药品、放射性药品
   E. 血液、疫苗、血液制品和诊断药品属于药品
2. 国家实行特殊管理的药品不包括
   A. 麻醉药品
   B. 疫苗
   C. 精神药品
   D. 医疗用毒性药品
   E. 放射性药品
3. 下列按照劣药论处的是
   A. 国务院药品监督管理部门规定禁止使用的药品
   B. 变质的药品
   C. 未注明有效期的药品
   D. 所标明的功能超出规定范围的药品
   E. 被污染的药品
4. 下列按照假药论处的是
   A. 超过有效期的药品
   B. 所标明的适应证超出规定范围的药品
   C. 更改有效期的药品
   D. 药品成分的含量不符合国家药品标准的药品
   E. 未注明有效期的药品
5. 下列关于假药的说法不正确的是
   A. 药品成分的含量不符合国家药品标准的为假药
   B. 药品所含成分与国家药品标准规定的成分不符的为假药
   C. 以非药品冒充药品的为假药
   D. 以他种药品冒充此种药品的为假药
   E. 国务院药品监督管理部门规定禁止使用的药品按照假药论处
6. 下列关于劣药的说法不正确的是
   A. 药品成分的含量不符合国家药品标准的为劣药
   B. 药品所含成分与国家药品标准规定的成分不符的为劣药
   C. 不注明生产批号的药品按照劣药论处
   D. 更改生产批号的药品按照劣药论处
   E. 直接接触药品的包装材料和容器未经批准的药品按照劣药论处
7. 下列关于非处方药的描述，错误的是
   A. 需要凭执业医师和执业助理医师处方
   B. 由国务院药品监督管理部门公布
   C. 不需要凭执业医师和执业助理医师处方
   D. 消费者可自行判断、购买和使用
   E. 根据其安全性，分为甲类非处方药和乙类非处方药
8. 医疗机构的负责人在药品购销中暗地收受回扣或者其他利益，依法对其给予处分的机关是
   A. 卫生行政部门
   B. 药品监督管理部门
   C. 工商行政管理部门
   D. 劳动保障行政部门
   E. 中医药管理部门
9. 医疗机构的负责人收受药品经营企业代理人给予的财物或者其他利益，应承担的法律责任中不包括
   A. 卫生行政部门或者本单位给予处分
   B. 赔礼道歉
   C. 情节严重的，由卫生行政部门吊销医师执业证书
   D. 没收违法所得
   E. 构成犯罪的，依法追究刑事责任
10. 药品的生产企业给予使用其药品的医疗机构的负责人、医师等有关人员以财物，情节严重的，应当由哪个机构吊销其《药品生产许可证》
    A. 卫生行政部门
    B. 药品监督管理部门
    C. 工商行政管理部门
    D. 劳动保障行政部门
    E. 药品的生产企业所在地的人民政府

【A_2 型题】

11. 甲市某药品经营企业为了使自己经营的药品顺利进入该市某三级甲等医院，就给予该医疗机构的相关人员人民币3万元，后被人举报，此时工商行政管理部门对该药品经营企业的行政处罚措施不能是
    A. 罚款5万元
    B. 罚款10万元
    C. 罚款5000元
    D. 没收违法所得
    E. 罚款20万元
12. M药厂销售代表在和某医院几名医师达成协议后，医师在开处方时使用M药厂生产的

产品，并按使用量的多少收受了药厂给予的提成。事情曝光以后，对M药厂按《药品管理法》的有关规定处理；对于医师的错误行为，有权决定给予没收违法所得的部门是
A. 药品监督管理部门
B. 工商行政管理部门
C. 医师协会
D. 消费者权益保护协会
E. 卫生行政部门

【B_1型题】

（13~16题共用备选答案）

A. 由工商行政管理部门处1万元以上20万元以下的罚款
B. 卫生行政部门或单位给予处分
C. 工商行政部门吊销其营业执照
D. 医疗机构依法承担赔偿
E. 工商行政部门吊销其《药品经营许可证》

13. 医疗机构违反法律规定，给药品使用者造成损害的
14. 医疗机构在药品购销中暗地给予、收受回扣或者其他利益的
15. 药品经营企业的代理人给予使用其药品的医疗机构的医师财物且情节严重的，除了对该药品经营企业罚款外，还可以对该药品经营企业
16. 医疗机构的负责人收受药品经营企业代理人的财物，但是不构成犯罪的，对该负责人

第十九章　麻醉药品和精神药品管理条例

【A_1型题】

1. 精神药品处方的保存期限至少为
A. 1年
B. 2年
C. 3年
D. 4年
E. 5年
2. 下列关于精神药品的表述不正确的是
A. 精神药品是指列入精神药品目录的药品
B. 精神药品分为第一类精神药品和第二类精神药品
C. 精神药品也包括列入精神药品目录的其他物质
D. 精神药品分为第一类精神药品、第二类精神药品、第三类精神药品
E. 精神药品的进出口应当按照有关法律规定办理
3. 麻醉药品和精神药品目录由哪个或哪几个机构或部门制定、调整并公布
A. 国务院药品监督管理部门
B. 国务院药品监督管理部门会同国务院公安部门
C. 国务院药品监督管理部门会同国务院卫生主管部门
D. 国务院药品监督管理部门会同国务院公安部门、国务院卫生主管部门
E. 国务院卫生主管部门
4. 药品生产企业需要以第二类精神药品为原料生产普通药品，应当将年度需求计划报哪个部门
A. 所在地省、自治区、直辖市人民政府药品监督管理部门
B. 国务院药品监督管理部门
C. 所在地省、自治区、直辖市人民政府卫生行政部门
D. 所在地省、自治区、直辖市人民政府
E. 国务院
5. 食品、食品添加剂、化妆品、油漆等非药品生产企业需要使用咖啡因作为原料的，应当经哪个部门批准，向定点批发企业或者定点生产企业购买
A. 所在地省、自治区、直辖市人民政府药品监督管理部门
B. 国务院药品监督管理部门
C. 所在地省、自治区、直辖市人民政府卫生行政部门
D. 所在地省、自治区、直辖市人民政府
E. 国务院
6. 授予执业医师麻醉药品和第一类精神药品处方资格的机构是
A. 执业医师所在的医疗机构
B. 执业医师所在地的县级以上卫生行政部门
C. 执业医师所在地的省、自治区、直辖市人民政府卫生行政部门
D. 执业医师所在地的省、自治区、直辖市人民政府
E. 国务院卫生行政部门
7. 执业医师应当使用专用处方开具麻醉药品和精神药品，单张处方的最大用量应当符合哪个部门的规定
A. 省、自治区、直辖市人民政府药品监督管理部门
B. 国务院药品监督管理部门
C. 省、自治区、直辖市人民政府卫生行政部门

D. 国务院卫生主管部门
E. 国务院

8. 医疗机构应当对麻醉药品处方进行专册登记，加强管理。按照《麻醉药品和精神药品管理条例》的规定，麻醉药品处方至少保存
A. 1年
B. 2年
C. 3年
D. 4年
E. 5年

【A_2型题】

9. 某省甲企业是一知名的药品生产企业，其开发研制出一种普通新药，并且经过了批准获得了生产资格。但是该新药必须以第一类精神药品为原料才能生产，此时甲企业必须经哪个机构批准后才能向定点生产企业购买
A. 国务院
B. 所在地省、自治区、直辖市人民政府
C. 国务院药品监督管理部门
D. 国务院卫生行政部门
E. 所在地省、自治区、直辖市人民政府药品监督管理部门

10. 某省医科大学为了科学研究需要使用麻醉药品的标准品和对照品，现在已经通过所在地省人民政府药品监督管理部门的批准，下一步是购买该麻醉药品的标准品和对照品。按照《中华人民共和国药品管理法》的规定，该医科大学应当向哪个机构批准的单位购买
A. 国务院
B. 所在地省、自治区、直辖市人民政府
C. 国务院药品监督管理部门
D. 国务院卫生行政部门
E. 所在地省、自治区、直辖市人民政府药品监督管理部门

11. 哈尔滨市某医疗机构需要使用第一类精神药品，经哈尔滨市卫生行政部门批准取得第一类精神药品购用印鉴卡，此时，哈尔滨市卫生行政部门应当将取得印鉴卡的医疗机构情况抄送
A. 哈尔滨市药品监督管理部门
B. 黑龙江省人民政府卫生行政部门
C. 国务院药品监督管理部门
D. 国务院卫生行政部门
E. 黑龙江省人民政府药品监督管理部门

第二十章 药品不良反应报告和监测管理办法

【A_1型题】

1.《药品不良反应报告和监测管理办法》是自什么时间起开始施行的
A. 2011年5月4日
B. 2011年7月1日
C. 2011年7月4日
D. 2012年7月1日
E. 2010年5月4日

2. 药品经营企业和医疗机构必须经常考察本单位所生产、经营、使用的药品质量、疗效和反应。发现可能与用药有关的严重不良反应，必须及时向
A. 当地省、自治区、直辖市人民政府报告
B. 当地省、自治区、直辖市人民政府药品监督管理部门报告
C. 当地省、自治区、直辖市人民政府卫生行政部门报告
D. 当地省、自治区、直辖市人民政府药品监督管理部门和卫生行政部门报告
E. 当地省、自治区、直辖市人民政府和药品监督管理部门报告

【A_3/A_4型题】

（3~4题共用题干）

甲省某医疗机构在临床上确认多例因使用某种注射液发生严重药品不良反应的病例。

3. 此时有权采取停止生产、销售、使用该注射液的紧急控制措施的机构是
A. 甲省人民政府
B. 甲省人民政府卫生行政部门
C. 甲省人民政府药品监督管理部门
D. 甲省人民政府药品监督管理部门和卫生行政部门
E. 甲省人民政府和甲省人民政府药品监督管理部门

4. 对该注射液国务院或者省、自治区、直辖市人民政府的药品监督管理部门应当在几日内组织鉴定
A. 3日
B. 5日
C. 7日
D. 9日
E. 15日

第四篇　医学人文素养

【A_2型题】

1. 男，65岁。医师确诊为肺癌，但尚未告诉患者和家属，而患者告诉医师自己无儿无女，仅与老伴相依为命，如果是肺癌，不要将病情告诉他的老伴，以免她冠心病发作。如果手术，可以自己签字。医师此时怎样告知病情在医学伦理道德上最佳
   A. 告知患者家属
   B. 告知患者本人
   C. 对患者和家属都告知
   D. 对患者和家属都不告知
   E. 由上级领导决定
2. 某患者，三次腹痛来就诊不能缓解，第四次来门诊就诊，情绪激动，下列不正确的操作是
   A. 需要进一步检查寻找证据
   B. 态度和蔼，耐心解释疾病的诊断要一个过程
   C. 担心处理不好，通知其转诊
   D. 告知下一步要做的诊疗措施，让患者心中有数
   E. 使用易于被患者理解的语言解释病情

第二部分

基础医学综合

第五篇　生物化学

第一章　蛋白质的化学

【A_1 型题】

1. 具有四级结构的蛋白质的特征是
   A. 分子中含有辅基
   B. 胰岛素具有四级结构
   C. 每条多肽链都具有独立的生物学活性
   D. 依赖肽键维系四级结构的稳定性
   E. 由两条或两条以上具有三级结构的多肽链组成
2. 在下列寡肽和多肽中，生物活性肽是
   A. 胰岛素
   B. 谷胱甘肽
   C. 短杆菌素 S
   D. 血红素
   E. 促胃液素
3. 维系蛋白质一级结构的主要化学键是
   A. 范德华力
   B. 二硫键
   C. 氢键
   D. 离子键
   E. 肽键
4. HbA 的 α 亚基与 O_2 结合后产生变构效应，从而
   A. 促进 α 亚基与 O_2 结合，抑制 β 亚基与 O_2 结合
   B. 抑制 α 亚基与 O_2 结合，促进 β 亚基与 O_2 结合
   C. 促进其他亚基与 O_2 结合
   D. 促进 α 亚基与 O_2 结合，同时促进 β 亚基与 CO_2 结合
   E. 抑制其他亚基与 O_2 结合
5. 关于蛋白质二级结构的叙述，正确的是
   A. 氨基酸的排列顺序
   B. 每一氨基酸侧链的空间构象
   C. 局部主链的空间构象
   D. 亚基间相对的空间位置
   E. 每一原子的相对空间位置
6. 属于亚氨基酸的是
   A. 脯氨酸
   B. 组氨酸
   C. 甘氨酸
   D. 色氨酸
   E. 赖氨酸
7. 蛋白质的等电点如下，在电场中向正极泳动的是（缓冲液的 pH 为 6.8）
   A. 5.6
   B. 6.8
   C. 7.4
   D. 8.2
   E. 8.6
8. 蛋白质分子一定具有
   A. α-螺旋
   B. β-折叠
   C. 三级结构
   D. 四级结构
   E. 亚基
9. 关于蛋白质 α-螺旋的叙述，错误的是
   A. 链内氢键稳定其结构
   B. 有些侧链 R 基团不利于 α-螺旋的形成
   C. 是二级结构的形式之一
   D. 一般蛋白质分子结构中都含有 α-螺旋
   E. 链内疏水作用稳定其结构
10. 下列有关蛋白质的叙述哪项不正确
   A. 蛋白质分子都具有一级结构
   B. 蛋白质的二级结构是指多肽链的局部构象
   C. 蛋白质的三级结构是整条肽链的空间结构
   D. 蛋白质分子都具有四级结构
   E. 蛋白质四级结构中亚基的种类和数量均不固定
11. 下列关于蛋白质三级结构的叙述，错误的是
   A. 它是蛋白质的最小共价单位
   B. 它是在二级结构基础上再进行卷曲、折叠、盘绕而构成的
   C. 整个分子比较松散
   D. 亲水基团在分子表面，疏水基团朝向分子内部

E. 三级结构中可能既包含α-螺旋构象，也包含β-折叠结构

12. 多肽链主链骨架的组成是
A. -NCCNNCCNNCCN-
B. -CHNOCHNOCHNO-
C. -CONHCONHCONH-
D. -CNOHCNOHCNOH-
E. -CHNOCNHOCNHO-

13. 对蛋白质变性的描述正确的是
A. 变性蛋白质的溶液黏度下降
B. 变性的蛋白质不易被消化
C. 蛋白质沉淀不一定就是变性
D. 蛋白质变性后容易形成结晶
E. 蛋白质变性不涉及二硫键破坏

14. 蛋白质分子中不存在的氨基酸是
A. 半胱氨酸
B. 赖氨酸
C. 鸟氨酸
D. 脯氨酸
E. 组氨酸

15. 关于肽的叙述，错误的是
A. 2个以上氨基酸借肽键连接而成的化合物
B. 组成肽的氨基酸分子都不完整
C. 多肽与蛋白质分子之间无明确的分界线
D. 肽没有氨基末端和羧基末端
E. 肽分为寡肽和多肽

16. 天然蛋白质中不存在的氨基酸是
A. 硒代半胱氨酸
B. 羟脯氨酸
C. 瓜氨酸
D. 蛋氨酸
E. 丝氨酸

17. 维系蛋白质分子中，α-螺旋的化学键是
A. 盐键
B. 疏水键
C. 氢键
D. 肽键
E. 二硫键

18. 在下列氨基酸中疏水性氨基酸是
A. 组氨酸
B. 赖氨酸
C. 谷氨酸
D. 半胱氨酸
E. 丙氨酸

19. 具有蛋白质四级结构的蛋白质分子，在一级结构分析时发现
A. 具有一个以上N端和C端
B. 只有一个N端和C端
C. 具有一个N端和几个C端
D. 具有一个C端和几个N端
E. 一定有二硫键存在

【B_1 型题】

（20~23题共用备选答案）
A. β-折叠
B. 氨基酸侧链基团
C. 亚基
D. 氨基酸排列顺序
E. 氢键

20. 蛋白质主链构象之一是
21. 蛋白质一级结构是
22. 蛋白质二级结构是
23. 别构蛋白质常具有

（24~27题共用备选答案）
A. 构象改变
B. 亚基聚合
C. 肽键断裂
D. 二硫键形成
E. 蛋白质聚集

24. 蛋白质协同效应发生时可出现
25. 蛋白质一级结构被破坏时出现
26. 在一级结构基础上形成蛋白质三级结构时可伴有
27. 蛋白质四级结构形成时出现

第二章 维 生 素

【A_1 型题】

1. 维生素A存在于自然界黄、红色植物中，最主要的是
A. α-胡萝卜素
B. 维生素A
C. 视黄酸
D. β-胡萝卜素
E. γ-胡萝卜素

2. 维生素D的主要生化作用是
A. 促进Ca^{2+}、P的吸收
B. 促进K^+、Na^+的排泄
C. 促进Ca^{2+}、P的排泄
D. 降低血钙、磷浓度
E. 促进胃对Ca^{2+}、P的吸收

3. 维生素K缺乏时发生
A. 贫血
B. 溶血
C. 红细胞增多症
D. 血友病
E. 维生素K依赖性凝血因子缺乏

4. 下列中哪种维生素是重要的天然抗氧化剂
A. 核黄素
B. 维生素D
C. 维生素E
D. 硫胺素
E. 维生素K

5. 维生素B_1缺乏时出现的消化道蠕动慢、消化液分泌少、食欲缺乏等症状，是因为维生素B_1能够
A. 抑制胆碱酯酶的活性
B. 抑制乙酸胆碱的活性
C. 提高胃蛋白酶的活性

D. 提高胰蛋白酶的活性
E. 促进胃蛋白酶原的激活

6. 维生素 B_2 的活性形式是
A. FMN 和 FAD
B. NAD^+
C. 核黄素
D. $NADH+H^+$
E. $FMNH_2$ 和 $FADH_2$

7. 维生素 A 缺乏时可能发生
A. 夜盲症
B. 色盲症
C. 白内障
D. 软骨病
E. 白化病

8. 维生素 D 缺乏时可能发生
A. 佝偻病
B. 呆小症
C. 痛风症
D. 夜盲症
E. 肾结石

9. 维生素 C 缺乏时可患
A. 坏血病
B. 败血症
C. 白血病
D. 痛风
E. 贫血

【B_1 型题】

（10~13 题共用备选答案）
A. 维生素 B_1
B. 维生素 B_6
C. 维生素 PP
D. 叶酸
E. 泛酸

10. 参与一碳单位代谢的维生素是
11. 参与氧化脱氨的维生素是
12. 参与转氨基的维生素是
13. 参与辅酶 A 组成的维生素是

第三章　酶

【A_1 型题】

1. 关于结合酶的叙述，正确的是
A. 酶蛋白决定反应性质
B. 辅酶与酶蛋白结合才具有酶活性
C. 辅酶决定酶的专一性
D. 酶与辅酶多以共价键结合
E. 体内大多数脂溶性维生素转变为辅酶

2. 下列关于酶促反应调节的叙述，正确的是
A. 在最适合 pH 下，反应速度不受酶浓度影响
B. 反应速度不受底物浓度的影响
C. 底物饱和时，反应速度随酶浓度增加
D. 反应速度不受酶浓度的影响
E. 温度越高反应速度越快

3. 关于体内酶促反应特点的叙述，错误的是
A. 具有可调节性
B. 具有高催化效率
C. 可大幅降低反应活化能
D. 温度对酶促反应速度没有影响
E. 只能催化热力学上允许进行的反应

4. 关于共价修饰调节的叙述正确的是
A. 代谢物作用于酶的别位，引起酶构象改变
B. 该酶在细胞内合成或初分泌时，没有酶活性
C. 该酶是在其他酶作用下，某些特殊基团进行可逆共价修饰
D. 调节过程无逐级放大作用
E. 共价修饰消耗 ATP 多，不是经济有效的方式

5. 精氨酸酶催化 L-精氨酸水解为 L-鸟氨酸与尿素，属于
A. 绝对专一性
B. 相对专一性
C. 立体异构专一性
D. 化学键专一性
E. 族类专一性

6. 关于酶的正确叙述是
A. 不能在胞外发挥作用
B. 大多数酶的化学本质是核酸
C. 能改变反应的平衡点
D. 能大大降低反应的活化能
E. 与底物结合都具有绝对特异性

7. 当 *Km* 等于 0.5［S］时，反应速度为最大速度的
A. 1/3
B. 1/2
C. 2/3
D. 3/5
E. 3/4

8. 常见酶催化基团有
A. 羧基、羰基、醛基、酮基
B. 羧基、羟基、氨基、巯基
C. 羧基、羰基、酮基、酰基
D. 亚氨基、羧基、巯基、羟基
E. 羟基、羰基、羧基、醛基

9. 关于关键酶的叙述正确的是
A. 其催化活性在酶体系中最低
B. 常为酶体系中间反应的酶
C. 多催化可逆反应
D. 该酶活性调节不改变整个反应体系的反应速度
E. 反应体系起始物常可调节关键酶

10. 关于共价修饰调节的叙述正确的是
A. 代谢物作用于酶的别位，引起酶构象改变
B. 该酶在细胞内合成或初分泌时，没有酶活性
C. 该酶是在其他酶作用下，

某些特殊基团进行可逆共价修饰
D. 调节过程无逐级放大作用
E. 共价修饰消耗 ATP 多，不是经济有效方式

11. 关于同工酶的叙述，哪项正确
A. 酶分子的一级结构相同
B. 催化的化学反应相同
C. 各同工酶 *K*m 相同
D. 同工酶的生物学功能可有差异
E. 同工酶的理化性质相同

12. 有关酶原激活的概念，正确的是
A. 初分泌的酶原即有酶活性
B. 酶原转变为酶是可逆反应过程
C. 无活性酶原转变为有活性酶
D. 酶原激活无重要生理意义
E. 酶原激活是酶原蛋白质变性

13. 有关酶竞争性抑制剂特点的叙述，错误的是
A. 抑制剂与底物结构相似
B. 抑制剂与底物竞争酶分子中的底物结合
C. 当抑制剂存在时，*K*m 值变大
D. 抑制剂恒定时，增加底物浓度，能达到最大反应速度
E. 抑制剂与酶分子共价结合

【B_1 型题】

（14~15 题共用备选答案）
A. *K*m 减小，*V*max 减小
B. *K*m 增大，*V*max 增大
C. *K*m 减小，*V*max 增大
D. *K*m 增大，*V*max 不变
E. *K*m 不变，*V*max 减小

14. 竞争性抑制作用的特点是
15. 非竞争性抑制作用的特点是

（16~17 题共用备选答案）
A. 单体酶
B. 单纯酶
C. 结合酶
D. 寡聚酶
E. 多功能酶

16. 由酶蛋白和辅助因子两部分组成的酶是
17. 由一条多肽链组成而具有多种不同催化功能的酶是

（18~20 题共用备选答案）
A. 胃蛋白酶原
B. 胰淀粉酶
C. 辅脂酶
D. 胰蛋白酶原
E. 糜蛋白酶原

18. 盐酸可激活的消化酶或酶原是
19. 肠激酶可激活的消化酶或酶原是
20. 胰蛋白酶可激活的消化酶或酶原是

第四章 糖 代 谢

【A_1 型题】

1. 三羧酸循环和有关的呼吸链反应中能产生 ATP 最多的步骤是
A. 柠檬酸→异柠檬酸
B. 异柠檬酸→α-酮戊二酸
C. α-酮戊二酸→琥珀酸
D. 琥珀酸→苹果酸
E. 苹果酸→草酰乙酸

2. 糖酵解的关键酶是
A. 丙酮酸羧化酶
B. 己糖激酶
C. 果糖二磷酸酶
D. 葡萄糖-6-磷酸酶
E. 磷酸化酶

3. 关于血糖来源的叙述，错误的是
A. 肠道吸收的葡萄糖
B. 肝糖原分解成葡萄糖入血液
C. 肌糖原分解成葡萄糖入血液
D. 非糖物质在肝脏异生成糖入血液
E. 乳酸循环中的乳酸在肝成糖后入血液

4. 有关乳酸循环的描述，错误的是
A. 可防止乳酸在体内堆积
B. 最终从尿中排出乳酸
C. 使肌肉中的乳酸进入肝脏异生成葡萄糖
D. 可防止酸中毒
E. 使能源物质避免损失

5. 关于糖异生的生理意义的叙述，错误的是
A. 防止乳酸中毒
B. 促进氨基酸转变成糖
C. 促进肌肉中糖的消耗
D. 补充血液葡萄糖
E. 促进甘油的代谢

6. 关于三羧酸循环的叙述，错误的是
A. 是糖、脂、蛋白质三大营养素分解的共同途径
B. 三羧酸循环还有合成功能，提供小分子原料
C. 生糖氨基酸须经三羧酸循环的环节转变成糖
D. 氧化 1 分子乙酰 CoA 时，可提供 4 对氢原子
E. 三羧酸循环也是营养素生成乙酰 CoA 的途径

7. 肌糖原分解不能直接补充血糖的原因是
A. 肌组织是贮存葡萄糖的器官
B. 肌组织缺乏葡萄糖激酶
C. 肌组织缺乏葡萄糖-6-磷酸酶

D. 肌组织缺乏磷酸酶
E. 肌糖原分解的产物是乳酸

8. 参与三羧酸循环的酶的正确叙述是
A. 主要位于线粒体外膜
B. Ca^{2+}可抑制其活性
C. 当 $NADH/NAD^+$ 比值增高时活性较高
D. 氧化磷酸化的速率可调节其活性
E. 当血糖较低时，活性较低

9. 糖原分子中一个葡萄糖单位经糖酵解途径分解成乳酸时能产生多少 ATP
A. 1
B. 2
C. 3
D. 4
E. 5

10. 磷酸戊糖途径的生理意义是生成
A. 5-磷酸核糖和 $NADH+H^+$
B. 6-磷酸果糖和 $NADPH+H^+$
C. 3-磷酸甘油醛和 $NADH+H^+$
D. 5-磷酸核糖和 $NADPH+H^+$
E. 6-磷酸葡萄糖酸和 $NADH+H^+$

11. 下述有关糖异生途径关键酶的叙述中，哪项错误
A. 丙酮酸羧化酶
B. 丙酮酸激酶
C. PEP 羧激酶
D. 果糖双磷酸酶 1
E. 葡萄糖-6-磷酸酶

12. 一分子葡萄糖彻底氧化分解能生成多少 ATP
A. 22 或 20
B. 26 或 24
C. 32 或 30
D. 34 或 32
E. 38 或 36

13. 不参与三羧酸循环的化合物是
A. 柠檬酸
B. 草酰乙酸
C. 丙二酸
D. α-酮戊二酸
E. 琥珀酸

14. 肝糖原合成中葡萄糖载体是
A. CDP
B. ADP
C. UDP
D. TDP
E. GDP

15. 不能作为糖异生原料的是
A. 乳酸
B. 生糖氨基酸
C. 乙酰 CoA
D. α-酮戊二酸
E. 甘油

16. 正常血糖水平时，葡萄糖虽然易透过肝细胞膜，但是葡萄糖主要在肝外各组织中被利用，其原因是
A. 各组织中均含有己糖激酶
B. 因血糖为正常水平
C. 肝中葡萄糖激酶 *Km* 比己糖激酶高
D. 己糖激酶受产物的反馈抑制
E. 肝中存在抑制葡萄糖转变或利用的因子

17. 不能补充血糖的代谢过程是
A. 肌糖原分解
B. 肝糖原分解
C. 糖类食物消化吸收
D. 糖异生作用
E. 肾小管上皮细胞的重吸收作用

18. 下述正常人摄取糖类过多时的几种代谢途径中，哪一项是错误的
A. 糖转变为甘油
B. 糖转变为蛋白质
C. 糖转变为脂肪酸
D. 糖氧化分解成 CO_2，H_2O
E. 糖转变成糖原

19. 短期饥饿时，血糖浓度的维持主要靠
A. 肌糖原分解
B. 肝糖原分解
C. 酮体转变成糖
D. 糖异生作用
E. 组织中葡萄糖的利用

20. 线粒体中丙酮酸彻底氧化发生
A. 3 次脱羧，5 次脱氢
B. 2 次脱羧，5 次脱氢
C. 4 次脱羧，6 次脱氢
D. 3 次脱羧，7 次脱氢
E. 4 次脱羧，6 次脱氢

21. 关于己糖激酶叙述正确的是
A. 己糖激酶又称为葡萄糖激酶
B. 它催化的反应基本上是可逆的
C. 使葡萄糖活化以便参加反应
D. 催化反应生成 6-磷酸果酸
E. 是酵解途径的唯一的关键酶

22. 下述糖异生的生理意义中哪项错误
A. 维持血糖浓度恒定
B. 补充肝糖原
C. 调节酸碱平衡
D. 防止乳酸酸中毒
E. 蛋白质合成加强

23. 能使血糖降低的激素是
A. 肾上腺素
B. 胰岛素
C. 胰高血糖素
D. 皮质激素
E. 甲状腺激素

【B_1 型题】

（24～27 题共用备选答案）
A. 葡萄糖-6-磷酸酶
B. 磷酸烯醇式丙酮酸羧激酶
C. 异柠檬酸脱氢酶
D. 苹果酸脱氢酶
E. 己糖激酶

24. 糖酵解中催化不可逆反应的酶有
25. 糖异生途径的限速酶是
26. 调节三羧酸循环的最重要的酶是
27. 肝糖原可以补充血糖的原因是肝脏有

第五章 脂质代谢

【A_1 型题】

1. FA 由血液中何种物质运输
   A. CM
   B. LDL
   C. HDL
   D. 清蛋白
   E. 球蛋白
2. 有关柠檬酸-丙酮酸循环的叙述，哪项不正确
   A. 提供 NADH
   B. 提供 NADPH
   C. 使乙酰 CoA 进入胞液
   D. 参与 TAC 的部分反应
   E. 消耗 ATP
3. 脂肪酸合成过程中乙酰 CoA 来自
   A. 三羧酸循环
   B. 柠檬酸循环
   C. 丙氨酸葡萄糖循环
   D. 柠檬酸丙酮酸循环
   E. 乳酸葡萄糖循环
4. 脑组织在正常情况下主要利用葡萄糖供能，只有在下述哪种情况下脑组织主要利用酮体
   A. 剧烈运动
   B. 空腹
   C. 短期饥饿
   D. 长期饥饿
   E. 轻型糖尿病
5. 脂肪酸合成酶系存在于
   A. 胞质
   B. 线粒体
   C. 微粒体
   D. 溶酶体
   E. 内质网
6. 导致脂肪肝的主要原因是
   A. 肝内脂肪合成过多
   B. 肝内脂肪分解过多
   C. 肝内脂肪运出障碍
   D. 食入脂肪过多
   E. 食入糖类过多
7. 体内脂肪大量动员时，肝内生成的乙酰辅酶 A 可生成
   A. 葡萄糖
   B. 二氧化碳和水
   C. 胆固醇
   D. 草酰乙酸
   E. 酮体
8. 催化脂肪酸活化的酶是
   A. 乙酰乙酰 CoA 硫解酶
   B. 脂酰 CoA 合成酶
   C. β 酮脂酰还原酶
   D. β 酮脂酰合成酶
   E. 转酰基酶
9. 酮体包括
   A. 草酰乙酸、β 羟丁酸、丙酮
   B. 乙酰乙酸、β 羟丁酸、丙酮酸
   C. 乙酰乙酸、γ 羟丁酸、丙酮
   D. 乙酰乙酸、β 羟丁酸、丙酮
   E. 乙酰丙酸、β 羟丁酸、丙酮
10. 合成脂肪酸的乙酰 CoA 主要来自
    A. 糖的分解代谢
    B. 脂肪酸的分解代谢
    C. 胆固醇的分解代谢
    D. 生糖氨基酸的分解代谢
    E. 生酮氨基酸的分解代谢
11. 关于脂肪酸 β 氧化的叙述，错误的是
    A. 酶系存在于线粒体中
    B. 不发生脱水反应
    C. 需要 FAD 及 NAD^+ 为受氢体
    D. 脂肪酸的活化是必要的步骤
    E. 每进行一次 β 氧化产生 2 分子乙酰 CoA
12. 不能利用脂肪酸的组织是
    A. 肝脏
    B. 肾脏
    C. 肌肉
    D. 脑组织
    E. 心肌
13. 肝脏在脂肪代谢中产生过多酮体主要由于
    A. 肝功能不好
    B. 肝中脂肪代谢障碍
    C. 脂肪转运障碍
    D. 脂肪摄食过多
    E. 糖的供应不足或利用障碍
14. 何种情况下机体由脂肪提供能量
    A. 长期饥饿
    B. 空腹
    C. 进餐后
    D. 剧烈运动
    E. 安静状态
15. 脂酰 CoA 经 β 氧化的酶促反应顺序为
    A. 加水、脱氢、再脱氢、硫解
    B. 脱氢、加水、再脱氢、硫解
    C. 脱氢、硫解、再脱氢、加水
    D. 硫解、脱氢、加水、再脱氢
    E. 加水、硫解、再脱氢、脱氢
16. 胆固醇不能转变成
    A. 维生素 D_3
    B. 雄激素
    C. 雌激素
    D. 醛固酮
    E. 胆色素
17. 体内脂肪酸合成的主要原料是
    A. NADPH 和乙酰 CoA
    B. NADH 和乙酰 CoA
    C. NADPH 和丙二酰 CoA
    D. NADPH 和乙酰乙酸

E. NADH和丙二酰CoA

18. 酮体不能在肝中氧化是因为肝中缺乏下列哪种酶
A. HMG-CoA合成酶
B. HMG-CoA还原酶
C. HMG-CoA裂解酶
D. 琥珀酰CoA转硫酶
E. 琥珀酸脱氢酶

19. 现代医学研究认为属于必需脂肪酸是
A. 亚油酸、亚麻酸
B. 油酸、亚麻酸、花生四烯酸
C. 亚油酸、软脂酸、花生四烯酸
D. 亚麻酸、硬脂酸、亚油酸
E. 亚麻酸、亚油酸、软脂酸

20. 肝中乙酰CoA不能来自下列哪些物质
A. 脂肪酸
B. α-磷酸甘油
C. 葡萄糖
D. 甘油
E. 酮体

21. 控制长链脂肪酰基进入线粒体氧化的关键因素是
A. ATP水平
B. 肉碱脂酰转移酶的活性
C. 脂酰CoA合成酶的活性
D. 脂酰CoA的水平
E. 脂酰CoA脱氢酶的活性

22. 不参与甘油三酯合成的化合物是
A. 磷脂酸
B. DG
C. 脂酰CoA
D. α-磷酸甘油
E. CDPDG

23. 食物脂肪消化吸收后进入血液的主要方式是
A. 甘油及FA
B. DG及FA
C. MG及FA
D. CM
E. TG

24. 某脂肪酰CoA（20：0）经β氧化可分解为10mol乙酰CoA，此时可形成ATP的摩尔数为
A. 15
B. 25
C. 36
D. 45
E. 60

【B_1型题】

（25～27题共用备选答案）
A. HMG-CoA合成酶
B. HMG-CoA还原酶
C. 琥珀酰CoA转硫酶
D. 乙酰CoA羧化酶
E. 己糖激酶

25. 合成酮体的关键酶是
26. 酮体利用的关键酶是
27. 合成FA的关键酶是

（28～32题共用备选答案）
A. 贮能和供能
B. 磷脂、胆固醇和不饱和脂肪酸
C. 前列腺素、血栓噁烷及白三烯
D. 胆汁酸盐、辅脂酶与胰脂酶
E. 小肠

28. 生物膜组成成分是
29. 脂肪的主要生理功能是
30. 多不饱和脂肪酸的重要衍生物是
31. 脂肪乳化主要物质是
32. 乳糜微粒生成部位是

第六章 生物氧化

【A_1型题】

1. 细胞色素在呼吸链中传递电子的顺序是
A. a→a3→b→c→c1
B. a3→b→c→c1→a
C. b→c→c1→aa3
D. b→c1→c→aa3
E. c1→c→aa3→b

2. 在胞质中进行的和能量代谢有关的代谢是
A. 三羧酸循环
B. 脂肪酸氧化
C. 电子传递
D. 糖酵解
E. 氧化磷酸化

3. 线粒体内膜两侧形成质子梯度的能量来源是
A. 磷酸肌酸水解
B. ATP水解
C. 磷酸烯醇式丙酮酸
D. 电子传递链在传递电子时所释放的能量
E. 各种三磷酸核苷酸

4. 有关ATP合成机制的叙述正确的是
A. 除α、β亚基外，其他亚基有ATP结合部位
B. 在ATP合酶F1部分进行
C. F0部分仅起固定F1部分作用
D. F1α、β亚基构成质子通道
E. H^+自由透过线粒体内膜

5. 体内肌肉能量的储存形式是
A. CTP
B. ATP
C. 磷酸肌酸
D. 磷酸烯醇或丙酮酸
E. 所有的三磷酸核苷酸

6. 电子传递的递氢体有五种类型，它们按一定顺序进行电子传递，正确的是
A. 辅酶Ⅰ→黄素蛋白→铁硫蛋白→泛醌→细胞色素

B. 黄素蛋白→辅酶Ⅰ→铁硫蛋白→泛醌→细胞色素
C. 辅酶→泛醌→黄素蛋白→铁硫蛋白→细胞色素
D. 辅酶Ⅰ→泛醌→铁硫蛋白→黄素蛋白→细胞色素
E. 铁硫蛋白→黄素蛋白→辅酶Ⅰ→泛醌→细胞色素

7. CO和氰化物中毒致死的原因是
A. 抑制CytC中Fe^{3+}
B. 抑制Cytaa3中Fe^{3+}
C. 抑制Cytb中Fe^{3+}
D. 抑制血红蛋白中Fe^{3+}
E. 抑制Cytc1中Fe^{3+}

8. 能使氧化磷酸化减慢的物质是
A. ATP
B. ADP
C. CoASH
D. 还原当量
E. 琥珀酸

9. 有关P/O比值的叙述正确的是
A. 是指每消耗1mol氧分子所消耗的无机磷的摩尔数
B. 是指每消耗1mol氧分子所消耗的ATP的摩尔数
C. 是指每消耗1mol氧原子所消耗的无机磷的摩尔数
D. P/O比值不能反映物质氧化时生成ATP的数目
E. P/O比值反映物质氧化时所产生的NAD^+数目

10. 细胞色素氧化酶（aa3）中除含铁卟啉外还含有
A. Mn
B. Zn
C. Co
D. Mg
E. Cu

11. 体内常见的高能磷酸化合物是因为其磷酸脂键水解时释放能量（kJ/mol）为
A. >11
B. >16
C. >21
D. >26
E. >31

12. 电子传递中生成ATP的三个部位是
A. FMN→CoQ，Cytb→CytC，Cytaa3→O_2
B. FMN→CoQ，CoQ→Cytb，Cytaa3→O_2
C. NADH→FMN，CoQ→Cytb，Cytaa3→O_2
D. FAD→CoQ，Cytb→CytC，Cytaa3→O_2
E. FAD→CytB，Cytb→CytC，Cytaa3→O_2

13. 有关还原当量的穿梭叙述错误的是
A. 2H经苹果酸穿梭在线粒体内生成3分子ATP
B. 2H经α磷酸甘油穿梭在线粒体内生成2分子ATP
C. 胞液生成的NADH只能进线粒体才能氧化成水
D. 2H经穿梭作用进入线粒体需消耗ATP
E. NADH不能自由通过线粒体内膜

14. 1克分子琥珀酸脱氢生成延胡索酸时，脱下的一对氢原子经过呼吸链氧化生成水，同时生成多少克分子ATP
A. 1.5
B. 2
C. 2.5
D. 3
E. 5

15. 体内两条电子传递链分别以不同递氢体起始，经呼吸链最后将电子传递给氧，生成水。这两条电子传递链的交叉点是
A. CytB
B. FAD
C. FMN
D. CytC
E. CoQ

16. 通常，生物氧化是指生物体内
A. 脱氢反应
B. 营养物氧化成H_2O和CO_2的过程
C. 加氧反应
D. 与氧分子结合的反应
E. 释出电子的反应

17. 苹果酸穿梭作用的生理意义是
A. 将草酰乙酸带入线粒体彻底氧化
B. 维持线粒体内外有机酸的平衡
C. 将胞液中$NADH^+H^+$的2H带入线粒体内
D. 为三羧酸循环提供足够的草酰乙酸
E. 进行谷氨酸草酰乙酸转氨基作用

【B_1型题】

（18~21题共用备选答案）
A. 线粒体外膜
B. 线粒体内膜
C. 线粒体膜间腔
D. 线粒体基质
E. 线粒体内膜F1、F0复合体

18. 三羧酸循环的酶位于
19. 呼吸链多数成分位于
20. ATP合成部位在
21. 脂肪酸的β氧化在

（22~24题共用备选答案）
A. 异柠檬酸脱氢酶、α酮戊二酸脱氢酶
B. 柠檬酸合成酶、琥珀酸脱氢酶
C. 柠檬酸合成酶
D. 琥珀酸合成酶
E. 苹果酸脱氢酶

22. 在三羧酸循环中既是催化不可逆反应的酶，又是调节点的是
23. 在三羧酸环中是催化不可逆反应的酶，但不是调节点的是
24. 催化三羧酸循环第一步反应的酶是

第七章　氨基酸代谢

【A_1型题】

1. 磷酸吡哆醛作为辅酶参与的反应是
   A. 转甲基反应
   B. 转氨基反应
   C. 过氧化反应
   D. 磷酸化反应
   E. 酰基化反应
2. 体内某些胺类在生长旺盛组织（胚胎、肿瘤）中含量较高，它是调节细胞生长的重要物质，该胺是
   A. 牛磺酸
   B. 多胺
   C. 组胺
   D. γ-氨基丁酸
   E. 5-羟色胺
3. 人体内合成尿素的主要脏器是
   A. 脑
   B. 肌组织
   C. 肾
   D. 肝
   E. 心
4. 关于鸟氨酸循环的叙述，正确的是
   A. 鸟氨酸循环直接从鸟氨酸与氨结合生成瓜氨酸开始
   B. 鸟氨酸循环从氨基甲酰磷酸合成开始
   C. 每经历 1 次鸟氨酸循环消耗 1 分子氨
   D. 每经历 1 次鸟氨酸循环消耗 2 分子 ATP
   E. 鸟氨酸循环主要在肝内进行
5. 体内 NH_3 的主要来源是
   A. 肠道吸收
   B. 肾脏产氨
   C. 氨基酸脱氨基
   D. 胺分解
   E. 碱基分解
6. 下列哪种氨基酸中能转化生成儿茶酚胺
   A. 天冬氨酸
   B. 色氨酸
   C. 酪氨酸
   D. 脯氨酸
   E. 蛋氨酸
7. 肌酸的合成原料是
   A. 精氨酸和瓜氨酸
   B. 精氨酸、甘氨酸和蛋氨酸
   C. 精氨酸和鸟氨酸
   D. 鸟氨酸和甘氨酸
   E. 鸟氨酸和瓜氨酸
8. 体内氨的主要去路是
   A. 合成谷氨酰胺
   B. 合成尿素
   C. 生成铵盐
   D. 生成非必需氨基酸
   E. 参与嘌呤、嘧啶合成
9. 巨幼红细胞贫血患者，如用维生素 B_{12} 治疗常表现疗效良好，其原因可能是维生素 B_{12} 促进下述哪种 FH_4 的重新利用
   A. $N_5N_{10}-CH-FH_4$ 中的 FH_4
   B. $N_5N_{10}-CH_2-FH_4$ 中的 FH_4
   C. $N_5-CH_3-FH_4$ 中的 FH_4
   D. $N_{10}-CHO-FH_4$ 中的 FH_4
   E. $N_5-CHNH-FH_4$ 中的 FH_4
10. 肌肉中最主要的脱氨基方式是
   A. 嘌呤核苷酸循环
   B. 加水脱氨基作用
   C. 氨基移换作用
   D. D-氨基酸氧化脱氨基作用
   E. L-谷氨酸氧化脱氨基作用
11. 生物体内氨基酸脱氨的主要方式为
   A. 氧化脱氨
   B. 转氨
   C. 直接脱氨
   D. 联合脱氨
   E. 还原脱氨
12. 蛋白质合成后经化学修饰的氨基酸是
   A. 半胱氨酸
   B. 羟脯氨酸
   C. 甲硫（蛋）氨酸
   D. 丝氨酸
   E. 酪氨酸
13. NH_3 生成尿素通过
   A. 柠檬酸循环
   B. 嘌呤循环
   C. 鸟氨酸循环
   D. 丙酮酸循环
   E. 核苷酸循环
14. 下列哪种氨基酸是生酮氨基酸
   A. 谷氨酸
   B. 酪氨酸
   C. 亮氨酸
   D. 甘氨酸
   E. 蛋氨酸
15. 蛋白质生理价值大小主要取决于
   A. 氨基酸种类
   B. 氨基酸数量
   C. 必需氨基酸数量
   D. 必需氨基酸种类
   E. 必需氨基酸数量、种类及比例
16. CPS Ⅰ和 CPS Ⅱ均催化氨基甲酰磷酸的合成，而生成的氨基甲酰磷酸可参与尿素和嘧啶核苷酸合成，下述有关其叙述中哪项正确
   A. CPS Ⅰ参与嘧啶核苷酸合成
   B. CPS Ⅱ参与尿素的合成
   C. N 乙酰谷氨酸是 CPS Ⅰ的别构激活剂
   D. N 乙酰谷氨酸是 CPS Ⅱ的别构抑制剂
   E. CPS Ⅰ可作为细胞增生的指标，CPS Ⅱ可作为肝细胞分化指标
17. 下述哪种酶缺乏可致白化病

A. 酪氨酸转氨酶
B. 苯丙氨酸转氨酶
C. 苯丙酮酸羟化酶
D. 酪氨酸羟化酶
E. 酪氨酸酶

【B_1 型题】

（18~19题共用备选答案）
A. 丙氨酸和谷氨酰胺
B. 谷氨酸和丙氨酸
C. 瓜氨酸和精氨酸
D. 半胱氨酸和瓜氨酸
E. 组氨酸和赖氨酸
18. 氨在血液中的主要运输形式是
19. 氨在肝中合成尿素的主要中间物质是

（20~23题共用备选答案）
A. 鸟氨酸
B. 谷氨酸
C. 组氨酸
D. 色氨酸
E. 苏氨酸
20. 组胺的前体是
21. γ-氨基丁酸的前体是
22. 精脒、精胺的前体是
23. 5-羟色胺的前体是

第八章　核酸的结构、功能与核苷酸代谢

【A_1 型题】

1. 组成核酸的基本结构单位是
A. 碱基和核糖
B. 核糖和磷酸
C. 核苷酸
D. 脱氧核苷和碱基
E. 核苷和碱基
2. 在DNA双螺旋中，两链间碱基配对形成氢键，其配对关系是
A. T=A C≡G
B. G≡A C≡T
C. U=A C≡G
D. U=T T=A
E. C=U G≡A
3. 有关RNA的叙述，错误的是
A. tRNA是氨基酸的载体
B. hnRNA主要存在于胞质
C. rRNA参与核蛋白体组成
D. mRNA具有多聚A尾结构
E. mRNA分子中含有遗传密码
4. 下列关于核酶描述正确的是
A. 一种小分子量的核蛋白
B. 具有催化作用的小RNA
C. 特异性的DNA片段
D. DNA复制的辅酶
E. 转运氨基酸
5. 嘌呤核苷酸从头合成途径首先合成的是
A. XMP
B. IMP
C. GMP
D. AMP
E. CMP
6. 嘌呤碱在体内分解的终产物是
A. 次黄嘌呤
B. 黄嘌呤
C. 别嘌呤醇
D. 氨、CO_2和有机酸
E. 尿酸
7. DNA碱基组成的规律是
A. [A]=[C]；[T]=[G]
B. [A]+[T]=[C]+[G]
C. [A]=[T]；[C]=[G]
D. ([A]+[T])/([C]+[G])=1
E. [A]=[G]；[T]=[C]
8. 下列有关RNA的叙述哪项不正确
A. RNA分子也有双螺旋结构
B. tRNA是分子量最小的RNA
C. 胸腺嘧啶是RNA的特有碱基
D. rRNA参与核蛋白体的组成
E. mRNA是生物合成多肽链的直接模板
9. 可承载生物遗传信息的分子结构是
A. 氨基酸的侧链基因
B. 脂蛋白的脂质组成
C. 多不饱和脂肪酸的双键位置
D. 胆固醇的侧链碳原子
E. 核酸的核酸序列
10. 下列哪种碱基只存在于mRNA而不存在于DNA中
A. 腺嘌呤
B. 胞嘧啶
C. 鸟嘌呤
D. 尿嘧啶
E. 胸腺嘧啶
11. 有关RNA分类、分布及结构的叙述错误的是
A. 主要有mRNA、tRNA和rRNA三类
B. tRNA分子量比mRNA和rRNA小
C. 胞质中只有mRNA
D. rRNA可与蛋白质结合
E. RNA并不全是单链结构
12. RNA是
A. 脱氧核糖核苷
B. 脱氧核糖核酸
C. 核糖核酸
D. 脱氧核糖核苷酸
E. 核糖核苷酸
13. 有关DNA双螺旋结构的叙述，错误的是
A. DNA双螺旋是核酸二级结构的重要形式
B. DNA双螺旋由两条以脱氧核糖、磷酸作骨架的双链组成
C. DNA双螺旋以右手螺旋的方式围绕同一轴有规律地盘旋

D. 两股单链从 5′→3′端走向在空间排列相同
E. 两碱基之间的氢键是维持双螺旋横向稳定的主要化学键

14. DNA 变性时其结构变化表现为
A. 磷酸二酯键断裂
B. N-C 糖苷键断裂
C. 戊糖内 C-C 键断裂
D. 碱基内 C-C 键断裂
E. 对应碱基间氢键断裂

15. 核酸中含量相对恒定的元素是
A. 氧
B. 氮
C. 氢
D. 碳
E. 磷

16. 真核生物的核糖体中 rRNA 包括
A. 5S、16S 和 23S rRNA
B. 5S、5. 8S、18S 和 28S rRNA
C. 5. 8S、16S、18S 和 23S rRNA
D. 5S、16S、18S 和 5. 8S rRNA
E. 5S、5. 8S 和 28S rRNA

17. 真核细胞染色质的基本组成单位是核小体。在核小体中
A. rRNA 与组蛋白八聚体相结合
B. rRNA 与蛋白因子结合成核糖体
C. 组蛋白 H1、H2、H3 和 H4 各两分子形成八聚体
D. 组蛋白 H2A、H2B、H3 和 H4 各两分子形成八聚体
E. 非组蛋白 H2A、H2B、H3 和 H4 各两分子形成八聚体

18. 下列有关遗传密码的叙述哪项不正确
A. 在 mRNA 信息区，由 5′→ 3′端每相邻的三个核苷酸组成的三联体称为遗传密码
B. 在 mRNA 信息区，由 3′→ 5′端每相邻的三个核苷酸组成的三联体称为遗传密码
C. 生物体细胞内存在 64 个遗传密码
D. 起始密码是 AUG 遗传密码
E. 终止密码为 UAA、UAG 和 UGA

19. 关于 tRNA 的描述哪一项是正确的
A. 5′端是 CCA
B. tRNA 是由 10^3 核苷酸组成
C. tRNA 的二级结构是二叶草型
D. tRNA 富有稀有碱基和核苷
E. 在其 DHU 环中有反密码子

20. tRNA 含有
A. 3′-CCA-OH
B. 帽子 ^{m7}Gppp
C. 密码子
D. 3′-末端的多聚腺苷酸结构
E. 大、小两个亚基

21. 在 DNA 和 RNA 分子中
A. 核糖和碱基都相同
B. 核糖和碱基都不同
C. 核糖不同而碱基相同
D. 核糖相同而碱基不相同
E. 核糖不同和部分碱基不同

22. 有关 mRNA 结构的叙述，正确的是
A. 5′端有多聚腺苷酸帽子结构
B. 3′端有甲基化鸟嘌呤尾结构
C. 链的二级结构为单链卷曲和单链螺旋
D. 链的局部可形成双链结构
E. 三个相连核苷酸组成一个反密码子

23. 关于真核生物 mRNA 结构描述错误的是
A. 3′端有特殊的“尾”结构
B. 5′端有特殊的“帽子”结构
C. 5′端保留有特殊的内含子
D. 含有开放阅读框架区
E. 3′端存在非翻译序列

24. 核酸对紫外线的最大吸收峰是
A. 220nm
B. 230nm
C. 240nm
D. 250nm
E. 260nm

25. 已知某双链 DNA 的一条链中 A = 30%，G = 24%，其互补链的碱基组成，正确的是
A. T 和 C 46%
B. A 和 T 46%
C. A 和 G 54%
D. T 和 G 46%
E. T 和 C 54%

【B_1 型题】

（26～30 题共用备选答案）
A. 不同的核酸链经变性处理，它们之间形成局部的双链
B. 一小段核苷酸聚合体的单链，用放射性核素或生物素来标记其末端或全链
C. 运输氨基酸
D. 单股 DNA 恢复成双股 DNA
E. 50% 双链 DNA 变性时的温度

26. tRNA 功能是
27. Tm 值是指
28. DNA 复性是指
29. 核酸杂交是指
30. 核酸探针是指

（31～33 题共用备选答案）
A. 8-氮杂鸟嘌呤
B. 甲氨蝶呤
C. 阿糖胞苷
D. 5-氟尿嘧啶
E. 别嘌呤醇

31. 叶酸类似物抗代谢药物是
32. 抑制 CDP 还原成 dCDP 的药物是
33. 为次黄嘌呤类似物的药物是

第九章　肝生物化学

【A_1 型题】

1. 有关生物转化作用的描述，错误的是
   A. 使疏水性物质水溶性增加
   B. 有些物质经过生物转化毒性增强
   C. 作用的实质是裂解生物活性物质
   D. 使非极性物质的极性增强
   E. 肝是进行生物转化最重要的器官
2. 下列化合物中哪一个不是胆色素
   A. 血红素
   B. 胆绿素
   C. 胆红素
   D. 胆素原族
   E. 胆素族
3. 下列哪一种物质的合成过程仅在肝脏中进行
   A. 尿素
   B. 糖原
   C. 血浆蛋白
   D. 脂肪酸
   E. 胆固醇
4. 发生在肝生化转化第二阶段的是
   A. 葡糖醛酸结合反应
   B. 氧化反应
   C. 还原反应
   D. 水解反应
   E. 脂化反应
5. 在生物转化中最常见的一种结合物是
   A. 乙酰基
   B. 甲基
   C. 谷胱甘肽
   D. 葡糖醛酸
   E. 硫酸
6. 血中哪一种胆红素增加会在尿中出现胆红素
   A. 非结合胆红素
   B. 结合胆红素
   C. 肝前胆红素
   D. 间接反应胆红素
   E. 与白蛋白结合的胆红素
7. 下列哪种情况尿中胆素原族排泄量减少
   A. 肝功能轻度损伤
   B. 肠道阻塞
   C. 溶血
   D. 碱中毒
   E. 胆道阻塞
8. 溶血性黄疸时，下列哪项不存在
   A. 血中游离胆红素增加
   B. 粪胆素原增加
   C. 尿胆素原增加
   D. 尿中出现胆红素
   E. 粪便颜色加深
9. 食用新鲜蚕豆发生溶血性黄疸，患者缺陷的酶是
   A. 3-磷酸甘油醛脱氢酶
   B. 异柠檬酸脱氢酶
   C. 琥珀酸脱氢酶
   D. 葡萄糖-6-磷酸脱氢酶
   E. 葡萄糖酸-6-磷酸脱氢酶

【B_1 型题】

（10～13题共用备选答案）
   A. 硫酸胆红素
   B. 胆红素白蛋白
   C. 胆红素配体蛋白
   D. 胆红素葡糖醛酸酯
   E. 胆素原族
10. 胆红素在血内运输形式是
11. 胆红素在肝细胞内存在形式是
12. 胆红素自肝脏排出主要形式是
13. 肠道重吸收的胆色素是

第十章　矿　物　质

【A_1 型题】

1. 缺钙会出现下列哪种情况
   A. 异食癖
   B. 佝偻病
   C. 侏儒症
   D. 贫血
   E. 夜盲症
2. 氟摄入过少时可能会引起下列哪种疾病
   A. 龋齿
   B. 氟骨症
   C. 氟斑牙
   D. 牙髓炎
   E. 四环素牙

第六篇　医学微生物学

第一章　微生物的基本概念

【A_1 型题】

1. 属于真核细胞型微生物的是
   A. 铜绿假单胞菌
   B. 衣原体
   C. 白假丝酵母菌
   D. 立克次体
   E. 肺炎支原体
2. 不属于原核细胞型微生物的是
   A. 细菌
   B. 病毒
   C. 支原体
   D. 立克次体
   E. 衣原体
3. 属于非细胞型微生物的是
   A. 钩端螺旋体
   B. 人类免疫缺陷病毒
   C. 沙眼衣原体
   D. 霍乱弧菌
   E. 白假丝酵母菌

第二章　细菌的形态与结构

【A_1 型题】

1. 测量细菌常用的单位是
   A. mm
   B. μm
   C. nm
   D. pm
   E. cm
2. 关于细菌细胞结构叙述错误的是
   A. 细胞壁均有肽聚糖
   B. 有 70S 核糖体
   C. 核有完整的核膜和核仁
   D. L 型细菌无细胞壁
   E. 中介体多见于 G^+ 菌
3. 与细菌耐药性有关的结构是
   A. 性菌毛
   B. 荚膜
   C. 质粒
   D. 鞭毛
   E. 异染颗粒
4. 青霉素抗菌作用的机制是
   A. 干扰细菌细胞壁的合成
   B. 干扰细菌细胞蛋白质的合成
   C. 破坏细菌细胞膜通透性
   D. 破坏细菌细胞核酸的代谢
   E. 干扰细菌胞质颗粒的形成
5. L 型细菌缺失哪一种结构
   A. 细胞质
   B. 细胞膜
   C. 细胞核质
   D. 细胞壁
   E. 核糖体
6. 革兰阴性菌的细胞壁肽聚糖缺少的成分是
   A. 聚糖骨架
   B. β-1, 4 糖苷键
   C. 四肽侧链
   D. 五肽交联桥
   E. N-乙酰葡糖胺和 N-乙酰胞壁酸
7. 关于革兰染色，叙述错误的是
   A. 革兰阳性菌染成深紫色
   B. 染色顺序为结晶紫→95%酒精→碘液→稀释复红
   C. 革兰阴性菌染成红色
   D. 具有鉴别细菌意义
   E. 具有指导选择抗菌药物的意义
8. 革兰阳性细菌不具备的成分是
   A. 肽聚糖
   B. 脂多糖
   C. 磷壁酸
   D. N-乙酰胞壁酸
   E. N-乙酰葡糖胺
9. 细菌细胞壁特有的成分是
   A. 肽聚糖
   B. 外膜
   C. 脂蛋白
   D. 脂多糖
   E. 类脂 A

【B_1 型题】

（10～17 题共用备选答案）
   A. 荚膜
   B. 芽孢
   C. 鞭毛
   D. 菌毛
   E. 异染颗粒

10. 与细菌运动有关的是
11. 白喉棒状杆菌具有
12. 肺炎链球菌可形成
13. 志贺菌具有
14. 评价消毒灭菌是否彻底的指标是破坏
15. 与细菌黏附宿主细胞有关的是
16. 与细菌抵抗吞噬有关的是
17. 对外界抵抗力最强的是

第三章 消毒与灭菌

【A_1型题】

1. 杀死包括芽孢在内所有微生物的方法称为
   A. 消毒
   B. 无菌
   C. 防腐
   D. 灭菌
   E. 抑菌
2. 关于高压蒸汽灭菌法，不正确的描述是
   A. 灭菌效果最可靠
   B. 适用于耐高温和耐湿物品的灭菌
   C. 可杀灭包括细菌芽孢在内的所有微生物
   D. 通常灭菌压力为 2.05 kg/cm^2
   E. 通常灭菌温度为121.3℃
3. 高压蒸汽灭菌法通常在103.4kPa（1.05kg/cm^2）的压力下维持时间为
   A. 1~5分钟
   B. 6~10分钟
   C. 15~20分钟
   D. 30~40分钟
   E. 55~60分钟
4. 饮用水及游泳池消毒用
   A. 0.05%~1.00%苯扎溴铵（新洁尔灭）
   B. 75%酒精
   C. 0.05%~1.00%度米芬
   D. 0.2~0.5μg/L氯
   E. 0.1%~0.5%过氧乙酸
5. 下列消毒灭菌法哪种是错误的
   A. 牛奶——巴氏消毒
   B. 排泄物——漂白粉
   C. 玻璃器材——流通蒸汽法
   D. 含糖培养基——间歇灭菌法
   E. 人或动物血清——滤过除菌
6. 具有杀菌作用的紫外线波长是
   A. 50~90nm
   B. 100~140nm
   C. 150~190nm
   D. 200~300nm
   E. 400~490nm
7. 滤过除菌常用的滤板孔径是
   A. 0.22~0.45μm
   B. 0.50~0.75μm
   C. 0.80~0.95μm
   D. 1~5μm
   E. 5~10μm
8. 新生儿预防淋病奈瑟球菌所致脓漏眼的常用消毒剂是
   A. 2%~4%甲紫
   B. 0.1%高锰酸钾
   C. 2%红汞
   D. 1%硝酸银
   E. 2%碘伏

【B_1型题】

（9~13题共用备选答案）
A. 高压蒸汽灭菌
B. 干烤
C. 滤过除菌
D. 紫外线
E. 煮沸消毒

9. 手术间的消毒宜采用
10. 动物免疫血清的除菌宜采用
11. 手术用金属器械宜采用
12. 玻璃器皿采用
13. 饮水消毒用

第四章 细菌的感染与免疫

【A_1型题】

1. 内毒素的主要成分是
   A. 肽聚糖
   B. 蛋白质
   C. 脂蛋白
   D. 核酸
   E. 脂多糖
2. 下列细菌中哪种最常引起医院感染
   A. 伤寒沙门菌
   B. 结核分枝杆菌
   C. 耐药性金黄色葡萄球菌
   D. 乙型溶血性链球菌
   E. 变形杆菌
3. 关于致病菌致病因素的描述，错误的是
   A. 黏附因子与致病有关
   B. 荚膜、微荚膜与致病有关
   C. 细菌的胞外酶可致病
   D. 内、外毒素与致病有关
   E. 细菌侵入数量与致病无密切关系
4. 化脓性细菌侵入血流引起的症状称为
   A. 败血症
   B. 毒血症
   C. 菌血症
   D. 脓毒血症
   E. 病毒血症
5. 不是细菌侵袭性酶的是
   A. 血浆凝固酶
   B. 透明质酸酶
   C. 链激酶（SK）
   D. 链道酶（SD）
   E. 溶菌酶
6. 引起菌群失调症的原因是
   A. 正常菌群的遗传特性明显改变
   B. 正常菌群的耐药性明显改变
   C. 正常菌群的增殖方式明显

改变
D. 正常菌群的组成和数量明显改变
E. 大量使用生态制剂
7. 下列哪项不是机会致病菌产生的因素
A. 寄生部位改变
B. 全身免疫功能低下
C. 局部免疫功能低下
D. 菌群失调
E. 药物治疗
8. 关于外毒素的叙述，哪项错误
A. 化学成分是蛋白质
B. 毒性作用强，对组织有选择性
C. 受甲醛处理形成类毒素
D. 毒性部分是类脂 A
E. 多由革兰阳性菌产生，不耐热
9. 不能产生肠毒素的细菌是
A. 白喉棒状杆菌
B. 霍乱弧菌
C. 肠产毒性大肠埃希菌
D. 产气荚膜梭菌
E. 金黄色葡萄球菌
10. 在感染过程的 5 种结局中最不常见的表现是
A. 病原体被清除
B. 隐性感染
C. 显性感染
D. 病原携带状态
E. 不感染

【B_1 型题】

（11~15 题共用备选答案）
A. 内毒素
B. 肠毒素
C. 神经毒素
D. 细胞毒素
E. 红疹毒素
11. 破伤风梭菌产生
12. 伤寒沙门菌产生
13. 金黄色葡萄球菌产生
14. 白喉棒状杆菌产生
15. A 群链球菌产生
（16~20 题共用备选答案）
A. 败血症
B. 毒血症
C. 内毒素血症
D. 脓毒血症
E. 菌血症
16. 病原菌在局部繁殖，毒素入血称为
17. 细菌大量入血并繁殖，称为
18. 化脓菌入血大量繁殖并扩散到其他器官引起新化脓灶，称为
19. 革兰阴性菌入血引起中毒症状，称为
20. 病原菌经局部入血，但未在其中繁殖称为

第五章　细菌感染的防治原则

【A_1 型题】

1. 均可用抗毒素进行紧急预防的疾病是
A. 破伤风与结核病
B. 肠热症与波状热
C. 白喉与痢疾
D. 白喉与破伤风
E. 猩红热与风湿热
2. 适宜卡介苗（BCG）接种的主要对象是
A. 结核性脑膜炎患者
B. 结核菌素试验阳性者
C. 严重的结核病患者
D. 新生儿以及结核菌素试验阴性的儿童
E. 细胞免疫功能低下者

【B_1 型题】

（3~6 题共用备选答案）
A. 活疫苗
B. 死疫苗
C. 类毒素
D. 抗毒素
E. 转移因子
3. BCG 属于
4. 预防伤寒用
5. 白喉治疗用
6. 预防破伤风用

第六章　病原性球菌

【A_1 型题】

1. 不是鉴定金黄色葡萄球菌的依据为
A. 葡萄状排列的革兰阳性球菌
B. 产生金黄色色素
C. 血平板出现透明溶血环
D. 血浆凝固酶阳性
E. 发酵菊糖
2. SPA 存在于下列哪种细菌
A. 表皮葡萄球菌
B. 腐生葡萄球菌
C. 金黄色葡萄球菌
D. 乙型溶血性链球菌
E. 甲型链球菌
3. 对淋病奈瑟球菌（淋球菌）的叙述，唯一正确的是
A. 主要经呼吸道传播
B. 为革兰阳性球菌
C. 人是淋病奈瑟球菌的唯一

宿主
D. 淋病奈瑟球菌可产生自溶酶
E. 大多无荚膜和菌毛
4. 病原菌与其传播途径组合错误的是
A. 淋病奈瑟球菌——性传播
B. 伤寒沙门菌——消化道传播
C. 引起猩红热的甲型链球菌——血行传播
D. 脑膜炎奈瑟球菌——呼吸道传播
E. 肺炎链球菌——呼吸道传播
5. 对淋病奈瑟球菌叙述错误的是
A. 为革兰阴性双球菌
B. 菌毛为主要致病物质
C. 分离培养用巧克力血琼脂平板
D. 可引起淋病和新生儿脓漏眼
E. 抵抗力强
6. 链激酶、链道酶、透明质酸酶产自下列哪种细菌
A. 沙门菌
B. 肺炎链球菌
C. 淋病奈瑟球菌
D. 甲型链球菌
E. 金黄色葡萄球菌
7. 不是金黄色葡萄球菌引起的疾病是
A. 烫伤样皮肤综合征
B. 假膜性肠炎
C. 食物中毒
D. 毒性休克综合征
E. 大叶性肺炎
8. 不是由甲型链球菌引起的疾病是
A. 亚急性感染性心内膜炎
B. 猩红热
C. 风湿热
D. 急性肾小球肾炎
E. 蜂窝织炎
9. 肺炎链球菌的主要致病因素是
A. C反应蛋白
B. 自溶酶
C. 荚膜
D. 外毒素
E. 内毒素
10. 鉴别肺炎链球菌与甲型链球菌的试验是
A. 胆汁溶菌试验和菊糖发酵试验
B. 胆汁溶菌试验和甘露醇发酵试验
C. 血浆凝固酶试验和甘露醇发酵试验
D. 血浆凝固酶试验和菊糖发酵试验
E. 乳糖发酵试验和蔗糖发酵试验

【A_2型题】

11. 某青年近3日咳嗽，高热，体温39℃，咳铁锈色痰，WBC 18.5×10^9/L，X线胸片发现右肺中叶有大片阴影，临床诊断为大叶性肺炎，致病菌是
A. 嗜肺军团菌
B. 肺炎链球菌
C. 肺炎克雷伯菌
D. 肺炎支原体
E. 肺炎衣原体
12. 某新生儿出生7天被确诊为化脓性脑膜炎，下述哪种是常见的致病菌
A. 脑膜炎奈瑟球菌
B. 流感杆菌
C. 肺炎链球菌
D. 金黄色葡萄球菌
E. 乙型溶血性链球菌
13. 某单位发生了症状以呕吐为主、腹泻为次的食物中毒，防疫站检查食品等未培养出肠道致病菌，而在炊事员手上查出了化脓感染灶，试问致病菌可能是哪种
A. 鼠伤寒沙门菌
B. 产气荚膜梭菌
C. 金黄色葡萄球菌
D. 肠炎杆菌
E. 副溶血弧菌
14. 李某，11岁，因发热、水肿、血尿入院，自幼时常咽喉痛，发热，曾因心脏杂音卧床休息1个月。入院前3周又因咽痛发热而注射青霉素数日，症状消失，但入院前3日又突发高热，血尿，眼睑水肿。入院查体体温39℃，血压稍高，心脏有Ⅱ级以上收缩期杂音。化验结果：尿红细胞满视野，颗粒管型3～5个/高倍视野，ASO抗体85U，可疑疾病是
A. 急性肾小球肾炎
B. 急性肾盂肾炎
C. 急性尿路感染
D. 亚急性感染性心内膜炎
E. 风湿热
15. 患者，男，20岁。摘除扁桃体后，发热，出现心力衰竭。采血培养细菌，血平板有草绿色溶血环的小菌落形成。涂片染色为革兰阳性链状排列球菌，诊断为甲型溶血性链球菌引起的心内膜炎。下列菌中还有哪种菌能形成草绿色溶血环菌落
A. 金黄色葡萄球菌
B. 表皮葡萄球菌
C. 乙型溶血性链球菌
D. 丙型链球菌
E. 肺炎链球菌
16. 一新生儿暴发脓毒血症，脓液标本经涂片革兰染色镜检发现葡萄球菌。为确定该菌是否有致病力，应检查哪一种酶
A. 凝固酶
B. 触酶
C. DNA酶
D. 尿素酶
E. 卵磷脂酶
17. 患者，女，70岁。因尿路感染于10天前开始服用氨苄西林。现出现腹泻。取便标本，培养出大量革兰阳性葡萄球菌。其腹泻发生机制是

A. 菌群失调
B. 肠毒素使腺苷酸环化酶活性增加
C. 细菌侵袭肠黏膜所致
D. 内毒素作用于肠黏膜
E. 肠蠕动加快

18. 患者，男，24岁。有不洁性接触史，因近2日尿急、尿频、排尿刺痛而来院就诊。查体见尿道口有白色脓性分泌物。分泌物涂片染色，镜下见到革兰阴性成双排列的球菌，该患者感染可能是由下述哪种细菌引起
A. 肺炎链球菌
B. 淋病奈瑟球菌
C. 葡萄球菌
D. 链球菌
E. 脑膜炎奈瑟球菌

第七章 肠道杆菌

【A_1型题】

1. 伤寒发病2周，微生物学检查分离培养时常采取的标本是
A. 骨髓
B. 血液
C. 尿
D. 便
E. 十二指肠液

2. 引起急性出血性结肠炎的病原体是
A. 志贺菌
B. 伤寒沙门菌
C. 新型肠道病毒70型
D. 大肠埃希菌O157：H7型
E. 轮状病毒A组

3. 引起出血性结肠炎和溶血性尿毒综合征的病原菌是
A. 肠产毒型大肠埃希菌（ETEC）
B. 肠出血型大肠埃希菌（EHEC）
C. 肠致病性大肠埃希菌（EPEC）
D. 肠侵袭性大肠埃希菌（EIEC）
E. 肠集聚型大肠埃希菌（EAEC）

4. 能引起食物中毒的细菌是
A. 霍乱弧菌
B. 大肠埃希菌
C. 铜绿假单胞菌
D. 副溶血弧菌
E. 志贺菌

5. 对肠道杆菌的共同特性叙述错误的是
A. 均为革兰阴性杆菌
B. 均为机会致病菌
C. 鉴别依据生化反应
D. 鉴别依据抗原构造
E. 均含有菌体（O）抗原

6. 在鉴别肠道致病菌和非致病菌的单糖发酵试验中，具有鉴别意义的单糖是
A. 葡萄糖
B. 麦芽糖
C. 蔗糖
D. 菊糖
E. 乳糖

【A_2型题】

7. 患者张某，疑似伤寒入院，2次取血做肥达反应的结果：入院后第4天结果，TH 1：80，TO 1：80，TA、TB、TC 1：40；入院后第12天，TH、TO 1：320，TA、TB、TC 1：40，可诊断为
A. 伤寒
B. 甲型副伤寒
C. 乙型副伤寒
D. 沙门菌早期感染
E. 回忆反应

8. 某患者因发热而入院，疑患伤寒。肥达反应结果示TO 1：160，TH 1：320，PA 1：40，PB 1：40，此患可能是
A. 伤寒潜伏期
B. 伤寒感染期
C. 伤寒恢复期
D. 曾注射伤寒三联疫苗
E. 来自疫区健康者

9. 某患者因近3日腹泻腹痛前来就诊。自述有里急后重感，便内有脓血，疑似痢疾。如进一步确诊进行微生物学检查时，一般不做哪些检查
A. 血清学鉴定
B. 生化反应
C. 直接涂片革兰染色查形态
D. 免疫荧光菌球试验
E. 检测细菌核酸

第八章 厌氧性细菌

【A_1型题】

1. 不是产气荚膜梭菌致病物质的是
A. 卵磷脂酶
B. 胶原酶
C. 透明质酸酶
D. 肠毒素
E. 内毒素

2. 不是肉毒杆菌特点的是
A. 芽孢位于菌体次极端，菌体呈网球拍状

B. 严格厌氧
C. 致病物质主要是肉毒毒素
D. 引起疾病主要是化脓性感染
E. 肉毒毒素作用机制是阻止神经组织释放乙酰胆碱

3. 鉴定破伤风梭菌有无致病性的最可靠依据是
A. 革兰阳性杆菌
B. 菌体顶端有圆形芽孢
C. 产生痉挛毒素
D. 专性厌氧
E. 有周鞭毛

4. 排除无芽孢厌氧菌的依据是
A. 机体多个部位的脓肿
B. 血性分泌物，恶臭或有气体
C. 分泌物直接涂片可见细菌
D. 在普通肉汤培养基中呈表面生长
E. 在血平板中长出微小菌落

【A_2型题】

5. 某妇女下腹部疼痛，阴道有大量黄色、无血、无气味的分泌物，1周前曾做过经阴道结扎术。检查时，从阴道后穹隆穿刺，得20ml带血、恶臭的脓性物，厌氧培养出革兰阴性杆菌。该化脓感染的病原体可能是下列哪项
A. 大肠埃希菌
B. 铜绿假单胞菌
C. 变形杆菌
D. 脆弱拟杆菌
E. 肉毒梭菌

6. 王某，48岁，建筑工人，因牙关紧闭、四肢痉挛而入院。8天前，右脚被铁钉扎伤，伤口深，但几日后自愈。5日后，右腿有些麻木和疼痛，咀嚼不便，吞咽困难，最后全身抽搐，四肢痉挛。入院诊断为破伤风，下述哪项是最佳治疗原则
A. 注射青霉素
B. 注射破伤风抗毒素和青霉素
C. 注射破伤风抗毒素和百白破疫苗
D. 注射破伤风抗毒素
E. 注射百白破疫苗和青霉素

第九章　分枝杆菌

【A_1型题】

1. 不是分枝杆菌特性的是
A. 生长慢并有分枝生长的趋势
B. 抗酸染色阳性
C. 专性厌氧
D. 营养要求高
E. 毒力和耐药性均可发生变异

2. 结核分枝杆菌引起机体的免疫是
A. 局部免疫
B. 感染免疫
C. 体液免疫
D. 抗毒素免疫
E. 抗菌免疫

3. 细胞壁中脂类含量最多的细菌是
A. 白喉棒状杆菌
B. 淋病奈瑟球菌
C. 金黄色葡萄球菌
D. 伤寒沙门菌
E. 结核分枝杆菌

4. 关于麻风分枝杆菌叙述错误的是
A. 主要经破损皮肤或黏膜进入机体
B. 抗麻风免疫主要是细胞免疫
C. 抗酸阳性、细长略带弯曲的细菌
D. 可在体外用人工培养基培养
E. 根据临床表现多分为瘤型和结核样型

【A_2型题】

5. 一名未接种过卡介苗的健康中年人，做结核菌素试验是阳性，下列哪项解释不正确
A. 需要接种卡介苗
B. 不需要接种卡介苗
C. 对结核病有免疫力
D. 细胞免疫功能正常
E. 感染过结核分枝杆菌

6. 一男性患者1个月前感到疲劳、食欲缺乏、发热、咳嗽、咳痰带血丝，取痰液进行抗酸染色，镜下见到红色细长弯曲、分枝的杆菌，试问该细菌最有可能是何种细菌
A. 白喉棒状杆菌
B. 肺炎克雷伯菌
C. 炭疽芽孢杆菌
D. 结核分枝杆菌
E. 流感嗜血杆菌

7. 某女青年因咳嗽、发热就诊。拍胸片发现右肺有片状阴影，结核菌素试验红肿直径大于2.0cm，该患者可能是
A. 机体对结核无免疫能力
B. 结核病恢复期
C. 结核病活动期
D. 注射过卡介苗
E. 结核病早期

第十章 螺杆菌属

【A_1 型题】

1. 关于幽门螺杆菌的叙述，正确的是
   A. 无鞭毛
   B. 革兰染色阳性
   C. 营养要求低
   D. 微需氧
   E. 呈球形

【A_2 型题】

2. 男，40 岁。上腹部不适伴食欲减退 2 个月，既往体健。胃镜检查结果为黏膜相关性淋巴样组织淋巴瘤。与该病发生密切相关的病原体是
   A. 军团菌
   B. 粪肠球菌
   C. 幽门螺杆菌
   D. 产气肠杆菌
   E. 大肠埃希菌

第十一章 其他细菌

【A_1 型题】

1. 细菌与所致疾病组合错误的是
   A. 铜绿假单胞菌——烧伤感染
   B. 幽门螺杆菌——慢性胃炎
   C. 军团菌——军团菌病
   D. 百日咳鲍特菌——百日咳
   E. 流感嗜血杆菌——流感流行
2. 关于幽门螺杆菌的生物学性状正确的是
   A. 无鞭毛
   B. 革兰染色阳性
   C. 营养要求低
   D. 微需氧
   E. 呈球形
3. 确定白喉棒状杆菌是否产生毒素的依据是
   A. 奈瑟染色有异染颗粒
   B. 吕氏斜面快速长出灰白菌落
   C. 亚碲酸钾平板呈黑色菌落
   D. 锡克试验
   E. Elek 平板试验
4. 下列哪项不是白喉棒状杆菌的特性
   A. 形态特征是有异染颗粒
   B. 产生外毒素可引起心肌炎
   C. 用抗毒素可以进行紧急预防
   D. 常引起口腔白斑
   E. 只有携带 β 棒状杆菌噬菌体的白喉棒状杆菌才能产生外毒素

【A_2 型题】

5. 某 1 岁男孩，因抽搐入院。上呼吸道感染 2 天，昨夜发热嗜睡。查体有颈强，体温 40℃。WBC 17×10^9/L，腰穿脑脊液细胞数 4000×10^6/L，中性粒细胞占 0.88，诊断为细菌性脑膜炎。细菌培养时发现在预加的金葡菌菌落周围生长旺盛，出现卫星现象。G 染色为革兰阴性杆菌。试问所感染的细菌可能是
   A. 肺炎克雷伯菌
   B. B 群链球菌
   C. D 群链球菌
   D. 流感嗜血杆菌
   E. 铜绿假单胞菌
6. 某幼儿园小朋友，3 岁，以发热、咽痛、呼吸困难入院。查体：体温 38.5℃、咽部及扁桃体有一层灰白色膜。心率 103 次/分。实验室检查：白细胞 23×10^9/L，初诊为白喉，试问正确治疗原则是
   A. 注射白喉抗毒素
   B. 注射丙种球蛋白及青霉素
   C. 注射白喉抗毒素及抗生素
   D. 注射白喉类毒素及抗生素
   E. 注射青霉素或红霉素
7. 某幼儿园小班发现一患白喉的小朋友，对同班小朋友应采取什么紧急预防措施
   A. 注射白喉类毒素
   B. 注射百白破三联疫苗
   C. 注射白喉抗毒素
   D. 注射丙种球蛋白
   E. 注射抗生素

第十二章 放线菌

【A_1 型题】

在放线菌感染的病灶组织及脓样物质中，肉眼可见硫磺样颗粒，其实质是
   A. 异染颗粒
   B. 在组织中形成的菌落
   C. 包涵体
   D. 质粒
   E. 孢子

第十三章 螺 旋 体

【A_1型题】

1. 常用于检查血液和组织中的梅毒螺旋体的染色方法是
   A. 革兰染色法
   B. 抗酸染色法
   C. 墨汁染色法
   D. 镀银染色法
   E. 鞭毛染色法
2. 伯氏疏螺旋体主要引起哪种疾病
   A. 回归热
   B. 狂犬病
   C. 莱姆病
   D. 波浪热
   E. 钩体病

【A_2型题】

3. 一名耕种水稻的农民，突然出现高热、乏力，伴有腓肠肌疼痛和眼结膜出血，以及淋巴结肿大，进而出现黄疸。该患者可能是哪种微生物感染
   A. 霍乱弧菌
   B. 钩端螺旋体
   C. 梅毒螺旋体
   D. 甲型肝炎病毒
   E. 伯氏疏螺旋体
4. 某患者，突然出现高热、乏力，伴有腓肠肌疼痛，眼结膜出血以及淋巴结肿大。初步诊断是钩体病。该病原体的主要传染源和储存宿主是
   A. 鼠和犬
   B. 猪和犬
   C. 鼠和猪
   D. 牛和马
   E. 羊和牛
5. 患者，男，38岁。有不洁性交史，2个月前出现生殖器皮肤的无痛性溃疡，1个月后自然愈合，近日出现全身皮肤红疹，伴有淋巴结肿大，该患者可能患有
   A. 猩红热
   B. 麻疹
   C. 性病淋巴肉芽肿
   D. 风疹
   E. 梅毒

第十四章 真 菌

【A_1型题】

1. 引起鹅口疮的病原体是
   A. 絮状表皮癣菌
   B. 石膏样小孢子菌
   C. 口腔链球菌
   D. 白假丝酵母菌
   E. 口腔螺旋体
2. 新型隐球菌引起的主要疾病是
   A. 慢性脑膜炎
   B. 流行性脑脊髓膜炎
   C. 流行性乙型脑炎
   D. 鹅口疮
   E. 原发性非典型肺炎
3. 真菌的繁殖器官是
   A. 芽孢
   B. 菌丝体
   C. 芽管
   D. 菌丝
   E. 孢子
4. 培养真菌的最适宜温度是
   A. 4~9℃
   B. 10~15℃
   C. 16~21℃
   D. 22~28℃
   E. 29~37℃
5. 培养真菌最适宜的pH是
   A. 1~2
   B. 3~4
   C. 5~6
   D. 7~8
   E. 9~10
6. 关于白假丝酵母菌的特点，哪项错误
   A. 属机会致病菌
   B. 培养呈类酵母型菌落
   C. 可引起皮肤和黏膜感染
   D. 可引起全身脏器感染
   E. 对青霉素、链霉素敏感
7. 取皮肤癣症皮屑处理后镜下鉴别真菌主要观察的是
   A. 芽孢
   B. 菌丝与孢子
   C. 假菌丝
   D. 荚膜
   E. 细胞壁结构
8. 培养真菌常用的培养基是
   A. 巧克力培养基
   B. 伊红-亚甲蓝培养基
   C. 亚碲酸钾培养基
   D. 沙保培养基
   E. 疱肉培养基
9. 真菌不能引起的疾病是
   A. 外源性感染
   B. 内源性感染
   C. 潜伏感染
   D. 超敏反应
   E. 毒素中毒
10. 关于新型隐球菌的特点，哪项错误

A. 多数是外源性感染
B. 主要经消化道传播
C. 菌体外有肥厚的荚膜
D. 主要存在土壤和鸽粪中
E. 最易侵犯中枢神经系统

【A_2型题】

11. 已婚女性患者，行阴道分泌物检查。标本涂片镜检可见圆形或卵圆形菌体，革兰染色阳性，从菌体上有芽管伸出，但不与菌体脱离，形成假菌丝；将标本接种至玉米粉培养基上，可长出厚膜孢子，此微生物可能是
A. 葡萄球菌
B. 链球菌
C. 白念珠菌
D. 放线菌
E. 毛癣菌

12. 某患者，疑为新型隐球菌性脑膜炎，最有意义的快速诊断方法是，采集脑脊液，离心沉渣后，进行
A. 钩端螺旋体培养
B. 新型隐球菌培养
C. 白假丝酵母菌培养
D. 涂片后革兰染色
E. 涂片后墨汁染色

13. 某患者，放疗数周后出现中枢神经刺激症状，伴发热38℃，颈项强直，查脑脊液轻度混浊，淋巴细胞增多，蛋白含量增多。若疑脑脊液中可能存在真菌病原体进行分离培养时，最好使用哪种培养基
A. 血液琼脂培养基
B. 巧克力琼脂培养基
C. 沙保培养基
D. 亚碲酸钾培养基
E. 蛋白胨血清培养基

14. 某艾滋病女性患者，出现严重的肺炎，痰涂片发现有孢子存在，试问最有可能的病原体是哪种
A. 曲霉菌
B. 新型隐球菌
C. 毛霉菌
D. 卡氏肺孢子菌
E. 小孢子癣菌

第十五章 病毒的基本性状

【A_1型题】

1. 测量病毒大小的常用单位是
A. 厘米（cm）
B. 毫米（mm）
C. 微米（μm）
D. 纳米（nm）
E. 皮米（pm）

2. 属于非细胞型微生物的是
A. 柯萨奇病毒
B. 钩端螺旋体
C. 肺炎支原体
D. 白假丝酵母菌
E. 沙眼衣原体

3. 决定病毒传染性的主要结构是
A. 衣壳
B. 核酸
C. 包膜
D. 刺突
E. 子粒

4. 不是病毒衣壳主要功能的是
A. 保护病毒核酸
B. 具有抗原性
C. 决定病毒复制、遗传特性
D. 参与感染过程
E. 无包膜病毒衣壳可与细胞表面受体结合

5. 下列哪种不属病毒结构对称型
A. 螺旋对称型
B. 有包膜20面体立体对称型
C. 无包膜20面体立体对称型
D. 复合对称型
E. 球形对称型

6. 病毒复制周期的步骤不包括
A. 吸附与穿入
B. 脱壳
C. 生物合成
D. 扩散
E. 装配与释放

7. 对病毒生物学性状的描述，不正确的是
A. 描述病毒大小的单位是纳米（nm）
B. 含有DNA和RNA两种核酸
C. 以复制方式增殖
D. 必须寄生于活细胞内
E. 属于非细胞型微生物

【B_1型题】

（8~10题共用备选答案）
A. 干扰素
B. 乙醚
C. 青霉素
D. −70℃
E. 紫外线

8. 灭活病毒无效的是
9. 最易破坏病毒包膜的是
10. 可长期保存病毒的是

第十六章 病毒的感染和免疫

【A_1型题】

1. 干扰素抗病毒的作用机制是
   A. 干扰病毒的吸附
   B. 干扰病毒的穿入
   C. 直接干扰病毒mRNA的转录
   D. 诱导邻近细胞产生抗病毒蛋白
   E. 干扰病毒的释放
2. 最易形成潜伏感染的病毒是
   A. 麻疹病毒
   B. 流感病毒
   C. 狂犬病
   D. 脊髓灰质炎
   E. 水痘-带状疱疹病毒
3. 常见的可引起先天性婴儿畸形的病毒是
   A. 风疹病毒
   B. 麻疹病毒
   C. 狂犬病毒
   D. 脊髓灰质炎病毒
   E. EB病毒
4. 不发生垂直传播的病毒是
   A. 风疹病毒
   B. 巨细胞病毒
   C. 乙型肝炎病毒
   D. 人类免疫缺陷病毒
   E. 脊髓灰质炎病毒
5. 关于干扰素（IFN）的特性，哪项错误
   A. 具有抗肿瘤、免疫调节作用
   B. 具有种属特异性
   C. 具有直接杀灭病毒作用
   D. 具有广谱抗病毒作用
   E. 属于非特异性免疫因素
6. 关于病毒与肿瘤发生的关系，哪项组合是错误的
   A. EB病毒——鼻咽癌
   B. 汉坦病毒——肺癌
   C. 乙型肝炎病毒——原发性肝癌
   D. 人乳头瘤病毒——子宫颈癌
   E. 人嗜T细胞病毒——成人T细胞白血病
7. 罕见经输血传播的病毒是
   A. 乙型肝炎病毒
   B. 人类免疫缺陷病毒
   C. 乙型脑炎病毒
   D. 丙型肝炎病毒
   E. 巨细胞病毒
8. 不能经虫媒传播感染的病毒是
   A. 乙型脑炎病毒
   B. 森林脑炎病毒
   C. 登革热病毒
   D. 狂犬病病毒
   E. 黄热病病毒
9. 下列哪项不是病毒感染对宿主细胞的直接作用
   A. 杀细胞感染
   B. 细胞融合
   C. 病毒与宿主细胞基因组整合
   D. 形成包涵体
   E. 产生超敏反应
10. 不属于病毒感染类型的是
   A. 慢性病毒感染
   B. 慢发病毒感染
   C. 潜伏性感染
   D. 败血症
   E. 隐性感染

【B_1型题】

（11～14题共用备选答案）
   A. 人类免疫缺陷病毒（HIV）
   B. 乙型肝炎病毒（HBV）
   C. 甲型肝炎病毒（HAV）
   D. 单纯疱疹病毒（HSV）
   E. 人乳头瘤病毒（HPV）
11. 主要经消化道传播的病原体是
12. 最易形成慢发病毒感染的病原体是
13. 最易形成潜伏感染的病原体是
14. 最易形成慢性感染的病原体是

第十七章 病毒感染的防治原则

【A_1型题】

1. 为预防风疹和先天性风疹综合征，禁忌接种风疹减毒活疫苗的人群是
   A. 育龄期女青年
   B. 结婚登记时的女青年
   C. 注射过抗风疹人血清免疫球蛋白孕妇
   D. 妊娠期妇女
   E. 1岁以上的少年儿童
2. 用活疫苗进行预防接种，可有效控制的病毒性疾病是
   A. 狂犬病
   B. 脊髓灰质炎
   C. 艾滋病
   D. 乙型肝炎
   E. 流行性乙型脑炎

第十八章　呼吸道病毒

【A_1 型题】

1. 关于流感病毒的特点，哪项错误
   A. 是有包膜病毒
   B. 具有神经氨酸酶（NA）刺突
   C. 不易发生抗原性变异
   D. 具有分节段的 RNA 和核蛋白（NP）
   E. 具有血凝素 HA 刺突
2. 区分流感病毒亚型的依据是
   A. RNA+NA
   B. RNA+HA
   C. NA+NP
   D. HA+NP
   E. HA+NA
3. 进行流感病毒的血清学诊断最常用的方法是
   A. 抗体中和试验
   B. 补体结合试验
   C. 红细胞凝集试验
   D. 血凝抑制试验
   E. 荧光抗体试验
4. 甲型流感病毒最容易发生变异的成分是
   A. 包膜脂类
   B. 神经氨酸酶和血凝素
   C. 衣壳蛋白
   D. 基质蛋白
   E. 核蛋白
5. 引起亚急性硬化性全脑炎（SSPE）的病原体是
   A. 风疹病毒
   B. 麻疹病毒
   C. 轮状病毒
   D. 腮腺炎病毒
   E. 流感病毒
6. 关于腺病毒所致疾病，哪项错误
   A. 病毒性肺炎
   B. 流行性角结膜炎
   C. 咽结合膜热
   D. 先天性畸形
   E. 婴幼儿胃肠炎

【A_2 型题】

7. 患者，女，25 岁。妊娠 24 周，昨夜发热，今晨颜面部及周身出现皮疹。查体：皮疹为粟粒大红色丘疹，两侧耳后可触及数个淋巴结，风疹病毒抗体效价为 1 ∶ 8，最合适的处置方法是
   A. 给予抗生素进行治疗
   B. 注射免疫球蛋白制剂
   C. 给予干扰素进行治疗
   D. 立即采取终止妊娠措施
   E. 2 周后再检查抗体效价
8. 某幼儿园 2 岁女孩，突然因高热、上呼吸道卡他症状，继而出现全身红色皮疹而入院。印象诊断是麻疹。对接触过的幼儿应注射
   A. 麻疹疫苗
   B. 丙种球蛋白
   C. 干扰素
   D. 青霉素
   E. 类毒素

第十九章　肝炎病毒

【A_1 型题】

1. 不属于甲型肝炎病毒特点的是
   A. 属于无包膜小 RNA 病毒
   B. 主要经粪-口传播
   C. 预后不良，可诱发肝癌
   D. 病后可获持久免疫
   E. 可用灭活或减毒活疫苗预防
2. 关于 HBV 抗原-抗体的检测，哪项错误
   A. 用于乙型肝炎的诊断
   B. 用于筛选合格的献血员
   C. 选择治疗用药的参考
   D. 判断乙型肝炎的预后
   E. 调查人群的免疫水平
3. 对乙肝病毒抗原叙述错误的是
   A. 3 种 HBV 颗粒均含有 HBsAg
   B. 检出 HBeAg 表示体内有病毒复制
   C. 仅有携带者能检出 HBsAg
   D. 检出抗 HBs 表示已获免疫力
   E. 抗 HBc-IgM 阳性表示体内有 HBV 复制、有传染性
4. 孕妇 HBeAg（+），对其新生儿最好应注射
   A. 丙种球蛋白
   B. HBIg+乙型肝炎疫苗
   C. 干扰素
   D. 胎盘球蛋白
   E. 乙型肝炎疫苗
5. 引起输血后肝炎的病毒是
   A. HAV
   B. HIV
   C. HCV
   D. HDV
   E. HEV
6. 属于缺陷病毒的是
   A. HAV
   B. HBV
   C. HCV
   D. HDV
   E. HEV

7. 关于肝炎病毒与传播途径的组合，哪项错误
   A. HAV——消化道传播
   B. HBV——输血和注射
   C. HCV——输血和注射
   D. HDV——输血和注射
   E. HEV——输血和注射

【A_2型题】

8. 患者，男，20岁。喜食毛蚶，1周前突然发病，有畏寒、发热、全身乏力、食欲缺乏，厌油腻，肝区疼痛，尿色渐加深至浓茶状。实验室检查抗HAV阳性。近日体温降低，巩膜和皮肤出现黄疸，最可能的印象诊断是
   A. 甲型肝炎
   B. 乙型肝炎
   C. 丙型肝炎
   D. 丁型肝炎
   E. 戊型肝炎
9. 一男性青年，突发高热，黄疸伴肝区痛，厌油腻，实验室检查GPT升高，抗HAV阳性，印象诊断为急性黄疸型肝炎。该病主要的传播方式是
   A. 呼吸道传播
   B. 消化道传播
   C. 泌尿道传播
   D. 经虫媒传播
   E. 经输血传播
10. 某患者外科手术时输血500ml，近日出现黄疸，并伴肝区痛、食欲缺乏、厌油食等症状。查抗HCV-IgM（+），最可能的诊断是
   A. 甲型肝炎
   B. 乙型肝炎
   C. 丙型肝炎
   D. 丁型肝炎
   E. 戊型肝炎
11. 某患者，有输血史，近日体检发现血液HCV-RNA（+）和抗HCV-IgM（+），最积极有效的处置方法是
   A. 卧床休息
   B. 注射抗生素
   C. 注射丙种球蛋白
   D. 注射干扰素
   E. 接种疫苗
12. 一男性手术时曾输血800ml，1个月后出现恶心、呕吐、黄疸等症状，怀疑为输血后肝炎，进行实验室确诊首先应检查的是
   A. 抗HAV
   B. 抗HCV
   C. 抗HDV
   D. 抗HEV
   E. 抗CMV
13. 某患者，患乙型肝炎多年，近日病情加重，形成急性重型肝炎，试问该患者可能是合并哪种病毒的重叠感染
   A. HAV
   B. HCV
   C. HDV
   D. HEV
   E. CMV

【B_1型题】

（14~15题共用备选答案）
   A. HAV
   B. HBV
   C. HCV
   D. HDV
   E. HEV
14. 属于DNA病毒的是
15. Dane颗粒是哪种病毒的完整颗粒

（16~20题共用备选答案）

备选答案	HBsAg	抗HBs	抗HBe	抗HBc	HBeAg
A	+	-	-	-	-
B	-	+	-	-	-
C	+	-	-	+	+
D	+	-	+	+	-
E	-	+	+	-	-

16. 机体对HBV有免疫力的指标是
17. 代表乙型肝炎恢复期的指标是
18. 传染性强的指标（俗称大三阳）是
19. 表示乙型肝炎无症状携带者的指标是
20. 被称为小三阳的指标是

第二十章 疱疹病毒

【A_2型题】

1. 患者，女，48岁。近日自觉背部沿肋间皮肤灼痛，进而出现红疹、疱疹，串连成带状。幼儿时患过水痘。最可能的印象诊断是
   A. 肾综合征出血热
   B. 带状疱疹
   C. 流行性斑疹伤寒
   D. 风疹
   E. 输血后单核细胞增多症
2. 某患者，发热39℃，肝脾大，颈部淋巴结可触及，血白细胞增多，异型淋巴细胞可检出。印象诊断是传染性单核细胞增多症，引起该病的病原体是
   A. 腺病毒
   B. 丙型肝炎病毒
   C. 风疹病毒
   D. 巨细胞病毒
   E. EB病毒

【B_1型题】

（3~8题共用备选答案）
   A. HSV-1
   B. HSV-2

C. VZV
D. CMV
E. EBV
3. 引起水痘-带状疱疹的病原体是
4. 与鼻咽癌的发生有关的是
5. 感染可引起巨细胞包涵体病的病原体是
6. 引起口唇疱疹的病原体是
7. 常引起生殖器疱疹的病原体是
8. 常引起角膜结膜炎的病原体是

第二十一章　逆转录病毒

【A_1 型题】

1. 关于逆转录病毒的性状，哪项错误
   A. 均含有逆转录酶
   B. 均侵犯 $CD4^+$细胞
   C. 有包膜 DNA 病毒
   D. 复制时先形成 RNA/DNA 中间体
   E. 基因组易发生变异
2. 关于人类免疫缺陷病毒（HIV）的特点，哪项错误
   A. 传染源是 HIV 携带者和 AIDS 患者
   B. 引起人类艾滋病
   C. 可通过性行为传播
   D. 不能经胎盘传播
   E. 可通过输血传播
3. AIDS 的临床表现不包括
   A. 隐性感染
   B. 原发急性感染
   C. 无症状潜伏感染
   D. AIDS 相关综合征
   E. 典型 AIDS

【A_2 型题】

4. 患者，男，26 岁。有不洁性交史和吸毒史，近半年来出现体重下降，腹泻，发热，反复出现口腔真菌感染，初诊为 AIDS。确诊时需要参考的主要检测指标是
   A. HIV 相应的抗原
   B. HIV 相应的抗体
   C. AIDS 患者的补体
   D. HIV 相关的 $CD8^+$细胞
   E. HIV 相关的 $CD4^+$细胞
5. 成年男性，体检用 ELISA 试验发现血液中 HIV 抗体阳性。确认实验用
   A. PCR 法查 DNA
   B. 分离培养病毒
   C. 检测病毒抗原
   D. 蛋白印迹（Western blotting）
   E. RT-PCR 查 RNA
6. 某 HIV 感染者，近日出现继发感染、衰竭、免疫缺陷等 AIDS 症状，入院治疗。目前认为最有效的治疗方案是
   A. 蛋白酶抑制剂
   B. 核苷类逆转录酶抑制剂
   C. 鸡尾酒疗法（联合用药疗法）
   D. 非核苷类逆转录酶抑制剂
   E. 脱氧鸟苷单一用药疗法
7. 成年男性，被确诊为 HIV 感染者，消瘦、衰竭，经常发生肺感染，造成免疫低下机制主要是
   A. 神经胶质细胞减少
   B. 树突状细胞减少
   C. 吞噬细胞被破坏
   D. 中和抗体保护作用低
   E. $CD4^+$T 细胞大量被破坏

第二十二章　其他病毒

【A_1 型题】

1. 关于狂犬病病毒的特点，哪项错误
   A. 患病动物是传染源
   B. 病毒只有一个血清型
   C. 狂犬咬伤后 100%发病
   D. 可发生毒力变异
   E. 可用病毒固定毒株制备疫苗进行预防
2. 引起尖锐湿疣的病原体是
   A. 人类免疫缺陷病毒（HIV）
   B. 人乳头瘤病毒（HPV）
   C. EB 病毒（EBV）
   D. 水痘-带状疱疹病毒（VZV）
   E. 巨细胞病毒（CMV）

【B_1 型题】

（3~5 题共用备选答案）

A. 人乳头瘤病毒
B. 森林脑炎病毒
C. 巨细胞病毒
D. 狂犬病病毒
E. 柯萨奇病毒
3. 与子宫颈癌的发生有关的是
4. 感染神经细胞可形成内氏小体的是
5. 外形为子弹状，有包膜的 RNA 病毒是

第七篇 医学免疫学

第一章 绪 论

【A_1 型题】

1. 免疫是指
   A. 机体识别排除抗原性异物的功能
   B. 机体清除和杀伤自身突变细胞的功能
   C. 机体抗感染的功能
   D. 机体清除自身衰老、死亡细胞的功能
   E. 机体对病原微生物的防御能力
2. 适应性免疫应答的特点不具有
   A. 特异性
   B. 非特异性
   C. 多样性
   D. 记忆性
   E. 耐受性
3. 免疫系统的三大功能为
   A. 免疫防御、免疫应答、免疫记忆
   B. 免疫应答、免疫记忆、免疫监视
   C. 免疫防御、免疫记忆、免疫监视
   D. 免疫应答、免疫监视、免疫自身稳定
   E. 免疫防御、免疫监视、免疫自身稳定
4. 免疫监视功能低下时，易发生
   A. 超敏反应
   B. 肿瘤
   C. 自身免疫病
   D. 移植排斥反应
   E. 免疫缺陷病
5. 介导适应性体液免疫应答的细胞是
   A. 单核细胞
   B. 巨噬细胞
   C. 中性粒细胞
   D. B 淋巴细胞
   E. 自然杀伤细胞
6. 属于固有免疫应答的细胞是
   A. T 淋巴细胞
   B. B 淋巴细胞
   C. NK 细胞
   D. 脂肪细胞
   E. 上皮细胞
7. 提出克隆选择学说的学者是
   A. Ehrlich
   B. Behring
   C. Burnet
   D. Landsteiner
   E. 北里
8. 免疫系统不包括
   A. 免疫组织
   B. 免疫器官
   C. 免疫细胞
   D. 免疫分子
   E. 免疫应答

第二章 抗 原

【A_1 型题】

1. 含有相同或相似抗原表位的不同抗原称为
   A. 共同抗原
   B. 异嗜性抗原
   C. 同种异型抗原
   D. 自身抗原
   E. 独特型抗原
2. 存在于抗原分子表面的，决定抗原特异性的特殊的化学基团称为
   A. 表位
   B. 异嗜性抗原
   C. 抗原结合价
   D. 类属抗原
   E. Forssman 抗原
3. 完全抗原是指
   A. 只有免疫原性，无抗原性
   B. 只有抗原性，无免疫原性
   C. 既无免疫原性，又无抗原性
   D. 既有免疫原性，又有抗原性
   E. 不能激发细胞免疫应答
4. 关于抗原，下列哪项组合是错误的
   A. 半抗原——青霉素
   B. 自身抗原——HLA 抗原
   C. 异种抗原——病原微生物
   D. 细胞质抗原——线粒体抗原
   E. 异嗜性抗原——Forssman 抗原
5. 激活 B 细胞产生抗体过程中依赖 T 细胞的辅助的抗原称为
   A. 完全抗原
   B. 半抗原
   C. TI-Ag
   D. TD-Ag
   E. 共同抗原
6. 抗原的免疫原性是指能够刺激机体的免疫系统发生免疫应答
   A. 产生抗体的能力
   B. 产生致敏淋巴细胞的能力

C. 产生抗体或致敏淋巴细胞的能力
D. 与相应抗体特异性结合的能力
E. 与相应致敏淋巴细胞特异性结合的能力

7. 属于 TI-Ag 的物质有
A. 病原微生物
B. 肺炎球菌荚膜多糖
C. 血细胞
D. 血清蛋白
E. 外毒素

8. 有关 T 细胞表位描述错误的是
A. 由 TCR 识别
B. 无须 MHC 分子的提呈
C. 多为线性表位
D. 可存在于抗原分子的任意部位
E. 化学性质多为肽类分子

9. 关于超抗原的性质，哪项错误
A. 无严格的 MHC 限制性
B. 无须 APC 加工可直接刺激 T 细胞
C. 与 MHC Ⅱ 分子的非多态区结合
D. 参与某些病理生理过程
E. 一种超抗原只可活化少数 T 细胞克隆

10. TD-Ag 哪项是错误的
A. 大多数为蛋白质
B. 可诱导体液免疫和细胞免疫
C. 可刺激产生 IgG 型抗体
D. 有免疫记忆
E. 大多数为多糖物质

11. 哪项不是构成抗原的条件
A. 大分子物质
B. 异物性
C. 有一定的化学组成和结构
D. 非经口进入机体
E. 必须与载体相结合

【A_2 型题】

12. 20 世纪，Forssman 用豚鼠的肝、脾、肾上腺制备的生理盐水悬液注射家兔，得到抗体，除与相应的抗原反应外，还可使绵羊 RBC 发生凝集，出现这一现象是因为
A. 可能绵羊 RBC 发生了自身凝集
B. 豚鼠与绵羊间有完全相同的血型抗原
C. 豚鼠脏器与绵羊 RBC 间有共同抗原决定簇
D. 豚鼠脏器在制备过程中抗原结构发生了改变
E. 体外实验中，绵羊 RBC 的抗原性发生了改变

13. 注射破伤风抗毒素以后患者出现休克、发热、蛋白尿、血尿、淋巴结肿大等，原因可能是
A. Ⅰ型超敏反应
B. Ⅱ型超敏反应
C. Ⅳ型超敏反应
D. Ⅰ型或Ⅲ型超敏反应
E. Ⅲ型超敏反应

【B_1 型题】

（14~18 题共用备选答案）
A. 异种抗原
B. 同种异型抗原
C. 异嗜性抗原
D. 自身抗原
E. 肿瘤相关抗原

14. AFP 是
15. ABO 血型抗原是
16. 眼晶状体
17. 大肠埃希菌与人结肠黏膜的共同抗原是
18. 异种动物血清是

（19~20 题共用备选答案）
A. 半抗原
B. 变应原
C. 耐受原
D. 超抗原
E. 丝裂原

19. 能诱导超敏反应的抗原称为
20. 可诱导机体产生免疫耐受的抗原称为

第三章　免疫器官

【A_1 型题】

1. 动物新生期切除胸腺的后果是
A. 细胞免疫功能缺陷，体液免疫功能正常
B. 细胞免疫功能正常，体液免疫功能缺陷
C. 细胞和体液免疫功能均不受影响
D. 细胞免疫功能缺陷，体液免疫功能受损
E. 机体造血和免疫功能均有损害

2. 机体受外源抗原刺激后，发生免疫应答的部位是
A. 骨髓
B. 淋巴结
C. 胸腺
D. 腔上囊
E. 外周血

【B_1 型题】

（3~5 题共用备选答案）
A. 骨髓
B. 淋巴结
C. 胸腺
D. 外周免疫器官
E. 脾

3. B 细胞发育成熟的场所是
4. 免疫应答发生的基地是
5. T 细胞、B 细胞定居、分化和增生的场所是

第四章 免疫细胞

【A_1型题】

1. Th2细胞不分泌
   A. IL-2
   B. IL-5
   C. IL-4
   D. IL-10
   E. IL-13
2. B细胞表面最重要的标志为
   A. mIg
   B. FcγR
   C. CD40
   D. CD5
   E. CD80
3. CD3和CD4分子存在于
   A. 所有外周淋巴细胞
   B. 所有外周T细胞
   C. Th1和Th2
   D. Treg和Tc
   E. Th1和Tc
4. 与B7结合抑制T细胞活化的是
   A. CD2
   B. CD40L
   C. ICOS
   D. CTLA-4
   E. CD28
5. 以下哪种分子不存在于T细胞表面
   A. CD2
   B. CD3
   C. 膜免疫球蛋白
   D. TCR
   E. CD28
6. 以下受体-协同刺激分子的结合哪项错误
   A. CD28与CD80
   B. CD40L与CD40
   C. CD2与LFA-3
   D. CD4-MHC Ⅱ
   E. CD8-MHC Ⅱ
7. NK细胞表面没有
   A. CD16
   B. CD56
   C. FcrRⅢ
   D. TCR
   E. CKR
8. T细胞不具有的受体是
   A. E受体
   B. 抗原受体
   C. 丝裂原受体
   D. CKR
   E. IgG Fc受体
9. 成熟DC最重要的功能是
   A. 摄取抗原
   B. 维持和诱导免疫耐受
   C. 免疫调节作用
   D. 抗原提呈与免疫激活作用
   E. 加工抗原
10. B细胞产生的抗体
    A. 中和细菌外毒素
    B. 具有调理作用
    C. 阻断病原体与靶细胞结合
    D. ADCC作用
    E. 通过补体的旁路途径发挥溶细胞或溶菌作用
11. 调节性T细胞的表型是
    A. $CD3^+$，$CD4^+$，$Foxp3^-$
    B. $CD3^+$，$CD8^+$，$Foxp3^+$
    C. $CD4^+$，$CD25^+$，$Foxp3^+$
    D. $CD20^+$，$CD40^+$，$Foxp3^-$
    E. $CD56^+$，$CD94^+$，$Foxp3^-$
12. 具有特异性杀伤作用的细胞是
    A. B细胞
    B. 中性粒细胞
    C. NK细胞
    D. CTL细胞
    E. LAK细胞
13. 在T细胞活化中发挥重要作用的分子是
    A. CTLA-4
    B. CD28
    C. PD-1
    D. CD2
    E. CD40L
14. APC不包括
    A. B细胞
    B. MΦ
    C. 树突状细胞
    D. 内皮细胞
    E. 粒细胞
15. 在提呈低浓度抗原方面发挥重要作用的APC是
    A. MΦ
    B. DC
    C. B淋巴细胞
    D. 嗜酸性粒细胞
    E. 成纤维细胞
16. 在免疫应答过程中，巨噬细胞
    A. 产生抗体
    B. 表达TCR
    C. 产生细胞因子
    D. 表达CD3分子
    E. 发生基因重排
17. MΦ不表达
    A. C3b受体
    B. 细胞因子受体
    C. IgG Fc受体
    D. MHCⅡ类分子
    E. 膜免疫球蛋白
18. 调节性T细胞（Treg）不表达
    A. CD79a
    B. CD3
    C. CD25
    D. TCR
    E. Foxp3
19. 关于NK细胞正确的叙述是
    A. 发现具有特异性抗原识别受体
    B. 具有MHC的限制性
    C. 具有ADCC效应
    D. 分泌IL-10
    E. 具有抗体产生作用
20. 对NK细胞描述错误的是
    A. 活化后表达Fas

B. 可直接杀伤某些肿瘤细胞
C. 可间接杀伤某些病毒感染细胞
D. 分泌 TNF-α
E. 具有免疫调节作用

21. 能够产生抗体的细胞是
A. T 细胞
B. 未活化的 B 细胞
C. 浆细胞
D. NK 细胞
E. B 细胞

22. 不属于识别 HLA Ⅰ 类分子的 NK 细胞受体是
A. KIR2DL
B. KIR3DL
C. CD94/NKG2A
D. CD94/NKG2C
E. NKG2D

23. TAP
A. 参与外源性抗原的提呈
B. 参与内源性抗原的提呈
C. 位于内体膜上
D. 为同源二聚体分子
E. 对多肽进行被动转运

24. 对 B 细胞共受体描述错误的是
A. 由 CD19、CD21 和 CD81 组成
B. 可与 C3d 结合
C. 提高 B 细胞对抗原刺激的敏感性
D. 与 EB 病毒选择性感染 B 细胞有关
E. 可减弱 B 细胞活化信号的转导

25. $CD4^+T$ 细胞的主要功能是
A. 特异性杀伤作用
B. 吞噬作用
C. 辅助作用
D. 抑制作用
E. 抗原提呈作用

26. 对 CD1 分子描述错误的是
A. 提呈外源性脂类抗原
B. 是一类 MHC Ⅰ 类样分子
C. 不能提呈自身脂类抗原
D. 有 CD1a～e 5 个成员
E. 主要将脂类抗原提呈给 NKT 细胞

【B_1 型题】

（27～30 题共用备选答案）
A. MΦ
B. T 细胞
C. B 细胞
D. NK 细胞
E. 嗜碱性粒细胞

27. 直接参与Ⅰ型超敏反应的是
28. 活化为浆细胞产生抗体的是
29. 具有吞噬和抗原提呈作用的是
30. 具有 CD3 分子表面抗原的是

（31～34 题共用备选答案）
A. Tc
B. Treg
C. Th
D. Th1
E. Th2

31. 对体液免疫起辅助作用
32. 起免疫应答负调节作用的是
33. 分泌 IL-2、IFN-γ 的是
34. 具有细胞毒作用的是

第五章 免疫球蛋白

【A_1 型题】

1. 免疫球蛋白的基本结构是
A. 由 4 条相同的重链组成
B. 由 4 条相同的轻链组成
C. 由二硫键相连的 4 条肽链组成
D. 由二硫键相连的 2 条肽链组成
E. 由 J 键连接的 5 条肽链组成

2. 介导 NK 细胞、巨噬细胞、中性粒细胞发挥 ADCC 效应的 Ig 主要是
A. IgA
B. IgM
C. IgD
D. IgG
E. IgE

3. IgG 的生物学作用之一是
A. 与 Ag 结合后激活补体
B. 不能透过胎盘
C. 与 Ag 作用后，体内最先出现
D. 是分泌液中主要的保护性抗体
E. 参与Ⅰ型超敏反应

4. 免疫调理作用最强的 Ig 是
A. IgG
B. IgM
C. IgA
D. IgD
E. IgE

5. 免疫球蛋白不具有的作用是
A. 中和外毒素
B. 激活补体经典途径
C. 调理作用
D. 介导 ADCC 作用
E. 参与Ⅳ型超敏反应

6. 有关免疫球蛋白和抗体的说法，正确的是
A. 免疫球蛋白就是抗体、二者具有相同的含义
B. 免疫球蛋白均为抗体，抗体不一定都是免疫球蛋白
C. 免疫球蛋白与抗体不同，二者也不相关
D. 抗体均为免疫球蛋白，而免疫球蛋白并不一定都是抗体
E. 抗体和免疫球蛋白只存在于血液和体液中，二者均具有免疫功能

7. 浆细胞主要存在于

A. 胸腺
B. 外周血
C. 脾及淋巴结
D. 黏膜相关的淋巴细胞
E. 骨髓

8. 五聚体 IgM 一般只有几个结合点可结合抗原
A. 1个
B. 2个
C. 4个
D. 5个
E. 10个

9. 免疫球蛋白的超变区在
A. Fab 段
B. Fc 段
C. 铰链区
D. CH_1 区
E. CH_2 区

10. 具有亲细胞作用的抗体是
A. IgM
B. IgD
C. IgE
D. IgG
E. IgA

11. IgE 与 IgG 功能区不同，因为 IgE 有
A. V 区
B. CH_1 区
C. CH_2 区
D. CH_3 区
E. CH_4 区

12. 抗体与抗原结合的部位是
A. VL 和 VH 区
B. CH_1 区
C. CH_3 区
D. CD_4 区
E. 铰链区

13. 具有补体 C1q 结合点的 Ig 是
A. IgE 和 IgD
B. IgA 和 IgG
C. IgM 和 IgA
D. IgG 和 IgM
E. IgM 和 IgE

14. IgG 通过胎盘主要决定于哪一部位
A. Fab 段
B. CH_2 区
C. F（ab）2′
D. Fc 段
E. 铰链区

15. 天然血型抗体是
A. IgA
B. IgM
C. IgG
D. IgE
E. IgD

16. Ig 分成 κ、λ 两个型，其依据是
A. 重链
B. 轻链
C. 可变区
D. 恒定区
E. 铰链区

17. 独特型抗原决定簇的氨基酸差异主要在
A. 恒定区
B. 铰链区
C. 可变区
D. 超变区
E. 补体结合区

18. IgG 不含的功能区是
A. VH 区
B. VL 区
C. CH_1 区
D. CH_2 区
E. CH_4 区

19. 无铰链区的免疫球蛋白是
A. IgG、IgD
B. IgA、IgG
C. IgG、IgE
D. IgM、IgE
E. IgM、IgD

20. 以下哪种不是单克隆抗体的特点
A. 识别一种抗原表位
B. 制备成本高
C. 纯度高
D. 效价高
E. 特异性强

21. 类毒素刺激机体后产生的特异性免疫应答物质是
A. 干扰素
B. 抗毒素
C. 补体
D. 乙型溶素
E. 细胞因子

【B_1 型题】

（22~24 题共用备选答案）
A. IgG
B. IgA
C. IgM
D. IgD
E. IgE

22. 唯一通过胎盘的 Ig 是
23. 参与Ⅰ型超敏反应的 Ig 是
24. 在进化过程中出现最早的 Ig 是

（25~27 题共用备选答案）
A. IgG
B. IgA
C. IgM
D. IgD
E. IgE

25. 胚胎时期起重要防御作用的 Ig 是
26. 含量最少的 Ig 是
27. 含量最多的 Ig 是

第六章 补体系统

【A_1 型题】

1. 补体膜攻击复合物是
A. C3b
B. C5b
C. C5b6789
D. C5b678
E. C5b67

2. 参与替代途径激活补体的物

质是
A. IgG
B. IgM
C. IgD
D. LPS
E. MBL
3. 关于补体的正确叙述是
A. 是一组具有酶促反应活性的脂类物质
B. 主要由活化的淋巴细胞产生
C. 参与免疫病理反应
D. 对热稳定
E. 血清中 C1 含量最高
4. 血清中含量最高的补体成分是
A. C1
B. C2
C. C3
D. C4
E. C5
5. 在经典、替代两个途径中均起作用的补体成分是
A. C1q
B. C1s
C. C1r
D. C2
E. C3
6. 补体经典途径反应的次序是
A. C1→C2→C3……→C9
B. C1→C3→C2→C4……→C9
C. C1→C2→C3→C5……→C9
D. C1→C4→C2→C3→C5……→C9
E. C3→C5→C6……→C9
7. 关于 MBL 途径正确的是
A. 是最早被发现的补体激活途径
B. 活化过程需要 B 因子参与
C. 需要抗原抗体复合物的参与
D. 形成的膜攻击复合物同经典途径相同
E. 不形成经典途径的 C5 转化酶
8. 补体系统在激活后可以
A. 诱导免疫耐受
B. 抑制超敏反应
C. 结合细胞毒性 T 细胞
D. 启动抗体的类别转换
E. 裂解细菌

【B_1 型题】

（9~13 题共用备选答案）
A. S 蛋白
B. IgM 与抗原结合形成的复合物
C. P 因子
D. MBL
E. DAF
9. 稳定旁路途径 C3 转化酶的是
10. 桥连 C1q，启动补体经典途径活化的是
11. 与细菌表面甘露糖残基结合，启动 MBL 途径的是
12. 抑制膜攻击复合物形成的是
13. 抑制经典途径和替代途径 C3 转化酶和 C5 转化酶形成与活性的是

第七章　细胞因子

【A_1 型题】

1. 诱导 IgE 产生的主要细胞因子是
A. IL-1
B. IL-2
C. IL-4
D. IL-3
E. IL-6
2. IL-1 的主要产生细胞是
A. T 细胞
B. 巨噬细胞
C. B 细胞
D. NK 细胞
E. 中性粒细胞
3. 属于细胞因子的物质是
A. 植物血凝素
B. 干扰素
C. 调理素
D. 乙型溶素
E. 胸腺素
4. 产生 IL-2 的细胞是
A. 巨噬细胞
B. T 细胞
C. B 细胞
D. NK 细胞
E. 中性粒细胞
5. IL-1 的功能不包括
A. 促进 T 细胞的增殖
B. 激活单核-吞噬细胞
C. 大量 IL-1 进入血流能诱导急性期蛋白
D. 抑制 NK 细胞
E. 可作为内源性致热原
6. 属于趋化因子 CXC 亚族的代表成员是
A. IL-2
B. IL-4
C. IL-6
D. IL-8
E. IL-12
7. 能杀伤细胞的细胞因子是
A. IL-2
B. TNF-α
C. 干扰素
D. IL-4
E. IL-1
8. T 细胞产生的细胞因子不包括
A. IL-1
B. IL-2
C. IL-3
D. IL-4
E. IL-6
9. 被美国食品药品监督管理局（FDA）

批准用于治疗乙肝的细胞因子是
A. IFN-α
B. G-CSF
C. IFN-γ
D. TNF
E. IL-2

【B_1 型题】

（10~12 题共用备选答案）
A. IL-1
B. IL-2
C. IL-8
D. IL-5
E. IL-6

10. MΦ 产生的能活化 T 细胞的是
11. T 产生的能活化 T、B、MΦ 的是
12. 对中性粒细胞有趋化作用的是

第八章　主要组织相容性复合体

【A_1 型题】

1. 人类 MHC 定位于
A. 第 7 号染色体上
B. 第 5 号染色体上
C. 第 6 号染色体上
D. 第 13 号染色体上
E. 第 2 号染色体上
2. 关于 HLA Ⅱ 类分子，正确的是
A. 由 α 链和 $β_2$m 链组成
B. 提呈外源性抗原
C. 分布在所有有核细胞的表面
D. 由 HLA-A、B、C 等基因编码
E. 可与 CD8 分子结合
3. HLA 复合体不编码
A. HLA Ⅰ类分子的 α 链
B. HIA Ⅰ类分子的 $β_2$m 链
C. HLA Ⅱ类分子的 α 链
D. HLA Ⅱ类分子的 β 链
E. B 因子
4. HLA Ⅰ类抗原不在下列哪一种细胞表面表达
A. 淋巴细胞
B. 成熟红细胞
C. 巨噬细胞
D. 网织红细胞
E. 粒细胞
5. 下列哪种不是 HLA 复合体的遗传特征
A. 多基因性
B. 基因常需要重组
C. 共显性遗传
D. 单元型遗传
E. 连锁不平衡
6. 受 MHC 限制的是
A. CTL 杀伤病毒感染细胞
B. NK 细胞杀伤肿瘤细胞
C. 巨噬细胞吞噬细菌
D. 抗体结合病毒
E. 树突状细胞摄取抗原
7. HLA-B27 阳性相关的疾病是
A. 类风湿关节炎
B. 系统性红斑狼疮
C. 强直性脊柱炎
D. 肾小球性肾炎咯血综合征
E. 胰岛素依赖型糖尿病

第九章　免疫应答

【A_1 型题】

1. 在 IgA、IgM、IgG、IgE 及 IgD 中 IgE 主要的抗体效应是
A. 中和作用
B. 调理作用
C. 裂解细胞作用
D. ADCC
E. 参与Ⅰ型超敏反应
2. 淋巴细胞活化过程中需要黏附分子的辅佐，其中协助 Th 活化 B 细胞的是
A. CD2/LFA3
B. CD40/ CD40L
C. LFA-1/ICAM-1
D. CD4/MHC Ⅱ类分子
E. CD8/MHC Ⅰ类分子
3. $CD4^+$Th1 细胞诱导的炎症中直接造成细胞浸润的主要细胞因子是
A. IFN-γ
B. TNF+IFN-γ+IL-2
C. IL-4
D. IL-12
E. IL-8
4. 初次应答最主要的特点是
A. IgG 大量产生
B. IgG 产生的快
C. IgG 和 IgM 同时产生
D. IgM 产生的快
E. IgG 的亲和力强
5. TCR 识别 Ag 后向细胞传递信息的分子是
A. CD2
B. CD3
C. CD4
D. CD8
E. CD28
6. $CD4^+$Th 细胞活化的第一信号是
A. 表达 IL-12，IL-2，IL-4 的受体
B. TCR 识别肽 Ag MHC Ⅱ类分子复合物
C. $CD4^+$Th 与 APC 间黏附分子的作用
D. IL-12 作用
E. IL-1 的作用
7. CTL 在抗感染中主要抵御的细

菌是
A. 布氏杆菌
B. 肺炎链球菌
C. 破伤风梭菌
D. 乙型链球菌
E. 金黄色葡萄球菌

8. 肺炎链球菌荚膜多糖免疫家兔出现的情况是
A. 诱导细胞免疫和体液免疫
B. 产生大量的 IgG
C. 产生大量的 IgM
D. 可发生再次应答
E. 发生迟发型超敏反应炎症

9. $CD8^+$T 细胞活化的协同刺激信号是
A. IL-1 受体的表达
B. IL-2 的作用
C. IL-5 的作用
D. TCR 识别 Ag 肽-MHC Ⅱ类分子复合物
E. $CD8^+$T 细胞与 APC 间黏附分子及协同刺激分子的作用

10. 下列哪一项不属于细胞免疫效应
A. 抗肿瘤
B. 抗病毒
C. 引起同种移植物的排斥
D. 发生 ADCC
E. 引起 DTH

11. 识别细菌 CpG DNA 的 Toll 样受体是
A. TLR2
B. TLR4
C. TLR5
D. TLR7
E. TLR9

12. 再次应答最主要的特点是
A. 潜伏期长
B. IgG 大量产生
C. IgM 产生量大
D. IgG 与 IgM 的产生量相似
E. IgG 的亲和力没变化

13. 固有免疫细胞不具备的应答特点是
A. 直接识别病原体 PAMP
B. 识别结合相应配体后，立即产生免疫应答
C. 经克隆扩增和分化后，迅速产生免疫效应
D. 没有免疫记忆功能，不能引起再次应答
E. 免疫应答维持时间较短

14. $CD4^+$Th1 细胞诱导的炎症中最主要的效应细胞是
A. 活化的巨噬细胞
B. T 细胞
C. B 细胞
D. NK 细胞
E. 中性粒细胞

15. B1 细胞所不具备的抗体应答特点是
A. 识别并结合多糖抗原而被激活
B. 接受抗原刺激后，相应抗体可在 48 小时内产生
C. 产生的抗体以 IgM 为主
D. 产生的抗体以 IgG 为主
E. 不产生免疫记忆

16. B 细胞活化过程中的第一信号是
A. BCR 识别 Ag
B. IL-1 的作用
C. 识别 MHC 分子
D. IL-2 受体的产生
E. 黏附分子受体与配体的相互作用

17. 下列抗原属内源性 Ag 的是
A. 菌体 Ag
B. 细菌的外毒素
C. 病毒感染细胞合成的病毒蛋白
D. 异种动物血清
E. 红细胞的 Rh 抗原

18. $CD8^+$T 细胞活化的第一信号是
A. TCR 识别 Ag 肽－自身 MHC Ⅰ类分子复合物
B. 协同刺激因子在靶细胞表面的表达
C. 表达 IL-2 受体
D. 表达 IFN-γ 受体
E. 受 IL-12 和 IFN-γ 的作用

19. 提呈可溶性 Ag 最有效的 APC 是
A. 巨噬细胞
B. 朗格汉斯细胞
C. 树突状细胞
D. 并指状细胞
E. B 细胞

【B_1 型题】

（20～23 题共用备选答案）
A. 对 TI-Ag 应答
B. ADCC
C. 对 TD-Ag 应答
D. 分泌细胞因子的作用
E. 特异性杀伤作用

20. B1 细胞具有
21. CTL 细胞具有
22. NK 细胞具有
23. T 细胞、B 细胞具有

（24～27 题共用备选答案）
A. Ab 中和作用
B. 调理作用
C. 裂解细胞作用
D. ADCC
E. 引起Ⅰ型超敏反应

24. IgE 具有
25. 中性粒细胞具有
26. 抗病毒感染具有
27. NK 具有

第十章 黏膜免疫

【A_1 型题】

1. 分布于黏膜系统的淋巴组织约占机体淋巴组织的
   A. 90%
   B. 70%
   C. 50%
   D. 40%
   E. 30%
2. 对于M细胞描述错误的是
   A. 呈穹隆状
   B. 可摄取肠腔内抗原性异物
   C. 可转运抗原
   D. 是专职APC细胞
   E. 包绕着T细胞、B细胞、巨噬细胞和树突状细胞
3. 不属于韦氏环结构的是
   A. 咽扁桃体
   B. 颌下淋巴结
   C. 腭扁桃体
   D. 舌扁桃体
   E. 鼻后部其他淋巴组织
4. 参与再循环的淋巴细胞主要是
   A. 成熟T细胞
   B. 成熟B细胞
   C. 不成熟T细胞
   D. 不成熟B细胞
   E. 记忆性B细胞
5. 不属于黏膜相关淋巴组织的是
   A. 扁桃体
   B. 支气管相关淋巴组织
   C. M细胞
   D. 脾
   E. 小肠派尔集合淋巴结
6. 黏膜免疫系统B细胞产生的抗体主要是
   A. IgG
   B. IgM
   C. IgD
   D. SIgA
   E. IgA

【B_1 型题】

（7~9题共用备选答案）
   A. SIgA
   B. IgG
   C. IgE
   D. IgM
   E. IgD
7. 在黏膜局部抗感染免疫防御中发挥关键作用的是
8. 在机体抗感染中发挥主要作用的是
9. 经过口服抗原导致全身免疫耐受的是

（10~11题共用备选答案）
   A. CD34
   B. L-selectin
   C. CD19
   D. CD56
   E. ICOS
10. 在HEV内皮细胞表面的是
11. 在初始T细胞表面的是

第十一章 抗感染免疫

【A_1 型题】

1. 参与特异性抗细胞外病原体感染的主要免疫效应成分是
   A. CTL
   B. Th1
   C. 巨噬细胞
   D. Ig
   E. NK细胞
2. 下列哪项不属于体液免疫的效应作用
   A. 调理作用
   B. ADCC
   C. DTH反应
   D. 中和作用
   E. CDC
3. 对于迟发型超敏性炎症，下列哪种细胞因子能活化巨噬细胞
   A. IFN-γ
   B. TNF
   C. TGF-β
   D. LT
   E. IL-10
4. 具有非特异性杀伤作用的细胞是
   A. Th细胞
   B. CTL细胞
   C. TCRαβT细胞
   D. NK细胞
   E. Ts细胞
5. 关于抗感染免疫的叙述，下列错误的是
   A. 完整的皮肤与黏膜屏障是抗感染的第一道防线
   B. 吞噬细胞和体液中的杀菌物质是抗感染的第二道防线
   C. 体液免疫主要针对胞外寄生菌的感染
   D. 细胞免疫主要针对胞内寄生菌的感染
   E. 抗体与细菌结合可直接杀死病原菌
6. 与内源性抗原提呈密切相关的分子是
   A. MHC Ⅰ类分子
   B. MHC Ⅱ类分子
   C. FcγR
   D. mIg
   E. C3 bR
7. 抗原提呈细胞所不具备的作

用是
A. 促进T细胞表达特异性抗原受体
B. 降解抗原为小分子肽段
C. 使MHC分子与抗原肽结合
D. 将抗原肽-MHC复合物提呈给T细胞
E. 为T细胞活化提供第二信号
8. 与外源性抗原提呈密切相关的分子是
A. MHC Ⅰ类分子
B. MHC Ⅱ类分子
C. FcγR
D. mIg
E. C3bR
9. 巨噬细胞主要是通过以下哪种方式摄入和消化细菌的
A. 胞饮作用
B. 受体介导的胞吞作用
C. 膜泡运输的方式
D. 巨吞饮作用
E. 吞噬作用
10. NK细胞通过ADCC作用杀伤靶细胞需要
A. 补体
B. 抗体
C. 细胞因子
D. MHC分子
E. TCR
11. 关于APC处理提呈抗原，下列哪项错误
A. 外源性抗原经APC处理。形成多肽-MHC Ⅱ类分子复合物提呈给$CD4^+$ TH细胞
B. Bm将抗原肽-MHC Ⅱ类分子复合物提呈给TH细胞
C. 类脂与CD1结合，由APC提呈
D. TAP参与外源性和内源性抗原的处理
E. 内源性抗原经APC处理，形成多肽-MHC Ⅰ类分子复合物提呈给$CD8^+$T细胞
12. 巨噬细胞对外源性抗原加工处理和提呈过程不包括
A. 吞噬体形成
B. 吞噬溶酶体形成
C. 抗原降解成抗原肽
D. 抗原在内质网中加工修饰
E. 抗原肽与MHC Ⅱ类分子结合形成复合物
13. 交叉反应是由于两种不同的抗原分子中具有
A. 构象决定簇
B. 不同的抗原决定簇
C. 功能性决定簇
D. 共同抗原决定簇
E. 连续性决定簇
14. 类毒素的性质是
A. 有免疫原性，有毒性
B. 无免疫原性，无毒性
C. 有免疫原性，无毒性
D. 有毒性，无免疫原性
E. 有过敏原性，有毒性
15. 参与特异性抗细胞内病原体感染的主要免疫效应细胞是
A. 巨噬细胞
B. Th2
C. CTL
D. B细胞
E. NK细胞

【B_1型题】

（16~20题共用备选答案）
A. 中性粒细胞
B. 红细胞
C. NK细胞
D. 巨噬细胞
E. 嗜碱性粒细胞
16. 具有非特异性吞噬杀伤和抗原提呈作用的细胞是
17. 来源于淋巴样前体细胞的细胞是
18. 在急性炎症中起关键作用的细胞是
19. 能够引起急性超敏反应的细胞是
20. 具有清除血循环中免疫复合物功能的细胞是

第十二章 超敏反应

【A_1型题】

1. 参与Ⅰ型超敏反应的最重要的Ig是
A. IgG
B. IgM
C. SIgA
D. IgE
E. IgD
2. 与免疫复合物型超敏反应有关的疾病是
A. 新生儿溶血症
B. 链球菌感染后肾小球肾炎
C. 肺出血-肾炎综合征
D. 血细胞减少症
E. Graves病
3. 介导Ⅳ型超敏反应的免疫细胞是
A. T细胞
B. B细胞
C. 嗜酸性粒细胞
D. 肥大细胞
E. 中性粒细胞
4. 不参与Ⅰ型超敏反应的细胞是
A. 嗜碱性粒细胞
B. 肥大细胞
C. 浆细胞
D. 中性粒细胞
E. 嗜酸性粒细胞
5. 可释放组胺引起哮喘反应的白细胞是
A. 单核细胞
B. 嗜酸性粒细胞

C. 中性粒细胞
D. 淋巴细胞
E. 嗜碱性粒细胞

6. 关于超敏反应正确的理解是
A. 不出现组织细胞损伤
B. 机体反应性处于低状态
C. 不是特异性的
D. 属于正常免疫应答
E. 属于异常免疫应答

7. 有补体参与的超敏反应性疾病是
A. 支气管哮喘
B. 青霉素引起的休克
C. 粒细胞减少症
D. 剥脱性皮炎
E. 荨麻疹

8. 属于Ⅱ型超敏反应的疾病是
A. 血小板减少性紫癜
B. 血清病
C. SLE
D. 过敏性鼻炎
E. 荨麻疹

9. 属于Ⅰ型超敏反应的疾病是
A. 血清病
B. 过敏性休克
C. 免疫复合物性肾小球肾炎
D. 类风湿关节炎
E. 感染性迟发型超敏反应

10. 补体、中性粒细胞、血小板共同参与的超敏反应类型是
A. Ⅰ型
B. Ⅱ型
C. Ⅲ型
D. Ⅳ型
E. Ⅱ型和Ⅲ型

11. 与IgE具有亲和性的细胞是
A. 嗜酸性粒细胞和中性粒细胞
B. 毛细血管基底膜细胞
C. MΦ细胞
D. 嗜碱性粒细胞及肥大细胞
E. NK细胞

12. Ⅲ型超敏反应的启动因素是
A. 细胞因子
B. 免疫球蛋白
C. 免疫复合物
D. 单核-吞噬细胞
E. 淋巴毒素

13. 不参与Ⅰ型超敏反应的介质或细胞因子是
A. 组胺
B. LTs
C. PAF
D. PGD_2
E. IFN-γ

14. 在Ⅰ型超敏反应中起负反馈调节作用的细胞是
A. 肥大细胞
B. 嗜酸性粒细胞
C. Th2细胞
D. 中性粒细胞
E. 嗜碱性粒细胞

15. 支气管哮喘中起主要作用的Ig是
A. IgG
B. IgM
C. SIgA
D. IgE
E. IgD

16. 属于Ⅲ型超敏反应性疾病的是
A. 过敏性溶血性贫血
B. SLE
C. 过敏性鼻炎
D. 结核
E. 青霉素引起的过敏性休克

17. 参与Ⅰ型超敏反应的主要细胞是
A. 肥大细胞
B. 致敏T细胞
C. CTL细胞
D. NK细胞
E. 中性粒细胞

18. 诱导支气管平滑肌强烈而持久地收缩的介质是
A. 白三烯
B. 组胺
C. 激肽类物质
D. PGD_2
E. C3a

19. Ⅱ型超敏反应
A. 由IgG介导
B. 属迟发型超敏反应
C. 与NK细胞无关
D. 与巨噬细胞无关
E. 不破坏细胞

20. 在Ⅰ型超敏反应中，细胞内cAMP水平降低能够
A. 增强嗜碱性粒细胞的膜稳定性
B. 增强肥大细胞的膜稳定性
C. 引起嗜碱性粒细胞脱颗粒
D. 引起T细胞对靶细胞的破坏
E. 阻断肥大细胞脱颗粒

【A_2型题】

21. 某血管活性物质的作用是刺激支气管平滑肌强烈持久性地收缩，也有使毛细血管通透性增强和促进内分泌的作用，该物质应该是
A. 血小板活化因子
B. 组胺
C. 白三烯
D. 前列腺素
E. 激肽

22. 注射青霉素引起过敏性休克，血压下降，是由血管活性物质引起的生物学效应，这种休克的发生是由哪种效应所致
A. 支气管平滑肌收缩
B. 腺体分泌增加
C. 毛细血管扩张
D. 血管通透性增加
E. 以上全部是

23. 一开放性外伤患者，急需注射破伤风抗毒素血清，皮试发现过敏，需采用的主要防治措施是
A. 色甘酸钠阻止肥大细胞脱颗粒
B. 生物活性介质拮抗剂——苯海拉明
C. 肾上腺素
D. 异种免疫血清脱敏疗法
E. 特异性变应原脱敏疗法

24. 患者体内有维生素B_{12}辅助因子的抗体，此抗体可使肠道维

生素 B_{12} 吸收障碍，该种贫血属于
A. ABO 血型不符
B. 新生儿溶血症
C. 自身免疫性溶血性贫血
D. 恶性贫血
E. 药物过敏性溶血性贫血

25. 糖尿病患者由于反复注射胰岛素，在注射局部出现红肿，出血，坏死等剧烈的炎症，应是
A. 类风湿关节炎
B. 类 Arthus 反应
C. 血清病
D. 免疫复合物型肾小球性肾炎
E. SLE

第十三章 自身免疫和自身免疫性疾病

【A_1 型题】

1. 自身免疫病最重要的基本特征是
A. 患者血中可测得高效价的自身抗体和/或针对自身 Ag 的致敏淋巴细胞
B. 自身抗体或致敏淋巴细胞造成组织损伤或功能障碍
C. 病情转归与自身免疫反应强度有关
D. 反复发作或慢性迁延
E. 有遗传倾向

2. 属于器官特异性自身免疫病的是
A. SLE
B. 全身性硬皮病
C. 多发性肌炎
D. 干燥综合征
E. 甲状腺功能亢进症

3. 属于器官非特异性自身免疫性疾病的是
A. 重症肌无力
B. 类风湿关节炎
C. 1 型糖尿病
D. 甲状腺功能亢进症
E. 桥本甲状腺炎（慢性甲状腺炎）

4. Graves 病患者血清中的促甲状腺素受体的抗体主要是
A. IgG
B. IgA
C. IgE
D. IgM
E. IgD

5. 风湿性心脏病的发病机制主要与下列哪一项有关
A. 自身抗原的改变
B. 分子模拟
C. 表位扩展
D. 免疫忽视的打破
E. 免疫隔离部位抗原的释放

6. 自身免疫病是由于哪一项免疫功能损害所致
A. 免疫调节
B. 免疫监视
C. 免疫防御
D. 免疫自稳
E. 抗原提呈

7. 刺激机体产生类风湿因子的抗原是
A. 变性 IgA
B. 变性 IgD
C. 变性 IgE
D. 变性 IgG
E. 变性 IgM

【B_1 型题】

（8~9 题共用备选答案）
A. 慢性甲状腺炎
B. Graves 病
C. SLE
D. 类风湿关节炎
E. 重症肌无力

8. 属于甲状腺功能减退的疾病
9. 几乎全身多脏器均可受累的疾病

（10~11 题共用备选答案）
A. 抗 Sm 抗体
B. 抗 dsDNA 抗体
C. 抗 SSA 抗体
D. 抗心磷脂抗体
E. 抗核抗体

10. 与系统性红斑狼疮病情活动相关的抗体是
11. 与血栓形成、血小板减少和复发性流产相关的抗体是

第十四章 肿瘤免疫

【A_1 型题】

1. 诱导肿瘤特异性 Ag 的物质是
A. 人乙肝病毒
B. 甲基胆蒽
C. EB 病毒
D. 人乳头瘤病毒
E. 单纯疱疹病毒

2. 特异性杀伤肿瘤的细胞是
A. CTL
B. NK
C. MΦ
D. LAK
E. 中性粒细胞

3. 关于肿瘤抗原的正确叙述是
A. TAA 诱导的免疫应答具有典型的特异性和记忆性
B. TSA 不能成为抗体识别和清除恶变细胞的抗原成分
C. TAA 被宿主识别的过程具有 MHC 限制性

D. TSA 抗原性较弱，难以刺激机体产生抗肿瘤免疫应答
E. TSA 是肿瘤免疫诊断及治疗的有效靶点

4. 化学因素诱发的肿瘤抗原的特点是
A. 特异性高，抗原性强
B. 特异性高，抗原性弱
C. 特异性低，抗原性强
D. 特异性低，抗原性弱
E. 多具有共同性表达

5. 关于肿瘤免疫的正确描述是
A. 肿瘤抗原只存在于细胞表面
B. 血清中抗甲胎蛋白抗体水平增高有助于原发性肝癌诊断
C. 血清中癌胚抗原水平增高有助于结肠癌诊断
D. 同种类型的肿瘤表达的肿瘤抗原相同
E. HIV 与成人 T 淋巴细胞白血病的发病有关

6. NK 细胞杀伤肿瘤细胞是通过
A. 特异性地识别肿瘤细胞表面的 MHC Ⅰ 类分子
B. 将肿瘤细胞内化杀伤
C. 释放穿孔素
D. 释放 TNF-β
E. 释放 IFN-α

7. 正确描述肿瘤免疫逃逸机制的是
A. 肿瘤细胞 MHC Ⅱ 类分子表达下降或缺失
B. 肿瘤细胞可产生杀伤性物质
C. 肿瘤细胞表面共刺激分子表达水平降低
D. 肿瘤细胞在遗传上稳定，不易产生变异
E. 肿瘤细胞表达大量 Fas

8. 关于肿瘤免疫反应描述正确的是
A. 体液免疫在抗肿瘤免疫中起主要作用
B. 细胞免疫在抗肿瘤免疫中起主要作用
C. 静止的与活化的 MΦ 均能杀伤肿瘤细胞
D. 诊断主要依赖于肿瘤的特异性抗原的检测
E. 临床使用细胞因子治疗肿瘤效果显著

9. 属于肿瘤过继免疫疗法的是
A. 注射 BCG
B. 注射 IL-2
C. 注射 TIL
D. 注射病毒性肿瘤疫苗
E. 注射 McAb^{125}I

10. 肿瘤治疗不包括
A. 主动免疫治疗
B. 非特异性免疫治疗
C. 抗肿瘤导向治疗
D. 血浆置换
E. 过继免疫治疗

【B_1 型题】

（11～14 题共用备选答案）
A. 血 CA19-9 升高
B. 血 PSA 升高
C. 血 CEA 升高
D. 血 AFP 升高
E. 血酸性磷酸酶升高

11. 结肠直肠癌患者
12. 胰腺癌患者
13. 原发性肝癌患者
14. 前列腺癌患者

（15～18 题共用备选答案）
A. EBV
B. 人乳头瘤病毒
C. 乙型肝炎病毒
D. HIV
E. 人嗜 T 淋巴细胞病毒-1

15. 与原发性肝癌有关
16. 与 B 淋巴细胞瘤发生有关
17. 与成人 T 淋巴细胞白血病发生有关
18. 与人类子宫颈癌发生有关

第八篇　药　理　学

第一章　总　论

【A_1型题】

1. 关于药物毒性反应的描述，正确的是
   A. 与药物剂量无关
   B. 与药物的使用时间长短无关
   C. 一般不造成机体的病理性损害
   D. 大多为难以预知的反应
   E. 有时也与机体高敏性有关
2. 不良反应不包括
   A. 副作用
   B. 超敏反应
   C. 停药反应
   D. 后遗效应
   E. 继发反应
3. 药物的灭活速度和消除速度决定其
   A. 起效的快慢
   B. 作用持续时间
   C. 药物作用的强度
   D. 后遗效应的大小
   E. 不良反应的大小
4. 药物的副反应是
   A. 药物本身固有的
   B. 较严重的药物不良反应
   C. 剂量过大时产生的不良反应
   D. 药物作用选择性
   E. 与药物治疗目的有关的效应
5. 药物不良反应
   A. 一般都很严重
   B. 发生在大剂量情况下
   C. 产生原因与药物作用的选择性高有关
   D. 可发生在治疗剂量
   E. 只是一种过敏反应
6. 药物的生物利用度是指
   A. 药物经胃肠道进入门脉的分量
   B. 药物能吸收进入体循环的分量
   C. 药物吸收后达到作用点的分量
   D. 药物吸收后进入体内的相对速度
   E. 药物吸收进入体循环的相对分量和速度
7. 对生物利用度影响较大的因素是
   A. 给药次数
   B. 给药时间
   C. 给药剂量
   D. 给药途径
   E. 年龄
8. 硝酸甘油口服，经门静脉入肝，在进入体循环的药量约10%，这说明该药
   A. 活性低
   B. 效能低
   C. 首关消除显著
   D. 排泄快
   E. 首关消除不显著，排泄慢
9. 首关消除最显著的给药途径是
   A. 舌下给药
   B. 吸入给药
   C. 静脉给药
   D. 皮下给药
   E. 口服给药
10. 易透过血脑屏障的药物具有特点为
   A. 与血浆蛋白结合率高
   B. 相对分子质量大
   C. 极性大
   D. 脂溶度高
   E. 脂溶性低

【B_1型题】

（11～13题共用备选答案）
A. 在剂量过大或药物在体内蓄积过多时发生的不良反应
B. 停药后血药浓度已降至阈浓度以下时残存的药理效应
C. 突然停药后原有疾病加剧
D. 反应性质与药物原有效应无关，用药理拮抗药解救无效
E. 一类先天遗传异常所致的反应

11. 停药反应是指
12. 超敏反应是指
13. 毒性反应是指

（14～16题共用备选答案）
A. 半衰期
B. 清除率
C. 消除速率常数
D. 零级动力学消除
E. 一级动力学消除

14. 单位时间内消除恒定的量是
15. $t_{1/2}$恒定的是
16. 单位时间内药物按一定比率消除是

第二章 传出神经系统药

【A_1 型题】

1. 去甲肾上腺素外漏可选用下列哪种药物
   A. 酚妥拉明
   B. 氯丙嗪
   C. 阿托品
   D. 肾上腺素
   E. 多巴胺
2. 支配虹膜环形肌的是
   A. N 受体
   B. M 受体
   C. α 受体
   D. β 受体
   E. 多巴胺受体
3. 阿托品不能引起
   A. 心率加快
   B. 眼内压下降
   C. 口干
   D. 视物模糊
   E. 扩瞳
4. 普萘洛尔没有下列哪种作用
   A. 减弱心肌收缩力
   B. 松弛支气管平滑肌
   C. 收缩血管
   D. 降低心肌耗氧量
   E. 减少肾素释放
5. 多巴胺舒张肾血管是由于
   A. 激动 β 受体
   B. 阻断 α 受体
   C. 激动 M 胆碱受体
   D. 激动多巴胺受体
   E. 使组胺释放
6. 有机磷酸酯类急性中毒表现为
   A. 腺体分泌减少、胃肠平滑肌兴奋
   B. 膀胱逼尿肌松弛、呼吸肌麻痹
   C. 支气管平滑肌松弛、唾液腺分泌增加
   D. 神经节兴奋、心血管作用复杂
   E. 脑内乙酰胆碱水平下降、瞳孔扩大
7. 大剂量多巴胺可引起
   A. 肾血管扩张，尿量增加
   B. 肾血管扩张，尿量不变
   C. 肾血管收缩，尿量不变
   D. 肾血管收缩，尿量减少
   E. 血管扩张，血压下降
8. 治疗心搏骤停宜首选
   A. 静滴去甲肾上腺素
   B. 舌下含异丙肾上腺素
   C. 静滴地高辛
   D. 肌注尼可刹米
   E. 心内注射肾上腺素
9. 普萘洛尔阻断突触前膜上的 β 受体，可引起
   A. 去甲肾上腺素释放减少
   B. 去甲肾上腺素释放增加
   C. 去甲肾上腺素释放无变化
   D. 心率增加
   E. 外周血管收缩
10. 为了延长局麻药的局麻作用和减少不良反应，可加用
    A. 肾上腺素
    B. 异丙肾上腺素
    C. 多巴胺
    D. 去甲肾上腺素
    E. 麻黄碱
11. 下列哪个药物不宜做肌内注射
    A. 肾上腺素
    B. 去甲肾上腺素
    C. 异丙肾上腺素
    D. 间羟胺
    E. 麻黄碱
12. 急性肾衰竭时，可用何药与利尿药配伍来增加尿量
    A. 多巴胺
    B. 麻黄碱
    C. 去甲肾上腺素
    D. 异丙肾上腺素
    E. 肾上腺素
13. 能翻转肾上腺素升压作用的药物是
    A. M 受体阻断药
    B. N 受体阻断药
    C. β 受体阻断药
    D. α 受体阻断药
    E. H_1受体阻断药
14. 有机磷农药中毒的机制是
    A. 抑制磷酸二酯酶
    B. 抑制单胺氧化酶
    C. 抑制胆碱酯酶
    D. 抑制腺苷酸环化酶
    E. 直接激动胆碱受体
15. 美曲膦酯（敌百虫）口服中毒不能用下列哪种溶液洗胃
    A. 高锰酸钾溶液
    B. 生理盐水
    C. 饮用水
    D. 碳酸氢钠溶液
    E. 醋酸溶液
16. 关于普萘洛尔的叙述，哪项正确
    A. 口服难吸收，生物利用度低
    B. 选择性阻断 $β_1$ 受体
    C. 有内在拟交感活性
    D. 可用于哮喘病患者
    E. 对 $β_1$、$β_2$ 受体无选择性
17. 青霉素类引起的过敏性休克首选
    A. 去甲肾上腺素
    B. 异丙肾上腺素
    C. 肾上腺素
    D. 多巴胺
    E. 麻黄碱
18. 下列哪项不是 β 受体阻断药的适应证
    A. 高血压
    B. 甲状腺功能亢进症
    C. 窦性心动过速
    D. 心绞痛
    E. 支气管哮喘
19. 阿托品对哪种平滑肌的松弛

作用最强
A. 胃肠道
B. 胆管
C. 支气管
D. 输尿管
E. 幽门括约肌

20. 升压作用可被 α 受体阻断药翻转的药物是
A. 去甲肾上腺素
B. 去氧肾上腺素
C. 肾上腺素
D. 麻黄碱
E. 多巴胺

21. 明显舒张肾血管，增加肾血流的药是
A. 肾上腺素
B. 异丙肾上腺素
C. 麻黄碱
D. 多巴胺
E. 去甲肾上腺素

22. 阿托品用于治疗
A. 心源性休克
B. 过敏性休克
C. 失血性休克
D. 脓毒症休克
E. 神经源性休克

23. 外周血管痉挛性疾病可选用
A. 山莨菪碱
B. 异丙肾上腺素
C. 酚妥拉明
D. 普萘洛尔
E. 间羟胺

24. 阿托品抗休克的主要机制是
A. 加快心率，增加排出量
B. 扩张支气管，改善缺氧状态
C. 扩张血管，改善微循环
D. 兴奋中枢，改善呼吸
E. 收缩血管，升高血压

25. 毛果芸香碱临床上主要用于治疗
A. 重症肌无力
B. 青光眼
C. 术后腹胀气
D. 房室传导阻滞
E. 有机磷农药中毒

26. 有机磷酸酯类中毒症状中，不属于M样症状的是
A. 瞳孔缩小
B. 流涎流泪
C. 腹痛腹泻
D. 小便失禁
E. 肌肉震颤

第三章　局部麻醉药

【A_1 型题】

1. 局麻药引起局麻作用的电生理学机制是
A. 促进 Na^+内流
B. 阻止 Na^+内流
C. 促进 Ca^{2+}内流
D. 阻止 Ca^{2+}内流
E. 阻止 K^+外流

2. 毒性最大的局麻药是
A. 普鲁卡因
B. 利多卡因
C. 丁卡因
D. 丁哌卡因
E. 依替卡因

3. 局麻作用起效快、作用强维持时间长且安全范围大的药物是
A. 普鲁卡因
B. 利多卡因
C. 丁卡因
D. 丁哌卡因
E. 依替卡因

4. 普鲁卡因不宜用于哪种麻醉
A. 表面麻醉
B. 浸润麻醉
C. 传导麻醉
D. 硬膜外麻醉
E. 蛛网膜下腔麻醉

第四章　中枢神经系统药

【A_1 型题】

1. 哌替啶不能单独治疗胆绞痛的原因是
A. 对胆道平滑肌无作用
B. 引起胆道括约肌的痉挛
C. 易成瘾
D. 抑制呼吸
E. 镇痛强度不如吗啡

2. 对氯丙嗪叙述错误的是
A. 对刺激前庭引起的呕吐有效
B. 可使正常人体温下降
C. 可加强苯二氮䓬类药物的催眠作用
D. 可阻断脑内多巴胺受体
E. 可抑制糖皮质激素的分泌

3. 吗啡的适应证为
A. 颅脑外伤疼痛
B. 诊断未明急腹症疼痛
C. 哺乳期妇女镇痛
D. 分娩镇痛
E. 急性严重创伤、烧伤所致疼痛

4. 心源性哮喘宜选用
A. 肾上腺素
B. 去甲肾上腺素
C. 异丙肾上腺素
D. 哌替啶
E. 多巴胺

5. 氯丙嗪引起锥体外系反应是由于阻断
A. 结节漏斗通路中的 D_2受体

B. 黑质-纹状体通路中的D_2受体
C. 中脑边缘系中的D_2受体
D. 中脑皮质通路中的D_2受体
E. 中枢M胆碱受体

6. 关于地西泮的叙述，哪项错误
A. 肌内注射吸收慢而不规则
B. 口服治疗量对呼吸和循环影响小
C. 较大剂量易引起全身麻醉
D. 可用于治疗癫痫持续状态
E. 其代谢产物也有生物活性

7. 对解热镇痛抗炎药的正确叙述是
A. 对各种疼痛都有效
B. 镇痛的作用部位主要在中枢
C. 对各种炎症都有效
D. 解热、镇痛和抗炎作用与抑制PG合成有关
E. 抑制缓激肽的生物合成

8. 小剂量阿司匹林预防血栓形成的机制是
A. 抑制磷脂酶
B. 抑制TXA_2的合成
C. 减少PGI_2的合成
D. 抑制凝血酶原
E. 减少花生四烯酸的合成

9. 吗啡对中枢神经系统的作用是
A. 镇痛，镇静，催眠，呼吸抑制，镇吐
B. 镇痛，镇静，镇咳，缩瞳，致吐
C. 镇痛，镇静，镇咳，呼吸兴奋
D. 镇痛，镇静，镇吐，呼吸抑制
E. 镇痛，镇静，扩瞳，呼吸抑制

10. 氯丙嗪引起的低血压状态应选用
A. 多巴胺
B. 肾上腺素
C. 麻黄碱
D. 异丙肾上腺素
E. 去甲肾上腺素

11. 关于苯妥英钠，哪项错误
A. 不宜肌内注射
B. 无镇静催眠作用
C. 抗癫痫作用与开放钠通道有关
D. 血药浓度过高则按零级动力学消除
E. 有诱导肝药酶的作用

12. 吗啡禁用于
A. 分娩镇痛
B. 胃肠绞痛
C. 肾绞痛
D. 晚期癌痛
E. 心肌梗死剧痛

13. 不属于哌替啶适应证的是
A. 术后镇痛
B. 人工冬眠
C. 支气管哮喘
D. 麻醉前给药
E. 心源性哮喘

14. 阿司匹林没有哪种作用
A. 抑制环加氧酶
B. 抗炎抗风湿
C. 抑制PG合成，易造成胃黏膜损伤
D. 高剂量时才能抑制血小板聚集
E. 高剂量时也能抑制PGI_2的合成

15. 吗啡镇痛作用机制是
A. 阻断脑室、导水管周围灰质的阿片受体
B. 激动脑室、导水管周围灰质的阿片受体
C. 抑制前列腺素合成，降低对致痛物质的敏感性
D. 阻断大脑边缘系统的阿片受体
E. 激动中脑盖前核的阿片受体

16. 吗啡禁用于分娩镇痛，是由于
A. 可致新生儿便秘
B. 易产生成瘾性
C. 易在新生儿体内蓄积
D. 镇痛效果差
E. 可抑制新生儿呼吸

【B_1型题】

（17~19题共用备选答案）
A. 乙琥胺
B. 苯妥英钠
C. 地西泮
D. 丙戊酸钠
E. 硫酸镁

17. 对各型癫痫都有效的药物是
18. 能诱导肝药酶加速自身代谢的药物是
19. 对癫痫小发作最好选用

第五章 心血管系统药

【A_1型题】

1. 变异性心绞痛患者首选药物是
A. 胺碘酮
B. 卡托普利
C. 利多卡因
D. 硝苯地平
E. 普萘洛尔

2. 强心苷引起的房室传导阻滞最好选用
A. 异丙肾上腺素
B. 氯化钾
C. 肾上腺素
D. 阿托品
E. 苯妥英钠

3. 地高辛治疗心房颤动的主要作用是
A. 缩短心房有效不应期
B. 抑制窦房结
C. 减慢房室传导
D. 降低浦肯野纤维的自律性

E. 直接降低心房的兴奋性

4. 硝酸甘油舒张血管平滑肌的机制是
   A. 激活腺苷酸环化酶，增加cAMP
   B. 直接作用于血管平滑肌
   C. 激动β_2受体
   D. 体内代谢生成NO
   E. 阻断Ca^{2+}通道

5. 对地高辛引起的窦性心动过缓和轻度房室传导阻滞最好选用
   A. 阿托品
   B. 异丙肾上腺素
   C. 苯妥英钠
   D. 肾上腺素
   E. 氯化钾

6. 治疗阵发性室上性心动过速的首选药物是
   A. 奎尼丁
   B. 苯妥英钠
   C. 维拉帕米
   D. 普萘洛尔
   E. 利多卡因

7. 关于维拉帕米，哪项错误
   A. 是治疗阵发性室上性心动过速的首选药
   B. 对肥厚型心肌病无效
   C. 能改善心室的舒张功能
   D. 禁用于严重心衰的病人
   E. 能增加缺血心肌的冠脉流量

8. 关于卡托普利，下列哪种说法是错误的
   A. 降低外周血管阻力
   B. 可用于治疗心力衰竭
   C. 与利尿药合用可加强其作用
   D. 可提高体内醛固酮水平
   E. 双侧肾动脉狭窄的患者忌用

9. 阵发性室上性心动过速并发变异型心绞痛，宜采用下述何种药物治疗
   A. 维拉帕米
   B. 利多卡因
   C. 普鲁卡因胺
   D. 奎尼丁
   E. 普萘洛尔

10. 关于利多卡因的抗心律失常作用，哪项错误
   A. 是窄谱抗心律失常药
   B. 能缩短浦肯野纤维的动作电位时程和有效不应期
   C. 对传导速度的作用，受细胞外液K^+浓度的影响
   D. 对心肌的直接作用是抑Na^+内流，促K^+外流
   E. 治疗剂量就能降低窦房结的自律性

11. 关于胺碘酮的叙述，哪项是错误的
   A. 作用可维持40天
   B. 对房性和室性心律失常都有效
   C. 不影响心率
   D. 延长动作电位时程
   E. 对多种离子通道有抑制作用

12. 与胺碘酮延长心室肌APD作用机制有关的主要离子通道是
   A. 钠通道
   B. 钙通道
   C. 镁通道
   D. 氯通道
   E. 钾通道

13. 强心苷对下列哪种原因所致的慢性心功能不全疗效较好
   A. 甲状腺功能亢进
   B. 维生素B_1缺乏
   C. 肺源性心脏病
   D. 心力衰竭伴房颤
   E. 缩窄性心包炎

14. 关于普萘洛尔，哪项错误
   A. 阻断突触前膜β_2受体减少去甲肾上腺素释放
   B. 减少肾素的释放
   C. 长期用药一旦病情好转应立即停药
   D. 生物利用度个体差异大
   E. 能诱发支气管哮喘

15. 关于强心苷，哪项错误
   A. 有正性肌力作用
   B. 有正性心肌传导功能
   C. 有负性频率作用
   D. 安全范围小
   E. 用于治疗心衰，也可治疗室上性心动过速

16. 强心苷治疗心力衰竭的基本作用是
   A. 使已扩大的心脏缩小
   B. 增强心肌收缩力
   C. 减慢心率
   D. 降低室壁张力
   E. 降低心肌耗氧量

17. 治疗急性心肌梗死引起的室性心动过速的首选药物是
   A. 奎尼丁
   B. 普鲁卡因胺
   C. 普萘洛尔
   D. 利多卡因
   E. 维拉帕米

18. 强心苷对哪种心衰的疗效最好
   A. 肺源性心脏病引起
   B. 严重二尖瓣狭窄引起的
   C. 甲状腺功能亢进引起的
   D. 严重贫血引起的
   E. 高血压或瓣膜病引起的

19. 卡托普利常见的不良反应是
   A. 直立性低血压
   B. 刺激性干咳
   C. 多毛
   D. 阳痿
   E. 反射性心率加快

20. 强心苷心肌毒性的发生机制是
   A. 激活心脏细胞膜Na^+, K^+-ATP酶
   B. 抑制心肌细胞膜Na^+, K^+-ATP酶
   C. 增加心肌细胞中的K^+
   D. 增加心肌细胞中的Ca^{2+}
   E. 增加心肌细胞中的Na^+

21. 治疗地高辛引起的室性期前收缩的首选药物是
   A. 奎尼丁
   B. 苯妥英钠
   C. 利多卡因
   D. 胺碘酮
   E. 普鲁卡因胺

22. 下列降压药物中便秘发生率最高的药物是
A. 硝苯地平
B. 维拉帕米
C. 氯沙坦
D. 普萘洛尔
E. 卡托普利

23. 关于普萘洛尔抗心绞痛方面，哪项错误
A. 对变异性心绞痛效果好
B. 与硝酸甘油合用效果好
C. 对兼有高血压的效果好
D. 久用后不宜突然停药
E. 对稳定型和不稳定型的都有效

24. 硝酸甘油为临床常用抗心绞痛药物，常与β受体阻断药合用，其重要理由为
A. 二者均可使心率减慢
B. 在心室压力改变方面可相互拮抗
C. 二者均可使心室容积减小
D. 二者均可使心肌收缩减弱
E. 二者均可使心肌氧耗量下降，有协同作用

25. 卡托普利的作用原理是
A. 降低肾素活性
B. 抑制血管紧张素转换酶
C. 减少血管紧张素Ⅰ的生成
D. 抑制β羟化酶
E. 阻断血管紧张素受体

26. 不属于硝酸甘油作用机制的是
A. 降低室壁肌张力
B. 降低心肌氧耗量
C. 扩张心外膜血管
D. 降低左心室舒张末压
E. 降低交感神经活性

27. 利多卡因对哪种心律失常无效
A. 心室颤动
B. 室性期前收缩
C. 室上性心动过速
D. 强心苷引起的室性心律失常
E. 心肌梗死所致的室性期前收缩

28. 对地高辛过量中毒引起的心动过速，不应采取的措施是
A. 用呋塞米加速排出
B. 停药
C. 给氯化钾
D. 给苯妥英钠
E. 给地高辛的特异性抗体

29. 关于普萘洛尔抗心律失常的机制，哪项错误
A. 阻断心肌β受体
B. 降低窦房结的自律性
C. 降低浦肯野纤维的自律性
D. 治疗量就延长浦肯野纤维的有效不应期
E. 延长房室结的有效不应期

【B_1型题】

（30~31题共用备选答案）
A. 硝酸甘油
B. 普萘洛尔
C. 地尔硫䓬
D. 硝苯地平
E. 维拉帕米

30. 连续应用最易产生耐受性的药物是

31. 不宜用于变异型心绞痛的药物是

第六章 利尿药与脱水药

【A_1型题】

1. 静脉注入甘露醇后尿量增多的原因是
A. 小管液渗透压升高，水和KCl的重吸收增加
B. 小管液渗透压升高，水和NaCl的重吸收增加
C. 小管液渗透压升高，水和NaCl的重吸收减少
D. 小管液渗透压降低，水和KCl的重吸收减少
E. 小管液渗透压降低，水和NaCl的重吸收增加

2. 下列关于甘露醇的叙述不正确的是
A. 脱水需静脉给药
B. 体内不被代谢
C. 不易通过毛细血管
D. 提高血浆渗透压
E. 易被肾小管重吸收

3. 关于噻嗪类利尿药，哪项是错误的
A. 有降血压作用
B. 利尿作用不受肾小球滤过作用的影响
C. 能升高血糖
D. 能升高血浆尿酸浓度
E. 能抑制碳酸酐酶

4. 伴有糖尿病的水肿病人，不宜选用
A. 氢氯噻嗪
B. 吲达帕胺
C. 氨苯蝶啶
D. 螺内酯
E. 乙酰唑胺

5. 最易引起电解质紊乱的药物是
A. 氢氯噻嗪
B. 螺内酯
C. 呋塞米
D. 氨苯蝶啶
E. 乙酰唑胺

6. 最适于治疗肺水肿的药物是
A. 呋塞米
B. 氢氯噻嗪
C. 氨苯蝶啶
D. 螺内酯
E. 乙酰唑胺

7. 脑压过高，为预防脑疝最好选用
A. 呋塞米
B. 阿米洛利
C. 螺内酯
D. 乙酰唑胺

E. 甘露醇

【A_2 型题】

8. 患者，男，34 岁，建筑工人。一次事故严重外伤，大量出血，血压下降、少尿，经抢救低血压和血容量已纠正后，尿量仍很少。为避免肾衰竭的进展，应给哪种药物
A. 氢氯噻嗪
B. 呋塞米
C. 螺内酯
D. 氨苯蝶啶
E. 卡托普利

9. 某心源性水肿患者，用地高辛和氢氯噻嗪治疗，2 周后患者出现多源性室性期前收缩。其主要原因是
A. 低血钾
B. 低血钙
C. 低血钠
D. 高血镁
E. 低氯碱血症

第七章　抗过敏药

【A_1 型题】

1. 关于氯苯那敏（扑尔敏）下列哪项描述是正确的
A. 能抑制组胺所致的胃酸分泌
B. 对外因性支气管哮喘有良好的效果
C. 可作为抢救过敏性休克的首选药之一
D. 可用于皮肤黏膜的超敏反应性疾病的治疗
E. 可用于防治晕动病

2. H_1受体阻断药对哪种病最有效
A. 支气管哮喘
B. 皮肤黏膜过敏症状
C. 血清病高热
D. 过敏性休克
E. 过敏性紫癜

3. 对苯海拉明的说法，哪项错误
A. 可用于失眠的患者
B. 可用于治疗荨麻疹
C. 是H_1受体阻断药
D. 可治疗胃和十二指肠溃疡
E. 可治疗过敏性鼻炎

4. 几乎无中枢神经抑制作用的H_1受体阻断药是
A. 苯海拉明
B. 异丙嗪
C. 氯雷他定
D. 氯苯那敏
E. 以上都不是

第八章　呼吸系统药

【A_1 型题】

1. 关于平喘药物的作用，哪项错误
A. 稳定肥大细胞膜
B. β_2受体激动
C. 磷酸二酯酶抑制
D. M 受体阻断
E. H_2 受体阻断

2. 对β_2受体有选择性激动作用的平喘药是
A. 茶碱
B. 肾上腺素
C. 沙丁胺醇
D. 色甘酸钠
E. 异丙肾上腺素

3. 关于平喘药的叙述哪项错误
A. 肾上腺素也能收缩支气管黏膜的血管，有助于平喘
B. 沙丁胺醇是β_2受体激动药
C. 异丙肾上腺素主要缺点是心率加快
D. 阿托品可用于哮喘发作
E. 色甘酸钠只能预防哮喘发作

4. 急性哮喘发作首选
A. 色甘酸钠吸入
B. 氨茶碱口服
C. 沙丁胺醇吸入
D. 麻黄碱口服
E. 倍氯米松口服

5. 氨茶碱的主要平喘机制为
A. 直接舒张支气管
B. 抑制磷酸二酯酶
C. 激活鸟苷酸环化酶
D. 抑制腺苷酸环化酶
E. 促进肾上腺素的释放

【B_1 型题】

（6~8 题共用备选答案）
A. 异丙肾上腺素
B. 特布他林
C. 肾上腺素
D. 氨茶碱
E. 吗啡

6. 既能用于支气管哮喘，又能用于心源性哮喘的药物是
7. 既能扩张支气管平滑肌，又能减轻支气管黏膜水肿的药物是
8. 只能用于心源性哮喘，不能用于支气管哮喘的药物是

第九章　消化系统药

【A_1型题】

1. 既抑制胃酸分泌又抗幽门螺杆菌的药物是
   A. 西咪替丁
   B. 雷尼替丁
   C. 奥美拉唑
   D. 阿托品
   E. 甲硝唑
2. 治疗十二指肠溃疡应首选哪种药物
   A. 阿托品
   B. 泼尼松
   C. 雷尼替丁
   D. 苯海拉明
   E. 异丙嗪
3. 治疗反流性食管炎效果最好的药物是
   A. 苯海拉明
   B. 肾上腺皮质激素
   C. 奥美拉唑
   D. 雷尼替丁
   E. 异丙嗪
4. 奥美拉唑抑制胃酸分泌的机制是
   A. 阻断 H_2受体
   B. 抑制胃壁细胞 H^+泵的功能
   C. 阻断 M 受体
   D. 阻断促胃液素（胃泌素）受体
   E. 直接抑制胃酸分泌
5. 关于奥美拉唑，哪项错误
   A. 是目前抑制胃酸分泌作用最强的
   B. 抑制胃壁细胞 H^+泵作用
   C. 也能使促胃液素分泌增加
   D. 是 H_2受体阻断药
   E. 对消化性溃疡和反流性食管炎效果好
6. 哪项不是奥美拉唑的不良反应
   A. 口干、恶心
   B. 头晕、失眠
   C. 胃黏膜出血
   D. 外周神经炎
   E. 男性乳房女性化

第十章　子宫平滑肌收缩药

【A_1型题】

1. 麦角胺治疗偏头痛的作用机制是
   A. 阻断血管平滑肌 α 受体
   B. 抑制前列腺素合成
   C. 增加脑血流量
   D. 收缩脑血管
   E. 镇痛作用
2. 关于缩宫素临床应用的叙述，正确的是
   A. 治疗尿崩症
   B. 治疗乳腺分泌
   C. 小剂量用于催产和引产
   D. 小剂量用于产后止血
   E. 治疗痛经和月经不调

第十一章　血液及造血系统药

【A_1型题】

1. 肝素抗凝作用的主要机制是
   A. 直接灭活凝血因子
   B. 激活血浆中的 ATⅢ
   C. 与血浆中 Ca^{2+}结合
   D. 激活纤溶酶原活性
   E. 抑制肝脏合成凝血因子
2. 哪种药物对抗肝素过量的自发性出血最有效
   A. 维生素 K
   B. 维生素 C
   C. 垂体后叶素
   D. 鱼精蛋白
   E. 右旋糖酐
3. 关于肝素，哪项错误
   A. 肝素过量能引起骨质疏松
   B. 肝素不能口服
   C. 肝素是通过抗凝血酶Ⅲ起作用
   D. 肝素用量越大，其抗凝活性 $t_{1/2}$越长
   E. 肝素只在体外有抗凝血作用
4. 失血性休克扩充血容量宜选用
   A. 硫酸亚铁
   B. 叶酸
   C. 维生素 B_{12}
   D. 右旋糖酐
   E. 红细胞生成素
5. 具有体内、外抗凝血作用的药物是
   A. 肝素
   B. 阿司匹林
   C. 香豆素类
   D. 链激酶
   E. 右旋糖酐

【B_1型题】

（6~9题共用备选答案）
A. 铁剂

B. 叶酸
C. 维生素 B_{12}
D. 维生素 K
E. 肝素
6. 长期缓慢失血致贫血用
7. 预防新生儿出血用
8. 恶性贫血用
9. 巨幼细胞贫血用

第十二章 激素类药及降糖药

【A_1 型题】

1. 不属于地塞米松的药理作用是
   A. 增强机体对细菌内毒素的耐受力
   B. 稳定溶酶体膜
   C. 抑制体内环氧化酶
   D. 抑制毛细血管和成纤维细胞增生
   E. 刺激骨髓造血功能
2. 下列哪种疾病，原则上不能选用糖皮质激素
   A. 中毒性痢疾
   B. 暴发性流脑
   C. 结核性脑膜炎
   D. 乙型脑炎
   E. 重症伤寒
3. 长期应用糖皮质激素后，突然停药所产生的反跳现象是由于病人
   A. 对糖皮质激素产生耐药性
   B. 对糖皮质激素产生了依赖或病情未能完全控制
   C. 肾上腺皮质功能亢进
   D. 肾上腺皮质功能减退
   E. ACTH 分泌减少
4. 糖皮质激素不具有哪种药理作用
   A. 快速强大的抗炎作用
   B. 抑制细胞免疫和体液免疫
   C. 提高机体对细菌内毒素的耐受力
   D. 提高机体对细菌外毒素的耐受力
   E. 增加血中白细胞数量，但却抑制其功能
5. 糖皮质激素类药物可用于治疗
   A. 原发性血小板增多症
   B. 急性淋巴细胞白血病
   C. 慢性髓细胞白血病
   D. 真性红细胞增多症
   E. 骨质疏松
6. 严重肝功能不全的病人不宜用
   A. 氢化可的松
   B. 甲泼尼龙
   C. 泼尼松龙
   D. 泼尼松
   E. 地塞米松
7. 关于糖皮质激素抗炎作用的正确叙述是
   A. 对抗各种原因，如物理、生物等引起的炎症
   B. 能提高机体的防御功能
   C. 促进创口愈合
   D. 抑制病原体生长
   E. 直接杀灭病原体
8. 水钠潴留作用最弱的糖皮质激素是
   A. 泼尼松
   B. 泼尼松龙
   C. 甲泼尼龙
   D. 地塞米松
   E. 氢化可的松
9. 一般说来，下列哪项不是糖皮质激素的禁忌证
   A. 急性粟粒性肺结核
   B. 糖尿病
   C. 水痘
   D. 活动性消化性溃疡病
   E. 孕妇

第十三章 抗微生物药

【A_1 型题】

1. 用异烟肼时合用维生素 B_6 的目的是
   A. 增强疗效
   B. 延缓耐药性
   C. 中枢抑制
   D. 降低对神经的毒性
   E. 促进吸收
2. 大环内酯类对下述哪类细菌无效
   A. G^+ 菌
   B. G^- 球菌
   C. 大肠埃希菌、变形杆菌
   D. 军团菌
   E. 衣原体、支原体
3. 第三代头孢菌素的特点是
   A. 主要用于轻、中度呼吸道和尿路感染
   B. 对革兰阴性菌有较强的作用
   C. 对 β 内酰胺酶的稳定性较第一、第二代头孢菌素低
   D. 对肾脏毒性较第一、第二代头孢菌素大
   E. 对组织穿透力弱
4. 青霉素最适于治疗
   A. 伤寒、副伤寒
   B. 肺炎克雷伯菌肺炎
   C. 布鲁菌病
   D. 溶血性链球菌感染
   E. 细菌性痢疾
5. 抗结核作用强，且对金黄色葡萄球菌有效的药物是
   A. 利福平
   B. 对氨基水杨酸

C. 吡嗪酰胺
D. 链霉素
E. 乙胺丁醇

6. 各类型的结核病首选药是
A. 链霉素
B. 利福平
C. 异烟肼
D. 乙胺丁醇
E. 吡嗪酰胺

7. 不属于青霉素不良反应的是
A. 赫氏反应
B. 超敏反应
C. 听力减退
D. 用药局部红肿
E. 水、电解质紊乱

8. 抗铜绿假单胞菌作用最强的头孢菌素是
A. 头孢氨苄
B. 头孢他啶
C. 头孢孟多
D. 头孢噻吩
E. 头孢乙腈

9. 哪种疾病用青霉素治疗可引起赫氏反应
A. 流行性脑脊髓膜炎
B. 铜绿假单胞菌心内膜炎
C. 大叶性肺炎
D. 气性坏疽
E. 梅毒

10. 肺部支原体感染用
A. 阿莫西林
B. 红霉素
C. 头孢曲松
D. 林可霉素
E. 万古霉素

11. 磺胺药抗菌机制是
A. 抑制 DNA 螺旋酶
B. 抑制二氢叶酸还原酶
C. 抑制二氢蝶酸合酶
D. 改变膜通透性
E. 抑制分枝菌酸合成

12. 可以治疗军团菌、支原体、衣原体的药物是
A. 人工合成类
B. 氨基糖苷类抗生素
C. 四环素类
D. 大环内酯类
E. 头孢类

13. 红霉素最主要的临床用途是
A. 耐青霉素的金葡菌感染
B. 脑膜炎双球菌引起的流脑
C. 淋球菌引起的淋病
D. 梅毒螺旋体引起的梅毒
E. 布鲁菌病

14. 预防流行性脑脊髓膜炎的首选药物是
A. 青霉素
B. 甲氨苄啶
C. 环丙沙星
D. 四环素
E. 磺胺嘧啶

15. 氨基糖苷类药物在体内分布浓度较高的部位是
A. 细胞内液
B. 血液
C. 耳蜗内淋巴液
D. 脑脊液
E. 结核病灶的空洞中

16. 服用磺胺类药物加服 $NaHCO_3$ 的目的是
A. 增强抗菌疗效
B. 加快药物吸收速度
C. 防止过敏反应
D. 防止药物排泄过快而影响疗效
E. 使尿偏碱性，增加药物的溶解度

17. 对青霉素最敏感的病原体是
A. 立克次体
B. 钩端螺旋体
C. 衣原体
D. 支原体
E. 真菌

18. 适用于烧伤面铜绿假单胞菌感染的药物是
A. 磺胺醋酰
B. 磺胺嘧啶银盐
C. 氯霉素
D. 林可霉素
E. 利福平

19. 影响胎儿和婴儿软骨发育，孕妇及哺乳妇女不宜用的药物是
A. 四环素类
B. 喹诺酮类
C. 磺胺类
D. 硝基呋喃类
E. TMP

20. 肾功能不良的患者禁用
A. 青霉素
B. 耐酶青霉素类
C. 广谱青霉素
D. 第一代头孢菌素
E. 第三代头孢菌素

【B_1 型题】

（21~22 题共用备选答案）
A. 增加肾毒性
B. 增加耳毒性
C. 延缓耐药性产生
D. 增强抗菌范围
E. 增加神经-肌肉接头阻滞

21. 氨基糖苷类抗生素+呋塞米
22. 氨基糖苷类抗生素+骨骼肌松弛药

（23~26 题共用备选答案）
A. 甲氧苄啶
B. 磺胺多辛
C. 呋喃唑酮
D. 磺胺嘧啶
E. 环丙沙星

23. 抗菌增效剂是
24. 口服难吸收，用于肠道感染的药物是
25. 预防流脑首选药是
26. 对铜绿假单胞菌有良好抗菌活性的药物是

（27~29 题共用备选答案）
A. 可引起外周神经炎
B. 可引起视神经炎
C. 有流感样症状
D. 可引起耳鸣，耳聋
E. 可引起关节疼痛

27. 异烟肼
28. 利福平
29. 乙胺丁醇

第十四章　抗寄生虫药

【A_1 型题】

防止疟疾复发和传播的药物是

A. 氯喹
B. 乙胺嘧啶
C. 异烟肼
D. 伯氯喹
E. 青蒿素

第三部分

预防医学综合

第九篇 预 防 医 学

第一章 绪 论

【A_1 型题】

1. 预防医学研究的主要内容是
   A. 人群的健康状况
   B. 环境因素的生物学效应
   C. 改善生活、生产环境，增进人群健康
   D. 人类疾病的预防措施
   E. 人群中疾病发生发展的规律和影响健康的各种因素
2. 预防医学是研究
   A. 人体健康与环境的关系
   B. 个体与群体的健康
   C. 人群的健康
   D. 社会环境与健康的关系
   E. 健康和无症状患者
3. WHO 给健康下的定义是
   A. 无病就是健康
   B. 身体各器官结构完好，功能正常
   C. 没有疾病，身体又不虚弱
   D. 身体、心理和社会适应的完好状态，而不仅仅是没有疾病和虚弱
   E. 身体强壮，精神饱满
4. 以下哪项不属于影响健康的主要因素
   A. 环境因素
   B. 行为生活方式
   C. 医疗卫生服务
   D. 生物学因素
   E. 精神心理因素
5. 在疾病三级预防中，一级预防的重点是
   A. 避免接触致病因素，提高机体抗病能力
   B. 寻找病因，及早诊断
   C. 早期发现和诊断敏感个体
   D. 对患者及早诊疗，促进康复
   E. 针对病因不明难以觉察预料的疾病
6. 预防疾病最有效的措施是
   A. 针对致病因素所采取的预防措施
   B. 改善环境措施
   C. 增进人体健康的措施
   D. 预防接种，提高人群免疫水平
   E. 增强自我保健意识

第二章 医学统计学方法

【A_1 型题】

1. 随机抽样中较准确而且便于实行的方法是
   A. 单纯随机抽样
   B. 机械抽样
   C. 分层抽样
   D. 整群抽样
   E. 分层加整群
2. 卫生统计工作的步骤是
   A. 统计研究调查、搜集资料、整理资料、分析资料
   B. 统计资料收集、整理资料、统计描述、统计推断
   C. 统计研究设计、搜集资料、整理资料、分析资料
   D. 统计研究调查、统计描述、统计推断、统计图表
   E. 统计研究设计、统计描述、统计推断、统计图表
3. 统计学数据具有的特性是
   A. 稳定性
   B. 可加性
   C. 主观性
   D. 变异性
   E. 可靠性
4. 从一个呈正态分布的总体中随机抽样，$X \neq \mu$，该差别被称为
   A. 系统误差
   B. 个体差异
   C. 过失误差
   D. 抽样误差
   E. 测量误差
5. 用某种新疗法治疗某病患者 41 人，治疗结果见下表。该资

料的类型是

治疗结果	治愈	显效	好转	恶化	死亡
治疗人数	8	23	6	3	1

A. 等级资料
B. 圆形资料
C. 计数资料
D. 计量资料
E. 数据资料

6. 相对数的使用注意事项中，以下错误的是
A. 不要混淆构成比和率
B. 分母不宜过小
C. 关于率的比较均需做标准化
D. 注意资料的可比性
E. 需考虑抽样误差

7. 假设检验是为了
A. 研究总体指标的变化
B. 研究样本指标的变化
C. 排除主观因素对抽样的影响
D. 排除抽样误差的影响
E. 排除系统误差的影响

8. 两组呈正态分布的数值变量资料，但均数相差悬殊，若比较离散趋势，最好选用的指标为
A. 全距
B. 四分位数间距
C. 方差
D. 标准差
E. 变异系数

9. 下列有关概率与频率，说法正确的是
A. 概率常用符号 M 表示
B. 频率常用符号 P 表示
C. 概率是描述某随机事件发生可能性大小的指标
D. 概率就是频率
E. 概率的取值范围介于 -1 和 +1 之间

10. 在实际工作，样本率的抽样误差的大小用
A. $\sigma_p=\sqrt{\dfrac{\pi(\pi-1)}{n}}$
B. $S_p=\sqrt{\dfrac{p(1-p)}{n}}$
C. $S_{\bar{X}}=\dfrac{S}{\sqrt{n}}$
D. $\sigma_X=\dfrac{\sigma}{\sqrt{n}}$
E. $X^2=\sum\dfrac{(A-T)^2}{T}$

11. 若不知总体标准差，反映均数抽样误差大小的指标，用
A. S
B. $S_{\bar{X}}$
C. S_p
D. σ_p
E. σ_π

12. 可以全面描述正态分布资料特征的两个指标是
A. 均数和中位数
B. 均数和标准差
C. 均数和极差
D. 中位数和方差
E. 几何均数和标准差

【A_2 型题】

13. 某市流行性乙型脑炎逐年病死率（从 1949 年到 1995 年）为：48.9‰、43.1‰、27.3‰、21.5‰、20.0‰、18.2‰、12.7‰，据此资料画图，应选用
A. 直条图
B. 构成图
C. 直方图
D. 半对数线图
E. 普通线图

14. 有 8 个某种传染病人，他们的潜伏期分别为：12、11、21、8、12、5、4、13，其中位数是
A. 12
B. 11.5
C. 10
D. 8
E. 9.5

15. 某市 8 岁正常男孩体重有 95% 的人在 18.39～29.45kg，其标准差是
A. 2.14kg
B. 5.14kg
C. 2.82kg
D. 0.95kg
E. 无法计算

16. 某地两种疗法的治愈率的情况见下表，据此资料可得出的结论是

病情	甲疗法			乙疗法		
	病例数	治愈数	%	病例数	治愈数	%
轻型	40	36	90.0	60	54	90.0
重型	60	42	70.0	40	28	70.0
合计	100	78	78.0	100	82	82.0

A. 甲疗法治愈率为 78%，乙为 82%，故乙好
B. 甲疗法治愈的例数少，所以甲不如乙
C. 甲疗法治愈的重病人多，故甲好
D. 乙疗法治疗的轻型病人，故乙不如甲
E. 甲、乙两种疗法治愈率相同

【A_3/A_4 型题】

（17～18 题共用题干）

在科研工作过程中，从统计学角度

17. 不属于搜集资料过程的是
A. 数据录入
B. 实验
C. 专题调查
D. 统计报表
E. 医生的工作记录

18. 分析资料包括
A. 统计描述与统计推断
B. 设计、分析
C. 随机、均衡
D. 讨论
E. 数据整理和分析

【B_1 型题】

（19～21 题共用备选答案）
A. 获得原始资料

B. 统计设计
C. 统计归纳，进行分组和汇总
D. 撰写文章
E. 计算统计指标，选择合适的检验方法并做出恰当的结论

19. 收集资料是
20. 整理资料是
21. 分析资料是

（22~24 题共用备选答案）
A. 算术均数表示其平均水平
B. 中位数表示其平均水平
C. 几何均数表示其平均水平
D. 众数表示其平均水平
E. 百分位数表示其平均水平

22. 血清抗体滴度资料最常以
23. 血红蛋白含量最常以
24. 食物中毒的潜伏期最常以

（25~27 题共用备选答案）
A. 表示某病发生严重程度
B. 反映两个指标的相对关系
C. 反映某病在各疾病中所占的位次
D. 反映同种病不同时间动态变化情况
E. 反映同种病不同地区的严重情况

25. 发病率
26. 构成比
27. 相对比

第三章 流行病学原理和方法

【A_1 型题】

1. 某地区某种疾病的发病率明显超过历年的散发发病率水平，则认为该病
A. 大流行
B. 散发
C. 有季节性
D. 暴发
E. 流行

2. 在流行病学研究中，相对危险度主要应用于
A. 现场试验
B. 病例对照研究
C. 现况研究
D. 生态学研究
E. 队列研究

3. 临床医生进行社区诊断时最常使用的流行病学调查方法是
A. 暴发调查
B. 现况调查
C. 个案调查
D. 问卷调查
E. 典型调查

4. 试验研究中对照组与实验组发病率之比为
A. 有效率
B. 治愈率
C. 生存率
D. 保护率
E. 效果指标

5. 现代病因的概念是
A. 使人们患病概率增加的因素
B. 使人们死亡概率增加的因素
C. 使人们发病概率增加的因素
D. 使人们伤残概率增加的因素
E. 使人们病死概率增加的因素

6. 反映疾病严重程度的指标是
A. 发病率
B. 死亡率
C. 感染率
D. 病死率
E. 生存率

7. 反映疾病疗效的指标不包括
A. 治愈率
B. 发病率
C. 生存率
D. 有效率
E. 感染率

8. 诊断试验主要用于，除了
A. 疾病诊断
B. 疾病随访
C. 防残延寿
D. 疗效考核
E. 药物毒副作用监测

9. 实际有病，用该诊断标准正确判定为阳性的能力称
A. 特异度
B. 阳性结果的预测值
C. 变异度
D. 阴性结果的预测值
E. 灵敏度

10. 关于定群研究的描述错误的是
A. 包括前瞻性研究
B. 将特定人群按是否暴露于某因素分组
C. 要计算发病率或死亡率
D. 不进行组间差异的统计学检验
E. 要追溯到过去某时期的暴露史

11. 在进行乳腺癌病因的病例对照研究时，最理想的病例是
A. 一个地区肿瘤发病监测系统登记的所有乳腺癌病人
B. 一个地区多所医院新诊断的乳腺癌病人
C. 一所肿瘤专科医院收治的所有乳腺癌病人
D. 一个地区肿瘤死亡监测系统登记的所有乳腺癌病人
E. 一个地区多所医院诊断的所有乳腺癌病人

12. 实验效果的主要评价指标不包括
A. 有效率
B. 符合率
C. 生存率

D. 保护率
E. 治愈率

13. 不属于临床试验的设计原则
A. 对照原则
B. 随机原则
C. 重复原则
D. 编码原则
E. 盲法原则

【A_2 型题】

14. 对某地 25～30 岁妇女进行一项研究发现：在服用口服避孕药者中，宫颈癌年发病率为6/10万，而未服用者为 3/10 万。据此认为服用口服避孕药是引起宫颈癌的危险因素，此结论
A. 不正确，因为没有做统计学性检验
B. 不正确，因为没有进行年龄标化
C. 正确
D. 不正确，因为此研究无法确定暴露与发病的时间关系
E. 不正确，因为没有区分新病例与现患病例

15. 为研究职业接触放射性物质与骨瘤发生的关系，某人选取 1000 名接触放射性物质的女职工和 1000 名电话员作为研究对象，观察 1950—1980 年间的骨瘤发生率，结果接触放射性物质的女工中有 20 例骨瘤患者，而电话员中仅有 4 例，这种研究属于
A. 横断面研究
B. 实验研究
C. 队列研究
D. 临床研究
E. 病例对照研究

16. 一种筛检乳腺癌的试验用于研究经病理检查证实患有乳腺癌的 400 例妇女和未患乳腺癌的 400 名妇女，结果患癌组有 100 例阳性，未患癌组有 50 例阳性，该试验能将实际无病判定为阴性的能力是
A. 100/300＝0. 33
B. 100/400＝0. 25
C. 100/150＝0. 67
D. 50/400＝0. 125
E. 350/400＝0. 87

【A_3/A_4 型题】

（17～18 题共用题干）

某县级市为乙脑常年流行地区，人口 100 万。2005 年 5 月至 7 月间该市共发生 40 例乙脑病例。其他月份无病例，共死亡 4 例。

17. 2005 年该市乙脑发病率为
A. 2. 0/10 万
B. 10%
C. 5%
D. 4. 0/10 万
E. 0. 4/10 万

18. 2005 年该市乙脑病死率为
A. 2. 0/10 万
B. 10%
C. 0. 4/10 万
D. 5%
E. 4. 0/10 万

【B_1 型题】

（19～20 题共用备选答案）
A. 病死数合计/患者合计×100/100
B. 各科病死数/各科患者数×100/100
C. 各科病死数/总人口数×100/100
D. 各科患者数/患者总数×100/100
E. 各科病死数/病死总数×100/100

某医院各科患者数与病死数的资料如下表

项目	外科	内科	传染科	合计
患者数	1500	500	400	2400
病死数	180	20	24	224

19. 各科患者构成比为
20. 各科病死率为

（21～22 题共用备选答案）
A. 生存率
B. 婴儿死亡率
C. 发病率
D. 治愈率
E. 患病率

21. 评价远期疗效常用的指标是
22. 某时点内受检人群中流行某种疾病的频率是

（23～25 题共用备选答案）
A. 诊断试验
B. 队列研究
C. 筛检
D. 病例对照研究
E. 现况研究

23. 由果追因的研究属于
24. 由因到果的研究属于
25. 确定小学生身高、体重正常值属于

（26～27 题共用备选答案）
A. 实际有病，试验阴性
B. 实际无病，试验阳性
C. 实际有病，试验阳性
D. 实际无病，试验阴性
E. 试验阳性，实际有病的可能

26. 漏诊率是指
27. 阳性预测值是指

第四章　临床预防服务

【A_1 型题】

1. 健康信念理论模式核心概念是相关疾病
   A. 危险性的知觉
   B. 威胁知觉和行为评估
   C. 易感性认知
   D. 后果严重性认识
   E. 行为改变的障碍
2. 咨询者既要注意咨询对象的名誉，也要保护其隐私权说的是
   A. 如实信赖原则
   B. 整体性原则
   C. 发展性原则
   D. 保密性原则
   E. 预防性原则
3. 一吸烟者已经成功戒烟8个月，这一阶段的主要目标是
   A. 继续提供治疗指导
   B. 维持成果防止复吸
   C. 讨论防止复吸方案
   D. 支持自我行为控制
   E. 减少诱惑减轻痛苦
4. 在影响健康的因素中，最容易发生变化的因素是
   A. 生物遗传
   B. 行为生活方式
   C. 自然气候
   D. 医疗卫生保健
   E. 社会环境
5. 很多人尝试戒烟，但终因不相信自己有能力戒烟而失败，说明
   A. 提示因素少
   B. 自我效能低
   C. 意愿不坚决
   D. 行为改变难
   E. 效果不肯定
6. 健康咨询的5A模式的第一步是
   A. 咨询者对咨询对象的诊断
   B. 咨询对象倾诉自己的感受
   C. 咨询者评估咨询对象的问题
   D. 咨询者明确咨询目标
   E. 咨询者制定咨询方案
7. 在明确患者的戒烟愿望后，对有意戒烟者可以进行5A戒烟法的
   A. 提供戒烟帮助
   B. 建议戒烟者戒烟
   C. 安排戒烟计划
   D. 制定戒烟日期
   E. 准备戒烟方案
8. 人的不健康行为也是后天习得的
   A. 生理行为
   B. 本能行为
   C. 社会行为
   D. 先天行为
   E. 规范行为
9. 烟草依赖被世界卫生组织明确界定为
   A. 呼吸系统疾病
   B. 慢性流行病
   C. 神经精神疾病
   D. 精神神经疾病
   E. 成瘾性疾病
10. 烟草中主要的致癌物质是
    A. 尼古丁
    B. 烟焦油
    C. 重金属
    D. 醛酸类
    E. 吲哚吡啶
11. 很多人感到了“吸烟的危害”，但对戒烟顾虑多，这在健康信念模式反映的是
    A. 感知到严重性
    B. 知觉到易感性
    C. 知觉到改变的好处
    D. 感知到改变的障碍
    E. 知觉到改变的效果
12. 成功戒烟10个月的男性，虽然最近情绪压抑但坚持不吸烟，其在行为阶段变化模式中所处的阶段是
    A. 意图
    B. 打算
    C. 准备
    D. 行动
    E. 维持
13. 临床预防服务的对象是
    A. 遗传病人
    B. 病房病人
    C. 健康人
    D. 传染病人
    E. 慢性病病人
14. 烟草中能导致成瘾的物质是
    A. 尼古丁
    B. 烟焦油
    C. 重金属
    D. 醛酸类
    E. 吲哚吡啶
15. 5A戒烟法的第四步重点放在
    A. 识别戒烟愿望
    B. 建议戒烟者戒烟
    C. 帮助制定戒烟计划
    D. 劝阻吸烟者戒烟
    E. 准备戒烟方案
16. 一吸烟者已经戒烟1个月，其在行为阶段变化模式中所处的阶段是
    A. 无意图
    B. 意图
    C. 准备
    D. 行动
    E. 维持
17. 针对不愿意戒烟者的快速干预策略可归纳为
    A. 5C
    B. 5P
    C. 5R
    D. 5E
    E. 5D
18. 适量运动行为属于
    A. 生理行为

B. 本能行为
C. 社会行为
D. 先天行为
E. 规范行为

19. 5A 戒烟法中第一步是
A. 评估
B. 计划
C. 建议
D. 帮助
E. 询问

20. 健康相关行为是指任何与
A. 疾病和康复有关的行为
B. 增进健康和疾病预防有关的行为
C. 预防和控制有关的行为
D. 促进健康有关的行为
E. 危害健康有关的行为

21. 在影响健康的因素中，最活跃的因素是
A. 生物遗传
B. 行为生活方式
C. 自然气候
D. 医疗卫生保健
E. 社会环境

22. 吸烟是当今世界上最可预防的
A. 行为
B. 习惯
C. 早亡
D. 定型
E. 成瘾

23. 在影响健康的因素中，占比例最高的是
A. 生物遗传
B. 行为生活方式
C. 自然气候
D. 医疗卫生保健
E. 社会环境

24. 烟草烟雾中主要有毒有害物质有一氧化碳、尼古丁和
A. 芳香烃
B. 烟焦油
C. 黄曲霉毒素
D. 氮氧化物
E. 酚类化合物

25. 对健康影响作用越来越大的因素是
A. 卫生服务
B. 自然环境
C. 生物学
D. 行为与生活方式
E. 社会环境

26. 不属于健康行为的是
A. 合理营养
B. 平衡膳食
C. 适量运动
D. 吸烟行为
E. 积极休息

27. 人的健康行为属于
A. 生理行为
B. 本能行为
C. 社会行为
D. 先天行为
E. 规范行为

28. 平衡膳食属于
A. 生理行为
B. 本能行为
C. 社会行为
D. 先天行为
E. 规范行为

29. 戒烟干预最有效的措施是
A. 常规行为疗法
B. 尼古丁替代疗法
C. 药物疗法
D. 心理支持疗法
E. 综合性干预

【A_2 型题】

30. 某患者主诉多汗，临床检查甲状腺弥漫性肿大，临床医生诊断病人可能患有的营养缺乏病是
A. 锌缺乏病
B. 脚气病
C. 坏血病
D. 碘缺乏病
E. 缺铁性贫血

【A_3/A_4 型题】

（31～32 题共用题干）

某医师开展心血管疾病的危险因素调查。

31. 不属于个体因素的危险因素是
A. 遗传
B. 生活方式
C. 生物因素
D. 肥胖
E. 吸烟

32. 不属于环境因素的危险因素是
A. 微量元素
B. 病毒感染
C. 社会心理因素
D. 寒冷
E. 年龄

【B_1 型题】

（33～35 题共用备选答案）

A. 减少被动吸烟的策略与措施
B. 减少新吸烟者的策略与措施
C. 适合社区吸烟的策略与措施
D. 适合于卫生保健系统水平上开展戒烟的系统策略及措施
E. 临床场所医生日常诊疗时的戒烟策略及措施

33. 提高烟草制品的价格属于
34. 制定公共场所禁烟的规定属于
35. 医院应把识别烟草使用情况纳入常规诊疗属于

第五章　社区公共卫生

【A_1型题】

1. 不属于环境污染引起的疾病是
   A. 地方病
   B. 传染病
   C. 食物中毒
   D. 职业病
   E. 以上都不是
2. 7个月婴儿，在医院出生，根据其免疫特点和传染病发生的情况，完成计划免疫和预防接种应不包括
   A. 卡介苗
   B. 乙型肝炎疫苗
   C. 百白破三联针
   D. 脊髓灰质炎糖丸
   E. 麻疹减毒活疫苗
3. 构成传染病流行过程的3个基本条件是
   A. 微生物，宿主，媒介
   B. 传染源，传播途径，易感人群
   C. 病原体，环境，宿主
   D. 病原体数量，致病力，定位
   E. 病原体，人体，他们所处的环境
4. 当体内缺乏下列哪些物质时可增加镉在胃肠道的吸收
   A. 铜、锌、铁
   B. 钙、镁、铜、锌
   C. 铁、钙、蛋白质、锌
   D. 蛋白质、脂肪、维生素
   E. 脂肪酸、蛋白质、碳水化合物
5. 现行我国计划免疫工作（儿童基础免疫）规定接种的疫苗是
   A. 卡介苗、百白破、麻疹疫苗、脊髓灰质炎疫苗、乙肝疫苗
   B. 麻疹疫苗、卡介苗、百白破、乙肝疫苗、流行性乙型脑炎疫苗、流行性腮腺炎疫苗
   C. 乙肝疫苗、卡介苗、麻疹疫苗、流行性乙型脑炎疫苗
   D. 卡介苗、麻疹疫苗、脊髓灰质炎疫苗、百日咳疫苗、流行性脑脊髓膜炎疫苗
   E. 卡介苗、百白破、乙肝疫苗、脊髓灰质炎疫苗、流行性腮腺炎疫苗
6. 进入空气中毒物浓度很高的生产场所时应使用
   A. 防毒口罩
   B. 防护服
   C. 隔离式防毒面具
   D. 过滤式防毒面具
   E. 涂防护油膏
7. 不属于毒蕈中毒类型的是
   A. 胃肠炎型
   B. 溶血型
   C. 神经精神型
   D. 类伤寒型
   E. 脏器损害型
8. 职业性中暑的发生是由于
   A. 高温作业，末梢血管扩张所引起的
   B. 高温作业末梢血管扩张，血容量减少引起的
   C. 高温作业时热平衡失调所引起的
   D. 高温作业水盐代谢障碍引起的
   E. 在高温作业环境下热平衡失调和/或水盐代谢紊乱所引起的
9. 潜伏期是指
   A. 病原体进入机体到死亡的时间
   B. 病原体进入机体到临床死亡出现的时间
   C. 病原体进入机体到临床症状恢复的时间
   D. 病原体进入机体到临床症状结束的时间
   E. 病原体进入机体到最早临床症状出现的时间
10. 慢性轻度铅中毒患者的处理原则是
    A. 驱铅治疗，调离铅作业
    B. 驱铅治疗后一般不必调离铅作业
    C. 积极治疗，必须调离
    D. 密切观察
    E. 对症处理
11. 引起介水传染病的污染是
    A. 物理性污染
    B. 化学性污染
    C. 放射性污染
    D. 生物性污染
    E. 热污染
12. 人群易感性升高的主要因素是
    A. 免疫接种
    B. 新生儿增加
    C. 隐性感染
    D. 非易感人群迁入
    E. 传染病流行
13. 最常见的食物中毒是
    A. 真菌性食物中毒
    B. 化学性食物中毒
    C. 有毒动植物食物中毒
    D. 细菌性食物中毒
    E. 原因不明的食物中毒
14. 下列属于二次污染物的是
    A. SO_2
    B. 酸雨
    C. CO
    D. 汞
    E. NOx
15. 食物中毒的概念是指
    A. 暴饮暴食造成的胃肠功能紊乱
    B. 食物被有毒物质污染，食

用后引起的中毒
C. 食用被细菌病毒污染的食品而引起的急性中毒
D. 吃了某种食物引起的超敏反应疾病
E. 摄入了含有生物性、化学性有毒有害食品，或将有毒有害的物质当作食品摄入后所出现的非传染性的急性、亚急性疾病

16. 下列属于自然灾害的有
A. 地震、火山
B. 核反应堆泄漏
C. 战乱
D. 森林脑炎
E. 食物中毒

17. 细菌性食物中毒的治疗原则不包括
A. 迅速排出毒物（催吐、洗胃）
B. 对症治疗
C. 治疗腹痛腹泻，纠正酸中毒
D. 细菌性食物中毒的患者均可用抗生素
E. 特殊治疗

18. 决定粉尘对机体作用性质的主要因素是
A. 粉尘的化学成分
B. 接触浓度
C. 接触时间
D. 粉尘的分散度
E. 粉尘的类型

19. 发生光化学烟雾事件的主要污染物是
A. SO_2和颗粒物
B. SO_2和 NO_X
C. 颗粒物和烃类
D. 烃类和 NO_X
E. 烃类和 SO_2

20. 构成传染过程必须具备的因素是
A. 病原体、易感机体
B. 传染源、传播途径、易感人群
C. 病人、污染物、易感者
D. 寄生虫、中间宿主、终末宿主
E. 病原体微生物、媒介、宿主

21. 不属于突发公共卫生事件主要特征的是
A. 时间分布各异
B. 地点分布各异
C. 有后期效应
D. 突发公共卫生事件的发生一般是难以预测的
E. 具有绝对性

22. 国务院于什么时间公布施行《突发公共卫生事件应急条例》
A. 2003 年 5 月
B. 2005 年 9 月
C. 2002 年 12 月
D. 1981 年 2 月
E. 1997 年 8 月

23. 食物中毒具有以下特征除了
A. 突然暴发，易集体发病
B. 临床表现相似，多以胃肠道症状为主
C. 人与人之间具有传染性
D. 人与人之间无传染性
E. 发病者与某种食物有确切的关系

24. 慢性铅中毒主要引起
A. 正常细胞性贫血
B. 小细胞低色素性贫血
C. 大细胞性贫血
D. 再生障碍性贫血
E. 巨幼红细胞性贫血

25. 河豚毒素的主要毒作用是
A. 引起血压下降
B. 引起脑神经损伤
C. 引起体温下降
D. 抑制咳嗽反射
E. 阻断神经肌肉间的传导引起随意肌进行性麻痹

26. 传播途径是指
A. 传染病在群体或个体间的传播
B. 病原体更换宿主在外界环境下所经历的过程
C. 病原体侵入机体，与机体相互作用相互斗争的过程
D. 传染病在人群中发生的过程
E. 病原体由母亲到后代间的传播

27. 室内空气中甲醛主要来源于
A. 室外空气污染
B. 家具及室内装饰材料
C. 生活炉灶、烹调加工的废气
D. 机体代谢废物
E. 以上都不是

28. 环境中有害物质按其属性可分为
A. 物理性、化学性、放射性
B. 生物性、化学性、放射性
C. 化学性、物理性、生物性
D. 有机污染物、无机污染物、致癌物
E. 有机污染物、无机污染物、内分泌干扰物

29. 铅主要蓄积在
A. 肾脏
B. 肝脏
C. 肺脏
D. 脾脏
E. 骨骼

30. 对细菌性食物中毒的诊断原则是
A. 发病季节都在 9 月份，并与食用某种食物有确切关系
B. 潜伏期在 10~20 小时，发病都在夏秋季节
C. 有明显的发病季节，同一时间集中发病，并能找到引起食物中毒的食品，其动物实验阳性，并有细菌和血清血检测结果
D. 可疑食物经动物实验阴性，并有细菌和血清学检验结果
E. 有明显的发病季节，同一时间大量病人发病，并有传染性

31. 慢性汞中毒的三大主要临床症状为
   A. 脑衰弱综合征、口腔-牙龈炎、腐蚀性胃肠炎
   B. 震颤、口腔-牙龈炎、脑衰弱综合征
   C. 口腔-牙龈炎、间质性肺炎、皮炎
   D. 间质性肺炎、肾炎、皮炎
   E. 震颤、肾炎、口腔-牙龈炎
32. 镉在体内主要的蓄积部位是
   A. 骨髓、肾脏
   B. 神经组织和消化道
   C. 肺部和肝脏
   D. 肝脏和肾脏
   E. 脑和肾脏
33. 接触砷可引起
   A. 皮肤癌、膀胱癌
   B. 皮肤癌、肺癌
   C. 肝癌、肺癌
   D. 胃癌、膀胱癌
   E. 肺癌、胃癌

【B_1型题】

（34~35题共用备选答案）
   A. 急性中毒
   B. 慢性中毒
   C. 致癌作用
   D. 致畸作用
   E. 致突变作用
34. 水俣病属于
35. 光化学烟雾属于

（36~38题共用备选答案）
   A. 肉制品，剩米饭
   B. 鱼虾蟹贝类等
   C. 禽蛋类
   D. 面包，面条等食品
   E. 臭豆腐，豆酱等
36. 沙门菌属食物中毒的好发食品是
37. 副溶血性弧菌食物中毒好发食品是
38. 葡萄球菌食物中毒的好发食品是

（39~41题共用备选答案）
   A. 呼吸数频，面色苍白
   B. 共济失调，全身麻痹瘫痪
   C. 视物模糊，上睑下垂，复视
   D. 呕吐，腹痛，腹泻，绿色水样便
   E. 酒醉步态，自主神经功能紊乱
39. 河豚毒素中毒的主要临床表现
40. 内毒毒素中毒的主要临床表现
41. 沙门菌属食物中毒的主要临床表现

第四部分

口腔医学综合

第十篇　口腔组织病理学

第一章　牙体组织

第一节　牙　釉　质

【A_1 型题】

1. 由上皮细胞分泌矿化而不含细胞成分的组织是
   A. 骨组织
   B. 牙釉质
   C. 牙本质
   D. 牙骨质
   E. 固有牙槽骨
2. 人体中最硬的组织是
   A. 骨组织
   B. 牙釉质
   C. 牙本质
   D. 牙骨质
   E. 固有牙槽骨
3. 牙釉质在龋病发生中的薄弱环节主要是
   A. 釉丛
   B. 釉梭
   C. 釉板
   D. 釉质生长线
   E. 釉柱横纹
4. 釉柱的直径平均为
   A. 1.0~1.5μm
   B. 2~3μm
   C. 4~6μm
   D. 7~8μm
   E. 9~10μm
5. 最先形成的牙体组织是
   A. 牙釉质
   B. 牙本质
   C. 牙骨质
   D. 牙髓
   E. 同时形成
6. 对牙釉质发育不全的处理，错误的是
   A. 充填缺损
   B. 桩冠修复
   C. 口服钙片
   D. 贴面修复
   E. 全冠修复
7. 牙釉质中无机物占总重量的百分比为
   A. 86%
   B. 12%
   C. 2%
   D. 96%~97%
   E. 70%
8. 绞釉存在于釉质的
   A. 内 1/3
   B. 内 2/3
   C. 内 1/4
   D. 外 1/3
   E. 外 2/3
9. 釉柱横纹之间的距离平均为
   A. 2μm
   B. 3μm
   C. 4μm
   D. 5μm
   E. 6μm
10. 牙釉质中的蛋白质主要有
    A. 釉原蛋白、非釉原蛋白和糖蛋白
    B. 釉原蛋白、非釉原蛋白和角蛋白
    C. 釉原蛋白、非釉原蛋白和基质
    D. 釉原蛋白、非釉原蛋白和蛋白酶
    E. 釉原蛋白、非釉原蛋白和胶原蛋白
11. 釉牙本质界是
    A. 一条直线
    B. 一条曲线，形状不规则
    C. 一条弧线，凹面向着牙本质
    D. 许多小弧线，凹面向着牙本质
    E. 许多小弧线，凹面向着牙釉质
12. 无釉柱的釉质存在于
    A. 近釉牙本质界的釉质中
    B. 牙釉质的表面
    C. 牙本质的最外层
    D. 牙本质的最内层
    E. 近釉牙本质界和牙表面的釉质中
13. 能增强釉质抗剪切强度的结构是
    A. 釉柱

B. 直釉
C. 绞釉
D. 釉丛
E. 釉梭

14. 釉质的新生线存在于
A. 乳磨牙
B. 恒切牙
C. 恒磨牙
D. 乳牙和第一恒磨牙
E. 恒牙和第一乳磨牙

【B_1 型题】

（15~19 题共用备选答案）
A. 釉丛
B. 釉梭
C. 釉板
D. 釉牙本质界
E. 釉质的生长线

15. 牙釉质中近釉牙本质界呈草丛状的结构是
16. 由釉牙本质界伸向釉质的纺锤状结构是
17. 垂直于牙面的裂隙状结构是
18. 代表牙釉质周期性生长速率的是
19. 呈连续贝壳状的结构是

第二节 牙本质

【A_1 型题】

1. 构成牙齿主体的硬组织是
A. 牙釉质
B. 牙本质
C. 牙骨质
D. 牙槽骨
E. 以上都是

2. 以下矿化程度微低的牙本质为
A. 管周牙本质
B. 管间牙本质
C. 球间牙本质
D. 修复性牙本质
E. 继发性牙本质

3. 在生理情况下，牙齿发育完成以后形成的牙本质是
A. 原发性牙本质
B. 继发性牙本质
C. 修复性牙本质
D. 管间牙本质
E. 透明牙本质

4. 牙本质小管中含有
A. 成釉细胞突起
B. 成釉细胞
C. 成牙骨质细胞突起
D. 成牙本质细胞
E. 成牙本质细胞突起

5. 关于管间牙本质不正确的描述是
A. 位于管周牙本质之间
B. 大部分胶原纤维与牙本质小管平行排列
C. 胶原纤维较管周牙本质多
D. 矿化度比管周牙本质低
E. 其胶原纤维呈网状交织排列

6. 关于管周牙本质不正确的描述是
A. 矿化度比管间牙本质低
B. 胶原纤维比管间牙本质少
C. 构成牙本质小管的壁
D. 横磨片中观察呈环形的透明带
E. 近表面的管周牙本质比近髓端的要厚

7. 牙本质钙化过程中，钙化团之间遗留的钙化区是
A. 原发性牙本质
B. 罩牙本质
C. 前期牙本质
D. 硬化牙本质
E. 球间牙本质

8. 正常情况下，最易引起牙本质敏感症的釉牙骨质界结构为
A. 少量牙骨质覆盖在牙釉质表面
B. 多量牙骨质覆盖在牙釉质表面
C. 牙釉质与牙骨质端端相接
D. 牙釉质与牙骨质分离
E. 全部牙骨质覆盖在牙釉质表面

9. 前期牙本质不正确的描述是
A. 是未矿化的牙本质
B. 位于矿化牙本质内侧
C. 活髓牙中总有一层
D. 发育完成的牙比正在发育的牙中为厚
E. 是成牙本质细胞分泌的

10. 在牙本质中钙化程度最高的为
A. 管周牙本质
B. 管间牙本质
C. 球间牙本质
D. 前期牙本质
E. 托姆斯颗粒层

11. 釉面横纹是
A. 施雷格线
B. 釉质的生长线
C. 釉柱横纹
D. 新生线
E. 以上都是

12. 罩牙本质位于
A. 牙釉质的最内侧
B. 牙釉质的最外侧
C. 冠部牙本质的最外侧
D. 根部牙本质的最外侧
E. 根部和冠部牙本质都有

13. 关于修复性牙本质正确的是
A. 存在于所有牙中
B. 存在于受刺激相应的髓腔端
C. 其牙本质小管数目与原发性牙本质相同
D. 存在于死髓牙中
E. 矿化程度高

【B_1 型题】

（14~18 题共用备选答案）
A. 继发性牙本质
B. 骨样牙本质
C. 原发性牙本质

D. 透明牙本质
E. 修复性牙本质
14. 牙根发育完成之后形成的牙本质
15. 牙齿发育过程中所形成的牙本质
16. 成牙本质细胞被包埋在修复性牙本质中，很像骨组织
17. 牙本质受到磨损等刺激后，成牙本质细胞突起变性，牙本质小管矿化形成
18. 牙本质受到慢性刺激时，受刺激相应的髓腔端形成的牙本质

（19~22 题共用备选答案）
A. 管间牙本质
B. 球间牙本质
C. 前期牙本质
D. 透明牙本质
E. 管周牙本质
19. 位于管周牙本质之间，其胶原纤维与牙本质小管垂直排列的牙本质为
20. 位于牙本质小管的周围，矿化度较高的牙本质称
21. 在成牙本质细胞与矿化牙本质之间的一层未矿化的牙本质是
22. 牙本质钙质小球之间遗留的未矿化的间质是

第三节　牙　髓

【A_1 型题】

1. 牙髓中的主要细胞成分是
A. 成牙本质细胞
B. 成纤维细胞
C. 未分化的间充质细胞
D. 组织细胞
E. 淋巴细胞
2. 牙髓的组织学分层由外向内正确的是
A. 成牙本质细胞层、多细胞层、乏细胞层和髓核
B. 成牙本质细胞层、乏细胞层、多细胞层和髓核
C. 髓核、多细胞层、乏细胞层和成牙本质细胞层
D. 髓核、乏细胞层、多细胞层和成牙本质细胞层
E. 成牙本质细胞层、髓核、乏细胞层、多细胞层
3. 下列关于牙髓的描述正确的是
A. 属于致密结缔组织
B. 没有营养功能
C. 没有防御和修复功能
D. 可以形成牙本质
E. 可以形成牙骨质
4. 牙髓的功能
A. 形成牙本质
B. 营养功能
C. 感觉功能
D. 防御功能
E. 以上都是

【B_1 型题】

（5~6 题共用备选答案）
A. 成纤维细胞
B. 血管内皮细胞
C. 成牙本质细胞
D. 未分化细胞
E. 树突状细胞
5. 牙髓中有免疫防御功能的细胞是
6. 牙髓中的主要细胞是

第四节　牙　骨　质

【A_1 型题】

1. 牙骨质龋细菌入侵的主要通道是
A. 牙骨质层板
B. 穿通纤维
C. 生长线
D. 成牙骨质细胞突起
E. 牙骨质细胞陷窝
2. 在牙骨质中，全部为细胞牙骨质区域的可能是
A. 自牙颈部至近根尖 1/3 处
B. 根中 1/3 处
C. 根尖 1/3 处
D. 根尖 2/3 处
E. 自牙颈部至近根尖 2/3 处

第二章　牙周组织

第一节　牙　龈

【A_1 型题】

1. 附着于牙表面的口腔上皮为
A. 结合上皮
B. 附着龈上皮
C. 龈沟上皮
D. 龈乳头上皮
E. 游离龈上皮
2. 龈沟的正常深度为

A. 0.1mm
B. 0.15~0.38mm
C. 0.5~3.0mm
D. 4mm
E. 5mm

3. 关于结合上皮的描述，错误的是
A. 是无角化的鳞状上皮
B. 无上皮钉突
C. 细胞中张力丝较少
D. 以龈沟底向根尖方向逐渐变薄
E. 以桥粒方式与牙面连接

【B_1 型题】

（4~7 题共用备选答案）
A. 龈牙组
B. 牙槽龈组
C. 环行组
D. 牙骨膜组
E. 越隔组

4. 连接相邻两牙牙颈部的纤维
5. 自牙槽嵴向牙冠方向展开
6. 自牙颈部牙骨质向牙冠方向展开
7. 呈环状，位于牙颈部游离龈中

第二节 牙周膜

【A_1 型题】

1. 牙周膜中的神经
A. 较丰富
B. 大部分是自主神经
C. 无定位觉
D. 只有痛觉
E. 对压力刺激反应迟钝

2. 牙髓和牙周膜中均含有
A. 成牙本质细胞
B. 成骨细胞
C. 成釉细胞
D. 成牙骨质细胞
E. 未分化间充质细胞

3. 牙周膜中数目最多、力量最强大的是
A. 牙槽嵴组
B. 水平组
C. 斜行组
D. 根尖组
E. 根间组

4. 多根牙的牙周膜附着面积最大的部位是
A. 牙颈部
B. 根颈 1/3
C. 根分叉处
D. 根中 1/3
E. 根尖 1/3

【B_1 型题】

（5~9 题共用备选答案）
A. 牙槽嵴组
B. 水平组
C. 斜行组
D. 根间组
E. 根尖组

5. 数目最多，力量最强大的纤维，起悬吊牙齿的作用
6. 呈放射状，具有固定根尖的作用。保护进出根尖孔的血管和神经
7. 位于多根牙的根分叉之间，防止牙根向冠方移动
8. 起自牙骨质，向外下方止于牙槽嵴顶，将牙向牙槽窝内牵引
9. 呈水平方向，是维持牙直立的主要力量

第三节 牙槽骨

【A_1 型题】

1. 关于固有牙槽骨不正确的为
A. 衬于牙槽窝的内壁
B. 又称为筛状板
C. 属于束状骨
D. X 线片上称为硬骨板
E. X 线片上为围绕牙根的黑色透光带

2. 牙槽骨的生物学特点是
A. 形态结构稳定
B. 对压力有强的耐受性
C. 受牵拉时增生
D. 一般不吸收
E. 不受牙的影响

第三章 口腔黏膜

第一节 基本结构

【A_1 型题】

1. 复层鳞状上皮由表层向内的排列顺序为
A. 颗粒层、角化层、棘层和基底层
B. 角化层、颗粒层、棘层和基底层
C. 颗粒层、棘层、角化层和

基底层
D. 基底层、棘层、颗粒层和角化层
E. 基底层、角化层、棘层和颗粒层
2. 下列不表达 S-100 蛋白的细胞是
A. 角质形成细胞
B. 黑色素细胞
C. 朗格汉斯细胞
D. 肌上皮细胞
E. 神经细胞

【B_1 型题】

（3~4 题共用备选答案）
A. 角化层
B. 颗粒层
C. 棘层
D. 基底层
E. 黑色素细胞
3. 黏膜上皮层中层次最多，细胞为多边形的细胞是
4. 黏膜上皮层中胞质内含嗜碱性透明角质颗粒的细胞是

第二节 分类及组织结构

【A_1 型题】

1. 下列不属于被覆黏膜的口腔黏膜类型是
A. 唇黏膜和颊黏膜
B. 硬腭黏膜和舌背黏膜
C. 口底黏膜和舌腹黏膜
D. 软腭黏膜和唇红黏膜
E. 牙槽黏膜和口底黏膜
2. 下列哪项不是牙龈黏膜的特征
A. 有角化层
B. 有黏膜下层
C. 上皮钉突多而细长
D. 固有层较厚
E. 胶原纤维粗大
3. 下列哪项不是被覆黏膜的特征
A. 无颗粒层
B. 无角化层
C. 上皮钉突短
D. 固有层界限不清
E. 无黏膜下层
4. 下列无角化的口腔黏膜为
A. 唇红黏膜
B. 硬腭黏膜
C. 牙龈黏膜
D. 舌腹黏膜
E. 舌背黏膜

【B_1 型题】

（5~7 题共用备选答案）
A. 朗格汉斯细胞
B. 梅克尔细胞
C. 角质形成细胞
D. 组织细胞
E. 成纤维细胞
5. 与感觉功能有关的细胞是
6. 与免疫功能有关的细胞是
7. 构成黏膜上皮的主要细胞是

（8~10 题共用备选答案）
A. 颊黏膜
B. 舌背
C. 硬腭
D. 舌腹
E. 唇红
8. 味蕾最多
9. 属于咀嚼黏膜的是
10. 特殊黏膜

第四章 唾 液 腺

第一节 一般组织学结构

【A_1 型题】

1. 能形成半月板的结构是
A. 浆液腺泡
B. 黏液腺泡
C. 混合性腺泡
D. 闰管
E. 分泌管
2. 连接着腺泡的导管是
A. 闰管
B. 分泌管
C. 小叶间导管
D. 排泄管
E. 以上都不是

【B_1 型题】

（3~5 题共用备选答案）
A. 浆液细胞
B. 黏液细胞
C. 闰管细胞
D. 分泌管细胞
E. 肌上皮细胞
3. 电镜下含有酶原颗粒的细胞是
4. 电镜下细胞内充满电子透明的分泌颗粒的细胞是
5. 位于腺泡和小导管外，扁平状、有分枝状突起的细胞是

第二节　分布及组织学特点

【A_1 型题】

1. 酶原颗粒主要见于
   A. 浆液性腺泡细胞
   B. 黏液性腺泡细胞
   C. 肌上皮细胞
   D. 闰管细胞
   E. 分泌管细胞
2. 以下哪种唾液腺属于纯黏液腺
   A. 唇腺
   B. 颊腺
   C. 磨牙后腺
   D. 腭腺
   E. 味腺
3. 正常人每日唾液总量为1000～1500ml，其中腮腺和下颌下腺的分泌量占
   A. 50%
   B. 60%
   C. 70%
   D. 80%
   E. 90%

【B_1 型题】

（4～7题共用备选答案）
   A. 腮腺
   B. 颌下腺
   C. 舌下腺
   D. 唇腺
   E. 腭腺
4. 大唾液腺，纯浆液性腺
5. 大唾液腺，混合性腺以浆液性腺泡为主
6. 大唾液腺，混合性腺以黏液性腺泡为主
7. 小唾液腺，混合性腺以黏液性腺泡为主

第五章　口腔颌面部发育

第一节　面部的发育

【A_1 型题】

1. 面部的发育来自
   A. 上颌突和球状突
   B. 侧腭突和球状突
   C. 侧腭突和侧鼻突
   D. 额鼻突和下颌突
   E. 侧腭突和上颌突
2. 口腔颌面部发育基本上在哪期发育完成
   A. 受孕后1周
   B. 受孕后2周
   C. 受孕后10周
   D. 受孕后3～8周
   E. 受孕后9周
3. 原始口腔是由以下哪组突起形成的
   A. 上颌突、下颌突和额鼻突
   B. 中鼻突、侧鼻突和上颌突
   C. 中鼻突、侧鼻突和下颌突
   D. 球状突、侧鼻突和上颌突
   E. 球状突、上颌突和下颌突
4. 颌面部发育过程中，前腭突来自
   A. 上颌突
   B. 额鼻突
   C. 中鼻突
   D. 球状突
   E. 侧鼻突
5. 上颌尖牙来源于哪个突起
   A. 上颌突
   B. 下颌突
   C. 球状突
   D. 中鼻突
   E. 侧鼻突

【B_1 型题】

（6～10题共用备选答案）
   A. 单侧唇裂
   B. 斜面裂
   C. 横面裂
   D. 腭裂
   E. 颌裂
6. 球状突与上颌突未联合或联合不全形成
7. 两个侧腭突未融合或融合不全形成
8. 上颌突与下颌突未联合或联合不全形成
9. 前腭突与上颌突未联合或联合不全形成
10. 上颌突与侧鼻突未联合或联合不全形成

第二节　腭部的发育

【A_1 型题】

1. 口腔颌面部发育中发生融合的部位是
   A. 人中
   B. 口角
   C. 腭部
   D. 颊部
   E. 下颌
2. 前腭突起源于
   A. 额鼻突
   B. 上颌突
   C. 中鼻突
   D. 下颌突
   E. 侧鼻突

【B_1 型题】

（3~4 题共用备选答案）
   A. 上颌突
   B. 下颌突
   C. 侧鼻突
   D. 球状突
   E. 中鼻突
3. 侧腭突来源于
4. 前腭突来源于

第三节　舌的发育

【A_1 型题】

舌的发育始于
   A. 胚胎第 2 周
   B. 胚胎第 3 周
   C. 胚胎第 4 周
   D. 胚胎第 5 周
   E. 胚胎第 6 周

第六章　牙的发育

第一节　牙胚的发生及分化

【A_1 型题】

1. 形成牙釉质的细胞为
   A. 外釉上皮细胞
   B. 内釉上皮细胞
   C. 星网状层细胞
   D. 中间层细胞
   E. 成牙本质细胞
2. 乳牙牙胚发生的时间为
   A. 胚胎第 1 个月
   B. 胚胎第 2 个月
   C. 胚胎第 3~4 个月
   D. 新生儿出生后 3~4 个月
   E. 新生儿出生时
3. 关于牙的发育错误的是
   A. 牙胚由牙板及邻近的外胚间充质发育而来
   B. 帽状期成釉器细胞分化为三层
   C. 多根牙的形成是由上皮隔的发育所决定的
   D. 最早形成的牙体组织为釉基质
   E. 蕾状期成釉器的细胞无明显分化

【B_1 型题】

（4~5 题共用备选答案）
   A. 2
   B. 3
   C. 4
   D. 5
   E. 6
4. 帽状期的成釉器由几层细胞构成
5. 钟状期的成釉器有几层细胞构成

第二节　牙体、牙周组织的形成

【A_1 型题】

1. 侧支根管形成的原因是
   A. 牙乳头部分坏死
   B. 牙本质发育障碍
   C. 颈环发育不良
   D. 上皮根鞘断裂
   E. 成牙本质细胞坏死
2. 牙发育时，X 线片上最先出现的是
   A. 牙骨质
   B. 牙本质
   C. 牙釉质
   D. 低密度牙髓影
   E. 圆形密度低的牙囊影

3. 形成牙本质的结构是
   A. 外釉上皮
   B. 内釉上皮
   C. 星网状层
   D. 中间层
   E. 牙乳头
4. 牙体硬组织是在哪一期开始形成的
   A. 蕾状期
   B. 帽状期
   C. 钟状期早期
   D. 钟状期晚期
   E. 萌出期

【B_1型题】

（5~9题共用备选答案）
   A. 成釉器
   B. 牙乳头
   C. 牙囊
   D. 牙板
   E. 前庭板
5. 形成牙髓的结构是
6. 形成牙周膜的结构是
7. 形成牙骨质的结构是
8. 形成固有牙槽骨的结构是
9. Serres上皮剩余来源于

（10~11题共用备选答案）
   A. 成釉器
   B. 牙乳头
   C. 牙囊
   D. 上皮根鞘
   E. 上皮隔
10. 牙根的数目取决于
11. Malassez上皮剩余来源于

（12~14题共用备选答案）
   A. 成釉器
   B. 牙乳头
   C. 牙囊
   D. 缩余釉上皮
   E. Malassez上皮剩余
12. 形成牙釉质的是
13. 上皮根鞘的残余上皮是
14. 形成牙本质的是

第七章 牙的发育异常

牙结构异常

【A_1型题】

1. 以下不属于釉质发育不全病因的是
   A. 严重营养障碍
   B. 婴儿和母体的疾病
   C. 局部因素
   D. 重度磨耗
   E. 内分泌失调
2. 釉质发育不全常发生在
   A. 下颌第一磨牙
   B. 上颌第一磨牙
   C. 对称性的牙
   D. 上颌侧切牙
   E. 全口牙
3. 下列不属于牙列结构异常的是
   A. 牙内陷
   B. 牙釉质发育不全
   C. 牙本质发育不全
   D. 先天性梅毒牙
   E. 氟牙症
4. 特纳（Turner）牙是由（ ）所致
   A. 服用四环素
   B. 饮水氟含量过多
   C. 患儿严重的发热性疾病
   D. 先天发育缺陷
   E. 乳牙根尖周严重感染
5. 氟牙症的病理变化是
   A. 牙本质矿化不良
   B. 牙釉质矿化不良
   C. 牙本质表面矿化不足
   D. 牙釉质表面矿化不足
   E. 釉牙本质界弧形结构模糊

【B_1型题】

（6~9题共用备选答案）
   A. 釉质发育不全
   B. 氟牙症
   C. 四环素牙
   D. 牙本质发育不全症
   E. 牙骨质发育不全症
6. 在牙齿发育阶段，如果饮用水中氟含量高于百万分之一，或经其他途径摄入过多的氟，可导致釉质形成不全和钙化不全的是
7. 在牙的发育阶段，由于局部和全身因素造成釉质结构异常的是
8. 在牙的发育阶段，服用过量的四环素族药物，使牙着色的是
9. 是一种常染色体遗传病，牙冠呈微黄半透明，光照下呈现乳光色的是

第八章　龋　病

第一节　牙釉质龋

【A_1型题】

1. 就病因角度而言，龋病也可称为牙体硬组织的
   A. 酸蚀破坏性疾病
   B. 化学溶解性疾病
   C. 物理损伤性疾病
   D. 免疫性疾病
   E. 细菌感染性疾病
2. 导致龋病发生的因素为
   A. 细菌因素
   B. 宿主因素
   C. 食物因素
   D. 时间因素
   E. 四联因素

第二节　牙本质龋

【A_1型题】

1. 牙釉质龋中脱矿最严重的区域是
   A. 透明层
   B. 暗层
   C. 病损体部
   D. 表层
   E. 脱矿层
2. 牙本质龋的病理变化不包括
   A. 牙本质小管扩张，充满细菌
   B. 牙本质小管断裂，出现裂隙
   C. 牙本质小管融合，出现崩解
   D. 牙本质小管溶解，钙盐沉积
   E. 牙本质小管矿化，呈串珠状
3. 下列哪项不是牙本质龋引起的牙髓改变
   A. 修复性牙本质
   B. 牙髓变性
   C. 牙髓脓肿
   D. 牙髓坏死
   E. 牙体吸收

第三节　牙骨质龋

【A_1型题】

牙骨质龋细菌入侵的主要通道是
   A. 牙骨质层板
   B. 穿通纤维
   C. 生长线
   D. 成牙骨质细胞突起
   E. 牙骨质细胞陷窝

第九章　牙　髓　病

牙　髓　炎

【A_1型题】

1. 下列不属于慢性闭锁性牙髓炎病理变化的是
   A. 血管扩张充血
   B. 淋巴细胞、浆细胞、巨噬细胞浸润
   C. 肉芽组织形成
   D. 上皮增生
   E. 脓肿形成
2. 慢性牙髓炎的主要病理学特征是
   A. 中性粒细胞浸润
   B. 血管扩张充血
   C. 肉芽组织形成
   D. 组织变性坏死
   E. 纤维组织增生
3. 急性牙髓炎的自然结局是
   A. 牙髓变性
   B. 牙髓萎缩
   C. 牙髓坏死
   D. 牙髓钙化
   E. 牙髓充血
4. 下列哪项不是慢性牙髓炎的病理改变
   A. 炎性肉芽组织，淋巴细胞浸润为主
   B. 组织水肿，淋巴细胞及浆细胞浸润
   C. 溃疡形成，其下方散在淋

巴细胞浸润

D. 牙髓组织增生形成息肉

E. 牙髓组织大量纤维化

第十章 根尖周炎

第一节 急性根尖周炎

【A_1 型题】

下列哪项不是急性根尖周炎的病理变化

A. 根尖牙周膜血管扩张充血

B. 根尖牙周膜形成脓肿

C. 根尖牙槽骨死骨形成

D. 根尖牙槽脓肿

E. 根尖牙周膜坏死

第二节 慢性根尖周炎

【A_1 型题】

1. 根尖狭窄部距牙实际的根尖部为

A. 0.1~0.2mm

B. 0.3~0.4mm

C. 0.5~1.0mm

D. 1.2~1.5mm

E. 1.6~2.0mm

2. 诊断慢性根尖周炎的主要依据是

A. 反复肿痛史

B. 根尖周X线透射区

C. 咀嚼不适感

D. 牙髓无活力

E. 叩诊异样感

3. 上皮性根尖肉芽肿转变为根尖周囊肿的方式不包括

A. 增生的上皮团中央液化，成为囊肿

B. 增生的上皮团被覆脓腔，转变成囊肿

C. 增生的上皮团中央出血，形成囊肿

D. 增生的上皮团包裹的炎性肉芽组织退变

E. 以上都不是

第十一章 牙周组织疾病

第一节 牙龈病

【A_1 型题】

慢性龈炎的病理变化主要有

A. 牙龈上皮出血

B. 牙龈上皮增生

C. 牙龈上皮脓肿

D. 龈沟壁处有炎症细胞浸润

E. 沟内上皮向根方增生

第二节 牙周炎

【A_1 型题】

1. 下列哪项不是活动期牙周炎的病理变化

A. 牙周袋内有大量炎性渗出物

B. 沟内上皮出现糜烂

C. 结合上皮向根方增生

D. 牙槽骨出现活跃破骨细胞

E. 牙周膜间隙变窄

2. 牙周袋形成，尚无明显牙槽骨吸收的病理变化见于牙周炎的

A. 始发期

B. 早期病变

C. 病损确立期

D. 进展期

E. 静止期

3. 下列哪项不是静止期牙周炎的病理变化

A. 沟内上皮和袋壁上皮增生明显

B. 牙周膜炎症反应明显减少

C. 牙槽骨的吸收呈静止状态

D. 牙槽嵴出现新骨形成

E. 牙骨质表面出现类骨质

第十二章　口腔黏膜病

第一节　基本病理变化

【A_1 型题】

1. 上皮异常增生的病理变化不包括
   A. 基底细胞呈栅栏状排列
   B. 基底细胞极性紊乱
   C. 细胞多形性
   D. 上皮钉突呈滴状
   E. 有丝分裂象增多
2. 以下癌变风险最高的口腔黏膜病是
   A. 白色海绵状斑痣
   B. 白色水肿
   C. 慢性盘状红斑狼疮
   D. 白斑
   E. 天疱疮
3. 基底细胞液化变性见于下列哪种疾病
   A. 黏膜扁平苔藓
   B. 黏膜白斑
   C. 黏膜红斑
   D. 口腔黏膜下纤维化
   E. 黏膜天疱疮
4. 下列属于角化不良的表现是
   A. 角化层增厚
   B. 角化层变薄
   C. 基底层细胞角化
   D. 透明角质颗粒明显
   E. 角化细胞含细胞核
5. 溃疡的定义为
   A. 上皮表层坏死或脱落
   B. 上皮浅层坏死或脱落
   C. 上皮及上皮下坏死或脱落
   D. 上皮下坏死或脱落
   E. 以上都不是

【B_1 型题】

（6~10 题共用备选答案）
   A. 原位癌
   B. 基层下疱
   C. 棘层内疱
   D. 粒层增生
   E. 基底细胞液化
6. 良性黏膜类天疱疮属于
7. 白斑属于
8. 红斑属于
9. 扁平苔藓属于
10. 天疱疮属于

第二节　白色和红色病变

【A_1 型题】

1. 以下癌变风险最高的口腔黏膜病是
   A. 白色海绵状斑痣
   B. 白色水肿
   C. 慢性盘状红斑狼疮
   D. 白斑
   E. 天疱疮
2. 关于白斑的病理变化，不正确的是
   A. 上皮细胞过度正角化和过度不全角化
   B. 颗粒层增厚
   C. 棘层增厚
   D. 基底细胞层液化变性
   E. 固有层炎细胞浸润
3. 盘状红斑狼疮在口腔黏膜的好发部位是
   A. 舌背
   B. 颊部
   C. 下唇唇红
   D. 上唇唇红
   E. 上腭

【B_1 型题】

（4~7 题共用备选答案）
   A. 鳞状化生
   B. 角化珠
   C. 胶样小体
   D. 角质栓塞
   E. 子囊
4. 牙源性角化囊性瘤出现
5. 唾液腺多形性腺瘤出现
6. 鳞状细胞癌出现
7. 扁平苔藓出现

第十三章　口腔颌面部囊肿

第一节　牙源性囊肿

【A_1 型题】

1. 颌骨内最常见的牙源性囊肿是
   A. 鳃裂囊肿
   B. 含牙囊肿
   C. 萌出囊肿
   D. 成人龈囊肿
   E. 根尖周囊肿
2. 被称为“滤泡囊肿”的是

A. 始基囊肿
B. 含牙囊肿
C. 角化囊肿
D. 根尖周囊肿
E. 鳃裂囊肿

【B₁型题】

（3~7题共用备选答案）

A. 中性粒细胞
B. 牙源性上皮
C. 髓石
D. 透明小体
E. 牙周袋

3. 牙髓变性
4. 牙周病
5. 含牙囊肿
6. 牙髓脓肿
7. 根尖周囊肿

第二节 非牙源性囊肿

【A₁型题】

1. 纤维囊壁中含有大量淋巴样组织的囊肿是
   A. 鼻腭管囊肿
   B. 含牙囊肿
   C. 鼻唇囊肿
   D. 畸胎样囊肿
   E. 鳃裂囊肿
2. 纤维囊壁中含有甲状腺样组织的囊肿是
   A. 皮样囊肿
   B. 甲状舌管囊肿
   C. 鼻腭管囊肿
   D. 含牙囊肿
   E. 鳃裂囊肿
3. 含有泡沫细胞的囊肿是
   A. 皮样囊肿
   B. 表皮样囊肿
   C. 鳃裂囊肿
   D. 黏液囊肿
   E. 含牙囊肿

【B₁型题】

（4~8题共用备选答案）

A. 巨细胞
B. 淋巴细胞
C. 泡沫细胞
D. 牙样小体
E. 黏液细胞

4. 黏液囊肿
5. 鳃裂囊肿
6. 牙瘤
7. 牙龈瘤
8. 黏液表皮样癌

第十四章 口腔颌面部肿瘤

第一节 牙源性肿瘤

【A₁型题】

1. 牙源性角化囊肿易复发，下列因素中与复发无关的因素是
   A. 囊壁薄
   B. 可能存在多发病灶
   C. 同一病灶内有多个囊腔
   D. 可能存在子囊
   E. 囊肿内有角化物
2. 成釉细胞纤维瘤区别于成釉细胞瘤的病理要点是
   A. 有大量幼稚的结缔组织
   B. 有大量的黏液样组织
   C. 有大量的软骨样组织
   D. 有大量的骨样组织
   E. 有大量幼稚的神经组织
3. 下列哪项不是牙源性角化囊性瘤的病理特征
   A. 上皮表面不全角化
   B. 上皮角化层呈指状突起
   C. 上皮层增厚
   D. 上皮基底细胞呈栅栏状排列
   E. 纤维囊壁中含有微小囊肿
4. 下列哪项不是牙源性角化囊性瘤复发的原因
   A. 肿瘤沿骨小梁之间生长
   B. 囊肿上皮衬里增生明显
   C. 纤维囊壁中含有微小子囊
   D. 纤维囊壁中含有上皮团块
   E. 手术难以完整摘除
5. 由许多牙样结构组成的肿瘤是
   A. 混合性牙瘤
   B. 组合性牙瘤
   C. 牙骨质瘤
   D. 牙本质瘤
   E. 以上都是

【B₁型题】

（6~8题共用备选答案）

A. 肿瘤中有软骨样组织
B. 肿瘤中有牙乳头样组织
C. 肿瘤中有筛孔样结构
D. 肿瘤中有牙体组织
E. 肿瘤由黏液样细胞、表皮

样细胞和中间细胞组成
6. 腺样囊性癌
7. 黏液表皮样癌
8. 多形性腺瘤

第二节　唾液腺肿瘤

【A_1 型题】

1. 唾液腺恶性多形性腺瘤与其他癌与肉瘤相鉴别的病理要点是
   A. 具有黏液样成分
   B. 具有软骨样成分
   C. 具有癌成分
   D. 具有肉瘤成分
   E. 具有唾液腺多形性腺瘤成分
2. 唾液腺黏液表皮样癌的细胞成分为
   A. 黏液细胞、表皮样细胞和未分化细胞
   B. 表皮样细胞、中间细胞和未分化细胞
   C. 黏液细胞和表皮样细胞
   D. 黏液细胞、表皮样细胞和中间细胞
   E. 表皮样细胞和中间细胞
3. 唾液腺腺样囊性癌最具侵袭性的成分是
   A. 筛孔状结构
   B. 小导管结构
   C. 小条索结构
   D. 实性型结构
   E. 以上都不是
4. 黏液表皮样癌区别于黏液囊肿的病理要点是
   A. 黏液湖周边有黏液细胞
   B. 黏液湖周边有泡沫细胞
   C. 黏液湖周边有炎症细胞
   D. 黏液湖周边有肉芽组织包裹
   E. 黏液湖周边有钙化
5. 低分化唾液腺黏液表皮样癌与鳞状细胞癌鉴别的病理要点是
   A. 表皮样细胞
   B. 黏液细胞
   C. 中间细胞
   D. 鳞状化生
   E. 未分化细胞
6. 唾液腺腺样囊性癌筛孔状结构形成的机制是
   A. 肿瘤细胞坏死脱落
   B. 肿瘤细胞退行性变
   C. 肿瘤细胞凋亡形成
   D. 腺上皮细胞分泌产生
   E. 肌上皮细胞分泌产生
7. 唾液腺恶性多形性腺瘤不包括
   A. 癌肉瘤
   B. 转移性多形性腺瘤
   C. 转移癌
   D. 浸润癌
   E. 原位癌
8. 下列哪项不是唾液腺多形性腺瘤的病理特征
   A. 双层导管结构
   B. 成片增生的肌上皮细胞
   C. 鳞状化生
   D. 黏液软骨样区域
   E. 骨样区域

第三节　口腔黏膜癌

【A_1 型题】

1. 原位癌的病变范围是
   A. 癌细胞累及上皮浅 1/3
   B. 癌细胞累及上皮浅 2/3
   C. 癌细胞累及上皮全层
   D. 癌细胞突破基膜
   E. 癌细胞浸润到上皮下方
2. 鳞状细胞癌除其恶性特征外还需具备
   A. 角蛋白形成和细胞间桥出现
   B. 巢状结构和细胞间桥出现
   C. 团块状结构和细胞间桥出现
   D. 片状结构和细胞间桥出现
   E. 核分裂象和细胞间桥出现
3. 原位癌区别于早期浸润癌的病理表现是
   A. 上皮层轮廓完整
   B. 上皮层表面有角化
   C. 上皮棘层细胞完好
   D. 上皮基底细胞完好
   E. 上皮基膜完好
4. 鳞状细胞癌癌前病变的病理表现为
   A. 上皮增生
   B. 上皮萎缩
   C. 上皮脱落
   D. 上皮不典型增生
   E. 上皮内疱

【B_1 型题】

（5~9 题共用备选答案）
A. 筛孔结构
B. 黏液池
C. 软骨样区域
D. 颗粒细胞
E. 甲状腺滤泡

5. 甲状舌管囊肿出现
6. 成釉细胞瘤出现
7. 唾液腺黏液表皮样癌出现
8. 唾液腺多形性腺瘤出现
9. 唾液腺腺样囊性癌出现

第十一篇　口腔解剖生理学

第一章　牙体解剖生理

第一节　牙体解剖的一般概念

【A_1 型题】

1. 属于点角的结构是
   A. 中切牙的近中切角
   B. 侧切牙的近中唇面角
   C. 第一磨牙的远中颊𬌗角
   D. 尖牙近远中牙尖嵴的交角
   E. 前磨牙的近中颊面角
2. 不替换的牙是
   A. 中切牙
   B. 尖牙
   C. 第三磨牙
   D. 前磨牙
   E. 侧切牙
3. 对“牙尖”的解释哪一个是正确的
   A. 牙釉质三角形隆起
   B. 牙釉质过分钙化所形成的小突起
   C. 牙冠上近似锥体形的显著隆起
   D. 两个斜面相交而成
   E. 两个轴面相交而成
4. 中线的概念是
   A. 平分颅面部为两等分的一条假想线
   B. 穿过两眼中间的一条假想线
   C. 将牙弓分成两等分的一条假想线
   D. 平分颅面部为左右两等分的一条假想线
   E. 矢状缝
5. 关于牙萌出哪一个是错误的
   A. 牙萌出的时间是指出龈的时间
   B. 下牙萌出略早于上牙
   C. 左右同名牙对称萌出
   D. 乳牙在半岁左右开始萌出
   E. 男性牙萌出时间略早于女性
6. 对点隙的解释哪一个是错误的
   A. 龋病的好发部位
   B. 是点状的凹陷
   C. 多位于后牙牙冠的𬌗面
   D. 由三个以上的发育沟相交所成
   E. 钙化不全的凹陷
7. 部位记录法中B区代表患者的
   A. 右下区
   B. 左上区
   C. 右上区
   D. 左下区
   E. 前牙区
8. 牙的功能不包括
   A. 切割食物
   B. 捣碎和磨细食物
   C. 发音和言语功能
   D. 保持面部的协调美观
   E. 保持口腔清洁
9. 对三角嵴的解释哪一个是正确的
   A. 两斜面相交而成
   B. 位于𬌗面，由牙尖的两斜面相遇而成
   C. 三个面相交而成
   D. 从牙尖顶伸向牙颈部的纵形隆起
   E. 两轴面相交而成
10. 外形高点是指
   A. 牙冠各面最突出的部分
   B. 邻面最突出的部分
   C. 牙体各面的最高点
   D. 牙体长轴与水平面成垂直关系时，牙冠各面最突出的部分
   E. 牙体各轴面最突出的部分
11. 下列关于乳、恒牙区别的描述，正确的是
   A. 乳牙体积小，牙冠呈淡黄色
   B. 乳牙颈嵴不突出，冠根不分明
   C. 下颌乳切牙舌面边缘嵴比下颌恒切牙明显
   D. 乳磨牙的形态与相应的恒磨牙形态相似
   E. 乳磨牙根干短，根分叉小
12. 牙的“接触区”是指
   A. 牙冠邻面的突出点
   B. 轴面上的外形高点
   C. 牙冠邻面最高的部分
   D. 牙与牙互相接触的部位
   E. 相邻牙冠邻面互相接触的区域
13. 恒牙萌出顺序是
   A. 1 2 4 3 5 6 7 8
   B. 1 2 3 4 5 6 7 8
   C. 6 1 2 5 4 3 7 8
   D. 6 1 2 5 3 4 7 8
   E. 6 1 2 4 3 5 7 8

第二节 牙体外形及生理意义

【A_1 型题】

1. 上颌第一磨牙斜嵴由以下哪两颗牙尖三角嵴组成
   A. 近中颊尖三角嵴+近中舌尖三角嵴
   B. 近中颊尖三角嵴+远中颊尖三角嵴
   C. 近中颊尖三角嵴+远中颊尖三角嵴
   D. 远中颊尖三角嵴+近中舌尖三角嵴
   E. 远中颊尖三角嵴+远中舌尖三角嵴
2. 关于下颌侧切牙与上颌侧切牙区别的叙述，有误的是
   A. 下颌侧切牙唇面较平
   B. 上颌侧切牙唇面较圆
   C. 下颌侧切牙边缘嵴较明显
   D. 下颌侧切牙为扁根
   E. 邻面观，上颌侧切牙的切嵴位于牙体长轴的唇侧
3. 上颌磨牙牙根名称中哪一组是正确的
   A. 近中颊根、远中根、近中舌根
   B. 远中颊根、近中根、远中舌根
   C. 近中根、远中根
   D. 近中颊根、舌根、远中颊根
   E. 近中舌根、颊根、远中舌根
4. 楔状隙是指
   A. 两牙接触区周围向四周展开的空隙
   B. 两牙接触区向颊侧展开的空隙
   C. 两牙接触区向咬合面展开的空隙
   D. 两牙接触区向舌侧展开的空隙
   E. 两牙接触区龈方的空隙
5. 乳牙在口内最长可存留
   A. 6 年
   B. 8 年
   C. 10 年
   D. 12 年
   E. 15 年
6. 上颌磨牙与下颌磨牙的区别点不包括
   A. 上磨牙体积大于下磨牙
   B. 上颌磨牙的牙冠呈斜方形
   C. 下颌磨牙的牙冠倾向舌侧
   D. 上颌磨牙颊尖锐而舌尖钝
   E. 下颌磨牙一般为双根
7. 上颌磨牙的主要功能尖是
   A. 近中颊尖
   B. 近中舌尖
   C. 远中颊尖
   D. 远中舌尖
   E. 第五牙尖
8. 上颌尖牙唇面的外形高点在哪里
   A. 切 1/3 处
   B. 唇面轴嵴处
   C. 颈 1/3 与中 1/3 交界处
   D. 颈 1/3 处
   E. 颈缘处
9. 牙冠形态的生理意义不包括
   A. 邻面突度可起到扩展龈缘的作用
   B. 中央窝具有容纳食物的作用
   C. 良好的邻接关系可防止食物嵌塞
   D. 颊舌侧突度正常有利于牙龈健康
   E. 发育沟利于食物的排溢
10. 根尖孔的位置多位于
   A. 根尖顶
   B. 根尖唇侧
   C. 根尖舌侧
   D. 根尖近中侧
   E. 根尖远中侧
11. 上颌第一前磨牙形态中哪一点是错误的
   A. 可见近中面沟
   B. 颊面五边形
   C. 颊尖偏近中
   D. 颊侧宽于舌侧
   E. 咬合面六边形
12. 下颌第二前磨牙牙冠的形态为
   A. 正方形
   B. 斜方形
   C. 长方形
   D. 方圆形
   E. 圆形
13. 上颌第一磨牙卡式尖位于
   A. 近中颊尖舌侧
   B. 近中舌尖舌侧
   C. 远中舌尖舌侧
   D. 远中颊尖颊侧
   E. 远中尖颊侧
14. 上颌第一磨牙形态中哪一点是错误的
   A. 牙冠斜方形
   B. 颊沟末端形成点隙
   C. 可出现卡式尖
   D. 牙根颊舌向分叉大
   E. 咬合面五边形
15. 牙周组织和牙髓组织间最重要的解剖通道是
   A. 根管侧支
   B. 暴露的牙本质小管
   C. 根尖孔
   D. 髓室底副根管
   E. 畸形舌侧沟
16. 与下颌第二乳磨牙形态相似的牙是
   A. 下颌第一乳磨牙
   B. 上颌第二乳磨牙
   C. 上颌第一乳磨牙
   D. 上颌第一恒磨牙
   E. 下颌第一恒磨牙
17. 上下颌前磨牙区别中不包括

A. 上颌前磨牙的牙冠靠近牙体长轴
B. 下颌前磨牙的牙冠略偏牙体长轴颊侧
C. 下颌前磨牙的牙冠方圆
D. 上颌前磨牙的牙冠较窄长
E. 下颌前磨牙多为扁圆单根

18. 下列上颌侧切牙与上颌中切牙的区别中哪一点是错误的
A. 上颌侧切牙唇面较窄小、圆突
B. 上颌侧切牙舌窝窄而深
C. 上颌侧切牙切缘向远中舌侧的倾斜度较中切牙大
D. 上颌侧切牙近中切角似锐角
E. 上颌侧切牙根长与冠长相近

19. 下列哪一个不是下颌第一前磨牙形态特点
A. 可见近中面沟
B. 颊面五边形
C. 颊尖明显大于舌尖
D. 可见横嵴
E. 牙冠舌倾

【B_1 型题】

（20~22 题共用备选答案）
A. 上颌侧切牙
B. 下颌第一前磨牙
C. 上颌尖牙
D. 上颌第一磨牙
E. 下颌第一磨牙

20. 𬌗面有一个中央窝，一个近中窝的牙是
21. 𬌗面有一个中央窝，一个远中窝的牙是
22. 𬌗面只有一个窝的牙是

（23~27 题共用备选答案）
A. 下颌第一前磨牙
B. 下颌第二前磨牙
C. 上颌第一磨牙
D. 下颌第一磨牙
E. 下颌第二磨牙

23. 横嵴位于哪个牙的咬合面
24. 哪个牙的咬合面发育沟呈“十”字形
25. 哪个牙沟窝点隙最多
26. 哪个牙的咬合面发育沟有“H”“Y”“U”三种形态
27. 斜嵴为哪一个牙的重要解剖特征

（28~32 题共用备选答案）
A. 前牙
B. 尖牙
C. 前磨牙
D. 上颌磨牙
E. 下颌磨牙

28. 哪组牙的排列决定牙弓的形态
29. 颏孔位于哪组牙的下方
30. 哪组牙根尖与下颌管邻近
31. 哪组牙牙冠呈斜方形
32. 哪组牙的功能是捣碎食物

（33~36 题共用备选答案）
A. 上颌乳尖牙
B. 下颌乳尖牙
C. 上颌乳中切牙
D. 上颌第二乳磨牙
E. 下颌第一乳磨牙

33. 哪颗牙的牙尖偏远中
34. 哪颗牙的牙冠宽短
35. 哪颗牙的形态不似任何恒牙
36. 哪颗牙与相邻恒磨牙的形态相似

第三节 髓腔形态

【A_1 型题】

1. 根管口是指
A. 根管末端的开口处
B. 髓室和根管的交界处
C. 髓腔的开口处
D. 髓室的开口处
E. 根管的开口处

2. 髓腔形态的生理和病理变化中哪一点是错误的
A. 髓腔的大小随着年龄的增长而不断缩小
B. 乳牙髓腔比恒牙大
C. 青少年的恒牙髓腔比老年者大
D. 髓室顶、髓角随着牙的不断磨耗而降低
E. 外伤、龋病对牙体的侵袭使髓腔缩小

3. 根管最狭窄的地方是哪里
A. 约距根尖孔 0.5~1.0mm 处
B. 约距根尖 2.0~2.5mm 处
C. 约在根中 1/3 与根尖 1/3 交界处
D. 约在根尖孔处
E. 约在根管口处

4. 上颌第一磨牙内哪一个髓角最高
A. 近中舌侧
B. 近中颊侧
C. 远中颊侧
D. 远中舌侧
E. 第五牙尖处

5. 髓腔形态的生理和病理变化中哪一点是错误的
A. 髓腔的大小随着年龄的增长而不断地缩小
B. 乳牙髓腔比恒牙大
C. 青少年的恒牙髓腔比老年者大
D. 髓室顶、髓角随着牙的不断磨耗而降低
E. 外伤、龋病对牙体的侵袭使髓腔缩小

6. 髓腔解剖特点对牙髓炎的意义中哪一点是错误的
A. 牙髓炎时由于根尖孔狭小不易引起根尖炎
B. 由于牙髓组织松软，感染容易扩散到全牙髓
C. 牙髓炎时血管扩张，渗出

液聚集，压迫神经产生剧烈疼痛
D. 牙髓炎时开髓减压可以缓解剧痛
E. 为了顺利而成功地进行牙髓炎治疗，必须熟悉每个牙的髓腔形态

7. 下列哪项不是乳牙牙髓腔的特点
A. 髓腔大
B. 髓角高
C. 根管细
D. 根尖孔大
E. 髓壁薄

第二章　牙列、𬌗及颌位

第一节　牙列

【A_1 型题】

1. 按照形态特征分型，牙列分为
A. 恒牙列、乳牙列、混合牙列
B. 方圆形、尖圆形、椭圆形
C. 正常牙列、异常牙列
D. 正常恒牙列、异常恒牙列
E. 以上都不是

2. Terra 牙列指数是指
A. 上颌牙列的长度
B. 上下牙列的宽度的比值
C. 牙列的宽度与长度的比值
D. 上下牙列的长度的比值
E. 下牙列长度与宽度的比值

3. 人群中最多见的咀嚼类型是
A. 双侧同时咀嚼
B. 双侧交替咀嚼
C. 右侧咀嚼
D. 左侧咀嚼
E. 后牙咀嚼

4. 鼻翼耳屏线与眶耳平面的交角是
A. 20°
B. 15°
C. 10°
D. 25°
E. 30°

第二节　𬌗

【A_1 型题】

1. 乳牙𬌗期是
A. 2 岁半至 6 岁
B. 6 个月至 2 岁半
C. 1~2 岁
D. 2~6 岁
E. 6~12 岁

2. 关于“𬌗”面的描述正确的为
A. 牙冠发生接触的一面
B. 牙冠有咀嚼接触的一面
C. 牙冠上有牙尖突起的部位
D. 上、下颌牙齿在咬合时接触的部位
E. 上、下颌的后牙在咬合时发生接触的面

3. 中性𬌗是指
A. 上颌第一磨牙近中颊尖对着下颌第一磨牙的颊面沟
B. 上颌第一磨牙远中颊尖对着下颌第一磨牙的颊面沟
C. 下颌第一磨牙近中舌尖对着上颌第一磨牙的舌沟
D. 上颌第二磨牙近中颊尖与下颌同名牙的颊沟对位
E. 上颌第一磨牙近中颊尖对着下颌第一磨牙的远颊沟

4. 上颌乳尖牙的近中和远中出现的间隙称为
A. 生长间隙
B. 替牙间隙
C. 灵长间隙
D. 可用间隙
E. 必须间隙

5. 下列哪项不是覆𬌗、覆盖的生理意义
A. 扩大咀嚼面积
B. 减少侧方运动时的咬合干扰
C. 有利于提高咀嚼效率
D. 保护唇颊侧软组织
E. 保护舌的功能

6. 乳牙期间𬌗特征不包括
A. 无明显倾斜
B. 𬌗曲线不明显
C. 平齐末端
D. 牙列拥挤
E. 覆𬌗深

7. 建成完整的乳牙𬌗在
A. 2 岁
B. 2 岁半
C. 3 岁
D. 3 岁半
E. 4 岁

第三节 颌 位

【A1型题】

1. 没有咬合接触的颌位是
   A. 牙尖交错位
   B. 下颌姿势位
   C. 正中关系𬌗
   D. 前伸𬌗位
   E. 下颌后退接触位
2. 尖牙保护𬌗与组牙功能𬌗出现在哪种颌位
   A. 牙尖交错位
   B. 后退接触位
   C. 下颌姿势位
   D. 前伸颌位
   E. 侧方颌位
3. 三种可重复的基本颌位是
   A. 牙尖交错位，后退接触位，下颌姿势位
   B. 牙尖交错位，肌位，下颌姿势位
   C. 牙尖交错位，牙位，后退接触位
   D. 牙尖交错位，牙位，肌位
   E. 后退接触位，牙位，肌位
4. 髁突铰链运动开始的颌位是
   A. 牙尖交错位
   B. 下颌姿势位
   C. 后退接触位
   D. 肌位
   E. 前伸𬌗位

【B1型题】

（5~7题共用备选答案）

A. 髁突位于下颌窝中央，前、后、上间隙基本相等
B. 颞肌后束、二腹肌前腹、下颌舌骨肌和颏舌骨肌等舌骨上肌收缩
C. 髁突的横嵴、关节盘中带、关节结节顶三者相对
D. 工作侧同名牙尖及非工作侧异名牙尖相对
E. 上下颌牙列之间保持息止𬌗间隙

5. 为最大开颌时各结构正常的位置关系的是
6. 为后退接触位正常时的条件的是
7. 为侧方咬合时的条件的是

第三章 口腔功能

第一节 下颌运动

【A1型题】

1. 髁导斜度与哪种运动有关
   A. 前后运动
   B. 开闭口运动
   C. 侧方运动
   D. 边缘运动
   E. 咀嚼运动
2. 边缘运动是指
   A. 下颌的最大侧方运动
   B. 下颌的最大前伸运动
   C. 下颌向各个方向所能做的最大范围运动
   D. 下颌的最大开闭运动
   E. 以上均不正确

【B1型题】

（3~7题共用备选答案）

A. 开闭口运动
B. 前后运动
C. 侧方运动
D. 边缘运动
E. 咀嚼运动

3. 哪一项属于功能运动
4. 哪一项是指下颌向各个方向所做最大范围的运动
5. 髁道斜度与哪种运动有关
6. 哪种运动属于下颌的非对称性运动
7. Bennett角出现在哪种运动

第二节 咀 嚼

【A1型题】

1. 咀嚼肌收缩所发挥的最大力是
   A. 咀嚼压力
   B. 咀嚼肌力
   C. 最大𬌗力
   D. 𬌗力
   E. 牙周潜力
2. 咀嚼效率是指
   A. 在一定时间内咀嚼磨细食物的数量
   B. 咀嚼磨细一定量食物所需要的时间
   C. 一定时间内食物咀嚼磨细的程度
   D. 一定时间内对定量食物咀嚼磨细的程度
   E. 咀嚼磨细食物的能力

3. 提高咀嚼效率的主要因素是
   A. 牙的数目多
   B. 牙的体积大
   C. 牙排列整齐
   D. 牙形态正常
   E. 牙接触面积大
4. 以下叙述不正确的是
   A. 咀嚼效率是机体在一定时间内，对定量食物嚼细的程度
   B. 称重法是测定咀嚼效率的方法之一
   C. 咀嚼效率是咀嚼作用的实际效果
   D. 咀嚼效率并不随牙齿的缺失而降低
   E. 咀嚼效率代表了咀嚼功能的大小
5. 下列哪项不是咀嚼效率的影响因素
   A. 牙周组织的健康状况
   B. 颞下颌关节疾患
   C. 年龄
   D. 全身健康状况
   E. 性别
6. 对咀嚼系统最有利的生物杠杆是
   A. Ⅰ类
   B. Ⅱ类
   C. Ⅲ类
   D. A+B
   E. 都不是
7. 磨耗的生理意义不包括
   A. 消除早接触点
   B. 减少牙周组织所受的侧向力
   C. 降低临床牙冠长度
   D. 避免前牙因后牙推动而拥挤
   E. 减小深覆盖程度

【B_1 型题】

（8~12 题共用备选答案）
   A. 咀嚼肌力
   B. 𬌗力
   C. 最大𬌗力
   D. 牙周潜力
   E. 咀嚼用力
8. 哪种力与肌肉横断面积有关
9. 哪种力是指牙周组织所能耐受的最大力
10. 哪种力又叫咀嚼压力
11. 哪种力是指提颌肌收缩时所能发挥的最大力
12. 哪种力又称为牙周储备力

第三节　唾液的分泌和功能

【A_1 型题】

1. 腮腺分泌量占唾液分泌总量的比例是
   A. 2%~4%
   B. 7%~8%
   C. 22%~30%
   D. 41%~55%
   E. 60%~65%
2. 正常人腮腺及下颌下腺分泌量占总唾液分泌量的
   A. 75%
   B. 80%
   C. 85%
   D. 90%
   E. 95%
3. 唾液的功能不包括
   A. 消化作用
   B. 吸收作用
   C. 溶媒作用
   D. 冲洗作用
   E. 排泄作用

第四节　口腔感觉

【A_1 型题】

1. 口腔一般感觉的敏感性依次为
   A. 痛觉>压觉>冷觉>温觉
   B. 压觉>冷觉>温觉>痛觉
   C. 冷觉>温觉>痛觉>压觉
   D. 温觉>痛觉>压觉>冷觉
   E. 痛觉>温觉>冷觉>压觉
2. 痛觉感受器密度从高到低的部位是
   A. 前牙、前磨牙、磨牙
   B. 前磨牙、磨牙、前牙
   C. 磨牙、前磨牙、前牙
   D. 前磨牙、前牙、磨牙
   E. 磨牙、前磨牙、前牙
3. 牙周本体觉最主要的感受器是
   A. 游离神经末梢
   B. 梭形末梢
   C. Ruffini 末梢
   D. 环状末梢
   E. Meckel 环形小体

第四章 运动系统、脉管及神经解剖

第一节 骨及关节

【A_1型题】

1. 与上颌骨额突直接相连的是
   A. 额骨、颧骨、泪骨
   B. 额骨、泪骨、鼻骨
   C. 额骨、犁骨、鼻骨
   D. 颧骨、鼻骨、犁骨
   E. 颧骨、犁骨、泪骨
2. 上颌窦下壁距上颌哪颗牙的根尖最近
   A. 上颌第一前磨牙
   B. 上颌第二前磨牙
   C. 上颌第二磨牙
   D. 上颌第一磨牙
   E. 上颌第三磨牙
3. 位于上颌骨的是
   A. 尖牙窝
   B. 关节窝
   C. 翼腭窝
   D. 翼肌窝
   E. 眶下窝
4. 以下哪个解剖结构位于下颌骨体部外侧面
   A. 下颌舌骨线
   B. 颏棘
   C. 下颌孔
   D. 颏孔
   E. 下颌小舌
5. 颞下颌关节的组成不包括
   A. 髁突
   B. 喙突
   C. 关节盘
   D. 关节囊
   E. 关节韧带
6. 关于上颌骨支柱及支架结构的叙述，错误的是
   A. 均下起上颌骨的牙槽突，上达颅底
   B. 在承受咀嚼压力显著的部位，骨质较厚，利于将咀嚼压力传导至颅底
   C. 尖牙支柱主要传导尖牙区的咀嚼压力
   D. 颧突支柱主要传导前磨牙区的咀嚼压力
   E. 翼突支柱主要传导磨牙区的咀嚼压力
7. 以下关于上颌骨后面的解剖结构的叙述哪项是正确的
   A. 上颌骨后面参与颞下窝的构成
   B. 颧牙槽嵴位于上颌体内面与前面在外侧的移行处
   C. 后面下部较粗糙的结构称为关节结节
   D. 后面的中部有数个小骨孔，称为牙槽孔
   E. 上颌骨的后面有翼外肌的附着
8. 关于颞下颌关节的解剖生理特点错误的是
   A. 颞下颌关节为人体唯一与牙齿有关者
   B. 颞下颌关节为左右联动关节
   C. 颞下颌关节在功能上为既具有转动又具有滑动的关节
   D. 颞下颌关节是一个单运动轴心的关节
   E. 颞下颌关节的运动与翼外肌关系密切
9. 翼突支柱将咀嚼压力传导至颅底是通过
   A. 蝶骨翼突，上颌牙槽突的后端
   B. 上颌骨腭突，腭骨垂直部
   C. 颧牙槽嵴，上颌牙槽突的后端
   D. 腭骨垂直部，颧牙槽嵴
   E. 蝶骨翼突，上颌骨腭突
10. 关于颞下颌关节的运动错误的是
    A. 从后退接触位做小开口运动，两侧髁突仅做转动，运动轴心在髁突
    B. 从后退接触位做小开口运动，活动发生在关节上腔
    C. 做最大开口运动时，髁突在关节结节下方转动，活动发生在关节下腔
    D. 大开口运动是髁突转动与滑动运动相结合的运动，具有两个运动轴心
    E. 前后运动为下颌对称性运动
11. 关于腭大孔的叙述，哪项是不正确的
    A. 距硬腭后缘约0.5cm处
    B. 有腭前神经和血管通过
    C. 位于腭侧牙槽嵴顶至腭正中缝弓形连线的中点
    D. 由上颌骨牙槽突与腭骨水平部共同构成
    E. 是翼腭管的下口
12. 以下关于眶下孔的叙述中哪项是错误的
    A. 眶下孔位于眶下缘中点下方约0.5cm处
    B. 行眶下神经阻滞麻醉时进针方向应为前内下
    C. 眶下孔向后外上方通入眶下管
    D. 眶下孔的下方骨面上有尖牙窝
    E. 眶下孔内有眶下神经、血管通过

13. 颞下颌关节的功能区
  A. 髁突的前斜面和关节结节的前斜面
  B. 髁突的前斜面和关节结节的后斜面
  C. 髁突的后斜面和关节结节的前斜面
  D. 髁突的后斜面和关节结节的后斜面
  E. 髁突顶部和关节结节的顶部
14. 关于颞下颌关节盘的结构特点叙述正确的是
  A. 关节盘为厚薄均匀的富有弹性的结构
  B. 关节盘后带最薄，是关节盘穿孔的好发部位
  C. 关节盘中间带最薄，是关节盘穿孔的好发部位
  D. 关节盘内不含神经、血管
  E. 关节盘的位置固定，不随下颌运动发生改变
15. 下颌骨髁突的结构特点是
  A. 内外径长，前后径短；前斜面大，后斜面小
  B. 内外径长，前后径短；前、后斜面大小相同
  C. 内外径长，前后径短；前斜面小，后斜面大
  D. 内外径短，前后径长；前斜面小，后斜面大
  E. 内外径短，前后径长；前、后斜面大小相同
16. 关于下颌孔周围结构的叙述，正确的是
  A. 下颌孔的前方有下颌小舌
  B. 下颌孔的后上方有下颌小舌
  C. 下颌孔的前上方有翼肌粗隆
  D. 下颌孔的下方有下颌神经沟
  E. 下颌孔的后下方有喙突
17. 下列哪项叙述是正确的
  A. 上颏棘为颏舌骨肌的附着处
  B. 翼肌粗隆为翼内肌附着处
  C. 下颌小舌为翼下颌韧带附着处
  D. 茎突下颌韧带附着于髁突处
  E. 关节翼肌窝为翼内肌附着处
18. 下颌骨的薄弱部位不包括
  A. 正中联合
  B. 颏孔区
  C. 下颌角
  D. 乙状切迹
  E. 髁突颈部
19. 上颌骨的四突不包括
  A. 额突
  B. 颧突
  C. 蝶突
  D. 腭突
  E. 牙槽突

【B_1 型题】

（20~24 题共用备选答案）
  A. 牙槽孔
  B. 上颌窦裂孔
  C. 切牙孔
  D. 眶下孔
  E. 腭大孔
20. 在上颌骨前面、眶下缘中点下方椭圆形的孔，称为
21. 在上颌骨后面中部有数个小孔，上牙槽后神经和血管经此孔通过，称为
22. 在上颌骨内面有一个三角形的孔，称为
23. 由上颌骨牙槽突与腭骨水平部共同围成的孔，称为
24. 在上颌骨腭突下面于上颌中切牙之腭侧、腭中缝与两侧尖牙的连线交点上的孔，称为

（25~29 题共用备选答案）
  A. 上颌中切牙
  B. 上颌侧切牙
  C. 上颌尖牙
  D. 上颌前磨牙
  E. 上颌第一磨牙
25. 切牙乳头位于哪颗牙的腭侧
26. 牙槽窝最深的牙是
27. 尖牙窝一般位于哪颗牙根尖的上方
28. 通常哪颗牙距上颌窦下壁最近
29. 颧牙槽嵴位于哪颗牙的上方

（30~33 题共用备选答案）
  A. 牙槽骨
  B. 牙槽窝
  C. 牙槽嵴
  D. 牙槽间隔
  E. 牙根间隔
30. 上下颌骨包绕牙根周围的突起部分是
31. 牙槽窝的游离缘是
32. 多根牙诸牙根之间的牙槽骨是
33. 两牙之间的牙槽骨是

（34~37 题共用备选答案）
  A. 颞窝
  B. 颞下窝
  C. 翼腭窝
  D. 翼突窝
  E. 尖牙窝
34. 颞肌的起始处称为
35. 翼内肌的起始处称为
36. 上颌神经自圆孔出颅进入
37. 下颌神经自卵圆孔出颅进入

（38~41 题共用备选答案）
  A. 腭大孔
  B. 切牙孔
  C. 眶下孔
  D. 颏孔
  E. 腭小孔
38. 鼻腭神经穿出的结构是
39. 眶下神经穿出的结构是
40. 腭前神经穿出的结构是
41. 颏神经穿出的结构是

第二节　口颌面颈部肌

【A_1型题】

1. 狭义的咀嚼肌不包括
   A. 颞肌
   B. 咬肌
   C. 翼内肌
   D. 翼外肌
   E. 舌骨上肌群
2. 不属于咀嚼肌范畴的肌是
   A. 嚼肌
   B. 颞肌
   C. 翼内肌
   D. 翼外肌
   E. 茎突舌肌
3. 舌骨舌肌浅面自上而下依次排列的是
   A. 舌神经，舌下神经，颌下腺导管
   B. 舌下神经，舌神经，颌下腺导管
   C. 舌下神经，颌下腺导管，舌神经
   D. 舌神经，颌下腺导管，舌下神经
   E. 颌下腺导管，舌神经，舌下神经
4. 下列不属于软腭肌的是
   A. 腭降肌
   B. 腭帆张肌
   C. 腭咽肌
   D. 腭帆提肌
   E. 腭舌肌
5. 翼外肌在髁突上的附着处为
   A. 前斜面
   B. 后斜面
   C. 关节翼肌窝
   D. 髁突内侧
   E. 髁突外侧的粗糙面
6. 舌骨上肌群不包括
   A. 颏舌肌
   B. 颏舌骨肌
   C. 茎突舌骨肌
   D. 下颌舌骨肌
   E. 二腹肌
7. 有关腮腺筋膜的描述，错误的是
   A. 来自颈深筋膜浅层
   B. 腮腺鞘上部与外耳道软骨紧密相连
   C. 腮腺鞘与腺体结合紧密
   D. 腮腺鞘深层致密
   E. 腮腺鞘发出许多间隔，将腺体分为许多小叶
8. 参与腭咽闭合的主要肌肉是
   A. 翼外肌
   B. 腭帆提肌
   C. 腭垂肌
   D. 腭舌肌
   E. 腭咽肌
9. 咬肌的起始部位为
   A. 颞窝
   B. 翼外板内侧
   C. 腭骨锥突
   D. 蝶骨大翼
   E. 上颌骨颧突及颧弓下缘的前2/3和颧弓深面
10. 翼内肌起始或附着的骨不包括
   A. 上颌骨
   B. 下颌骨
   C. 腭骨
   D. 蝶骨
   E. 颞骨
11. 下列有关口轮匝肌的描述错误的是
   A. 口轮匝肌是口周围肌群中的组成部分之一，是位于口唇内的环形肌
   B. 由围绕口裂数层不同方向的肌纤维组成，口轮匝肌的主要作用是开唇，并参与咀嚼、发音等
   C. 浅层是它的固有纤维
   D. 深层是由颊肌唇部的部分纤维组成
   E. 口轮匝肌由面神经颊支支配

【B_1型题】

（12～15题共用备选答案）
   A. 上颌骨颧突及颧弓下缘的前2/3及颧弓深面
   B. 颞窝及颞深筋膜深面
   C. 翼外板内面，腭骨锥突及上颌结节
   D. 蝶骨大翼的颞下面，颞下嵴及翼外板的外侧面
   E. 上颌骨的眶下缘及额突
12. 翼外肌的起始部位为
13. 咬肌的起始部位为
14. 翼内肌的起始部位为
15. 颞肌的起始部位为

（16～18题共用备选答案）
   A. 咬肌
   B. 颞肌
   C. 翼内肌
   D. 翼外肌
   E. 舌骨上肌群
16. 哪块肌肉参与颞下颌关节盘前伸部的组成
17. 不参与下颌侧方运动的肌肉是
18. 狭义的咀嚼肌不包括

（19～20题共用备选答案）
   A. 二腹肌
   B. 下颌舌骨肌
   C. 颏舌骨肌
   D. 颏舌肌
   E. 茎突舌骨肌
19. 附着于下颌骨内斜线的肌肉是
20. 下颌开颌运动不参与收缩的肌肉是

第三节 面颈部血管

【A_1 型题】

1. 关于口腔颌面颈部的静脉，说法正确的是
   A. 面部静脉较少，变异相对较少
   B. 浅静脉接受浅层组织的血液，汇人深静脉
   C. 静脉血主要通过颈内静脉和颈外静脉向心脏回流
   D. 静脉的行径、分布大多与动脉一致
   E. 分为浅静脉和深静脉两类
2. 汇合形成面后静脉的是
   A. 面前静脉、颞浅静脉
   B. 翼静脉丛、颌内静脉
   C. 颞浅静脉、颌内静脉
   D. 面前静脉、耳后静脉
   E. 翼静脉丛、耳后静脉
3. 下述关于翼丛的叙述中哪项是错误的
   A. 分布于颞肌及翼内肌、翼外肌之间
   B. 凡与上颌动脉分支伴行的静脉均参与此丛的构成
   C. 其血液主要汇入面静脉
   D. 该丛与颅内、外静脉有广泛的交通
   E. 施行上牙槽后神经阻滞麻醉时应注意避免刺破翼丛发生血肿
4. 上牙槽后动脉分布于
   A. 上颌磨牙、前磨牙
   B. 上颌前牙
   C. 上颌前牙、前磨牙
   D. 下颌前磨牙、磨牙
   E. 下颌前牙
5. 以下哪支动脉不是颈外动脉的分支
   A. 甲状腺上动脉
   B. 舌动脉
   C. 面动脉
   D. 上颌动脉
   E. 眼动脉
6. 上颌动脉又称为
   A. 颞浅动脉
   B. 面动脉
   C. 颌外动脉
   D. 颌内动脉
   E. 眼动脉
7. 上颌动脉翼腭段的分支不包括
   A. 上牙槽后动脉
   B. 眶下动脉
   C. 腭降动脉
   D. 蝶腭动脉
   E. 下牙槽动脉
8. 颈总动脉分叉处约平于
   A. 舌骨大角
   B. 环状软骨上缘
   C. 环状软骨下缘
   D. 甲状软骨上缘
   E. 甲状软骨下缘
9. 关于舌动脉，错误的叙述是
   A. 平舌骨大角尖处，自颈外动脉前壁发出
   B. 舌骨大角尖可作为寻找舌动脉起始位置的标志
   C. 舌动脉在舌骨舌肌前缘处分为舌下动脉、舌深动脉两终支
   D. 舌动脉在行程中以下颌舌骨肌为界分为三段
   E. 临床上可做舌动脉插管，贯注化学药物以治疗舌部的恶性肿瘤
10. 翼丛位于
    A. 尖牙窝
    B. 颞下窝
    C. 翼腭窝
    D. 翼肌窝
    E. 颞窝
11. 有关颅内、外静脉的交通描述正确的是
    A. 导血管是颅内、外通过颅骨直接相连的短静脉
    B. 板障静脉穿行颅顶骨内、外板之间的板障之中，在颅骨厚的部位可缺少板障
    C. 眼上静脉向后与内眦静脉相交通，向前经眶上裂与海绵窦相交通
    D. 眼上静脉一支经眶上裂注入眼下静脉，另一支经眶下裂与翼丛相交通
    E. 枕骨大孔周围的静脉网与椎管内静脉丛不相通
12. 颈外动脉和颈内动脉鉴别要点中不包括
    A. 颈内动脉初在颈外动脉的后外侧，继而转至其后内侧
    B. 颈内动脉在颈部无分支
    C. 颈外动脉在颈部发出一系列分支
    D. 暂时阻断颈外动脉同时触摸颞浅动脉暂时无搏动
    E. 颈内动脉比颈外动脉粗
13. 颈动脉三角的境界是
    A. 胸锁乳突肌前缘，二腹肌前腹，下颌骨下缘
    B. 胸锁乳突肌前缘，二腹肌前腹，肩胛舌骨肌下腹
    C. 胸锁乳突肌前缘，二腹肌前腹，肩胛舌骨肌上腹
    D. 胸锁乳突肌前缘，二腹肌后腹，肩胛舌骨肌上腹
    E. 胸锁乳突肌后缘，二腹肌前腹，肩胛舌骨肌上腹

【B_1 型题】

（14~18 题共用备选答案）
A. 上颌动脉
B. 面动脉
C. 舌动脉
D. 脑膜中动脉
E. 甲状腺上动脉

14. 属于上颌动脉分支的是
15. 面部软组织血供主要来自
16. 上颌骨血供主要来自
17. 在平舌骨大角稍下方发自颈外动脉的是
18. 在平舌骨大角尖处发自颈外动脉的是

（19～23题共用备选答案）
A. 面静脉
B. 海绵窦
C. 下颌后静脉
D. 颞下窝
E. 翼腭窝
19. 翼丛位于
20. 翼丛可经面深静脉通入
21. 可经破裂孔导血管与翼丛交通的是
22. 可经卵圆孔网与翼丛交通的是
23. 翼丛的血液主要经上颌静脉汇入

第四节 神　经

【A_1型题】

1. 含有3种以上纤维成分的混合性神经是
   A. 三叉神经
   B. 面神经
   C. 副神经
   D. 舌下神经
   E. 下牙槽神经
2. 上颌神经属于
   A. 运动神经
   B. 交感神经
   C. 副交感神经
   D. 感觉神经
   E. 混合性神经
3. 下列面神经走向的描述哪项是错误的
   A. 穿内耳道底入面神经管
   B. 经茎乳孔出颅
   C. 在面神经管内无分支
   D. 以茎乳孔为界分为面神经管段和颅外段
   E. 穿腮腺后内侧面，终支分布于面部表情肌
4. 临床上下颌下区切口多选择平行于下颌下缘以下15mm，其原因是
   A. 为了保护面动脉
   B. 为了保护面神经下颌缘支
   C. 为了保护舌下神经
   D. 为了保护面神经颈支
   E. 为了手术进路方便
5. 下列关于颊神经的描述中哪项是错误的
   A. 是下颌神经的分支
   B. 分布于颊黏膜及皮肤
   C. 分布于下颌前磨牙和磨牙颊侧牙龈
   D. 分布于颊肌
   E. 属于感觉神经
6. 下列选项中不属于颈动脉鞘内的结构是
   A. 颈总动脉
   B. 颈内动脉
   C. 颈内静脉
   D. 舌咽神经
   E. 迷走神经
7. 颅底骨折患者出现同侧面肌麻痹及同侧舌前2/3味觉丧失，是因为
   A. 面神经在鼓索分出处的远端损伤
   B. 面神经在分出鼓索与镫骨神经之间损伤
   C. 面神经在分出镫骨神经与膝状神经节之间损伤
   D. 面神经在膝状神经节与内耳门之间损伤
   E. 前庭蜗神经损伤
8. 面神经主干与乳突前缘的关系较恒定，一般在
   A. 距乳突前缘中点深侧约1cm
   B. 距乳突前缘中点深侧约1.5cm
   C. 距乳突前缘中点深侧约2cm
   D. 距乳突前缘中点深侧约2.5cm
   E. 以上都不对
9. 分布于下颌牙齿、牙龈的神经不包括
   A. 下牙槽神经
   B. 颏神经
   C. 舌神经
   D. 颞深神经
   E. 颊神经
10. 下列哪项不属于面神经
    A. 鼓索
    B. 岩大神经
    C. 耳颞神经
    D. 颧支
    E. 颊支
11. 下颌神经前干中感觉神经是
    A. 咬肌神经
    B. 颊神经
    C. 颞深神经
    D. 翼内肌神经
    E. 翼外肌神经
12. 上颌神经依其行程可分为4段，其中不包括
    A. 颅中窝段
    B. 翼腭窝段
    C. 眶下管段
    D. 面段
    E. 翼肌段
13. 拔除上颌第一磨牙时需麻醉
    A. 上牙槽中神经、腭前神经
    B. 上牙槽后神经、腭前神经
    C. 上牙槽中神经、上牙槽后神经
    D. 上牙槽后神经、上牙槽中神经、鼻腭神经
    E. 上牙槽后神经、上牙槽中神经、腭前神经

14. 下列哪条神经不是上颌神经的分支
 A. 脑膜中神经
 B. 上牙槽后神经
 C. 蝶腭神经
 D. 颧神经
 E. 颞深神经
15. 不属于下颌神经分支的是
 A. 颊神经
 B. 舌神经
 C. 蝶腭神经
 D. 耳颞神经
 E. 棘孔神经
16. 下述关于面神经的叙述中哪项是错误的
 A. 面神经有 2 根，其中运动根较大
 B. 其副交感纤维支配泪腺、舌下腺和下颌下腺
 C. 其味觉纤维司舌前 2/3 味觉
 D. 其运动纤维支配面部表情肌及全部咀嚼肌
 E. 以茎乳孔为界，可将面神经分为面神经管段和颅外段
17. 三叉神经的三条分支中属于混合性成分的是
 A. 眼神经
 B. 上颌神经
 C. 下颌神经
 D. 眼神经和下颌神经
 E. 上颌神经和下颌神经
18. 面神经属于
 A. 运动神经
 B. 感觉神经
 C. 混合性神经
 D. 交感神经
 E. 副交感神经
19. 面神经主干是指面神经出茎乳孔至面神经分叉处的一段，长度约为
 A. 1cm
 B. 1.5cm
 C. 2cm
 D. 2.5cm
 E. 3cm
20. 若上颌神经在圆孔处折断，可能出现的症状是
 A. 咀嚼肌麻痹
 B. 下唇麻木
 C. 额部感觉丧失
 D. 口角歪斜
 E. 上唇麻木
21. 以下哪一组神经属纯感觉神经
 A. 眼神经、颊神经、下牙槽神经
 B. 耳颞神经、舌神经、鼓索
 C. 上颌神经、迷走神经、舌咽神经
 D. 上牙槽后神经、颊神经、舌神经
 E. 鼻腭神经、面神经、腭前神经

【A_3/A_4 型题】

（22～23 题共用题干）

患者 1 个月前接受腮腺摘除术，术后患侧鼻唇沟变浅或消失，面部不对称。

22. 损伤了面神经的哪个分支
 A. 颞支
 B. 颧支
 C. 颊支
 D. 下颌缘支
 E. 颈支
23. 显露面神经该分支的标志为
 A. 颞浅动脉前约 1cm 处
 B. 耳垂下缘与眼外眦的连线上
 C. 腮腺导管上、下 1cm 处
 D. 咬肌前缘与下颌骨下缘相交处
 E. 耳屏基部前 1cm 处

【B_1 型题】

（24～27 题共用备选答案）
 A. 面神经
 B. 三叉神经
 C. 舌咽神经
 D. 舌下神经
 E. 迷走神经
24. 属于纯运动纤维成分的是
25. 主要支配面部运动的神经是
26. 主要支配面部感觉的神经是
27. 布于舌后 1/3 味蕾的神经是

（28～32 题共用备选答案）
 A. 分布于双侧上颌 123 的腭侧黏骨膜及牙龈
 B. 分布于双侧下颌 5678 的颊侧牙龈、颊部的皮肤和黏膜
 C. 分布于双侧下颌 12345678 的舌侧牙龈，口底及舌前 2/3 的黏膜和舌下腺
 D. 分布于双侧上颌 78 及 6 的腭根及远中颊根、牙周膜、牙槽骨、颊侧牙龈
 E. 分布于双侧下颌 1234 的唇颊侧牙龈及下唇黏膜
28. 上牙槽后神经
29. 鼻腭神经
30. 舌神经
31. 颊神经
32. 颏神经

（33～34 题共用备选答案）
 A. 牙槽孔
 B. 腭大孔
 C. 腭小孔
 D. 蝶腭孔
 E. 切牙孔
33. 鼻腭神经出自
34. 腭前神经出自

第五章 口腔颌面部局部解剖

第一节 口腔局部解剖

【A_1型题】

1. 腭裂术后出现腭瘘，最常见的部位在
   A. 牙槽嵴部
   B. 硬腭前部
   C. 腭垂部
   D. 软腭部
   E. 软硬腭交界处
2. 下述关于软腭的叙述中哪项是错误的
   A. 黏膜下层中所含黏液腺较少
   B. 腭腱膜位于软腭前1/3，构成软腭的支架
   C. 腭肌位于软腭的后2/3，肌肉细小
   D. 腭腱膜近硬腭部分坚厚，向后则变薄弱
   E. 腭裂者软腭肌肉的起始正常，但附着点异常
3. 下唇的主要感觉神经来自
   A. 舌下神经
   B. 面神经
   C. 上颌神经
   D. 下颌神经
   E. 舌神经
4. 下列有关舌盲孔的描述中哪项是错误的
   A. 位于舌背
   B. 位于界沟尖端
   C. 位于舌下面
   D. 位于舌体与舌根的交界处
   E. 是胚胎甲状舌管咽端的遗迹
5. 在面侧深区中，从翼外肌上缘穿出的组织结构有
   A. 颞深前、后神经，咬肌神经
   B. 上颌神经，上颌动脉
   C. 翼丛，下颌神经
   D. 舌神经，下牙槽神经
   E. 耳颞神经，翼内、外肌神经
6. 舌下腺和下颌下腺导管位于哪个分区
   A. 颏下区
   B. 面侧深区
   C. 下颌下区
   D. 腮腺咬肌区
   E. 舌下区
7. 舌前2/3的边缘及外侧淋巴管一部分引流至下颌下淋巴结，另一部分引流至
   A. 颏下淋巴结
   B. 肩胛舌骨肌淋巴结
   C. 颈深上淋巴结
   D. 锁骨上窝淋巴结
   E. 耳后淋巴结
8. 舌后1/3黏膜无乳头，有许多结节状淋巴组织，称为
   A. 舌根滤泡
   B. 舌根乳头
   C. 舌根淋巴结
   D. 舌扁桃体
   E. 腭扁桃体
9. 下列关于唇的解剖层次描述哪一项是错误的
   A. 最外层为皮肤，富于毛囊、皮脂腺和汗腺
   B. 皮肤下为浅筋膜，较疏松
   C. 中间为肌层，主要是口轮匝肌
   D. 肌层内侧紧贴黏膜
   E. 黏膜上有黏液腺开口
10. 关于舌淋巴引流的特点，叙述正确的是
    A. 舌的淋巴引流丰富，最先汇入颈深下淋巴结
    B. 越近舌尖起的淋巴管，注入颈深上淋巴结的部位越高
    C. 越近舌根起的淋巴管，注入颈深上淋巴结的部位越高
    D. 越近舌根起的淋巴管，注入颈深上淋巴结的部位越低
    E. 以上叙述均不正确
11. 下述关于翼下颌皱襞的叙述中哪项是错误的
    A. 延伸于上颌结节后内方与磨牙后垫后方之间
    B. 为黏膜皱襞
    C. 其深面为颊脂垫所衬托
    D. 是下牙槽神经阻滞麻醉的重要标志
    E. 是翼下颌间隙和咽旁间隙口内切口的有关标志
12. 下述关于固有口腔境界的描述哪一项是错误的
    A. 前界为唇
    B. 两侧为颊
    C. 下界为舌下区
    D. 上界为腭
    E. 后界为咽门
13. 不含味蕾的舌乳头是
    A. 丝状乳头
    B. 菌状乳头
    C. 轮廓乳头
    D. 叶状乳头
    E. 以上均含味蕾
14. 颊垫尖是下牙槽神经阻滞麻醉的重要标志，在大开口时，此尖相当于
    A. 乙状切迹平面
    B. 下颌孔平面

C. 喙突平面
D. 髁突颈部平面
E. 下颌神经分出颊神经的平面

15. 面神经管段的分支有
A. 岩大神经、镫骨肌神经、鼓索
B. 镫骨肌神经、茎突舌肌神经、耳后神经
C. 鼓膜张肌神经、腭帆张肌神经、二腹肌神经
D. 耳后神经、茎突舌骨肌神经、二腹肌神经
E. 鼓膜张肌神经、茎突舌肌神经、腭帆张肌神经

16. 颊系带为
A. 唇颊黏膜移行于牙槽黏膜的皱襞
B. 口腔前庭沟上相当于上下尖牙或前磨牙区的扁形黏膜皱襞
C. 口腔前庭沟上相当于磨牙区的扁形黏膜皱襞
D. 上颌结节后内方与磨牙后垫后方间的黏膜皱襞
E. 前庭沟中线上的黏膜皱襞

17. 舌下区的内容不包括
A. 舌下腺及下颌下腺深部
B. 下颌下腺导管及舌神经
C. 舌系带
D. 舌下神经
E. 舌下动脉

18. 下述关于口腔前庭沟的叙述中哪项是错误的
A. 又称唇颊龈沟
B. 为口腔前庭的上、下界
C. 为唇、颊黏膜移行于牙槽黏膜的沟槽
D. 前庭沟黏膜下组织致密
E. 是口腔局麻常用的穿刺及手术切口的部位

19. 在口底黏膜的深面，从两侧向中线排列有下列重要的解剖结构，位于最近中线的是
A. 舌下神经
B. 舌下动脉
C. 下颌下腺导管
D. 舌神经
E. 下颌下腺深部

20. 关于舌的描述中正确的是
A. 菌状乳头位于舌前2/3，数量最多，司味觉
B. 丝状乳头位于舌侧缘，司味觉
C. 叶状乳头位于舌背，司味觉
D. 轮廓乳头排列于界沟前方，司味觉
E. 舌扁桃体为结节状淋巴组织位于舌体部

21. 口腔唾液腺中最大的是
A. 腮腺
B. 舌下腺
C. 下颌下腺
D. 腭腺
E. 颊腺

22. 下述关于硬腭软组织特点的叙述中哪项是错误的
A. 硬腭前部黏膜下层无腺体，含有少量脂肪
B. 腭腺肿瘤多发生在硬腭后部
C. 黏骨膜在腭中线处较厚，而在近牙槽骨部较薄
D. 在做腭两侧松弛切口时，应尽量靠近牙龈切，以免损伤腭部主要神经、血管
E. 黏骨膜易于从骨面分离

23. 以下哪一肌肉不参与软腭的构成
A. 腭帆提肌
B. 咽上缩肌
C. 腭帆张肌
D. 腭舌肌
E. 腭垂肌

【B_1 型题】

（24~28题共用备选答案）
A. 唇红
B. 人中点
C. 唇弓
D. 唇峰
E. 唇珠

24. 唇弓两侧的最高点是
25. 唇弓在正中线并微向前突，此处称为
26. 上下唇的游离缘，即皮肤和黏膜的移行区是
27. 上唇正中唇红呈珠状向前下方突起
28. 上唇的整个唇红缘，呈弓背状

（29~30题共用备选答案）
A. 腭帆张肌
B. 腭帆提肌
C. 腭舌肌
D. 腭咽肌
E. 腭垂肌

29. 参与腭咽闭合的主要肌肉是
30. 腭裂修复术时，需凿断翼钩，使在翼钩上滑行的哪块肌肉肌腱失去紧张软腭的作用

第二节　面部局部解剖

【A_1 型题】

1. 眶下孔的体表投影为
A. 鼻尖至眼内角连线的中点
B. 鼻尖至眼外角连线的中点
C. 鼻翼至耳屏连线的中点
D. 鼻尖至耳屏连线的中点
E. 以上叙述均不正确

2. 关于"腮腺床"正确的是
A. 寰椎横突位于乳头尖端与下颌角连线的中、下1/3处
B. 颈内动、静脉位于寰椎横突的后方
C. Ⅸ~Ⅻ对脑神经位于茎突

的浅面
  D. 茎突将其浅面的颈外动脉和其深面的颈内动脉分开
  E. 舌下神经在下颌角下方，向前穿过颈内、外动脉之间
3. 腮腺导管开口于
  A. 平对上颌第一前磨牙牙冠的颊黏膜上
  B. 平对上颌第二前磨牙牙冠的颊黏膜上
  C. 平对上颌第一磨牙牙冠的颊黏膜上
  D. 平对上颌第二磨牙牙冠的颊黏膜上
  E. 平对上颌第三磨牙牙冠的颊黏膜上
4. 关于关节盘结构的描述，正确的是
  A. 后带无滑膜层覆盖
  B. 前带是穿孔好发部位
  C. 中间带是关节负重区
  D. 双板区上层止于髁状突后斜面
  E. 双板区下层止于髁状突前斜面
5. 下述关于颌面部软组织的特点的叙述中哪项是错误的
  A. 皮肤薄而柔软，但不易伸展移动
  B. 富于皮脂腺、毛囊和汗腺
  C. 血管密集，血运丰富
  D. 有皮肤皱纹，走向有一定规律
  E. 皮下组织中有表情肌
6. 关于面侧深区，错误的是
  A. 位于腮腺咬肌区的深面
  B. 前为上颌骨的后面
  C. 后界为腮腺深叶
  D. 内为翼外板
  E. 外以下颌支为界
7. “腮腺床”不包括
  A. 颈内动脉
  B. 颈外动脉
  C. 颈内静脉
  D. 舌咽神经
  E. 舌下神经
8. 腮腺导管的体表投影为
  A. 外耳孔至鼻翼与口角之间中点连线的中 1/3 段
  B. 耳屏至鼻翼与口角之间中点连线的中 1/3 段
  C. 耳垂至鼻翼与口角之间中点连线的中 1/3 段
  D. 外耳孔至鼻翼连线的中 1/3 段
  E. 耳垂至鼻翼连线的中 1/3段
9. 排列于腮腺浅叶前缘的解剖结构不包括
  A. 面横动脉
  B. 面神经
  C. 腮腺导管
  D. 副腮腺
  E. 耳大神经
10. 面侧深区内神经血管走行复杂，下列叙述错误的是
  A. 当下颌支去除后首先看到的是翼丛
  B. 下颌神经位于翼外肌的浅面
  C. 颞深前、后神经和咬肌神经自翼外肌上缘穿出
  D. 颊神经自翼外肌两头之间穿出
  E. 舌神经和下牙槽神经自翼外肌下缘穿出
11. 在“腮腺床”内，越过颈内静脉上段浅面的是
  A. 副神经
  B. 迷走神经
  C. 颈内动脉
  D. 舌下神经
  E. 舌咽神经
12. 颞下颌关节的功能面是
  A. 关节结节前斜面和髁状突前斜面
  B. 关节结节后斜面和髁状突后斜面
  C. 关节结节后斜面和髁状突前斜面
  D. 关节结节前斜面和髁状突后斜面
  E. 关节结节顶面和髁状突前后斜面

第十二篇　牙体牙髓病学

第一章　龋　病

第一节　概　述

【A_1 型题】

1. 龈上菌斑的主要成分是
   A. 未矿化的细菌和基质
   B. 细菌和矿化的基质
   C. 矿化的细菌和未矿化的基质
   D. 唾液蛋白和专性厌氧菌
   E. 糖蛋白和链球菌
2. 慢性龋的临床特点有
   A. 着色深
   B. 病变范围广
   C. 质地软
   D. 病程短
   E. 易穿通牙髓
3. 菌斑形成过程不包括
   A. 获得性膜的形成
   B. 细菌初期聚集
   C. 钙盐沉积
   D. 细菌迅速生长繁殖
   E. 菌斑成熟
4. 具有抗龋作用的微量元素是
   A. 镁
   B. 铂
   C. 氟
   D. 硒
   E. 铅
5. 龋损形成的过程如下，除外
   A. 硬组织脱矿、崩解
   B. 色素沉着
   C. 牙釉质再矿化
   D. 修复性牙本质形成
   E. 腐坏牙本质再矿化

【B_1 型题】

（6~9 题共用备选答案）
A. 血链球菌
B. 轻链球菌
C. 变形链球菌
D. 乳酸杆菌
E. 放线菌
6. 最早定居到获得性膜上的细菌是
7. 深龋洞中能大量分离到的细菌是
8. 龈下菌群和根面龋中最常发现的细菌是
9. 目前认为致龋性最强的细菌是

第二节　临床表现及诊断

【A_1 型题】

1. 中龋的临床表现是
   A. 龋洞形成在釉质层，患者主观症状不明显
   B. 龋洞形成，患者对酸、甜食物敏感
   C. 龋洞形成，对温度变化的刺激敏感
   D. 龋洞形成，食物嵌入洞内疼痛明显
   E. 龋洞形成，病人出现自发性疼痛
2. 窝沟龋的早期可表现为
   A. 明显龋洞
   B. 探诊有酸痛
   C. 损害部位呈白垩色
   D. 损害部位透出墨浸状
   E. 损害位于釉牙本质界交界处
3. 突然发生、范围广、进行速度快的龋齿称为
   A. 猖獗龋
   B. 湿性龋
   C. 奶瓶龋
   D. 环状龋
   E. 急性龋
4. 以英文字母 DB 记录的窝洞是
   A. 远中唇面洞
   B. 远中颊面洞
   C. 远中殆面洞
   D. 远中舌面洞
   E. 近中舌面洞
5. 静止龋出现的条件是
   A. 机体抵抗力增加
   B. 龋损处致龋的环境消失
   C. 口腔内致龋菌数量减少
   D. 口腔唾液流量增加
   E. 机体摄糖总量减少
6. 深龋时患牙对牙髓温度测试的反应是
   A. 同对照牙，冷刺激入洞时可有一过性敏感
   B. 冷刺激一过性敏感
   C. 冷刺激持续性敏感
   D. 冷刺激延迟性敏感
   E. 无反应
7. 继发性龋形成的原因如下，

除外
A. 充填物边缘破裂
B. 窝洞周围牙体组织破裂
C. 治疗中未将病变组织除净
D. 修复材料与牙体组织不密合
E. 使用树脂类材料充填时未进行酸蚀

8. 龋损的好发牙面居首位的是
A. 㕮面
B. 近中邻面
C. 前牙唇面
D. 远中邻面
E. 颊面

9. 临床上Ⅳ类洞指的是
A. 所有牙面发育点裂隙沟的龋损所备成的窝洞
B. 发生于后牙邻面的龋损所备成的窝洞
C. 前牙邻面未累计切角的龋损所备成的窝洞
D. 发生在前牙切嵴和后牙牙尖等自洁区的龋损所备成的窝洞
E. 以上都是

10. 龋病常用的诊断方法除外
A. 视诊
B. 菌斑染色
C. 探诊
D. 温度试验
E. X线检查

11. 按龋坏程度可将龋病分为
A. 急性龋、慢性龋、静止性龋
B. 浅龋、中龋、深龋
C. 窝沟龋、平滑面龋
D. 牙釉质龋、牙本质龋和牙骨质龋
E. 干性龋、湿性龋

【A_2 型题】

12. 患者，男，35岁。左上后牙有洞，酸甜食物敏感，冷水敏感，要求治疗。检查：26㕮面龋洞，内有食物残渣，去腐后至牙本质深层。医师最可能的诊断是
A. 浅龋
B. 中龋
C. 深龋
D. 急性龋
E. 慢性龋

【A_3/A_4 型题】

（13~15题共用题干）
患者，女，16岁。2周以来右上后牙遇冷热敏感。检查发现右上7龋坏，洞深，未探及穿髓孔，病变组织颜色较浅，可用挖匙剔除。

13. 这种龋坏称为
A. 急性龋
B. 慢性龋
C. 静止龋
D. 继发龋
E. 干性龋

14. 穿髓孔较小（d<0.5mm），最好的处理方法是
A. 局部麻醉下开髓，封失活剂
B. 氢氧化钙直接盖髓，氧化锌丁香油黏固粉安抚
C. 氧化锌丁香油黏固粉安抚
D. 双层垫底，永久充填
E. 聚羧酸锌黏固粉垫底永久充填

15. 诊断时应与之鉴别的主要疾病是
A. 慢性闭锁性牙髓炎
B. 慢性溃疡性牙髓炎
C. 牙本质过敏
D. 急性牙髓炎
E. 牙隐裂

第三节 治 疗

【A_1 型题】

1. 36颊㕮面洞是G.V Black分类的
A. 第Ⅰ类洞
B. 第Ⅱ类洞
C. 第Ⅲ类洞
D. 第Ⅳ类洞
E. 第Ⅴ类洞

2. 洞形深度超过多少毫米（mm）时，充填光固化复合树脂必须分层光照
A. 0.5mm
B. 1.0mm
C. 1.5mm
D. 2.0mm
E. 3.0mm

3. 制备倒凹是为了
A. 获得良好的抗力形
B. 便于垫底
C. 便于充填
D. 获得良好的固位形
E. 便于放置盖髓剂

4. 临床如何判断去净龋坏组织
A. 洞壁和洞底的颜色
B. 洞底的位置
C. 洞壁和洞底的组织硬度
D. 窝洞的形状
E. 患者的敏感状况

5. 复合树脂充填时，不宜用氧化锌丁香油黏固剂垫底是因为
A. 影响树脂与牙黏结
B. 影响树脂聚合
C. 可知树脂性质改变
D. 抗压强度不足
E. 使树脂色泽改变

6. 下列操作是减少备洞时器械对牙髓的刺激，除外
A. 冷却水降温
B. 选用锐利的车针
C. 不向洞壁施加压力
D. 连续磨除

E. 间断磨除

7. 下列哪项是复合树脂充填洞形制备特点
   A. 制备典型盒状洞形，设计良好固位形
   B. 去净无基釉，洞缘角成直角
   C. 无须去净无基釉，但要有良好的抗力形
   D. 底平壁直，洞形达一定深度
   E. 点线角圆滑，洞缘角应制备短斜面

8. 窝洞充填造成的牙龈炎和牙周炎是由于
   A. 诊断错误
   B. 备洞时产热过多
   C. 龈壁位于龈上 1mm
   D. 充填形成悬突
   E. 充填材料的化学刺激

9. 后牙Ⅱ类洞制备时，鸠尾峡宽度正确的是
   A. 颊舌牙尖间距的 1/4
   B. 颊舌牙尖间距的 1/4~1/3
   C. 颊舌牙尖间距的 1/3~1/2
   D. 颊舌牙尖间距的 1/2~2/3
   E. 颊舌牙尖间距的 2/3~3/4

10. 窝洞制备时，抗力形的要求，下列不正确的是
   A. 洞的深度达到釉牙本质界下 0.2~0.5mm
   B. 盒状洞形：底平、壁直
   C. 复面洞阶梯的龈壁为向颈方的斜面
   D. 去除薄壁、弱尖
   E. 洞缘曲线圆钝

11. 龋病导致的牙体硬组织缺损，可由以下哪种方法治疗
   A. 药物治疗
   B. 自行修复
   C. 充填治疗
   D. 再矿化疗法
   E. 以上方法均可以

12. 龋病药物治疗的常用药物不包括
   A. 8%氟化亚锡溶液
   B. 碘伏
   C. 含氟凝胶
   D. 75%氟化钠甘油糊剂
   E. 硝酸银

13. 银汞合金充填洞形时需要垫底的原因是充填材料
   A. 有牙髓刺激性
   B. 为温度的良导体
   C. 具有收缩性
   D. 具有微渗漏
   E. 其中的汞有一定的毒性

【A_2 型题】

14. 患者，女，30 岁。右下后牙进食嵌塞痛 2 周，偶有喝冷水疼痛。无自发痛。检查发现右下第一磨牙殆面深龋洞，冷测反应正常，冷刺激入洞出现一过性敏感，叩痛（-），去净腐质后洞底无穿髓孔，该患牙应做的治疗是
   A. 双层垫底后充填
   B. 安抚治疗以消除症状
   C. 活髓切断
   D. 直接盖髓
   E. 根管治疗

第二章　牙发育异常

第一节　釉质发育不全

【A_1 型题】

1. 下列因素可引起牙釉质发育不全，错误的是
   A. 基因突变
   B. 维生素 A 缺乏
   C. 甲状旁腺功能低下
   D. 严重消化不良
   E. 不恰当的刷牙方法

2. 中度牙釉质发育不全的临床表现有
   A. 色泽为白垩色或黄褐色
   B. 牙釉面出现实质性陷窝状或带状缺损
   C. 表面上可有少量的浅沟、小凹点或细横纹
   D. 牙釉质大面积缺失
   E. 形状不规则，呈灰褐色着色

第二节　氟　牙　症

【A_1 型题】

1. 浅龋与氟斑牙相鉴别的重要参考因素是
   A. 牙齿的色泽改变
   B. 有无牙体组织缺损
   C. 病变牙位的多少
   D. 地区流行情况
   E. 对温度感知情况

2. 水中含氟量以多少为宜，该浓度既能有效防龋，又不致发生氟牙症
   A. 1.0mg/L
   B. 0.5mg/L
   C. 0.5~1.0mg/L

D. 1.5mg/L
E. 2.0mg/L

3. 家庭牙齿漂白方法最常使用的药物为
A. 40%过氧化脲
B. 40%过氧化氢
C. 30%过氧化脲
D. 10%过氧化脲
E. 以上均可

4. 氟牙症牙齿特点是
A. 多见于乳牙，恒牙亦可发生
B. 耐酸不耐磨
C. 耐磨不耐酸
D. 对摩擦和酸蚀均有较好的抵抗、耐受
E. 多发生在单个牙或一组牙

5. 关于氟牙症发病情况的描述，不正确的是
A. 氟主要损害釉质发育期牙胚的造釉细胞
B. 4岁后才迁入高氟区者不出现氟牙症
C. 饮水氟含量过高是主要病因
D. 胎盘对氟有一定的屏障作用
E. 多见于恒牙

【A_2型题】

6. 患者，男，24岁。上大学前一直在河北沧州居住，因上前牙有黄黑斑块要求治疗。检查：11、12、21、22唇面有黄褐色斑块，无缺损，表面光滑，质硬，叩（-），冷（-），乡亲中亦有相似情况。医师最可能的诊断是
A. 浅龋
B. 氟斑牙
C. 四环素牙
D. 釉质发育不全
E. 静止龋

第三节 四环素牙

【A_1型题】

1. 四环素牙着色是由于药物导致
A. 牙釉质发育不全
B. 氟磷酸钙替代羟基磷灰石
C. 牙本质结构混乱
D. 四环素氟化钙复合物沉积
E. 四环素正磷酸盐复合物形成

2. 为防止四环素牙的发生，哪些人不宜使用四环素类药物
A. 妊娠期和哺乳期妇女
B. 3岁以下小儿
C. 妊娠期、哺乳期妇女和8岁以下儿童
D. 8岁以上儿童
E. 所有人

3. 四环素牙时，色素主要沉积在
A. 牙釉质表层
B. 牙釉质里层
C. 牙本质内
D. 釉牙本质界
E. 牙骨质

第四节 畸形中央尖

【A_1型题】

1. 成釉器形态分化异常、牙乳头增生突起所致的牙发育异常称为
A. 牙内陷
B. 融合牙
C. 双生牙
D. 畸形中央尖
E. 釉质发育不全

2. 畸形中央尖最常发生的牙位是
A. 上颌第二侧切牙
B. 上颌第一前磨牙
C. 上颌第二前磨牙
D. 下颌第一前磨牙
E. 下颌第二前磨牙

第五节 牙内陷

【A_1型题】

牙中牙是
A. 融合牙
B. 双生牙
C. 牙内陷
D. 额外牙
E. 畸形中央尖

第三章　牙急性损伤

第一节　牙震荡

【A_1型题】

牙震荡是指
A. 牙周膜轻度损伤，不伴有牙体缺损
B. 牙周膜轻度损伤，伴有牙体缺损
C. 牙周膜重度损伤，不伴有牙体缺损
D. 牙周膜重度损伤，伴有牙体缺损
E. 仅有根尖周膜的损伤

第二节　牙折

【A_1型题】

1. 牙体冠折后，牙髓有活力，应在什么时间实施永久性修复
A. 12 小时之内
B. 24 小时之内
C. 1 周之内
D. 6~8 周
E. 3 个月之后

【A_2型题】

2. 患儿，男，8 岁。2 天前意外致上中切牙碰伤，现有咬物痛。检查：11 牙冠完整，牙龈无红肿，叩痛（-），电活力测试阴性，松动度Ⅰ度，扪诊（-），X 线片示根折线在根尖 1/3 处。处理应是
A. 调𬌗、固定、观察
B. 根管治疗
C. 患牙拔除
D. 牙髓摘除
E. 活髓切断

第三节　牙脱位和牙脱臼

【A_1型题】

1. 完全脱位牙为了避免牙根吸收最好在多长时间内进行再植
A. 0.5 小时之内
B. 1 小时之内
C. 1.5 小时之内
D. 2 小时之内
E. 3 小时之内
2. 嵌入性牙脱位在复位后多长时间进行根管治疗
A. 1 周
B. 2 周
C. 3 周
D. 4 周
E. 5 周
3. 对于完全脱位牙的处理错误的是
A. 牙脱位应尽快复位
B. 如已污染则可用生理盐水冲洗后复位
C. 脱位 2 小时后可考虑体外根管治疗后复位
D. 如无法即刻复位则应尽量保持干燥
E. 根尖孔发育完成的牙完成再植后 3~4 周行根管治疗

第四章　牙慢性损伤

第一节　楔状缺损

【A_1型题】

1. 前磨牙楔状缺损应选用的最佳充填材料是
A. 树脂改性的玻璃离子黏固粉
B. 化学固化复合树脂
C. 磷酸锌黏固粉
D. 银汞合金
E. 聚羧酸锌黏固粉

【A_2型题】

2. 患者，男，45 岁，教师。因进食时牙酸痛就诊。检查：14、24 牙龈萎缩、无龋、牙颈部楔状缺损、牙清洁，每日刷牙

2次。造成楔状缺损的原因，不必考虑

A. 刷牙方法不正确
B. 牙刷毛太硬
C. 刷牙用力过大
D. 喜嚼硬食
E. 牙膏中摩擦剂粗糙

第二节 磨 损

【A_1 型题】

1. 下列哪项与牙体缺损的成因无关
   A. 楔状缺损
   B. 重度磨耗
   C. 牙周病
   D. 牙外伤
   E. 龋病

【A_2 型题】

2. 患者，女，62岁。右侧后牙咀嚼酸痛3个月余。检查：右下第一磨牙牙合面近中釉质磨损明显，探诊酸痛，叩诊（-）。该牙最佳治疗是
   A. 调牙合
   B. 牙髓治疗
   C. 全冠修复
   D. 脱敏治疗
   E. 充填治疗

【B_1 型题】

（3~4题共用备选答案）
   A. 食物种类
   B. 牙齿硬度
   C. 咀嚼习惯
   D. 患者年龄
   E. 以上均有
3. 牙齿磨耗程度取决于
4. 牙齿磨耗取决于

第三节 牙酸蚀症

【A_1 型题】

1. 下列哪项除外，均可导致酸蚀症
   A. 频繁饮用酸性饮料
   B. 某些工厂空气中的酸雾或酸酐浓度超过规定标准
   C. 长期服用口嚼型维生素C
   D. 胃病长期反酸
   E. 细菌感染
2. 3度酸蚀症的表现为
   A. 仅牙釉质受累
   B. 仅牙釉质丧失
   C. 牙釉质和牙本质丧失，牙本质丧失面积小于牙表面积的1/2
   D. 牙釉质和牙本质丧失，牙本质丧失面积大于牙表面积的1/2
   E. 牙釉质大部分丧失，牙本质丧失至继发牙本质暴露或牙髓暴露，牙髓受累

第四节 牙 隐 裂

【A_1 型题】

1. 牙隐裂后会出现
   A. 牙髓充血的症状
   B. 急性牙髓炎的症状
   C. 急性根尖周炎的症状
   D. 慢性牙髓炎的症状
   E. 上述任一症状
2. 最有助于检查牙隐裂的检查方法是
   A. 视诊
   B. 探诊
   C. 叩诊
   D. 碘酒染色法
   E. X线检查
3. 牙隐裂隐裂线不明显时常采用的检查方法是
   A. 探诊
   B. 电活力检测
   C. 碘酊染色
   D. 咬诊
   E. 冷热诊
4. 创伤性牙隐裂治疗上应首先
   A. 开髓失活
   B. 备洞充填
   C. 全冠修复
   D. 调整咬合
   E. 拔除患牙

第五章　牙本质敏感症

【A_1型题】

1. 牙本质敏感症的疼痛特点为
   A. 机械刺激痛最明显
   B. 酸刺激最敏感
   C. 甜刺激最敏感
   D. 冷刺激痛最明显
   E. 热刺激痛最明显
2. 75%氟化钠甘油糊剂的作用是
   A. 治疗牙本质敏感的药物
   B. 治疗牙周病的药物
   C. 治疗牙髓病的药物
   D. 治疗根尖周病的药物
   E. 用于龋洞消毒的药物
3. 临床上检查牙本质敏感症常用的方法为
   A. 热诊
   B. 冷诊
   C. 探诊
   D. 叩诊
   E. 酸甜试验
4. 关于牙本质敏感症的治疗，下列哪种说法正确
   A. 牙本质敏感症必须用充填的方法治疗
   B. 牙本质敏感症必须用药物脱敏
   C. 牙本质敏感症有自行性脱敏
   D. 牙本质敏感症必须做牙髓摘除术
   E. 牙本质敏感症必须做全冠修复
5. 牙本质过敏的首选治疗方法是
   A. 牙髓治疗
   B. 牙周治疗
   C. 药物脱敏
   D. 垫底充填
   E. 树脂充填

【A_2型题】

6. 患者，男，70岁。左上后牙咀嚼时敏感症状。检查：26殆面磨耗明显，叩诊（-），探诊敏感，冷诊正常，无松动。应诊断为
   A. 浅龋
   B. 中龋
   C. 牙本质过敏
   D. 逆行性牙髓炎
   E. 可复性牙髓炎
7. 患者，男，41岁。因近来牙齿冷热酸甜敏感不适就诊。患者在酿酒厂工作30年。检查：牙列唇颊面、咬合面等有不同程度牙体硬组织缺损，探诊敏感，温度测验敏感。最可能的诊断为
   A. 牙隐裂
   B. 牙釉质发育不全
   C. 牙酸蚀症
   D. 氟牙症
   E. 龋病

第六章　牙髓疾病

第一节　概　　述

【A_1型题】

1. 牙髓组织对冷热刺激的反应是
   A. 冷
   B. 热
   C. 痛
   D. 酸胀
   E. 麻
2. 引起牙髓感染的途径为
   A. 暴露的牙本质小管
   B. 牙髓暴露
   C. 牙周袋途径
   D. 血源感染
   E. 以上都是
3. 对牙髓疾病临床上最常用的热诊法是
   A. 热牙胶
   B. 热水
   C. 加热的金属器械
   D. 橡皮轮打磨生热法
   E. 以上都是
4. 引起牙髓病的主要因素为
   A. 细菌感染
   B. 物理因素
   C. 化学因素
   D. 免疫因素
   E. 特种因素

第二节　可复性牙髓炎

【A_1型题】

1. 可复性牙髓炎的诊断要点为
   A. 主诉对温度刺激一过性敏感
   B. 无自发痛史
   C. 对牙髓电活力测试反应阈值低
   D. 有引起牙髓病的牙体病损

或牙周组织损坏
E. 以上都是

2. 可复性牙髓炎下列哪项是正确的，除外
A. 可复性牙髓炎是牙髓组织的初期炎症
B. 可复性牙髓炎患牙冷刺激出现瞬间的疼痛反应，刺激去除后疼痛消失
C. 叩诊无不适感或疼痛
D. 有自发性疼痛史
E. 电活力测试敏感

3. 可复性牙髓炎对下列哪项刺激最敏感
A. 温度测试
B. 探诊
C. 咬诊
D. 叩诊
E. 酸甜刺激

4. 在诊断可复性牙髓炎时，用了冷水做温度试验，应避免
A. 隔离唾液
B. 干燥牙面
C. 先测下牙后测上牙
D. 冷水进入窝洞内
E. 先测对照牙

5. 可复性牙髓炎和深龋对冷水刺激都可引起疼痛，其区别为
A. 可复性牙髓炎和深龋在冷水刺激各个牙面都可引起疼痛
B. 可复性牙髓炎在冷水流到龋洞中才起疼痛，而深龋冷刺激各牙面可引起疼痛
C. 深龋在冷水流到龋洞中才引起疼痛，而可复性牙髓炎冷刺激各牙面均可引起疼痛
D. 冷刺激可复性牙髓时可引起持续疼痛，而深龋呈一过性疼痛
E. 冷刺激深龋窝洞时可引起持续性疼痛，而可复性牙髓炎呈一过性疼痛

【A_2 型题】

6. 患者，男，20 岁。6 深龋，曾有过夜间疼痛，遇冷热痛，检查：龋未穿髓，电测反应迟钝，叩诊（±），应诊断为
A. 可复性牙髓炎
B. 慢性闭锁性牙髓炎
C. 慢性增生性牙髓炎
D. 慢性溃疡性牙髓炎
E. 牙髓坏死

7. 患者，男，20 岁。右上后牙遇冷水痛 2 周。检查：右上第一磨牙咬合面深龋洞达牙本质深层，叩诊（-），冷诊敏感，冷水去除后疼痛可缓解。该患牙可能的诊断为
A. 深龋
B. 可复性牙髓炎
C. 慢性牙髓炎
D. 牙本质过敏
E. 中龋

8. 患者，男，23 岁。患牙咬合面有深的龋洞，平时没有疼痛，有食物嵌入后剧烈疼痛，探诊可探及穿髓孔引起剧烈的疼痛，叩诊患牙有不适感，表明患牙牙髓为
A. 牙髓正常
B. 慢性闭锁性牙髓炎
C. 可复性牙髓炎
D. 慢性溃疡性牙髓炎
E. 慢性增生性牙髓炎

【A_3/A_4 型题】

（9~11 题共用题干）

患者，男，18 岁。右上后牙刷牙时冷水刺激疼痛，刺激去除后症状数秒即可缓解，检查：右上第 6 咬合面龋，探诊（++），冷测敏感，叩诊（-），牙周检查（-）。

9. 最可能的诊断为
A. 牙本质过敏症
B. 可复性牙髓炎
C. 深龋
D. 急性牙髓炎
E. 慢性溃疡性牙髓炎

10. 最佳的治疗方法是
A. 直接盖髓
B. 间接盖髓
C. 干髓术
D. 活髓切断术
E. 根管治疗

11. 若最佳治疗方法为盖髓，最佳的盖髓剂应为
A. 氧化锌丁香油糊剂
B. 碘仿糊剂
C. 聚羧酸锌黏固剂
D. 氢氧化钙制剂
E. 玻璃离子

第三节 急性牙髓炎

【A_1 型题】

1. 急性牙髓炎患牙疼痛部位的特点是
A. 患者能指出患牙部位
B. 下颌疼痛患牙为下牙
C. 上颌疼痛患牙为上牙
D. 患牙疼痛多无放散性
E. 上颌疼痛患牙可为下牙

2. 急性化脓性牙髓炎可出现的症状，除外
A. 叩诊不适
B. 冷刺激使疼痛加剧
C. 热刺激使疼痛加剧
D. 热刺激痛，冷水可缓解
E. 可有搏动性跳痛

3. 急性牙髓炎临床诊断的主要步骤为
A. 先问诊，后做温度测验
B. 先麻醉止痛，再问诊检查
C. 先问诊，再检查，后做温

度测试
D. 先做温度测试，后检查问诊
E. 先检查牙齿，再问诊，后做温度测验

4. 急性牙髓炎最有效的应急处理是
A. 局部麻醉
B. 开髓引流
C. 服用镇痛药
D. 消炎镇痛药
E. 针灸止痛

5. 急性牙髓炎的疼痛性质中，最具诊断特点的是
A. 自发性痛，阵发性加重
B. 冷刺激引起疼痛
C. 热刺激引起疼痛
D. 疼痛向颌面部放射
E. 持续性胀痛

6. 不是急性牙髓炎的临床诊断要点为
A. 温度测验敏感
B. 典型的疼痛症状
C. 可查到引起牙髓炎的病因
D. 牙髓活力测验值低
E. 明显叩痛

7. 可复性牙髓炎临床上常用的盖髓剂是
A. 氢氧化钙
B. 抗生素+激素
C. 玻璃离子黏固粉
D. 聚羧酸锌黏固剂
E. 氧化锌丁香油糊剂

8. 急性牙髓炎疼痛不能定位，临床上常用的定位检查的方法为
A. 探诊
B. 叩诊
C. 冷热诊
D. 电活力测试
E. X 线检查

【A_2 型题】

9. 患者，男，40 岁。右上后牙自发性钝痛，头痛 1 周。检查：右上牙未见任何牙体疾病，但右上 4、5、6 均有叩痛（+），冷热诊正常，右侧面颊相应处扪压痛。应考虑的诊断为
A. 急性牙髓炎
B. 慢性牙髓炎
C. 急性中耳炎
D. 急性根尖炎
E. 急性上颌窦炎

10. 某患者因进食时咬到砂石后，右上第一磨牙近中舌尖劈裂缺损，牙本质外露未露髓，行金属烤瓷全冠修复。半年后患牙出现自发性疼痛，冷热刺激疼痛加重。最可能的诊断为
A. 急性牙髓炎
B. 慢性牙髓炎
C. 慢性根尖周炎
D. 咬合创伤
E. 牙本质过敏

【A_3/A_4 型题】

（11~13 题共用题干）

患者，男，40 岁。2 周来右侧后牙咬物不适，冷水引起疼痛，近 2 日来夜间疼痛，影响睡眠，并引起半侧头痛，疼痛不能定位。检查：右侧上、下磨牙咬合面均有深的龋洞。

11. 根据患者疼痛的性质，患牙最可能诊断为
A. 急性牙髓炎
B. 急性冠周炎
C. 三叉神经痛
D. 急性上颌窦炎
E. 急性中耳炎

12. 为确定患牙进行的检查是
A. 探诊
B. 叩诊
C. 温度测验
D. X 线检查
E. 松动度检查

13. 对患牙的应急处理为
A. 拔除
B. 开髓引流
C. 消炎镇痛
D. 安抚治疗
E. 间接盖髓充填

【B_1 型题】

（14~15 题共用备选答案）
A. 咀嚼痛
B. 放射性锐痛
C. 自发性隐痛，冷热刺激痛
D. 阵发性电击样痛
E. 张口闭口痛

下述疾病最可能表现出上述哪一种性质的疼痛
14. 急性牙髓炎
15. 慢性牙髓炎

第四节 慢性牙髓炎

【A_1 型题】

1. 牙髓息肉和牙周膜息肉在临床有时难以鉴别，其常用的检查方法为
A. 叩诊
B. 冷热诊
C. 检查患牙松动度
D. 探诊
E. 探诊并借助 X 线检查

2. 慢性闭锁性牙髓炎对温度测验的反应为
A. 立即引起剧烈疼痛
B. 无疼痛
C. 立刻引起轻微的钝痛
D. 出现迟缓性反应或反应迟钝
E. 无反应

3. 温度刺激出现迟缓且不严重的疼痛，表明
A. 牙髓正常

B. 牙髓坏死
C. 可复性牙髓炎
D. 急性牙髓炎
E. 慢性牙髓炎

4. 残髓炎最有价值的诊断指征为
A. X线检查
B. 电测试
C. 温度测试
D. 病史
E. 去除原充填物检查患牙根部深处有无疼痛

5. 牙内吸收的原因尚不明了，但多发生于
A. 受过外伤的牙
B. 再植牙
C. 活髓切断术后的牙
D. 盖髓术后的牙
E. 以上都是

6. 年轻恒牙容易形成的牙髓炎是
A. 牙髓坏死
B. 慢性增生性牙髓炎
C. 慢性闭锁性牙髓炎
D. 牙髓钙化
E. 化脓性牙髓炎

7. 对牙髓组织刺激小的垫底材料为
A. 丁香油氧化锌黏固剂
B. 磷酸锌黏固剂
C. 聚羧酸黏固剂
D. 氢氧化钙
E. 玻璃离子

8. 牙髓息肉为
A. 主要表现为慢性炎症性牙髓组织的过多增生
B. 表面都有上皮覆盖
C. 患牙一般无穿髓孔
D. 多见于老年人
E. 多发生于尖牙

9. 慢性增生性牙髓炎常见于
A. 青少年
B. 中年人
C. 老年人
D. 中年男性
E. 中年女性

10. 慢性闭锁性牙髓炎的临床表现为，除外
A. 不定时的自发痛
B. 热测引起迟缓性疼痛
C. 洞内探及穿髓孔
D. 可有自发性疼痛史
E. 叩诊多有不适感

11. 对慢性溃疡性牙髓炎的临床症状及检查正确的是，除外
A. 多有自发性疼痛
B. 食物嵌入患牙洞内出现剧烈的疼痛
C. 冷刺激患牙产生剧痛
D. 热刺激患牙出现剧痛
E. 患牙见大量软垢牙石堆积

12. 以X线检查结果作为重要诊断依据的牙髓病是
A. 可复性牙髓炎
B. 急性牙髓炎
C. 慢性牙髓炎
D. 牙髓钙化
E. 牙髓坏死

13. 下列哪种疾病可出现与体位有关的自发性疼痛
A. 急性牙髓炎
B. 逆行性牙髓炎
C. 残髓炎
D. 牙内吸收
E. 牙髓钙化

14. 慢性溃疡性牙髓炎的临床特点为
A. 多有自发性疼痛
B. 冷热刺激可引起剧烈疼痛
C. 探诊不引起疼痛
D. 疼痛不能定位
E. 常有夜间疼痛

【A_2 型题】

15. 患者，男，60岁。右上后牙剧烈自发性疼痛2天就诊. 疼痛呈放散性向头部放散。检查：右上第一磨牙远中邻面深龋洞，探及穿髓孔，探（+++），出血，冷测疼痛敏感，叩诊（±），松动（-），牙周检查（-）。可能的诊断为
A. 深龋
B. 慢性牙髓炎
C. 慢性牙髓炎急性发作
D. 可复性牙髓炎
E. 牙本质过敏

【A_3/A_4 型题】

（16~18题共用题干）

患者，女，40岁。右下后牙自发性疼痛2天，冷热刺激疼痛加剧而就诊。检查：右下第三磨牙近中斜位阻生，冠周稍红肿，右下第二磨牙远中颈部探及龋洞，探诊（++），叩诊（+），冷诊敏感。

16. 引起疼痛的原因为
A. 急性冠周炎
B. 慢性牙髓炎急性发作
C. 急性根尖周炎
D. 可复性牙髓炎
E. 慢性牙髓炎

17. 对此病人最合适的应急处理为
A. 3%过氧化氢冲洗冠周上药
B. 服消炎镇痛药
C. 右下第二磨牙开髓引流
D. 拔除右下第三磨牙
E. 针刺止痛

18. 疼痛缓解后，应做
A. 右下第二磨牙干髓术，右下第三磨牙拔除
B. 右下第二磨牙干髓术后充填，保留右下第三磨牙
C. 右下第三磨牙拔除，右下第二磨牙直接盖髓术
D. 右下第三磨牙拔除
E. 右下第二磨牙根管治疗，右下第三磨牙拔除

第五节　逆行性牙髓炎

【A_1 型题】

1. 关于逆行性牙髓炎，下列说法错误的是
   A. 其感染源于深牙周袋
   B. 细菌可通过根尖孔或侧副根管进入牙髓
   C. 牙髓感染的走向为从根部牙髓向冠部牙髓
   D. 由根分叉部感染引起的牙髓炎多为局限性牙髓炎
   E. 由根尖方向逆行感染引起的牙髓炎，疼痛并不剧烈
2. 若诊断为逆行性牙髓炎，牙周探诊检查最重要的是
   A. 牙龈出血
   B. 龈下牙石
   C. 牙周溢脓
   D. 深牙周袋
   E. 大的龈上牙石
3. 引起逆行性牙髓炎的原因为
   A. 严重牙龈炎症
   B. 严重牙外伤
   C. 患牙有深牙周袋
   D. 深龋
   E. 楔状缺损

【A_2 型题】

4. 患者，男，55 岁。主诉右侧牙齿自发性间断性疼痛 5 天。5 天来右侧牙齿间断性自发性疼痛，夜间疼痛时面部疼痛。检查见 46 牙龈稍红肿，未发现龋，颊侧牙周袋深 7mm，冷诊敏感，叩诊（+），无松动。可能的疾病为
   A. 急性牙髓炎
   B. 慢性牙髓炎急性发作
   C. 急性根尖周炎
   D. 慢性根尖周炎
   E. 逆行性牙髓炎

第六节　牙髓坏死

【A_1 型题】

1. 临床上做牙髓温度测试的冷诊法或热诊法时刺激物应放的位置为
   A. 牙齿的咬合面
   B. 牙齿的唇（颊）或舌（腭）侧中 1/3
   C. 牙齿的唇（颊）或舌（腭）侧颈 1/3
   D. 牙齿的唇（颊）或舌（腭）侧切 1/3
   E. 窝洞中
2. 牙髓坏死伴腐败性感染，临床上又称为
   A. 牙髓坏疽
   B. 牙髓变性
   C. 牙髓脓肿
   D. 牙髓梗死
   E. 牙髓坏死
3. 年轻恒牙活髓切断术的主要目的为
   A. 保护牙髓活力，使牙根继续发育
   B. 维持牙列完整，行使功能
   C. 不刺激根尖周组织
   D. 牙髓活力正常有利于颌骨及颅面的发育
   E. 减少患者就诊次数
4. 牙髓温度测验的注意事项如下，除外
   A. 先测对侧同名牙
   B. 隔离唾液
   C. 冷测可用小冰棒
   D. 热测可用热牙胶
   E. 置于牙齿咬合面上或切端
5. 引起牙髓活力电测验假阴性的原因不包括
   A. 测试前使用过麻醉剂
   B. 根尖尚未形成的牙齿
   C. 刚受过外伤的牙齿
   D. 干髓治疗的牙齿
   E. 根管内过度钙化的牙齿
6. 急性牙髓炎应和下列哪种疾病相鉴别
   A. 龋病
   B. 可复性牙髓炎
   C. 慢性牙髓炎
   D. 三叉神经痛
   E. 干槽症
7. 牙髓坏死的原因为
   A. 各型牙髓炎发展而成
   B. 外伤撞击
   C. 修复治疗时牙体组织过度预备产热
   D. 充填时某些充填材料的刺激
   E. 以上都是
8. 判断牙髓活力最可靠的检查方法为
   A. 冷热诊
   B. 叩诊
   C. 牙髓电活力测验
   D. 探诊
   E. 备洞试验
9. 下列哪种疾病可以通过 X 线片来诊断
   A. 急性牙髓炎
   B. 急性根尖周炎
   C. 牙隐裂
   D. 慢性根尖周炎
   E. 牙本质过敏症

10. 临床上牙髓活力测试的冷诊法常用刺激物为
A. 用水枪冲
B. 冰棒
C. 用气枪吹
D. 患者冷水漱口
E. 以上都可

【A_2 型题】

11. 患者，女，30 岁。发现上前牙变色 2 年，无疼痛。检查：右上中切牙色暗黄，无光泽，无缺损，叩诊（-），电活力测试（-），X 线片上根尖周未见异常。患牙有外伤史。右上中切牙可能的诊断为
A. 牙髓钙化
B. 牙内吸收
C. 牙髓坏死
D. 慢性根尖周炎
E. 氟斑牙

第七节 牙髓钙化

【A_1 型题】

1. 以 X 线检查结果作为重要诊断依据的牙髓病是
A. 可复性牙髓炎
B. 急性牙髓炎
C. 慢性牙髓炎
D. 牙髓钙化
E. 牙髓坏死
2. 在 X 线片上，髓室及根管影像完全消失，不能分辨出髓腔界线表示的是
A. 牙髓充血
B. 牙髓炎
C. 弥散性牙髓钙化
D. 牙髓坏死
E. 牙内吸收

【A_2 型题】

3. 患者，女性，33 岁。因左侧上下后牙有自发性疼痛放射至头面部 2 天来诊。检查：左上第一磨牙牙体未见明显异常，疼痛与温度测试无关，牙髓活力测验表现为迟钝，X 线片示髓腔内有阻射的钙化物，对该牙进行局部麻醉可缓解疼痛，该牙最可能的诊断为
A. 三叉神经痛
B. 牙髓钙化
C. 牙髓坏死
D. 残髓炎
E. 上颌窦炎

第七章 根尖周病

第一节 概 述

【A_1 型题】

1. 根尖周病的感染主要来自
A. 邻牙根尖周病变
B. 邻近器官病变
C. 牙髓感染
D. 牙周病变
E. 菌血症
2. 能促进根尖周组织修复的充填材料是
A. 氢氧化钙
B. 氯仿牙胶
C. 氧化锌丁香油黏固粉
D. 桉油牙胶
E. 碘仿糊剂

第二节 急性根尖周炎

【A_1 型题】

1. 急性牙槽脓肿脓液最常见的自然排放途径为
A. 根尖周—根尖孔—髓腔
B. 根尖周—骨髓腔—皮下
C. 根尖周—骨髓腔—上颌窦
D. 根尖周—骨膜下—黏膜下或皮下
E. 根尖周—骨髓腔—鼻腔
2. 急性浆液性根尖周炎的临床表现，除外
A. 自发痛
B. 咬紧牙时痛缓解
C. 患牙浮出感
D. 叩诊痛
E. 温度测试敏感
3. 急性化脓性根尖周炎的临床表现，除外
A. 持续性跳痛
B. 咬紧牙时疼痛缓解
C. 叩诊痛
D. 患牙有伸长感
E. 根尖区红肿

4. 急性根尖脓肿阶段的临床表现，除外
A. 自发性、剧烈性跳痛
B. 不敢咀嚼牙，有伸长感
C. 患牙Ⅱ~Ⅲ度松动
D. 局部淋巴结可有肿痛
E. 出现颌面部蜂窝织炎
5. 急性根尖周炎最有效的应急处理是
A. 局麻镇痛
B. 安抚镇痛
C. 患牙调䶨镇痛
D. 开髓、根管引流
E. 服用消炎镇痛药
6. 急性根尖周炎脓肿切开的主要临床依据是
A. 根尖肿大、压痛
B. 剧烈疼痛
C. 扪诊有波动感
D. 体温38℃以上
E. 患牙叩痛明显
7. 下列哪项不是急性化脓性根尖周炎的临床表现
A. 自发性、持续性剧烈跳痛
B. 自发性、阵发性疼痛
C. 根尖部牙龈红肿，扪痛
D. 叩痛（++~+++）
E. 患牙可出现松动
8. 急性根尖周炎骨膜下脓肿阶段的临床表现，下列除外
A. 患牙Ⅲ度松动，叩痛（+++）
B. 体温可38℃以上
C. 白细胞计数增多
D. 根尖区黏膜下肿胀局限，呈半球形隆起
E. 可出现颌面部蜂窝织炎

【A_2型题】

9. 某患者深龋引起急性根尖周炎，在外院开髓治疗后，仍有剧烈疼痛，伴面部肿胀。分析原因如下，除外
A. 开髓孔过小
B. 根管不通畅
C. 根尖孔不通畅
D. 抗感染力弱
E. 开髓后反应

【A_3/A_4型题】

（10~11题共用题干）
患者，女，43岁。左下后牙肿痛3天就诊。检查：左下第一磨牙远中颈部龋，龋深及牙髓，无探痛，松动度Ⅲ度，叩痛（+++），颊侧根尖部龈红肿，扪及疼痛有波动感。左面下部轻度肿胀，体温38℃。
10. 诊断最可能是
A. 急性化脓性牙髓炎
B. 急性化脓性根尖周炎
C. 急性颌骨骨髓炎
D. 急性牙周脓肿
E. 急性蜂窝织炎
11. 当日就诊处理是
A. 开髓开放、消炎镇痛
B. 开髓开放、切开引流
C. 切开引流、消炎镇痛
D. 开髓开放、切开引流、消炎镇痛
E. 拔牙、消炎镇痛

第三节 慢性根尖周炎

【A_1型题】

1. 根尖肉芽肿的上皮主要来源于
A. 缩余釉上皮
B. Malassez上皮剩余
C. 牙龈上皮
D. 牙板上皮
E. 腺上皮
2. 慢性根尖周囊肿的诊断主要依靠
A. 温度试验
B. 牙髓电活力检查
C. 咬诊和叩诊
D. 探诊和扪诊
E. X线检查
3. 慢性根尖周炎主要的诊断依据是
A. 咀嚼不适感
B. 患牙反复疼痛史
C. 叩诊异样感
D. 牙髓无活力
E. 根尖周X线透射区
4. 慢性根尖周炎主要的病变类型为
A. 根尖脓肿
B. 根尖周肉芽肿
C. 致密性骨炎
D. 根尖周囊肿
E. 有瘘型根尖脓肿
5. 根尖周囊肿的诊断要点如下，除外
A. X线片根尖周透射区周边白线围绕
B. 牙髓活力正常，不松动
C. 根管内溢出浅黄色透明液体
D. 镜下见胆固醇结晶
E. 可见邻牙被压迫移位和根吸收

【A_2型题】

6. 患者，男，46岁。右上后牙食物嵌塞1年，检查：4^{D}颈部深龋洞，探及穿髓孔，无探痛，叩痛（±），牙髓温度测验无反应。X线片见4根尖周3mm×4mm透射影，边界清晰。患牙首次就诊时的处理措施为
A. 口服抗生素
B. 开髓开放
C. 根管治疗
D. 根尖手术
E. 拔除患牙
7. 患者，女，42岁。左上后牙半

年前曾出现自发痛、夜间痛，现已缓解，现因左上后牙咬物痛3天，来诊。查：左上第一磨牙远中邻面深龋近髓，探诊，略松动。该患者左上第一磨牙最可能的诊断为

A. 深龋
B. 可复性牙髓炎
C. 急性牙髓炎
D. 慢性闭锁性牙髓炎
E. 慢性根尖周炎

8. 患者，女，20岁。近1个月来发现右上前牙唇侧牙龈有膨隆，无明显疼痛。3年前有过外伤史，未经治疗。检查：牙冠色泽变暗，松动度Ⅰ度，叩痛不明显；扪诊唇侧乒乓球感、无波动感；牙髓活力测定无反应。首选的诊断是

A. 牙槽脓肿
B. 角化囊肿
C. 根尖周炎
D. 根尖周囊肿
E. 牙瘤

【A_3/A_4型题】

（9~10题共用题干）

患者，男，50岁。2周前发现右下后牙龈有小包。平时无明显不适，没有治疗史。检查：44咬合面深龋，有穿髓孔，探诊无感觉，叩诊异常感，46近中根尖部龈瘘管。X线片见44根尖X线透射区不规则，边界模糊，周围骨质呈云雾状，右下第三磨牙前倾阻生，余未见异常。

9. 主诉牙应诊断为

A. 根尖周囊肿
B. 慢性牙髓炎
C. 慢性牙周炎
D. 根尖肉芽肿
E. 慢性牙槽脓肿

10. 主诉牙治疗设计应为

A. 保髓治疗
B. 干髓治疗
C. 根管治疗
D. 塑化治疗
E. 根管再治疗

第八章 牙 吸 收

【A_1型题】

1. 牙内吸收的原因尚不明了，但多发生于

A. 受过外伤的牙
B. 再植牙
C. 活髓切断术后的牙
D. 盖髓术后的牙
E. 以上都是

2. 牙内吸收患牙的牙髓为

A. 部分坏死
B. 炎症组织
C. 弥漫钙变
D. 肉芽组织
E. 网状萎缩

第九章 牙髓根尖周病的治疗

【A_1型题】

1. 不适合做塑化治疗的是

A. 根管内器械折断
B. 根管过度弯曲
C. 根管细窄
D. 根尖孔尚未形成
E. 根尖区有残留根髓

2. 根管充填的时机除外

A. 牙无自觉症状
B. 根管内无渗出
C. 无叩痛
D. 棉捻无臭味
E. 根尖病变明显缩小

3. 临床常用的根管消毒方法是

A. 电解消毒
B. 药物消毒
C. 微波消毒
D. 超声消毒
E. 激光消毒

4. 下列哪项不是直接盖髓术的适应证

A. 根尖孔未发育完全
B. 外伤露髓的年轻恒牙
C. 意外穿髓孔直径不超过0.5mm的恒牙
D. 穿髓孔为1.1mm，根尖尚未发育完全的恒牙
E. 外伤露髓，穿髓孔直径不超过0.5mm的恒牙

5. 急性牙槽脓肿时，最佳排脓途径为

A. 根尖周—牙槽骨—黏膜下
B. 根尖孔—根管—髓腔
C. 根尖周—牙槽骨—皮肤下
D. 根尖周—牙周间隙—龈沟
E. 根尖周—骨髓腔—上颌窦

6. 根管治疗时器械折断根管内的常见原因

A. 开髓不充分，进路不通畅
B. 操作方法不当
C. 器械质量不佳

D. 器械陈旧有折痕
E. 以上都是

7. 下列哪项不是根管预备的注意事项
A. 器械只应到达根尖狭窄部
B. 按工作长度操作
C. 用根管扩大针或锉时，应逐号进行
D. 每换一支器械前，应行根管冲洗
E. 根管应尽量扩大为好

8. 根管充填时根充剂应距根尖
A. 0.1~0.2mm
B. 0.1~0.4mm
C. 0.2~0.3mm
D. 0.5~2.0mm
E. 2.5~3.0mm

9. 前牙的根管工作长度是指
A. 牙根管长度
B. 牙实际长度
C. 开髓口到根尖端的长度
D. 切端到根尖狭窄部的长度
E. X线片上的牙齿长度

10. 根管治疗的适应证，除外
A. 不可复性牙髓炎
B. 牙髓牙周联合征
C. 根管闭锁的根尖周炎
D. 乳牙根尖周炎
E. 各型根尖周炎

11. 牙髓塑化治疗时，拔髓的要求为
A. 尽量去净根髓
B. 不拔除根髓
C. 保留根尖1/2根髓
D. 保留根尖1/3根髓
E. 要穿透根尖孔

12. 根尖切除术的适应证为
A. 根管充填不完善，根尖周病变久治不愈
B. 器械折断于根管内，堵塞不通
C. 慢性根尖周脓肿
D. 根尖周肉芽肿
E. 牙周病变涉及根尖周组织

13. 后牙的根管工作长度是指
A. 牙实际长度
B. 牙根管长度
C. X线片上的牙齿长度
D. 洞缘某点到根尖端长度
E. 洞缘某点到根尖狭窄部长度

14. 根管预备的目的，除外
A. 清除根管内感染物质
B. 预备根管形态，以利充填
C. 扩大根管利于根管消毒
D. 减少根管弯曲度
E. 扩大根尖孔，以利引流

15. 急性牙槽脓肿发展过程经历的3个临床阶段为
A. 浆液期、化脓期、引流期
B. 根尖脓肿、骨膜下脓肿、黏膜下脓肿
C. 根尖脓肿、根尖肉芽肿、根尖周囊肿
D. 根尖脓肿、骨膜下脓肿、面部间隙感染
E. 急性根尖炎，慢性根尖炎、慢性牙槽脓肿

16. 感染根管内的主要致病菌是
A. 真细菌类
B. 兼性厌氧菌
C. 专性厌氧菌
D. 链球菌类
E. 放线菌类

17. 不可以用做根管充填的糊剂是
A. 氢氧化钙糊剂
B. 碘仿糊剂
C. 氧化锌丁香油糊剂
D. 氟化钠甘油糊剂
E. 钙维他糊剂

18. 无瘘型慢性根尖脓肿诊断的主要依据是
A. 牙冠变色
B. 龋洞已穿髓
C. 牙髓无活力
D. 叩诊轻度不适
E. X线片根尖周透射区边缘模糊

19. 拔髓操作不合要求的是
A. 钻针方向与牙长轴平行
B. 由较突出的髓角处穿孔进入髓腔
C. 用球钻提拉式磨除髓室顶
D. 只要暴露根管口即可
E. 拔髓针遇阻力不能强行推进

20. 不适用于根管荡洗的溶液有
A. 3%过氧化氢
B. 30%过氧化氢
C. 2%氯亚明
D. 5.25%次氯酸钠
E. 生理盐水

21. 有关活髓切断术不正确的是
A. 可用于根尖尚未发育完成的年轻恒牙外伤露髓
B. 可以用于成年人急性牙髓炎
C. 不主张用于成年人龋源性露髓
D. 操作中不要将氢氧化钙压入牙髓组织
E. 牙髓断面出血不可以使用于棉球压迫止血

22. 桩冠修复的患牙应选用下列哪项根充材料
A. 氢氧化钙糊剂
B. 牙胶尖+糊剂
C. 塑化液
D. 银尖+糊剂
E. 氧化锌糊剂

23. 根疗中引起的最严重后果是
A. 器械折断
B. 根管壁侧穿
C. 急性根尖周炎
D. 皮下气肿
E. 器械误吞、误吸

24. 根管预备时主尖锉应比初尖锉
A. 至少大1个号
B. 至少大2个号
C. 至少大3个号
D. 至少大4个号
E. 至少大5个号

25. 关于侧压根管充填法不正确的是
A. 放入主尖前要先导入根充糊剂
B. 主尖尖端应位于根管狭窄处

C. 副尖可不必到达根尖
D. 副尖可根据情况放入不同的根数
E. 主尖应充满根管并于根尖孔平齐

第十章 综 合 题

【B_1 型题】

（1~3题共用备选答案）
A. 12、22
B. 11、16、21、26、31、32、36、41、42、46
C. 34、35、44、45
D. 11、13、16、21、23、26、31、32、33、36、41、42、43、46
E. 14、15、17、24、25、27、34、35、37、44、45、47

1. 釉质发育不全致病因素在1岁以内发病的牙位是
2. 梅毒牙好发牙位是
3. 畸形中央尖好发牙位是

（4~7题共用备选答案）
A. 直接盖髓术
B. 间接盖髓术
C. 牙髓切断术
D. 牙髓开放术
E. 安抚治疗

4. 有症状不可复性牙髓炎剧烈疼痛时应急处理
5. 深龋引起的可复性牙髓炎，牙髓活力测试正常，X线显示根尖周组织正常的恒牙
6. 根尖孔未形成，因外伤露髓的年轻恒牙
7. 深龋备洞极敏感

（8~11题共用备选答案）
A. 药物性根尖周炎
B. 咬合创伤
C. 残髓炎
D. 药物性牙周组织坏死
E. 慢性根尖炎

8. 充填物过高，咬合时出现早接触可引起
9. 牙髓失活时，把亚砷酸失活剂放于邻面，由于封闭不严、药物渗漏可引起
10. 失活剂封药时间过长可引起
11. 根髓失活不全，干髓术后数周至数年后又出现牙髓炎症状，称为

（12~15题共用备选答案）
A. 电诊法
B. X线检查
C. 染色法
D. 麻醉疗法
E. 嗅诊

下列疾病必须应用的检查方法是
12. 慢性根尖周炎
13. 鉴别急性牙髓炎上下牙位
14. 牙隐裂
15. 牙髓坏死

（16~18题共用备选答案）
A. 叩诊
B. 探诊
C. 温度测验
D. X线检查
E. 电活力测验

16. 急性牙髓炎患牙的定位，临床用
17. 对死髓牙的检查
18. 检查牙本质过敏临床常用

（19~22题共用备选答案）
A. 急性牙髓炎
B. 可复性牙髓炎
C. 深龋
D. 慢性闭锁性牙髓炎
E. 牙本质过敏症

下列疼痛症状是哪种疾病的表现
19. 冷热刺激可引起疼痛，但刺激去除后疼痛立即消失或仅持续几秒钟
20. 冷刺激牙面无疼痛，但冷水进入龋洞后可引起疼痛
21. 冷热刺激可引起剧烈疼痛，刺激去除后疼痛持续
22. 冷热刺激患牙可引起迟缓性疼痛

（23~25题共用备选答案）
A. 急性牙髓炎
B. 慢性牙髓炎
C. 牙髓坏死
D. 牙髓钙化
E. 牙内吸收

下列疼痛特点是哪种疾病的表现
23. 自发性、阵发性剧烈疼痛
24. 不明显的阵发性隐痛或每日出现定时钝痛
25. 出现与体位有关的自发痛

（26~30题共用备选答案）
A. $Ca(OH)_2$
B. MTA
C. EDTA
D. $3\%H_2O_2+0.9\%NaCl$
E. $0.50\% \sim 5.25\%\ NaClO+3\%H_2O_2$

以下情况首选制剂为
26. 根管消毒
27. 根管上段侧穿孔修补
28. 预防根管预备时器械分离
29. 根管冲洗
30. 牙周袋冲洗

（31~33题共用备选答案）
A. 氢氧化钙
B. 樟脑酚合剂
C. 75%酒精
D. 甲醛甲酚
E. 氯已定

与以下所描述性质相符的药物是
31. 有较好的镇痛作用但消毒力弱
32. 有消毒作用和强碱性
33. 有较强的消毒作用但有明显刺激性

（34~37 题共用备选答案）

A. 根尖周多囊性透射区

B. 根尖周局限的高密度阻射影像

C. 根尖周弥散性透射区、边缘不整洁

D. 牙槽骨破坏、硬骨板消失、牙周间隙增宽

E. 根尖周有近圆形的边界清楚的透射区

34. 慢性根尖周肉芽肿的 X 线片表现为

35. 慢性牙槽脓肿 X 线片常显示

36. 慢性根尖周致密性骨炎

37. 慢性牙周炎的 X 线片可表现为

第十三篇　牙周病学

第一章　概　述

第一节　牙周疾病的流行状况

【A_1型题】

关于牙周疾病的说法，错误的是
　A. 广义是指包括所有牙周组织疾病在内的各类患者，患病率高达90%以上。
　B. 狭义是指累及深部牙周组织结构破坏、临床类型较重的牙周炎
　C. 是牙齿丧失的首要元凶
　D. 患病率较低
　E. 可以说是口腔的第一位疾病

第二节　牙周疾病的病因学

【A_1型题】

1. 证据充分的牙周致病菌是
　A. 中间普氏菌和牙龈卟啉单胞菌
　B. 伴放线聚集杆菌和牙龈卟啉单胞菌
　C. 齿垢密螺旋体和伴放线放线杆菌
　D. 齿垢密螺旋体和福赛坦氏菌
　E. 具核梭杆菌和伴放线放线杆菌
2. 牙周病的始动因素是
　A. 遗传因素
　B. 牙菌斑
　C. 牙石
　D. 殆创伤
　E. 内分泌因素
3. 与牙周炎发生关系密切的菌斑是
　A. 龈上菌斑
　B. 光滑面菌斑
　C. 颈沿菌斑
　D. 龈下菌斑
　E. 邻面菌斑
4. 假性牙周袋与真性牙周袋的区别是
　A. 牙周袋的深度
　B. 牙周袋的形状
　C. 牙周袋底的位置
　D. 牙龈有无增生或肿胀
　E. 牙龈有无炎症
5. 关于殆创伤，不正确的一项是
　A. 殆创伤可引起牙槽骨吸收
　B. 殆创伤可引起牙周袋
　C. 慢性殆创伤常因牙磨损、牙齿突出等因素所致
　D. 急性殆创伤常因修复体等医源性因素所致
　E. 继发性殆创伤是因牙周组织支持力不足所致
6. 有关牙石，不正确的一项是
　A. 牙石对牙周组织的危害主要来自机械刺激
　B. 牙石增加了菌斑的滞留
　C. 龈下牙石需用探针检查
　D. 刷牙方法可影响牙石的形成
　E. 牙周病的治疗应彻底清除牙石
7. 有关全身疾病与牙周炎，不正确的一项是
　A. 白细胞数目或功能缺陷与牙周炎有关
　B. 白血病患者可先于本病被诊断前到口腔科就诊
　C. 青少年牙周炎常有家族史
　D. 糖尿病型牙周炎与菌斑有关
　E. 全身疾病可引起牙周病
8. 引起食物嵌塞的原因，除了
　A. 牙齿错位或扭转
　B. 邻面龋破坏了接触区和边缘嵴
　C. 修复体位于龈下
　D. 修复体未恢复邻面接触点和边缘嵴
　E. 咬合面的过度磨损

【A_2型题】

9. 患者，男，45岁，体健。每日吸烟1包，患慢性牙周炎，经牙周系统治疗及配合袋内局部药物治疗效果仍不理想，口腔卫生保持良好，影响其疗效的因素最应是
　A. 营养因素
　B. 咬合关系
　C. 吸烟
　D. 使用药物不当

E. 工作紧张

10. 患者，男，18岁。上颌前牙区牙龈肿大。有慢性鼻炎史，曾抗炎治疗，无其他特殊用药史。分析病因为
    A. 口呼吸
    B. 口腔卫生不良
    C. 药物性龈增生
    D. 刷牙方式不正确
    E. 𬌗创伤

【B_1型题】

（11～13题共用备选答案）
A. 牙菌斑
B. 软垢
C. 获得性膜
D. 龈上菌斑
E. 龈下菌斑

11. 牙面清洁后最先在牙面形成的
12. 未矿化的细菌性沉积物，牢固的黏附于牙面或修复体表面
13. 与牙周炎发生关系密切的菌斑

第三节　牙周疾病的检查

【A_1型题】

1. 牙龈炎时的龈沟，不正确的是
    A. 龈沟探诊可达3mm以上
    B. 加深的龈沟称为龈袋
    C. 龈袋的上皮附着水平位于釉牙骨质界以下的根面上
    D. 牙周探诊深度常大于组织学上的龈沟深度
    E. 龈袋的形成是因牙龈肿胀或增生所致
2. 牙周菌斑内的细菌胞膜成分中，与炎症反应关系最密切的成分是
    A. 黏性多肽
    B. 荚膜
    C. 内毒素
    D. 脂磷壁酸
    E. 菌毛
3. 牙石中最主要的成分是
    A. 有机盐
    B. 细菌
    C. 无机盐
    D. 厌氧菌和螺旋体
    E. 需氧菌和革兰阳性球菌
4. 龈下菌斑中能产生白细胞毒素的细菌是
    A. 嗜二氧化碳噬纤维菌
    B. 牙龈卟啉单胞菌
    C. 巨核梭杆菌
    D. 伴放线聚集杆菌
    E. 螺旋体
5. 检查口腔卫生状况临床常用的主要指标是
    A. 菌斑指数
    B. 牙石指数
    C. 牙龈指数
    D. 龈沟出血指数
    E. 探诊出血指数
6. 牙槽骨垂直型吸收的特点，除了
    A. 常见于𬌗创伤引起的骨吸收
    B. 牙槽骨发生垂直或斜型方向的吸收
    C. 与牙根面形成角形的骨缺损
    D. 牙槽嵴高度可明显降低
    E. 垂直吸收多形成骨下袋
7. 用于牙周袋深度检查的工具是
    A. 普通的弯探针
    B. 有刻度的尖探针
    C. 有刻度的钝头探针
    D. 无刻度的钝头探针
    E. Nabers探针
8. 口腔内牙石沉积最多的牙面是
    A. 上颌前牙的唇面
    B. 上颌前牙的腭面
    C. 下颌前牙的唇面
    D. 下颌前牙的舌面
    E. 下颌磨牙的舌面
9. 下述内分泌因素与牙周病的关系中，正确的是
    A. 性激素可引起牙周病
    B. 妊娠性龈炎在分娩以后可自行消退
    C. 内分泌的变化改变了牙周组织对病原刺激因素的反应
    D. 牙龈不是性激素的靶器官
    E. 青春期龈炎与菌斑无关
10. 牙周探诊通常每个牙要记录几个位点的探诊深度
    A. 3个位点
    B. 4个位点
    C. 5个位点
    D. 6个位点
    E. 8个位点
11. 附着水平丧失的距离是指
    A. 龈缘至釉牙骨质界
    B. 釉牙骨质界至袋底
    C. 龈缘至袋底
    D. 牙周袋的深度
    E. 牙槽骨嵴顶至龈缘
12. 艾滋病牙周炎患者的龈下菌斑中以下哪种菌的检出率明显高于非HIV感染的牙周炎患者
    A. 白念珠菌
    B. 伴放线聚集杆菌
    C. 牙龈卟啉单胞菌
    D. 中间普氏菌
    E. 具核梭杆菌
13. 影响牙石形成的因素
    A. 唾液
    B. 菌斑
    C. 口腔卫生习惯
    D. 修复体的光洁度
    E. 以上均是
14. X线片上判断有牙槽骨吸收的标准是
    A. 牙槽嵴顶到釉牙骨质界的

距离>3mm
B. 牙槽嵴顶到釉牙骨质界的距离<1mm
C. 牙槽嵴顶到釉牙骨质界的距离<2mm
D. 牙槽嵴顶到釉牙骨质界的距离>2mm
E. 牙槽嵴顶与釉牙骨质界平齐

第二章 牙龈疾病

第一节 慢性龈炎

【A_1型题】

1. 下列致病菌与慢性龈炎无关的是
   A. 牙龈二氧化碳嗜纤维菌
   B. 伴放线聚集杆菌
   C. 黏放线菌
   D. 内氏放线菌
   E. 微小消化链球菌
2. 慢性龈炎有下列表现，除了
   A. 严重者可累及附着龈
   B. 龈袋加深，可超过3mm
   C. 部分患者可发展成牙周炎
   D. 龈红肿、松软，碰触易出血
   E. 有轻度的附着丧失
3. 慢性龈炎的诊断依据不包括
   A. 龈缘附近牙面有明显的菌斑、牙石堆积
   B. 可探及龈下牙石
   C. 龈沟加深或龈袋形成
   D. 龈沟探诊出血
   E. 游离龈及龈乳头发红，龈缘变厚
4. 慢性龈炎的治疗原则不包括
   A. 洁治术
   B. 局部药物治疗
   C. 尽早行刮治术
   D. 教会患者控制菌斑
   E. 定期进行复查
5. 治疗慢性龈炎首选方法是
   A. 龈下刮治术
   B. 龈上洁治术
   C. 全身药物治疗
   D. 牙周手术
   E. 药物含漱
6. 氯己定和氟化亚锡联合用于控制菌斑时，正确的使用方法是
   A. 应用氯己定后15~20分钟再用氟化亚锡
   B. 应用氯己定后90分钟再用氟化亚锡
   C. 应用氯己定后5分钟再用氟化亚锡
   D. 应用氯己定后6~10分钟再用氟化亚锡
   E. 应用氯己定后30~60分钟再用氟化亚锡

【A_2型题】

7. 患者，男，21岁。近1年来咬食物时牙龈偶有出血。检查：全口牙石（+），探诊深度2~3mm，未及釉牙骨质界。如果此患者诊断为慢性龈炎，最关键的指征是
   A. 探诊深度<3mm
   B. 无𬌗创伤
   C. 炎症只累及边缘龈
   D. 无附着丧失
   E. 牙龈易出血
8. 患者，男，25岁。刷牙牙龈出血4年余，进食时碰触亦出血，含漱后可止住。检查：牙龈红肿，探诊深度≤3mm，X线片：未见牙槽嵴顶吸收。此患者最可能的诊断是
   A. 青春期龈炎
   B. 慢性牙周炎
   C. 慢性龈炎
   D. 急性坏死性溃疡性龈炎
   E. 侵袭性牙周炎
9. 患者，男，21岁。近1年来刷牙时牙龈偶有出血。检查：全口牙石（+），探诊深度2~3mm，未及釉牙骨质界。诊断最有可能是
   A. 急性龈乳头炎
   B. 青春期龈炎
   C. 慢性龈炎
   D. 慢性牙周炎
   E. 急性坏死性溃疡性龈炎

第二节 妊娠期龈炎

【A_1型题】

1. 妊娠期牙龈炎的表现是
   A. 牙龈肥大鲜红
   B. 龈缘菲薄紧贴牙面
   C. 牙龈质地坚韧
   D. 龈沟深度2mm以内
   E. 探诊后牙龈不出血
2. 妊娠期龈炎的病因，哪一项不正确
   A. 体内孕酮水平升高
   B. 中间普氏菌增多
   C. 激素水平使原有龈炎加重
   D. 有局部刺激及菌斑
   E. 妊娠本身可以引起牙龈炎

3. 关于妊娠期龈炎，哪一项是不正确的
   A. 妊娠前存在不同程度的龈缘炎
   B. 炎症在妊娠第 6 个月达高峰
   C. 分娩后 2 个月，炎症逐渐缓解
   D. 妊娠瘤通常开始于妊娠第 3 个月
   E. 在分娩后，妊娠瘤可自行缩小
4. 妊娠瘤表现为
   A. 妊娠第 2 个月迅速增大
   B. 龈乳头肥大、鲜红，有脓性渗出物
   C. 龈乳头扁圆形肥大、鲜红，易出血
   D. 多数龈乳头球形增大，颜色正常
   E. 分娩后不会自行缩小
5. 妊娠期龈炎的诊断依据不包括
   A. 育龄妇女
   B. 牙龈退缩
   C. 牙龈出现鲜红色，高度水肿、肥大
   D. 牙龈极易出血
   E. 有龈瘤样表征
6. 妊娠期龈炎的防治原则，不包括
   A. 去除局部刺激物
   B. 局部应用 1% 过氧化氢溶液含漱
   C. 严格控制菌斑
   D. 适时手术切除龈瘤
   E. 全身应用抗生素

【A_2 型题】

7. 患者，女，29 岁。近 3 个月来刷牙、咀嚼硬物时牙龈易出血，牙龈长一肿块 2 个月，并慢慢长大，影响进食。检查：多数龈缘及龈乳头鲜红色，松软发亮，右下切牙唇侧有一瘤状增生物。确诊前，最应询问的病史为
   A. 刷牙史
   B. 牙签剔牙史
   C. 食物嵌塞史
   D. 服抗生素史
   E. 妊娠史
8. 患者，女，29 岁，体健。近 3 个月来刷牙、咀嚼硬物时牙龈易出血。若此患者诊断为妊娠期龈炎，临床检查最可能的会有
   A. 牙龈乳头变平
   B. 牙龈疼痛、出血，有恶臭味
   C. 龈缘及乳头鲜红色，松软发亮
   D. 牙龈增生盖过牙面的 2/3
   E. 牙龈出血及牙齿松动

第三节 药物性牙龈肥大

【A_1 型题】

1. 下列药物可导致牙龈增生，除了
   A. 环孢菌素
   B. 苯妥英钠
   C. 异山梨酯
   D. 维拉帕米
   E. 硝苯地平
2. 药物性牙龈增生的临床表现，除了
   A. 牙龈的肥厚影响唇舌运动及咀嚼
   B. 相邻乳头可相互连接将牙面覆盖，呈分叶状
   C. 质地坚实，略有弹性
   D. 牙龈增生挤压致牙齿移位
   E. 增生仅发生于个别牙龈
3. 药物性牙龈增生需与下列哪种疾病鉴别
   A. 慢性牙周炎
   B. 急性坏死性龈炎
   C. 急性龈乳头炎
   D. 遗传性牙龈纤维瘤病
   E. 侵袭性牙周炎
4. 药物性牙龈增生的治疗，错误的是
   A. 停止使用或更换引起牙龈增生的药物
   B. 洁治、刮治
   C. 局部药物治疗
   D. 手术切除增生牙龈
   E. 全身用药

【A_2 型题】

5. 患者，男，18 岁。牙龈肥大 3 个月，服用苯妥英钠半年。检查见上、下颌牙牙龈乳头圆钝，覆盖 1/3 牙面，未探及釉牙骨质界。该患者应诊断为
   A. 慢性龈炎
   B. 慢性牙周炎
   C. 药物性牙龈肥大
   D. 坏死性溃疡性龈炎
   E. 急性龈乳头炎
6. 患者，女，40 岁。主诉牙龈增生 2 年，有高血压病史。检查：全口牙龈增生，覆盖牙冠的 1/3~1/2，牙龈乳头因增生而相连，牙龈表面有的呈桑葚状，牙龈质地坚实，呈暗红色，造成以上症状的原因是患者可能服用了
   A. 苯巴比妥钠
   B. 环孢素
   C. 硝酸异山梨酯
   D. 硝苯地平
   E. 硝普钠

【A_3/A_4 型题】

（7~9 题共用题干）

患者，女，59 岁，高血压病史 9 年。检查：牙龈边缘及龈乳头充血、水肿，牙龈增生覆盖牙冠的 1/3~1/2，探诊深度 4~7mm，前牙出现松动移位。

7. 最有可能的诊断是
   A. 牙龈纤维瘤病
   B. 慢性牙周炎
   C. 侵袭性牙周炎
   D. 药物性牙龈增生
   E. 急性坏死性、溃疡性龈炎
8. 此患者引起牙龈增生最可能的药物是
   A. 异山梨酯
   B. 苯妥英钠
   C. 环孢菌素
   D. 硝苯地平
   E. 利血平
9. 该患者的治疗方案，不正确的一项是
   A. 停止使用或更换引起牙龈增生的药物
   B. 控制血糖
   C. 牙周洁治、刮治，口腔卫生宣传教育
   D. 炎症明显时局部3%过氧化氢溶液冲洗
   E. 必要时可做牙周手术

第四节 坏死性溃疡性龈炎

【A_1型题】

1. 选用治疗急性坏死溃疡性牙龈炎最敏感的抑菌药物是
   A. 四环素
   B. 金霉素
   C. 磺胺类
   D. 甲硝唑
   E. 青霉素
2. 急性坏死性溃疡性龈炎的发病特点是
   A. 很少发生在青壮年
   B. 发病急，经常与精神紧张有关
   C. 起始时在附着龈出现溃疡
   D. 牙龈乳头出现脓肿
   E. 病程长，牙龈出血、牙齿松动
3. 急性坏死性溃疡性龈炎的鉴别诊断不包括
   A. 药物性牙龈肥大
   B. 慢性龈炎和牙周炎
   C. 疱疹性龈口炎
   D. 急性白血病牙龈表现
   E. 艾滋病患者合并龈炎
4. 急性坏死性溃疡性龈炎应采用下列方法治疗，除了
   A. 去除坏死组织并刮除大块牙石
   B. 1%～3%过氧化氢溶液冲洗坏死区
   C. 常规全身应用青霉素
   D. 支持疗法
   E. 口腔卫生指导，建立良好的口腔卫生习惯

【A_2型题】

5. 患者，男，33岁。有9年吸烟史。牙龈自动出血伴牙龈疼痛、口腔奇臭、不敢刷牙3天，无发热。检查：牙石(+++)，龈缘呈虫蚀状，表面覆盖坏死假膜，易于擦去。最可能的诊断是
   A. 急性龈乳头炎
   B. 慢性龈炎
   C. 急性坏死性溃疡性龈炎
   D. 疱疹性龈口炎
   E. 急性龈脓肿

【A_3/A_4型题】

（6～8题共用题干）

患者，男，30岁。大量吸烟史。患猩红热后3天，低热、乏力，颌下淋巴结肿大，牙龈疼痛、出血，口腔奇臭，不敢刷牙。检查可见上下前牙唇侧牙龈出血，龈缘溃疡。

6. 拟诊
   A. 慢性牙周炎
   B. 疱疹性龈口炎
   C. 雪口病
   D. 急性坏死性溃疡性龈炎
   E. 带状疱疹
7. 通常该病的病因是
   A. 真菌感染
   B. 病毒感染
   C. 抵抗力低下+细菌感染
   D. 单纯疱疹病毒感染
   E. 确切病因不清，多种因素
8. 最佳治疗方案应首选
   A. 立即全口洁治，口服或肌内注射青霉素
   B. 局部用1%～2%过氧化氢溶液冲洗+含漱，口服维生素C和甲硝唑
   C. 2%～4% $NaHCO_3$溶液含漱，补充铁剂、维生素A，并输血
   D. 口服激素+阿司匹林镇痛
   E. 该病有自限性，无须特殊处理，7～10天可自愈

第五节 急性龈乳头炎

【A_1型题】

1. 急性龈乳头炎的病因不包括
   A. 食物嵌塞
   B. 冷热刺激
   C. 不恰当的剔牙
   D. 医源性因素（化学药物、充填体悬突、不良修复体边缘等）

E. 食物刺伤

2. 急性龈乳头炎的临床表现，除了
   A. 局部剧烈疼痛
   B. 龈乳头红肿，触痛明显
   C. 可有轻度叩痛
   D. 牙齿明显松动
   E. 有明显病因

3. 急性龈乳头炎的诊断依据
   A. 明显的自发痛
   B. 中等度的冷热刺激痛
   C. 龈乳头发红肿胀，探触痛明显，易出血
   D. 跳痛，可有轻度叩痛
   E. 以上都是

第六节 白血病的龈病损

【A_1 型题】

1. 白血病患者的牙龈病损常表现为
   A. 牙龈肿大，颜色暗红发绀或苍白
   B. 龈缘处组织坏死、溃疡
   C. 牙龈有明显出血倾向
   D. 牙龈松软脆弱
   E. 以上均是

2. 对白血病的牙龈病损治疗，不正确的是
   A. 3%过氧化氢溶液冲洗
   B. 马上洁治
   C. 切忌手术
   D. 0.12%～0.20%氯己定溶液含漱
   E. 口腔卫生指导

【A_3/A_4 型题】

（3～4 题共用题干）

患者，女性，21 岁。近 2 个月来发现全口牙龈普遍增生。检查：全口牙龈增生肥大，覆盖牙面的 1/2 左右，质地中等，颜色呈暗灰色，探诊易出血，少量牙石。

3. 采集病史时，应最重点询问下列各项，除了
   A. 服药史
   B. 癫痫发作史
   C. 肝炎活动期
   D. 近来全身状况
   E. 妊娠史

4. 若患者否认长期服药史，最可能的诊断是
   A. 急性白血病
   B. 药物性牙龈肥大
   C. 牙龈纤维瘤病
   D. 急性坏死性溃疡性龈炎
   E. 慢性龈炎引起的牙龈增生

第三章 牙 周 炎

第一节 慢性牙周炎

【A_1 型题】

1. 慢性牙周炎的病因是
   A. 菌斑、牙石等局部刺激
   B. 食物嵌塞
   C. 不良修复体
   D. 牙齿排列不齐、解剖形态的异常
   E. 以上都是

2. 慢性牙周炎的主要临床表现，除了
   A. 牙龈炎症
   B. 牙周袋形成、附着丧失
   C. 牙齿刺激痛
   D. 牙槽骨吸收
   E. 牙齿松动

3. 早期牙周炎区别于牙龈炎的重要指标是
   A. 袋深度大于 3mm
   B. 牙龈水肿、增生
   C. 牙龈易出血
   D. 牙槽骨嵴顶无吸收
   E. 附着丧失

4. 慢性牙周炎的防治原则不包括
   A. 清除局部致病因素
   B. 彻底的牙髓治疗
   C. 牙周手术
   D. 全身治疗
   E. 建立平衡的殆关系

5. 以下哪项不是慢性牙周炎的局部治疗
   A. 彻底清除牙石，平整根面
   B. 牙周袋及根面需做药物处理
   C. 牙周手术
   D. 根管治疗
   E. 建立平衡殆

6. 牙周翻瓣术中，颊舌侧龈缘高度差别很大，应采用的缝合方式为
   A. 冠向复位缝合
   B. 锚式缝合
   C. 水平褥式缝合
   D. 悬吊缝合
   E. 牙间间断缝合

第二节 侵袭性牙周炎

【A_1型题】

1. 侵袭性牙周炎的主要致病菌是
   A. 牙龈卟啉单胞菌
   B. 梭形杆菌
   C. 伴放线聚集杆菌
   D. 产黑色素类杆菌
   E. 中间普氏菌
2. 侵袭性牙周炎的临床表现，不正确的一项是
   A. 早期出现牙齿松动和移位
   B. 与全身因素有关
   C. 常有家族史
   D. 牙周破坏速度是慢性牙周炎的3~4倍
   E. 在人群中的患病率高
3. 侵袭性牙周炎的诊断依据是
   A. 少数牙松动、移位
   B. 邻面深袋
   C. 局部刺激物少，口腔卫生状况与炎症不符
   D. 微生物学检查发现伴放线聚集杆菌
   E. 以上均是
4. 侵袭性牙周炎的治疗原则不包括
   A. 早期治疗、防止复发
   B. 尽早根管治疗
   C. 抗菌药物的应用
   D. 调整机体防御功能
   E. 牙移位的矫正治疗

【A_2型题】

5. 患者，女，20岁。诉咀嚼无力2年余。口腔检查：双侧下颌第一恒磨牙近远中牙周袋约8mm深，牙齿松动Ⅱ度，口腔卫生尚佳，下前牙牙石（+），松动Ⅱ度。拟诊
   A. 侵袭性牙周炎
   B. 慢性龈炎
   C. 慢性牙周炎
   D. 青春期龈炎
   E. 以上均不对

第四章 牙周炎的伴发病变

第一节 牙周脓肿

【A_1型题】

1. 治疗急性牙周脓肿，最不必要的是
   A. 使用足量的抗生素和镇痛药
   B. 脓肿切开引流
   C. 降低咬合
   D. 进行翻瓣手术
   E. 用口腔含漱剂改善局部环境
2. 牙周脓肿的表现，下面哪一项是确切的
   A. 牙髓失去活力
   B. 一般来说应该有龋坏的存在
   C. 疼痛明显
   D. 牙槽骨有破坏，可有骨下袋
   E. 根尖周一般有骨质破坏
3. 关于牙周脓肿，哪一项不正确
   A. 牙龈局限性肿胀
   B. 无牙髓活力
   C. 肿胀区疼痛
   D. 牙石较多
   E. 有深牙周袋
4. 需与牙周脓肿鉴别的是
   A. 牙龈脓肿和牙槽脓肿
   B. 根端囊肿
   C. 急性坏死性龈炎
   D. 侵袭性牙周炎
   E. 慢性牙周炎

【A_2型题】

5. 患者，女，45岁。右下后牙颊侧牙龈肿胀、疼痛3天。检查：右下第一、第二磨牙间颊侧牙龈呈卵圆形膨隆，有波动感，右下第一磨牙松动Ⅱ度，诊断急性牙周脓肿。若要与牙槽脓肿鉴别，不正确的一项检查是
   A. 牙髓活力
   B. 牙周袋的存在
   C. X线片
   D. 是否有龈下牙石
   E. 叩痛程度、方式

【A_3/A_4型题】

（6~8题共用题干）

一患者主诉左下后牙食物嵌塞。检查：左下7、8间食物嵌塞，龈乳头退缩，左下8正位且无对殆牙，过长。

6. 请分析引起食物嵌塞最可能的原因是
   A. 上颌牙下垂
   B. 对殆牙尖过于高陡
   C. 两牙边缘嵴高度不一致
   D. 外溢道消失
   E. 龈乳头退缩
7. 除龈乳头退缩外，患者还可出现哪些症状
   A. 牙龈发炎出血，局部有

臭味
B. 牙周袋形成和牙槽骨吸收，严重者可发生牙周脓肿
C. 牙周膜可有轻度炎症，导致牙齿咬合不适或叩诊不适
D. 根面龋
E. 以上均可

8. 此患者解决食物嵌塞的最佳办法是
A. 调磨相邻两牙边缘嵴
B. 调磨对𬌗牙尖
C. 调磨磨耗小平面
D. 拔除左下 8
E. 扩展外展隙

第二节　牙周-牙髓联合病变

【A_1 型题】

1. 牙周-牙髓联合病变的感染途径有
A. 侧支根管
B. 根尖孔
C. 副根管
D. 牙本质小管
E. 以上均是

2. 牙周-牙髓联合病变的临床类型包括
A. 牙槽脓肿从牙周组织排脓
B. 牙髓治疗过程中或治疗后造成的牙周病变
C. 逆行性牙髓炎
D. 长期牙周病变及其治疗引起牙髓病变
E. 以上均是

3. 牙周-牙髓联合病变的治疗原则不包括
A. 尽快查清病源，确定主次
B. 一般来说，死髓牙先做牙髓治疗，配合一般牙周治疗
C. 不能同时牙周、牙髓治疗
D. 逆行性牙髓炎，牙周病变重且不易彻底控制炎症的可直接拔除患牙
E. 牙周病变较重且牙髓活力迟钝的患牙，应同时做牙髓治疗，以利于牙周病变的愈合

【A_3/A_4 型题】

（4~7 题共用题干）

患者，男，25 岁。口腔卫生情况不佳，左下第一恒磨牙有牙周-牙髓联合病变，疼痛剧烈，但患牙无松动。

4. 为了消除病痛，恢复健康，首先采取的措施
A. 早期充填
B. 开髓引流，阻止炎症扩展
C. 消炎镇痛
D. 促进牙周软组织健康
E. 使用氟化物

5. 上述治疗措施属于
A. 口腔健康教育
B. 特殊防护措施
C. 一级预防
D. 二级预防
E. 三级预防

6. 同时还应对其采取
A. 左下第一恒磨牙脱敏
B. 左下第一恒磨牙充填
C. 左下第一恒磨牙牙周治疗
D. 左下第一恒磨牙调𬌗
E. 左下第一恒磨牙拔除

7. 另外，还应嘱咐患者做好口腔保健，除了
A. 学习口腔健康知识
B. 养成良好的卫生习惯
C. 合理使用氟化物
D. 定期口腔检查
E. 经常自我检查龋活性

第三节　根分叉病变

【A_1 型题】

1. 根分叉病变最易发生的牙齿是
A. 下颌第二磨牙
B. 下颌第一磨牙
C. 上颌第二磨牙
D. 上颌第一磨牙
E. 下颌前磨牙

2. 下列关于根分叉病变的描述哪项不正确
A. Ⅰ度：可探及分叉外形，X 线片上分叉区骨无异常表现
B. Ⅱ度：一侧或双侧均可探入分叉区，但不能贯通，X 线片上分叉区骨密度略降低
C. Ⅲ度：一侧或双侧均可探入分叉区，但不能贯通，X 线片上分叉区骨密度略降低
D. Ⅲ度：探针能通过分叉区，但有牙龈覆盖，X 线片上分叉区骨密度降低
E. Ⅳ度：探针能通过分叉区，无牙龈覆盖，X 线片上分叉区骨密度降低

3. Ⅲ度根分叉病变，最不需做下列哪项治疗
A. 袋壁切除术
B. 牙龈切除术
C. 刮治术
D. 截根术
E. 牙周翻瓣术

第五章 种植体周组织及其疾病

【A_1型题】

1. 关于种植体周围组织病变的治疗，下列哪项是错误
   A. 可用0.12%~0.20%氯己定含漱
   B. 如负载过重，应去除过重咬合负荷
   C. 在应用抗生素之前，应先进行机械治疗和应用氯己定
   D. 有些患者可进行手术治疗
   E. 可使用传统的金属刮治器去除菌斑、牙石
2. 关于种植体周围组织病变的描述错误的是
   A. 种植体周围组织病变的始动因子是菌斑微生物
   B. 咬合负载过重是重要促进因素
   C. 吸烟是影响种植体周围骨丧失的重要因素
   D. 手术技术和术后处理不当易引起种植体周围组织病变
   E. 两段式种植体容易感染牙周致病菌
3. 种植体周袋部位用氯己定冲洗的浓度是
   A. 0.4%~0.8%
   B. 0.80%~0.12%
   C. 0.12%~0.20%
   D. 0.16%~0.20%
   E. 0.2%~0.5%
4. 以下哪一项是种植体周围炎发病的重要促进因素
   A. 菌斑微生物
   B. 生物力学负载过重
   C. 吸烟
   D. 酗酒
   E. 患者的全身健康状况
5. 治疗种植体周围组织病变的基本原则是
   A. 彻底去除菌斑
   B. 控制感染
   C. 消除种植体周袋
   D. 制止骨丧失
   E. 以上均是

第六章 综合题

【A_3/A_4型题】

（1~3题共用题干）

患者，男，45岁。主诉右下后牙自发性胀痛、咬合痛1周。检查：46与47间有嵌塞食物，牙龈触痛，46远中面龋深达牙本质浅层，冷诊敏感，叩诊（+），牙周检查（-）。

1. 可能的主诉诊断为
   A. 急性牙髓炎
   B. 中龋
   C. 慢性牙髓炎
   D. 慢性根尖炎
   E. 龈乳头炎
2. 非主诉诊断为
   A. 急性牙髓炎
   B. 中龋
   C. 龈乳头炎
   D. 慢性根尖炎
   E. 龈乳头炎
3. 其治疗方法为
   A. 去除嵌塞食物冲洗上药
   B. 充填龋洞
   C. 调磨牙尖
   D. 去除嵌塞食物冲洗上药后充填窝洞
   E. 牙髓治疗

【B_1型题】

（4~6题共用备选答案）

A. 硝苯地平
B. 青霉素
C. 异山梨酯
D. 四环素
E. 甲硝唑等抗厌氧菌药物

4. 急性坏死性溃疡性龈炎全身用药
5. 侵袭性牙周炎全身用药
6. 引起药物性牙龈增生的是

（7~9题共用备选答案）

下列牙周病最为密切的致病菌是

A. 牙龈类杆菌
B. 黏性放线菌
C. 伴放线聚集杆菌
D. 梭形杆菌和螺旋体
E. 中间普氏菌

7. 侵袭性牙周炎
8. 妊娠期龈炎
9. 急性坏死性溃疡性龈炎

第十四篇　儿童口腔医学

第一章　龋　病

第一节　乳　牙　龋

【A_1型题】

1. 乳牙修复治疗下列哪一项描述是错误的
   A. 广泛龋也可以树脂修复
   B. 必须去尽腐质
   C. 必须采用双层垫底
   D. 玻璃离子是较为理想的充填材料
   E. 前牙后牙均可以采用复合树脂充填
2. 乳牙列中龋最好发牙位
   A. 下颌乳磨牙
   B. 上颌乳磨牙
   C. 乳尖牙
   D. 乳中切牙
   E. 乳侧切牙
3. 下列哪一项不是乳牙拔除适应证
   A. 牙冠破坏严重，无法修复的乳牙
   B. 替换期，牙根吸收1/3以上，不能做根管治疗者
   C. 根尖周炎症侵及恒牙牙胚，或恒牙牙根已形成3/4或恒牙牙胚顶端牙槽骨已消失
   D. 外伤不能保留的乳牙
   E. Ⅱ度松动的乳牙
4. 乳牙龋的常见类型
   A. 急性龋、干性龋、环状龋
   B. 湿性龋、环状龋、慢性龋
   C. 急性龋、环状龋、奶瓶龋
   D. 奶瓶龋、干性龋、环状龋
   E. 慢性龋、静止性龋、奶瓶龋
5. 局部用药治疗乳牙龋病的常见适应证是
   A. 小而浅的乳牙龋
   B. 大而浅的乳牙龋
   C. 大而深的乳牙龋
   D. 乳前牙邻面龋
   E. 乳磨牙邻面龋
6. 奶瓶龋最常见于
   A. 上颌乳切牙
   B. 下颌乳切牙
   C. 上颌乳磨牙
   D. 下颌乳磨牙
   E. 全部乳牙
7. 有关乳牙龋病的预防，哪一项是正确的
   A. 龋病的预防工作，应完全由家长完成
   B. 出生6个月后，即应诱导幼儿刷牙
   C. 饮食管理主要是进黏软甜食后要刷牙
   D. 氟化亚锡和氟化氨银可作为预防药物使用
   E. 对乳磨牙窝沟较深处可做窝沟封闭以防龋
8. 乳牙充填后，继发龋是常见的并发症，下面哪一项是常见的原因
   A. 乳牙牙龈乳头位置低，容易食物嵌塞
   B. 乳牙釉质无机物含量高，儿童易食甜食，故易产酸脱矿
   C. 软化牙本质去除过多
   D. 乳牙备洞时不易达到抗力型和固位型，充填体易松动
   E. 乳牙牙髓血运少，抵抗力低
9. 乳牙患龋特点
   A. 患龋率高，但范围不大
   B. 患龋率高，范围广泛
   C. 发病早、症状明显
   D. 发展速度慢，急性龋多见
   E. 龋齿多发，修复性牙本质形成活跃
10. 对于特别不配合的儿童，乳牙龋坏治疗可酌情采用的药物治疗，但不包括下面哪一项
   A. 2%氟化钠
   B. 8%氟化亚锡
   C. 38%氟化氨银
   D. 1.23%酸性氟磷酸钠
   E. 75%氟化钠甘油糊剂
11. 意外穿髓的乳牙可行
   A. 间接盖髓
   B. 活髓切断
   C. 干髓治疗
   D. 垫底后充填
   E. 根管治疗
12. 哪一人群不会患龋病
   A. 出生1个月的婴儿
   B. 出生8个月的婴儿
   C. 6岁左右的儿童
   D. 16岁左右的青少年
   E. 30岁左右的中年男性
13. 乳牙龋病充填治疗中不能用的垫底材料是
   A. 聚羧酸锌黏固粉
   B. 磷酸锌水门汀
   C. 玻璃离子水门汀
   D. 丁香油黏固粉

E. 硬性氢氧化钙

14. 乳牙易患龋的因素不包括
   A. 儿童爱吃甜食
   B. 不刷牙
   C. 睡眠时间长
   D. 乳牙齿色白而小
   E. 乳牙钙化程度低

【A_2 型题】

15. 患儿，2岁半。上前牙唇面广泛性龋坏，牛奶喂养，未刷过牙。诊断为
   A. 静止龋
   B. 湿性龋
   C. 慢性龋
   D. 奶瓶龋
   E. 猖獗性龋

【B_1 型题】

（16~19题共用备选答案）
   A. 唇面、近中面
   B. 近中面、远中面
   C. 近中面、殆面
   D. 唇面、远中面
   E. 远中面、殆面

16. 第一乳磨牙易患龋牙面是
17. 上颌乳尖牙易患龋牙面是
18. 上颌乳中切牙易患龋牙面是
19. 第二乳磨牙易患龋牙面是

（20~24题共用备选答案）
   A. 丁香油黏固粉
   B. 氢氧化钙
   C. 复合体
   D. 纳米树脂
   E. 聚羧酸锌黏固粉

20. 乳磨牙常用的充填材料是
21. 年轻恒牙常用的垫底材料是
22. 常用的前牙充填材料是
23. 常用的盖髓剂是
24. 常用的安抚治疗充填材料是

第二节　年轻恒牙龋

【A_1 型题】

1. 年轻恒牙龋充填修复主要强调
   A. 恢复咬合高度
   B. 恢复解剖外形
   C. 恢复牙体的色泽
   D. 恢复牙体的强度
   E. 恢复邻面接触点

2. 年轻恒牙深龋最常采用的治疗方法
   A. 直接盖髓术
   B. 牙髓切断术
   C. 根尖诱导成形术
   D. 根管治疗术
   E. 间接牙髓治疗术

3. 年轻恒牙一般在牙根形成多少时萌出
   A. 1/2
   B. 2/3
   C. 4/5
   D. 3/4
   E. 完全

4. 年轻恒牙一般在萌出后多久牙根完全形成
   A. 萌出后即形成
   B. 萌出后半年
   C. 萌出后1年
   D. 萌出后2~3年
   E. 萌出后4~5年

【A_2 型题】

5. 患儿，10岁。右下后牙进食痛，冷热敏感。检查：右下第一前磨牙远中龋，探腐质软，疼痛敏感，无叩痛，无松动。拟采取的治疗措施
   A. 局麻下开髓做活髓切断术
   B. 局部麻醉下开髓做牙髓治疗
   C. 去净腐质，做间接盖髓术
   D. 去净腐质，做直接盖髓术
   E. 去大部分腐质，安抚治疗

第二章　牙髓病和根尖周病

第一节　乳　　牙

【A_1 型题】

1. 意外穿髓的乳牙可行
   A. 间接盖髓
   B. 活髓切断
   C. 干髓治疗
   D. 垫底后充填
   E. 根管治疗

2. 乳牙根管治疗术与恒牙根管治疗术最根本的区别是
   A. 洞型制备不同
   B. 消毒药物不同
   C. 垫底材料不同
   D. 根充材料不同
   E. 充填材料不同

3. 不能用于乳牙活髓切断术的药物为
   A. 戊二醛
   B. $Ca(OH)_2$
   C. 甲醛甲酚
   D. 金属砷

E. Vitapex 糊剂

4. 乳牙根尸周炎常出现瘘管的原因是
   A. 儿童患龋率高，症状不明显
   B. 患儿不易合作，治疗不彻底
   C. 病变进展快和牙槽骨疏松
   D. 乳牙根分歧大，髓腔大
   E. 患儿身体抵抗力差

5. 乳牙牙髓病常见的临床症状不包括
   A. 自发痛
   B. 冷热痛
   C. 夜间痛
   D. 肿胀
   E. 咬合痛

【A_2 型题】

6. 患儿，6 岁。左下后牙有洞进食时疼痛 4 天，昨晚加重，不能入眠。最可能的诊断是
   A. 深龋嵌塞食物
   B. 急性牙髓炎
   C. 慢性牙髓炎急性发作
   D. 急性根尖周炎
   E. 慢性根尖周炎急性发作

【B_1 型题】

（7~10 题共用备选答案）
   A. 根管治疗术
   B. 根尖诱导成形术
   C. 活髓切断术
   D. 牙髓摘除术
   E. 直接盖髓术

7. 乳牙牙髓病常见的治疗方法
8. 乳牙根尖周病常见的治疗方法
9. 年轻恒牙牙髓病常见的治疗方法
10. 年轻恒牙根尖周病常见的治疗方法

（11~12 题共用备选答案）
   A. 直接盖髓
   B. 活髓切断术
   C. 干髓术
   D. 根管治疗术
   E. 以上均可

11. 乳牙牙髓病的治疗方法可选择
12. 乳牙根尖周病治疗方法为

第二节　年轻恒牙

【A_1 型题】

1. 下列有关年轻恒牙牙髓修复特点叙述中，错误的是
   A. 比成熟恒牙牙髓组织疏松
   B. 血管丰富，抗病能力和修复功能强
   C. 牙乳头对感染的抵抗力强
   D. 髓室内有感染坏死时，部分牙髓或根髓仍有活性
   E. 根尖孔大、血运丰富，牙髓感染不易向根尖周扩散

2. 恒牙牙根未发育完全的死髓牙应采用的促使根尖继续形成的治疗方法是
   A. 活髓切断术
   B. 根管治疗术
   C. 牙髓摘除术
   D. 根尖诱导成形术
   E. 倒充填术

3. 年轻恒牙露髓应尽量采用
   A. 根充术
   B. 干髓治疗
   C. 根尖诱导成形术
   D. 保髓治疗
   E. 变异干髓术

4. 年轻恒牙牙髓治疗原则为
   A. 去除牙髓感染，修复牙齿外形
   B. 保留牙齿，维持间隙
   C. 恢复咀嚼功能，促进颌骨发育
   D. 尽可能保护活髓和牙乳头
   E. 保留牙齿，恢复咀嚼功能

5. 年轻恒牙牙髓病不能采用的治疗方法有
   A. 根管治疗术
   B. 活髓切断术
   C. 干髓术
   D. 直接盖髓术
   E. 根尖诱导成形术

6. 发生于年轻恒牙的可复性牙髓炎，去净腐质未露髓者，首选治疗方法为
   A. 局麻下安抚引流
   B. 安抚治疗
   C. 间接盖髓
   D. 活髓切断
   E. 局麻拔髓

【A_3/A_4 型题】

（7~9 题共用题干）

患儿，女，10 岁。右下后牙痛 4 天，夜间加重 1 天，牙龈红肿，无龋洞。

7. 对患牙应做何种检查
   A. 叩诊
   B. 牙髓温度测试
   C. 探诊
   D. X 线检查
   E. 以上都应做

8. 最可能的诊断是
   A. 急性牙髓炎
   B. 急性根尖周炎
   C. 慢性牙髓炎急性发作
   D. 慢性根尖周炎
   E. 慢性增生性牙髓炎

9. 最可能的病因是
   A. 龋齿
   B. 牙隐裂
   C. 楔状缺损
   D. 畸形中央尖折断
   E. 逆行性牙髓炎

第三章 咬合发育问题

乳牙早失

【A_1 型题】

1. 乳牙早失最常见的原因为
   A. 乳牙外伤
   B. 乳牙龋病及其并发症所致过早脱落或拔除
   C. 先天缺失
   D. 恒牙异位萌出，乳牙根过早吸收脱落
   E. 牙周疾病
2. 乳牙早失后是否需做功能性间隙保持器主要应考虑
   A. 患儿年龄和牙列拥挤情况
   B. 牙齿萌出的先后顺序
   C. 继承恒牙的发育情况
   D. 继承恒牙胚是否先天缺失
   E. 乳磨牙缺失的数目和部位
3. 乳牙早失保持间隙应考虑的有关因素应除外
   A. 恒牙胚发育情况
   B. 儿童的年龄和牙龄
   C. 儿童性别
   D. 骨量与牙量的关系
   E. 牙齿萌出的先后顺序

【A_2 型题】

4. 患儿，男，7岁。55因严重根尖周病拔除后8天，16萌出完全，X线片显示15根发育1/2。应作何处理
   A. 4周后复查，观察间隙变化后再决定是否保持间隙
   B. 制作丝圈式缺隙保持器
   C. 制作远中导板式保持器
   D. 可不做处理
   E. 可做固定义齿修复，以恢复功能

【B_1 型题】

（5~8题共用备选答案）
   A. 丝圈式间隙保持器
   B. 可摘式功能性间隙保持器
   C. 舌弓式间隙保持器
   D. 远中导板式间隙保持器
   E. Nance弓间隙保持器
5. 第二乳磨牙早失，第一恒磨牙尚未萌出应戴
6. 单侧第一乳磨牙早失，应制作
7. 下颌第一恒磨牙萌出，多个乳磨牙早失，使用活动式间隙保持器患儿不合作佩戴者，应制作
8. 上颌乳磨牙全部缺失，第一恒磨牙尚未萌出完全

第四章 牙发育异常

【A_1 型题】

1. 乳牙的重要作用是
   A. 有利于儿童的生长发育
   B. 辅助发音
   C. 利于美观
   D. 引导恒牙的萌出及恒牙列的形成
   E. 以上都对
2. 融合牙的特点是
   A. 只在乳牙列出现
   B. 只在恒牙列出现
   C. 两个牙冠根完全融合
   D. 乳牙融合牙不影响恒牙替换
   E. 在乳牙列、恒牙列都可见
3. 混合牙列期指的是
   A. 6岁左右
   B. 6~8岁
   C. 6~ 12岁
   D. 8~10岁
   E. 13岁以后
4. 下列关于第二乳磨牙和第一恒磨牙的鉴别，错误的是
   A. 第二乳磨牙牙冠较小，色乳白
   B. 第一恒磨牙牙冠较大，色较黄
   C. 第二乳磨牙颈部缩窄明显
   D. 第二乳磨牙近远径大，颊舌径小
   E. 乳磨牙根较长，牙根多聚拢
5. 关于乳牙应用解剖，错误的是
   A. 完整的乳牙列对促进儿童的健康成长有重要意义
   B. 缺乏咀嚼功能刺激，可能导致颌骨发育不良，成为牙颌畸形病因之一
   C. 乳牙位置正常，可以引导恒牙正常萌出
   D. 6~7岁至12~13岁，乳牙逐渐脱落，为恒牙所代替
   E. 乳前牙牙根唇颊侧有恒前牙牙胚，治疗乳牙时应予注意
6. 下列关于乳牙牙根吸收特点的描述中正确的是

A. 乳牙牙根吸收是从根尖1/3的唇侧面开始的
B. 乳磨牙从根分歧内侧面开始吸收
C. 牙根吸收是在牙根形成后1~2年开始的
D. 恒牙先天性缺失时乳牙不脱落
E. 乳牙根吸收开始时不能做牙髓治疗

7. 乳牙完全萌出的平均年龄是
A. 3岁
B. 2岁
C. 2.5岁
D. 1.5岁
E. 3.5岁

8. 乳牙牙釉质相比恒牙牙釉质
A. 比恒牙薄、硬度高
B. 比恒牙厚、硬度低
C. 比恒牙薄、硬度低
D. 比恒牙厚、硬度高
E. 两者无可比性

9. 婴儿出生时牙龈上有白色点状物萌出，临床上称之为
A. 多生牙
B. 早萌牙
C. 畸形牙
D. 马牙子
E. 以上都不对

10. 下列关于乳牙外形特点的描述中错误的是
A. 乳牙体积小，牙冠短宽，乳白色
B. 乳牙颈部缩窄，唇、颊颈嵴突出
C. 上颌乳中切牙扁根，根尖弯向腭侧
D. 下颌第二乳磨牙三个颊尖相差不大
E. 上颌乳尖牙近中牙尖嵴长于远中牙尖嵴

11. 乳牙牙冠发育钙化主要发生在
A. 出生前
B. 出生后半年
C. 出生后1年
D. 出生后1年半
E. 出生后2年

12. 正常情况下，替牙一般是什么时期
A. 6岁左右替换完成
B. 6~9岁
C. 6~7岁至12~13岁
D. 12~13岁
E. 在第二恒磨牙萌出前都是替牙期

13. 乳牙萌出的常见顺序为
A. A—B—D—C—E
B. A—C—B—D—E
C. A—B—C—D—E
D. B—A—C—D—E
E. B—A—D—C—E

14. 婴儿出生时就有牙形态的牙萌出，临床上称之为
A. 多生牙
B. 早萌牙
C. 畸形牙
D. 马牙子
E. 以上都不对

15. 乳下切牙内侧又萌新牙，形态呈锯齿状，临床诊断为
A. 乳牙滞留
B. 多生牙
C. 畸形牙
D. 以上都对
E. 以上都不对

16. 替牙期乳牙根吸收属于
A. 生理性吸收
B. 病理性吸收
C. 生理性破坏
D. 病理性破坏
E. 以上都不对

17. 年轻恒牙一般在牙根形成多少时萌出
A. 1/2
B. 2/3
C. 4/5
D. 3/4
E. 完全

【A_2型题】

18. 患儿，7岁。上乳前牙松，两上中切牙间有牙部分萌出，头尖，呈圆锥形，色微黄有光泽。最可能的诊断为
A. 乳牙滞留，恒牙萌出
B. 多生牙萌出
C. 畸形恒前牙萌出
D. 正常恒前牙萌出
E. 以上都不对

19. 患儿，10岁。上前牙未萌，乳上前牙4年前因龋脱落。上前牙区牙龈发白。最可能的诊断为
A. 上前牙先天缺失
B. 上前牙迟萌
C. 上前牙因龋脱落
D. 上前牙外伤脱落
E. 以上都不对

第五章 牙外伤

第一节 概述

【A_1型题】

1. 牙外伤的高发人群为
A. 儿童及青少年
B. 年轻女性
C. 中年男性
D. 青年男性
E. 老年人

2. 牙外伤最常见的原因是

A. 交通意外
B. 运动损伤
C. 暴力事件
D. 不良行为习惯
E. 摔倒、碰撞

第二节 乳牙外伤

【A_1 型题】

1. 乳牙外伤的最大影响是
A. 影响美观
B. 影响咀嚼
C. 影响发音
D. 影响继承恒牙
E. 影响颌骨发育
2. 对于乳牙严重挫入，且牙冠向唇侧，牙根向腭侧移位，X线检查乳牙根与恒牙胚大量重叠，应采取
A. 牙髓摘除术
B. 手法复位并固定
C. 可观察其自动再萌出，并观察牙髓转归
D. 及时拔除乳牙
E. 避免使用患牙咬合2周，不作其他处理
3. 儿童乳前牙外伤常见年龄为
A. 1~2岁
B. 2~3岁
C. 3~5岁
D. 5~6岁
E. 1岁以前
4. 乳牙外伤最不可能造成的结果为
A. 恒牙发育不全
B. 继承恒牙畸形
C. 恒牙萌出异常
D. 继承恒牙牙髓坏死
E. 受伤乳牙牙髓坏死
5. 乳牙外伤总的治疗原则是
A. 尽量保存外伤乳牙的牙髓活性
B. 尽量减少患儿的痛苦
C. 尽量恢复外伤乳牙的功能
D. 应使乳牙外伤对继承恒牙的影响降到最低
E. 应使外伤乳牙尽量保存到自然脱落

【A_2 型题】

6. 患儿，男，5岁。上前牙外伤全脱位40分钟。检查：神志清楚，51缺失，牙槽窝内有血凝块，局部龈渗血，下唇局部挫伤，离体牙在牛奶中浸泡，牙体完整。X线片显示51牙槽窝空虚，11硬骨板连续。应选择何种治疗
A. 立即再植后固定
B. 离体牙摘除牙髓、充填根管后再植
C. 局部清创后，压迫止血
D. 立即再植，完全复位后牙周塞治剂塞治
E. 局部清创搔刮牙槽窝后压迫止血

【A_3/A_4 型题】

（7~9题共用题干）

患儿，男，5岁。半小时前外伤致51、61脱位，牙龈撕裂，脱位牙完整并带到医院，52、62牙体未见缺损，无咬合早接触，均有叩痛，松动（-），牙龈无渗血，神清能合作。

7. 该患儿脱位牙处理方案应为
A. 即刻再植并固定
B. 即刻再植不需固定
C. 局麻下局部清创，缝合撕裂牙龈，不用再植
D. 应拍片视恒牙胚发育情况决定是否再植
E. 局麻下局部清创，搔刮牙槽窝，缝合撕裂牙龈，不用再植
8. X线片见52、62根周膜稍增宽，无根折影像，12、22硬骨板完整，52、62诊断应为
A. 亚脱位
B. 牙齿震荡
C. 釉质裂纹
D. 牙齿脱出
E. 牙齿挫入
9. 2个月后复查，发现62牙齿变色，叩痛（+）。该牙首选的治疗为
A. 根管治疗术
B. 根管塑化术
C. 干髓术
D. 活髓切断术
E. 拔除

【B_1 型题】

（10~12题共用备选答案）
A. 直接盖髓术
B. 活髓切断术
C. 牙髓摘除术
D. 根管治疗术
E. 干髓术

10. 7岁患儿，55龋深，腐质未去净时露髓应选用
11. 8岁患儿，半小时前11外伤冠折1/3，露髓孔小而敏感，X线片示11根尖孔未形成，应选用
12. 4岁患儿，半年前门牙外伤，未予治疗，近日发现左侧门牙发黑。检查：61色灰暗，无叩痛，无瘘管。X线片示61根尖周无明显低密度改变。应进行的治疗为

第三节　年轻恒牙外伤

【A_1 型题】

1. 年轻恒牙外伤好发于
   A. 6~7 岁
   B. 12~13 岁
   C. 5~6 岁
   D. 7~9 岁
   E. 9~11 岁
2. 以下哪种诊断不属于冠折
   A. 牙齿挫入
   B. 釉质-牙本质折断
   C. 复杂冠折
   D. 冠折露髓
   E. 釉质折断

【A_3/A_4 型题】

（3~5 题共用题干）

患儿，8 岁。右上颌中切牙外伤冠折、切角缺损，即刻来院就诊。口腔检查：穿髓孔大，探痛明显，可疑叩痛。X 线片未见根折影像，根尖发育未完成。

3. 治疗首选
   A. 直接盖髓术
   B. 活髓切断术
   C. 拔髓术
   D. 根管治疗术
   E. 塑化疗法
4. 进行这种治疗成功的关键是
   A. 保持患儿无疼痛感
   B. 保持操作无菌
   C. 止血彻底
   D. 盖髓剂的选择
   E. 拔髓完全
5. 若治疗成功，家长要求修复缺损的牙冠应
   A. 局麻备牙，全冠修复
   B. 桩冠修复
   C. 打固位钉，复合树脂充填
   D. 切角嵌体
   E. 解释病情，待患儿成年后再做修复

（6~10 题共用题干）

患儿，10 岁。1 小时前从大型玩具跌落导致 11、21 脱落，家长把脱落门牙放入矿泉水瓶中保存就诊。患儿神清合作，面部口周有软组织挫伤，无头痛、头晕。局部牙槽窝完整，内有血凝块，离体牙完整，无明显污物，牙根发育近完成。

6. 首先应对患儿采取哪种治疗
   A. 注射破伤风抗毒素
   B. 牙齿再植术
   C. X 线检查判断是否有牙槽骨折
   D. 摘除离体牙牙髓
   E. 静脉给予抗生素
7. 再植前对离体牙的处理应为
   A. 用生理盐水冲洗清洁表面
   B. 刮除牙周膜
   C. 抗生素冲洗浸泡
   D. 3%过氧化氢冲洗
   E. 摘除离体牙牙髓
8. 对牙槽窝的准备应为
   A. 局麻下清理血凝块并搔刮牙槽窝，使其有新鲜血液充满
   B. 用镊子小心清理血凝块，并使用 Hanks 平衡盐溶液冲洗
   C. 用镊子小心清理血凝块并生理盐水冲洗
   D. 局麻下清理血凝块并大量抗生素冲洗
   E. 用镊子小心清理血凝块后 3%过氧化氢冲洗
9. 对于再植后的固定应选择
   A. 刚性固定 2~3 个月
   B. 刚性固定 1~2 周
   C. 弹性固定 2~3 个月
   D. 弹性固定 1~2 周
   E. 应根据 X 线检查视牙周愈合情况决定固定时间的长短
10. 2 周复查时出现牙体变暗，应采取何种治疗
   A. 拔除患牙
   B. 摘除牙髓，牙胶尖糊剂严密充填
   C. 摘除牙髓，氢氧化钙制剂充填根管
   D. 继续观察，如有根尖阴影出现须进行根管治疗
   E. 活髓切断术

【B_1 型题】

（11~12 题共用备选答案）

A. 年轻恒牙冠折牙本质暴露
B. 年轻恒牙根折
C. 全脱位半小时的恒牙
D. 乳牙嵌入
E. 乳牙牙齿震荡

11. 需氢氧化钙护髓的牙外伤
12. 需做再植术的是

第十五篇 口腔黏膜病学

第一章 口腔黏膜感染性疾病

第一节 口腔单纯疱疹

【A_1型题】

1. 复发性单纯疱疹性口炎与复发有关的诱因不包括
   A. 局部机械损伤
   B. 过度疲劳
   C. 妇女月经期
   D. 微量元素缺乏
   E. 感冒
2. 复发性疱疹性口炎复发时易感染的部位是
   A. 舌腹面
   B. 舌背
   C. 口唇或接近口唇处
   D. 软腭
   E. 颊部
3. 引发单纯疱疹的致病微生物是
   A. 细菌
   B. 病毒
   C. 真菌
   D. 支原体
   E. 衣原体
4. 下列哪种病原体可引发单纯疱疹
   A. 巨细胞病毒
   B. 水痘-带状疱疹病毒
   C. HSV
   D. HIV
   E. EB病毒
5. 下列关于口腔单纯疱疹病毒传染途径的描述哪项是正确的
   A. 唾液、飞沫、疱疹液直接接触传播
   B. 唾液、飞沫直接接触传播
   C. 食具和衣物间接传染
   D. 唾液、飞沫、疱疹液直接接触传播，也可通过食具和衣物间接传染
   E. 唾液、疱疹液直接接触传播，也可通过食具和衣物间接传染
6. 原发性疱疹性口炎好发人群是
   A. 6岁以下儿童，尤其是6个月至2岁多见
   B. 老年人
   C. 青少年
   D. 更年期妇女
   E. 40岁左右的中年人
7. 原发性疱疹性口炎的发病过程在临床上可分为
   A. 前驱期、水疱期、糜烂期、静止期
   B. 前驱期、水疱期、糜烂期、愈合期
   C. 充血期、水疱期、糜烂期、愈合期
   D. 前驱期、水疱期、静止期、愈合期
   E. 前驱期、充血水肿期、糜烂期、愈合期
8. 下列口腔黏膜疾病，临床表现和原发性疱疹性口炎临床表现最接近的是
   A. 白色网纹样病变
   B. 较严重的龈口炎
   C. 红色增生样变
   D. 白色角化
   E. 口腔深大溃疡
9. 下面描述中，哪项不是急性疱疹性龈口炎与疱疹型复发性阿弗他溃疡（RAU）的区别
   A. 好发年龄不同
   B. 两种疾病患者性别存在差异性
   C. 前者为急性发作、全身反应较重；后者为反复发作、全身反应较轻
   D. 前者病损表现为成簇小水疱，疱破后可形成大片浅溃疡；后者病损表现为散在小溃疡，无发疱期
   E. 前者病损可伴皮肤损害；后者病损无皮肤损害
10. 下列药物中，不适用于口腔单纯性疱疹治疗的药物是
    A. 聚肌胞
    B. 利巴韦林
    C. 干扰素
    D. 咪康唑
    E. 阿昔洛韦

【A_2型题】

11. 患者，男，46岁。5天前患感冒后，上唇及口周皮肤出现多个成簇的针头大小水疱，随后破裂，糜烂、结痂，患者自述病变部位灼痒、疼痛。下列诊断正确的是
    A. 天疱疮
    B. 带状疱疹
    C. 复发性唇疱疹
    D. 药物过敏性口炎
    E. 复发性阿弗他溃疡

【A_3/A_4型题】

（12~14题共用题干）

患儿，11个月，近日哭闹、拒食、流涎。检查：邻近磨牙的

上腭和龈缘处见大面积浅表溃疡，上覆黄色假膜，偶见个别针头大小水疱。

12. 该患儿可能患有的疾病是
   A. 复发性阿弗他溃疡
   B. 急性疱疹性龈口炎
   C. 球菌性口炎
   D. 带状疱疹
   E. 天疱疮
13. 对于该病，正确的治疗方法是
   A. 泼尼松片，每日60mg，分3次口服，控制病情后减量
   B. 口服各种维生素及微量元素
   C. 局部使用氯己定含漱剂清洗患儿口腔，口服利巴韦林或口炎宁冲剂
   D. 局部使用2%碳酸氢钠清洗患儿口腔，口服酮康唑
   E. 注射链霉素每日0.5g，或异烟肼每日0.1g局部封闭，每日或隔日1次
14. 下面哪项关于该病的描述是正确的
   A. 该病预后差，需住院进行全面治疗
   B. 由于引发该病的病原微生物可经口-呼吸道传播，故该患儿应避免接触其他儿童与幼儿
   C. 该病是超敏反应性疾病，无传染性，患儿不需隔离
   D. 该病成人多发，在儿童很少见
   E. 该病病理表现为非特异性溃疡，后期可见肉芽组织增生

第二节 手-足-口病

【A_1 型题】

1. 下列关于手足口病的流行病学特征的描述哪项是错误的
   A. 全年均可发病
   B. 3岁以下幼儿是主要罹患者
   C. 有明显的地区性发病特征
   D. 暴发流行后散在发生
   E. 流行期间，托幼机构易发生集体感染
2. 导致手足口病发病的病毒有哪些
   A. 柯萨奇病毒A16型
   B. 柯萨奇病毒A4型
   C. 埃可病毒EV71型
   D. 肠道病毒71型
   E. 以上都是
3. 下列关于手足口病的临床表现描述哪项是错误的
   A. 咳嗽、流涕等上呼吸道感染症状
   B. 口腔黏膜、手、足和臀部出现斑丘疹、疱疹
   C. 疱疹处痒、痛，有结痂
   D. 可伴有食欲缺乏、恶心、呕吐、头痛等症状
   E. 发热，体温可达38℃以上

第三节 口腔念珠菌病

【A_1 型题】

1. 人类口腔念珠菌病的主要致病菌是
   A. 白念珠菌、热带念珠菌、高里念珠菌
   B. 白念珠菌、热带念珠菌、克柔念珠菌
   C. 白念珠菌、克柔念珠菌、近平滑念珠菌
   D. 白念珠菌、热带念珠菌、乳酒念珠菌
   E. 白念珠菌、近平滑念珠菌、乳酒念珠菌
2. 临床怀疑口腔念珠菌感染时，首先选用的辅助诊断技术为
   A. 唾液培养
   B. 唾液及血清念珠菌抗体测定
   C. 血清铁及维生素B_{12}测定
   D. 直接在病损区涂片镜检
   E. 活体组织检查
3. 易患口腔念珠菌病的人群为
   A. 嗜烟者
   B. 嗜酒者
   C. 更年期妇女
   D. 患有胆道疾病者
   E. 长期大量应用抗生素者
4. 念珠菌病按其主要病变部位可分为
   A. 念珠菌性口炎、念珠菌性唇炎、念珠菌口角炎、雪口病
   B. 增生型念珠菌口炎、念珠菌唇炎、念珠菌口角炎、慢性黏膜皮肤念珠菌病
   C. 念珠菌性口炎、念珠菌性唇炎、义齿性口炎、慢性黏膜皮肤念珠菌病
   D. 念珠菌性口炎、念珠菌性唇炎、念珠菌口角炎、慢性黏膜皮肤念珠菌病
   E. 念珠菌口炎、念珠菌唇炎、抗生素口炎、慢性黏膜皮肤念珠菌病
5. 念珠菌性口炎临床上可分为以下4型
   A. 急性假膜型、急性红斑

型、慢性红斑型、慢性增生性
B. 慢性肥厚型、慢性增生性、急性红斑型、溃疡型
C. 急性假膜型、急性红斑型、充血型、慢性增生性
D. 急性假膜型、急性红斑型、坏死型、慢性增生性
E. 急性假膜型、急性红斑型、慢性增生性、慢性肥厚型

6. 急性假膜型念珠菌口炎多发于
A. 老年人
B. 新生婴儿
C. 青少年
D. 更年期妇女
E. 40岁左右的中年人

7. 最接近急性红斑型念珠菌型口炎临床表现的描述是
A. 病损区黏膜充血，有散在的白色柔软小斑点
B. 病损区黏膜表现为结节状或颗粒状增生，或为固着紧密的白色角质斑块
C. 病损区黏膜充血糜烂，舌背乳头成团块萎缩，周围舌苔增厚
D. 病损区出现外形弥散的红斑，以舌黏膜多见，严重时舌背黏膜呈鲜红色
E. 病损区黏膜出现珠光白色网纹伴充血

8. 下列药物中，不能用于口腔念珠菌病局部治疗的是
A. 2%~4%碳酸氢钠
B. 西地碘
C. 制霉菌素、咪康唑
D. 氟轻松软膏
E. 亚甲蓝水溶液

【A_2型题】

9. 患者，女，50岁。近口角处颊黏膜白色斑块近1年，不能擦去。组织学见上皮增生，内有中性粒细胞浸润和散在微脓肿，角化层有垂直于上皮的PAS阳性菌丝，结缔组织内慢性炎细胞浸润。最可能的病理诊断是
A. 白斑
B. 红斑
C. 口腔结核性炎
D. 念珠菌病
E. 慢性盘状红斑狼疮

10. 患者，男，46岁，近日自觉口腔干燥、味觉异常，口腔黏膜充血糜烂及舌背乳头成团块状萎缩，周围舌苔增厚。半月前刚结束肿瘤化疗。下列诊断正确的是
A. 药物过敏性口炎
B. 疱疹样口疮
C. 口腔单纯疱疹
D. 天疱疮
E. 念珠菌型口炎

【A_3/A_4型题】

（11~12题共用题干）

患者，女，76岁。近日发现口腔溃烂，影响进食。检查见下唇、两颊黏膜充血，局部形成糜烂，糜烂面上覆有一层灰白色假膜，假膜较厚微突出黏膜表面，致密光滑。擦去假膜，可见溢血的糜烂面。患者进食疼痛。淋巴结肿大压痛，白细胞增加，患者体温增高。

11. 该患者可能患有的疾病是
A. 口腔念珠菌病
B. 天疱疮
C. 带状疱疹
D. 急性疱疹性龈口炎
E. 球菌性口炎

12. 治疗该病可选用的药物是
A. 泼尼松
B. 多抗甲素
C. 干扰素或转移因子
D. 酮康唑
E. 抗生素或磺胺类药物

第二章 口腔黏膜溃疡类疾病

第一节 复发性阿弗他溃疡

【A_1型题】

1. 下面对于复发性阿弗他溃疡临床特点描述不正确的是
A. 溃疡表现为孤立的、圆形或椭圆形的浅表性溃疡
B. 先出现密集分布的针头大小的小水疱，后破溃形成溃疡
C. 呈周期性复发，且有自限性
D. 好发于中青年
E. 病程一般为7~14天

2. 复发性阿弗他溃疡治疗措施中，近期疗效较好的是
A. 口腔局部消炎，止痛、促愈合
B. 手术切除
C. 注射转移因子或口服左旋咪唑
D. 针对与发病有关的全身和局部因素治疗
E. 补充营养

3. 复发性阿弗他溃疡很少见于
A. 唇
B. 颊
C. 舌腹，舌缘

D. 硬腭
E. 软腭、腭垂

4. 复发性阿弗他溃疡发作时，溃疡的一般表现特征是
A. 黄、红、凹、痛
B. 深、大、黄、痛
C. 浅、小、黄、痛
D. 深、大、凹、痛
E. 浅、红、凹、痛

5. 轻型复发性阿弗他溃疡好发部位是
A. 舌背
B. 口角
C. 牙龈
D. 唇颊黏膜
E. 硬腭

6. 对于复发性阿弗他溃疡患者常用的药物治疗中，局部用药目的是消炎、镇痛、促进愈合、防止继发感染。下列哪种药物不具备此种功能
A. 溃疡膜
B. 利多卡因凝胶
C. 3%复方硼砂溶液
D. 泼尼松龙软膏
E. 酮康唑

7. 对于重型阿弗他溃疡患者，可用下列哪种药物做局部治疗
A. 青霉素
B. 曲安奈德混悬液，加入等量2%利多卡因
C. 庆大霉素注射液
D. 2%四环素
E. 0.25%金霉素液

8. 正确使用糖皮质激素药物治疗复发性阿弗他溃疡的方法是
A. 泼尼松片，每日60mg，分3次口服，控制病情后减量
B. 泼尼松片，每日80~100mg，分3次口服，控制病情后减量
C. 泼尼松片，每日100~120mg，分3次口服，控制病情后减量
D. 泼尼松片，每日10~30mg，分3次口服，溃疡控制后逐渐减量
E. 泼尼松片，每日60~80mg，分3次口服，控制病情后减量

【A_2 型题】

9. 患者，女，34岁。口腔反复溃疡10年，加重1年。10年来口腔溃疡反复发作，近1年来发作次数明显增加，并且与月经周期有关。否认其他系统性疾病史。检查：体温37.5℃，舌前部散在多个小溃疡，直径1~2mm，溃疡边缘整齐，圆形，呈满天星状，周围明显充血，下颌下淋巴结肿大，最可能的诊断是
A. 复发性疱疹性龈口炎
B. 复发性疱疹性口炎
C. 疱疹型复发性阿弗他溃疡
D. 重型复发性阿弗他溃疡
E. 轻型复发性阿弗他溃疡

10. 患者口腔反复发生溃疡，1周左右可自愈，近期发作频繁，溃疡小而多，以唇、颊、舌为主，黏膜充血、疼痛明显，唾液增多且口臭，局部淋巴结肿大。下列诊疗措施不妥的是
A. 消炎镇痛含漱液
B. 使用肾上腺皮质激素
C. 使用转移因子
D. 注射卡介苗
E. 进行活组织检查

【A_3/A_4 型题】

（11~12题共用题干）

患者，男，29岁。口腔反复溃烂半年。检查：左颊黏膜有5个直径2~4mm小溃疡，圆形，周界清晰，散在。溃疡中央凹陷，基底不硬，周围有充血的红晕带，上覆浅黄色假膜。患者进食疼痛。

11. 该患者可能患有的疾病是
A. 球菌性口炎
B. 天疱疮
C. 轻型复发性阿弗他溃疡
D. 创伤性溃疡
E. 急性疱疹性龈口炎

12. 对于该病的病因描述正确的是
A. 由于机体免疫因素造成
B. 由于精神紧张造成
C. 由于细菌、病毒感染而致
D. 病因复杂，存在明显个体差异，目前尚不清楚
E. 因营养不良造成

第二节　创伤性溃疡

【A_1 型题】

1. 婴儿吮吸拇指或过硬的橡皮奶头引起双侧翼钩处黏膜表面溃疡的是
A. 自伤性溃疡
B. 压疮性溃扬
C. Bednar 溃疡
D. Riga-Fede 溃疡
E. 复发性阿弗他溃疡

2. 临床上诊断创伤性溃疡的关键在于
A. 溃疡表现为孤立的、圆形或椭圆形的浅表性溃疡
B. 有创伤史，溃疡形态往往与机械性刺激因子相吻合
C. 溃疡深大，底部有菜花状细小颗粒突起，边缘隆起翻卷，扪诊有基底硬结
D. 溃疡深凹，边缘呈鼠啮状，基底不平，有粟粒样小结节，有红色肉芽组织
E. 溃疡深大呈“弹坑”状

3. 治疗创伤性溃疡的首要措施是

A. 局部使用抗生素
B. 尽快去除刺激因素
C. 全身使用肾上腺皮质激素
D. 局部封闭
E. 理疗

第三章 口腔黏膜斑纹类疾病

第一节 口腔白斑病

【A_1 型题】

1. 以下关于口腔白斑的论述哪项是错误的
   A. 一种白色或灰白色的斑块
   B. 可以发生在口腔和外阴黏膜上
   C. 临床上和病理上不能被诊断为其他疾病
   D. 是一种排他性诊断
   E. 不包括局部刺激引起的白色角化症
2. 颗粒状白斑的常见部位是
   A. 舌背
   B. 颊部
   C. 口底
   D. 口角区
   E. 牙龈
3. 与口腔白斑病发病无关的因素有
   A. 吸烟等理化刺激
   B. 念珠菌感染
   C. 超敏反应
   D. 微循环障碍
   E. 遗传素质
4. 白斑的确诊
   A. 需有临床检查和病理检查证实
   B. 需由间接免疫荧光检查做出
   C. 可根据临床检查做出
   D. 可根据家族病史确认
   E. 可根据血液化验获得
5. 以下哪项措施不宜用于白斑的治疗
   A. 口服维生素 E
   B. 硝酸银烧灼
   C. 局部涂鱼肝油
   D. 戒烟
   E. 手术切除
6. 下列哪种疾病属于癌前期病变
   A. 白皱褶病
   B. 白色角化症
   C. 均质型白斑
   D. 结核性溃疡
   E. 白色水肿
7. 颗粒状白斑多发部位为
   A. 舌背黏膜
   B. 软腭黏膜
   C. 口角区黏膜
   D. 口底黏膜
   E. 牙龈
8. 下列哪项不是白斑的分型
   A. 斑块状
   B. 颗粒状
   C. 萎缩状
   D. 疣状
   E. 溃疡状
9. 口腔白斑的病理表现不包括
   A. 上皮过度角化
   B. 棘层增厚
   C. 粒层明显
   D. 基底细胞液化明显
   E. 固有层炎细胞浸润

【A_2 型题】

10. 患者，男，49 岁。发现右颊黏膜白色斑块 3 个月。检查：右颊白色斑块表面光滑，稍高出黏膜表面。下列哪一项不是本病例的发病原因
   A. 吸烟
   B. 嗜酒
   C. 唾液 pH 偏高
   D. 病损局部机械刺激因素
   E. 白念珠菌感染
11. 患者，男，62 岁。舌部出现白色病损 3 年，加重半年。口腔检查：舌背两侧各有一块 1.0～1.2cm 白色斑块，双颊白色斑块存在。临床诊断应与下列哪种疾病鉴别
   A. 白念珠菌病
   B. 盘状红斑狼疮
   C. 口腔扁平苔藓
   D. 单纯疱疹
   E. 以上均不是

第二节 口腔扁平苔藓

【A_1 型题】

1. 不属于斑纹类疾病的是
   A. 口腔白斑
   B. 口腔红斑
   C. 扁平苔藓
   D. 多形性红斑
   E. 口腔黏膜下纤维化
2. 扁平苔藓的口腔表现，除外
   A. 斑块
   B. 糜烂
   C. 水疱
   D. 皲裂
   E. 丘疹
3. 下列哪项不是扁平苔藓的发病

部位
A. 颊黏膜
B. 生殖器黏膜
C. 指（趾）甲
D. 角膜
E. 牙龈

4. 可促使扁平苔藓病损加剧的药物是
A. 青霉素
B. 异烟肼
C. 雷公藤
D. 维生素
E. 泼尼松

5. 与扁平苔藓发病无关的因素为
A. 神经精神因素
B. 病毒感染
C. 过度吸烟、饮酒
D. 免疫学因素
E. 可能的遗传因素

6. 下列哪项不是扁平苔藓的发病特点
A. 女性多发
B. 男性多发
C. 皮损有 Wickham 纹
D. 口腔病损具对称性
E. 口腔病损多部位发生

7. 下列哪项不是扁平苔藓的组织病理表现
A. 上皮错角化或不典型增生
B. 上皮过角化
C. 上皮不全角化
D. 基底细胞液化变性
E. 固有层结缔组织中有密集的淋巴细胞浸润带

8. 非糜烂型扁平苔藓的主要自觉症状是
A. 轻度刺激痛
B. 剧烈自发痛
C. 咬合痛
D. 持续性钝痛
E. 放射痛

9. 与口腔扁平苔藓鉴别诊断无关的疾病是
A. 盘状红斑狼疮
B. 白斑
C. 类天疱疮
D. 剥脱性龈炎
E. 以上都不是

10. 对急性大面积或多灶性糜烂性扁平苔藓的肾上腺皮质激素治疗应采用
A. 大剂量，短疗程
B. 大剂量，长疗程
C. 小剂量，短疗程
D. 小剂量，长疗程
E. 以上均不是

【A_3/A_4 型题】

（11～13 题共用题干）

患者，女，50 岁。自觉右颊黏膜粗糙感 2 个月。检查：双颊黏膜有白色条纹，呈树枝状。

11. 下列哪项可作为本病诊断的依据
A. 眼结膜充血
B. 鼻黏膜充血
C. 生殖器溃疡史
D. 月经紊乱
E. 皮损有 Wickham 纹

12. 下列哪项检查对诊断最为重要
A. 间接免疫荧光检查
B. 病损组织细胞培养
C. 脱落细胞学检查
D. 组织病理学检查
E. 甲苯胺蓝染色检查

13. 下列哪项不是该发病特点
A. 女性多发
B. 男性多发
C. 口腔病损多部位发生
D. 口腔病损具对称性
E. 皮损有 Wickham 纹

第四章 唇、舌疾病

第一节 慢性非特异性唇炎

【A_1 型题】

1. 慢性非特异性唇炎出现脓血性痂皮时，应首选的治疗措施是
A. 湿敷至痂皮脱落
B. 红霉素软膏涂布
C. 氟轻松软膏涂布
D. 金霉素软膏涂布
E. 曲安奈德混悬液局部注射

2. 慢性非特异性唇炎的病因不包括
A. 舔唇不良习惯
B. 机械性长期刺激
C. 寒冷干燥
D. 精神因素
E. 以上都不是

3. 慢性非特异性唇炎的临床表现为
A. 皲裂
B. 脱屑
C. 结痂
D. 水肿
E. 以上都是

4. 梅-罗综合征的临床表现为
A. 裂舌、口角炎、腺性唇炎
B. 裂舌、面瘫、面部肿胀
C. 地图舌、口角炎、贫血
D. 地图舌、面瘫、贫血
E. 舌乳头炎、面瘫、肉芽肿性唇炎

5. 下列哪项不是慢性唇炎常见临床表现
A. 充血、水肿
B. 丘疹
C. 脱屑
D. 皲裂

E. 糜烂

【A_2型题】

6. 患者，男，65岁。双侧口角糜烂1个月。检查：全口义齿重度磨耗，双口角区皮肤黏膜湿白、皲裂。若欲确定该病病因，不用进行下列哪项检查
A. 口角涂片
B. 细菌培养
C. 真菌培养
D. 甲苯胺蓝染色
E. 血清维生素水平测定

第二节 地图舌

【A_1型题】

1. 关于地图舌下列哪种说法是正确的
A. 好发于舌腹部
B. 病损区中间表现为丝状乳头萎缩
C. 患者常有自发痛
D. 又称为萎缩性舌炎
E. 发病与口腔环境不佳有关
2. 地图舌的治疗应采用
A. 清除牙菌斑
B. 切除花纹
C. 去除残根残冠
D. 无症状者一般不需治疗
E. 服用抗生素

第三节 沟纹舌

【A_1型题】

1. 梅-罗综合征的临床表现为
A. 裂舌、口角炎、腺性唇炎
B. 裂舌、面瘫、面部肿胀
C. 地图舌、口角炎、贫血
D. 地图舌、面瘫、贫血
E. 舌乳头炎、面瘫、肉芽肿性唇炎
2. 沟纹舌的治疗应采用
A. 清除牙菌斑
B. 无症状者一般不需治疗
C. 去除残根、残冠
D. 需切除沟纹
E. 服用抗生素
3. 下列对沟纹舌的描述正确的是
A. 病因明确
B. 沟底黏膜不完整
C. 沟底丝状乳头缺如
D. 患者疼痛明显
E. 需手术后缝合染为主

第四节 舌乳头炎

【A_1型题】

1. 舌乳头炎包括
A. 菌状乳头炎
B. 叶状乳头炎
C. 轮廓乳头炎
D. 丝状乳头炎
E. 以上均是
2. 局部刺激和咽部炎症波及引起的舌乳头炎是
A. 丝状乳头炎
B. 菌状乳头炎
C. 叶状乳头炎
D. 轮廓乳头炎
E. 味蕾

第五章 综合题

【A_1型题】

1. 关于疣状白斑下列哪项说法是错误的
A. 表面有毛刺状突起
B. 常有粗糙感
C. 有明显的局部刺激因素
D. 与烟酒刺激无关
E. 损害明显高出黏膜表面
2. 下列疾病中，不属于口腔感染性疾病的是
A. 带状疱疹
B. 复发性疱疹性口炎
C. 口腔结核
D. 鹅口疮
E. 复发性阿弗他溃疡

【A_3/A_4型题】

（3~6题共用题干）
患者，女，58岁。下唇糜烂。检查：见下唇唇红有1cm×1.2cm血痂，中央凹陷，边缘微隆，有放射状白色短条纹。
3. 如果患者同时患皮损常见部位是
A. 躯干
B. 前胸
C. 腰背
D. 四肢
E. 头面部

4. 患者不必做以下哪项进一步检查
   A. 过敏试验
   B. 组织病理检查
   C. 免疫病理检查
   D. 皮肤病损检查
   E. 血清抗核抗体检查
5. 下列哪项不是该病的病理表现
   A. 出现上皮角质栓
   B. 棘层变薄
   C. 固有层淋巴细胞浸润带
   D. 胶原纤维变性
   E. 血管周围有密集淋巴细胞
6. 治疗该病可选用
   A. 抗病毒药物
   B. 抗真菌药物
   C. 维A酸
   D. 羟氯喹
   E. 氯苯那敏

【B_1 型题】

(7~8 题共用备选答案)
   A. 上皮增厚，上皮细胞内水肿
   B. 不典型增生
   C. 基底细胞层液化变性，固有层淋巴细胞浸润带
   D. 棘层松懈
   E. 上皮下疱
7. 白斑的组织病理特征是
8. 扁平苔藓的组织病理特征是

(9~11 题共用备选答案)
   A. 类天疱疮
   B. 天疱疮
   C. 艾滋病
   D. 多形红斑
   E. 唇疱疹
9. 有获得性免疫缺陷
10. 出现上皮下疱
11. 有棘层松懈现象

(12~15 题共用备选答案)
   A. 是否出现蝶形红斑
   B. 疱损与上皮基底膜的关系
   C. 发病的急缓
   D. 疱损愈合后留下瘢痕
   E. 是否出现白色角化条纹
12. 类天疱疮与疱型扁平苔藓鉴别的关键是
13. 类天疱疮与多形红斑的鉴别点之一是
14. 瘢痕性类天疱疮的特点之一是
15. 病理学区别天疱疮和类天疱疮时的主要依据是

(16~18 题共用备选答案)
   A. 细菌感染
   B. 真菌感染
   C. 自身免疫功能缺陷
   D. 超敏反应
   E. 病毒感染
16. 义齿性口炎病因是
17. 带状疱疹的发病原因是
18. 球菌性口炎的病因是

(19~22 题共用备选答案)
   A. 单侧带状群集分布的水疱和神经痛
   B. 突然发生的急性炎症，发病前有用药史
   C. 有创伤史，溃疡形态往往与机械性刺激因子相吻合
   D. 早期患儿损害区黏膜充血，散在色白如雪的小斑点，不久可融合成白色斑片。可继续扩大蔓延
   E. 溃疡小而多，散在分布于黏膜任何部位，直径小于2mm，相近溃疡可融合成片
19. 符合急性假膜型念珠菌性口炎的临床表现是
20. 疱疹样溃疡的临床表现为
21. 带状疱疹的临床特征是
22. 创伤性溃疡的诊断依据是

第十六篇 口腔颌面外科学

第一章 口腔颌面外科基本知识及基本技术

第一节 口腔颌面外科病史记录

【A_1型题】

1. 门诊病历记录病史时应记录
   A. 突出主诉
   B. 发病过程
   C. 相关阳性症状
   D. 有鉴别诊断价值的症状表现
   E. 以上都是
2. 上颌侧切牙牙冠1/3缺损，在初诊时无须问诊的内容为
   A. 就诊主要原因
   B. 是否影响进食
   C. 缺损原因
   D. 已接受过的治疗
   E. 有无不适症状

第二节 临床检查

【A_1型题】

1. 大唾液腺检查时应注意
   A. 下颌下腺、舌下腺触诊采用双手合诊法
   B. 采用两侧对比的方法
   C. 腮腺触诊以示指、中指、无名指3指平触
   D. 注意导管口及分泌物的情况
   E. 以上叙述都正确
2. 正常成人自然开口度平均值约为
   A. 1.7cm
   B. 2.7cm
   C. 3.7cm
   D. 4.7cm
   E. 5.7cm
3. 中度开口受限是指患者上下切缘间
   A. 不足一横指
   B. 仅可置一横指
   C. 仅可置二横指
   D. 可置三横指
   E. 三横指以上
4. 颈部淋巴结触诊时患者采取的体位是
   A. 坐位，头略仰起
   B. 坐位，两眼平视
   C. 平卧位，头偏健侧
   D. 自由体位，肌肉放松
   E. 坐位，头稍低略偏向受检侧
5. 为了更准确地了解唇舌部位的病变范围和性质，临床检查时一般用
   A. 口镜和敷料镊
   B. 口镜和一手的拇指
   C. 分别用双手的拇指和示指
   D. 敷料镊和一手的示指
   E. 双指合诊法
6. 进行口底、颌下区检查时常采用的触诊方式为
   A. 由口内触诊
   B. 由口外触诊
   C. 在可能张口时触诊
   D. 双手口内外合诊
   E. 用一手的拇指、示指分别置于病变两侧触诊

【B_1型题】

（7~10题共用备选答案）
   A. 下颌升支外侧
   B. 下颌升支前缘向上
   C. 下颌磨牙舌侧后下方和下颌支内侧面
   D. 乙状切迹中点与颧弓中点之间
   E. 上颌结节后上方
7. 颞肌前份触诊位置在
8. 翼内肌下部触诊位置在
9. 翼外肌上头触诊位置在
10. 翼外肌下头触诊位置在

第三节 实验室检查

【A_1型题】

1. 下列关于血常规检查临床意义的描述错误的是
   A. 白细胞增多见于急性化脓性感染、尿毒症、白血病、组织损伤、急性出血等
   B. 淋巴细胞增多见于传染病

的急性期、放射病、细胞免疫缺陷病、长期应用肾上腺皮质激素后或接触放射线等
C. 血小板计数减少见于骨髓造血功能受损，如再生障碍性贫血、急性白血病
D. 血红蛋白降低主要见于贫血
E. 嗜酸性粒细胞增多见于过敏性疾病、皮肤病、寄生虫病等

2. 血清钾的正常浓度为
A. 3.0~5.3mmol/L
B. 4.0~5.5mmol/L
C. 3.5~5.0mmol/L
D. 4.5~5.5mmol/L
E. 3.5~5.3mmol/L

3. 以下哪项不是肝功能的检查指标
A. 谷丙转氨酶
B. 谷草转氨酶
C. γ-转肽酶
D. 胆红素
E. 红细胞沉降率

第四节　消毒和灭菌

【A_1 型题】

1. 碘伏用于皮肤和手消毒常用的浓度为
A. 0.5%
B. 1.0%
C. 2.0%
D. 3.0%
E. 5%

2. 关于碘酊消毒的叙述中，哪项是正确的
A. 消毒颌面部颈部用2%
B. 口腔内用1%
C. 头皮部用3%
D. 皮肤消毒待其干燥后用70%酒精脱碘
E. 以上都对

第五节　手术基本操作

【A_1 型题】

1. 对整复手术缝合的边距和针距的要求范围是
A. 边距2~3mm，针距3~5mm
B. 边距2~3mm，针距4~6mm
C. 边距4~5mm，针距4~6mm
D. 边距4~5mm，针距6~7mm
E. 边距5~6mm，针距6~7mm

2. 皮肤创口缝合后过度外翻是因为
A. 进针点距创缘过远
B. 两侧进针深度不一致
C. 皮肤切口两侧进针间距大于皮下间距
D. 皮肤切口两侧进针间距小于皮下间距
E. 打结过紧

3. 缝合面颈部皮肤时，进针点和皮肤的关系
A. 进针点与皮肤成30°
B. 进针点与皮肤成60°
C. 皮肤切口两侧进针间距小于皮下间距
D. 皮肤切口两侧进针间距大于皮下间距
E. 以上说法都不对

4. 选择纵式或横式外翻缝合的根据是
A. 创缘血供的方向
B. 创口区域皮纹方向
C. 创口周围是否存在重要的解剖结构
D. 创口的部位
E. 使更多的创缘组织面外翻接触，利于愈合

5. 以下关于一般伤口缝合的叙述中，哪项是错误的
A. 缝线包括的切口两侧组织应等量、对称
B. 缝合顺序应是先固定侧，后游离侧
C. 缝针应垂直进入组织，避免创缘过度外翻或内卷
D. 缝合应在无张力或最小张力下进行
E. 在口角、眼睑等功能部位应避免过长的直线缝合

6. 手术后应加压包扎的是
A. 游离皮瓣移植术
B. 中厚断层皮片移植术
C. 皮管形成术后
D. 旋转推进皮瓣术后
E. 隧道式皮瓣转移术

7. 缝合时出现皮肤创缘内卷的主要原因是
A. 进针过深
B. 打结过松
C. 组织过少
D. 皮肤切口两侧进针间距小于皮下间距
E. 皮肤切口两侧进针间距大于皮下间距

8. 缝合时防止创缘过度内卷和外翻的目的是
A. 防止出血
B. 防止感染，促进愈合及愈

合后瘢痕不明显
C. 增加接触面积
D. 减小创口张力
E. 可以缝合得较紧，不容易裂开

9. 不宜行组织活检术的肿瘤为
A. 舌癌
B. 骨肉瘤
C. 黏液瘤
D. 颈动脉体瘤
E. 恶性淋巴瘤

10. 关于解剖、分离和打结的叙述中，哪项是错误的
A. 锐性分离用于精细的层次解剖或分离粘连坚实的瘢痕组织
B. 锐性分离对组织的损伤较钝性分离大
C. 颌面外科手术要求打方结、外科结
D. 颌面外科手术以单手打结和持针钳打结最为常用
E. 口腔内打结应打三重结，以防松脱

11. 以下关于手术切口的叙述中，哪项是错误的
A. 切口方向尽量与皮纹方向一致
B. 切口应选择在较隐蔽部位和天然皱褶处
C. 切口应尽量与术区内重要解剖结构的行径相平行
D. 活检手术的切口力求与再次手术的切口一致
E. 肿瘤手术宜使用电刀，而整复手术宜使用光刀

12. 创缘两侧厚薄不等，缝合时要
A. 厚侧进针深些
B. 多做褥式缝合
C. 做适当的附加切口
D. 两侧进针取同样的厚度
E. 薄侧缝合稍多而深些，厚侧缝合稍少并浅些

13. 口腔颌面外科手术中最基本、最常用的止血方法是
A. 压迫止血
B. 阻断止血
C. 热凝止血
D. 降压止血
E. 钳夹、结扎止血

第六节　创口处理

【A_1 型题】

1. 临床创口分类包括
A. 无菌创口、污染创口、感染创口
B. 污染创口、感染创口、化脓创口
C. 感染创口、无菌创口、化脓创口
D. 可疑创口、无菌创口、污染创口
E. 无菌创口、可疑创口、污染创口

2. 口腔颌面部损伤清创时，对创伤组织的去留应
A. 尽量保留，以减轻可能的畸形
B. 尽量去除创缘不齐的组织，使缝合美观
C. 只要有异物污染均切除，以减少感染机会
D. 离体的组织均应遗弃
E. 口腔黏膜弹性大，不必过于强调保留

3. 绷带包扎的作用包括
A. 止血并防止水肿
B. 保温、止痛、固定敷料
C. 保护术区和创部，防止继发感染，避免再度受损
D. 防止或减轻骨折错位
E. 以上都是

4. 属于封闭式引流的是
A. 片状引流
B. 管状引流
C. 纱条引流
D. 负压引流
E. 以上都不是

5. 不做初期缝合的创口是
A. 无菌创口
B. 污染创口
C. 感染创口
D. 切开拔牙创口
E. 有组织缺损的无菌创口

6. 颌面部绷带最常使用的是
A. 卷带
B. 石膏绷带
C. 弹力绷带
D. 四头带
E. 三角巾

7. 关于药物止血法的适应证，错误的是
A. 组织渗血
B. 小静脉出血
C. 小动脉出血
D. 知名动脉出血
E. 可全身及局部使用

8. 以下哪种创口不是放置引流的适应证
A. 可能发生感染的污染创口
B. 较浅小的无菌创口
C. 留有死腔的创口
D. 止血不全的创口
E. 脓肿切开的创口

9. 口腔颌面外科如有多个患者需要换药时，应遵循的顺序为
A. 按病情由轻到重
B. 按病情由重到轻
C. 按手术切口分类等级：无菌创口→污染创口→感染创口
D. 按手术切口由小到大
E. 按手术的时间的先后

10. 舌系带矫形术创口分类属于
A. 无菌创口
B. 污染创口

C. 感染创口
D. 可疑创口
E. 化脓创口

11. 以下哪项是换药的适应证
A. 创口渗血或渗出物多，疑有血肿或感染
B. 需观察创口或皮瓣血运
C. 敷料松脱或过紧，伤口剧痛
D. 更换或去除引流物
E. 以上都是

【A_2 型题】

12. 患者，男，25 岁。面部跌伤 1 小时来院急诊。检查见唇部及舌部撕裂伤，唇部有明显活动性出血。应采取的止血方法是
A. 钳夹、结扎止血
B. 阻断止血
C. 压迫止血
D. 药物止血
E. 低温止血

【B_1 型题】

（13~16 题共用备选答案）
A. 无菌创口
B. 污染创口
C. 感染创口
D. 一期愈合创口
E. 延期愈合创口

13. 与口鼻腔相通或在口腔内手术的创口属于
14. 未经细菌侵入的创口属于
15. 虽有细菌侵入，但未引起化脓性炎症的创口属于
16. 细菌已侵入、繁殖并引起急性炎症、坏死、化脓的创口属于

第二章　麻　　醉

第一节　常用局部麻醉药物

【A_1 型题】

1. 常用的局麻药物，属于酯类的是
A. 利多卡因
B. 普鲁卡因
C. 丁哌卡因
D. 阿替卡因
E. 甲哌卡因

2. 临床上一般不用作浸润麻醉的药物是
A. 普鲁卡因
B. 利多卡因
C. 丁哌卡因
D. 丁卡因
E. 阿替卡因

3. 麻醉强度及毒性为“1”，常作为其他局麻药物比较标准的局麻药物是
A. 普鲁卡因
B. 阿替卡因
C. 丁卡因
D. 利多卡因
E. 丁哌卡因

4. 普鲁卡因一次最大用量为
A. 4. 4mg/kg
B. 5. 5mg/kg
C. 6. 0mg/kg
D. 6. 6mg/kg
E. 7. 0mg/kg

5. 与 2%普鲁卡因比较，以下哪项不是 2%利多卡因的特点
A. 毒性较大，但可用作表面麻醉
B. 有较强的组织穿透性和扩散性
C. 维持时间较短
D. 麻醉作用强，起效快
E. 有抗室性心律失常作用

6. 普鲁卡因药液中加入肾上腺素的临床目的包括
A. 延缓麻药的吸收
B. 延长局麻时间
C. 减少术区出血
D. 降低毒性反应
E. 以上都对

7. 加入局麻药物中的肾上腺素浓度一般是
A. 1∶1000
B. 1∶（3000~10 000）
C. 1∶（10 000~30 000）
D. 1∶（50 000~200 000）
E. 1∶（500 000~2 000 000）

【B_1 型题】

（8~13 题共用备选答案）
A. 0. 25%~0. 50%
B. 0. 5%~1. 0%
C. 1%~2%
D. 2%
E. 2%~4%

8. 普鲁卡因用作浸润麻醉时的常用浓度
9. 利多卡因用作浸润麻醉时的常用浓度
10. 丁卡因用作表面麻醉时的常用浓度
11. 利多卡因用作阻滞麻醉时的常用浓度
12. 利多卡因用作表面麻醉时的常用浓度
13. 普鲁卡因用作阻滞麻醉时的常用浓度

（14~17 题共用备选答案）
A. 普鲁卡因

B. 利多卡因
C. 丁卡因
D. 可卡因
E. 氯乙烷
14. 比较理想的阻滞麻醉药是
15. 比较理想的表面麻醉药是
16. 比较理想的冷冻麻醉药是
17. 心律失常患者首选的局部麻醉药是

第二节 常用局部麻醉方法

【A_1型题】

1. 腭大孔阻滞麻醉主要麻醉的神经
A. 腭前神经
B. 腭中神经
C. 腭后神经
D. 鼻腭神经
E. 上牙槽后神经
2. 以下关于冷冻麻醉叙述错误的是
A. 应用药物使局部组织迅速散热，温度骤降，局部感觉，首先是冷热感觉，随后痛觉消失
B. 常用药物氯乙烷
C. 一般持续时间为3~5分钟
D. 麻醉区域浅表
E. 麻醉区域周围的组织涂布凡士林加以保护
3. 下唇麻木是哪种阻滞麻醉注射成功的主要标志
A. 下牙槽神经阻滞麻醉
B. 上牙槽后神经阻滞麻醉
C. 腭前神经阻滞麻醉
D. 鼻腭神经阻滞麻醉
E. 颊神经阻滞麻醉
4. 下牙槽神经阻滞麻醉是将麻药注入
A. 咬肌间隙
B. 翼下颌间隙
C. 颊间隙
D. 翼腭间隙
E. 咽旁间隙
5. 关于上颌结节麻醉的特点，错误的是
A. 适用于上颌磨牙的拔除
B. 麻醉的是上牙槽后神经
C. 进针点一般在上颌第二磨牙远中颊侧前庭沟
D. 注射针与上颌牙的长轴成45°
E. 进针方向为向上后外方刺入
6. 颊脂垫尖是下牙槽神经阻滞麻醉的重要标志，在大张口时，此尖约相当于
A. 乙状切迹平面
B. 下颌孔平面
C. 喙突平面
D. 外斜嵴平面
E. 下颌神经分出颊神经的平面
7. 麻醉两侧舌神经后将出现
A. 舌不能伸出
B. 舌部诸肌松弛
C. 舌后1/3味觉消失
D. 舌后1/3感觉消失
E. 舌前2/3感觉及味觉消失
8. 眶下神经阻滞麻醉时，进针方向是
A. 垂直向后
B. 向后外
C. 向后内
D. 向后上外
E. 向后上内
9. 拔除上颌第一磨牙需要麻醉的神经是
A. 鼻腭神经、腭前神经、腭后神经
B. 上牙槽后神经、上牙槽中神经、腭前神经
C. 上牙槽后神经、上牙槽中神经、鼻腭神经
D. 上牙槽后神经、上牙槽中神经、上牙槽前神经
E. 上牙槽中神经、鼻腭神经、腭前神经

【A_2型题】

10. 患儿，女，7岁。左下颌乳侧切牙松动Ⅲ度，侧切牙已于舌侧萌出牙冠的1/4。乳牙拔除时应选择的麻药及麻醉方式是
A. 2%普鲁卡因行唇、舌侧局部浸润麻醉
B. 2%利多卡因行唇、舌侧局部浸润麻醉
C. 2%含肾上腺素普鲁卡因行左侧下牙槽神经、舌神经、颊神经阻滞麻醉
D. 2%含肾上腺素利多卡因行左侧下牙槽神经、舌神经、颊神经阻滞麻醉
E. 2%丁卡因行局部表面麻醉

【A_3/A_4型题】

（11~13题共用题干）

患者，女，68岁。右上第一磨牙残冠需要拔除。有心律失常病史，但近2年病情平稳，少有发作。

11. 拔牙时麻醉药宜选用
A. 2%普鲁卡因
B. 2%含肾上腺素普鲁卡因
C. 2%利多卡因
D. 2%含肾上腺素利多卡因
E. 2%丁卡因
12. 拔除该牙需麻醉的神经是同侧的
A. 上牙槽后神经+腭后神经
B. 上牙槽后神经+腭前神经
C. 上牙槽后神经+鼻腭神经
D. 上牙槽中神经+腭前神经
E. 上牙槽中神经+上牙槽后神经+腭前神经
13. 如果在注射麻药1~2分钟后，

患者感到恶心，无其他不适或异常。最可能的原因是
A. 发生了肾上腺素反应
B. 发生了中毒反应
C. 发生了过敏反应
D. 麻醉了上牙槽后神经
E. 麻醉了腭中、腭后神经

【B_1型题】

（14～19题共用备选答案）
A. 上牙槽前神经
B. 上牙槽中神经
C. 上牙槽后神经
D. 鼻腭神经
E. 腭前神经

14. 分布于上前牙腭侧牙龈及黏骨膜的神经是
15. 分布于 876543|345678 腭侧牙龈及黏骨膜的神经是
16. 87|78 及 6|6 腭根及远中颊根、牙周膜、牙槽骨、颊侧牙龈受哪一神经支配
17. 321|123 的牙周膜、牙槽骨及唇侧牙龈受哪一神经支配
18. 54|45 及 6|6 的近中颊根、牙周膜、牙槽骨及颊侧牙龈受哪一神经支配
19. 有时 3|3 腭侧牙龈为鼻腭神经与哪一神经共同分布

（20～23题共用备选答案）
A. 注射点过高
B. 针尖刺入过深
C. 针尖刺入过前
D. 针尖刺入过后
E. 麻药注射入血管内

20. 下牙槽神经阻滞麻醉时发生面瘫的主要原因是
21. 下牙槽神经阻滞麻醉时发生烦躁不安、多话嗜睡、循环衰竭等现象，可能是由于
22. 腭前神经阻滞麻醉时出现恶心或呕吐，可能是由于
23. 上牙槽后神经阻滞麻醉时刺破翼静脉丛引起血肿，可能是由于

第三节　局部麻醉的并发症及其防治

【A_1型题】

1. 临床上血肿最常见于哪个神经阻滞麻醉后
A. 下牙槽神经
B. 上牙槽后神经
C. 鼻腭神经
D. 上牙槽中神经
E. 腭前神经
2. 临床上对局麻药中毒的抢救措施不包括
A. 给氧
B. 补液
C. 抗惊厥
D. 应用激素
E. 应用降压药
3. 下牙槽神经阻滞麻醉时出现面瘫，处理方法为
A. 不做特殊处理
B. 局部理疗
C. 口服解痉类药物
D. 中草药外敷
E. 注射维生素 B_1、维生素 B_2
4. 局麻过程中，为了预防医源性感染，不包括哪项措施
A. 注射点擦干后，用 2% 碘酊消毒
B. 使用一次性注射器
C. 避免注射针头被污染
D. 使用无菌的局麻药液
E. 术前 3 天大剂量运用抗生素
5. 在注射局麻药过程中下面哪些操作是正确的
A. 注射前回抽无血，缓慢注射麻药
B. 选择合适的注射针，至少有 1cm 长度留在组织之外
C. 注射前仔细检查注射针尖有无倒钩，不反复穿刺
D. 注射前熟悉局麻药的毒性及一次最大用量
E. 以上都是
6. 为避免局麻药中毒，其防治原则中不包括以下哪项
A. 注意局麻药用药总量
D. 注意局麻药浓度
C. 注意局麻药推注速度
D. 注意避免将局麻药直接注入血管
E. 用药前做过敏试验

【A_2型题】

7. 患者，男，28岁。拔牙前 2% 利多卡因局麻后，患者出现心悸、头晕、胸闷、面色苍白、全身冷、四肢厥冷无力、脉搏快而弱、血压下降。该患者情况属于
A. 中毒
B. 晕厥
C. 过敏反应
D. 癔症
E. 肾上腺素反应
8. 如果在注射麻药后，拔出注射针时，左颊部随即出现肿胀，最可能的原因是发生了
A. 血肿
B. 水肿
C. 过敏
D. 感染
E. 肌肉痉挛
9. 如果在麻醉过程中，患者出现头晕、胸闷、恶心、出汗，继而发生晕厥，以下处理措施中哪项是错误的
A. 立即停止麻药注射
B. 置病人于头高脚低位，松解衣领，保持呼吸通畅
C. 芳香胺酒精或氨水刺激呼吸

D. 吸氧和静脉注射高渗葡萄糖
E. 针刺人中穴

10. 如果在麻醉过程中出现血肿，应立刻采取的措施是
A. 切开引流，放出积血
B. 粗针穿刺，抽出积血
C. 压迫止血，并予冷敷
D. 全身应用抗感染及止血药物
E. 不予处理

11. 为避免在麻醉过程中出现血肿，其防治原则中不包括以下哪项
A. 选择正确进针点、进针角度和进针方向
B. 进针不能超过规定深度
C. 避免反复多方向穿刺
D. 注射针尖不能粗钝或有倒钩
E. 局麻药中加入肾上腺素

第三章　牙及牙槽外科

第一节　牙拔除术的基本知识

【A_1 型题】

1. 牙拔除后多长时间，X线片上拔牙创出现正常的骨结构
A. 1~2个月
B. 3~6个月
C. 7~9个月
D. 10~12个月
E. 12个月以上

2. 下列哪项不是拔牙的适应证
A. 牙外伤冠折
B. 妨碍义齿修复的错位牙
C. 冠根联合折无保留价值的牙
D. Ⅲ度松动的牙周病牙
E. 某些疾病的病灶牙

3. 下列哪项不是拔牙的禁忌证
A. 有近期心肌梗死病史者
B. 近期心绞痛频繁发作
C. 心功能Ⅲ~Ⅳ级
D. 心脏病合并高血压者（血压≥180/100mmHg）
E. 一度房室传导阻滞

4. 对于甲状腺功能亢进患者拔牙，下列哪项叙述是正确的
A. 基础代谢率在+20%以上，静息脉搏在100次/分以上
B. 基础代谢率在+20%以下，静息脉搏在100次/分以下
C. 基础代谢率在+20%以上，静息脉搏在100次/分以下
D. 基础代谢率在+30%以下，静息脉搏在100次/分以下
E. 基础代谢率在+30%以上，静息脉搏在100次/分以下

5. 单纯性高血压患者一般血压控制在多少时可考虑拔牙
A. 140/90mmHg以下
B. 160/95mmHg以下
C. 170/100mmHg以下
D. 180/100mmHg以下
E. 180/95mmHg以下

6. 糖尿病患者空腹血糖控制在多少时可考虑拔牙
A. 120mg/dl以下
B. 140mg/dl以下
C. 180mg/dl以下
D. 6.1mmol/L以下
E. 8.4mmol/L以下

7. 妊娠期妇女拔牙时，下列哪项不对
A. 在怀孕的第5、6、7个月期间，进行拔牙较为安全
B. 妊娠期的前3个月拔牙易发生流产
C. 妊娠期的后3个月拔牙有可能早产
D. 对有流产、早产史者，更应注意
E. 拔牙时麻药中不加肾上腺素

8. 拟拔除右侧上颌第一磨牙，患者的体位哪项是正确的
A. 张口时上颌牙的平面约与地面成30°
B. 张口时上颌牙的平面约与地面成45°
C. 张口时上颌牙的平面约与地面成60°
D. 张口时上颌牙的平面约与地面成90°
E. 张口时上颌牙的平面约与地面平行

9. 关于拔牙器械的叙述中，哪项是错误的
A. 牙钳持握时应注意握持区尽量靠钳柄的末端
B. 牙钳由钳喙、关节及钳柄三部分构成
C. 钳喙的长轴应与牙长轴平行
D. 牙挺由杆和柄两部分组成
E. 牙挺作用的原理有杠杆原理、楔的原理和轮轴原理

10. 下列疾病的患者在拔牙前后应给予抗生素以预防并发症，但不包括
A. 糖尿病
B. 先天性心脏病
C. 慢性肝炎
D. 风湿性心脏病

E. 慢性肾炎

11. 造血系统疾病患者，拔牙时下列哪项是错误的
  A. 贫血患者，血红蛋白在60g/L以上，可考虑拔牙
  B. 急性白血病为拔牙禁忌证
  C. 血友病拔牙，应补充凝血因子
  D. 原发性血小板减少性紫癜急性型不可拔牙
  E. 慢性白血病拔牙时应与专科医生合作

【A_2型题】

12. 某成年患者，Ⅲ|滞留但不松动，X线片显示3|横位阻生于24|根尖之间。Ⅲ|牙根完好无吸收。最佳的处理方法为
  A. 拔除Ⅲ|，活动义齿修复
  B. 拔除Ⅲ|，种植义齿修复
  C. 拔除Ⅲ|及3|，将3|移植于拔牙窝内
  D. 拔除Ⅲ|，开窗牵引助萌
  E. 保留Ⅲ|，正畸科会诊

【A_3/A_4型题】

（13~16题共用题干）

患者，女，43岁。风湿性心脏病史10余年，二尖瓣狭窄，心功能Ⅰ级。口内有右下侧切牙、右下第一磨牙、左下侧切牙及左下第一磨牙残根，Ⅰ度松动需要拔除。

13. 该患者拔牙，在有菌血症发生时，有可能导致以下哪种严重并发症
  A. 干槽症
  B. 颊间隙感染
  C. 口腔上颌窦瘘
  D. 颏下间隙感染
  E. 亚急性细菌性心内膜炎

14. 引起以上严重并发症的最重要因素之一，是以下哪种细菌菌血症
  A. 金黄色葡萄球菌
  B. 铜绿假单胞菌
  C. 混合细菌
  D. 变形链球菌
  E. 铜绿假单胞菌

15. 此类致病菌对以下哪种抗生素高度敏感
  A. 甲硝唑
  B. 青霉素
  C. 链霉素
  D. 头孢菌素
  E. 庆大霉素

16. 对于该患者最佳的治疗方案是
  A. 分次拔除患牙，术前预防性使用抗生素
  B. 分次拔除患牙，术后预防性使用抗生素
  C. 分次拔除患牙，术前术后预防性使用抗生素
  D. 一次拔除全部患牙，术前预防性使用抗生素
  E. 一次拔除全部患牙，术前、术后预防性使用抗生素

第二节 牙拔除术

【A_1型题】

1. 可采用扭转力拔除的牙齿有
  A. 下颌磨牙
  B. 上颌前牙
  C. 下颌前牙
  D. 上颌磨牙
  E. 上颌前磨牙

2. 关于拔牙窝的处理，哪项是错误的
  A. 撕裂的牙龈组织应予缝合
  B. 扩大的牙槽窝需要复位
  C. 与骨膜牙龈相连的骨折片应复位保留
  D. 拔除滞留的乳牙后应彻底搔刮
  E. 拔牙创内的肉芽应彻底刮净

3. 拔牙创的检查与处理哪项是错误的
  A. 应检查拔除的牙是否完整
  B. 应检查拔除的牙根数目是否符合
  C. 复位扩大的牙槽窝
  D. 刮除拔牙创内肉芽组织
  E. 将消毒纱布填入牙槽窝

【A_2型题】

4. 患者，女，16岁。因正畸治疗需要拔除4，检查：4无牙体病变，无明显松动，牙龈正常，正确的拔除方法是
  A. 使用牙钳先向颊侧后向腭侧摇动，逐渐加力并结合牵引
  B. 使用牙钳先向腭侧后向颊侧摇动，逐渐加力并结合牵引
  C. 分根后直接牵引拔除
  D. 增隙后直接牵引拔除
  E. 颊侧去骨后向颊侧摇动，逐渐加力并结合牵引

【B_1型题】

（5~8题共用备选答案）

A. 牵引力
B. 轮轴力
C. 扭转力
D. 摇动力
E. 楔力

5. 拔牙时应首先应用
6. 使牙齿脱位的力是
7. 拔除扁根牙或多根牙时不宜使用
8. 三角挺主要提供的是

第三节 牙根拔除术

【A_1型题】

1. 关于牙根拔除术的叙述中，哪项是错误的
   A. 高位残根、断根可用根钳直接拔除
   B. 略低于牙槽突的断根在去除少许牙槽骨后，也可用根钳拔除
   C. 根钳无法夹住的低位残根应使用牙挺
   D. 使用根挺时不应以腭侧骨板做支点
   E. 牙挺挺刃的大小、宽窄应与牙根相适应

【A_3/A_4型题】

（2~5题共用题干）

患者，女，53岁。贫血病史10余年，全身检查其他未见异常。口内有$\underline{6|}$残根，不松动，需要拔除。

2. 该患者满足下列哪项可行拔牙
   A. 血红蛋白在70g/L以上，血细胞比容30%以上
   B. 血红蛋白在80g/L以上，血细胞比容30%以上
   C. 血红蛋白在80g/L以上，血细胞比容20%以上
   D. 血红蛋白在70g/L以上，血细胞比容20%以上
   E. 血红蛋白在70g/L以上，血细胞比容25%以上
3. $\underline{6|}$残根如根分叉未破坏，首先应
   A. 挺松整个牙齿
   B. 分根
   C. 牙钳直接拔出
   D. 根钳直接拔出
   E. 以上都不正确
4. 拔除该牙时应重点预防下列哪项并发症
   A. 软组织损伤
   B. 骨组织损伤
   C. 口腔上颌窦交通
   D. 邻牙损伤
   E. 颞下颌关节脱位
5. 患者拔除该牙术后至少多长时间才能行永久性修复
   A. 2周
   B. 3周
   C. 1个月
   D. 3个月
   E. 6个月

第四节 阻生牙拔除术

【A_1型题】

1. 对阻生第三磨牙的命名中哪项是错误的
   A. $\overline{8|}$低位水平阻生
   B. $\overline{8|}$舌向阻生
   C. $\overline{8|}$高位远中阻生
   D. $\overline{8|}$倒置阻生
   E. $\overline{8|}$近中垂直阻生
2. 下颌第三磨牙阻生，什么情况下适宜做龈瓣切除术
   A. 水平阻生，冠周炎反复发作
   B. 垂直阻生，升支前方有足够空隙，对殆牙位置正常
   C. 近中阻生，前方邻牙远中龋坏
   D. 近中阻生，龈瓣上有咬痕
   E. 颊向阻生，对殆牙位置正常
3. 下颌阻生第三磨牙拔除的适应证中不包括
   A. 正畸需要拔除
   B. 可能为颞下颌关节紊乱综合征诱因的阻生第三磨牙
   C. 临床无症状的完全骨埋伏阻生牙
   D. 阻生第三磨牙反复引起冠周炎者
   E. 阻生第三磨牙本身有龋坏，或引起邻牙病变者
4. 关于涡轮钻拔牙法特点的叙述中，哪项是错误的
   A. 拔牙震动小，患者痛苦小
   B. 创伤较大
   C. 配合吸引器，手术视野更清楚
   D. 比锤凿法缩短手术时间30%~40%
   E. 患者更愿接受

【A_2型题】

5. 某妊娠9个月的高龄孕妇，$\overline{8|}$近中阻生，近3天牙冠周围牙龈红肿，触痛明显。此时比较适宜的治疗方法是
   A. 局部冲洗、上药
   B. 拔除第三磨牙
   C. 切除第三磨牙冠面龈瓣
   D. 局部理疗
   E. 不做处理

【A_3/A_4型题】

（6~8题共用题干）

患者，女，28岁。$\overline{8|}$近中阻生，$\overline{7|}$远中深龋，患者主诉右下后牙冷热刺激性疼痛，无自发性疼痛。

6. 该患者正确治疗程序为
   A. 拔除$\overline{8|}$，治疗$\overline{7|}$
   B. 单纯治疗$\overline{7|}$

C. 拔除8⌉，观察7⌉
D. 先治疗7⌉，后拔除8⌉
E. 以上都不正确

7. 如果拔除8⌉，解除邻牙阻力常需要
A. 切开法
B. 去骨法
C. 劈开法
D. 直接挺出8⌉
E. 以上都不正确

8. 如果拔牙过程中出现晕厥，以下哪项不应该出现
A. 头晕、胸闷
B. 面色苍白、全身冷汗
C. 四肢厥冷、乏力
D. 脉慢而弱
E. 恶心、呼吸困难

（9~14 题共用题干）

患者，男，35 岁。8⌉近中中位阻生，7⌉远中颈部可疑龋坏。

9. 现拟拔除8⌉，以下各项检查中，对8⌉拔除最重要的是
A. 7⌉龋坏程度
B. 78⌉冠周牙龈有无炎症
C. 8⌉对𬌗牙情况
D. 拍78⌉X 线片并做阻力分析
E. 检查患者颞下颌关节情况及张口度

10. 如果用牙挺已将8⌉挺松，但因邻牙阻力大，此时应
A. 采用劈开法去除部分牙冠
B. 切开去骨
C. 继续用牙挺将其挺出
D. 用涡轮钻截去近中冠
E. 磨除7⌉远中部分牙冠，去除阻力

11. 如果在拔除8⌉时需要翻瓣和去骨，以下一般原则中哪项是错误的
A. 远中切口勿偏舌侧
B. 近中颊侧切口与龈缘成 90°
C. 颊侧切口勿超过前庭沟
D. 应做黏骨膜全层切开，紧贴骨面将瓣翻起
E. 去骨时可采用锤凿法或涡轮钻法

12. 在翻瓣去骨拔除阻生的8⌉后 3 天，患者出现拔牙窝持续性疼痛，并向耳颞部放射。检查见拔牙窝内无血凝块，牙槽骨壁表面有灰白色假膜覆盖，有明显臭味。诊断应为
A. 拔牙术后反应
B. 干槽症
C. 牙槽骨创伤
D. 牙槽脓肿
E. 7⌉急性根尖周炎

13. 出现上述症状后，最应采取的相应治疗为
A. 应用抗生素，防止感染扩散
B. 拔牙窝清创后填塞碘仿纱条以隔离外界刺激
C. 局部理疗，促进炎症消退
D. 拍 X 线片，看拔牙窝内有无残留牙根及牙或骨的碎片
E. 探查舌侧骨板有无骨折，必要时取出

14. 如果患者拔牙后 4 天出现发热、开口困难和吞咽疼痛，检查发现拔牙窝舌侧黏膜红肿及压痛。最可能的诊断是
A. 咽峡前间隙感染
B. 干槽症
C. 术后反应
D. 舌侧骨板骨折
E. 翼下颌间隙感染

【B_1 型题】

（15~18 题共用备选答案）
A. 第Ⅱ类阻生
B. 第Ⅲ类阻生
C. 颊侧移位
D. 低位阻生
E. 倒置阻生

15. 根据牙与下颌升支及第二磨牙的关系，阻生第三磨牙全部位于下颌支内时称为
16. 根据牙在骨内的深度，骨埋伏阻生属于
17. 以上哪种类型是根据阻生智齿的长轴与第二磨牙长轴的关系而进行的分类
18. 以上哪种类型是根据在牙列中的位置而进行的分类

第五节　牙拔除术并发症

【A_1 型题】

1. 拔牙术中最常见的并发症是
A. 牙根折断
B. 下牙槽神经损伤
C. 对𬌗牙损伤
D. 下颌骨骨折
E. 邻牙损伤

2. 拔除7⌉时，不会发生
A. 邻牙松动
B. 对𬌗牙损伤
C. 牙槽骨骨折
D. 牙龈撕裂
E. 上唇麻木

3. 常见拔牙后出血的局部原因不包括
A. 牙龈撕裂
B. 残留炎性肉芽组织
C. 牙槽内小血管破裂
D. 血凝块因保护不佳而脱落
E. 原发性血小板减少性紫癜

4. 干槽症症状通常发生在拔牙术后
A. 术后 1 小时
B. 术后第 1 天
C. 术后 2~3 天
D. 术后 7 天

E. 术后2周

5. 拔牙造成口腔与上颌窦交通时，错误的处理方法

A. 穿孔≤2mm，按常规拔牙后处理，待其自然愈合

B. 术后嘱患者勿用鼻腔鼓气

C. 避免强力打喷嚏

D. 穿孔＞7mm，将两侧牙龈拉拢缝合

E. 术后给予抗感染治疗

6. 干槽症的诊断标准不包括下列哪项

A. 拔牙后1~2天有剧烈疼痛

B. 可向耳颞部、下颌区或头顶部放射

C. 拔牙窝内可空虚

D. 拔牙窝内可有腐败变性的血凝块

E. 口腔内可有腐臭味

【A_2 型题】

7. 某患者拔除$\underline{7|}$，2小时后仍出血不止。检查发现$\underline{7|}$颊侧牙龈撕裂，渗血明显。最好采用以下哪种方法止血

A. 明胶海绵+纱球压迫

B. 碘仿纱条填塞

C. 全身应用止血药物

D. 缝合撕裂牙龈

E. 结扎颈外动脉

第六节　牙种植术

【A_1 型题】

1. 种植义齿成功标准中，要求种植牙的成功率应达到

A. 5年为75%以上，10年为70%以上

B. 5年为85%以上，10年为80%以上

C. 5年为85%以上，10年为70%以上

D. 5年为80%以上，10年为70%以上

E. 5年为90%以上，10年为85%以上

2. 目前临床上主要采用的牙种植体为

A. 黏膜内种植体

B. 骨膜下种植体

C. 骨内种植体

D. 牙内骨内种植体

E. 穿下颌种植体

3. 目前应用最广的牙种植材料为

A. 钛

B. 铁

C. 不锈钢

D. 高分子材料

E. 以上都不是

第七节　牙槽外科手术

【A_1 型题】

1. 拔牙后牙槽骨吸收不全，骨尖、嵴有压痛者，一般应在何时做牙槽骨修整术

A. 拔牙后1周

B. 拔牙后2周

C. 拔牙后3周

D. 拔牙后4周

E. 拔牙后2~3个月

2. 先天性舌系带异常的矫正术在什么时间进行为宜

A. 出生后3~6个月

B. 出生后9~12个月

C. 2岁

D. 3岁

E. 4岁

【A_2 型题】

3. 某老年患者全口无牙颌进行义齿修复时发现左侧颊系带附着于牙槽嵴顶，影响将来义齿固位。应该采用的治疗措施是

A. 颊系带矫正术

B. 牙槽突修整术

C. 牙槽嵴加高术

D. 不做处理，改变修复方法

E. 不做处理，将来通过调磨义齿，进行缓冲

【B_1 型题】

（4~7题共用备选答案）

A. 观察，局部不做处理

B. 局部按摩

C. 行舌系带延长术

D. 行牙槽突修整术

E. 行上颌结节修整术

4. 2岁患儿，伸舌时舌尖出现切迹，但对语言进食无明显影响，此时应

5. 患者拔牙后2周创口愈合，局部有一骨棱压痛明显，最佳处理方法为

6. 患者拔牙后3个月局部愈合尚可，但有一骨棱压痛明显，此时应

7. 患者上颌无牙颌欲做义齿修复，但一侧上颌结节存在明显倒凹，此时应

第四章　口腔颌面部感染

第一节　概　　论

【A_1 型题】

1. 口腔颌面部间隙感染的病原菌是
   A. 以金黄色葡萄球菌为主
   B. 以混合性细菌为主
   C. 以厌氧菌为主
   D. 以溶血性链球菌为主
   E. 以特异菌为主
2. 判断颌面部间隙感染是否有脓肿形成的方法不包括
   A. 波动试验
   B. 穿刺法
   C. B超
   D. CT
   E. 曲面体层片
3. 口腔颌面部感染的主要途径是
   A. 牙源性
   B. 腺源性
   C. 损伤性
   D. 血源性
   E. 医源性
4. 面部感染逆行常引起颅内哪种严重的并发症
   A. 细菌性脑栓塞
   B. 脑膜炎
   C. 海绵窦血栓性静脉炎
   D. 脑脓肿
   E. 脑炎

第二节　下颌智齿冠周炎

【A_1 型题】

1. 急性冠周炎早期局部治疗应首先采用
   A. 拔除患牙
   B. 龈袋烧灼
   C. 龈袋冲洗上药
   D. 切开引流
   E. 开髓引流
2. 急性智齿冠周炎的治疗方法中应除外
   A. 局部冲洗上药
   B. 切开引流
   C. 配合口服抗生素
   D. 拔除患牙
   E. 使用漱口液
3. 下颌智齿冠周炎并发的龈瘘常出现于下列哪颗牙齿的颊侧
   A. 下颌第三磨牙
   B. 下颌第二磨牙
   C. 下颌第一磨牙
   D. 下颌第二前磨牙
   E. 下颌第一前磨牙

第三节　间隙感染

【A_1 型题】

1. 以下关于腐败坏死性蜂窝织炎临床表现的叙述中，哪项是错误的
   A. 局部皮肤弥漫性水肿
   B. 呈紫红色或灰白色
   C. 无弹性
   D. 无明显凹陷性水肿
   E. 可触及捻发音
2. 腺源性感染常见于哪个间隙
   A. 下颌下间隙
   B. 舌下间隙
   C. 翼下颌间隙
   D. 咽旁间隙
   E. 咬肌间隙
3. 通常不会引起开口受限的间隙感染
   A. 咬肌间隙感染
   B. 翼下颌间隙感染
   C. 颞间隙感染
   D. 颊间隙感染
   E. 颞下间隙感染
4. 以下间隙感染中容易引起严重开口受限的是
   A. 舌下间隙
   B. 咬肌间隙
   C. 下颌下间隙
   D. 眶下间隙
   E. 颏下间隙
5. 咬肌间隙感染最常见的病灶牙是
   A. 下颌尖牙
   B. 下颌前磨牙
   C. 下颌中切牙
   D. 下颌侧切牙
   E. 下颌磨牙
6. 以下可引起眶下间隙感染最常见的病灶牙是
   A. 上颌磨牙
   B. 上颌侧切牙
   C. 上颌智牙
   D. 下颌磨牙
   E. 下颌前磨牙
7. 眶下间隙感染向颅内扩散，并

发海绵窦血栓性静脉炎，其扩散途径是
A. 面前静脉、颈内动脉
B. 颞浅静脉、内眦静脉
C. 面前静脉、颞浅静脉、颈内动脉
D. 面前静脉、内眦静脉、眼静脉
E. 眶内静脉、面前静脉

8. 眶下间隙脓肿首选的治疗方法是
A. 从口外切开引流
B. 从口内切开引流
C. 拔除病源牙
D. 病源牙行根管开放引流
E. 局部理疗

9. 以下关于脓肿切开引流的指征叙述错误的是
A. 局部疼痛加重，并呈搏动性跳痛
B. 触诊时有压痛点、波动感，呈凹陷性水肿
C. 炎症累及多间隙，出现呼吸困难及吞咽困难者
D. 炎症早期，炎性肿胀不明显
E. 深部脓肿经穿刺有脓液抽出

10. 颊间隙脓肿口内切开引流时切口设计为
A. 在颊部下颌龈颊沟之上做牙槽骨平行切口
B. 腮腺导管口之下做垂直切口
C. 在颊部上颌龈颊沟之下做水平切口
D. 在下颌龈颊沟之上做垂直切口
E. 在上颌龈颊沟之下做垂直切口

11. 舌下间隙脓肿口内切开引流时应在
A. 经颌下区做切口
B. 舌下皱襞外侧做与下颌体平行的切口
C. 舌下皱襞上做切口
D. 舌下皱襞内侧做与下颌体平行的切口
E. 与下颌骨体垂面的方向做切口

【A_2 型题】

12. 患者，男，45 岁。右下牙槽神经传导阻滞麻醉后 3 天出现吞咽疼痛。检查：下颌角内侧压痛明显，开口度 10mm，口内翼下颌皱襞处黏膜水肿，最可能的诊断是
A. 咬肌间隙感染
B. 颞下间隙感染
C. 翼外肌痉挛
D. 翼下颌间隙感染
E. 下颌下间隙感染

13. 患者右侧智牙冠周脓肿继发右侧咬肌间隙脓肿，切开引流时发现引流物为翠绿色稍黏稠的脓液，有酸臭味。可能为哪种细菌感染所致
A. 金黄色葡萄球菌
B. 链球菌
C. 铜绿假单胞菌
D. 结核分枝杆菌
E. 混合细菌感染

14. 患者，男，65 岁。下颌第一前磨牙牙周脓肿造成口底多间隙感染；双侧下颌下、舌下及颏部均有弥漫性肿胀，并波及面颊及颈部；皮下可扪及捻发音；患者出现呼吸困难。此时最佳的处理措施是
A. 气管切开
B. 穿刺抽脓
C. 应用大剂量抗生素
D. 局部理疗
E. 广泛切开引流

【A_3/A_4 型题】

（15~19 题共用题干）

患儿，女，10 岁。主因右下颌肿痛 2 周，可摸到右下颌下区有活动性肿块，疼痛加重、高热 2 天就诊。检查：体温 39.0℃，急性面容，右下颌下弥漫性肿胀，局部可触及较硬的浸润块，表面皮肤红肿、发亮，皮温升高，有凹陷性水肿；开口度约 2.5cm，右下第一磨牙𬌗面深龋，叩痛（++）；穿刺可抽出淡黄色、黏稠脓液。

15. 此病可诊断为
A. 右颌下间隙蜂窝织炎
B. 右颌下结核性淋巴结炎
C. 右颌下间隙感染
D. 右颌下化脓性淋巴结炎
E. 右侧化脓性下颌下腺炎

16. 此病的感染来源可能是
A. 牙源性
B. 腺源性
C. 损伤性
D. 血源性
E. 医源性

17. 根据脓液的性质考虑细菌感染种类
A. 金黄色葡萄球菌
B. 链球菌
C. 铜绿假单胞菌
D. 混合性细菌
E. 结核分枝杆菌

18. 对何种抗生素敏感
A. 青霉素
B. 头孢菌素类
C. 万古霉素
D. 四环素
E. 克林霉素

19. 有关此病的治疗，下列哪项是正确的
A. 全身应用抗生素
B. 全身支持治疗
C. 及时行切开引流术
D. 治疗右下第一磨牙
E. 以上都正确

（20~25 题共用题干）

患者，女，21 岁。4 天前劳累后出现右下后牙龈胀痛，进食、吞咽时加重。昨日出现局部跳痛，开口受限，伴发热。检查见右面下部稍肿胀，开口二指，右下第

三磨牙近中阻生，冠周龈红肿、触痛明显，挤压时有少许脓液从远中盲袋内溢出。$\overline{76|}$前庭沟变浅，黏膜充血，压痛明显，有轻度波动感。$\overline{76|}$未见龋坏，叩诊（-），牙石（++）。咽侧壁稍红。

20. 正确的诊断应为
   A. $\overline{8|}$急性冠周炎
   B. 右侧咬肌间隙感染
   C. $\overline{6|}$根尖脓肿
   D. 右侧翼颌间隙感染
   E. $\overline{8|}$急性牙周炎
21. $\overline{76|}$龈颊沟肿胀的处理方法为
   A. 口服抗生素，局部不做处理
   B. 切开引流
   C. 拔除$\overline{76|}$
   D. $\overline{76|}$开髓、拔髓、根管引流
   E. $\overline{76|}$牙周治疗
22. 右下智牙的处理方法为
   A. 口服抗生素，局部不处理
   B. 冠周龈切开引流
   C. 局麻下拔除
   D. 远中龈瓣切除
   E. 局部冲洗上药，炎症消退后拔除
23. 此患者如果处理不当，可引起以下间隙感染，但不包括
   A. 咬肌间隙
   B. 翼下颌间隙
   C. 咽旁间隙
   D. 眶下间隙
   E. 颊间隙
24. 如果患者出现明显开口受限及以下颌角为中心的红肿、压痛，应怀疑存在
   A. 颊间隙感染
   B. 颞下间隙感染
   C. 下颌下间隙感染
   D. 咬肌间隙感染
   E. 咽旁间隙感染
25. 如果在下颌角区出现广泛凹陷性水肿，怀疑局部脓肿形成，此时最有效的检查方法
   A. X线检查
   B. 触诊检查
   C. 粗针头穿刺
   D. 化验检查
   E. 观察体温变化

【B_1型题】

（26~30题共用备选答案）
   A. 牙源性
   B. 腺源性
   C. 损伤性
   D. 血源性
   E. 医源性
26. 新生儿颌骨骨髓炎感染来源多为
27. 口腔颌面部感染的主要途径是
28. 边缘性颌骨骨髓炎感染来源多为
29. 化脓性颌骨骨髓炎感染来源多为
30. 儿童下颌下间隙感染来源多为

（31~35题共用备选答案）
   A. 眶下区弥漫性水肿
   B. 以下颌角为中心的红肿可伴有明显的开口受限
   C. 下颌支后缘稍内侧轻度肿胀、深压痛
   D. 下颌下三角区的红肿
   E. 下颌下、口底广泛水肿
31. 咬肌间隙感染主要表现为
32. 眶下间隙感染主要表现为
33. 口底蜂窝织炎主要表现为
34. 下颌下间隙感染主要表现为
35. 翼下颌间隙感染主要表现为

（36~40题共用备选答案）
   A. 颞下间隙
   B. 眶下间隙
   C. 咬肌间隙
   D. 翼下颌间隙
   E. 下颌下间隙
36. 最易发生腺源性感染的间隙为
37. 哪个间隙在解剖上居于诸间隙中心位置
38. 上颌尖牙、前磨牙的根尖化脓性炎症易造哪个间隙感染
39. 哪个间隙感染最易引起下颌升支部边缘性骨髓炎
40. 上颌结节阻滞麻醉，如针头污染可引起哪个间隙感染

第四节 颌骨骨髓炎

【A_1型题】

1. 在下列间隙感染中，哪一个最常引起颌骨边缘性骨髓炎
   A. 颞间隙
   B. 咬肌间隙
   C. 下颌下间隙
   D. 颏下间隙
   E. 眶下间隙
2. 化脓性颌骨骨髓炎急性期的X线片表现是
   A. 骨小梁有斑点状吸收
   B. 有骨膜反应
   C. 有死骨形成
   D. 破坏区周围有骨质增生
   E. 颌骨未见明显改变
3. 下列哪项不是中央性颌骨骨髓炎病灶清除术的指征
   A. 经药物治疗、拔牙或切开引流后仍遗留经久不愈的瘘管
   B. X线片可见有死骨形成
   C. 可从瘘管探得骨面粗糙
   D. 感染发生后2~3周
   E. 病员全身情况可耐受手术
4. 慢性边缘性骨髓炎如已明确骨质破坏的部位和范围，一般在病程多长时可施行病灶清除术
   A. 1周以后
   B. 4周后

C. 6周后
D. 8周后
E. 10周后

5. 下列哪项不是放射性颌骨骨髓炎的临床特点
A. 病程发展缓慢，可在放疗后10余年才出现症状
B. 死骨分离速度缓慢
C. 死骨与正常骨界线清楚
D. 骨面暴露部位长期溢脓，久治难愈
E. 可形成口腔和面颊部洞穿缺损

6. 头颈部肿瘤放疗前的常规准备工作中不包括
A. 牙周洁治
B. 治疗可以保留的龋齿
C. 拔除无法治愈的病牙
D. 去除口内金属义齿
E. 活动义齿修复口内缺失牙

7. 位于放射治疗范围内的牙齿拔除时间是
A. 放疗前
B. 放疗后1周
C. 放疗后1个月
D. 放疗后2周
E. 放疗后3个月

8. 发生颌骨放射性骨坏死的临界放射剂量指标为6~8周内给予
A. 30~50Gy
B. 60~80Gy
C. 90~10Gy
D. 120~140Gy
E. 100Gy

【A_2型题】

9. 某患者因左下第一磨牙急性根尖脓肿造成左下颌骨急性中央性骨髓炎，疼痛剧烈，左侧前磨牙及磨牙松动，牙龈红肿，龈袋溢脓。以下治疗措施中，不正确的是
A. 给予足量、有效的抗生素
B. 局部超短波理疗
C. 拔除左下第一磨牙，其余松动牙尽量保留
D. 若引流不畅，可考虑凿去部分骨外板
E. 形成骨膜下脓肿时应尽早切开引流

10. 某舌癌患者因术后放疗造成患侧下颌骨放射性骨坏死，并继发感染，局部反复肿胀，伴剧烈疼痛。以下治疗措施中，哪项是不适当的
A. 应用抗生素控制感染
B. 高压氧治疗
C. 理疗
D. 局部冲洗，保持引流通畅
E. 在健康骨质范围内施行死骨切除术

【A_3/A_4型题】

（11~13题共用题干）

患者，男，36岁。左下智齿冠周组织反复肿痛3年余，加重1周，伴张口受限，检查：双侧面部不对称，左侧咬肌区弥漫性肿胀，局部压痛明显，开口度仅一指，左侧下颌智牙完全萌出。同侧颈上部可触及多个肿大、压痛的淋巴结。

11. 为明确诊断，首选的影像学检查是
A. B超
B. 曲面体层片
C. 三维螺旋CT
D. 增强CT
E. MRI

12. 影像学检查在左下颌角咬肌附着区最不可能出现
A. 骨皮质增厚
B. 明显骨膜反应
C. 骨质从中央向外周呈“蚕食样”破坏
D. 骨髓腔内局限性破坏
E. 骨皮质表现凹坑样改变

13. X线片显示左下颌角部位有死骨形成，正确的诊断是
A. 左下颌智齿冠周炎急性发作
B. 左下颌骨慢性骨髓炎
C. 左下颌骨中央性骨髓炎
D. 左下颌骨慢性骨髓炎急性发作
E. 左下颌骨急性骨髓炎

【B_1型题】

（14~18题共用备选答案）
A. 化脓性颌骨骨髓炎
B. 慢性颌骨骨髓炎
C. 放射性颌骨骨髓炎
D. 新生儿颌骨骨髓炎
E. 亚急性颌骨骨髓炎

14. 由急性冠周炎或根尖炎等原因引起的骨髓炎为
15. 由放射治疗引起的骨髓炎为
16. 有口内或口外瘘管形成时称
17. 哪种骨髓炎约占各类型颌骨骨髓炎的90%以上
18. 哪种骨髓炎罕见发生于下颌骨

第五节 面部疖、痈

【A_1型题】

1. 痈的局部治疗宜采用
A. 高渗盐水纱布持续湿敷
B. 热敷
C. 硝酸银烧灼
D. 尽早切开引流
E. 破溃后停止局部湿敷

2. 颜面部疖痈最常见的致病菌为
A. 金黄色葡萄球菌
B. 白色葡萄球菌
C. 溶血性链球菌
D. 厌氧性链球菌
E. 铜绿假单胞菌

【A_3/A_4 型题】

（3~6 题共用题干）

患者，男，24 岁。上唇部肿胀疼痛 3 天，伴发热。检查：体温 38.5℃，上唇肿胀明显、紫红色，可见多个黄白色脓头。

3. 此病可诊断为
   A. 上唇脓肿
   B. 上唇疖
   C. 上唇痈
   D. 上唇皮脂腺囊肿继发感染
   E. 唇炎
4. 此部位感染最常见的致病菌为
   A. 铜绿假单胞菌
   B. 大肠埃希菌
   C. 金黄色葡萄球菌
   D. 变形杆菌
   E. 白念珠菌
5. 此部位感染易引起海绵窦化脓性血栓性静脉炎可能的原因不包括
   A. 血运丰富
   B. 面静脉无静脉瓣
   C. 上唇运动较多
   D. 细菌毒力强
   E. 局部皮脂腺丰富
6. 此患者的治疗方案中，哪项是错误的
   A. 局部高渗盐水持续湿敷
   B. 全身运用抗生素
   C. 加强营养，增强抵抗力
   D. 唇部减少活动
   E. 早期挑破或切开引流

第六节　面颈部淋巴结炎

【A_1 型题】

1. 以下关于结核性淋巴结炎的叙述中，哪项是错误的
   A. 常见于儿童和青年，轻者仅有淋巴结肿大而无全身症状
   B. 可同时有肺、肾、肠、骨等器官的结核病变或病史
   C. 淋巴结较硬，可单个或多个成串或彼此粘连成团
   D. 皮肤表面常有红、热及明显压痛，扪之可有波动感
   E. 形成脓肿破溃后，瘘管常经久不愈

【A_2 型题】

2. 患者，男，28 岁。右颈部淋巴结结核，下列哪种药物对治疗无效
   A. 青霉素
   B. 链霉素
   C. 异烟肼
   D. 利福平
   E. 乙胺丁醇

【B_1 型题】

（3~7 题共用备选答案）

A. 黄色黏稠脓液
B. 淡黄色稀薄脓液
C. 翠绿色、稍黏稠、有酸臭味的脓液
D. 灰白或灰褐色、有明显腐败坏死臭味的脓液
E. 稀薄污浊、暗灰色米汤样、夹杂干酪样坏死物的脓液

3. 混合细菌感染的脓液为
4. 金黄色葡萄球菌感染形成的脓液为
5. 结核性冷脓肿的脓液为
6. 链球菌感染形成的脓液一般为
7. 铜绿假单胞菌的典型脓液为

第五章　口腔颌面部创伤

第一节　概　　论

【A_1 型题】

1. 上颌骨骨折愈合较快，是因为
   A. 有上颌窦腔
   B. 相对于下颌骨而言，骨折段之间不易发生移动
   C. 无强大肌肉附着
   D. 上颌骨存在支柱式结构
   E. 血运丰富
2. 口腔颌面部外伤后组织容易肿胀的原因
   A. 血运丰富易形成血肿
   B. 颌面部创伤一般较严重
   C. 颌面部咀嚼运动多
   D. 口腔颌面部腔窦多
   E. 颌面部有腮腺组织

【B_1 型题】

（3~6 题共用备选答案）

A. 对治疗不利
B. 对治疗有利
C. 两者均有
D. 两者均无
E. 以上均正确

3. 由于上下颌骨上有牙，当外

伤时

4. 由于口腔颌面部腔窦多，当外伤时

5. 由于口腔颌面部血运循环丰富，当外伤时

6. 由于口腔是消化道的入口、呼吸道的上端，当外伤时

第二节 急 救

【A_1 型题】

1. 环甲膜切开术在作为紧急抢救措施时，插管不宜超过
   A. 12 小时
   B. 24 小时
   C. 36 小时
   D. 48 小时
   E. 72 小时

2. 下列哪种口腔颌面部损伤需注射狂犬病疫苗
   A. 擦伤
   B. 挫伤
   C. 刺割伤
   D. 撕裂或撕脱伤
   E. 咬伤

3. 气管切开的部位多在
   A. 第 1 气管软骨环
   B. 第 1~2 气管软骨环
   C. 第 3~4 气管软骨环
   D. 第 4~5 气管软骨环
   E. 低于第 5 气管软骨

4. 口腔颌面部外伤出血最有效的止血方法是
   A. 填塞止血
   B. 结扎止血
   C. 指压止血
   D. 包扎止血
   E. 药物止血

5. 颌面外伤清创时下述哪项是错误的
   A. 应注意探查有无面神经损伤，腮腺导管损伤以及有无骨折发生
   B. 除确已坏死的组织外，一般仅将创缘略加修整即可
   C. 尽量保留软组织
   D. 唇、鼻、眼睑等重要部位的撕裂伤，组织大部分游离，即使没有感染也应去除
   E. 创口周围如有油垢，可用汽油或洁净剂擦干净

6. 以下关于口腔颌面部损伤伤员急救的叙述中，哪项是错误的
   A. 有条件时应尽早进行清创缝合术，无条件时应尽早包扎创口，防止外界细菌继续侵入
   B. 伴发颅脑损伤的病员应卧床休息，严密观察，暂不做不急需的检查和手术
   C. 病员如有脑脊液鼻漏或耳漏，应及时做鼻腔或耳道填塞与冲洗，以免引起颅内感染
   D. 对于昏迷伤员，应特别注意呼吸道通畅，防止发生误吸和窒息
   E. 对于烦躁不安的伤员，可给予适量镇静剂，但禁用吗啡

7. 颌面部创口初期缝合最宽时间为
   A. 6 小时
   B. 12 小时
   C. 24 小时
   D. 48 小时
   E. 大于 48 小时的创口，只要没有明显的化脓，清创后仍可做初期缝合

8. 关于颌面部创口缝合，下列说法错误的是
   A. 先关闭与口、鼻腔和上颌窦等窦腔相通的创口
   B. 裸露的骨面可暂不处理
   C. 创口较深者要分层缝合，消灭死腔
   D. 缝合应用小针细线，缝合后创缘要略外翻
   E. 在唇、鼻、眼睑等部位更要细致缝合

9. 包扎止血主要适用于
   A. 毛细血管和小动、静脉的出血
   B. 口腔内的出血
   C. 腔窦的出血
   D. 颈部大血管的出血
   E. 知名动脉的出血

10. 吸入性窒息的急救措施主要是
   A. 清除口、鼻及咽喉部堵塞物
   B. 使患者头偏一侧或采取俯卧位
   C. 吊起下坠的上颌骨块
   D. 将舌牵出口外
   E. 立即行气管切开，通过气管导管吸出堵塞物

11. 行气管切开时，切口不宜低于第 5 气管软骨环，否则易
   A. 伤及气管后壁
   B. 引起喉狭窄
   C. 损伤食管
   D. 损伤无名动脉
   E. 以上都不是

12. 颞部外伤出血进行压迫止血的有效部位是
   A. 耳屏前区
   B. 咬肌前缘
   C. 颌外动脉走行区
   D. 下颌角区
   E. 颈动脉三角区

13. 面部软组织出血时，应该压迫哪一动脉
   A. 舌动脉
   B. 面动脉
   C. 耳后动脉

D. 颌内动脉
E. 上唇动脉

【A_2 型题】

14. 一外伤昏迷患者准备转送，不应采用的措施是
A. 采取侧卧位
B. 采取仰卧位
C. 随时观察伤情变化，防止窒息和休克发生
D. 额部垫高
E. 疑有颈椎损伤的伤员，颈下应放置小枕，头部左右两侧用小枕固定

15. 一患者因车祸致口腔颌面部多处裂伤伴下颌骨多发性骨折，出现神志不清、口唇发绀及三凹征时的紧急处理应是
A. 吸氧
B. 清创缝合
C. 骨折复位
D. 人工呼吸
E. 气管切开

16. 一口腔颌面部损伤患者，有昏迷史，清醒一段时间后出现头痛加剧、不安，进而嗜睡，再次进入昏迷，应首先考虑为
A. 脑水肿
B. 脑挫裂伤
C. 蛛网膜下腔血肿
D. 硬脑膜外血肿
E. 脑震荡

17. 患者，男，40 岁。因口腔颌面部创伤致舌体裂伤，出血明显，口底肿胀。应采取以下何种方法彻底止血
A. 注射止血针
B. 用纱布块填塞止血
C. 指压患侧的颈总动脉
D. 行舌裂伤清创缝合术
E. 做颈外动脉结扎术

【B_1 型题】

（18~21 题共用备选答案）
A. 气管切开
B. 悬吊移位的骨块
C. 清除口鼻腔及咽喉部的异物
D. 经口气管内插入通气导管
E. 以上均正确

18. 上颌骨骨折后向后下移位引起的窒息可用
19. 昏迷患者局部出血引起的窒息可用
20. 阻塞性窒息首先应进行的处理
21. 口咽部血肿或舌根部肿胀

（22~25 题共用备选答案）
A. 包扎止血
B. 填塞止血
C. 结扎止血
D. 指压止血
E. 以上均正确

22. 上颌骨骨折，鼻出血可采用
23. 面颊部开放性损伤大出血的患者，现场无急救物品应采用
24. 额颞部开放性损伤引起的毛细血管，小动、静脉的出血可采用
25. 舌外伤致严重大出血并已送入手术室的患者应采用

第三节　软组织创伤

【A_1 型题】

1. 舌损伤缝合时下列哪项不符合要求
A. 进针要深
B. 采用小针细线缝合
C. 距创缘稍远进针
D. 最好加用褥式缝合
E. 尽量保持舌的长度

2. 细菌进入创口几小时内尚未大量繁殖而易于清除
A. 6~12 小时内
B. 32 小时内
C. 20 小时内
D. 24 小时内
E. 14 小时内

3. 唇外伤清创术中哪条措施是错误的
A. 按唇弓的形态对位缝合
B. 注意缝合口轮匝肌
C. 必要时用组织瓣修复
D. 如有贯通伤应先缝合口腔面
E. 组织缺损大时可直接拉拢分层缝合

【A_2 型题】

4. 某患者面部遭受外力打击后，未形成开放性创口，局部肿胀、疼痛和皮下淤血，X 线检查未见颌骨骨折。临床诊断为
A. 擦伤
B. 挫伤
C. 挫裂伤
D. 撕裂伤
E. 撕脱伤

5. 一名女工，因机器缠绕头发，造成头皮及面部大面积软组织撕脱伤。以下关于伤情错误的是
A. 应及时清创，复位缝合
B. 伤情重、出血多、易发生休克
C. 如撕脱组织有血管可吻合，应即刻行血管吻合组织再植术
D. 如撕脱组织无血管可吻合，因口腔颌面部血供丰富，在伤后 6 小时内，也应尽量复位缝合
E. 如撕脱的组织瓣损伤过重，伤后已超过 6 小时，组织已不能利用，应在清创后进行皮片游离移植，

消灭创面

6. 一患者不慎跌倒，摔伤面部。检查见皮肤表层破损，少量出血，创面可见泥沙黏着。其确切的诊断应该是面部皮肤的
   A. 擦伤
   B. 挫伤
   C. 挫裂伤
   D. 撕裂伤
   E. 刺伤
7. 一面部软组织撕裂伤患者，受伤时间距就诊时间52小时，创面已有组织液及纤维素渗出，应采取的措施是
   A. 不清创，局部湿敷，二期处理
   B. 充分清创，去除渗出物及坏死组织，严密缝合
   C. 充分清创，严密缝合，放置引流物
   D. 充分清创，暂不缝合，暴露观察
   E. 简单清创后严密缝合
8. 患者面部外伤造成右侧上唇部分缺损，缺损大小相当于上唇的1/5，伤口不甚干净，创面已不渗血。以下处理措施中，哪项是不必要的
   A. 直接拉拢缝合
   B. 应用抗生素
   C. 采用下唇组织瓣转移修复上唇缺损
   D. 清创
   E. 注射破伤风抗毒素

【A_3/A_4型题】

（9～11题共用题干）

患者，女，22岁。颌面部跌伤4小时。无昏迷史，脉搏、血压、呼吸均正常。检查：上唇有一个2cm长的穿通伤口，上颌前牙牙龈撕裂，轻摇见有骨块异常活动。下颌检查未见异常。后牙咬合关系正常，开口未受限。

9. 为明确诊断，还应做的辅助检查是
   A. 不需再加做辅助检查
   B. 患者咬压舌板检查
   C. 摩擦音检查
   D. X线检查
   E. 触摸上颌骨有无骨折线
10. 上唇伤口缝合，方法正确的是
   A. 先缝皮肤再缝黏膜
   B. 先缝肌层，再缝皮肤，最后缝黏膜
   C. 先关闭口腔黏膜创口，再缝肌层，缝皮肤
   D. 因唇部组织不厚，可黏膜、肌层、皮肤一起缝
   E. 以上方法均可行
11. 若上颌咬合片示上前牙区牙槽骨骨折。常用的固定方法是
   A. 单颌牙弓夹板固定
   B. 无须处理，观察
   C. 克氏针内固定
   D. 皮质骨螺钉固定
   E. 切开复位，骨间固定

【B_1型题】

（12～14题共用备选答案）

A. 挫裂伤
B. 切割伤
C. 撕裂伤
D. 砍伤
E. 咬伤

12. 创口创缘不齐，裂口较大
13. 创口创缘整齐，容易损伤血管和神经
14. 创口边缘不齐，常伴有肌肉、血管、神经和骨骼的外露

第四节　硬组织创伤

【A_1型题】

1. 上颌骨高位骨折出现脑脊液耳漏时，对下述哪类颅脑损伤具有诊断意义
   A. 硬膜外血肿
   B. 颅前窝骨折
   C. 脑挫裂伤
   D. 脑震荡
   E. 颅中窝骨折
2. 下列哪项不是颧骨颧弓骨折的临床表现
   A. 颧面部塌陷畸形
   B. 局部压痛
   C. 开口受限
   D. 咬合错乱
   E. 复视
3. 下列哪个部位的骨折最易引起呼吸道阻塞
   A. 下颌角部骨折
   B. 一侧颏孔区骨折
   C. 双侧颏孔区骨折
   D. 髁状突骨折
   E. 颏部正中线状骨折
4. 上前牙牙槽突骨折，应用
   A. 单颌牙弓夹板结扎复位固定
   B. 骨间固定加牙弓夹板固定
   C. 颌间结扎牵引复位固定
   D. 颌间结扎加颅颌绷带复位固定
   E. 颌间结扎固定
5. 下颌骨骨折的好发部位中不包括
   A. 髁状突颈部
   B. 喙突
   C. 下颌正中联合部
   D. 下颌角区
   E. 颏孔区
6. 诊断牙槽突骨折最有力的证据是
   A. 摇动损伤区的牙时，可见邻近数牙随之移动
   B. 局部疼痛，不敢咬合
   C. 牙齿松动

D. 牙齿移位，咬合关系错乱
E. 牙龈撕裂

7. 上颌骨骨折诊断中最有决定意义的体征是
A. 面部肿胀，出现“眼镜征”
B. 开口受限
C. 数个牙齿折断或错位
D. 上颌骨出现动度和错殆
E. 鼻出血

8. 上颌骨骨折愈合较快，是因为
A. 上颌骨存在支柱式结构
B. 相对于下颌骨而言，骨折段之间不易发生移动
C. 血运丰富
D. 有上颌窦腔
E. 无强大肌肉附着

9. 双侧髁状突颈部骨折后出现移位伴开殆，首选合理的治疗方法是
A. 颌间固定+颅颌弹性绷带
B. 单颌固定+颅颌弹性绷带
C. 手术切开复位固定
D. 在双侧磨牙后区垫以 2～3mm 厚橡皮垫，再用颅颌弹性绷带进行牵引
E. 单纯颌间固定

10. 颏部软组织损伤时最容易引起什么部位间接性骨折
A. 下颌骨喙突
B. 下颌骨髁状突
C. 上颌骨牙槽突
D. 下颌骨体部
E. 下颌骨升支部

11. Le Fort Ⅰ型骨折是指
A. 水平骨折
B. 锥形骨折
C. 颧弓上骨折
D. 纵形骨折
E. 矢状骨折

12. 眶下壁粉碎性骨折处理不正确的是
A. 微型接骨板内固定
B. 眶底植入钛网并内固定
C. 眶底植入自体骨并内固定
D. 眶底植入高分子衬垫材料并内固定
E. 手术时间以伤后 1 周左右为宜

13. Le Fort Ⅲ型骨折是指
A. 上颌骨低位骨折
B. 上颌骨中位骨折
C. 下颌骨骨折
D. 颧弓上骨折
E. 上颌骨高位骨折

14. 上颌骨高位骨折出现脑脊液鼻漏时，可考虑哪类颅脑损伤
A. 脑挫裂伤
B. 硬膜外血肿
C. 颅中窝骨折
D. 颅前窝骨折
E. 脑震荡

15. 最易并发颅底骨折的颌骨骨折是
A. 下颌骨髁状突骨折
B. 下颌骨正中骨折
C. 上颌骨 Le Fort Ⅲ型骨折
D. 上颌骨 Le Fort Ⅰ型骨折
E. 上颌骨 Le Fort Ⅱ型骨折

16. 颌骨骨折最常见的重要临床体征是
A. 咬合错乱
B. 常伴有软组织损伤
C. 流涎
D. 开口受限
E. 局部肿痛

17. 上前牙牙槽突骨折，应用
A. 单颌牙弓夹板结扎复位固定
B. 颌间结扎牵引复位固定
C. 颌间结扎固定
D. 颌间结扎加颅颌绷带复位固定
E. 骨间固定加牙弓夹板固定

18. 对颧骨颧弓复合体骨折采用
A. 口内切开复位固定
B. 保守治疗
C. 冠状切口切开复位固定
D. 颞部切开复位
E. 颌间牵引复位固定

19. 颌面骨中容易发生骨折的为
A. 上颌骨
B. 下颌骨
C. 颧弓
D. 腭骨
E. 颧骨

20. 影响下颌骨骨折段移位的因素包括
A. 骨折的部位
B. 外力大小和方向
C. 骨折线方向和倾斜度
D. 咀嚼肌牵引的力量
E. 以上都是

21. 眶底骨折最常见的临床表现
A. 失明
B. 眼球内陷
C. 眼球突出
D. 眼球水平方向运动受限
E. 内眦距变窄，眼裂变大

22. 下颌正中颏部双侧颏孔区骨折或粉碎性骨折均可使舌后坠引起呼吸困难，甚至窒息，其原因是
A. 舌骨舌肌的牵引
B. 下颌舌骨肌的牵引
C. 颏舌肌的牵引
D. 二腹肌的牵引
E. 颏结节区所附着肌肉的牵引

23. 颧弓骨折的主要临床体征是
A. 眶周瘀斑
B. 开口受限
C. 局部塌陷
D. 局部肿痛
E. 咬合错乱

24. 上颌骨骨折采用颌间结扎固定，固定一般为
A. 4～6 周
B. 2～3 周
C. 3～4 周
D. 8 周以上
E. 1 周

25. 对于下颌骨骨折患者，采用颌间结扎固定作为坚强内固定手术辅助维持咬合关系时，一般在骨折固定后多长时间即可去除
A. 2 周

B. 3 周
C. 4 周
D. 2~3 天
E. 5 周

26. 影响下颌骨骨折骨折段移位的最主要因素是
A. 骨折部位
B. 外力大小与方向
C. 咀嚼肌的牵拉作用
D. 骨折线走行方向
E. 颌骨的重力

27. 颌骨骨折治疗最重要的标准是
A. 骨性愈合
B. 纤维性愈合
C. 骨折线上的牙齿不松动
D. 恢复原有咬合关系
E. 无感染发生

28. 牙折常发生于下述哪个区域
A. 上前牙区
B. 下前牙区
C. 尖牙区
D. 前磨牙区
E. 磨牙区

29. 眶底骨折的手术时机是
A. 伤后立即手术
B. 伤后 3 天
C. 伤后 1 周
D. 伤后 2 周
E. 伤后 1 个月

30. 牙槽突骨折结扎固定时间是
A. 8 周
B. 6 周
C. 4~6 周
D. 2 周
E. 1 周

31. 单颌固定不具备的优点是
A. 便于保持口腔卫生
B. 可行使张、闭口运动
C. 固定坚实可靠
D. 对进食、语言功能影响较小
E. 具有一定活动功能，有利于改善局部血液循环

32. 上颌骨骨折发生骨移位的最佳复位时间为
A. 2 个月之内
B. 1 个月之内
C. 2 周之内
D. 1 周之内
E. 骨折当时

33. 髁状突颈部骨折常伴有
A. 颧弓骨折
B. 下颌角区骨折
C. 上颌骨骨折
D. 下颌升支部骨折
E. 对侧颏孔区或颏部骨折

34. 上颌骨骨折时，骨折块常出现后下方移位，主要原因可除外以下哪项
A. 面部肌肉的作用
B. 上颌骨与翼突同时骨折时，翼内肌的牵拉作用
C. 上颌骨与翼突同时骨折时，翼外肌的牵拉作用
D. 上颌骨重力作用
E. 外力的方向

35. 颌骨骨折的治愈标准是
A. 骨性愈合
B. 纤维性愈合
C. 骨折线上的牙齿不松动
D. 恢复原有咬合关系
E. 无感染发生

【A_2 型题】

36. 一外伤昏迷病员准备转送，不应采用的措施是
A. 采取俯卧位
B. 采取侧卧位
C. 额部垫高
D. 随时观察伤情变化，防止窒息和休克发生

37. 女孩，6 岁。颏部外伤 2 小时，检查：前牙开𬌗，曲面断层片显示双侧下颌支高度减低。最可能的诊断是
A. 颞下颌关节脱位
B. 软组织挫伤
C. 关节骨性强直
D. 髁突骨折
E. 骨关节病

38. 患者右侧下颌骨体部被钝器打击后，出现左侧后牙早接触，前牙开𬌗，左侧颞下颌关节区肿胀疼痛，可能是
A. 左侧翼外肌痉挛
B. 左侧髁状突颈部骨折
C. 左侧关节盘穿孔破裂
D. 双侧髁状突颈部骨折
E. 左侧颞颌关节急性前脱位

39. 患儿，4 岁。因外伤左上乳中切牙内陷移位，牙龈无明显撕裂伤，牙槽突无折断。X 线片显示恒牙胚未受波及。正确的处理是
A. 不做处理
B. 牵引复位
C. 定期复诊观察
D. 立即拔除
E. 立即复位固定

40. 患者，女，24 岁。因车祸造成面部外伤。X 线片显示右侧上颌骨骨折，骨折线横过鼻背、眶部，经颧骨上方到达翼突。正确的诊断是
A. Le Fort Ⅰ型骨折
B. Le Fort Ⅱ型骨折
C. Le Fort Ⅲ型骨折
D. 颧弓骨折
E. 鼻骨骨折

41. 某患者右下颌角骨折，X 线片示骨折线位于角前切迹，关于其骨折移位的可能性，哪一项是正确的
A. 骨折移位可能发生窒息
B. 前骨折段向下内移位，后段向前上移位
C. 前骨折段向前上移位，后段向下内移位
D. 前骨折段向后移位
E. 不发生移位

42. 某患者经 X 线片证实为颏部正中单发骨折。关于其骨折移位的可能性，哪一项是正确的
A. 无明显移位
B. 发生明显移位，并可能引起舌后坠及窒息
C. 一侧骨段向上移位，另一侧骨段向下移位

D. 双侧骨段都向上移位
E. 双侧骨段都向下移位

43. 某患者被硬物撞击，经 X 线检查证实为上颌前部的牙槽突骨折伴牙龈撕裂伤。对处理方法下列描述错误的是
A. 缝合撕裂的牙龈
B. 局麻下将牙槽突及牙齿复位
C. 单颌结扎固定
D. 调𬌗减少咬合干扰
E. 颌间结扎固定

44. 某患者双侧髁状突高位骨折且有前牙开𬌗，后牙早接触。治疗上宜选用
A. 颌间结扎
B. 颌间牵引加颅颌绷带
C. 切开复位内固定
D. 髁状突摘除术
E. 弹性绷带颅颌固定

45. 某患者下颌角骨折，由于未能及时合理地处理，影响了骨折的愈合，形成了“假关节”。其处理方法应是
A. 颌间牵引
B. 颌间牵引复位后颌间结扎
C. 切开复位，内固定
D. 切开、复位、植骨、促愈合
E. 使用外牵引装置，配合颌间牵引和固定

46. 5 岁儿童不慎跌倒后行 X 线检查发现右侧髁状突骨折，医生建议采用保守治疗。其主要原因是
A. 儿童骨质柔软，髁状突骨折一般不严重
B. 儿童处于发育期，手术可能破坏髁状突，导致术后患侧下颌支发育障碍或发育迟缓
C. 儿童期髁状突的修复改建能力较强，即使移位的髁状突未能复位，在术后也可通过骨质的吸收和增生，随着功能的需要而自行调整到原来的大致位置
D. 儿童身体尚未完全发育，手术风险大，麻醉和手术容易发生意外
E. 儿童对手术必要性不理解，术前准备和术后治疗常不合作

【A_3/A_4 型题】

（47~51 题共用题干）

患者，男，26 岁。因交通事故造成面部外伤而来诊。检查：耳、鼻出血，并证实有脑脊液鼻漏，面部两侧不对称，右侧眶下区肿胀，右下眼睑肿胀、淤血，右侧上颌骨下垂，后牙早接触。

47. 应选用以下哪项 X 线检查
A. 华特位片
B. 颧弓位片
C. 上颌前部𬌗片
D. 许勒位片
E. 上颌正位体层片

48. 如 X 线片显示右侧上颌骨骨折，骨折线横过鼻根、眶部，经颧额缝达翼板。正确的诊断是
A. Le Fort Ⅰ型骨折
B. Le Fort Ⅱ型骨折
C. Le Fort Ⅲ型骨折
D. 鼻骨骨折
E. 颧弓骨折

49. 如 X 线片显示右侧上颌骨骨折，骨折线自鼻额缝向两侧横过鼻梁、眶内侧壁、眶底，经颧上颌缝达翼板。正确的诊断是
A. Le Fort Ⅰ型骨折
B. Le Fort Ⅱ型骨折
C. Le Fort Ⅲ型骨折
D. 鼻骨骨折
E. 颧弓骨折

50. 以下各项处理措施中，哪项是错误的
A. 抗生素滴鼻
B. 鼻腔填塞止血
C. 耳鼻应经常消毒，保持干净
D. 防止咳嗽和打喷嚏
E. 用抗生素预防感染

51. 对于该患者应采取的初步救治措施是
A. 气管切开，输液
B. 立即行切开复位内固定术
C. 立即行颌间结扎，颅颌绷带固定
D. 消毒棉填塞鼻腔及外耳道，上颌骨暂时悬挂固定
E. 暂时做颅上颌固定，补液，对症处理并密切观察

（52~54 题共用题干）

某患者因车祸伤及颅面部，有一过性昏迷病史，检查发现颧部凹陷，眶周淤血，咬合正常，开口受限。

52. 应首先做哪项辅助检查
A. 头颅 CT
B. 上颌骨华氏位片
C. 颧弓位片
D. 上颌咬合片
E. 鼻颏位片

53. 根据临床检查，对骨折的诊断可能是
A. Le FortⅠ型骨折
B. Le FortⅡ型骨折
C. Le FortⅢ型骨折
D. 上颌骨纵形骨折
E. 颧骨、颧弓骨折

54. 在检查过程中发现患者出现开口受限，可能的原因是
A. 患者出现休克症状
B. 骨折块发生内陷移位，压迫了颞肌和咬肌
C. 患者癔症
D. 下颌骨移位
E. 骨块压迫运动神经造成神经损伤

（55~57 题共用题干）

某患者自述左侧面部及颏部受到外力打击，检查：左侧面部及耳颞部肿痛，开、闭口困难，下颌中线偏左，左侧后牙早接触，前牙及右侧开𬌗。

55. 以下各项检查中，哪项是首选且最必要的
A. 左侧下颌骨侧位检查
B. 颞下颌关节造影
C. 颞下颌关节X线平片检查
D. 颌骨CT
E. 关节内镜

56. 最可能的诊断是
A. 左侧颞肌痉挛
B. 左侧翼外肌痉挛
C. 右侧翼外肌功能亢进
D. 左侧髁状突颈部骨折
E. 左侧颞下颌关节脱位

57. 对于该患者，应该首选的治疗措施是
A. 颌间牵引复位、固定
B. 切开复位固定
C. 局部理疗
D. 咀嚼肌封闭
E. 手法复位、绷带固定

【B_1 型题】

（58~61题共用备选答案）
A. 暂时制动
B. 单颌结扎
C. 颌间结扎
D. 切开复位内固定术
E. 暂不处理，随访

58. 牙槽骨骨折可行
59. 移位不明显的下颌骨线性骨折需要
60. 感染的下颌骨骨折需要
61. 多发性上、下颌骨骨折需要

（62~66题共用备选答案）
A. 颅面分离
B. 耳鼻脑脊液漏
C. 复视
D. 开口受限
E. 眼镜征

62. 眶底骨折常伴有
63. 上颌骨高位骨折常伴有
64. 颧弓骨折常伴有
65. 颅底骨折常伴有
66. 上颌骨骨折常伴有

（67~71题共用备选答案）
A. Le Fort Ⅰ型骨折
B. Le Fort Ⅱ型骨折
C. Le Fort Ⅲ型骨折
D. 不对称型骨折
E. 纵型骨折

67. 骨折线从梨状孔下方，牙槽突上方两侧水平方向延伸至上颌翼突
68. 两侧骨折线不在同一平面
69. 自鼻额缝向两侧横过鼻背、眶内下，沿眶底，经颧骨下方达翼突
70. 腭中缝裂开
71. 骨折线自鼻额缝向两侧横过鼻梁、眶部，经颧额缝到达翼突

（72~75题共用备选答案）
A. 颌间牙弓夹板固定
B. 单颌牙弓夹板固定
C. 切开复位坚固内固定
D. 颅颌绷带固定保守治疗
E. 以上均正确

72. 下颌骨多发性骨折适用
73. 单线的移位较明显的下颌骨骨折可采用
74. 牙槽骨骨折可采用
75. 儿童髁状突青枝骨折一般采用

第六章 口腔颌面部肿瘤及瘤样病变

第一节 概 论

【A_1 型题】

1. 对放射线敏感的肿瘤是
A. 恶性黑色素瘤
B. 颌骨骨肉瘤
C. 脂肪肉瘤
D. 恶性淋巴瘤
E. 纤维肉瘤

2. 对放射线不敏感的肿瘤是
A. 牙龈癌
B. 基底细胞癌
C. 上颌窦癌
D. 腮腺腺癌
E. 未分化癌

3. 关于良性肿瘤特点的叙述，哪项是错误的
A. 多呈膨胀性生长
B. 细胞分化程度高
C. 有包膜，界限清，少数可恶变
D. 永不危及生命
E. 肿瘤细胞与来源组织细胞相似

4. 有关恶性肿瘤的诊断方法中，正确性最高的是
A. 症状与体征
B. 肿瘤标志物检查
C. CT、MRI检查
D. 病理切片
E. 细针吸取活组织检查

5. 关于恶性肿瘤特点的叙述，哪项是错误的
A. 细胞分化差
B. 侵犯、破坏周围组织，界限不清，活动受限
C. 多呈膨胀性生长
D. 对机体影响大
E. 细胞形态和结构呈异型性

6. 对放射线中等敏感的肿瘤是
A. 恶性黑色素瘤
B. 脂肪肉瘤
C. 鳞状细胞癌
D. 浆细胞肉瘤
E. 未分化癌

7. 口腔颌面部常见的临界瘤是

A. 骨肉瘤
B. 成釉细胞瘤
C. 始基囊肿
D. 牙龈瘤
E. 血管瘤

8. 下列具有恶变倾向的肿瘤是
A. 淋巴管瘤
B. 牙龈瘤
C. 血管瘤
D. 乳头状瘤
E. 纤维瘤

9. 口腔癌“$T_2N_1M_1$”所指哪项不正确
A. T_2 代表肿瘤最大直径 >2cm，≤4cm
B. N_1 代表同侧单个淋巴结转移，直径≤3cm
C. M_1 有远处转移
D. M_1 无远处转移
E. 以上都不正确

10. 肿瘤化疗的主要不良反应是
A. 口腔溃疡
B. 胃肠道反应
C. 骨髓抑制
D. 脱发
E. 肝损害

11. 关于肿瘤的治疗哪项不正确
A. 良性肿瘤一般以外科治疗为主
B. 细胞分化程度较好的恶性肿瘤常采用手术治疗
C. 位于颌面深部或近颅底的肿瘤，首先考虑放疗或化疗
D. 唇癌或面部皮肤癌首选放疗或化疗
E. 颌骨肿瘤一般以手术治疗为主

12. 当白细胞和血小板减少到什么程度时，应考虑停用化疗药物
A. 白细胞 4.0×10^9/L，血小板 100×10^9/L
B. 白细胞 3.0×10^9/L，血小板 100×10^9/L
C. 白细胞 4.0×10^9/L，血小板 80×10^9/L
D. 白细胞 3.0×10^9/L，血小板 80×10^9/L
E. 白细胞 3.0×10^9/L，血小板 60×10^9/L

13. 属于口腔癌一级预防措施的是
A. 早发现
B. 早诊断
C. 早治疗
D. 病因预防
E. 防止复发

14. 口腔颌面部常见的癌前状态不包括
A. 口腔扁平苔藓
B. 口腔黏膜下纤维性变
C. 红斑
D. 上皮过角化
E. 复发性口疮

15. 口腔内肿瘤的患者放射治疗前的准备不包括
A. 拔除口内的病灶牙
B. 治疗患龋的牙齿
C. 保留金属套冠及牙桥
D. 注意口腔卫生
E. 用氟剂涂布牙冠

16. 下列哪种肿瘤一般不应做活组织检查
A. 肉瘤
B. 恶性黑色素瘤
C. 恶性淋巴瘤
D. 恶性肉芽肿
E. 皮肤癌

17. 以下不宜行组织活检术的恶性肿瘤为
A. 舌癌
B. 唇癌
C. 恶性淋巴瘤
D. 恶性黑色素瘤
E. 肉瘤

18. 最常用于诊断颌骨恶性肿瘤的放射性核素是
A. 碘-131
B. 磷-32
C. 锶-35
D. 镓-67
E. 锝-99m

【A_2 型题】

19. 某患者因舌根部肿瘤而行放射治疗，放疗后可能发生的口腔改变是
A. 口干
B. 牙齿龋坏
C. 口腔黏膜炎症
D. 皮肤发红、变黑
E. 以上均是

第二节　软组织囊肿

【A_1 型题】

1. 中医指的“粉瘤”和“发瘤”分别是
A. 皮脂腺囊肿和皮样囊肿
B. 皮脂腺囊肿和表皮样囊肿
C. 表皮样囊肿和皮样囊肿结构
D. 皮脂腺囊肿和甲状舌管囊肿
E. 皮样囊肿和甲状舌管囊肿

2. 囊壁中含有皮肤附件结构的囊肿可能是
A. 皮脂腺囊肿
B. 皮样囊肿
C. 表皮样囊肿
D. 始基囊肿
E. 甲状舌管囊肿

3. 第二鳃裂囊肿多位于
A. 颈前正中
B. 颈根部
C. 舌骨水平、胸锁乳突肌上1/3前缘附近
D. 乳突附近

E. 腮腺内

4. 临床上最多见的鳃裂囊肿来源于

A. 第一鳃裂

B. 第二鳃裂

C. 第三鳃裂

D. 第四鳃裂

E. 胸腺咽管

【A_2 型题】

5. 患者，女，40 岁。右上颈部包块发现 5 年，增长不明显。近 3 天发生上呼吸道感染，肿物突然增大，伴疼痛。检查：肿物位于胸锁乳突肌上 1/3 前缘，质软，有波动感，无搏动，体位试验阴性。最可能的诊断是

A. 海绵状血管瘤

B. 神经鞘瘤

C. 囊性水瘤

D. 鳃裂囊肿

E. 甲状舌管囊肿

【A_3/A_4 型题】

（6~9 题共用题干）

患者，18 岁。颏下无痛性缓慢生长圆球状肿物三年，大小 5cm×6cm×4cm，表面光滑，边界清，质地似面团样，可活动，无触痛，肿物不随吞咽而活动，口底黏膜下未见异常。

6. 肿物内容物最可能的是

A. 乳白色稠粥状物质

B. 淡黄色透明蛋清样黏稠液体

C. 黄色透明稀薄水样液体

D. 乳白色豆渣样分泌物，肉眼可见含有毛发

E. 草黄色含胆固醇晶体的清亮液体黄色透明稀薄水样液体

7. 该患者在行手术治疗时，应取的体位是

A. 坐位头后仰

B. 平仰位

C. 平卧垫肩后仰位

D. 侧卧位

E. 平卧垫肩头转向一侧

8. 选用的手术切口是

A. 口底黏膜避开导管口平行下颌体弧形切口

B. 颏下皮肤距下颌骨下缘 2cm 与其平行的弧形切口

C. 颏下皮肤的梭形切口

D. 两侧下颌下缘下 2cm，颏下正中至舌骨“T”形切口

E. 口底黏膜及颏下皮肤的弧形切口

9. 术后为消灭死腔，防止形成血肿选用的包扎是

A. 四头带

B. 交叉十字绷带

C. 颈部绷带

D. 颅颌弹性绷带

E. 颈腋“8”字绷带

第三节 颌骨囊肿

【A_1 型题】

1. 通常不会发生恶变的是

A. 牙源性角化囊性瘤

B. 鳃裂囊肿

C. 囊性水瘤

D. 皮脂腺囊肿

E. 甲状舌管瘘

2. 角化囊肿好发于

A. 上颌前牙区

B. 上颌磨牙区

C. 上颌尖牙区

D. 下颌升支及磨牙区

E. 下颌前牙区

3. 易复发可恶变的颌骨囊肿是

A. 根端囊肿

B. 始基囊肿

C. 含牙囊肿

D. 牙源性角化囊性瘤

E. 外渗性囊肿

【A_2 型题】

4. 患者，女，16 岁。右侧下颌骨逐渐膨大 8 年，近来增大速度减慢。检查：下颌骨体部弥漫性膨大，但以颊侧更明显，质硬。X 线片示右下颌骨体部呈磨砂玻璃样，与骨皮质相移行。术后标本病理检查发现纤维组织代替正常骨组织，其中有较多的纤细骨小梁。可能的诊断为

A. 化牙骨质纤维瘤

B. 骨化性纤维瘤

C. 骨纤维异常增殖症

D. 巨颌症

E. 牙源性纤维瘤

【A_3/A_4 型题】

（5~7 题共用题干）

患者，男，18 岁。右下颌角隆起，8⌉未萌出，87⌉舌侧膨隆明显肿物，X 线片显示 765⌉根尖下方 5.0cm×3.0cm 椭圆形低密度影，边界清楚，沿颌骨长轴发展，8⌉被推压向后上方移位。

5. 该病最可能的诊断是

A. 根尖周囊肿

B. 含牙囊肿

C. 牙源性角化囊性瘤

D. 孤立性骨囊肿

E. 牙源性钙化囊肿

6. 术前对诊断最有帮助的检查是

A. 全口曲面断层片

B. 根尖片

C. 活检

D. 穿刺

E. CT 检查

7. 如穿刺可抽出哪种液体

A. 淡黄色清亮囊液

B. 黄白色皮脂样囊液
C. 血性囊液
D. 褐色囊液
E. 翠绿色囊液

第四节　色素痣、牙龈瘤

【A_1 型题】

1. 下列哪项不是牙龈瘤的病理变化
   A. 牙龈内血管增生
   B. 牙龈内淋巴管增生
   C. 牙龈内巨细胞增生
   D. 牙龈内纤维结缔组织增生
   E. 牙龈上皮增生
2. 容易发生恶变的色素痣是
   A. 毛痣
   B. 交界痣
   C. 皮内痣
   D. 复合痣
   E. 雀斑样色素痣

第五节　血管瘤与脉管畸形

【A_1 型题】

1. 最常用的血管瘤硬化剂是
   A. 无水酒精
   B. 甲醛
   C. 碘化油
   D. 3%鱼肝油酸钠
   E. 泛影葡胺
2. 可用于血管瘤硬化治疗的是
   A. 甲氨蝶呤
   B. 环磷酰胺
   C. 平阳霉素
   D. 长春新碱
   E. 紫杉醇
3. 听诊有吹风样杂音的是
   A. 静脉畸形
   B. 动静脉畸形
   C. 淋巴管畸形微囊型
   D. 淋巴管畸形大囊型
   E. 牙源性角化囊性瘤
4. 体位实验阳性的肿瘤是
   A. 神经鞘瘤
   B. 牙源性角化囊性瘤
   C. 血管瘤
   D. 成釉细胞瘤
   E. 含牙囊肿

【A_2 型题】

5. 某患者右侧舌背小圆形血管瘤，边界清，约 1.0cm×1.0cm 大小。拟行手术切除，手术时应注意
   A. 采用细针细线，以减小瘢痕
   B. 进针点距创缘近些，缝得浅些
   C. 最好不用褥式缝合
   D. 尽量保持舌的长度
   E. 尽量保持舌的宽度
6. 患儿，男，5 个月。出生时即被家属发现右颊部稍红斑片，哭闹时颜色加深，逐渐增大，大小约 2.0cm×1.5cm，稍高于皮肤。目前的治疗方法首选
   A. 硬化剂治疗
   B. 激光治疗
   C. 冷冻治疗
   D. 手术切除
   E. 应先观察，如发展迅速，给予一定的干预治疗

第六节　良性肿瘤

【A_1 型题】

1. 关于牙龈瘤的叙述，哪项是错误的
   A. 女性多见，与内分泌有关
   B. 可以破坏牙槽骨壁
   C. 一般应将病变波及的牙齿拔除
   D. 病变波及的骨膜及邻近骨组织需要去除
   E. 因非真性肿瘤，切除后不易复发
2. 关于成釉细胞瘤的 X 线表现，下列错误的是
   A. 可呈多房性囊肿样阴影
   B. 可呈单囊
   C. 囊壁边缘常不整齐，呈半月形切迹
   D. 可呈分房状，伴有钙化灶
   E. 囊内根尖不规则吸收
3. 成釉细胞瘤的临床特征，错误的是
   A. 以下颌骨体及下颌角部为常见
   B. 可使牙齿松动、移位或脱落
   C. 多呈多房性，并有一定程度的局部浸润性
   D. 不会造成下唇及颊部麻木
   E. 术后容易复发
4. 如已确诊为成釉细胞瘤，为防止复发，其治疗原则为
   A. 术后放射治疗
   B. 手术彻底刮除肿瘤
   C. 下颌骨切除加颈淋巴清扫术

D. 下颌骨方块切除
E. 术后化学药物治疗

5. 成釉细胞瘤为临界瘤的主要原因是
A. 来源于牙源性上皮
B. 长得特别大
C. 瘤体内牙根吸收
D. 有局限性浸润生长
E. 压迫三叉神经引起相应部位麻木

6. 成釉细胞瘤内含有
A. 血性液体
B. 黄褐色液体
C. 透明、淡黄色水样液体
D. 草黄色液体
E. 黄白色蛋白样液体

7. 牙源性角化囊性瘤的发生多为
A. 上颌单发
B. 下颌单发
C. 上颌多发
D. 下颌多发
E. 上下颌无差异

8. 以下为牙源性角化囊性瘤特点的是
A. 多包涵牙齿
B. 囊液为草绿色液体
C. 没有骨质白线
D. 内容物可见黄白色皮脂样物混杂
E. 牙齿呈截根状吸收

【A_2 型题】

9. 患者，女，28岁，妊娠8个月。主诉下前牙舌侧牙龈肿块6个月，缓慢增大，影响进食。该患者如果诊断为妊娠瘤，切除时应注意
A. 妊娠的时间
B. 妊娠瘤形成的时间
C. 是否服过抗生素
D. 是否有过外伤史
E. 孕妇结婚的年龄

10. 某患者一侧下颌骨磨牙区、下颌角及升支部渐进性膨大，可触及乒乓球样感。X线片示多房性密度减低影，房室大小极不一致，阴影边缘呈切迹状，阴影内牙根尖截断性吸收。该病最可能的诊断是
A. 成釉细胞瘤
B. 牙源性角化囊性瘤
C. 牙源性黏液瘤
D. 牙源性钙化囊肿
E. 颌骨血管瘤

【A_3/A_4 型题】

（11~15题共用题干）

患者，男，36岁。右下颌无痛性肿胀逐渐加重8个月，无疼痛及麻木感。检查：面部不对称，表面皮肤色、温正常。开口度、开口型未见明显异常，右下颌$\overline{6543|}$颊侧膨隆，龈颊沟丰满，触诊有乒乓球样感，穿刺可抽出褐色液体，显微镜下未见胆固醇晶体。

11. 该病最可能的诊断是
A. 牙源性角化囊性瘤
B. 成釉细胞瘤
C. 颌骨骨肉瘤
D. 颌骨骨髓炎
E. 颌骨中心性癌

12. 牙源性角化囊性瘤的好发部位在
A. 上颌结节及上颌尖牙区
B. 上颌骨前部
C. 下颌骨颏孔区
D. 下颌骨前牙区
E. 下颌第三磨牙区及升支部

13. 对该患者来说，下一步要做的最有意义的检查是
A. 活检
B. 曲面断层
C. CT检查
D. B超检查
E. 核素扫描

14. 以下哪项最不符合成釉细胞瘤的X线特征
A. 多房且分房大小相差悬殊
B. 骨质膨胀，以向唇颊侧为甚
C. 肿瘤内可见钙化影
D. 牙根可锯齿状或截断状吸收
E. 肿瘤可含牙或不含牙，邻牙可被肿瘤推压而移位

15. 如果诊断为成釉细胞瘤，则最佳治疗方案为
A. 行肿瘤刮治术
B. 下颌骨区段切除术
C. 半侧下颌骨切除术
D. 下颌骨区段切除，后期行植骨术
E. 下颌骨区段切除，同期植骨

第七节 鳞状细胞癌

【A_1 型题】

1. 痣样基底细胞癌综合征的临床表现不包括
A. 多发性牙源性角化囊性瘤
B. 皮肤基底细胞痣（癌）
C. 分叉肋，颅骨异常
D. 小脑镰钙化
E. 眶距缩窄

2. 最常见的口腔癌是
A. 舌癌
B. 牙龈癌
C. 唇癌
D. 颊癌
E. 腭癌

3. 舌癌的远处转移最多见于
A. 脑部
B. 肺部
C. 肝部
D. 消化道
E. 骨组织

4. 最少发生区域性淋巴结转移的恶性肿瘤是
   A. 鳞状细胞癌
   B. 基底细胞癌
   C. 淋巴上皮癌
   D. 腺上皮癌
   E. 未分化癌
5. 最多发生双侧颈淋巴结转移的肿瘤是
   A. 舌癌
   B. 口底癌
   C. 颊癌
   D. 腭癌
   E. 上颌窦癌
6. 颈淋巴转移率最高，且早期转移的肿瘤是
   A. 舌癌
   B. 唇癌
   C. 颊癌
   D. 牙龈癌
   E. 多形性腺瘤
7. 舌癌区域性淋巴结转移早的原因
   A. 生长快
   B. 舌淋巴丰富
   C. 距区域淋巴结近
   D. 舌血运丰富
   E. 舌淋巴及血运丰富，舌活动频繁
8. 关于牙龈癌的叙述，哪项是错误的
   A. 多为鳞癌
   B. 男性多于女性，以溃疡型最多见
   C. 早期向牙槽突及颌骨浸润，使骨质破坏
   D. 下牙龈发病率高于上牙龈
   E. 上牙龈癌比下牙龈癌淋巴结转移早
9. 关于唇癌的叙述，哪项是错误的
   A. 主要为鳞癌，腺癌很少见
   B. 多发生于下唇
   C. 下唇癌的转移较上唇早
   D. 唇癌的转移一般较其他口腔癌为少见
   E. 下唇癌常向颏下及颌下淋巴结转移
10. 正常人每日唾液总量为1000~1500ml，其中腮腺和颌下腺的分泌量占
   A. 50%
   B. 80%
   C. 70%
   D. 60%
   E. 90%
11. 哪项描述与混合瘤的临床表现不符
   A. 混合瘤常发生于腮腺
   B. 可发生于任何年龄，以30~50岁多见
   C. 肿瘤质地硬，呈结节状
   D. 肿瘤生长缓慢，可伴有明显疼痛
   E. 一般呈圆形或椭圆形肿块

【A_2 型题】

12. 患者，男，62岁。右上牙龈菜花样肿物发现2个月，约2.0cm×1.3cm×0.7cm大小，活检报告高分化鳞癌。X线片示局部牙槽突骨质未见破坏，颌面颈部未触及肿大淋巴结。该患者最佳治疗方案为
   A. 病变区上颌骨区域性切除+根治性颈淋巴清扫
   B. 病变区上颌骨区域性切除+功能性颈淋巴清扫
   C. 病变区上颌骨区域性切除，定期复查，密切注意颈部淋巴结情况
   D. 病变侧上颌骨次全切除+功能性颈淋巴清扫
   E. 病变侧上颌骨次全切除+根治性颈淋巴清扫
13. 患者，男，64岁，因舌部肿物1年入院。检查：肿物位于左舌中段1/3侧靠近舌侧缘，肿物大小约2.5cm×2.5cm，突出舌表面，呈菜花状，右颈部扪及肿大淋巴结。为明确诊断，需进一步检查，最有意义的是
   A. 头颈部CT
   B. 活检
   C. 颈部B超
   D. 颌骨X线片
   E. 头颈部MRI

【A_3/A_4 型题】

（14~16题共用题干）

患者，女，60岁。左侧舌缘中部溃烂5个月，约2.3cm×1.5cm×0.5cm大小，边界不清，基底较硬，活检报告为鳞癌，⌈6残根，边缘锐利。

14. 舌癌的好发部位是
   A. 舌尖
   B. 舌缘
   C. 舌根
   D. 舌背
   E. 以上都不是
15. 关于舌癌下列哪种说法是错误的
   A. 舌癌是最常见的口腔癌
   B. 男性多于女性
   C. 近年来女性增多及更年轻化
   D. 常为外生型
   E. 晚期可蔓延至口底或下颌角
16. 舌癌转移的特点下列哪种说法是错误的
   A. 舌癌常发生早期颈淋巴结转移，且转移率较高
   B. 舌前部的癌多向下颌下及颈深淋巴结上、中群转移
   C. 发生于舌背或越过舌体中线的舌癌，可以向对侧颈淋巴结转移
   D. 舌癌的颈淋巴结转移常在一侧
   E. 舌癌可发生远处转移，一般多为脑

（17~18题共用题干）

患者，男，65岁。发现左颊黏膜肿物3个月。检查：相当于左下前磨牙区颊黏膜，可见肿物

大小约3cm×2cm×0.5cm，肿物表面菜花样，基底较硬，左侧下颌下可扪及肿大淋巴结。

17. 该病例有利于确诊的检查为
A. CT
B. MRI
C. 活检
D. 细针吸取活检
E. 核素扫描

18. 若确诊为鳞状细胞癌，全身情况良好，最佳的治疗方案为
A. 放疗
B. 放疗+手术
C. 化疗
D. 基因治疗
E. 免疫治疗

第八节　综　合　题

【B_1型题】

（1~5题共用备选答案）
A. 囊肿位于根尖周围
B. 囊肿可含有牙齿
C. 囊肿位于鼻腭管内
D. 囊肿位于颈部正中线上
E. 囊肿常由导管阻塞引起

1. 黏液囊肿
2. 鼻腭囊肿
3. 根端囊肿
4. 甲状舌管囊肿
5. 牙源性角化囊性瘤

（6~10题共用备选答案）
A. 红褐色血样液体，经久不凝
B. 微混浊的黄色黏稠性液体
C. 淡黄色清亮液体，含淋巴细胞
D. 黄色或棕色清亮液体，含胆固醇结晶
E. 乳白色豆渣样分泌物

6. 神经鞘瘤穿刺液多为
7. 囊性水瘤穿刺液多为
8. 鳃裂囊肿穿刺液多为
9. 甲状舌管囊肿穿刺液可为
10. 皮样囊肿穿刺物为

（11~13题共用备选答案）
A. 骨肉瘤
B. 乳头状瘤
C. 鳞状细胞癌
D. 恶性淋巴瘤
E. 牙龈瘤

11. 对放疗不敏感的恶性肿瘤为
12. 对放疗中度敏感的恶性肿瘤为
13. 对放疗高度敏感的恶性肿瘤为

（14~18题共用备选答案）
A. 皮脂腺囊肿
B. 皮样或表皮样囊肿
C. 甲状舌管囊肿
D. 腮裂囊肿
E. 舌下囊肿

14. 好发于口底，穿刺可抽出蛋清样液体的囊肿
15. 好发于颈侧部，穿刺可抽出黄色或棕色液体的囊肿
16. 好发于面部可能发生恶变的囊肿
17. 好发于颈正中线、舌骨上下的囊肿
18. 穿刺可抽出乳白色豆渣样分泌物的囊肿

（19~23题共用备选答案）
A. 血管瘤、毛细血管瘤
B. 静脉畸形、海绵状血管瘤
C. 动静脉畸形、蔓状血管瘤
D. 淋巴管畸形大囊型、囊性水瘤
E. 淋巴管畸形微囊型、海绵型淋巴管瘤

19. 体位移动实验阳性的脉管畸形
20. 听诊有吹风样杂音的脉管畸形
21. 好发于颈部锁骨上区，穿刺可抽出透明、淡黄色水样液体的脉管畸形
22. 可行硬化剂注射治疗的脉管畸形
23. 主要采用手术治疗，也可介入行动脉栓塞治疗的脉管畸形

（24~27题共用备选答案）
A. 根尖周骨质未见明显破坏
B. 根尖周骨质有破坏，牙槽突有吸收
C. 根尖周骨质不规则破坏，边界不整齐，但范围局限
D. 根尖周骨质有破坏，周围有致密骨白线
E. 根尖周骨质有破坏，但边界清楚，病变范围小，周围无致密骨白线

24. 根尖周囊肿的X线片表现为
25. 急性根尖周炎早期X线片表现为
26. 急性根尖周炎脓肿形成后X线片表现为
27. 根尖肉芽肿的X线片表现为

（28~32题共用备选答案）
A. 囊肿位于上颌或下颌中线区
B. 囊肿含有不同发育阶段牙齿，牙冠一般朝向囊腔
C. 囊肿常无上皮衬里
D. 囊肿位于鼻腭管内
E. 囊肿位于根尖周围

28. 黏液囊肿
29. 鼻腭管囊肿
30. 正中囊肿
31. 含牙囊肿
32. 根端囊肿

（33~37题共用备选答案）
A. 下颌骨有骨质破坏及死骨形成
B. 下颌骨内有大小不等的多房阴影，各房大小相差悬殊
C. 颌骨内虫蚀状骨质破坏区，牙槽骨有破坏，无死

骨形成
D. 下颌骨呈扇形骨质破坏，边缘虫蚀状，口大底小
E. 下颌骨内有单房阴影，周围有致密骨白线包绕
33. 成釉细胞瘤X线表现为
34. 颌骨囊肿X线表现为
35. 中央性颌骨癌X线表现为
36. 中央性颌骨骨髓炎X线表现为
37. 牙龈癌X线表现

第七章　唾液腺疾病

第一节　炎　症

【A_1型题】

1. 关于急性化脓性腮腺炎病因的说法不包括
   A. 主要致病菌是链球菌
   B. 常见于急性传染病或脓毒血症的患者
   C. 常见于高热或禁食的患者
   D. 常见于体质虚弱、长期卧床的患者
   E. 大多数是慢性腮腺炎基础上的急性发作
2. 涎腺炎症最多见于
   A. 腮腺
   B. 唇腺
   C. 舌下腺
   D. 下颌下腺
   E. 舌腺
3. 唾液腺炎症的主要感染途径是
   A. 血源性感染
   B. 淋巴源性感染
   C. 逆行性感染
   D. 损伤性感染
   E. 医源性感染
4. 关于急性化脓性腮腺炎的叙述，哪项是错误的
   A. 病原菌主要是金黄色葡萄球菌
   B. 患者全身中毒症状明显
   C. 腮腺导管口红肿，可挤压出脓液
   D. 肿胀以耳垂为中心
   E. 局部皮肤红热及触痛不明显
5. 哪种疾患在青春期后有自愈趋势
   A. 舍格伦综合征
   B. 慢性复发性腮腺炎
   C. 涎石病
   D. 急性化脓性腮腺炎
   E. 慢性阻塞型腮腺炎
6. 关于慢性复发性腮腺炎的叙述，哪项是错误的
   A. 压迫腺体可从导管口流出“雪花样”唾液
   B. 发生于儿童者极少自愈
   C. 成人复发性腮腺炎为儿童复发性腮腺炎迁延未愈而来
   D. 全身症状不明显
   E. 涎腺造影可见末梢导管点状、球状扩张，排空迟缓
7. 腮腺扪诊的正确方法为
   A. 双手合诊
   B. 以示、中、无名指3指平触为宜
   C. 以示、中、无名指3指提拉式扪诊为宜
   D. 以中指、示指挤触
   E. 以拇指、示指挤触
8. 哪一解剖结构将腮腺分为深叶和浅叶
   A. 面后静脉
   B. 腮腺导管
   C. 面神经
   D. 面横动脉
   E. 颈外动脉
9. 腮腺手术中寻找面神经颊支的标志是
   A. 耳屏前
   B. 腮腺导管
   C. 腮腺上前缘
   D. 腮腺前缘
   E. 腮腺上缘

【A_2型题】

10. 患儿，男，9岁。主因出现双侧耳下疼痛伴发热2天，双侧耳垂为中心肿胀1天就诊。血常规检查：白细胞 $4.9\times10^9/L$，淋巴分类占62%。右腮腺导管口无红肿，唾液分泌清亮。最可能的诊断是
    A. 急性腮腺区淋巴结炎
    B. 慢性阻塞性腮腺炎
    C. 急性化脓性腮腺炎
    D. 流行性腮腺炎
    E. 慢性复发性腮腺炎

【A_3/A_4型题】

（11~13题共用题干）

患者，男，46岁。右侧腮腺反复肿大2年。自述每于进食时右侧腮腺憋胀感，并伴轻微疼痛，晨起时自觉口腔内有咸味分泌物，口干不明显。检查：右侧腮腺轻度增大，中等硬度，轻微压痛；导管口稍红，可触及发硬、呈条索状的导管，挤压腺体可从导管口流出混浊的“雪花样”唾液。

11. 该病最可能的诊断是
    A. 腮腺淋巴结炎
    B. 慢性阻塞性腮腺炎
    C. 腮腺良性肥大
    D. 流行性腮腺炎

E. 腮腺结核

12. 为明确诊断需做腮腺造影检查，一般采用的造影剂是
A. 40%泛影葡胺
B. 60%泛影葡胺
C. 20%碘化油
D. 10%碘化油
E. 60%碘化油

13. 该患者最可能的腮腺造影表现为
A. 主导管呈葱皮状改变，末梢导管变细或消失
B. 导管中断，或圆形、卵圆形充盈缺损
C. 导管移位，呈密集线束状，腺体内有充盈缺损
D. 主导管扩张，粗细不均，似“腊肠样”改变；末梢导管扩张
E. 造影剂外溢

【B_1 型题】

（14~18 题共用备选答案）
A. 慢性复发性腮腺炎
B. 急性化脓性腮腺炎
C. 涎瘘
D. 唾液腺良性肥大
E. 慢性阻塞性腮腺炎

14. 以金黄色葡萄球菌感染为主的是
15. 自儿童期发病，可迁延到成人的是
16. 以外伤为主要原因的是
17. 以进食综合征为主要表现的是
18. 属于腺体慢性、复发性、非炎症性、非肿瘤性肿大的是

（19~23 题共用备选答案）
A. 急性化脓性腮腺炎
B. 慢性阻塞性腮腺炎
C. 流行性腮腺炎
D. 慢性复发性腮腺炎
E. 舍格伦综合征

19. 随着年龄增长间歇期延长、发作期缩短的是
20. 腹部大手术后易发的是
21. 早期以导管炎症为主要表现的是
22. 为自身免疫性疾病的是
23. 腮腺造影显示末梢导管点状、球状扩张，排空迟缓的是

第二节 涎石症及下颌下腺炎

【A_1 型题】

1. 涎石病的临床表现不包括
A. 口干
B. 唾液腺肿大
C. 可触及导管内的硬块
D. 停止进食后复原
E. 进食后腺体肿大

2. 涎石摘除术的适应证包括
A. 涎石在腺体内，进食有明显肿胀者
B. 涎石在腺体内，腺体未纤维化者
C. 涎石在导管内，腺体有纤维化者
D. 涎石在导管与腺体交接处
E. 涎石在前部导管腺体未纤维化者

3. 涎石病好发于
A. 下颌下腺
B. 腮腺
C. 舌下腺
D. 磨牙后腺
E. 腭腺

4. 关于下颌下腺炎的叙述，哪项是错误的
A. 多为涎石造成唾液排出受阻，继发感染所致
B. 腺内涎石需做下颌下腺摘除术
C. 双手触诊应从导管前部向后进行
D. 反复发作者颌下腺可呈硬结性肿块
E. 少数涎石 X 线平片检查可能不显影

5. 临床区别下颌下腺肿块与颌下淋巴结的主要方法是
A. 望诊
B. 听诊
C. 探诊
D. 叩诊
E. 口内外双合诊

6. 下颌下腺炎常见的原因是
A. 牙槽脓肿
B. 冠周炎
C. 血源性感染
D. 结石阻塞导管
E. 淋巴结炎

【A_2 型题】

7. 某患者，23 岁，左侧下颌下区反复肿胀 1 年。进食时右侧下颌下区肿胀、隆起，胀痛感，停止进食后肿胀、疼痛消失，伴有左侧舌尖部痛。可能的诊断为
A. 左侧下颌下区淋巴结炎
B. 左侧下颌下间隙感染
C. 左侧下颌下腺导管结石
D. 左侧下颌下腺良性肿瘤伴感染
E. 左侧下颌下腺恶性肿瘤伴感染

【A_3/A_4 型题】

（8~12 题共用题干）

患者，男，32 岁。进食时左侧下颌下区肿胀、疼痛，进食后数小时方可逐渐消退。检查：左侧下颌下腺导管开口处红肿，导管呈条索状，轻压腺体导管口有少量脓液流出。

8. 以下哪项检查作为首选

A. 下颌骨侧位片
B. 下颌骨后前位片
C. 下颌下腺造影
D. 曲面断层片
E. 下颌横断殆片

9. 进行触诊检查时，应该
A. 从导管前部向后单手单指触诊
B. 从导管后部向前双手合诊
C. 从导管前部向后双手触诊
D. 从导管后部向前单手单指触诊
E. 从导管后部向前单手双指触诊

10. 患者最可能的诊断是
A. 急性下颌下淋巴结炎
B. 下颌下腺结石并发下颌下腺炎
C. 舌下间隙感染
D. 下颌下间隙感染
E. 舌下腺结石

11. 本病的鉴别诊断包括
A. 舌下腺囊肿口外型
B. 慢性硬化性下颌下腺炎
C. 下颌下间隙感染
D. 下颌下腺肿瘤
E. 以上都是

12. 如果确诊结石位于下颌下腺导管与腺体交界处，则治疗多采用
A. 抗生素治疗
B. 下颌下腺切除术
C. 下颌下腺导管取石术
D. 下颌下腺导管结扎术
E. 保守疗法

【B_1 型题】

（13～16 题共用备选答案）
A. 腮腺
B. 下颌下腺
C. 舌下腺
D. 唇腺
E. 腭部小涎腺

13. 涎瘘主要发生在
14. 涎石病90%以上发生于
15. 以黏液性腺泡为主的腺体主要是
16. 黏液囊肿好发于

第三节 涎 瘘

【A_1 型题】

1. 涎瘘最常发生的部位是
A. 腮腺
B. 下颌下腺
C. 舌下腺
D. 腭腺
E. 唇腺

2. 根治舌下腺囊肿的方法是
A. 抽出囊液
B. 抽出囊液，下颌下区加压包扎
C. 行袋形缝合术
D. 摘除舌下腺
E. 摘除囊肿

第四节 舌下腺囊肿

【A_1 型题】

1. 根治舌下腺囊肿的方法是
A. 抽出囊液
B. 抽出囊液，下颌下区加压包扎
C. 行袋形缝合术
D. 摘除舌下腺
E. 摘除囊肿

2. 舌下腺囊肿的内容物是哪种性质的
A. 白色凝乳状物质
B. 灰白色角化物
C. 略带黄色或蛋清样黏稠液体
D. 豆腐渣样物质
E. 淡黄色含胆固醇结晶液体

3. 最容易发生囊肿的唾液腺是
A. 腮腺
B. 下颌下腺
C. 舌下腺
D. 唇腺
E. 腭腺

【A_2 型题】

4. 某患者因右侧舌下腺囊肿接受右舌下腺及囊肿摘除术后出现右颌下区胀痛，进食时症状加重，最可能的原因是
A. 右侧急性下颌下腺炎
B. 右侧下颌下间隙感染
C. 术后血肿形成
D. 舌下腺切除术中误扎右下颌下腺导管
E. 超敏反应

5. 患者，男，18 岁。主因右侧下颌下区隆起半年就诊。检查：右侧下颌下区较对侧隆起，触诊柔软，与皮肤无粘连，不可压缩，穿刺抽出蛋清样黏稠液体，右侧口底未见明显隆起。治疗应首选
A. 抽净蛋清样黏稠液体
B. 抽净蛋清样黏稠液体，右侧下颌下区加压包扎
C. 右侧下颌下切口，完整摘除肿物
D. 右侧下颌下切口，引流
E. 摘除右侧舌下腺，右侧下颌下区加压包扎

【A_3/A_4 型题】

（6～9 题共用题干）
患者，男。发现右下颌下区

肿物3个月。临床检查见右下颌下区表面皮肤正常，可触及肿物质软，无压痛，低头时肿物稍有增大，口内检查亦未见异常。手术中见囊腔内流出黏稠而略带黄色蛋清样液体。

6. 该病最可能的诊断是
   A. 右侧下颌下腺囊肿
   B. 右侧舌下腺囊肿
   C. 右侧下颌下区软组织囊肿
   D. 右侧下颌下区囊性水瘤
   E. 右侧鳃裂囊肿

7. 术前对诊断最有帮助的检查是
   A. B超
   B. 舌下腺造影
   C. 下颌下腺造影
   D. 囊肿穿刺检查
   E. CT

8. 该病最适合的治疗方法是
   A. 完整摘除囊壁，加压包扎
   B. 切除舌下腺及摘除囊壁
   C. 穿刺抽出囊液，加压包扎
   D. 切除下颌下腺，吸尽囊液，加压包扎
   E. 切除舌下腺，吸尽囊液，加压包扎

9. 如术后出现右下颌下区胀痛，进食时症状加重，最可能的原因是
   A. 过敏反应
   B. 术后血肿
   C. 右侧急性下颌下淋巴结炎
   D. 舌下腺切除术中误扎右下颌下腺导管
   E. 右侧急性下颌下腺炎

第五节 黏液囊肿

【A_1 型题】

涎腺黏液囊肿最常见的部位是
   A. 下唇
   B. 上唇
   C. 舌下腺
   D. 腮腺
   E. 腭腺

第六节 良性腺瘤

【A_1 型题】

1. 多形性腺瘤的好发部位依次是
   A. 腭腺、腮腺、舌下腺、下颌下腺
   B. 腮腺、腭腺、下颌下腺、舌下腺
   C. 腮腺、下颌下腺、唇腺、腭腺
   D. 下颌下腺、腭腺、腮腺、唇腺
   E. 腮腺、舌下腺、下颌下腺、腭腺

2. 以耳垂为中心结节样肿块首先考虑为
   A. 腮腺混合瘤
   B. 脂肪瘤
   C. 耳下淋巴结
   D. 皮脂腺囊肿
   E. 神经鞘瘤

3. 关于腮腺多形性腺瘤手术的描述，错误的是
   A. 单纯肿瘤摘除术
   B. 肿瘤在浅叶时，将肿瘤和腮腺浅叶一并切除
   C. 腮腺浅叶肿瘤体积较小者，可做肿瘤及部分腮腺切除术
   D. 肿瘤在深叶时，将肿瘤连同全腮腺切除
   E. 各种术式均要保留面神经

4. 关于腮腺良性肿瘤的诊断和治疗，哪项是错误的
   A. 术前行切取活组织检查以明确诊断
   B. 术中应保留面神经
   C. 可做穿刺细胞学检查
   D. 不能做单纯肿瘤摘除，即剜除术
   E. 术中可行冷冻活组织检查

5. 腮腺良性肿瘤中最常见的是
   A. 肌上皮瘤
   B. 多形性腺瘤
   C. 神经纤维瘤
   D. 腺瘤
   E. 腺淋巴瘤

6. 腮腺多形性腺瘤切除术应采取
   A. 肿瘤及周围部分腮腺组织切除，不保留面神经
   B. 沿包膜摘除肿瘤，保留面神经
   C. 深叶肿瘤应切除肿瘤及全腮腺，不保留面神经
   D. 浅叶肿瘤切除肿瘤及腮腺浅叶，保留面神经
   E. 包膜外正常组织处切除肿瘤，不保留面神经

7. 发生于舌下腺的肿瘤，其恶性肿瘤所占比例大约为
   A. 30%
   B. 10%
   C. 50%
   D. 70%
   E. 90%

8. 腮腺区包块通常不做术前病理检查，而采取手术时做冷冻检查的主要原因是
   A. 有面神经，不易取标本
   B. 重复切口影响美观
   C. 无论良、恶性肿瘤，均有发生瘤细胞种植的危险
   D. 患者免受两次手术的痛苦

E. 增加伤口感染机会

【A_2型题】

9. 患者，男，45岁。右腮腺肿物发现2年，生长缓慢。腮腺造影侧位片显示腮腺内腺泡类圆形充盈缺损，充盈缺损周围可见半月形造影剂外溢，分支导管呈“抱球”状。可能的诊断为
   A. 腮腺良性肿瘤
   B. 涎石病
   C. 腮腺腺体瘘
   D. 慢性阻塞性腮腺炎
   E. 腮腺恶性肿瘤

【A_3/A_4型题】

（10~15题共用题干）

患者，女，58岁。右耳垂下无痛性肿块逐渐缓慢长大7年。触诊肿块界线清楚、活动，约5cm×4cm×3cm大小，表面结节状，中等硬度，与皮肤无粘连。

10. 该病最可能的诊断是
   A. 皮脂腺囊肿
   B. 慢性淋巴结炎
   C. 腮腺多形性腺瘤
   D. 腮腺多形性腺瘤恶变
   E. 耳下淋巴结转移癌
11. 最有意义的辅助检查是
   A. 唾液分泌量检查
   B. 唾液成分化验
   C. 穿刺细胞学检查
   D. 唾液涂片检查
   E. 切除活检
12. 对诊断帮助最小的影像学检查是
   A. 腮腺区CT
   B. 腮腺区MRI
   C. 腮腺区B超
   D. 腮腺造影X线
   E. 腮腺平片
13. 如果肿块近期增长加快，并出现疼痛、瘤体固定等征象，则应考虑诊断为
   A. 多形性腺瘤恶变
   B. 多形性腺瘤继发感染
   C. 继发进行性化脓性腮腺炎
   D. 转移癌
   E. 继发腮腺区淋巴结炎
14. 治疗该病最不宜采用的方法是
   A. 无论肿瘤位于浅叶或深叶，均可切除全腺叶及肿瘤，保留面神经
   B. 如果肿瘤位于腮腺浅叶，则保留面神经，将浅叶及肿瘤一并切除
   C. 如果肿瘤位于腮腺深叶，则保留面神经，将肿瘤及全腺叶一并切除
   D. 保留面神经，沿包膜将肿瘤切除
   E. 保留面神经，在正常腺组织内将肿瘤一并切除
15. 术前向患者及家属交代术后可能出现的问题中不应包括
   A. 口角歪斜
   B. 下唇麻木
   C. Frey综合征
   D. 涎瘘
   E. 耳垂麻木

第八章　颞下颌关节疾病

第一节　颞下颌关节紊乱综合征

【A_1型题】

1. 不属于颞下颌关节紊乱综合征特点的是
   A. 病因清楚
   B. 关节弹响、杂音
   C. 临床症状相同或类似
   D. 下颌运动异常、功能障碍
   E. 颞下颌关节区、咀嚼肌疼痛
2. 以下关于颞下颌关节紊乱病的叙述，哪项是错误的
   A. 本病有自限性
   B. 是多因素所致疾病，关节内微小创伤与精神心理因素是本病的两个主要致病因素
   C. 3个主要临床症状是：下颌运动异常、疼痛及关节弹响和杂音
   D. 并非指单一疾病，而是一组疾病的总称
   E. 治疗不及时会发生关节强直
3. 关节盘穿孔破裂时弹响杂音的特点是
   A. 开口末、闭口初清脆、单声弹响
   B. 多声破碎杂音
   C. 一般无弹响杂音
   D. 开口初、闭口末清脆、单声响声
   E. 多声清脆弹响
4. 可复性关节盘前移位时弹响杂音的特点
   A. 开口初期或开口初闭口末清脆、单声弹响
   B. 一般无弹响
   C. 开口末、闭口初清脆、单声弹响
   D. 连续摩擦音
   E. 多声破碎音
5. 应用下列哪项检查，可发现颞下颌关节紊乱综合征的一些早期改变，如关节盘糜烂、滑膜

充血、关节腔内絮状物等
A. X线平片
B. MRI
C. 颞下颌关节内镜
D. CT
E. 关节造影

6. 颞下颌关节可复性盘前移位的主要治疗方法是
A. 药物
B. 理疗
C. 针灸
D. 𬌗垫
E. 手术

【A_2 型题】

7. 某患者开口中度受限，被动开口度大于自然开口度，左侧关节区深部疼痛，相当于下关穴处有压痛，开口型偏左。应考虑为
A. 左侧翼外肌痉挛
B. 右侧翼外肌功能亢进
C. 左侧不可复性关节盘前移位
D. 左侧关节盘后区损伤
E. 左侧可复性关节盘前移位

【A_3/A_4 型题】

（8~12题共用题干）
患者，女，35岁。开口受限1年，既往有关节弹响史。检查：开口度1指半，开口型左偏。

8. 首先应进行下列哪项检查
A. 曲面体层及经咽侧位
B. 许勒位及经咽侧位
C. 许勒位及下颌开口后前位
D. 曲面体层及下颌开口后前位
E. 许勒位及下颌升支侧位

9. 下列表现中，哪一项不是颞下颌关节紊乱综合征的表现
A. 开闭口运动出现关节绞锁
B. 弹响和杂音
C. 开口和咀嚼运动时关节区疼痛
D. 一般无自发痛
E. 关节固定，运动丧失

10. 平片及体层摄影检查发现颞下颌关节前间隙增宽，髁状突骨质未见异常，应进一步进行下列哪项检查
A. 颞下颌关节正位体层摄影
B. 颞下颌关节CT检查
C. 颞下颌关节侧位体层摄影
D. 许勒开口位
E. 颞下颌关节造影

11. 该患者左侧颞下颌关节造影侧位体层摄影闭口位示关节盘后带位于髁突横嵴前方，开口位见髁突前方的关节盘变形，似一肿块压迫造影剂的影像。应诊断为
A. 不可复性盘前移位
B. 关节盘可复性前移位
C. 关节盘内移位
D. 关节盘附着松弛
E. 关节肿瘤

12. 颞下颌关节上腔造影侧位体层闭口位片的正常影像应当是
A. 关节盘后带恰位于髁突横嵴前方
B. 关节盘后带恰位于髁突横嵴后方
C. 关节盘后带恰位于髁突横嵴之上
D. 关节盘中带恰对髁突横嵴
E. 关节盘前带恰位于髁突横嵴

【B_1 型题】

（13~17题共用备选答案）
A. 开口初、闭口末清脆、单声弹响
B. 开口末、闭口初清脆、单声弹响
C. 最大开口位关节弹响
D. 连续摩擦音或多声破碎音
E. 一般无弹响

13. 颞下颌关节骨关节病
14. 关节盘穿孔、破裂
15. 翼外肌功能亢进
16. 翼外肌痉挛
17. 可复性关节盘前移位

（18~21题共用备选答案）
A. 偏向患侧
B. 偏向健侧
C. 先偏向患侧后恢复正常
D. 不偏
E. 开口型歪曲

18. 双侧关节盘附着松弛
19. 单侧可复性盘前移位
20. 单侧翼外肌亢进
21. 单侧翼外肌痉挛

（22~23题共用备选答案）
A. 双板区撕裂
B. 关节囊扩张
C. 髁突囊样变
D. 关节盘前附着断裂
E. 关节盘前移位

22. 最常见的颞下颌关节紊乱综合征是
23. 属于颞下颌关节骨关节病的是

第二节　颞下颌关节脱位

【A_1 型题】

1. 关于双侧颞下颌关节急性前脱位的叙述，哪项是错误的
A. 下颌前伸，两颊变平
B. 前牙开𬌗、反𬌗
C. 耳屏前肿胀，后牙接触
D. 复位后应限制下颌运动2~3周
E. 必要时做X线检查排除髁状突骨折

2. 颞下颌关节急性前脱位不可能出现的症状
A. 患者不能闭口
B. 前牙反𬌗，下颌中线偏向

健侧
C. 言语不清
D. 后牙早接触
E. 唾液外流，面下1/3变长

【A_3/A_4 型题】

（3~4题共用题干）
患者，男，72岁。在打哈欠后突然下颌不能闭合，流涎，下颌中线偏向一侧，到医院就诊。

3. 其诊断应该是
A. 颞下颌关节侧方脱位
B. 颞下颌关节急性前脱位
C. 颞下颌关节复发性脱位
D. 颞下颌关节陈旧性脱位
E. 颞下颌关节急性后脱位

4. 最常用的治疗方法是
A. 颌间牵引复位
B. 全麻下手法复位
C. 口内法手法复位
D. 口外法手法复位
E. 手术复位

第三节　颞下颌关节强直

【A_1 型题】

1. 单侧颞下颌关节强直导致面部两侧不对称，具体表现为
A. 颏部偏向患侧，患侧下颌支正常，健侧面部丰满
B. 颏部偏向健侧，患侧下颌支正常，健侧面部丰满
C. 颏部偏向健侧，患侧下颌支正常，患侧面部丰满
D. 颏部偏向患侧，患侧下颌支短小，患侧面部丰满
E. 颏部偏向患侧，患侧下颌支短小，健侧面部丰满

2. 双侧颞下颌关节强直最好一次手术，如需分两次手术，相隔时间不宜超过
A. 3天
B. 1周
C. 2周
D. 1个月
E. 3个月

3. 由器质性病变导致开口度逐渐变小，以致完全不能开口，称为
A. 关节盘移位
B. 咀嚼肌群痉挛
C. 癔症性牙关紧闭
D. 破伤风后牙关紧闭
E. 颞下颌关节强直

4. 通常所说的颞下颌“关节强直”指的不是
A. 关节内骨性粘连
B. 关节内纤维性粘连
C. 关节内强直
D. 真性关节强直
E. 颌间挛缩

5. 关于颞下颌关节强直的治疗方法，哪一项是正确的
A. 早期药物治疗，晚期手术治疗
B. 抗炎为主
C. 镇痛药物辅助下的开口训练
D. 早期手术治疗为主
E. 理疗、微波

【A_2 型题】

6. 男孩，7岁。渐进性开口受限2年。检查：右面部丰满，开口度10mm，开口型右偏，右髁突无滑动。最可能的诊断是
A. 右喙突肥大
B. 左关节外强直
C. 右关节内强直
D. 左髁突良性肥大
E. 右关节盘不可复性前移位

7. 某患者曾有颏部受力外伤史，后出现进行性开口困难，逐渐发展到完全不能张口，下颌发育不足，左侧髁状突无动度，可能出现的其他表现应该是
A. 颏部偏向右侧，右侧面部外观丰满
B. 左侧下颌体、下颌升支短小，外观丰满
C. 颏部偏向左侧，左侧面部扁平、狭长
D. 颏部偏向右侧，右侧面部扁平、狭长
E. 左侧下颌体、下颌支长，外观丰满

【A_3/A_4 型题】

（8~13题共用题干）
患儿，女，13岁。进行性开口困难7年，5岁时曾发生颏部对冲性损伤。现检查面部明显不对称，开口受限。

8. 进一步检查，面部不对称可具体表现为
A. 患侧面部狭长
B. 颏点偏向健侧
C. 前牙反殆
D. 颏点偏向患侧
E. 健侧面部丰满

9. 对于该患者，应首选下述哪项辅助检查
A. 颞下颌关节造影检查
B. 下颌骨升支切线位X线检查
C. 颞下颌关节侧斜位X线检查
D. CT检查
E. B超检查

10. 该病最可能的诊断是

A. 癔症引起开口困难
B. 咀嚼肌痉挛
C. 颌间瘢痕挛缩
D. 破伤风引起的开口受限
E. 颞下颌关节内强直

11. 如果病变发生在两侧，则可表现为
A. 下颌后缩
B. 殆关系正常
C. 下前牙内倾
D. 下牙弓宽大
E. 下颌前突

12. 治疗方法宜采用
A. 关节内药物注射
B. 利用殆垫进行张口训练
C. 针灸、按摩治疗
D. 手术治疗
E. 局部理疗或热敷

13. 如果病变发生在两侧，需分两次手术，则两次手术之间的间隔不宜超过
A. 3天
B. 2周
C. 3周
D. 3个月
E. 半年以上

第九章 颌面部神经疾病

第一节 三叉神经痛

【A_1 型题】

1. 关于三叉神经痛的疼痛特点，描述不正确的是
A. 剧烈的、短暂的深部疼痛
B. 疼痛具有间歇期
C. 阵发性疼痛
D. 常伴有颜面部抽搐等症状
E. 刺激扳机区可诱发疼痛

2. 关于三叉神经痛的治疗，描述正确的是
A. 药物治疗应该相对积极，一次性控制疼痛，避免波折
B. 药物治疗3个月以后如果稳定，可以停药
C. 如果效果不佳，增加镇痛药后2周逐渐减量
D. 药物达到镇痛效果后逐渐减量
E. 早期积极手术治疗

3. 三叉神经功能检查项目中不包括
A. 三叉神经分布区皮肤与黏膜的触、温、痛觉
B. 咀嚼肌运动功能检查
C. 软腭反射
D. 施墨试验
E. 角膜反射

4. 关于原发性三叉神经痛的诊断性封闭，下列哪项是错误的
A. 颏孔阻滞麻醉
B. 眶下孔阻滞麻醉
C. 上颌结节阻滞麻醉
D. 下颌孔阻滞麻醉
E. 疼痛区域浸润麻醉

5. 关于三叉神经痛的治疗方法中，哪种复发率最低，且可重复应用
A. 药物治疗
B. 封闭疗法
C. 无水酒精注射疗法
D. 三叉神经撕脱术
E. 半月神经节射频温控热凝术

6. 关于卡马西平叙述正确的是
A. 是目前治疗三叉神经痛的首选药物
B. 此药作用于网状结构-丘脑系统
C. 不良反应有眩晕、嗜睡、恶心、皮疹、白细胞减少等
D. 用药前应检查血常规及肝功能
E. 以上都对

7. 三叉神经痛患者在疼痛发作时的痛性抽搐不包括
A. 痛区潮红
B. 眼结膜充血
C. 出汗、流涎
D. 流泪
E. 患侧鼻腔黏液减少

【A_3/A_4 型题】

（8~9题共用题干）

患者，女，54岁。1年来经常因触摸左侧面颊部及上、下唇而诱发阵发剧痛。近半年发作频繁，间歇期缩短，疼痛剧烈难忍，初起服用卡马西平治疗有效，近来加大服药剂量也无效。

8. 该病诊断应为
A. 三叉神经第Ⅰ支痛
B. 三叉神经第Ⅱ支痛
C. 三叉神经第Ⅲ支痛
D. 三叉神经第Ⅰ、Ⅱ支痛
E. 三叉神经第Ⅱ、Ⅲ支痛

9. 患者目前宜首选以下哪种治疗方法
A. 继续加大卡马西平的服用量
B. 三叉神经撕脱术
C. 麻醉药封闭疗法
D. 无水酒精注射治疗
E. 射频温控热凝术

第二节 周围性面神经麻痹

【A_1 型题】

1. 面瘫的贝尔征是指
   A. 用力紧闭眼睑，则眼球转向外上方
   B. 下结膜囊内常有泪液积滞
   C. 不能鼓腮、吹气
   D. 睑裂过大，闭合不全
   E. 患侧口角下垂，健侧向上歪斜
2. 关于面神经麻痹的叙述，哪项是错误的
   A. 分为原发性和继发性两种
   B. 贝尔麻痹指临床上不能肯定病因的、不伴有其他症状或体征的单纯性面神经麻痹
   C. 面神经损害如发生在茎乳孔外，一般不发生味觉、泪液、唾液等方面的变化
   D. 贝尔面瘫急性期不宜应用强的刺激疗法
   E. 预后主要取决于病情严重程度和治疗是否及时
3. 哪些检查目的在于观察膝状神经节是否受损
   A. 味觉检查
   B. 听觉检查
   C. 泪液检查
   D. 有无面瘫
   E. 唾液分泌功能
4. 以下哪种治疗对于贝尔面瘫急性期的患者是不适当的
   A. 给予阿司匹林
   B. 给予地塞米松
   C. 给予维生素 B_1 与维生素 B_{12}
   D. 强的针刺或电针
   E. 局部热敷、按摩

【A_2 型题】

5. 患者，男，52 岁。晨起后发现右口角下垂，右眼不能完全闭合。检查时还发现右侧舌前 2/3 味觉迟钝，同侧舌、颊及口底黏膜与对侧相比均显干燥、无光泽，右侧听力也较对侧差。Schirmer 试验正常。该患者面神经损害部位可能在
   A. 脑桥与膝状神经节之间
   B. 膝状神经节
   C. 镫骨肌与膝状神经节之间
   D. 鼓索及镫骨肌之间
   E. 茎乳孔以外
6. 某患者在接受左腮腺浅叶切除+面神经解剖术后半年出现进食时左腮腺区皮肤出汗。其原因可能是
   A. 该区域面神经与交感神经错位愈合
   B. 该区域面神经与副交感神经错位愈合
   C. 该区域交感神经与副交感神经错位愈合
   D. 腮腺瘘
   E. 耳大神经受损

【B_1 型题】

（7~10 题共用备选答案）
A. 眼睑闭合不全
B. 额纹消失
C. 鼻唇沟变浅
D. 伸舌偏向患侧
E. 下唇歪斜

7. 面神经颞支损伤表现为
8. 面神经颊支损伤表现为
9. 面神经下颌缘支损伤表现为
10. 舌下神经损伤表现为

（11~18 题共用备选答案）
A. 膝状神经节
B. 鼓索与镫骨肌神经节之间
C. 脑桥与膝状神经节之间
D. 镫骨肌与膝状神经节
E. 茎乳孔以外

11. 出现口角下垂，上下睑不能闭合等面瘫症状，面神经的损伤部位位于
12. 出现面瘫，舌前 2/3 味觉减退，唾液腺分泌障碍，面神经的损伤部位位于
13. 出现面瘫，舌前 2/3 味觉减退，唾液腺分泌障碍，听觉障碍，面神经的损伤部位位于
14. 出现面瘫，舌前 2/3 味觉减退，唾液腺、泪腺分泌障碍，听觉障碍，面神经的损伤部位位于
15. 患者仅出现面瘫+味觉丧失+唾液腺分泌障碍，面神经的损害可能位于
16. 患者仅出现面瘫+味觉丧失+唾液腺分泌障碍+听觉改变，面神经的损害可能位于
17. 患者仅出现面瘫+味觉丧失+唾液腺、泪腺分泌障碍+听觉改变，面神经的损害可能位于
18. 患者仅出现面瘫，面神经的损害可能位于

第十章　先天性唇腭裂

第一节　唇　　裂

【A_1 型题】

1. 单侧唇裂形成的胚胎基础为
   A. 一侧上颌突和内侧鼻突未融合
   B. 两侧内侧鼻突未融合
   C. 上颌突与外侧鼻突未融合
   D. 上颌突和下颌突未融合
   E. 内侧鼻突与外侧鼻突未融合
2. 关于唇裂的流行病学特点不包括
   A. 唇腭裂是口腔颌面部最常见的先天畸形
   B. 目前我国发病率呈上升趋势
   C. 唇裂常与腭裂伴发
   D. 左侧多于右侧
   E. 女性多于男性
3. 进行唇裂整复术最合适的年龄为
   A. 出生后即刻
   B. 1~2个月，体重达5~6kg
   C. 3~6个月，体重达5~6kg
   D. 10 ~ 12 个月，体重达5~6kg
   E. 1~2岁

第二节　腭　　裂

【A_1 型题】

1. 腭裂手术时在腭部黏骨膜下注射含肾上腺素的局部麻醉药或生理盐水的主要目的是
   A. 减少肿胀
   B. 减少出血、便于剥离
   C. 减少疼痛
   D. 防止血管损伤
   E. 以上都不是
2. 为缩小腭咽腔、增进腭咽闭合之目的而施行的咽成形术中最常用的术式为
   A. 传统兰式手术
   B. 单瓣后推术
   C. 岛状瓣手术
   D. 腭帆提肌重建术
   E. 咽后壁组织瓣转移
3. 腭裂术后发生创口穿孔（腭瘘）的最主要原因是
   A. 饮食
   B. 张力过大
   C. 出血
   D. 感染
   E. 患儿哭闹
4. 腭裂术后的饮食要求为
   A. 术后半流食
   B. 术后流食，1周后改半流食
   C. 术后流食1~2周，半流食1周，2~3周后可进普食
   D. 术后2周可进普食
   E. 术后1周禁食，静脉补给能量
5. 腭裂的腭成形术不包括
   A. 单瓣术
   B. 两瓣术
   C. 提肌重建术
   D. 软腭逆向双“Z”形瓣移位术
   E. 咽后壁瓣转移术
6. 腭裂术后穿孔或部分裂开，术后至少多长时间可行二期手术
   A. 1~2个月
   B. 3~4个月
   C. 4~5个月
   D. 6~12个月
   E. 以上都不对
7. 以下关于唇腭裂的叙述，哪项是错误的
   A. 外科手术整复是主要的治疗方法
   B. 应采用综合序列治疗来达到功能与外形的恢复
   C. 单纯唇裂患者无法形成“腭咽闭合”
   D. 腭裂患者术后应做语音训练
   E. 颌骨继发畸形的治疗常在16岁以后进行
8. 腭裂综合序列治疗中的最关键部分整复术
   A. 腭裂整复术
   B. 语音治疗
   C. 正畸治疗
   D. 心理治疗
   E. 缺牙修复

【A_2 型题】

9. 患儿，5岁。先天Ⅲ度腭裂，于全麻下接受腭裂修复术。为使发音和讲话接近正常，术后应
   A. 进行语音训练
   B. 长期配戴腭护板
   C. 调整饮食习惯
   D. 正畸矫治错𬌗牙
   E. 局部理疗
10. 患儿，4岁半。腭裂修复术后，如腭咽闭合良好，多长

时间可开始语音训练
A. 术后2周
B. 术后3周
C. 术后1个月
D. 术后3个月
E. 术后6个月

11. 患儿，6岁，先天性唇腭裂术后，伴牙槽突裂，什么时间修复牙槽裂最适宜
A. 6岁
B. 7~8岁
C. 9~11岁
D. 12~14岁
E. 16岁以后

【A_3/A_4 型题】

（12~17题共用题干）

新生儿，右侧完全性唇、腭裂。

12. 最先实施的手术治疗应该是
A. 唇裂修复术
B. 腭裂修复术
C. 牙槽突裂植骨术
D. 新生儿正畸
E. 颌骨正畸术

13. 唇裂修复手术的时机多在
A. 出生后3~6个月
B. 出生后6~12个月
C. 出生后12~18个月
D. 青春期后
E. 成年后

14. 腭裂修复手术宜选择在何时进行
A. 出生后3~6个月
B. 出生后6~8个月
C. 出生后8~18个月
D. 青春期后
E. 成年后

15. 进行牙槽突裂植骨术的最佳年龄在
A. 4~6岁
B. 9~11岁
C. 13~18岁
D. 25岁以后
E. 出生后任何时间

16. 进行语音评价及语音治疗的时间在
A. 4~6岁
B. 9~12岁
C. 13~18岁
D. 25岁以后
E. 手术后任何时间

17. 腭裂修复术后，语音功能恢复正常的必要条件是
A. 软腭活动度好
B. 咽后壁上派氏嵴明显
C. 悬雍垂外形正常
D. 牙列完整，咬合关系良好
E. 发音时能形成良好的腭咽闭合

第十七篇　口腔修复学

第一章　口腔检查与修复前准备

第一节　病史采集

【A_1型题】

1. 主诉的内容是下列哪一项
   A. 患者的姓名
   B. 患者就诊的主要原因
   C. 患者的职业
   D. 患者的口腔情况
   E. 以上都对
2. 病史采集的内容包括
   A. 主诉
   B. 患者系统疾病史
   C. 患者传染性疾病史
   D. 患者的修复治疗情况
   E. 以上都对
3. 系统病史的内容不包括
   A. 有无药物过敏史
   B. 修复治疗情况
   C. 是否患有糖尿病
   D. 是否用过抗惊厥药
   E. 是否有传染性疾病史
4. 口腔专科病史的内容有
   A. 牙周病史
   B. 修复治疗情况
   C. 牙体牙髓病史
   D. 正畸治疗史
   E. 以上都对
5. 哪些是系统疾病史的内容
   A. 有无药物过敏史
   B. 有无牙用材料过敏史
   C. 是否患有糖尿病
   D. 是否有传染性疾病史
   E. 以上都对
6. 下列哪项不是主诉的内容
   A. 肿胀
   B. 疼痛
   C. 发音问题
   D. 职业
   E. 缺牙
7. 病历记录的内容包括
   A. 一般项目
   B. 主诉
   C. 现病史
   D. 既往史
   E. 以上都对
8. 病历记录的内容有
   A. 家族史
   B. 检查
   C. 诊断
   D. 治疗计划和修复设计
   E. 以上都对

第二节　临床检查

【A_1型题】

1. 颌面部检查的内容不包括
   A. 咀嚼肌检查
   B. 颌面部外形的对称性
   C. 面部皮肤颜色、营养状态
   D. 侧面轮廓的面型
   E. 颌面各部分之间的比例关系
2. Ⅱ度松动牙的松动幅度是
   A. 不超过1mm
   B. 1~2mm
   C. 2~3mm
   D. 3~4mm
   E. 以上均不对
3. 无牙颌口腔专项检查的内容
   A. 上下颌弓，牙槽嵴大小、形态和位置
   B. 牙槽嵴的吸收情况
   C. 口腔及舌的检查
   D. 唾液分泌量及黏稠度的检查
   E. 以上都对
4. X线牙片的检查可确定
   A. 牙根及牙周支持组织的健康情况
   B. 全口牙列牙槽骨支持组织的情况
   C. 颞下颌关节的情况
   D. 髁突、关节凹的情况
   E. 下颌骨的情况
5. 咀嚼肌检查的内容包括
   A. 扪诊
   B. 有无压痛
   C. 压痛点的部位
   D. 肌肉收缩的强度及对称性
   E. 以上都对
6. 对原有修复体的检查包括
   A. 原义齿与口腔组织的密合情况
   B. 咬合关系
   C. 外形是否合适
   D. 义齿行使功能的效率
   E. 以上都对
7. 哪些是殆关系检查的内容

A. 上下颌牙列中线是否一致
B. 上下第一磨牙是否是中性𬌗关系
C. 息止𬌗位的检查
D. 𬌗干扰检查
E. 以上都对

8. 制取模型检查的意义
A. 检查牙周情况
B. 了解牙体牙髓治疗情况
C. 可以弥补口腔内部一般检查的不足
D. 了解关节的情况
E. 了解牙根的情况

9. 缺牙区情况的内容不包括
A. 缺牙区间隙大小
B. 牙槽嵴情况
C. 拔牙创愈合情况
D. 对𬌗牙情况
E. 牙槽嵴有无骨尖、倒凹

10. Ⅰ度松动的牙松动方向是
A. 仅有唇（颊）舌向松动
B. 唇（颊）舌向及近远中向均有松动
C. 近远中向及垂直向均有松动
D. 唇（颊）舌向及近远中向松动，并伴有垂直向松动
E. 以上均不对

11. 哪些是口腔内部检查的内容
A. 口腔一般情况
B. 牙周检查
C. 牙列检查
D. 缺牙区检查
E. 以上都对

12. Ⅲ度松动牙的松动幅度是
A. 大于 2mm
B. 1.0~1.5mm
C. 1.5~2.0mm
D. 不超过 1mm
E. 以上均不对

13. 下列哪项不是𬌗关系检查的内容
A. 上下颌牙列中线是否一致
B. 牙列检查
C. 上下第一磨牙是否是中性𬌗关系
D. 息止𬌗位的检查
E. 𬌗干扰检查

14. 哪些是颌面部检查的内容
A. 面部皮肤颜色、营养状态
B. 颌面部外形的对称性
C. 颌面各部分之间的比例关系
D. 侧面轮廓的面型
E. 以上都对

15. Ⅱ度松动牙的松动方向不是
A. 仅有唇（颊）舌向松动
B. 唇（颊）舌向及垂直向均有松动
C. 近远中向及垂直向均有松动
D. 唇（颊）舌向及近远中向松动，并伴有垂直向松动
E. 以上都不对

16. 口腔检查的内容包括
A. 口腔外部检查
B. 口腔内部检查
C. X 线检查
D. 模型检查
E. 以上都对

17. 颞下颌关节区检查的内容有
A. 下颌侧方运动
B. 外耳道前壁检查
C. 颞下颌关节活动度的检查
D. 开口度及开口型
E. 以上都对

18. X 线检查的内容包括
A. X 线牙片
B. X 线曲面断层片
C. 颞下颌关节 X 线侧位片
D. 头颅定位片
E. 以上都对

第三节　修复前准备

【A_1 型题】

1. 修复前需做的牙槽骨的处理不包括
A. 消除有碍的骨突
B. 骨性隆突修整术
C. 前庭沟加深术
D. 牙槽嵴重建术
E. 取模

2. 一般情况下余留牙的拔除牙槽骨吸收应达到
A. 牙根 1/4
B. 牙根 1/3
C. 牙根 1/2
D. 牙根 2/3
E. 以上均不对

3. 修复前外科处理有
A. 唇舌系带的矫正术
B. 牙槽嵴修整术
C. 骨性隆突修整术
D. 前庭沟加深术
E. 以上均对

4. 模型材料包括
A. 普通石膏
B. 硬质石膏
C. 超硬石膏
D. 嵌体蜡
E. 以上均对

5. 临床上常用的印模材料是
A. 印模膏
B. 琼脂印模材料
C. 硅橡胶印模材料
D. 藻酸盐印模材料
E. 以上均对

6. 修复前口腔的一般处理不包括
A. 牙齿选磨
B. 保证良好的口腔卫生
C. 拆除不良修复体
D. 治疗和控制龋病及牙周病
E. 处理急性症状

7. 生物性能包括
A. 腐蚀
B. 生物相容性
C. 应力
D. 流电性

E. 尺寸变化

8. 化学性能不包括
A. 腐蚀
B. 扩散
C. 流电性
D. 吸附
E. 老化

9. 口腔修复材料的性能包括
A. 物理性能
B. 机械性能
C. 化学性能
D. 生物性能
E. 以上均对

10. 咬合调整的目的是通过对牙的选磨
A. 消除早接触
B. 消除𬌗干扰
C. 使𬌗力分布均匀
D. 𬌗关系协调
E. 以上均对

11. 残根的拔除或保留应根据
A. 牙根缺损破坏的范围
B. 根尖周组织的健康情况
C. 治疗效果
D. 与修复的关系
E. 以上都对

12. 下列哪项不是修复前准备与处理的内容
A. 修复前口腔的一般处理
B. 余留牙的保留与拔除
C. 口腔软组织及牙槽骨的处理
D. X线检查
E. 修复前正畸治

【A_2 型题】

13. 患者，男，48岁。5|缺失，64|轻度向缺隙侧倾斜，余留牙均健康。如果设计固定义齿修复，应考虑
A. 采用复合固定桥
B. 采用半固定桥
C. 加强固位力
D. 增加基牙数目
E. 采用双端固定桥

14. 某患者5|缺失，间隙约4mm，6|银汞充填体，已做牙髓治疗，4|位置正常，与下颌对𬌗牙的覆𬌗覆盖关系正常。以下修复设计中最合理的是
A. 直接做可摘局部义齿
B. 半固定桥
C. 6|双端固定桥
D. 64|双端固定桥
E. 6|全冠修复后制作可摘局部义齿修复

15. 患者，男，50岁。1|为桩冠修复，戴入1年后发生桩冠折断，最可能的原因是根桩
A. 过细
B. 长度不够
C. 与根管壁不密合
D. 松动
E. 锥度过小

16. 患者，女，22岁。6|龋损，已完成治疗，准备做金属烤瓷冠，患者的牙弓弧度和邻牙凸度均正常，在恢复轴面凸度时，正确的是
A. 颊侧中1/3
B. 侧颈1/3
C. 侧𬌗1/3
D. 舌侧颈1/3
E. 舌侧中1/3

17. 患者，男，35岁。右下固定义齿黏固1周，现咬合时基牙痛。检查：57| 缺失，64|为桥基牙，稳固，4|叩(+)，咬合接触好，余未见异常。引起基牙疼痛最可能的原因是
A. 黏固剂的刺激
B. 继发龋
C. 牙髓炎
D. 与邻牙接触过紧
E. 𬌗创伤

18. 患者，女，25岁。左上2牙冠缺损1/3，咬合关系正常，牙髓未暴露，最佳修复设计是
A. 嵌体修复
B. 金属塑料联合全冠修复
C. 3/4冠修复
D. 烤瓷熔附金属全冠修复
E. 根管治疗后烤瓷桩冠修复

19. 患者，女，28岁。邻𬌗嵌体戴入3个月后，出现冷热刺激痛，最有可能出现的原因是
A. 嵌体咬合过高
B. 急性牙髓炎
C. 继发龋
D. 急性根尖周炎
E. 急性牙周炎

20. 患者，女，30岁。固定义齿黏固后半月，近2天刷牙时有少量出血。无其他症状。检查：6|缺失，57|为桥基牙，冠边缘在龈缘下与牙体组织贴合良好。45|之间牙线可顺利通过，乳突处有少量食物滞留，龈红肿。引起牙龈出血的原因是
A. 冠边缘刺激牙龈
B. 接触点松
C. 冠外形不好
D. 患者未认真刷牙
E. 对𬌗牙有楔入式牙尖

21. 患者，女，27岁。6|缺失，固定义齿修复2个月后，出现自发性疼痛的原因为
A. 出现继发龋
B. 牙体切割稍多
C. 咬合早接触
D. 基牙受力大
E. 食物嵌塞

【A_3/A_4 型题】

（22～26题共用题干）

某患者戴用全口义齿3周后，复诊自述义齿易松动。

22. 以下哪种情况需要重新处理
A. 义齿边缘封闭差，不密合
B. 正中关系不正确
C. 义齿咬合不平衡
D. 垂直距离过低
E. 以上都不对

23. 开始检查应该先
A. 先检查正中关系是否正确
B. 先检查垂直距离是否正确

C. 先检查义齿的固位力如何
D. 先让患者进食
E. 重新制作义齿

24. 若进食时义齿易松动，可能的原因是
A. 咬合不平衡
B. 系带处缓冲不足
C. 垂直距离过低
D. 义齿磨光面抛光不够
E. 义齿边缘过度伸展

25. 若患者说话大张口或打哈欠时义齿易松动，可能的原因是
A. 义齿咬合不平衡
B. 义齿边缘过长
C. 正中关系不正确
D. 义齿排列不整齐
E. 以上都不对

26. 询问病史时，最重要的应了解患者
A. 过去是否戴过义齿
B. 每天戴义齿多长时间
C. 是否能吃饭
D. 什么情况下义齿松动
E. 是否有偏侧咀嚼习惯

（27~29 题共用题干）

患者，女，45 岁。$\overline{7|}$缺失，$\overline{6|}$为基牙，戴用 2 年有余，近期自觉基牙松动，冷热疼痛不适，检查：$\overline{6|}$松动Ⅰ度，固位体殆面穿孔，深龋洞，边缘不密合，牙龈充血，红肿。

27. 应如何处理
A. 服用消炎药
B. 拆除固定桥
C. 牙周上药
D. 全口洁治
E. 调殆

28. 基牙松动的原因可能是
A. 固位体与基牙不密合
B. 基牙牙周炎
C. 固位体材料强度较差
D. 急性牙髓炎
E. 设计不当，基牙受力过大

29. $\overline{6|}$牙龈发炎的原因是
A. 基牙受力过大
B. 基牙松动
C. 固位体殆面形态欠佳
D. 固位体边缘与基牙不密合
E. 以上都对

【B_1 型题】

（30~32 题共用备选答案）
A. 松动、脱落
B. 变色
C. 穿孔、破裂
D. 磨损
E. 折断

30. 全冠修复体太薄，殆力过于集中可能导致
31. 全冠修复体与牙体不密合，侧向力过大可导致
32. 殆力大，固定桥连接体薄弱可导致

（33~37 题共用备选答案）
A. 1 周
B. 1 个月
C. 5~6 个月
D. 3~4 个月
E. 3 个月

33. 固定修复的最佳时机是拔牙后
34. 前牙外伤牙折伴牙周膜撕裂伤，根管治疗后到桩冠修复需时
35. 进行可摘义齿修复至少应在拔牙后
36. 上颌种植修复的最佳时间是在拔牙后
37. 下颌种植修复的最佳时间是在拔牙后

（38~42 题共用备选答案）
A. RPI 卡环
B. 回力卡环
C. 联合卡环
D. 对半卡环
E. 杆形卡环

38. 具有应力中断作用的是
39. 减少远中游离端义齿基牙的卡抱力的是
40. 有效防止食物嵌塞的是
41. 用于前后有缺隙孤立的前磨牙或磨牙的是
42. 美观，致龋率低的是

（43~47 题共用备选答案）
A. 被称为完全固定桥
B. 可以自行摘戴的固定桥
C. 固位力主要来自黏结材料的黏结力的固定桥
D. 以各种骨内种植体作为固定桥的支持和固位端制成的固定桥
E. 一端的固位体为固定连接，另一端的固位体为活动连接的固定桥

43. 双端固定桥
44. 种植固定桥
45. 固定-可摘联合桥
46. 黏结固定桥
47. 半固定桥

第二章　牙体缺损

第一节　病因及影响

【A_1 型题】

1. 牙体缺损是指
A. 牙体硬组织的破坏、缺损或畸形
B. 牙体硬组织的龋坏
C. 隐裂
D. 口腔内只有部分天然牙存在

E. 磨耗

2. 下列哪项属于牙体缺损的病因

A. 龋病

B. 外伤

C. 磨耗

D. 发育畸形

E. 以上均是

3. 牙体缺损除对牙髓、牙周及咬合等产生不良影响外，还包括

A. 尖锐边缘可损伤舌及口腔黏膜

B. 前牙牙体缺损直接影响美观、发音

C. 全牙列残冠、残根可降低垂直距离，影响面容及心理状态

D. 残冠、残根可成为病灶，影响全身健康

E. 以上均为不良影响

第二节　治疗设计和方法选择

【A_1 型题】

1. 前牙全冠修复做龈下边缘的主要优点是

A. 龈沟内是免疫区

B. 修复体边缘密合性好

C. 不易产生继发龋

D. 美观

E. 防止菌斑附着

2. 牙体缺损修复时，有关牙体预备保护牙髓的说法哪项是错误的

A. 用高速切割器械做牙体预备时，应有水雾冷却

B. 局麻下操作时应注意保护牙髓

C. 牙体预备可分次完成

D. 牙体预备后，避免用刺激性药物

E. 活髓牙牙体预备后应做临时冠

3. 沟固位形的深度一般为

A. 0.5mm

B. 1.0mm

C. 1.5mm

D. 2.0mm

E. 以上都不对

4. 以下关于洞固位形的说法哪项是正确的

A. 洞深度应在2mm以上

B. 洞底平壁直

C. 邻面洞应在咬合面做鸠尾

D. 洞缘有洞斜面

E. 以上都对

5. 为增加黏结力，黏结之前预备体表面需做处理，除了

A. 涂分离剂

B. 干燥

C. 酸蚀

D. 清洁

E. 去油污

6. 牙体缺损修复时，修复体与牙龈组织健康有关的是

A. 修复体龈边缘的位置

B. 修复体龈边缘的外形

C. 修复体龈边缘的密合性

D. 修复体龈边缘处的牙体预备形式

E. 以上都有

7. 下列哪种情况不适宜做桩冠

A. 年轻恒牙

B. 根尖有感染的牙且未得到控制

C. 根管壁有侧穿的牙

D. 牙槽骨吸收超过根1/2的牙

E. 以上都不适宜做

8. 临床上固定修复常用的固位形是

A. 环抱面固位形

B. 钉洞固位形

C. 沟固位形

D. 洞固位形

E. 以上都有

9. 牙体缺损修复时，增加修复体抗力的措施

A. 保证修复体适当的体积和厚度

B. 合理控制修复体的外形

C. 选择理化性能优良的修复材料

D. 保证修复体制作质量

E. 以上都对

10. 以下方法可增加金合金瓷金结合力，除了

A. 喷砂

B. 预氧化

C. 超声清洗

D. 除气

E. 电解蚀刻

11. 以下关于黏结力的说法哪项是错误的

A. 与技术操作有关

B. 与黏结剂稠度成正比

C. 与黏结剂厚度成反比

D. 与黏结面积成正比

E. 与黏结剂性能有关

12. 增强铸造全冠固位力的方法有

A. 在𬌗面制备针道，轴壁制备轴沟

B. 在龈边缘制备台阶

C. 降低牙尖高度

D. 降低牙尖斜度

E. 以上都对

13. 嵌体蜡型的制备要求

A. 与洞型密合

B. 恢复与邻牙邻接关系

C. 恢复与对𬌗牙的咬合关系

D. 表面光滑，无结节

E. 以上都对

14. 金瓷结合中最重要的结合力是

A. 机械结合

B. 范德华力

C. 倒凹固位

D. 化学结合

E. 压力结合

15. 牙体修复预备过程中预防性扩展的主要目的是
  A. 去除龋坏牙体组织
  B. 提供良好的固位形和抗力形
  C. 自洁和防止继发龋
  D. 增进修复体的美学效果
  E. 促进牙周组织的健康

16. 洞固位形的洞缘斜面与牙长轴的角度一般为
  A. 15°
  B. 30°
  C. 45°
  D. 60°
  E. 以上都不对

17. 修复体轴面突度过大可引起
  A. 牙龈增生
  B. 牙龈上皮附着破坏
  C. 牙龈萎缩
  D. 牙龈炎
  E. 食物嵌塞

18. 以下关于金瓷冠中合金与瓷粉要求的描述，哪项是错误的
  A. 良好的生物相容性
  B. 瓷粉的热膨胀系数略大
  C. 两者会产生化学结合
  D. 合金熔点大于瓷粉
  E. 有良好的强度

19. 牙体预备的基本要求是
  A. 去除病变组织，阻止病变发展
  B. 消除轴壁倒凹，获得良好就位道
  C. 开辟修复体所占空间，保证修复体一定的强度、厚度和美观
  D. 预备良好的固位形和抗力形，磨改过长牙，错位牙，异常对殆牙及邻牙，并做适当预防性扩展
  E. 以上均是应达到的要求

20. 下列哪项属于牙体缺损修复的治疗原则
  A. 正确的恢复形态与功能
  B. 患牙预备时尽可能保存保护牙体组织
  C. 修复体应保证组织健康
  D. 修复应合乎抗力形和固位形的要求
  E. 以上均是

21. 单面嵌体的铸道应安插在
  A. 蜡形的边缘嵴处
  B. 蜡形的中央
  C. 蜡形对称的边缘
  D. 与蜡形整个殆面接触
  E. 以上均可

22. 与全冠咬合面形态设计无关的因素是
  A. 固位因素
  B. 抗力因素
  C. 牙周状态
  D. 邻牙殆面形态
  E. 对殆牙牙髓状况

23. 以下关于全冠牙体预备的说法中，错误的是
  A. 要去除腐质
  B. 要消除轴壁倒凹
  C. 要去除无基釉
  D. 进行预防性扩展
  E. 牙磨小些修复体好做

24. 牙体缺损修复时，牙体预备应达到的要求哪项是错误的
  A. 去除病变组织
  B. 消除轴壁倒凹
  C. 提供良好的抗力形和固位形
  D. 不做预防性扩展
  E. 磨改过长牙和错位牙

25. 牙体缺损修复时，增加患牙抗力的措施
  A. 修复体类型的选择设计应考虑到患牙组织结构和缺损情况
  B. 牙体预备时去除薄壁弱尖
  C. 牙体预备时尽量保留牙体组织
  D. 牙体缺损大的应采用辅助增强措施
  E. 以上都对

26. 铸造全冠的适应证不包括
  A. 后牙牙体严重缺损，固位形、抗力形较差者
  B. 后牙出现低牙殆、邻接不良、牙冠短小、错位牙改形、牙冠折断等需要以修复体恢复正常解剖外形、咬合、邻接等
  C. 固定义齿的固位体、可摘局部义齿基牙缺损需要保护
  D. 龋患率高或牙本质过敏严重伴牙体缺损
  E. 前牙银汞合金充填后邻牙存在异种金属微电流刺激引起症状者

27. 以下关于全冠固位的说法错误的是
  A. 全冠固位力主要来自摩擦力和黏结力
  B. 摩擦力是最主要的固位力
  C. 摩擦力与修复体和预备体的密合度有关
  D. 全冠的殆面形态与固位无关
  E. 预备体的颊舌径与固位有关

28. 以下关于鸠尾固位形的说法哪项是错误的
  A. 可防止修复体的水平脱位
  B. 可增加修复体的固位力
  C. 鸠尾峡的宽度为咬合面宽度的 1/3 左右
  D. 鸠尾的制备对预备体的抗力无影响
  E. 鸠尾峡应位于咬合面牙尖三角嵴之间

29. 以下哪种情况不适宜做金属烤瓷全冠修复
  A. 氟斑牙，变色牙
  B. 青少年畸形牙
  C. 小牙畸形
  D. 前牙扭转、错位
  E. 牙体缺损较大无法充填治疗者

30. 龈上边缘适用于
  A. 金瓷冠的唇侧
  B. 老年患者牙龈退缩明显

C. 牙冠短小
D. 缺损至龈下
E. 以上都不是

31. 钉洞固位形直径一般为
A. 0.5mm
B. 1.0mm
C. 1.5mm
D. 1.8mm
E. 2.0mm

32. 牙体缺损修复过程中，可能导致牙髓损害的因素不包括
A. 牙体制备
B. 灌模型
C. 戴临时冠
D. 预备体消毒
E. 取印模

33. 牙体缺损修复时，牙体预备的要求哪项不正确
A. 去除病变组织
B. 开辟修复体所占空间
C. 提供良好的固位形和抗力形
D. 磨改过小牙或错位患牙
E. 无须做预防性扩展

34. 洞固位形鸠尾峡的宽度磨牙一般为颊舌尖宽度的
A. 1/5
B. 1/3
C. 1/2
D. 2/3
E. 3/4

35. 影响黏结力的因素有
A. 黏结面积
B. 黏结剂的厚度
C. 黏结面的粗糙度
D. 黏结剂的稠度
E. 以上都有

36. 下列不适合直接做全冠修复的是
A. 舌尖折断未漏髓的上后牙
B. 牙冠缺损较多的活动义齿基牙
C. 牙本质过敏伴严重缺损的牙
D. 临床牙冠过短的牙
E. 有隐裂的磨牙

37. 与正常牙冠轴面突度的生理意义无关的是
A. 维持牙颈部龈组织的张力
B. 维持牙弓形态，分散𬌗力
C. 保证食物正常排溢
D. 保证食物流对牙龈的生理刺激
E. 有利于提高自洁作用

38. 下列适合桩核冠修复的是
A. 轻度扭转错位牙，不接受正畸治疗者
B. 年轻活髓恒牙
C. 根尖尚未发育完成的牙
D. 根管治疗后根尖阴影无变化者
E. 根管治疗后瘘管未闭合者

39. 属于嵌体适应证的是
A. 青少年的恒牙和儿童乳牙
B. 牙𬌗面缺损小且表浅
C. 固定桥的基牙已有龋洞或需要放置栓体或栓槽附着体
D. 牙体缺损范围大，残留牙体组织抗力形差，固位不良
E. 对美观及长期效果要求高的前牙缺损年轻患者

40. 可以增强修复体与制备体固位力的固位形有
A. 箱状固位形
B. 鸠尾固位形
C. 针道固位形
D. 沟固位形
E. 以上都是

41. 以下哪些与人造冠的固位有关
A. 约束和约束反力
B. 摩擦力
C. 黏结力
D. 固位形
E. 以上都有

42. 以下关于钉洞固位形的说法哪项是错误的
A. 钉洞深度一般为1.5mm
B. 钉洞直径约1mm
C. 后牙可做2~4个钉洞
D. 钉洞与人造冠的就位道相垂直
E. 钉的表面形态有光滑的、锯齿状和螺纹状

43. 冠内固位形不包括
A. 沟形
B. 针形
C. 片切形
D. 箱状形
E. 鸠尾形

44. 修复体的固位力与下列哪种因素无关
A. 制备牙轴面聚合度
B. 黏结剂的厚度
C. 接触面积
D. 制备牙的松动度
E. 修复体与制备牙的密合度

45. 下列哪条对全冠龈边缘位置设计无影响
A. 固位力大小
B. 美观因素
C. 牙龈的保护
D. 边缘密合
E. 牙体预备操作的难易

46. 为防止全冠颊舌向脱位而增加的辅助固位沟应放在牙冠的
A. 颊面
B. 舌面
C. 邻面
D. 邻颊线角
E. 邻舌线角

47. 牙冠修复体的邻面与邻牙紧密接触的目的不是为了
A. 防止食物嵌塞
B. 维持牙位、牙弓形态的稳定
C. 与邻牙相互支持、分散𬌗力
D. 保持每个牙各区的生理运动
E. 防止对𬌗牙伸长

48. 金属烤瓷全冠的合金热膨胀系数（金a）与瓷的热膨胀系数（瓷a）的关系
A. 金a>瓷a
B. 金a<瓷a
C. 金a=瓷a

D. A、C 都对
E. B、C 都对
49. 对于舌侧倾斜较明显的下磨牙，全冠的舌侧龈边缘最好为
A. 刃状
B. 凹状
C. 90°肩台
D. 135°肩台
E. 带斜面的肩台
50. 在牙体缺损的修复治疗中，关于对牙龈组织的保健，错误的说法是
A. 修复体要高度磨光
B. 人造冠龈边缘与患牙十分密合
C. 正确恢复牙冠外形高点
D. 修复体龈边缘必须位于龈嵴顶以下
E. 修复体轴面形态有助于对龈组织功能性刺激

【A_2 型题】

51. 深覆𬌗患者，左上 1 根管治疗后变色影响美观，最好采用
A. 甲冠
B. 开面冠
C. 3/4 冠
D. 桩冠
E. 金属全冠
52. 患者，男，30 岁。左上 2 近中切角缺损，牙冠变色，已做根管治疗，无不适症状。X 线片未见异常，患者咬合关系正常。最佳修复设计方案为
A. 嵌体
B. 塑料全冠
C. 桩核烤瓷冠
D. 金属塑料联合全冠
E. 铸造全冠
53. 患者，女，12 岁。左上 1 冠折 1/2，咬合关系正常，患者经根管治疗后，最佳修复设计方案为
A. 成品桩+烤瓷全冠
B. 金属核+甲冠
C. 0.7 不锈钢丝弯制桩冠
D. 1.2 不锈钢丝弯制桩冠
E. 以上都可以
54. 患者，男，35 岁。左下 6 𬌗面隐裂累及牙髓，已完成根管治疗，牙冠短小，咬合紧，宜用哪种修复体
A. 高嵌体
B. 3/4 冠
C. 邻𬌗嵌体
D. 铸造全冠
E. 锤造全冠
55. 一年轻患者缺失一颗前牙，其他牙有散在间隙，最好的处理方法为
A. 仅修复缺失牙
B. 修复缺失牙并用光敏修复间隙
C. 做烤瓷冠
D. 拔除有间隙的牙
E. 先正畸关闭间隙或集中间隙后再修复
56. 患者，男，25 岁。左上 1 冠折 2/3，根管治疗情况良好，咬合紧，最适宜的修复方法是
A. 塑料全冠
B. 金属全冠
C. 部分瓷覆盖金属烤瓷全冠
D. 全瓷覆盖金属烤瓷全冠
E. 成品钢丝弯制的桩冠
57. 某患者，右上 2 锥形牙，与邻牙间有 1mm 间隙，可选择的修复方法中，除了
A. 树脂贴面
B. 金属烤瓷冠
C. 全瓷冠
D. 瓷贴面
E. 3/4 冠
58. 某患者，检查：右下 6MOD 银汞充填，剩余颊舌侧牙体硬组织强壮，咬合紧，牙冠高度仅 4mm。若行全冠修复，下列增加固位的措施中不正确的是
A. 在轴壁上制备倒凹
B. 增加箱状或钉洞等辅助固位形
C. 设计龈下边缘
D. 适当增加龈边缘宽度
E. 设计嵌体冠

【A_3/A_4 型题】

（59~62 题共用题干）

患者，女，40 岁。2 年前右上后牙疼痛，经治疗痊愈。但充填物反复脱落。要求做相对永久的治疗。检查：叩（-），稳固。远中邻𬌗面大面积龋，银汞充填，充填体完整。

59. 除上述检查外，最需要做的检查是
A. 血常规
B. 取研究模型
C. X 线牙片检查
D. 探诊
E. 电活力测验
60. 若经检查证实根尖有感染，首先应进行的最佳治疗是
A. 口服抗生素
B. 塑化治疗
C. 根管充填
D. 牙髓干尸治疗
E. 调𬌗，降低咬合
61. 为长期保存该患牙，最佳修复方法是
A. 全冠
B. 嵌体
C. 固定义齿
D. 成品桩+树脂充填
E. 铸造桩+树脂充填
62. 若患者要求做全冠修复，应推荐生物学性能最佳的修复材料是
A. 树脂
B. 镍铬合金
C. 钴铬合金
D. 镍钛合金
E. 金合金

（63~65 题共用题干）

患者，女，40 岁。下颌第一磨牙近中𬌗面大面积银汞合金充填，近中食物嵌塞，余牙正常，要求治疗。

63. 如果此牙为死髓牙，牙根长大，根管治疗完善，牙槽骨高度基本正常。则最佳的治疗方案为
A. 烤瓷冠修复
B. 铸造桩核+全冠修复
C. 银汞充填+全冠修复
D. 嵌体修复
E. 3/4 冠修复

64. 如果此牙牙髓健康，颊舌侧剩余牙体硬组织较薄弱，则最佳的治疗设计为
A. 金属全冠修复
B. 嵌体冠修复
C. 去髓后桩冠修复
D. 3/4 冠修复
E. 金瓷冠修复

65. 如此牙需做桩冠修复，而其近远中根分叉较大，又要考虑桩核的强度，则最佳方法为
A. 成品桩+树脂核+全冠
B. 成品桩+银汞核+全冠
C. 成品桩+铸造桩核+全冠
D. 铸造分瓣桩核+全冠
E. 以上均可

（66~68 题共用题干）

患者，女，20 岁。1 年前因外伤致上前牙缺损。口腔检查：右上中切牙远中切角缺损，牙冠变色，叩（-）、松（-），咬合正常。

66. 不宜选择的修复形式有
A. 光固化树脂修复
B. 塑料甲冠
C. 瓷贴面
D. 烤瓷全冠
E. 嵌体

67. 若采用桩冠修复，应进一步做必要的检查，除了
A. X 线检查了解根周状况
B. 松动度
C. 牙龈状况
D. 牙齿的颜色变化
E. X 线检查了解根管充填的状况

68. 最合适修复的类型是
A. 成品桩+树脂牙冠
B. 成品桩+树脂核+树脂牙冠
C. 铸造桩核+烤瓷冠
D. 成品桩+树脂核+全瓷冠
E. 铸造桩核+树脂牙冠

【B_1 型题】

（69~74 题共用备选答案）
A. 嵌体
B. 甲冠
C. 3/4 冠
D. 金属全冠
E. 烤瓷全冠

69. 固位力最差的是
70. 强度最差的是
71. 最美观的修复体是
72. 抗磨耗性最好的是
73. 常作为临时修复体的是
74. 边缘线最长的冠类修复体是

（75~78 题共用备选答案）
A. 要求在完成修复后修复体和患牙具有能抵抗𬌗力而不致破坏或折裂的外形
B. 修复体在行使功能时，能抵御各种作用力而不发生移位或脱落的能力
C. 两个相互接触而又相对运动的物体间所产生的作用力
D. 物体位移时受到一定的条件限制，加给物体这种限制的力
E. 黏结剂与被黏结物体界面上分子间的结合力

75. 固位力
76. 约束力
77. 抗力形
78. 摩擦力

第三节 治疗步骤

【A_1 型题】

1. 金瓷冠的金属基底冠由瓷覆盖的部位的厚度一般为
A. 0.5mm
B. 0.6mm
C. 0.7mm
D. 0.8mm
E. 1.0mm

2. 以下哪项不是全冠印模的要求
A. 边缘清晰
B. 𬌗面清晰
C. 𬌗关系正确
D. 无变形
E. 印模边缘伸展充分

3. 全冠口内试戴时应检查的问题是
A. 咬合、就位
B. 就位、龈边缘
C. 龈边缘、咬合、就位
D. 接触点、咬合、就位
E. 接触点、咬合、就位、龈边缘

4. 以下关于全冠咬合面的描述中错误的是
A. 必须恢复原有的𬌗面大小和形态
B. 应与邻𬌗面形态相协调
C. 应与对颌𬌗面形态相协调
D. 𬌗力方向接近牙齿长轴
E. 无早接触

5. 铸造全冠预备时，轴壁正常聚合角及颈部肩台要求
A. 0°，无肩台
B. 2°~5°，0.5~0.8mm
C. 2°~5°，0.8~1.5mm
D. 6°~10°，0.8~1.5mm
E. 6°~10°，1.5~2.0mm

6. 根据传统方法，制备前牙桩冠

根面时应制成
A. 唇舌向平面
B. 唇舌向颊面
C. 舌唇向斜面
D. 唇舌两个斜面
E. 以上都不是
7. 3/4 冠邻沟预备的主要目的是
A. 增加 3/4 冠的强度
B. 增加 3/4 冠的厚度
C. 防止 3/4 冠舌向脱位
D. 保证与邻牙接触紧密
E. 有利于冠就位
8. 桩核唇侧应为金瓷冠留出的最小间隙为
A. 0.5mm
B. 1.0mm
C. 1.5mm
D. 2.0mm
E. 1.8mm
9. 铸造金属全冠牙体预备提供的𬌗面间隙一般为
A. 0.5~1.0mm
B. 1.0~1.5 mm
C. 1.5~2.0 mm
D. 2.0~2.5 mm
E. 2.5~3.0 mm
10. 全冠牙体预备𬌗面磨除的目的是
A. 为了容易就位
B. 为了更好地恢复牙体的解剖外形
C. 为全冠制作提供𬌗面的金属空间
D. 为制作方便
E. 以上都不对
11. 桩在根管内的长度要求是
A. 根长的 1/3
B. 根长的 1/2
C. 根长的 2/3~3/4
D. 根长的 3/4~4/5
E. 以上都可以
12. 金瓷冠唇面龈缘一般为
A. 0.5mm 肩台
B. 1.0mm 肩台
C. 1.2mm 肩台
D. 1.5mm 肩台
E. 1.8mm 肩台
13. 与银汞合金充填比较铸造嵌体的优点是
A. 机械性能优良
B. 固位好
C. 边缘线短
D. 牙体切割少
E. 制作方便
14. 塑料甲冠不可用于
A. 暂时性修复体
B. 诊断性修复体
C. 修复前牙过小牙
D. 修复前牙切角缺损
E. 修复磨牙外形
15. 与普通桩冠相比，桩核冠的最大优点为
A. 固位好
B. 强度好
C. 易制作
D. 可用于咬合紧时
E. 做固定桥固位体时易形成共同就位道
16. 后牙 3/4 冠与前牙 3/4 冠在牙体预备中的主要不同是
A. 𬌗面沟
B. 预备车针
C. 邻轴沟深度
D. 邻轴沟形态
E. 邻轴沟位置
17. 以下对金属烤瓷全冠牙体预备要求叙述正确的是
A. 前牙切端至少预备 2.0mm 间隙
B. 肩台宽度一般为 1.0mm
C. 各轴面角无倒凹，各线角圆钝
D. 各轴面预备出金属厚度 0.5mm，瓷厚度 0.85~2.00mm
E. 以上都对
18. 塑料全冠最常用的适应证是
A. 前牙永久性修复
B. 后牙永久性修复
C. 固定义齿的固位体
D. 保护性或诊断性暂时修复
E. 以上都可以
19. 理想冠桩外形的要求是
A. 与根管壁密合
B. 与根管壁外形一致的圆锥体
C. 从根管口到根尖逐渐缩小成锥形
D. 各部横径都不超过根径的 1/3，与根部外形一致
E. 以上都正确
20. 活髓牙牙体预备后，黏结临时冠时最好选用
A. 玻璃离子水门汀
B. 磷酸锌水门汀
C. 聚羧酸锌水门汀
D. 丁香油糊剂
E. 以上均可
21. 前牙 3/4 冠邻面轴沟预备，正确的是
A. 轴沟的深度为 1mm，由龈端向切端逐渐变浅
B. 轴沟与牙舌面的切端 2/3 平行
C. 两侧轴沟微向切方聚合
D. 两侧轴沟微向龈方聚合
E. 轴沟位于邻面舌 1/3 与中 1/3 交界处
22. 前牙 3/4 冠的邻面沟位于
A. 邻面片切面中 1/3
B. 邻面片切面舌 1/3
C. 邻面片切面唇 1/3 与邻面片切面中1/3交界处
D. 邻面片切面中 1/3 与邻面片切面舌1/3交界处
E. 以上均可
23. 上颌磨牙桩冠修复时最可能利用的根管是
A. 近中颊根管
B. 近中舌根管
C. 腭根管
D. 远中颊根管
E. 近远中颊根管
24. 下列关于嵌体洞斜面的描述中，错误的是
A. 增加密合度
B. 去除洞缘无基釉
C. 防止黏结剂被唾液溶解

D. 位于牙釉质内
E. 位于牙本质内

25. 嵌体预备时，错误的做法是
A. 去尽病变腐质
B. 轴面最大周径线降至龈缘
C. 适当磨改异常的对殆牙
D. 提供良好的固位形和抗力形
E. 预防性扩展

26. 嵌体与银汞合金充填洞形预备原则不相同的是
A. 做预防性扩展
B. 底平、壁直
C. 点、线、角清楚
D. 洞形无倒凹
E. 利用辅助固位形

27. 下列关于桩冠不正确的说法是
A. 桩冠是用冠桩固位的
B. 桩冠符合美观要求
C. 不可以用成品钢丝制作简单桩冠
D. 可以用铸造金属桩
E. 桩冠不能用来做固定桥的固位体

28. 为后牙铸造金属全冠做牙体预备时，错误的做法是
A. 邻面聚合角以2°~5°为宜
B. 各轴面角的线角磨圆钝
C. 殆面磨除量一般为0.5~1.0mm
D. 上颌牙舌尖斜面不必多磨
E. 颈部预备凹形肩台

29. 关于桩冠，不正确的提法是
A. 桩冠是用冠桩固位的
B. 桩冠符合美观要求
C. 不可以用成品钢丝制作简单桩冠
D. 可以用铸造金属冠
E. 冠桩不能用来做固定桥的固位体

30. 高嵌体固位主要靠
A. 环抱固位
B. 钉洞固位
C. 鸠尾固位
D. 倒凹固位
E. 沟固位

31. 在牙体预备过程中，预防性扩展的主要目的是
A. 去除龋坏牙体组织
B. 提供良好的固位形
C. 自洁和防止继发龋
D. 增进修复体的美学效果
E. 促进牙周组织的健康

32. 金属全冠修复体龈边缘预备形式是
A. 刃状
B. 凹面
C. 90°肩台
D. 90°肩台+斜面
E. 135°肩台

33. 全冠预备体的轴面聚合度不宜超过
A. 4°
B. 6°
C. 8°
D. 10°
E. 12°

34. 关于桩冠的说法以下哪项是错误的
A. 桩越长固位越好
B. 固位力取决于摩擦力和黏结力
C. 桩冠修复后增加根尖病的发生
D. 修复前必须行完善的根充
E. 可做固定桥的固位体

35. 冠桩修复时，桩的直径应为
A. 根径的1/4
B. 根径的1/3
C. 根径的1/2
D. 根径的2/3
E. 根径的3/4

36. 以下哪种叙述不能有效增强桩冠的固位
A. 增加桩的长度
B. 减小根管壁的锥度
C. 增加黏固剂的稠度
D. 增加冠桩与根管壁的密合度
E. 尽量保留残存的牙体组织

37. 人造冠就位的标志是
A. 边缘密合
B. 无翘动
C. 咬合基本良好
D. A+B
E. A+B+C

38. 制备嵌体窝洞时，与修复体边缘封闭直接相关的是
A. 洞斜面
B. 边缘嵴
C. 轴面角
D. 洞的线角
E. 洞的深度

39. 属于双面嵌体的是
A. 殆面嵌体
B. 邻殆嵌体
C. 颈部嵌体
D. 高嵌体
E. 邻殆邻嵌体

40. 一般黏固固定修复体前常用的消毒剂是
A. 75%酒精
B. 甲醛甲酚
C. 木榴油
D. 樟脑酚
E. 碘伏

41. 3/4冠最主要的缺点是
A. 就位困难
B. 不能做固定桥固位体
C. 磨牙多
D. 外形线长，不利防龋
E. 不美观

42. 甲冠适应证，下列哪一项除外
A. 变色牙
B. 咬合紧，殆力大
C. 过小畸形牙
D. 扭转牙
E. 切角缺损

43. 以下哪项不是影响全冠就位的原因
A. 预备体有倒凹
B. 蜡型变形
C. 铸造收缩
D. 全冠过短
E. 邻接过紧

44. 嵌体斜面的角度为
A. 25°
B. 35°

C. 45°
D. 55°
E. 以上都不对

45. 为防止游离酸对牙髓的刺激，年轻患者的恒牙（活髓牙）采用铸造全冠修复时，不能用的永久性黏固剂是
A. 磷酸锌黏固剂
B. 玻璃离子黏固剂
C. 丁香油黏固剂
D. 聚羧酸锌黏固剂
E. 合成高分子化合物黏固剂

46. 桩核舌侧应为金瓷冠留出的最小间隙为
A. 0.1mm
B. 0.2mm
C. 0.3mm
D. 0.5mm
E. 0.8mm

47. 嵌体箱状洞形的轴壁应
A. 相互内聚不超过 2°
B. 相互内聚 2°~5°
C. 相互平行或外展 2°~5°
D. 外展不超过 15°
E. 相互平行或内聚不超过 2°~5°

48. 铸造 3/4 冠与铸造全冠比较，其优点是
A. 牙冠的边缘显露金属
B. 边缘线长
C. 磨除的牙体组织较少
D. 必须做邻轴沟
E. 固位力强

49. 桩冠修复时，一般要求根尖部保留多少长度的根充材料
A. 不用保留
B. 1~3mm
C. 3~5mm
D. 5~7mm
E. 以上都不适宜

【A_2 型题】

50. 患者，32 岁。右下 6 检查因龋坏已做根管治疗，叩诊（-），无松动，X 线片显示根充良好。该牙如要桩冠修复，牙体预备时哪项是错误的
A. 去除病变组织，尽可能保存牙体组织
B. 颈缘不需做肩台预备
C. 如果近远中根管方向一致，可预备成平行根管
D. 在不引起根管侧穿的情况下，尽可能争取较长的冠桩长度
E. 如果髓腔完整，将髓腔预备成一定洞形

51. 某患者，右上 6 大面积银汞充填。检查：MOD 大面积银汞充填体，牙冠剩余牙体组织少，仅残留颊舌侧壁，无松动，无叩痛，已行完全根管治疗。设计行桩核冠修复，牙体预备首先要
A. 全部磨除牙冠
B. 先按照全冠预备体的要求进行磨除
C. 先制备固位沟
D. 先制备箱状洞形
E. 先去除颊舌侧壁

52. 某患者，右下 6 为死髓牙，经根管治疗后以金属烤瓷冠修复，牙体预备取模型后金属烤瓷冠初戴之前，需要
A. 用金属全冠做保护性修复
B. 制作间隙保持器
C. 不做任何处理
D. 用牙龈保护剂对牙龈进行保护
E. 用塑料全冠做保护性修复

【A_3/A_4 型题】

（53~55 题共用题干）

患者，男，23 岁。1 个月前因外伤致上前牙折断，于外院做治疗。口腔检查见左上中切牙牙冠横折，断面位于龈上 2mm，根管口暂封。叩（-），松（-），牙龈及咬合正常。X 线片显示根尖无暗影，根管治疗完善。

53. 理想的冠桩直径为根径的
A. 1/4
B. 1/3
C. 1/2
D. 2/3
E. 3/4

54. 桩核预备时，唇侧肩台应为烤瓷冠留出的空间是
A. 0.5mm
B. 1.0mm
C. 1.5mm
D. 2.0mm
E. 2.5mm

55. 桩核预备时，切端应为烤瓷冠留出的空间是
A. 3.0mm
B. 2.5mm
C. 2.0mm
D. 1.0mm
E. 以上都不是

【B_1 型题】

（56~58 题共用备选答案）
A. 修复体与牙体完全密合
B. 修复体的轴壁不能与牙体完全密合
C. 修复体邻面接触点不能密合
D. 修复体强度较差
E. 修复体能恢复良好的天然牙

56. 锤造全冠的特点
57. 铸造全冠的特点
58. 塑料全冠的特点

（59~63 题共用备选答案）
A. 1/5
B. 1/4
C. 1/3
D. 1/2
E. 2/3

59. 鸠尾峡的宽度磨牙为𬌗面宽度的
60. 冠桩直径为根径的
61. 冠桩长度为根长的
62. 固定桥基牙牙槽骨吸收不能超过根长的
63. 可保留的牙齿其牙槽骨吸收不能超过根长的

（64~67题共用备选答案）
A. 0.5mm
B. 1.0mm
C. 1.5mm
D. 2.0mm
E. 3.0mm
64. 金属烤瓷冠的唇侧牙体磨除厚度一般为
65. 金属烤瓷冠的切端牙体磨除厚度一般为
66. 洞固位形的深度至少为
67. 嵌体洞缘斜面的宽度一般为

（68~73题共用备选答案）
A. 5°
B. 30°
C. 45°
D. 90°
E. 135°
68. 嵌体洞形洞缘斜面的角度
69. 全冠预备体的轴面聚合度不宜超过
70. 金瓷冠的基底冠金瓷衔接处的角度
71. 倾斜牙做固定桥基牙的最大倾斜度不应超过
72. 前牙3/4冠切沟顶角的角度
73. 嵌体箱状洞形轴壁向殆面外展的角度不应超过

第四节 修复体戴入后的问题和处理

【A_1型题】

1. 全冠黏固后出现牙龈炎，其可能的原因，除了
A. 轴壁突度不良
B. 冠边缘过长
C. 冠边缘不密合
D. 龈沟内黏固剂残留
E. 咬合早接触
2. 全冠黏固较长时间后出现过敏性疼痛，其主要原因不可能是
A. 继发龋
B. 牙龈退缩
C. 黏固剂刺激
D. 黏固剂溶解
E. 以上都不是
3. 金属全冠戴用2天后，咀嚼时修复牙出现咬合痛，检查有明显叩痛，其原因是
A. 牙髓炎
B. 牙周炎
C. 咬合时有早接触点
D. 牙龈炎
E. 接触点过松
4. 下列哪项不是牙体缺损修复后引起牙龈炎的原因
A. 修复体边缘过长
B. 修复体边缘不密合
C. 咬合不平衡，有早接触点
D. 食物嵌塞
E. 修复体光洁度差，边缘粗糙
5. 全冠试戴时出现翘动，原因有多个，除了
A. 全冠组织面有金属瘤
B. 邻接过紧
C. 预备体轴壁聚合度大
D. 未完全就位
E. 石膏代型磨损

【A_2型题】

6. 某患者，右上中切牙金属烤瓷冠修复后。检查：金属烤瓷冠颜色形态良好，不松动，颈部边缘探诊可以探入冠内，邻接点牙线可以勉强通过，正中殆时右下1咬在金属烤瓷冠的瓷面上。你认为此冠
A. 合格修复体
B. 邻接过紧
C. 邻接过松
D. 金瓷结合区设计不当
E. 边缘不密合
7. 某患者，右下5，活髓，金属烤瓷全冠修复，水门汀黏固后第2天出现自发痛，夜间加剧，最可能的原因为
A. 创伤
B. 牙髓炎
C. 根尖周炎
D. 牙髓充血
E. 牙周炎

【A_3/A_4型题】

（8~10题共用题干）
患者，男，30岁。右上6，金属全冠黏固1周后脱落，咬合时常有瞬间性疼痛。口腔检查见患者咬合紧，牙冠短，对殆牙殆面有银汞合金充填物，脱落的全冠完整。
8. 全冠脱落最可能的原因是
A. 牙体预备聚合度过大
B. 修复体不密合
C. 殆力过大
D. 牙冠殆龈距过小
E. 修复体黏结面未清洁干净
9. 出现咬合时瞬间疼痛最可能的原因是
A. 牙髓炎
B. 根尖周炎
C. 金属微电流刺激
D. 牙周炎
E. 龈缘炎
10. 铸造金属全冠的修复体设计，可不考虑的因素是
A. 全冠的边缘位置
B. 全冠的殆面形态
C. 黏固剂的种类
D. 患者的年龄
E. 患者的性别

第三章 牙列缺损

第一节 病因及影响

【A_1 型题】

以下关于牙列缺损不良影响的描述中错误的是
A. 咀嚼功能减退
B. 对牙牙过长
C. 邻牙倾斜
D. 食物嵌塞
E. 面肌瘫痪

第二节 治疗设计和方法选择

【A_1 型题】

1. 以下哪种情况适宜做全瓷覆盖
A. 深覆𬌗，覆盖小
B. 覆𬌗、覆盖正常
C. 𬌗力较大的前牙
D. 固定桥的固位体
E. 以上都不对

2. 悬空式桥体与黏膜的关系是
A. 与黏膜面状接触
B. 离开黏膜 1mm
C. 离开黏膜 2mm
D. 离开黏膜 3mm
E. 离开黏膜 3mm 以上

3. 与铸造卡环相比，锻丝卡环的特点是
A. 不容易调改
B. 与基牙牙面密合
C. 弹性好，固位力较强
D. 交互对抗作用好
E. 支持作用好

4. 间接固位体与支点线关系最好的是
A. 利于美观
B. 与义齿游离端在支点线同侧
C. 靠近支点线
D. 在支点线上
E. 与义齿游离端在支点线两侧，并远离支点线

5. 可摘局部义齿按义齿对承受力的支持方式的描述，哪个是错误的
A. 黏膜支持式义齿其受的力主要由黏膜负担
B. 混合支持式义齿的受力由天然牙和黏膜、牙槽嵴共同负担
C. 黏膜支持式义齿其受的力主要由黏膜及其下的牙槽骨负担
D. 牙支持式义齿的受力主要由天然牙承担
E. 牙支持式义齿修复效果较好

6. 大连接体的主要作用是
A. 形态美观
B. 保护口腔内软组织
C. 提高义齿舒适性
D. 增加义齿固位及稳定
E. 连接义齿各部分成一整体

7. 关于复合固定桥的说法中，错误的是
A. 包括 4 个以上的牙单位
B. 只有 2 个基牙
C. 由 2 种或 3 种基本类型的固定桥组合而成
D. 获得共同就位道比较困难
E. 可有中间基牙

8. 牙列缺损 Kennedy 分类第一类
A. 单侧游离端缺失
B. 双侧游离端缺失
C. 单侧非游离端缺失
D. 双侧非游离端缺失
E. 前牙缺失

9. 单端固定桥的适应证，哪项是错误的
A. 基牙牙周健康
B. 基牙有良好的固位
C. 缺隙小
D. 𬌗力小
E. 为了少磨牙

10. 后牙固定桥修复时，若缺牙区牙槽嵴丰满，桥体龈端最好选用
A. 鞍式
B. 接触式
C. 船底式
D. 悬空式
E. 改良盖嵴式

11. Kennedy 第一类牙列缺损，采用混合支持式义齿设计时，末端基牙使用应力中断式卡环的主要目的是
A. 有利于将载荷更均匀地分散到基牙和牙槽嵴上
B. 增强义齿稳定
C. 增加义齿固位力
D. 防止牙槽嵴黏膜压痛
E. 减轻牙槽嵴负担

12. 在可摘局部义齿塑料基托中，为增加基托抗折性能，金属网状物应放置在
A. 基托最薄处
B. 基托最厚处
C. 基托应力集中区
D. 基托最窄处
E. 牙槽嵴处

13. 可摘局部义齿制取印模选择

托盘时，不正确的是
A. 不妨碍唇颊舌的活动
B. 托盘与牙弓内外侧应有 3~4mm间隙
C. 翼缘应与黏膜皱襞平齐
D. 大小和形状与牙弓的大小和形状一致
E. 上颌托盘的远中边缘应盖过上颌结节和颤动线

14. 可摘局部义齿基托的功能不包括
A. 连接义齿各部件成一整体
B. 承担传递分散𬌗力
C. 修复缺损的软硬组织
D. 直接有效的固位作用
E. 间接固位作用

15. 固定桥承受𬌗力时，𬌗力传导到基牙上是通过
A. 固位体
B. 固定连接体
C. 活动连接体
D. 桥体
E. 桥体龈端的黏膜

16. 在可摘局部义齿中，哪项不是间接固位体的功能
A. 防止游离端义齿𬌗向脱位
B. 平衡作用
C. 增加义齿美观及对称性
D. 防止义齿摆动
E. 分散𬌗力

17. 变异杆型卡环不包括
A. T形卡环
B. U形卡环
C. L形卡环
D. I形卡环
E. C形卡环

18. 以下哪种属于 Kennedy 第二类牙列缺损
A. 上颌缺牙为 876|12678
B. 上颌缺牙为 2|2
C. 上颌缺牙为 876|126
D. 上颌缺牙为 6|4
E. 上颌缺牙为 5|45

19. 为取得固定义齿良好的稳固性应选择
A. 3/4 冠
B. 全冠
C. 双面嵌体
D. 高嵌体
E. 桩冠

20. 下列口腔条件中可采用固定修复的是
A. 牙列远中游离端缺失
B. 牙缺失数目多、缺隙跨度大
C. 前牙区伴有严重的颌骨缺损
D. 前牙缺失两侧基牙稳固
E. 以上条件均适合固定修复

21. 可摘局部义齿临床上最常用的形式是
A. 黏膜支持式义齿和牙支持式义齿
B. 牙支持式义齿
C. 混合支持式义齿
D. 混合支持式义齿和黏膜支持式义齿
E. 黏膜支持式义齿

22. 下面哪种不是冠外固位体
A. 3/4 冠
B. 铸造金属全冠
C. 全瓷冠
D. 嵌体
E. 金属烤瓷全冠

23. 固定桥基牙选择正确的是
A. 左上 2 缺失，左上 1、3 为基牙
B. 右上2、3 缺失，右上1、4为基牙
C. 左上 7、8 缺失，左上 6 为基牙
D. 如果左下 2、3 缺失，左下 1、4 为基牙
E. 以上选择均正确

24. 左、右下 5、6 缺失，设计舌杆，牙槽嵴呈倒凹形安放位置是
A. 与黏膜轻轻接触
B. 根据义齿设计类型决定
C. 与黏膜只有 0.5mm 的间隙
D. 位于非倒凹区
E. 位于倒凹区

25. 制作固定义齿最早时间是在拔牙后
A. 1 个月
B. 2 个月
C. 3 个月
D. 3~6 个月
E. 1 年以上

26. 右上 2 缺失，以右上 3 为基牙设计单端固定桥的条件是
A. 右上 2 缺隙大
B. 右上 3 牙槽骨吸收超过根长 1/3
C. 右上 2 缺隙小𬌗力不大
D. 患者𬌗力过大
E. 右上 3 牙冠短小

27. 近中基牙向缺隙侧倾斜所划出的观测线是该基牙的
A. 颊舌、近远中倒凹都大
B. 近中倒凹大
C. 远中倒凹大
D. 颊侧倒凹大
E. 舌侧倒凹大

28. 对牙槽嵴损害最小的人工牙是
A. 解剖式瓷牙
B. 非解剖式塑料牙
C. 解剖式塑料牙
D. 半解剖式瓷牙
E. 半解剖式金属𬌗面牙

29. 桥体𬌗面形态应做到
A. 边缘嵴形态要正确恢复
B. 桥体𬌗面应形成颊沟和舌沟
C. 桥体与固位体之间应形成一定的内、外展隙及邻间隙
D. 𬌗面功能牙尖与对𬌗牙的接触应均匀
E. 以上各点均应做到

30. 固位体的𬌗力主要通过哪个部分传递到颌骨上
A. 桥体
B. 连接体
C. 固位体
D. 基牙
E. 黏膜

31. 固定义齿选择基牙时，以下哪

种说法不确切
A. 牙冠长大
B. 牙根长大
C. 必须活髓牙
D. 牙周健康
E. 基牙位置正常
32. Kennedy第一类牙列缺损，使用黏膜支持式义齿设计时，选用塑料人工牙并减径、减数的主要目的是
A. 有利义齿固位
B. 减少牙槽嵴的负荷
C. 防止牙槽嵴黏膜压痛
D. 增加咀嚼效率
E. 减少余留牙受力
33. 连接体的设计目的不包括
A. 有利于义齿的固位与稳定
B. 传递殆力，均匀分布于基牙与相邻的支持组织
C. 增加义齿的强度
D. 连接义齿各部分为一个整体
E. 增加义齿的面积
34. 铸造殆支托在基牙殆缘处的厚度应不小于
A. 0.5~1.0mm
B. 1.0~1.5mm
C. 1.5~2.0mm
D. 2.0~2.5mm
E. 2.5~3.0mm
35. 选择固定桥基牙时不必考虑的因素是
A. 牙周膜
B. 牙槽骨
C. 根长
D. 根形态
E. 对侧牙的形态
36. 衡量固定桥基牙最重要的指标是
A. 牙槽骨的密度
B. 牙根长度
C. 牙根数目
D. 牙周膜宽度
E. 牙周膜面积
37. 可摘局部义齿人工后牙减径的目的是
A. 减轻殆力
B. 获得咬合平衡
C. 增加舌空间，利于发音
D. 提高咀嚼效率
E. 增强固位
38. 固定桥修复牙列缺损的生理基础是
A. 患者比较舒适
B. 满足患者的美观要求
C. 牙周储备力
D. 可以恢复缺失牙形态
E. 可以恢复咀嚼功能
39. 按桥体龈端的形态分类不包括
A. 盖嵴式桥体
B. 改良盖嵴式桥体
C. 船底式桥体
D. 接触式桥体
E. 悬空式桥体
40. 以下说法哪项是正确的
A. 非解剖式人工牙咀嚼功能差，侧向殆力小
B. 非解剖式人工牙咀嚼功能好，侧向殆力小
C. 解剖式人工牙咀嚼功能差，侧向殆力大
D. 解剖式人工牙咀嚼功能好，侧向殆力小
E. 半解剖式人工牙咀嚼功能好，侧向殆力小
41. 殆支托窝的底与基牙长轴垂线的角度应为
A. 20°
B. 30°
C. 45°
D. 60°
E. 90°
42. 关于接触式桥体的描述错误的是
A. 自洁作用好
B. 美观
C. 有利于发音
D. 对牙槽嵴黏膜有生理性按摩作用
E. 可加速牙槽骨的吸收
43. 能传导殆力到牙槽嵴黏膜上，并起支持固位作用的是
A. 基托
B. 卡臂尖
C. 人工牙
D. 殆支托
E. 连接杆
44. 固定桥的固位作用主要是靠
A. 黏结剂的黏结力
B. 固位体固位形的正确设计
C. 材料的质量
D. 咬合的平衡
E. 基牙的稳固
45. 决定固定义齿基牙数目的因素中错误的是
A. 基牙牙槽骨的密度
B. 基牙牙周膜的面积
C. 缺隙的长度
D. 咬合力大小
E. 牙槽嵴丰满度
46. 可摘局部义齿中具有稳定作用的是
A. 卡环
B. 基托
C. 连接体
D. 人工牙
E. 以上都是
47. 下列哪项不是固定义齿的优点
A. 不影响发音
B. 咀嚼效能高
C. 磨牙少
D. 美观
E. 异物感小
48. 固定桥的全冠固位体与全冠修复体有何差异
A. 恢复解剖外形
B. 恢复生理功能
C. 保护牙体组织
D. 边缘密合
E. 有共同就位道
49. 下列对殆支托功能的描述中，哪项不正确
A. 防止食物嵌塞
B. 防止义齿龈向移位
C. 恢复咬合关系
D. 防止义齿侧向及殆向移位
E. 保持卡环在基牙上的位置
50. 对可摘局部义齿的描述，不正

确的是
A. 设计合理的基托伸展范围
B. 上颌后牙游离端后缘伸展到翼上颌切迹
C. 边缘伸入组织倒凹区
D. 上颌后缘远中颊侧盖过上颌结节
E. 下颌后缘覆盖磨牙后垫1/3~1/2

51. 可摘局部义齿中起辅助固位和增强稳定作用的部分是
A. 卡环
B. 连接体
C. 基牙
D. 间接固位体
E. 人工牙

52. 可摘局部义齿修复适应证包括
A. 因手术造成的牙列缺损
B. 游离端缺失
C. 牙槽嵴低平者
D. 拔牙创未愈合
E. 以上都对

53. 选择固定桥基牙时，可以不考虑的因素是
A. 牙冠情况
B. 牙髓情况
C. 牙周情况
D. 缺牙区的牙槽嵴形态
E. 基牙的位置

54. 可摘局部义齿的组成中不包括哪一项
A. 固位体
B. 基托
C. 人工牙
D. 基牙
E. 连接体

55. 以下哪种固位体效果差
A. 嵌体
B. 3/4冠
C. 金属全冠
D. 金属烤瓷全冠
E. 桩冠

56. 临床上较少选用冠内固位体的原因
A. 对牙体组织切割较深
B. 外形线较长，是防龋的薄弱环节
C. 固位体组织面离牙髓较近，容易使牙髓遭受物理和化学刺激
D. 固位力较弱
E. 以上均是原因

57. 半解剖式人工牙的牙尖斜度为
A. 0°
B. 10°左右
C. 20°左右
D. 30°~33°
E. 30°~40°

58. 选择固定桥基牙时，下列哪一项最不重要
A. 基牙的支持力
B. 基牙必须是活髓牙
C. 基牙的松动度
D. 基牙的共同就位道
E. 基牙的支持能力

59. Ante主张
A. 以𬌗力比值决定基牙数目
B. 以缺牙数决定基牙数目
C. 以牙周膜面积决定基牙数目
D. 以缺牙部位决定基牙数目
E. 以上都不对

60. 关于可摘局部义齿金属基托的描述不正确的是
A. 温度传导好
B. 美观
C. 强度好
D. 易自洁
E. 舒适

61. 当一侧基牙明显倾斜时应当选择
A. 双端固定桥
B. 半固定桥
C. 单端固定桥
D. 复合固定桥
E. 特殊固定桥

62. 固定义齿中起固位作用的结构是
A. 基牙
B. 固位体
C. 连接体
D. 牙槽嵴和黏膜
E. 桥体

63. 可摘局部义齿中有传导𬌗力作用的部件是
A. 基托
B. 大连接体
C. 𬌗支托
D. 小连接体
E. 以上均有传导𬌗力作用

64. 为减小基牙负担，桥体设计时应考虑
A. 减小颊舌径的宽度
B. 𬌗面面积和原缺失牙的相同
C. 采用金属与树脂材料
D. 设计成卫生桥
E. 尽量扩大邻间隙

65. 人工后牙宜选择硬质塑料牙的原因是
A. 解剖形态好
B. 硬度大，耐磨
C. 不易折断
D. 易于磨改
E. 以上都对

66. 双端固定桥两端固位力不相等时会引起
A. 基牙疼痛
B. 基牙下沉
C. 固位体磨耗
D. 固位体松动、脱落
E. 固位体变形

67. 固定义齿修复后固定桥松动，以下哪项需拆除，然后分析原因，制定再修复方案
A. 基牙负荷过大
B. 固位体固位力不够
C. 基牙固位形差
D. 继发龋
E. 以上均需拆除

68. 可摘局部义齿塑料基托的厚度一般为
A. 0.5mm
B. 1.0mm
C. 2.5mm
D. 2.0mm
E. 3.0mm

69. 单端固定桥的设计中，哪种基

牙的选择比较合理
A. 2|缺失，以3|为基牙
B. 3|缺失，以4|为基牙
C. 6|缺失，以7|为基牙
D. 4|缺失，以5|为基牙
E. 1|缺失，以2|为基牙

70. 一般情况下可摘局部义齿的固位力主要来源于
A. 卡环与基牙间的卡抱力
B. 吸附力
C. 间接固位体的平衡力
D. 大气压力
E. 义齿本身的重力

71. 二型观测线基牙的倒凹区在
A. 远缺隙侧
B. 近缺隙侧
C. 颊侧
D. 舌侧
E. 近远缺隙侧都有

72. 以下可以设计单端固定桥的是
A. 上颌中切牙缺失
B. 上颌尖牙缺失
C. 第二、第三磨牙缺失
D. 上颌侧切牙缺失，缺牙间隙小
E. 间隔缺失

73. 黏结固定桥适应于下列情况，除了
A. 单个牙缺失
B. 基牙残存健康釉质少
C. 基牙釉质健康
D. 基牙牙周组织健康
E. 年轻患者

74. 铸造殆支托的长度为
A. 前磨牙近远中径的1/4
B. 前磨牙近远中径的1/2
C. 磨牙近远中径的1/2
D. 磨牙近远中径的1/3
E. 磨牙近远中径的1/4

75. 可摘局部义齿不稳定的现象中不包括哪一项
A. 义齿旋转
B. 义齿摆动
C. 游离端基托翘起
D. 咀嚼效率低
E. 义齿下沉

76. RPD固位力的调节中，哪项不正确
A. 增减直接固位体数目，一般为2~4个
B. 调整基牙上固位体的固位形，倒凹深度小于1mm，坡度大于20°
C. 调整卡环臂进入倒凹的深度和部位
D. 调整就位道
E. 用锻丝卡增强纵向固位力

77. 前牙固定桥修复时如缺牙间隙略大于对称牙为了增进美观，桥体设计应
A. 加长桥体唇面颈部
B. 桥体近中加一小牙
C. 桥体远中加一小牙
D. 扩大唇面近远中邻间隙
E. 减少桥体唇面突度

78. 属于固定桥冠内固位体的是
A. 金属全冠
B. 烤瓷全冠
C. 3/4冠
D. 嵌体
E. 桩冠

79. 可摘局部义齿的固位体不应对基牙产生
A. 摩擦力
B. 固位力
C. 侧向压力
D. 约束力
E. 殆向力

80. 在牙弓上选择基牙时，哪种情况最有利于义齿的固位与稳定
A. 基牙位于牙弓的两侧
B. 基牙位于牙弓的一侧
C. 支点线成平面
D. 基牙位于牙弓的后面
E. 基牙位于牙弓的前面

81. 间接固位体不包括
A. 尖牙支托
B. 前牙邻间钩
C. 卡环
D. 金属舌板
E. 金属腭板

82. 铸造殆支托的宽度为
A. 磨牙颊舌径的1/2
B. 磨牙颊舌径的2/3
C. 前磨牙颊舌径的1/2
D. 前磨牙颊舌径的1/3
E. 前磨牙颊舌径的2/3

83. 可摘局部义齿是牙列缺损修复中最常用的修复方法之一，其主要优点是
A. 牙缺失伴牙槽骨缺失者可以修复
B. 牙周病患者可以做牙周夹板
C. 适用范围广，磨除牙体组织少，便于摘戴和清洁
D. 可以升高咬合
E. 便于修理

84. 可摘局部义齿的支托可放在
A. 基牙近远中边缘嵴上
B. 上颌磨牙颊沟处
C. 下颌磨牙舌沟处
D. 前牙舌隆突处
E. 以上都对

85. 倾斜牙做固定桥基牙的最大倾斜限度是
A. 10°
B. 20°
C. 30°
D. 40°
E. 50°

【A_2型题】

86. 1|1 缺失，2|2 牙根短，咬合关系好，哪种修复方案最好
A. 2|2 固定桥
B. 32|2 固定桥
C. 32|23 固定桥
D. 局部义齿
E. 2|23 固定桥

87. 固定义齿修复右上1缺失，间隙较大，右上2牙周条件差，以下哪种设计较理想
A. 左上1
B. 左上1右上2
C. 左上12右上2

D. 左上1右上23
E. 左上12右上23

88. 某患者，男，左上1238及右上1238缺失，口腔余牙均健康。殆关系正常。属Kennedy分类
A. 第一分类一亚类
B. 第一分类二亚类
C. 第二分类
D. 第三分类
E. 第四分类

89. 某患者，女，30岁。左下1234568右下2345678缺失，左下7近中舌侧倾斜，无龋，不松，牙周健康，与对殆有咬合接触，左下7最宜用哪种卡环
A. 回力卡
B. 杆形卡
C. 对半卡
D. 联合卡
E. 圈形卡

90. 患者右下1缺失，右下2稳固，左下1冠根比为1.5∶1，当设计双端固定桥时应当
A. 右下2最好设计冠内固位体
B. 右下2最好设计3/4冠
C. 降低桥体咬合面
D. 增加左下2做基牙
E. 桥体与左下1之间用活动连接体

91. 某患者，18、17、16、15、25、26、27、28缺失者，末端基牙如果采用RPA卡环组设计，以下说法正确的是
A. RPA卡环组由近中殆支托、A型卡和舌侧导平面组成
B. 口腔前庭深度对RPA卡环组设计很重要
C. 该基牙颊侧可能存在软组织倒凹
D. A型卡需要舌侧对抗臂
E. 义齿受咬合力后，A型卡仍然与牙面接触，防止牙齿向颊侧移位

92. 在单端固定桥的设计中，假定余留牙条件正常，下列哪一种基牙选择最合理
A. 2缺失，3为基牙
B. 3缺失，2为基牙
C. 6缺失，7为基牙
D. 4缺失，5为基牙
E. 2缺失，1为基牙

93. 某患者，左上4、5、6缺失，左上3、7牙体完整，牙根长大，下颌为左下6至右下3的活动义齿，请问上颌缺失牙的最佳修复方案是
A. 左上4、5、6活动义齿
B. 左上3、7为基牙，双端固定桥
C. 左上2、3、7为基牙，双端固定桥
D. 左上7为基牙，单端固定桥
E. 以上都对

94. 在余留牙条件正常的情况下，设计双端固定桥，下列哪一种选择是不正确的
A. 上颌⌊1缺失，1|2为基牙
B. 上颌1|1缺失，2|2为基牙
C. 上颌⌊6缺失，⌊57为基牙
D. 下颌⌈45缺失，⌈36为基牙
E. 下颌⌈5缺失，⌈46为基牙

95. 患者，男，45岁。右下6缺失，右下7稳固，右下5牙周条件差。如按双端固定桥修复，应当设计为
A. 右下5最好设计全冠固位体
B. 右下5最好设计冠内固位体
C. 以右下4、5、7为基牙固定义齿修复
D. 降低桥体面的牙尖斜度
E. 适当减少桥体颊舌径

96. 患者，女，56岁。因牙周病拔除48、47、46、36、37、38已有3个月余，余留牙健康，牙槽嵴欠丰满。可摘局部义齿修复时，两侧基牙固位体应采用
A. 联合卡环
B. RPI卡环
C. 延伸卡环
D. 对半卡环
E. 三臂卡环

97. 患者，男，66岁。25、26、27缺失，余留牙健康。可摘局部义齿的支点线应设计成
A. 斜线式
B. 直线式
C. 横线式
D. 纵线式
E. 平面式

98. 某患者，左上颌第二前磨牙缺失，缺牙间隙约2mm，左上第一磨牙，牙体健康，牙根长，咬合关系正常。最佳修复方式为
A. 左上4、6为基牙，双端固定桥
B. 左上6为基牙，单端固定桥
C. 左上3、4为基牙，双端固定桥
D. 左上5为基牙，单端固定桥
E. 种植义齿

99. ⌊2缺失，⌊1牙冠缺损达1/2以上，拟以⌊13为基牙修复⌊2，⌊1的固位体最佳可选
A. 金-塑联合全冠
B. ⌊1简单桩冠
C. ⌊1铸造金属基底备板桩冠
D. 金-烤瓷联合冠
E. 甲冠

100. 右上5缺失，间隙4mm，右上6近中殆面龋，根充完善，下颌对殆牙为局部义齿，修

复右上 5 最好的设计是
A. 活动义齿
B. 半固定桥
C. 单端固定桥
D. 双端固定桥
E. 种植义齿

101. 患者，男，63 岁。18、17、16、15 缺失。为了减小义齿游离鞍基水平向的移动，不正确的设计是
A. 扩大鞍基面积
B. 选用牙尖斜度大的人工牙
C. 缺失区对侧应用设计间接固位体
D. 末端基牙设计 RPI 卡环组，减小基牙扭力
E. 应用双侧联合设计

【A_3/A_4 型题】

（102~104 题共用题干）

患者右下 6 缺失 3 个月，要求固定修复。

102. 决定其能否固定桥修复的因素，除了
A. 邻牙牙周支持能力
B. 邻牙牙冠大小、形态
C. 缺牙区黏膜厚度
D. 咬合关系
E. 邻牙的位置

103. 如果第二磨牙近中倾斜，倾斜牙做固定桥基牙的障碍是
A. 倾斜度
B. 共同就位道的获得
C. 牙周应力集中
D. 牙髓损害
E. 以上都是

104. 如果第二前磨牙颊向倾斜，则固定桥较好的设计是
A. 单端桥
B. 半固定桥
C. 第二前磨牙桩核修复加固定桥
D. 第二前磨牙桩冠固位体固定桥修复
E. 以上都不是

（105~107 题共用题干）

患者，男，36 岁。3 个月前因外伤上前牙脱落。口腔检查：左上 1 缺失，间隙正常，牙槽嵴无明显吸收。右上 1 牙冠 1/2 缺损。已露髓，探稍敏感，叩诊阴性，无松动。左上 2 牙冠良好，叩诊阴性，无松动。上下前牙牙龈轻度红肿，易出血，可见菌斑及牙石。余牙未见异常。

105. 下列哪项不是修复前进行必要的检查和治疗工作
A. 前牙区牙片
B. 牙周上药
C. 服用消炎药
D. 全口洁治
E. 调𬌗

106. 右上 1 需要进行的治疗方案是
A. 活髓切断术
B. 根管治疗术
C. 盖髓术
D. 拔除术
E. 以上都不是

107. 最合适的治疗方案是
A. 覆盖义齿
B. 桩核与双端固定桥
C. 桩冠与局部义齿
D. 根内固位体固定桥
E. 以上都不是

（108~114 题共用题干）

患者，女，30 岁。右下后牙缺失，要求镶牙。口腔检查：右下 5 缺失，间隙正常，牙槽嵴无明显吸收。右下 4 大面积龋坏，可探及穿髓孔，右下 6 𬌗面中龋不松动，叩（-），探敏感。全口牙石较多，牙龈红肿。余未见异常。

108. 修复前必要的检查和治疗不包括
A. 缺牙区及邻牙牙片
B. 右下 4 根管治疗
C. 右下 6 根管治疗
D. 洁治
E. 右下 6 充填

109. 修复右下 5 设计方案是
A. 活动义齿修复
B. 双端固定桥
C. 单端固定桥
D. 复合固定桥
E. 固定可摘义齿

110. 右下 4 桩核设计最佳为
A. 铸造桩核
B. 预成螺纹桩
C. 简单桩
D. 金属背板桩
E. 以上都不正确

111. 如果设计金属烤瓷固定桥，牙体预备要求是
A. 颊侧磨除 1mm
B. 𬌗面磨除 2. 5mm
C. 冠边缘位于龈上
D. 肩台宽度 0. 5~0. 8mm
E. 冠边缘位于龈下

112. 桥体龈端最佳设计方案是
A. 改良鞍基式
B. 鞍基式
C. 球形
D. 锥形
E. 悬空式

113. 连接体设计应
A. 尽量增加截面积
B. 内线角圆钝
C. 设计活动连接体
D. 截面积小于 $4mm^2$
E. 以上都不正确

114. 对桩核描述正确的是
A. 直径为根管直径 1/2
B. 桩长为根管长的 1/2
C. 桩固位主要靠黏结力
D. 桩末端距根尖至少 4mm
E. 以上都不正确

【B_1 型题】

（115~120 题共用备选答案）
A. 嵌体
B. 金属全冠
C. 甲冠
D. 桩核冠
E. 烤瓷冠

115. 6| 缺失，7| 咬合紧，应选哪种固位体

116. 5| 缺失，4| 远中邻殆龋，应选哪种固位体
117. 2| 缺失，1| 残根，已做根管治疗，应选哪种固位体
118. 固位力最差的是
119. 强度最差的是
120. 最美观的修复体是

（121~122 题共用备选答案）
A. 牙冠形态
B. 牙根形态
C. 桥体殆面形态
D. 连接体形态
E. 桥体龈面形态

121. 与固定义齿自洁作用有关的形态是
122. 与固定义齿的咀嚼功能有关的形态是

（123~126 题共用备选答案）
A. 种植固定桥
B. 固定可摘联合桥
C. 半固定桥
D. 单端固定桥
E. 双端固定桥

123. 65| 缺失，4| 冠折，伴有牙槽骨凹陷，可选择
124. 432|1 缺失，缺牙隙正常，牙槽骨正常，可选择
125. 2| 缺失，间隙约 2mm，3| 完好，牙槽骨正常，可选择
126. 6| 缺失，7| 近中倾斜约 25°，5| 位置正常，牙槽骨正常，可选择

（127~130 题共用备选答案）
A. 固定桥的应力集中部分
B. 固定桥恢复缺失牙的形态和功能部分
C. 基牙
D. 固定桥黏固于基牙上并与桥体相连的部分
E. 具有一定应力缓冲作用

127. 桥体
128. 固位体
129. 活动连接体
130. 连接体

（131~135 题共用备选答案）
A. 可以自行摘戴的固定桥
B. 固位力主要来自黏结材料的黏结力的固定桥
C. 一端的固位体为固定连接，另一端的固位体为活动连接的固定桥
D. 以各种骨内种植体作为固定桥的支持和固位端制成的固定桥
E. 被称为完全固定桥

131. 双端固定桥
132. 种植固定桥
133. 固定-可摘联合桥
134. 黏结固定桥
135. 半固定桥

第三节 治疗步骤

【A_1 型题】

1. 固定义齿连接体的截面积不小于
A. $1mm^2$
B. $2mm^2$
C. $3mm^2$
D. $4mm^2$
E. $5mm^2$

2. 以下关于制作金属桥架的说法错误的是
A. 桥体支架应尽可能大
B. 桥体支架应该尽可能小
C. 金属龈端与黏膜间至少有 1mm 间隙
D. 连接体四周应呈平缓的曲面
E. 后牙连接体的截面形态呈长方形

3. 金属烤瓷固定桥初诊时在椅旁进行的工作内容除了
A. 比色
B. 备牙
C. 取印模
D. 制作金属桥架
E. 记录咬合关系

4. 制作固定桥金属桥架，下列哪项要求是错误的
A. 前牙咬合接触最好在瓷面上
B. 连接体四周外形应圆钝，面积不应小于 $4mm^2$
C. 桥架表面应留有 1.0~1.5mm 的空隙
D. 桥架龈端与牙槽嵴黏膜之间应有 1mm 的空隙
E. 连接体偏舌腭侧

5. 固定桥的倾斜基牙取得共同就位道的方法中错误的是
A. 改变固位体设计
B. 正畸后再做固定修复
C. 备牙
D. 制作桩核改形后再修复
E. 拔除倾斜基牙

6. 人造冠龈边缘必须高度磨光的主要理由是
A. 利于清洁
B. 患者舒服
C. 加强抗力
D. 加强固位
E. 美观

7. 金属桥架的表面处理包括以下几个方面，除了
A. 喷砂粗化
B. 清洁
C. 焊接
D. 预氧化
E. 除气

8. 装盒是在型盒内形成蜡型的阴模，下面的描述不正确的是
A. 整装法是将模型、支架、人工牙的唇颊面包埋在下层型盒

B. 分装法是将模型、支架、人工牙的唇颊面包埋在下层型盒
C. 分装法是将石膏基牙修除，卡环和支架悬空，并暴露人工牙和基托
D. 混装法是将模型、支架、前牙及义齿蜡型的唇、颊、舌、腭侧基托包埋固定在下层型盒
E. 整装法适用于前牙唇侧无基托的可摘局部义齿

9. 可摘局部义齿塑料基托产生气泡的原因
A. 塑料填塞不足或填塞过早
B. 热处理速度过快
C. 单体量过多或调拌不匀
D. 塑料粉的质量差，催化剂含量过多
E. 以上皆是

10. 卡环、连接体等变位的原因不包括
A. 包埋所用石膏强度不够
B. 未将卡环、支架等包埋牢固
C. 热处理时加热速度过快
D. 填塞的塑料过多或过硬
E. 开盒时石膏折断

11. 铸造支架变形的原因不包括
A. 印模材料质量不好
B. 设计不当
C. 铸道设置不合理
D. 模型缺损
E. 高温包埋材料的热膨胀系数不够

【A_2 型题】

12. 某患者上颌余16、17，下颌余36、37、41。为了在模型上建立正确的颌关系，应采用哪种方法
A. 用咬蜡的方法记录余留牙的咬合关系
B. 用蜡堤记录垂直距离
C. 用蜡堤记录正中关系
D. 用蜡堤记录垂直距离与正中关系
E. 直接用模型咬合确定垂直距离和正中关系

13. 患者，男，65岁。上颌左678右5678缺失，拟行整铸支架活动义齿修复，下列与铸造钴铬合金支架相匹配的包埋材料是
A. 石膏包埋材料
B. 磷酸盐包埋材料
C. 硅胶包埋材料
D. 正硅酸乙酯包埋材料
E. 硅溶胶包埋材料

14. 制作可摘局部义齿印模选择的托盘时，要求托盘的侧翼与牙弓内外侧应有的间隙是
A. 1mm
B. 1~2mm
C. 2~3mm
D. 3~4mm
E. 5mm

【B_1 型题】

（15~18题共用备选答案）
A. 16、15、11、21、22、23、26、27及46、45、43、34、35、36缺失
B. 15、25缺失
C. 上下颌牙列缺失
D. 47、48、46 𬌗面大部分缺损

15. 可以直接利用模型上余留牙确定𬌗关系的是
16. 需要用蜡𬌗记录确定颌位记录的是
17. 需要用𬌗堤确定正中𬌗位关系和中线的是
18. 需要用𬌗堤确定正中𬌗位关系和垂直距离的是

（19~21题共用备选答案）
A. 功能性印模
B. 解剖式印模

19. 牙支持式义齿可以采用的印模是
20. 黏膜支持式义齿可以采用的印模是
21. 混合支持式义齿可以采用的印模是

第四节　修复体戴入后的问题和处理

【A_1 型题】

1. 固定桥黏固后短时间内出现咬合时疼痛，最可能的原因是
A. 牙龈炎
B. 根尖炎
C. 咬合早接触
D. 固位体边缘炎
E. 牙髓炎

2. 固定桥黏固后，患者感到胀痛不适的原因为
A. 咬合过度
B. 基牙受扭力，邻接点过紧
C. 桥体龈端压迫黏膜
D. 黏固剂过厚
E. 基牙负担加重

3. 可摘局部义齿咬合增高的原因不包括
A. 填塞塑料过多
B. 填塞塑料过硬
C. 装盒的方法选择不当
D. 型盒未压紧
E. 型盒内石膏强度不够

4. 人工牙和基托结合不牢固的原因是
A. 分离剂涂在人工牙的组织面上未清除干净
B. 填塞人工牙和塑料时间隔时间过长
C. 塑料填塞时未压紧型盒

D. 关盒时人工牙和基托间未滴单体
E. 以上皆是

5. 可摘局部义齿塑料基托折断的原因不正确的是
A. 基托过薄、过窄
B. 塑料热处理不当产生气泡
C. 连接体位置不合理
D. 基托边缘紧贴牙面
E. 患者使用不当

6. 可摘局部义齿初戴困难的原因哪项不正确
A. 义齿基托进入组织倒凹
B. 基牙牙冠过大
C. 卡环进入基牙倒凹区
D. 金属附件进入倒凹区
E. 卡环过紧

7. 胶联式可摘局部义齿制作时，填胶应在材料调和后的哪一期进行
A. 橡皮期
B. 面团期
C. 黏胶期
D. 粥样期
E. 湿砂期

8. 可摘局部义齿修复时，进行基牙调整的原因是
A. 基牙倾斜
B. 基牙𬌗面磨耗
C. 基牙牙冠大
D. 增加倒凹
E. 放置𬌗支托

9. 采用直接法进行局部义齿基托组织面重衬时，调拌自凝树脂至哪一期后再涂在义齿组织面上
A. 湿砂期
B. 拉丝期
C. 面团期
D. B或C
E. A或B

10. 选择人工牙时遵循的原则是
A. 大小可参照口腔内余牙，颜色越白越好
B. 唇面弧度应为直线形
C. 形态越标准越好
D. 选择硬度最大，耐磨耗的瓷牙
E. 颜色、形态、大小根据口内余牙及患者面形、肤色、年龄而定

11. 可摘局部义齿初戴时就位困难正确的处理方法是
A. 用力将义齿戴入
B. 确定阻碍部位后逐步调改、缓冲
C. 缓冲卡环体
D. 调整𬌗支托
E. 缓冲基托组织面

12. 义齿初戴时要检查以下内容，除了
A. 咬合接触是否均匀
B. 卡环与𬌗支托就位、密合
C. 基托与黏膜密合，边缘伸展适度，无翘动、压痛
D. 就位是否顺利
E. 基牙有无松动、龋坏

13. 塑料义齿磨光时，不正确的操作是
A. 从磨光面到组织面
B. 随时变换打磨部位
C. 不要破坏基托外形
D. 打磨从粗到细
E. 间断打磨以免产热过多

【A_2型题】

14. 某患者，右上5行双端固定桥修复，固定桥试戴时用力戴入，基牙出现胀痛不适，最可能的原因是
A. 就位道不一致
B. 有早接触点
C. 基牙牙髓炎
D. 邻接过紧
E. 邻牙根尖病变

15. 患者，女，55岁。5|缺失，行固定义齿修复，6|为基牙。半年后基牙有疼痛。其主要原因为
A. 咬𬌗早接触
B. 边缘不密合
C. 咬合力大
D. 末端侧下沉
E. 设计不合理

16. 患者，女，27岁，6|缺失，固定义齿修复2个月后，出现自发性疼痛的原因为
A. 咬𬌗早接触
B. 牙体切割稍多
C. 急性牙髓炎
D. 基牙受力大
E. 食物嵌塞

17. 某患者，6|缺失，1年前行双端固定桥修复。近日5|出现自发痛。冷热刺激加重。最可能的原因是
A. 牙髓炎
B. 牙周炎
C. 牙本质过敏
D. 创伤
E. 负担过大

18. 某患者，6|缺失，行双端固定桥修复，固定桥试戴时桥体黏膜发白，最可能的原因是
A. 就位道不一致
B. 邻面接触点过紧
C. 有早接触
D. 制作的桥体龈端过长
E. 固位体边缘过长

19. 患者，女，30岁。固定义齿黏固后半个月，近2天刷牙时有少量出血。无其他症状。检查：6|缺失，75|为桥基牙，冠边缘在龈缘下与牙体组织贴合良好。54|之间牙线可顺利通过，乳突处有少量食物滞留，龈红肿。引起牙龈出血的原因是
A. 冠边缘刺激牙龈
B. 接触点松
C. 冠外形不好
D. 患者未认真刷牙
E. 对𬌗有楔入式牙尖

20. 患者，女，67岁。戴上颌义齿1天就出现义齿摘戴困难。查：18、17、16、15、12、11、21、22、25、26、27、28缺失。黏膜支持式可摘局

部义齿。唇、颊侧基托边缘伸展至黏膜转折，前牙区牙槽骨较突。引起摘戴困难的原因是

A. 基托进入倒凹区
B. 殆力大，义齿下沉
C. 基托伸展过长，刺激黏膜转折处
D. 义齿支持不足，压迫黏膜
E. 基托不密合，翘动引起

21. 患者，男，56 岁。戴上下局部义齿 1 周，自述嚼碎食物困难。查：18、17、16、15、14、34、35、36、37、38 缺失，设计为混合支持式义齿，人工牙较天然牙稍小，殆面外形正常。咬合状态下，咬合纸可从上下人工牙之间抽出。造成嚼碎食物困难的原因是

A. 人工牙殆面面积小
B. 人工牙垂直距离过低，咀嚼效率低
C. 人工牙殆面无食物排溢道
D. 咬合低
E. 人工牙牙尖斜度不够高

22. 某患者下颌 47、46、45、35、36、37 缺失，余留牙正常，前庭沟较浅。采用可摘局部义齿修复时，正确的做法是

A. 模型观测应该采用平均倒凹法
B. 44、34 基牙上应采取 RPI 卡环
C. 基牙可以选择全部余留牙
D. 下颌牙槽嵴区取印模时应尽量扩展
E. 应该采用闭口式印模

23. 某患者 13、12、11、25、26、27、28 和 46、45、36、37、38 缺失，戴用义齿后出现咬颊现象。应考虑的原因是人工后牙

A. 覆盖过大
B. 殆平面偏高
C. 牙尖斜度过大
D. 颊尖过锐
E. 颊侧覆盖过小

24. 一位年轻患者，上前牙缺失，下前牙咬于腭黏膜时，哪种设计为好

A. 磨除下前牙切端使之有 2mm 空隙
B. 拔除下前牙后，上下前牙义齿修复
C. 在义齿的上磨牙区做殆垫
D. 在义齿上前牙区基托附平面导板，择期再行修复
E. 在义齿上前牙区加斜面导板

【A_3/A_4 型题】

（25~28 题共用题干）

患者，男，45 岁。在某诊所做左下后牙铸造金属固定桥 3 年。近来义齿松动，口臭，左下后牙自发性疼痛，夜间明显。检查：左下 6 缺失，左下 57 为桥基牙，左下 7 金属全冠固位体颊侧边缘不密合，探诊敏感，未见冠破损。

25. 口腔检查的重点是

A. 口腔卫生状况
B. 原修复体及基牙
C. 牙槽嵴情况
D. 咬合关系
E. 牙周组织状况

26. 需要进行的其他检查是

A. 牙周探诊
B. 牙髓活力试验
C. 拍 X 线片
D. 咬合关系检查
E. 以上都需要

27. 引起疼痛最可能的原因是

A. 咬殆不平衡
B. 根尖炎
C. 牙髓炎
D. 牙周炎
E. 邻接关系不良

28. 对该患者的首要治疗是

A. 拆除固定桥后，针对情况进一步治疗
B. 牙周洁治
C. X 线检查基牙有无继发龋
D. 用镇痛药，观察
E. 在固位体殆面开窗观察

（29~31 题共用题干）

某患者，48、47、46、45、35、36、37、38 缺失，铸造支架式义齿，44、34 设计 RPI 卡环，舌杆大连接体。义齿戴用 3 周后，主诉义齿压痛、基牙咬合痛。口腔内检查：舌系带根部溃疡，34 叩痛（++），义齿各部分密合，咬合不高。

29. 舌系带出现溃疡的原因是

A. 义齿前后翘动
B. 义齿摘戴困难
C. 舌杆位置过低
D. 义齿下沉
E. 舌杆未缓冲

30. 34 基牙疼痛的原因是

A. 受力过大
B. 根尖周炎
C. 牙周病
D. 牙本质过敏
E. 咬合干扰

31. 34 基牙疼痛的处理措施是

A. 根管治疗
B. 牙髓失活
C. 牙周治疗
D. 调殆
E. 人工牙减径或减数

（32~35 题共用题干）

某年轻患者，可摘局部义齿修复后 3 周，主诉义齿压痛。检查：46、45、34、35 缺失，余留牙正常，义齿基托覆盖区域黏膜红肿、压痕，局部义齿 47、44、36 均为双臂卡环，义齿贴合，固位尚可。

32. 该义齿的支持方式为

A. 牙槽嵴支持式
B. 牙支持式
C. 混合支持式
D. 黏膜支持式
E. 殆支托支持式

33. 患者出现黏膜压痛的原因是

A. 基托翘动

B. 义齿下沉
C. 咬合高
D. 基托过小
E. 基托不密合
34. 该问题为
A. 设计错误
B. 义齿制作的问题
C. 初戴义齿不适应
D. 患者黏膜薄弱
E. 义齿使用不当
35. 解决方法为
A. 义齿组织面重衬
B. 坚持戴用
C. 调𬌗，人工牙减径
D. 修改设计
E. 按原设计重新制作义齿

【B_1 型题】

（36~39 题共用备选答案）
A. 基托边缘过长或过锐
B. 基托变形
C. 基托与黏膜不密合
D. 人工后牙覆盖过小
E. 垂直距离过低
36. 会导致食物嵌塞的是
37. 会导致咀嚼无力的是
38. 会导致咬颊黏膜的是
39. 会导致前庭沟处小溃疡的是
（40~42 题共用备选答案）
A. 哨音
B. 恶心
C. 咬颊
D. 咬唇
E. 弹响
40. 上颌义齿基托腭侧基托光滑，未做腭皱
41. 下颌义齿舌侧基托伸展过长
42. 前牙排列覆盖过小

第四章 牙列缺失

第一节 病因及影响

【A_1 型题】

1. 无牙颌牙槽嵴终生持续吸收，一般每年为
A. 0.5mm
B. 0.8mm
C. 1mm
D. 1.2mm
E. 5mm
2. 牙列缺失患者，常见上颌弓与下颌弓不协调的原因是
A. 与上下颌牙槽嵴吸收的方向有关
B. 与上下颌牙槽嵴吸收的方向无关
C. 与咀嚼压力有关
D. 与咀嚼无关
E. 与患者健康状况有关
3. 上颌前部牙槽嵴吸收的方向为
A. 向上、向后
B. 向上、向外
C. 向上、向内
D. 向后、向外
E. 向上、向前
4. 牙槽骨吸收的速度与哪种因素无关
A. 缺牙时间
B. 缺牙原因
C. 骨的致密度
D. 患者的年龄
E. 全身因素
5. 牙列缺损后附丽在颌骨周围的软组织位置关系改变是因为
A. 牙槽骨不断吸收
B. 软组织萎缩
C. 𬌗关系改变
D. 手术后软组织被推移
E. 软组织弹性改变
6. 牙列缺失的危害哪项是错误的
A. 影响全身健康
B. 引起牙槽骨的吸收
C. 咬颊咬舌
D. 发音障碍
E. 舌体增大
7. 牙列缺失后不会引起患者
A. 鼻唇沟加深
B. 下颌习惯性前伸
C. 下颌习惯性后退
D. 面下 1/3 距离减低，面型苍老
E. 口角下陷

第二节 治疗设计和方法选择

【A_1 型题】

1. 腭小凹位于
A. 切牙乳突前方
B. 腭皱与切牙乳突之间
C. 腭皱后方
D. 上颌牙槽嵴后缘
E. 软硬腭连接处的稍后方，腭中缝两侧
2. 全口义齿的固位原理
A. 大气压力
B. 表面张力
C. 吸附力
D. 以上都对
E. 以上都不对
3. 对全口义齿的固位有利的唾液情况是
A. 黏稠而量多

B. 黏稠而量少
C. 稀而量多
D. 稀而量少
E. 以上均不可

4. 上颌后堤区的宽度为
A. 1~5mm
B. 2~7mm
C. 2~10mm
D. 2~12mm
E. 以上都不对

5. 全口义齿修复哪一个部位不需要缓冲
A. 下颌隆突
B. 颧突
C. 翼上颌切迹
D. 切牙乳头
E. 上颌硬区

6. 全口义齿后缘边界为
A. 后颤动线
B. 前颤动线
C. 腭小凹后 2mm
D. 腭小凹直连线上
E. 腭小凹之前方

7. 全口义齿固位有关的因素，下列哪一项是错误的
A. 颌骨的解剖形态
B. 口腔黏膜的性质
C. 牙槽骨致密程度
D. 基托的伸展
E. 咬合平衡

8. 后堤区的作用
A. 基托后缘定位
B. 边缘封闭
C. 支持
D. 排列后牙的标志
E. 缓冲作用

9. 主承托区哪项是错误的
A. 上下颌牙槽嵴顶区
B. 有疏松的黏膜下组织
C. 能承受较大咀嚼压力
D. 表面有高度角化的复层鳞状上皮
E. 人工牙应排列在此区基托上

10. 按照无牙殆组织结构特点，下颌舌骨嵴属于
A. 主承托区
B. 副承托区
C. 边缘封闭区
D. 缓冲区
E. 后堤区

11. 有利于全口义齿固位的解剖形态是
A. 后堤区较窄
B. 牙槽嵴低平
C. 黏膜薄
D. 腭盖平坦
E. 系带附着近牙槽嵴顶

12. 以下哪项是缓冲区
A. 口腔前庭
B. 上颌硬区
C. 颤动线
D. 磨牙后垫
E. 腭小凹

13. 关于主承托区的描述正确的是
A. 能承担咀嚼压力
B. 包括上下颌后部牙槽嵴顶的区域
C. 表面有高度角化的复层鳞状上皮
D. 上皮下有致密的结缔组织
E. 以上均对

14. 使全口义齿获得良好的固位，与下列哪些因素关系最紧密
A. 印模是否准确
B. 水平殆位记录是否准确
C. 垂直距离是否正常
D. 排牙位置是否准确
E. 基托边缘伸展是否合适

15. 与全口义齿后缘有关的解剖标志不包括
A. 腭小凹
B. 颤动线
C. 上颌结节
D. 磨牙后垫
E. 翼上颌切迹

16. 与全口义齿稳定性密切的表面是
A. 殆平面
B. 磨光面
C. 定位平面
D. 组织面
E. 印模面

17. 按照无牙殆组织结构特点，后堤区属于
A. 主承托区
B. 副承托区
C. 边缘封闭区
D. 缓冲区
E. 后堤区

18. 全口义齿基托与唾液或黏膜与唾液之间产生的力称为
A. 大气压力
B. 黏着力
C. 附着力
D. 摩擦力
E. 内聚力

19. 边缘封闭区能起到封闭作用是因为
A. 面积大
B. 此处黏膜有弹性
C. 此处黏膜较厚
D. 此处黏膜上皮有角化层
E. 以上均不对

20. 吸附力作用与哪个因素关系最密切
A. 基托面积
B. 牙槽嵴形态
C. 基托与黏膜间的密合程度
D. 唾液质量
E. 黏膜厚度

21. 下颌义齿基托需要缓冲的地方有
A. 颊棚区
B. 舌侧翼缘区
C. 磨牙后垫
D. 下颌隆突
E. 舌侧翼缘区

22. 主承托区可承受较大的咀嚼压力是因为
A. 面积大
B. 牙槽骨致密
C. 有坚韧的黏膜
D. 此处牙槽嵴宽
E. 以上均对

23. 下颌总义齿不需缓冲的部位是
A. 下颌隆突
B. 下颌舌骨嵴

C. 下颌骨尖、骨突
D. 磨牙后垫
E. 以上均不对

24. 以下关于后堤区的描述，哪项是错误的
A. 后缘位于后颤动线之前
B. 前缘位于前颤动线
C. 后堤区宽2~12mm
D. 黏膜弹性较差
E. 后堤区有利于边缘封闭

25. 与义齿吸附力无关的因素是
A. 基托材料
B. 基托与黏膜的接触面积
C. 基托与黏膜的密合度
D. 唾液质量
E. 以上都对

26. 与全口义齿吸附力无关的因素是
A. 人工牙的排列
B. 基托与黏膜的接触面积
C. 基托与黏膜的密合度
D. 唾液质量
E. 以上都对

27. 与全口义齿固位无关的是
A. 基托面积
B. 牙槽嵴形态
C. 黏膜性质
D. 唾液性质
E. 𬌗平衡

28. 上颌义齿边界解剖标志包括
A. 上颌前庭黏膜反折皱襞
B. 腭小凹后2mm
C. 翼上颌切迹
D. 以上都对
E. 以上都不对

29. 与大气压力作用无关的因素是
A. 基托与黏膜的接触面积
B. 基托与黏膜的密合度
C. 义齿边缘封闭效果
D. 后堤区的范围大小
E. 基托的材料

30. 全口义齿属于缓冲区的部位是
A. 切牙乳突区
B. 磨牙后垫区
C. 舌侧翼缘区
D. 牙槽嵴顶区
E. 颊棚区

31. 全口义齿合适的磨光面形态
A. 应是光滑的平面
B. 应是光滑的突面
C. 应是光滑的凹面
D. 应是光滑的斜面
E. 应是光滑的凸面

32. 对腭小凹的描述错误的是
A. 位于腭中缝后部的两侧
B. 位于软硬腭交界处的稍后方
C. 数目多为并列的两个，左右各一
D. 上颌义齿的后缘应止于腭小凹
E. 腭小凹是口内黏膜腺导管的开口

【B_1型题】

（33~36题共用备选答案）
A. 上下颌牙槽嵴顶
B. 磨牙后垫
C. 上颌硬区
D. 牙槽嵴顶唇侧
E. 舌系带

33. 属于主承托区
34. 属于副承托区
35. 属于缓冲区
36. 属于边缘封闭区

（37~40题共用备选答案）
A. 磨牙后垫
B. 腭小凹
C. 上颌硬区
D. 切牙乳突
E. 上颌结节

37. 影响全口义齿就位的解剖标志为
38. 与下颌全口义齿边缘封闭有关的解剖标志为
39. 与上颌全口义齿后缘封闭有关的解剖标志为
40. 会造成上颌全口义齿左右翘动的解剖标志为

第三节 治疗步骤

【A_1型题】

1. 前伸𬌗时上后牙尖的工作斜面是
A. 上牙舌尖的远中斜面
B. 上牙颊尖的舌斜面
C. 上牙舌尖的颊斜面
D. 上牙颊舌尖的颊斜面
E. 上牙颊尖的近中斜面

2. 全口义齿侧方𬌗时平衡侧牙尖工作斜面
A. 上下牙颊斜面
B. 上下牙舌斜面
C. 上牙舌尖颊斜面、下牙颊尖舌斜面
D. 下牙颊斜面、上牙舌斜面
E. 上牙颊尖远中斜面、下牙颊尖近中斜面

3. 全口义齿后牙选用非解剖式牙的优点是
A. 侧向力小
B. 有利于义齿的稳定
C. 容易达到平衡𬌗
D. 对牙槽嵴损害小
E. 以上均对

4. 以下不属于塑料牙的特点的是
A. 质轻、韧性好
B. 不耐磨
C. 与基托连接牢固
D. 易老化
E. 修复时需有较高的咬合间隙

5. 全口义齿制作中𬌗托的主要作用是
A. 便于排牙
B. 恢复垂直距离

C. 𬌗位记录
D. 恢复面部外形
E. 确定𬌗平面

6. 上下牙按常规排列，其切缘与牙尖顶与𬌗平面的关系是
A. $\underline{1|1}$ 切缘落在𬌗平面上
B. $\underline{2|2}$ 切缘离开𬌗平面 1mm
C. $\underline{3|3}$ 牙尖接触𬌗平面
D. $\overline{1|1}$ 切缘或牙尖顶均高于𬌗平面 1mm
E. 以上都对

7. 后牙𬌗面形态描述错误的是
A. 解剖式牙，牙尖斜度 30°
B. 解剖式牙，牙尖斜度 45°
C. 半解剖式牙，牙尖斜度 20°
D. 非解剖式牙，牙尖斜度 0°
E. 无尖牙，牙尖斜度 0°

8. 全口义齿初戴时发现正中𬌗正常，前伸𬌗前牙早接触应调磨
A. 上切牙切缘舌斜面
B. 上切牙切缘唇斜面
C. 上切牙舌窝
D. 下切牙切缘
E. 下切牙舌斜面

9. 全口义齿的基托范围哪一项是错误的
A. 唇颊侧止于黏膜反折线
B. 舌侧让开舌系带
C. 上颌后缘止于腭小凹前
D. 下颌后缘止于磨牙后垫
E. 颊侧让开颊系带

10. 全口义齿人工牙排列要有平衡𬌗的主要原因是
A. 美观要求
B. 提高咀嚼效率
C. 使义齿稳定
D. 分散𬌗力
E. 纠正偏侧咀嚼习惯

11. 全口义齿选择后牙形态主要考虑
A. 黏膜厚度
B. 功能要求
C. 美观要求
D. 牙槽嵴的情况
E. 价格因素

12. 关于全口义齿𬌗平面位置测定下列哪一项是错误的
A. 与瞳孔连线平行
B. 与鼻翼耳屏连线平行
C. 与下颌两侧牙槽嵴平行
D. 平分𬌗间距离
E. 在上唇下缘以下 2mm

13. 无牙颌口腔专项检查内容不包括
A. 上下颌弓、牙槽嵴的大小、形态和位置
B. 牙槽嵴吸收情况
C. 口腔黏膜检查
D. 舌的大小、形状及功能状态等
E. 唾液分泌量、pH 值和黏稠度

14. 取功能性印模的目的是
A. 精确反映口周肌肉功能活动时的位置和形态
B. 使口腔组织受压均匀
C. 使印模边缘圆滑
D. 看清解剖标志
E. 边缘及黏膜转折处清晰

15. 下列选择无牙颌上颌托盘的要求不正确的
A. 边缘应与唇颊沟等高
B. 宽度应比上颌牙槽嵴宽 2~3mm
C. 后缘盖过后颤动线 3~4 mm
D. 长度应盖过翼上颌切迹
E. 系带处有相应切迹

16. 以下无牙颌印模伸展范围，哪项不正确
A. 包括整个牙槽嵴
B. 边缘伸展到唇颊舌沟黏膜皱襞转折处
C. 上颌后缘伸展到腭小凹后 2mm 处
D. 上颌后缘与后颤动线一致
E. 上颌两侧后缘伸展到翼上颌切迹

17. 关于上颌第一磨牙排列的位置，下列哪一项是正确的
A. 牙颈部略向远中倾斜
B. 近中颊尖在𬌗平面
C. 近中舌尖排在𬌗平面上
D. 远中舌尖在𬌗平面
E. 以上均对

18. 常用哪种方法确定垂直距离
A. 卷舌后舔法
B. 吞咽咬合法
C. 后牙咬合法
D. 利用息止𬌗间隙法
E. 以上方法合用

19. 增加牙槽嵴相对高度的方法是
A. 唇舌系带矫正术
B. 牙槽嵴修整术
C. 骨性隆突修整术
D. 前庭沟加深术
E. 牙槽嵴重建术

20. 确定水平关系的方法有
A. 利用哥特式弓法
B. 肌监控仪法
C. 卷舌后舔法
D. 后牙咬合法
E. 以上都对

21. 关于𬌗堤平面的提法正确的是
A. 上唇下 2mm 前方与瞳孔连线平行后方与眶耳平面平行
B. 上唇下 2mm 前方与瞳孔连线平行后方与鼻翼耳屏连线平行
C. 与上唇平齐，前方与瞳孔连线平行后方与鼻翼耳屏连线平行
D. 与上唇平齐，前方与瞳孔连线平行后方与眶耳平面平行
E. 上唇下 2mm 前方与瞳孔连线平行后方与𬌗平面平行

22. 确定垂直距离的方法中，最可靠的方法是
A. 面部距离均等测定法
B. 面部外形观察法
C. 息止𬌗位测定法
D. 拔牙前记录
E. 以旧义齿参考

23. 颌间距离
A. 正中𬌗位时鼻底到颏底的

距离
B. 息止𬌗位时鼻底到颏底的距离
C. 正中𬌗位时，上下牙槽嵴顶之间的距离
D. 息止𬌗位时，上下牙槽嵴顶之间的距离
E. 前伸时，上下牙槽嵴顶之间的距离

24. 全口义齿“中性区”排牙的优点是
A. 使人工牙排在牙槽嵴顶上
B. 在功能性运动中增强义齿稳定性
C. 为了美观，与肌肉协调
D. 为了有更好的支持作用
E. 为了发音清楚

25. 利用磨牙后垫排列人工牙哪种提法是错误的
A. 利用磨牙后垫可确定后牙的𬌗平面
B. 利用磨牙后垫可确定后牙颊舌向的位置
C. 下颌第二磨牙应在磨牙后垫的前缘
D. 下颌第二磨牙盖过磨牙后垫 1/2
E. 以上均对

26. 以切牙乳突排列人工牙
A. 可以决定牙列中线的位置
B. 可以决定上中切牙唇舌向的位置
C. 可以决定上尖牙的位置
D. 可以决定 $\underline{3|3}$ 间的总宽度
E. 以上均对

27. 上下颌弓的关系是
A. 上、下颌弓的水平位置关系
B. 上、下颌弓的左右位置关系
C. 上、下颌弓的水平和垂直位置关系
D. 上、下颌弓的前后位置关系
E. 以上都是

28. 关于全口义齿模型描述哪项是错误的
A. 显露出肌功能修整的痕迹
B. 模型边缘宽度以 3～5mm 为宜
C. 模型最薄处不能少于 5mm
D. 模型后缘应在腭小凹后不少于 2mm
E. 下颌模型在磨牙后垫自前缘起不少于 10mm

29. 口腔检查时上下颌弓的哪种位置关系有利于人工牙的排列
A. 上颌前突的位置
B. 下颌前突的位置
C. 上颌弓与下颌弓前后相差 3mm
D. 上颌弓与下颌弓前后位置形状和大小基本正常
E. 下颌弓与上颌弓前后相差 3mm

30. 二次印模法的优点是
A. 印模比较准确
B. 印模边缘完整
C. 印模组织面光滑
D. 初学者容易掌握
E. 以上均选

31. 全口义齿试戴需检查的内容有
A. 咬合关系
B. 义齿的稳定和固位
C. 发音及面容协调
D. 垂直距离
E. 以上都是

32. 全口义齿前牙的选择主要考虑
A. 患者的性别
B. 患者的年龄
C. 人工牙的大小、形态和颜色
D. 人工牙是瓷牙还是塑料牙
E. 人工牙颜色要尽量白一些

33. 无牙颌牙槽嵴严重吸收的患者易采用
A. 解剖式牙
B. 半解剖式牙
C. 非解剖式牙
D. 金属𬌗面牙
E. 瓷牙

34. 当下颌弓明显大于上颌弓时，全口义齿人造牙排成反𬌗关系的主要目的
A. 增进美观
B. 改善发音
C. 增加义齿稳定性
D. 提高咀嚼效率
E. 增加𬌗接触面积

35. 在石膏模型上制作后堤区时，最宽处的宽度为
A. 1mm
B. 3mm
C. 5mm
D. 8mm
E. 10mm

36. 𬌗位记录记录了
A. 下颌后退记录
B. 面下 1/3 高度的记录
C. 垂直距离和下颌侧方𬌗记录
D. 垂直距离和下颌前伸𬌗记录
E. 垂直距离和正中关系记录

37. 全口义齿初戴时发现下颌明显后退，其原因是
A. 人工牙排列不当
B. 患者下颌骨过于后退
C. 确定水平颌位关系时，下颌前伸
D. 垂直距离过高
E. 垂直距离过低

38. 确定垂直距离时所用的息止𬌗间隙平均值为
A. 1mm
B. 2～3mm
C. 3～4mm
D. 4.5mm
E. 5mm

39. 在下列哪种情况上颌全口有被动向前的可能
A. 平面距上颌牙槽嵴近
B. 左右不平，左高右低
C. 前低后高
D. 平面前高后低
E. 平面平分颌间距离

40. 上颌前牙的远中向倾斜角度为
    A. 中切牙=侧切牙=尖牙
    B. 中切牙>侧切牙>尖牙
    C. 中切牙>尖牙>侧切牙
    D. 侧切牙>尖牙>中切牙
    E. 尖牙>侧切牙>中切牙
41. 正确确定垂直距离，下列哪一项是错误的
    A. 面部和谐，肌张力正常
    B. 充分发挥咀嚼肌的力量
    C. 防止颞颌关节疾病
    D. 防止咬颊、咬腮
    E. 防止牙槽骨的吸收
42. 全口义齿的印模确切的提法是
    A. 压力印模
    B. 初步印模
    C. 功能性印模
    D. 解剖式印模
    E. 开口式印模
43. 取全口印模时，制作个别托盘的目的是
    A. 便于操作
    B. 能获取功能式印模
    C. 能获取解剖式印模
    D. 不影响下颌运动
    E. 能获得咬合平衡
44. 垂直距离
    A. 正中𬌗位时鼻底到颏底的距离
    B. 息止𬌗位时鼻底到颏底的距离
    C. 正中𬌗位时，上下牙槽嵴顶之间的距离
    D. 息止𬌗位时，上下牙槽嵴顶之间的距离
    E. 前伸时，上下牙槽嵴顶之间的距离
45. 上中切牙唇面距离切牙乳突中点的距离是
    A. 3~4mm
    B. 5~6mm
    C. 6~8mm
    D. 8~10mm
    E. 越远越好
46. 全口义齿排牙时，后牙与𬌗堤平面接触的牙尖是
    A. $\underline{54|45}$ 颊舌尖，$\underline{6|6}$ 近中舌尖
    B. $\overline{54|45}$ 颊舌尖，$\overline{6|6}$ 近中舌尖
    C. $\underline{54|45}$ 颊尖，$\underline{6|6}$ 近中颊尖
    D. $\underline{4|4}$ 颊尖，$\underline{5|5}$ 颊舌尖，$\underline{6|6}$ 近中舌尖
    E. $\underline{4|4}$ 颊尖，$\underline{5|5}$ 颊尖，$\underline{6|6}$ 近中舌尖
47. 全口义齿前牙要排成浅覆𬌗、浅覆盖的目的是
    A. 美观
    B. 排牙方便
    C. 易于取得前伸𬌗平衡
    D. 发音清晰
    E. 与天然牙一致

【B_1 型题】

（48~51 题共用备选答案）
    A. 正中𬌗位
    B. 息止𬌗位
    C. 息止𬌗间隙
    D. 颌间距离
    E. 垂直距离
48. 上下牙列不接触，下颌处于安静状态时的位置
49. 下颌处于安静状态时，上下牙列之间的距离称
50. 上下牙列最广泛接触，下颌所处的位置
51. 牙列缺失者，下颌处于正中𬌗位上时，上下牙槽嵴之间的距离

（52~54 题共用备选答案）
    A. 正中关系不正确
    B. 义齿不美观
    C. 咀嚼时义齿易脱位
    D. 下颌隆突处压痛
    E. 说话及大开口时义齿脱落
52. 基托组织面需局部缓冲
53. 需重新制作义齿
54. 基托边缘需缓冲

第四节 修复体戴入后的问题和处理

【A_1 型题】

1. 下列哪项一般不会引起全口义齿基托折裂
    A. 𬌗力不平衡
    B. 基托较薄
    C. 牙槽骨继续吸收
    D. 基托与黏膜不贴合
    E. 垂直距离恢复得不够
2. 以下哪项不是基托做缓冲的目的
    A. 防止压痛
    B. 防止有碍发音
    C. 防止压迫龈组织
    D. 防止压伤黏膜组织
    E. 防止基托翘动
3. 全口义齿 5 年最好重新修复，因为
    A. 基托组织面与黏膜不密合
    B. 全口义齿引起软组织损伤
    C. 全口义齿折断
    D. 全口义齿不美观
    E. 基托树脂老化
4. 拔牙后最短多长时间可进行全口义齿修复
    A. 1 周
    B. 3 周
    C. 1 个月
    D. 3 个月
    E. 6 个月
5. 戴全口义齿讲话和进食时上下牙有撞击声，是由于
    A. 排牙不准确
    B. 下颌前伸
    C. 下颌后退
    D. 垂直距离过低

E. 垂直距离过高

6. 戴全口义齿出现咬舌现象，需磨改
A. 上后牙舌尖舌斜面和下后牙舌尖颊斜面
B. 上后牙舌尖颊斜面和下后牙舌尖颊斜面
C. 上后牙颊尖颊斜面和下后牙颊尖颊斜面
D. 上后牙颊尖舌斜面和下后牙颊尖颊斜面
E. 上后牙颊尖舌斜面和下后牙舌尖颊斜面

7. 全口义齿修复后，由于垂直距离过低可能造成的影响
A. 咀嚼无力
B. 颞下颌关节疼痛
C. 鼻唇沟变浅
D. 息止船间隙过大，面容苍老
E. 以上都是

8. 由于对旧义齿不适造成的黏膜增生，应首先采取的措施是
A. 吃消炎药
B. 停戴旧义齿
C. 含漱口水
D. 手术切除增生黏膜
E. 缓冲义齿边缘

9. 全口义齿修复后，由于垂直距离过高可能造成的影响是
A. 面形苍老
B. 口角下垂，颏部前突
C. 咀嚼时肌张力减低
D. 加速牙槽骨吸收
E. 以上都不是

【A_2 型题】

10. 患者，女，70 岁。全口义齿修复，戴入 3 周后诉咀嚼无力。检查：患者鼻唇沟加深，咬合关系良好。后牙解剖形态良好，可能的原因是
A. 牙槽嵴吸收过多
B. 牙槽嵴吸收过少
C. 垂直距离过高
D. 垂直距离过低
E. 上、下颌弓关系异常

11. 患者，女，78 岁。使用全口义齿 20 余年，近半年更换一副全口义齿，下颌义齿易脱落，压痛，经多次修改均无效。查：下颌义齿固位差，上颌义齿固位尚好，牙槽嵴呈刃状，黏膜上有散在性出血和压痕，全身状况较差。欲解决固位及疼痛问题，对该患者首先的治疗是
A. 继续修改
B. 重新制作
C. 自凝塑料重衬
D. 自凝软衬材料重衬
E. 建议做种植义齿

12. 患者，女，78 岁。牙列缺失 15 年，牙槽嵴严重吸收。修复宜选用哪种人工牙
A. 解剖式牙
B. 半解剖式牙
C. 非解剖式牙
D. 金属船面牙
E. 瓷牙

13. 患者，女，56 岁。戴全口义齿 5 天讲话和进食时上下牙有撞击声，是由于
A. 前牙排列覆船过大
B. 下颌前伸
C. 息止船间隙过大
D. 垂直距离过低
E. 垂直距离过高

14. 患者，男，58 岁。戴用全口 1 个月，固位良好，主诉讲话吐字不清，有时还有哨音，加查咬合关系正常，义齿磨光面光滑，是由于
A. 义齿咬合不平衡
B. 上颌基托后缘伸展过长
C. 上颌前部基托过于光滑
D. 前牙覆船过大
E. 以上都有可能

15. 某患者戴用全口义齿 1 周，主诉咬合疼痛，定位不明确。检查：黏膜未见红肿或溃疡部位，基托边缘伸展合适，做正中船咬合时，上颌义齿有明显扭转，问题是
A. 基托不密合
B. 基托翘动
C. 侧方船早接触
D. 前伸船干扰
E. 正中关系有误

16. 患者，男，60 岁。上颌总义齿纵折，主诉修复 2 年来，纵折 3 次。检查：患者牙槽嵴尚可。下颌弓后部明显大于上颌弓，旧义齿为正常船排列，义齿固位良好，边缘伸展适宜。分析原因
A. 基托过薄
B. 上颌人工牙排列过于偏颊侧
C. 咬合不平衡
D. 基托为塑料基托
E. 人工牙为瓷牙

17. 一无牙颌患者，全口义齿戴用 10 年。检查：人工牙磨耗严重，垂直距离低，基托不密合，下颌前庭沟及牙槽嵴黏膜有多出小溃疡。处理方法
A. 自凝加高旧义齿船面
B. 基托组织面重衬
C. 基托边缘缓冲
D. 取印模，重新修复
E. 停戴旧义齿 1 周后重新修复

18. 某患者戴用全口义齿患者在左侧方咬合时，平衡侧基托翘动、脱落，其可能原因是
A. 正中船不平衡
B. 侧方船不平衡
C. 前伸船不平衡
D. 垂直距离过高
E. 义齿固位差

19. 患者戴用全口义齿后经常咬颊，分析其原因
A. 垂直距离恢复偏低
B. 垂直距离恢复偏高
C. 后牙区覆盖较小
D. 后牙区覆船大
E. 基托伸展过长

20. 戴全口义齿静止时固位好，说话时脱位，怎样处理
    A. 加强基托后缘封闭
    B. 磨改基托边缘
    C. 调𬌗选磨
    D. 基托衬垫
    E. 加高垂直距离

【A_3/A_4 型题】

（21~22 题共用题干）

患者，女，65 岁。戴用全口义齿 1 周后复查主诉咬颊。

21. 分析引起咬颊的原因为
    A. 基托磨光面形态不好
    B. 后牙覆盖过小
    C. 后牙覆盖过大
    D. 基托过厚
    E. 基托组织面与黏膜不密合
22. 处理方法
    A. 调磨相应牙齿加大覆盖
    B. 调磨相应牙齿减小覆盖
    C. 修改基托磨光面外形
    D. 重衬
    E. 将基托磨薄

（23~24 题共用题干）

患者，男，70 岁。戴用全口义齿 1 个月。复查时自述戴牙后一直感觉就咀嚼无力，面部酸痛。检查：𬌗关系正常，息止𬌗间隙 5mm。

23. 原因可能为
    A. 年龄大，不适应
    B. 人工牙为塑料牙
    C. 垂直距离过低
    D. 关节功能紊乱
    E. 𬌗关系有误
24. 最好的处理方法是
    A. 重衬
    B. 加高咬合
    C. 嘱患者慢慢适应
    D. 加深𬌗面沟窝
    E. 调整咬合

（25~28 题共用题干）

患者，女，57 岁。初戴全口义齿时发现上颌全口义齿左右翘动，受力时患者有疼痛感

25. 可能引起翘动的原因是
    A. 印模不准
    B. 基托伸展过长
    C. 进入倒凹区基托未缓冲
    D. 基托变形
    E. 与硬区相应的基托组织面未缓冲
26. 引起上颌总义齿翘动的原因首先应考虑
    A. 基托伸展过长
    B. 印模不准
    C. 模型不准
    D. 基托变形
    E. 与基托组织面相对硬区未缓冲
27. 当检查出首要原因后正确的处理方法是
    A. 磨短过长基托
    B. 重做义齿
    C. 重衬
    D. 调𬌗
    E. 缓冲压痛硬区的组织面
28. 如果仍有翘动考虑原因应为
    A. 𬌗不平衡
    B. 有早接触
    C. 基托变形
    D. 唇颊系带缓冲不足
    E. 以上原因均可

（29~30 题共用题干）

患者，女，60 岁。带全口义齿 2 周。主诉休息时固位尚好，但前牙切咬时义齿容易脱位。

29. 针对主诉导致义齿脱位最可能的原因为
    A. 基托边缘过长
    B. 基托边缘过厚
    C. 𬌗不平衡
    D. 系带缓冲不足
    E. 基托边缘过短
30. 正确处理方法是
    A. 磨除过长基托
    B. 磨薄基托
    C. 调整平衡𬌗
    D. 缓冲系带处基托
    E. 加长基托边缘

第十八篇 口腔颌面医学影像诊断学

第一章 医学影像检查技术

第一节 口内片

【A_1型题】

1. 曲面体层片和根尖片均能显示的解剖结构是
   A. 上颌窦
   B. 下颌孔
   C. 软腭
   D. 颈椎
   E. 髁突
2. 采用根尖片分角线投照技术显示被检查牙齿邻面影像重叠的原因是
   A. X线与被检查牙齿的邻面不平行
   B. 投照垂直角度过小
   C. X线中心线位置不正确
   D. 投照垂直角度过大
   E. X线与被检查牙齿的邻面不垂直

【A_2型题】

3. 某患者下颌骨前部异物，如需观察其颊舌向定位情况，应投照
   A. 下颌横断𬌗片
   B. 𬌗翼片
   C. 下颌体腔片
   D. 下颌后前位片
   E. 下颌骨侧位片
4. 某患者上颌残根需要拔除，X线片显示其26腭侧根与上颌窦底影像重叠，可根据以下哪种征象判断牙根是否位于上颌窦内
   A. 牙周膜及骨硬板是否连续
   B. 垂直角度是否过大
   C. 根尖周是否密度减低
   D. 上颌窦是否过大
   E. 上颌窦底是否突入牙根之间

第二节 口外片

【A_1型题】

1. 正常下颌牙槽骨影像特点哪项是错误的
   A. 密质骨薄
   B. 松质骨少
   C. 骨小梁呈网状结构
   D. 牙间骨小梁多呈水平方向排列，根尖有时见放射状排列
   E. 骨髓腔呈三角形和大小不等的圆形低密度影
2. 上颌窦在几岁以后进行X线检查方具有价值
   A. 6岁
   B. 3岁
   C. 2岁
   D. 10岁
   E. 20岁
3. 下列哪种组织器官对放射线高度敏感
   A. 腮腺
   B. 角膜
   C. 下颌下腺
   D. 软骨和骨组织
   E. 心脏
4. 显示单侧下颌骨升支外侧骨皮质有无骨质破坏、骨质增生或膨出，较理想的检查方法是
   A. 下颌前部𬌗片
   B. 下颌骨开口后前位片
   C. 下颌升支切线位片
   D. 下颌骨侧位片
   E. 许勒位片
5. 下颌骨开口后前位片常用于显示
   A. 关节窝
   B. 关节结节
   C. 双侧髁状突内外径向病变
   D. 喙突
   E. 关节间隙
6. 下列哪项不是口腔锥形束CT的特点
   A. 空间分辨率高，数据采集时间短
   B. 空间分辨率低，数据采集时间短
   C. 曝光剂量小
   D. 拍摄成本低
   E. 图像质量好
7. 下列哪个选项不是唾液腺造影的适应证
   A. 涎瘘
   B. 唾液腺急性炎症

C. 唾液腺慢性炎症
D. 舍格伦综合征
E. 唾液腺导管阴性结石

第三节　唾液腺造影技术

【A₁型题】

下列哪个选项不是唾液腺造影的适应证
A. 涎瘘
B. 唾液腺慢性炎症
C. 唾液腺急性炎症
D. 舍格伦综合征
E. 唾液腺导管阴性结石

第四节　CBCT

【A₁型题】

下列哪项不是口腔锥形束 CT 的特点
A. 空间分辨率高，数据采集时间短
B. 空间分辨率低，数据采集时间短
C. 曝光剂量小
D. 拍摄成本低
E. 图像质量好

第二章　牙及口腔颌面部正常影像

第一节　牙及牙周组织

【A₁型题】

1. X 线片显示的影像密度最高的是
A. 牙釉质
B. 牙本质
C. 牙骨质
D. 牙髓
E. 牙槽骨

2. X 线片呈颗粒状影像的是
A. 牙周膜
B. 上牙槽骨
C. 下牙槽骨
D. 骨硬板
E. 牙釉质

第二节　颌面骨解剖结构

【A₁型题】

1. 下列有关下颌骨区正常影像学特点描述错误的是
A. 下颌骨的解剖形态呈弓形
B. 下颌切迹正中向下方的高密度影像为下颌小舌
C. 下颌小舌后方密度低的影像是下颌孔
D. 颌骨体内有时可见与牙根有关的内生骨疣
E. 颏孔周围和下颌角区域为正常的骨质疏松区

2. 在华特位片上，上颌窦显示为
A. 椭圆形影像
B. 内侧密度较高
C. 外侧密度较低
D. 尖端向上
E. 以上均不正确

第三节　唾液腺造影

【A₁型题】

1. 下列有关腮腺造影侧位片及后前位片可见影像特点描述错误的是
A. 侧位片可显示腮腺导管系统及腺实质的侧位影像
B. 侧位片上主导管在下颌支上斜向后上走行
C. 侧位片上导管系统在腺体内逐渐由粗至细
D. 后前位片上主导管在距下颌支外缘约 1cm 处，转向后方并向上、下分支
E. 后前位片上腺体紧贴下颌支外侧，上下两端较薄，中间较厚

2. 下颌下腺主导管长

A. 5~6cm
B. 5~7cm
C. 6~7cm
D. 6~8cm
E. 7~8cm

第四节　颞下颌关节

【A_1型题】

颞下颌关节侧斜位X线片上，关节间隙的宽度为
A. 上间隙最宽，前间隙及后间隙等宽
B. 上间隙、前间隙及后间隙宽度相等
C. 上间隙最宽，后间隙次之，前间隙最窄
D. 上间隙最宽，前间隙次之，后间隙最窄
E. 后间隙最宽，上间隙次之，前间隙最窄

第三章　牙及口腔颌面部典型病变影像

第一节　牙及牙周疾病

【A_1型题】

1. 根尖致密性骨炎X线片上常显示
   A. 牙根变长
   B. 根管变细、根尖孔闭锁
   C. 根尖区骨小梁增多，骨质密度增高，骨髓腔变窄甚至消失
   D. 根尖增粗膨大
   E. 根尖区骨小梁增多，骨质密度降低
2. 乳牙和年轻恒牙牙髓治疗前拍X线牙片的目的是
   A. 查看龋蚀相对深度，有无修复性牙本质
   B. 根间区有无病变，年轻恒牙牙根发育程度
   C. 乳牙根吸收程度，有无恒牙胚
   D. 牙髓腔内有无钙化，有无内吸收
   E. 以上均是
3. 在牙髓病中，X线检查有意义的是
   A. 牙髓坏死
   B. 急性牙髓炎
   C. 牙髓钙化
   D. 牙髓充血
   E. 以上都可
4. 下列哪种根尖周病在X线片上看不到根尖周骨质改变
   A. 急性浆液性根尖周病
   B. 慢性根尖周脓肿
   C. 根尖周囊肿
   D. 致密性骨炎
   E. 根尖周肉芽肿
5. 以下疾病需用X线检查，但不包括
   A. 急性根尖周炎
   B. 邻面龋和继发龋
   C. 慢性根尖周炎
   D. 牙内、外吸收
   E. 牙髓钙化
6. 下列根尖周疾病中X线检查根尖周组织影响无明显异常的是
   A. 根尖周囊肿
   B. 根尖周肉芽肿
   C. 急性浆液性根尖周炎
   D. 慢性根尖周脓肿
   E. 根尖周致密性骨炎

【A_2型题】

7. 某患者X线片显示46残根根尖下方有直径约0.8cm低密度影像，边界清楚，周围有致密骨白线包绕。该病最可能的诊断是
   A. 含牙囊肿
   B. 成釉细胞瘤
   C. 根尖肉芽肿
   D. 根尖周囊肿
   E. 颌骨血管瘤

【B_1型题】

（8~11题共用备选答案）
A. 根尖周骨质有破坏，牙槽突有吸收
B. 根尖周骨质不规则破坏，边界清楚，边缘不光滑，但范围局限
C. 根尖周骨质有破坏，但边界清楚，病变范围小，周围无致密骨白线
D. 根尖周骨质有破坏，周围有致密骨白线
E. 根尖周骨质未见明显破坏

8. 根尖周囊肿的X线片表现为
9. 急性根尖周炎早期的X线片表现为
10. 慢性根尖周脓肿的X线片表现为
11. 根尖肉芽肿的X线片表现为

第二节 颌面骨炎症

【A_1型题】

1. 下颌升支边缘性骨髓炎X线特点是
   A. 病变以骨质增生为主，病灶区可见局限性骨质破坏灶
   B. 病灶区大量死骨形成
   C. 升支部位弥漫性密度减低
   D. 病变以骨质破坏为主，边界不清
   E. 密质骨骨膜成骨少见
2. 颌骨放射性骨坏死X线的特点是
   A. 病变区可有死骨形成，死骨较易分离
   B. 常见骨膜反应
   C. 死骨不易分离，常见于放疗后6个月至3年
   D. 边界清楚
   E. 以上均可
3. 结核性颌骨骨髓炎的X线特征是
   A. 骨质破坏为主
   B. 颌骨内局限性密度减低区可有细小死骨形成
   C. 边界不清
   D. 好发于下颌角
   E. 以上都是

【A_2型题】

4. 某患者8年前因颌骨恶性肿瘤术后曾行放疗治疗。2个月来右面部出现疼痛、肿胀伴开口受限，多个牙齿松动，颊侧牙龈瘘管。X线片示34~38根端下方颌骨及下颌升支骨组织呈虫蚀状破坏，升支外侧皮质骨明显破坏，破坏区大量死骨生成，无骨膜增生。可能的诊断为
   A. 牙源性中央性颌骨骨髓炎
   B. 颌骨放射性骨坏死
   C. 牙源性边缘性颌骨骨髓炎
   D. 颌骨结核
   E. 成骨肉瘤
5. 某患者右下阻生第三磨牙反复肿痛1年余。1周来右面下部出现肿胀伴开口受限。X线片示38近中阻生，下颌升支弥漫性密度增高，升支外侧皮质无明显破坏，但密质骨外侧有骨质增生。可能的诊断为
   A. 牙源性中央性颌骨骨髓炎
   B. 颌骨结核
   C. 骨纤维异常增殖症
   D. 牙源性边缘性颌骨骨髓炎
   E. 成骨肉瘤
6. 患者，男，62岁。因左下后牙肿胀、疼痛2个月就诊。曲面断层片示左下颌骨36根尖部2.0cm×3.0cm的低密度破坏区，破坏区内有死骨形成，边界清楚。最可能的诊断是
   A. 牙源性角化囊性瘤
   B. 成釉细胞瘤
   C. 原发性骨内癌
   D. 含牙囊肿
   E. 下颌骨中央性颌骨骨髓炎

【B_1型题】

（7~8题共用备选答案）
   A. 下颌骨有骨质破坏及死骨形成，病变离病原牙越近密度越低
   B. 下颌骨内有大小不等的多房阴影，各房大小相差悬殊
   C. 颌骨内虫蚀状骨质破坏区，边界不清，死骨形成不易分离
   D. 下颌角骨质疏松脱钙，并有骨增生
   E. 颌骨内有单房低密度影，边界清楚，常沿颌骨长轴发展
7. 放射性骨坏死的X线表现为
8. 中央性颌骨骨髓炎的X线表现为

第三节 口腔颌面部囊肿、肿瘤及瘤样病变

【A_1型题】

1. 成釉细胞瘤的X线特征是
   A. 骨质膨胀，以向舌侧为主
   B. 可多房，分房大小相差悬殊，牙根可被侵蚀呈锯齿状吸收
   C. 肿瘤内可见大量钙化物
   D. 牙根可被侵蚀呈斜面状吸收
   E. 以上均可
2. 鼻腭管囊肿X线特点是
   A. 囊肿位于上颌中线或左右中切牙牙根之间或后方，多呈心形或圆形低密度影
   B. 位于下颌中线的任何部位
   C. 中切牙牙根可被推开，牙周膜连续性消失
   D. 位于上颌侧切牙和尖牙之间的囊肿
   E. 可位于上颌后牙上颌窦附近
3. 牙源性黏液瘤在X线片上表现为

A. 多房低密度影
B. 房隔细而不规则
C. 分房形态各异以网格状多见，有时呈“火焰”状
D. 边缘欠光滑
E. 以上均可

4. 混合性牙瘤X线的特点是
A. 前牙区多见
B. 尖牙区多见
C. 颌骨内异常低密度团块，边缘光滑，周缘多有高密度带状影包绕
D. 颌骨内异常高密度团块，边缘光滑，周缘多有低密度带状影包绕
E. 颌骨内许多大小不等、形态各异的小牙堆积

5. X线片上在上颌侧切牙和尖牙之间有倒梨形囊状低密度影，与牙无关，考虑为
A. 含牙囊肿
B. 球上颌囊肿
C. 正中囊肿
D. 根尖周囊肿
E. 鼻腭管囊肿

6. 下列哪项不是牙源性角化囊性瘤X线的特点
A. 囊肿可向舌侧膨隆
B. 牙根吸收少见，多呈截断状
C. 沿颌骨长轴发展
D. 单囊和多囊之分，单囊多见
E. 多囊囊腔大小相差不明显

7. 含牙囊肿X线特点为
A. 多为单房类圆形低密度影
B. 边界清楚
C. 可含有不同发育阶段的未萌芽
D. 所含牙的牙冠一般朝向囊腔
E. 以上都是

【A_2型题】

8. 患者，女，15岁。左侧下颌骨逐渐膨大8年。检查：下颌骨体部膨大，面不对称，质硬。X线片示左侧下颌骨磨牙区颌骨膨胀，呈边界清楚、高低密度混合影。可能的诊断为
A. 巨颌症
B. 骨化纤维瘤
C. 颌骨血管瘤
D. 骨纤维异常增殖症
E. 牙源性纤维瘤

第四节 颌面骨骨折

【A_1型题】

1. 下颌正中联合部位骨折，最好选用以下哪种片位
A. 下颌骨后前位
B. 下颌骨侧位
C. 下颌骨开口后前位
D. 下颌前部𬌗片
E. 华特位

2. 儿童颌骨骨折多长时间在X线片上可显示骨折骨性愈合征象
A. 6~12个月
B. 2个月左右
C. 6个月后
D. 女性约3个月
E. 男性约3个月

3. 用X线检查颧骨有无骨折的首选方法是
A. 上颌后部𬌗片
B. 下颌骨侧位
C. 下颌骨开口后前位
D. 华特位
E. 许勒位

4. 影响下颌骨骨折段移位的因素不包括
A. 骨折部位
B. 损伤力量的大小和方向
C. 骨折方向
D. 出血、软组织肿胀及颌骨本身的重量
E. 咀嚼肌牵引的力量

5. 骨折线横过鼻背、眶部，经颧骨上方到达翼突为
A. Le Fort Ⅰ型骨折
B. Le Fort Ⅱ型骨折
C. Le Fort Ⅲ型骨折
D. 纵形骨折
E. 颧骨骨折

【A_2型题】

6. 某外伤患者，曲面体层片显示其下颌中部及双侧髁状突骨折，如果要进一步检查髁状突骨折的内外径方向的移位情况，宜投照
A. 下颌体腔片
B. 下颌骨侧位片
C. 下颌骨开口后前位片
D. 许勒位片
E. 经咽侧位片

第五节 唾液腺疾病

【A_1型题】

1. 唾液腺结石病最多见于
A. 腮腺
B. 下颌下腺
C. 舌下腺
D. 唇腺
E. 颊腺

2. 下列哪项符合慢性阻塞性唾液

腺炎腮腺造影的表现
A. 主导管无异常改变或轻度扩张
B. 分支导管稀少
C. 末梢导管呈点状、球状、腔状扩张
D. 导管扩张与狭窄相交替，呈“腊肠”状改变
E. 不伴有末梢导管扩张

3. 阴性唾液腺结石在 X 线造影检查的表现为
A. 圆形、卵圆形充盈缺损，其远心段可见导管扩张
B. 导管系统无异常改变或轻微扩张，末梢导管扩张呈点状、球状
C. 主导管受压移位、拉长或屈曲，腺泡充盈缺损，其周围腺泡多呈过度充盈
D. 造影剂外溢呈团块状
E. 导管系统扩张不整，首先主导管扩张或导管扩张与狭窄交替，呈腊肠状

【A_2 型题】

4. 患者，男，41 岁。进食时右侧颌下区肿胀、疼痛，进食后数小时方可逐渐消退。检查：颌下腺导管开口处红肿，轻压腺体导管口溢脓。以下哪项检查有助于确诊
A. 下颌骨侧位片
B. 下颌骨后前位片
C. 曲面断层片
D. 下颌横断𬌗片
E. 下颌升支切线位片

第六节　颞下颌关节疾病

【A_1 型题】

颞下颌关节紊乱综合征关节间隙改变常见的 X 线表现是
A. 前间隙增宽，后间隙变窄
B. 前间隙变窄，后间隙增宽
C. 整个关节间隙变窄
D. 整个关节间隙增宽
E. 以上均为常见表现

第十九篇　口腔预防医学

第一章　绪　　论

口腔预防医学概述

【A_1型题】

1. 口腔预防医学的基本要素是
   A. 研究个人预防保健方法
   B. 研究群体预防保健方法
   C. 研究各种口腔疾病的早期诊断
   D. 研究各种口腔疾病的早期治疗
   E. 研究控制各种口腔疾病的发展
2. 口腔预防医学的研究对象是
   A. 口腔医学
   B. 口腔科常见疾病
   C. 口腔流行病学
   D. 目标人群
   E. 预防医学、临床医学与社会医学的内容
3. 下列不属于口腔预防医学的研究目的的是
   A. 研究影响口腔健康的各种因素
   B. 研究人群中口腔疾病发生、发展和分布的规律
   C. 制订口腔疾病预防的措施和对策
   D. 促进人群口腔健康，提高其生活质量
   E. 是流行病学的一个分支
4. 口腔预防医学的研究内容不包括
   A. 口腔流行病学
   B. 口腔健康调查方法
   C. 口腔科常见疾病病因及其治疗方法
   D. 龋病和牙周病预防
   E. 口腔健康促进和口腔健康教育
5. 不属于一级预防的内容是
   A. 口腔健康教育
   B. 口腔卫生指导
   C. 推广使用科学的自我口腔保健措施
   D. 超声波洁治治疗早期牙周炎
   E. 控制牙菌斑
6. 二级预防的内容不包括
   A. 口腔健康教育
   B. 口腔健康检查
   C. 龋病高风险人群的筛查
   D. 可疑龋充填
   E. 牙周病的临床前期预防
7. 对于三级预防的内容理解正确的是
   A. 又称治疗预防
   B. 最重要的是做好口腔健康指导
   C. 实质是进行口腔疾病高风险人群的筛查
   D. 是临床治疗的主要内容
   E. 对患者的失牙进行修复

第二章　口腔流行病学

第一节　定义及作用

【A_1型题】

1. 关于口腔流行病学的描述中错误的是
   A. 应用流行病学的原则、基本原理和方法
   B. 研究人群中口腔疾病发生、发展和分布的规律
   C. 为探讨口腔疾病的病因和流行因素打下基础
   D. 制订口腔保健计划
   E. 是流行病学的一个分支
2. 对口腔流行病学作用的描述不正确的是
   A. 研究疾病预防措施并评价其效果
   B. 监测口腔疾病流行趋势
   C. 了解人群口腔健康和疾病的分布状况
   D. 为口腔健康促进的实施提供保障
   E. 研究口腔疾病的病因
3. 以下哪一项是口腔流行病学中最常用的一种方法

A. 龋病流行病学调查
B. 口腔健康状况调查
C. 口腔疾病监测
D. 口腔疾病流行趋势调查
E. 口腔疾病病例-对照研究

第二节　口腔健康状况调查

【A_1 型题】

1. 对口腔健康状态调查方法的叙述不正确的是
   A. 调查应在特定时间范围内进行
   B. 抽样方法有单纯随机抽样、系统抽样等
   C. 按经济条件抽样属于整群抽样
   D. 捷径调查的优点是省时、省力
   E. 预调查通常选择 12 岁组加另一个年龄组
2. 在进行牙周病情况调查中，以下不属于信息偏倚的是
   A. 所用的检查器械是镰形探针
   B. 患者对以往糖尿病史回忆不准确
   C. 数名研究者对牙周病标准掌握不一致
   D. 调查前未做标准一致性试验
   E. 用医院的牙周疾病病例说明人群患病情况
3. 以下关于口腔健康调查的项目描述错误的是
   A. 应根据调查目的来确定
   B. 是调查涉及口腔健康状况的主要内容
   C. 不能用于统计分析，只能用于信息管理
   D. 可分为直接口腔健康状况信息与背景状况信息两大类
   E. 可分为一般项目、健康状况项目、问卷调查项目三部分
4. 口腔健康状况调查中的健康状况项目不包括
   A. 牙周病
   B. 牙列状况
   C. 氟牙症
   D. 口腔黏膜状况
   E. 个人口腔卫生
5. 口腔疾病健康调查中常用的检查器械为
   A. 牙髓活力测试仪
   B. X 线检查
   C. 金属充填器械
   D. CPI 探针
   E. 以上都不对
6. 口腔健康评价表中 CPI 指数记录应
   A. 记录所有检查牙齿的数据
   B. 记录所有检查牙齿的数据的平均值
   C. 记录指数牙中较严重一颗牙的记分
   D. 按照检查前指定的一颗牙位记分
   E. 在检查的牙齿中随意选择一颗记分
7. 口腔疾病健康调查中普查的应查率最少应控制在
   A. 75%
   B. 80%
   C. 85%
   D. 90%
   E. 95%
8. 抽样调查最大的优点是
   A. 省时、省力、省经费
   B. 覆盖人群广
   C. 结果最准确
   D. 调查数据准确
   E. 可与普查手段同时进行
9. 最基本的抽样调查方法是
   A. 整群抽样
   B. 分层抽样
   C. 系统抽样
   D. 多级抽样
   E. 单纯随机抽样
10. 口腔健康调查中，世界卫生组织推荐的方法为
    A. 普查
    B. 分层抽样调查
    C. 单纯随机抽样调查
    D. 捷径调查
    E. 整群抽样调查
11. 有关口腔健康调查中样本含量说法错误的是
    A. 样本含量大小会影响调查结果
    B. 样本量小则抽样误差大
    C. 样本量太大会造成浪费
    D. 调查对象变异小，患病率高时所需样本量较大
    E. 视不同流行调查方法而异
12. 防止检查者偏性必须要做到的是
    A. 加大样本量
    B. 进行标准一次性试验
    C. 增加检查者数量
    D. 进行检查后的复查
    E. 对检查者进行素质教育
13. 在人群调查时，哪一项误差总是存在，只能通过抽样技术和加大样本而减小
    A. 因人群漏查造成的误差
    B. 因检查技术不规范造成的误差
    C. 因机遇不同造成的随机误差
    D. 调查对象的代表性很差造成的误差
    E. 调查偏倚造成的系统误差
14. Kappa 值为 0.61～0.80 时可定为
    A. 完全不可靠
    B. 可靠度不合格
    C. 可靠度中等

D. 可靠度优
E. 完全可靠

【B_1 型题】

（15～16题共用备选答案）
A. 平均数
B. 标准差
C. 标准误
D. 可信区间
E. 离散比

15. 说明一组观察值间的变异程度，即离散度的指标是
16. 抽样调查中用来表示抽样误差大小的是

（17～21题共用备选答案）
A. 单纯随机抽样
B. 系统抽样
C. 分层抽样
D. 整群抽样
E. 多级抽样

17. 进行大规模调查时，常把抽样过程分为几个阶段，每个阶段再进行单纯随机抽样，也可将数种抽样方法综合应用，称为
18. 先将总体分为几个层，再在每层中随机抽样，最后将各个层中的所有抽样合成一个样本称为
19. 从总体中随机抽取若干群为调查单位，然后对每个群里的所有对象进行检查称为
20. 按一定方式以同等的概率进行抽样叫作
21. 将抽样对象按次序编号，先随机抽取第一个调查对象，然后再按一定间隔随机抽样称为

（22～26题共用备选答案）
A. 选择性偏倚
B. 无应答偏倚
C. 信息偏倚
D. 回忆偏倚
E. 报告偏倚

22. 有时调查对象对询问的问题不愿意真实回答，使结果产生误差称
23. 在调查过程中样本人群的选择不是按照抽样设计的方案进行，而是随意选择，使调查结果与总体人群患病情况之间产生的误差称
24. 在随机抽样时，属于样本人群中的受检者，由于主观或客观原因未能接受检查，如未接受检查人数超过抽样人数的30%可产生不准确的结果，这种误差称
25. 在询问疾病的既往史和危险因素时，调查对象常常因时间久远难以准确回忆，使回答不准确产生的误差称
26. 在调查中虽然应答率很高，但在获得信息的过程中出现各种误差，结果产生了偏倚，称为

第三节　口腔健康问卷调查

【A_1 型题】

1. 口腔健康问卷调查中的核心内容是
A. 首页
B. 问卷题目
C. 问卷指导语
D. 问卷提示
E. 调查对象口腔卫生行为
2. 口腔健康问卷调查的问卷信度越大说明
A. 问卷的一致性分析越合理
B. 问卷的稳定性分析越好
C. 问卷内容的内部一致性越好
D. 问卷内容设计越合理
E. 问卷调查结果的可靠性越高

【B_1 型题】

（3～7题共用备选答案）
A. 单纯随机抽样
B. 系统抽样
C. 分层抽样
D. 整群抽样
E. 多级抽样

3. 进行大规模调查时，常把抽样过程分为几个阶段，每个阶段再进行单纯随机抽样，也可将数种抽样方法综合应用，称为
4. 先将总体分为几个层，再在每层中随机抽样，最后将各个层中的所有抽样合成一个样本，称为
5. 从总体中随机抽取若干群为调查单位，然后对每个群里的所有对象进行检查，称为
6. 按一定方式以同等的概率进行抽样称为
7. 将抽样对象按次序编号，先随机抽取第一个调查对象，然后再按一定间隔随机抽样，称为

（8～12题共用备选答案）
A. 选择性偏倚
B. 无应答偏倚
C. 信息偏倚
D. 回忆偏倚
E. 报告偏倚

8. 有时调查对象对询问的问题不愿意真实回答，使结果产生误差，称为
9. 在调查过程中样本人群的选择不是按照抽样设计的方案进行，而是随意选择，使调查结果与总体人群患病情况之间产生的误差，称为
10. 在随机抽样时，属于样本人群中的受检者，由于主观或客观原因未能接受检查，如未接受检查人数超过抽样人数的30%可产生不准确的结果，这

种误差称为

11. 在询问疾病的既往史和危险因素时，调查对象常常因时间久远难以准确回忆，使回答不准确产生的误差称为

12. 在调查中虽然应答率很高，但在获得信息的过程中出现各种误差，结果产生了偏倚，称为

第三章　龋病预防

第一节　龋病流行病学

【A₁ 型题】

1. 龋均指受检查人群中每个口腔中平均
   A. 患龋已充填的牙数
   B. 患龋尚未充填的牙数
   C. 患龋、补牙数
   D. 患龋、失、补牙数
   E. 患龋、失、补牙面数
2. 易患根面龋的是
   A. 婴儿
   B. 幼儿
   C. 学龄前期
   D. 中年人
   E. 老年人
3. 检查龋病时最常用的指数是
   A. DMFT 与 DMFS
   B. dmft 与 dmfs
   C. mean DMFT
   D. mean DMFS
   E. 龋面充填构成比
4. 乳牙的龋失补牙面数用以下哪种表示
   A. DMFT
   B. DMFS
   C. dmft
   D. dmfs
   E. defs
5. DMFS 中的 F 是指
   A. 因龋缺失的牙数
   B. 因龋缺失的牙面数
   C. 因龋拔除的牙数
   D. 因龋充填的牙数
   E. 因龋充填的牙面数
6. 关于龋病发病率以下说法正确的是
   A. 在调查期间某一人群患龋的频率
   B. 在调查期间某一人群患龋的新增人数
   C. 在调查期间某一人群新发龋的频率
   D. 至少在 1 年时间内某一人群新发龋的频率
   E. 以上说法都不对
7. 世界卫生组织规定作为龋病衡量标准的是
   A. 5 岁儿童龋的患病水平
   B. 12 岁儿童龋的患病水平
   C. 35～44 岁成人龋的患病水平
   D. 65～74 岁老年人龋的患病水平
   E. 全年龄段人群龋的平均患病水平
8. 影响龋病流行的因素不包括
   A. 社会经济因素
   B. 氟摄入量
   C. 饮食习惯
   D. 家族影响
   E. 母乳喂养
9. 致龋性最强的糖是
   A. 乳糖
   B. 果糖
   C. 木糖醇
   D. 葡萄糖
   E. 蔗糖
10. 不用于防龋的蔗糖代用品是
   A. 山梨醇
   B. 木糖醇
   C. 甜菊糖
   D. 果糖
   E. 甘露醇

【A₂ 型题】

11. 对 1 年前做过口腔检查的 200 名工作人员进行口腔检查，发现又有 20 人新发生龋，描述这种新发生龋的指标是
   A. 龋均
   B. 患龋率
   C. 发病率
   D. 构成比
   E. 充填率
12. 对患者进行口腔检查时发现其某颗指数牙的龈上牙石覆盖面积为牙面的 1/3～1/2，其简化牙石指数应记为
   A. 0
   B. 1
   C. 2
   D. 3
   E. 4
13. 检查某班学生 50 人，其中患龋者 10 人，龋失补牙数为：D＝50，M＝2，F＝8，龋失补牙面数为：D＝210，M＝10，F＝15。此班学生龋面均为
   A. 0. 8
   B. 1. 4
   C. 1. 6
   D. 4. 2
   E. 4. 7
14. 检查某班学生 50 人，其中患龋病者 10 人，龋失补牙数为：D＝70，M＝5，F＝10。此班学生的患龋率为
   A. 10%

B. 20%

C. 30%

D. 40%

E. 50%

15. 患者，37岁。17龋坏尚未充填，16因龋丧失，26因龋已做充填，11、21因牙周病丧失，计算DMFT时，按照世界卫生组织的记录方法，其M即失牙数为

A. 1

B. 2

C. 3

D. 4

E. 5

【B_1型题】

（16~20题共用备选答案）

A. DMFT

B. dmft

C. DMFS

D. dmfs

E. mean DMFT

16. 乳牙龋失补牙数

17. 乳牙龋失补牙面数

18. 恒牙龋失补牙数

19. 恒牙龋失补牙面数

20. 龋均

第二节 龋病的预防

【A_1型题】

1. 以下不属于龋病一级预防的是

A. 口腔健康知识讲座

B. 局部用氟

C. 改善饮食结构

D. 窝沟封闭

E. 防龋涂料

2. 属于龋病二级预防的措施是

A. 口腔健康教育

B. 氟化物防龋

C. 窝沟封闭

D. 早期龋充填

E. 牙列不齐矫正

3. 以下不属于龋病三级预防的是

A. 牙髓炎根管治疗

B. 做洁治去除菌斑防龋

C. 拔除残冠

D. 大面积缺损做冠修复

E. 局部可摘义齿修复缺牙

4. 控制牙菌斑的方法不包括

A. 生物抗菌剂

B. 牙刷牙线的使用

C. 化学漱口剂

D. 免疫疫苗

E. 激光照射抑菌法

5. 最适合龋病危险人群的预防措施是

A. 生物酶抗菌剂

B. 抗菌斑附着剂

C. 化学漱口剂

D. 免疫疫苗

E. 致龋菌替代疗法

【A_2型题】

6. 临床诊断中龋，医生去腐质后进行备洞后银汞充填，医生所做的属于

A. 龋病的一级预防

B. 龋病的二级预防

C. 龋病的三级预防

D. 防止龋的并发症

E. 易感人群的特殊保护

【B_1型题】

（7~9题共用备选答案）

A. 六龄齿的窝沟封闭

B. 龈下洁治术与根面平整

C. 对根尖炎的牙齿进行根管治疗

D. 戒烟、控酒

E. 可疑龋的预防性充填

7. 属于龋病一级预防的内容是

8. 属于龋病二级预防的内容是

9. 属于龋病三级预防的内容是

第三节 氟化物防龋

【A_1型题】

1. 氟液含漱以下正确的是

A. 0.2%氟化钠每周2次

B. 0.5%氟化钠每周1次

C. 0.05%氟化钠每天1次

D. 0.2%氟化钠每天1次

E. 在龋病低发区效果明显，值得应用

2. 含氟涂料每次可保持

A. 12~24小时

B. 24~48小时

C. 10~20小时

D. 20~40小时

E. 15~30小时

3. 水氟浓度的最适宜值是

A. 0.8mg/L

B. 0.9mg/L

C. 1.0mg/L

D. 1.1mg/L

E. 1.2mg/L

4. 含氟涂料应用一般为

A. 1年1次

B. 1年2次

C. 1年3次

D. 1年4次

E. 1月1次

5. 含氟漱口液不适宜在哪种人群中推广

A. 幼儿园的儿童

B. 中小学校的学生
C. 龋活动性高的易感成人
D. 戴固定矫治器的儿童
E. 不能自己实行口腔卫生的残疾人

6. 局部用氟防龋的有效措施不包括
A. 含氟牙膏
B. 含氟牙线
C. 含氟漱口水
D. 含氟涂料
E. 含氟泡沫

7. 氟的防龋作用不包括
A. 缺氟可以引起钙、磷代谢障碍
B. 影响牙齿形态
C. 降低釉质溶解度，促进再矿化
D. 抑制致龋菌的糖酵解，抑制其产酸
E. 抑制致龋菌生长

8. 最具有公共卫生特征的防龋措施是
A. 氟化饮水
B. 氟化牛奶
C. 氟化泡沫
D. 氟片
E. 窝沟封闭

9. 排出体内氟的主要途径是
A. 肠道
B. 肾脏
C. 汗腺
D. 头发
E. 指（趾）甲

10. 氟的总摄入量包括
A. 适宜的摄氟量和安全摄氟量
B. 从空气和食品中摄入总和
C. 从水和含氟牙膏中摄入量的总和
D. 人体一生最大可能接受的量
E. 维持机体生理功能的量

11. 影响水和食物中氟吸收率的因素包括
A. 氟化物的溶解度
B. 氟的数量多少
C. 胃的pH
D. A+B
E. A+C

12. 地方性慢性氟中毒最早期的表现为
A. 恶心、呕吐
B. 腹泻
C. 氟牙症
D. 氟骨症
E. 侏儒症

【A_2 型题】

13. 12 岁儿童由饮水含氟量 0.3mg/L 地区迁居至饮水含氟量 1.2mg/L 地区，氟牙症发生的可能性为
A. 0
B. 20%
C. 25%
D. 50%
E. 75%

14. 某地区自来水氟化 3 年后防龋效果不明显，需要进一步考虑
A. 加强口腔健康教育
B. 增加食盐加氟措施
C. 注意合理营养
D. 提倡使用含氟牙膏
E. 强化饮水氟浓度的监测和调节

15. 某学龄儿童采用 0.05% 氟化钠漱口水预防龋齿，其使用方法应为
A. 每周含漱 1 次，每次 10ml，含漱 1 分钟
B. 每月含漱 1 次，每次 10ml，含漱 1 分钟
C. 每天含漱 1 次，每次 10ml，含漱 1 分钟
D. 隔周含漱 1 次，每次 10ml，含漱 1 分钟
E. 隔天含漱 1 次，每次 10ml，含漱 1 分钟

第四节　窝沟封闭术

【A_1 型题】

1. 做第一恒磨牙窝沟封闭应在
A. 婴儿
B. 幼儿
C. 老年人
D. 中年人
E. 学龄前期儿童

2. 窝沟封闭成功的关键是
A. 清洁牙面必须用小毛刷
B. 冲洗牙面的时间越长越好
C. 酸蚀时间要保持 60 秒以上
D. 封闭前保持牙面干燥，不被唾液污染
E. 用光固化型的封闭剂

3. 窝沟封闭的适应证包括
A. 沟裂点隙浅，自洁作用好
B. 有较多邻面龋者
C. 牙萌出 4 年以上未患龋
D. 其他牙，尤其是对侧同名牙患龋或有患龋倾向者
E. 已做充填的牙

4. 六龄齿窝沟封闭酸蚀范围为
A. 牙尖斜面 1/3
B. 牙尖斜面 1/2
C. 牙尖斜面 2/3
D. 避开牙尖斜面
E. 以上都不对

5. 窝沟封闭的操作方法不包括
A. 窝沟去腐质
B. 清洁牙面并酸蚀
C. 冲洗和干燥
D. 涂布封闭剂
E. 固化并检查

6. 影响窝沟封闭效果的因素不

包括

A. 唾液污染
B. 早期龋的存在
C. 添加氟化物
D. 未彻底冲洗
E. 未完全干燥

【A_2 型题】

7. 女童，6岁。第一恒磨牙完全萌出，检查发现咬合面窝沟深，窝沟点隙似有初期龋损，此时宜采取的防治措施是

A. 窝沟封闭
B. 永久充填
C. 预防性充填
D. 局部用氟
E. 观察随诊

8. 女童，7岁。家长带她到医院去做第一恒磨牙窝沟封闭，经口腔检查后医师告知家长可以不进行处理。最有可能的原因是

A. 第一恒磨牙有龋
B. 第一恒磨牙窝沟点隙过深
C. 窝沟不深，自洁作用好
D. 第一恒磨牙未萌出
E. 第一恒磨牙有可疑龋

9. 女，25岁。经检查全口无龋齿，但后牙窝沟较深，对其龋病预防措施，不合适的措施是

A. 使用氟化物
B. 营养摄取计划
C. 口腔健康教育
D. 窝沟封闭
E. 定期口腔健康检查

【B_1 型题】

（10~11题共用备选答案）

A. 10~20秒
B. 20~30秒
C. 30~40秒
D. 40~60秒
E. 60秒

10. 六龄齿窝沟封闭酸蚀时间为
11. 乳牙窝沟封闭酸蚀时间为

第五节　预防性树脂充填术

【A_1 型题】

1. 关于预防性树脂充填说法错误的是

A. 可保留更多的健康牙体组织
B. 可阻止早期龋的发展
C. 减少了微渗漏发生的可能性
D. 窝沟封闭与窝沟龋充填相结合
E. 充分去除病变的牙体组织，有一定固位形

2. 预防性树脂充填适应证中不包括

A. 咬合面深窝沟
B. 点隙裂沟有患龋倾向
C. 窝沟有龋损卡探针
D. 沟裂早期龋
E. 窝沟釉质混浊成白垩色

3. 预防性树脂充填与窝沟封闭操作步骤最大的区别是

A. 牙面一定要清理
B. 使用黏结剂
C. 不做预防性扩展
D. 酸蚀术区
E. 术后检查咬合高点

4. 预防性树脂充填，错误的操作方法是

A. 去净龋坏组织，并做适当预防性扩展
B. 酸蚀
C. 损害达牙本质时需垫底
D. A型可用封闭剂充填
E. 清洁牙石，干燥隔湿

第六节　非创伤性修复术

【A_1 型题】

1. 非创伤性修复治疗（ART）的适应证不应为

A. 恒牙或乳牙的中小龋洞
B. 允许最小的挖器进入
C. 无牙髓暴露
D. 无牙髓炎症状
E. 深的点隙裂沟

2. ART的充填材料为

A. 玻璃离子
B. 光固化树脂
C. 银汞合金
D. 流体树脂
E. 复合体

3. ART治疗步骤中用到的清洁窝洞处理剂为

A. 75%酒精
B. 10%枸橼酸
C. 20%乙酸
D. 10%弱聚乙烯酸
E. 30%磷酸

4. ART的优点是

A. 操作简单易学
B. 治疗效果彻底
C. 仅用最简单的机械磨除，破坏组织少
D. 充填效果好
E. 充填体保留率高

【A_2 型题】

5. 口腔医师在某边远农村小学进行非创伤性修复治疗，该技术的适应证有

A. 恒牙和乳牙的小龋洞
B. 小龋洞露髓

C. 可复性牙髓炎

D. 需要电动牙科设备

E. 仅有治疗而无预防效果

第四章　牙周病预防

第一节　牙周病流行病学

【A_1 型题】

1. 目前影响牙周病流行的最直接的因素是
   A. 吸烟
   B. 营养
   C. 口腔卫生状况
   D. 受教育程度
   E. 城乡差别
2. 简化口腔卫生指数检查时只查的 6 个牙面是
   A. 11、31、16、26 的舌面，36、46 的唇颊面
   B. 16、11、26、31 的唇颊面，36、46 的舌面
   C. 11、31、36、46 的唇颊面，16、26 的舌面
   D. 11、31、36、46 的舌面，16、26 的唇颊面
   E. 21、41、16、36 的唇颊面，26、46 的舌面
3. 简化软垢指数为 2 时是指
   A. 软垢覆盖面积占牙面 1/3 以下
   B. 软垢覆盖面积占牙面 1/2 以下
   C. 软垢覆盖面积占牙面 1/3 与 2/3 之间
   D. 软垢覆盖面积占牙面 1/2 与 1/3 之间
   E. 软垢覆盖面积占牙面 2/3 以上
4. 简化牙石指数为 1 时是指
   A. 龈上牙石覆盖面积占牙面 1/3 以下
   B. 龈上牙石覆盖面积占牙面 1/2 以下
   C. 龈上牙石覆盖面积占牙面 1/3 与 2/3 之间
   D. 龈上牙石覆盖面积占牙面 1/2 与 1/3 之间
   E. 龈上无牙石
5. Turesky 改良的菌斑指数为 2 时是指
   A. 牙颈部菌斑宽度不超过牙面 1/3
   B. 牙颈部菌斑宽度不超过 1mm
   C. 牙颈部菌斑宽度占牙面 1/3 与 2/3 之间
   D. 牙颈部菌斑宽度占牙面 1/2 与 1/3 之间
   E. 牙颈部菌斑宽度不超过 2mm
6. CPI 指数为 2 时，是指
   A. 探诊有牙石，但探针黑色部分全部露在龈袋外
   B. 牙龈健康
   C. 牙龈炎，探诊后出血
   D. 早期牙周病，龈袋深度 4~5mm
   E. 晚期牙周病，牙周袋深度 6mm 或以上
7. 关于牙周病流行特征说法正确的是
   A. 发展中国家患病率较高，发达国家较低
   B. 在我国农村流行情况比城市严重
   C. 牙周病患病率随年龄增高而增高，65 岁以上则基本无差异
   D. 在我国不同民族之间牙周病发病率差异不大
   E. 牙周病患病率与地方经济水平有一定关系

【A_2 型题】

8. 在进行大规模口腔流行病学调查时，常采用 CPI 指数反映牙周组织的健康状况，该指数所检查的内容为
   A. 牙龈出血、菌斑、软垢
   B. 龈沟出血、牙周袋、牙石
   C. 牙石、软垢、菌斑
   D. 牙周袋深度、牙石、牙龈出血
   E. 菌斑、牙石、牙周袋

第二节　牙周病的分级预防

【A_1 型题】

1. 纠正口腔不良习惯属于牙周病预防的
   A. 一级预防中的干预措施
   B. 一级预防中的特殊性保护措施
   C. 二级预防中的早期诊断治疗
   D. 二级预防中的防止功能障碍
   E. 三级预防中的康复
2. 以下不属于牙周病二级预防的内容是
   A. 洁治去除牙石

B. 牙周病早期发现
C. 牙周病早期治疗
D. 根据X线片法观察牙槽骨情况适当进行治疗
E. 治疗糖尿病减缓牙槽骨吸收

【B_1型题】

（3~5题共用备选答案）
A. 根尖搔刮术
B. 龈上洁治术治疗牙龈炎
C. 劈裂牙拔除
D. 治疗糖尿病减缓牙周炎进程
E. 正确刷牙
3. 属于牙周病一级预防的内容是
4. 属于牙周病二级预防的内容是
5. 属于牙周病三级预防的内容是

第三节 控制牙菌斑

【A_1型题】

1. 应用季铵化合物控制菌斑时，漱口剂的浓度一般为
A. 0.05%
B. 0.20%
C. 0.10%
D. 0.01%
E. 0.02%
2. 哪种制剂不能作为菌斑染色剂
A. 2%碱性品红
B. 2%甲紫
C. 2%~5%藻红
D. 4%酒石黄
E. 1.0%~2.5%孔雀绿
3. 菌斑百分率在多少以下时可认为菌斑被基本控制
A. 10%
B. 20%
C. 30%
D. 40%
E. 45%
4. 氯己定抗菌作用机制不包括
A. 减少了唾液中能吸附到牙面上的细菌数
B. 使唾液糖蛋白对牙面的吸附能力减弱，抑制获得性膜和菌斑的形成
C. 与牙面釉质结合，阻碍唾液细菌对牙面的吸附
D. 改变菌斑细菌的内聚力，控制细菌的聚集和对牙面的吸附
E. 可抑制细菌产酸，减少龋病的发生

【A_2型题】

5. 在学校口腔预防项目中，氯己定作为控制菌斑的药物制剂配制成漱口液，其作用机制为
A. 与唾液糖蛋白的碱基基团结合
B. 与磷离子竞争，抑制细菌的聚集
C. 使舌背染色并透入牙中
D. 应用氟化物1小时后再含漱
E. 阻碍唾液中的细菌在牙面的吸附

第四节 控制局部危险因素

【A_1型题】

1. 牙签使用的正确方法及适应证不包括哪一项
A. 牙龈乳头退缩，用来清洁邻面
B. 牙周治疗后牙间隙增大，用来清洁邻面和根分叉区
C. 牙签以45°进入牙间隙，牙签尖端指向𬌗面
D. 可清除邻面菌斑和嵌塞的食物并磨光牙面
E. 可普遍用于去除食物嵌塞
2. 牙周病患者在使用牙线前应首先进行
A. 刷牙
B. 漱口
C. 牙签去除菌斑
D. 龈上洁治和根面平整
E. 牙龈按摩
3. 超声波洁牙时工作头与牙面的角度为
A. 15°
B. 30°
C. 45°
D. 80°
E. 90°

【B_1型题】

（4~8题共用备选答案）
A. 刷牙
B. 牙线
C. 牙签
D. 牙间隙刷
E. 龈上洁治术
4. 牙间隙增大时用于清洁邻面和根分叉区
5. 去除牙间隙的食物残渣和软垢，但不易去净菌斑
6. 去除龈上牙石和菌斑
7. 机械性去除菌斑最常用的方法
8. 对去除颈部和根上面附着的菌斑最有效

第五节　提高宿主抵抗力

【A_1 型题】

最好的牙周维护治疗期应为
A. 3 个月
B. 6 个月
C. 8 个月
D. 10 个月
E. 12 个月

第五章　其他口腔疾病的预防

【A_1 型题】

1. 下列口腔癌的流行特征，正确的是
A. 东南亚地区发病率最高
B. 发病情况与时间变化无关
C. 患病年龄有偏低的趋势
D. 男女患病比例接近 1∶1
E. 不同种族发病率相似
2. 口腔癌预防的含义不包括
A. 预防口腔癌的转移
B. 预防口腔癌对邻近组织的损害
C. 预防因口腔癌丧失生命
D. 预防口腔癌的传染
E. 预防口腔癌的发生
3. 口腔癌中最常见的是
A. 舌癌
B. 颊黏膜癌
C. 牙龈癌
D. 鳞状细胞癌
E. 腺癌
4. 口腔癌癌前病变恶变危险度较高的部位不包括
A. 舌侧缘
B. 口底
C. 下颌颊沟与牙槽
D. 腭部
E. 口角
5. 下列因素中与口腔癌的发生、发展不相关的是
A. 人类免疫缺陷病毒（HIV）
B. EB 病毒
C. 单纯疱疹病毒
D. 口腔卫生不良
E. 梅毒螺旋体
6. 口腔癌的致病因素常见的是
A. 咀嚼槟榔
B. 吸烟
C. 饮酒
D. 局部刺激
E. 以上均是
7. 口腔癌的致病因素包括
A. 不良生活方式
B. 光辐射
C. 核辐射
D. 生物因素如细菌、病毒等
E. 以上全是
8. 预防口腔癌不需定期检查的对象是
A. 40 岁以上每天吸烟 20 支以上者
B. 有烟酒嗜好而口腔内有白斑者
C. 长期嚼槟榔者
D. 维生素缺乏者
E. 口腔黏膜有异常白色或红色斑块者
9. 口腔癌警告标志不包括
A. 口腔内的溃疡，2 周以上尚未愈合
B. 口腔黏膜有白色、红色和发暗的斑
C. 口腔与颈部有淋巴结肿大
D. 口腔内反复出血，且原因不明
E. 面部、咽部和颈部有不明原因的麻木和疼痛
10. 口腔癌预防不包括
A. 健康教育，提高对危险因素的认识
B. 停止吸烟、饮酒
C. 政府应制定控制烟酒大量使用的法规
D. 专业人员应尽早治疗有根尖病变的牙齿
E. 改变不良口腔卫生习惯
11. 预防口腔癌措施中错误的是
A. 加强口腔健康教育
B. 定期口腔检查
C. 控烟、限酒
D. 尽量减少阳光直射
E. 防治环境污染
12. 对牙本质过敏者患牙最敏感的刺激是
A. 冷
B. 热
C. 酸
D. 机械
E. 甜
13. 临床上检查牙本质敏感症常用的方法为
A. 热诊
B. 冷诊
C. 探诊
D. 叩诊
E. 酸甜试验
14. 关于牙本质敏感症的治疗，下列哪种说法正确
A. 牙本质敏感症必须用充填的方法治疗
B. 牙本质敏感症必须用药物脱敏
C. 牙本质敏感症有自行

性脱敏
D. 牙本质敏感症必须做牙髓摘除术
E. 牙本质敏感症必须做全冠修复

15. 对牙本质过敏者患牙，最敏感刺激是
A. 冷
B. 热
C. 酸
D. 机械
E. 甜

16. 龈上洁治术后牙本质过敏的脱敏应选用的药物是
A. 碘化银
B. 75%氟化钠糊剂
C. 晶体麝香草酚
D. 氨硝酸银
E. 凝胶

17. 牙本质敏感症最可靠的诊断方法是
A. 咬诊
B. 温度诊
C. 探诊
D. 叩诊
E. 化学诊

18. 关于牙酸蚀症说法正确的是
A. 一般都会有产酸菌参与牙齿破坏
B. 近年来饮食习惯造成的酸蚀症呈下降趋势
C. 病因明确
D. 来自体内和体外酸的综合作用
E. 与口腔内的唾液环境无关

19. 预防酸蚀症措施中错误的是
A. 接触酸的工种戴防酸口罩
B. 普及牙酸蚀症的基本知识
C. 餐后不能马上喝牛奶
D. 减少碳酸饮料的摄入量
E. 咀嚼无糖口香糖促进唾液分泌

20. 牙外伤的高发人群为
A. 儿童及青少年
B. 年轻女性
C. 中年男性
D. 青年男性
E. 老年人

21. 牙外伤最常见的原因是
A. 交通意外
B. 运动损伤
C. 暴力事件
D. 不良行为习惯
E. 摔倒、碰撞

22. 治疗恒牙全脱位最好的方法是
A. 即刻种植
B. 即刻再植
C. 口腔正畸
D. 改正不良行为习惯
E. 抓紧时间解决纠纷，明确事故责任

【A_2 型题】

23. 患者，男性，70岁。左上后牙咀嚼时敏感症状。检查：26 殆面磨耗明显，叩诊（-），探诊敏感，冷诊（-），无松动。应诊断为
A. 浅龋
B. 中龋
C. 牙本质敏感症
D. 逆行性牙髓炎
E. 可复性牙髓炎

第六章 自我口腔保健方法

【A_1 型题】

1. 用习惯刷牙方法刷牙几小时后牙面残留菌斑恢复到刷牙前水平
A. 4小时
B. 6小时
C. 8小时
D. 12小时
E. 24小时

2. 脱敏牙膏有效成分是
A. 氯化钾和硝酸钾
B. 氟化亚锡
C. 0.321%氟化钠及20%二氧化硅
D. 中草药成分
E. 三氯羟苯醚

3. 刷牙时每次牙刷放置的牙位最佳范围一般占
A. 2颗牙
B. 1~2颗牙
C. 2~3颗牙
D. 3~4颗牙
E. 4~5颗牙

4. 以下不属于牙间隙清洁的方法有
A. 牙线
B. 牙签
C. 牙间隙刷
D. 电动冲牙器
E. 电动牙刷

5. 作为牙膏洁净剂的成分是
A. 碳酸钙
B. n-十二烷基氨酸钠
C. 山梨醇
D. 藻酸盐
E. 二氧化酚

6. 牙刷的正确保管措施，不包括哪一项
A. 每人1把，防止交叉感染
B. 不能高温消毒
C. 用完后清水冲刷几次，甩干水分
D. 不用时放在牙刷盒里
E. 3个月更换1把

7. 适合婴儿使用的牙刷是
A. 电动牙刷
B. 指套牙刷

C. 单束毛牙刷
D. 小插刷
E. 丝柄刷

8. 可有效清除牙龈缘附近及龈沟内菌斑的刷牙方法是
A. 平刷牙法
B. 旋转刷牙法
C. 改良 Bass 刷牙法
D. 改良的 Stillman 刷牙法
E. Fones 刷牙法

9. 有关药物牙膏的作用不包括
A. 与牙膏其他成分有很好的相容性
B. 有防治口腔疾病的能力
C. 安全有效无毒副作用
D. 治疗龋病与牙周病
E. 不产生抗药性

10. 有关清洁舌的正确描述不包括下列哪一项
A. 清洁舌可以减少口腔食物残渣
B. 清洁舌可以减少微生物数量
C. 清洁舌可以延迟菌斑形成
D. 清洁舌可以消除口臭
E. 清洁舌可以延迟总体菌斑沉积

11. 增白牙膏的活性成分是
A. 抗生素
B. 氟化物
C. 硝酸钾
D. 氧化剂
E. 中草药

12. 易于为年幼儿童学习和掌握的刷牙法是
A. 巴斯刷牙法
B. Fones 刷牙法
C. 改良的 Stillman 刷牙法
D. 旋转刷牙法
E. Charter 刷牙法

13. 保健牙刷的特点是
A. 小头、硬毛、直柄
B. 大头、软毛、弯柄
C. 小头、软毛、弯柄
D. 小头、软毛、直柄
E. 以上都不对

14. 能去除龈沟内牙菌斑的刷牙方法是
A. 水平颤动拂刷法
B. 旋转刷牙法
C. Charter 刷牙法
D. 圆弧法
E. 生理刷牙法

15. 口腔内除牙齿外还应清洁洗刷的部位是
A. 硬腭部
B. 颊部
C. 舌
D. 口底
E. 软腭

16. 漱口液的作用不包括
A. 防龋作用
B. 抑菌作用
C. 去除口臭
D. 镇痛作用
E. 美白作用

【A_2 型题】

17. 在为社区居民进行刷牙指导时，口腔医师强调指出应使用保健牙刷并告诉居民
A. 磨圆的刷毛端比平切的刷毛端对牙龈损伤更小
B. 尼龙丝刷毛遇高温不易弯曲
C. 天然鬃毛易干燥、耐磨损
D. 刷牙后应将刷头向下放在口杯中
E. 空气干燥法是消除牙刷细菌的最完善方法

【B_1 型题】

（18~22 题共用备选答案）
A. 刷牙
B. 牙线
C. 牙签
D. 牙间隙刷
E. 龈上洁治术

18. 牙间隙增大时用于清洁邻面和根分叉区的是
19. 能去除牙间隙的食物残渣和软垢，但不易去净菌斑的是
20. 能去除龈上牙石和菌斑的是
21. 机械性去除菌斑最常用的方法是
22. 对去除颈部和根上面附着的菌斑最有效的是

（23~27 题共用备选答案）
A. 羧甲基纤维素钠
B. 丙三醇
C. 苯甲酸盐
D. 二氧化硅
E. 月桂氮卓酮

23. 属于牙膏中摩擦剂的是
24. 属于牙膏中胶黏剂的是
25. 属于牙膏中洁净剂的是
26. 属于牙膏中防腐剂的是
27. 属于牙膏中润湿剂的是

（28~32 题共用备选答案）
A. 硝酸钾
B. 焦磷酸盐
C. 西吡氯铵
D. 五倍子
E. 氟化亚锡

28. 属于含氟牙膏中成分的是
29. 属于抑制菌斑牙膏中成分的是
30. 属于抗牙本质过敏牙膏中成分的是
31. 属于增白牙膏中成分的是
32. 属于中草药牙膏中成分的是

（33~34 题共用备选答案）
A. 摩擦剂
B. 洁净剂
C. 润湿剂
D. 芳香剂
E. 防腐剂

33. 牙膏中起降低表面张力、增进清洁效果作用的成分是
34. 牙膏成分中占比例最高的是

第七章　口腔健康促进

第一节　口腔健康促进

【A_1型题】

1. 促进行为改变不可缺少的因素是口腔健康
   A. 意识
   B. 知识
   C. 态度
   D. 信念
   E. 目标
2. 不属于口腔健康促进范围的是
   A. 调整自来水含氟浓度
   B. 推广采用糖代替品
   C. 给儿童进行早期龋充填
   D. 控制含糖食品的食用次数
   E. 开展有指导的口腔卫生措施并提供合格的口腔保健用品

【B_1型题】

（3~5题共用备选答案）
A. 乳牙龋充填
B. 控烟、戒酒
C. 对有深窝沟的儿童进行窝沟封闭防龋
D. 自来水氟化防龋
E. 老年人牙齿脱敏
3. 进行口腔健康促进的全民途径
4. 进行口腔健康促进的共同危险因素控制途径
5. 进行口腔健康促进的高危人群途径

第二节　口腔健康教育

【A_1型题】

1. 关于口腔健康教育的说法中错误的是
   A. 是健康教育的一个分支
   B. 帮助人们提高自我保健能力
   C. 进行窝沟封闭也属于口腔健康教育的内容
   D. 口腔健康教育与口腔健康促进密不可分
   E. 是临床医疗服务的一部分
2. 常用口腔健康教育方法不包括
   A. 个别交谈
   B. 组织小型讨论会
   C. 组织社区活动
   D. 在中小学校口腔流行病学调查
   E. 借助大众传播渠道
3. 对口腔健康教育评价不包括
   A. 口腔健康意识的变化
   B. 口腔健康知识的变化
   C. 对待口腔健康态度的变化
   D. 口腔健康行为的变化
   E. 口腔健康就医经费投入的变化

【B_1型题】

（4~7题共用备选答案）
A. 大众传媒
B. 社区活动
C. 小型讨论会
D. 个别交谈
E. 大型义诊
4. 口腔健康社区座谈会属于哪种口腔健康教育方法
5. 覆盖面最大，能较快吸引公众注意力的口腔健康教育方法
6. 患者就医时的椅旁教育属于口腔健康教育的哪种方法
7. 爱牙日到学校进行口腔健康知识宣传属于哪种口腔健康教育方法

第八章　特定人群的口腔保健

第一节　婴　幼　儿

【A_1型题】

1. 新生儿“鹅口疮”实质上是
   A. 新生儿创伤性溃疡
   B. 复发性口腔溃疡
   C. 单纯疱疹病毒感染
   D. 白念珠菌感染
   E. 球菌性口炎
2. 为婴儿保持口腔清洁应从什么时候开始
   A. 牙萌出前
   B. 牙萌出中
   C. 牙萌出后
   D. 乳牙列形成后
   E. 何时均可

3. 乳牙外伤最多发的幼儿年龄为
   A. 1~1.5 岁
   B. 1.5~2.5 岁
   C. 2~2.5 岁
   D. 2.5~3.5 岁
   E. 3~3.5 岁
4. 儿童可使用含氟牙膏的年龄为
   A. 2 岁以上
   B. 2.5 岁以上
   C. 3 岁以上
   D. 3.5 岁以上
   E. 6 岁以后
5. 儿童应多长时间进行一次口腔健康检查最合理
   A. 3 个月
   B. 半年
   C. 1 年
   D. 2 年
   E. 有问题时检查

第二节 学龄及学龄前儿童

【A_1 型题】

1. 2008 年开展的中西部地区儿童口腔综合干预项目主要针对的儿童年龄范围是
   A. 6~8 岁
   B. 7~9 岁
   C. 6~9 岁
   D. 7~8 岁
   E. 6~10 岁

【B_1 型题】

（2~4 题共用备选答案）
A. 婴儿
B. 幼儿
C. 学龄儿童
D. 成年人
E. 老年人

2. 对第一恒磨牙进行窝沟封闭的适宜人群是
3. 易发生根面龋的人群是
4. 首次接受口腔健康检查的人群应该是

第三节 老 年 人

【A_1 型题】

老年人修复缺失牙的最佳时机为
A. 失牙后即可修复
B. 失牙后 1 个月
C. 失牙后 1~3 个月
D. 失牙后 2~3 个月
E. 失牙后半年

第四节 妊娠期妇女

【A_1 型题】

1. 妊娠期妇女口腔健康检查的主要目的是
   A. 加强自我口腔保健意识
   B. 增强自我口腔保健能力
   C. 处理口腔隐患，避免发生口腔急症
   D. 改变原有的口腔健康行为
   E. 破除旧风陋习
2. 妊娠期妇女口腔保健内容正确的是
   A. 绝对不能用含有抗生素的漱口水
   B. 有问题最好在妊娠初期处理
   C. 有问题最好在妊娠中期处理
   D. 有问题最好在妊娠后期处理
   E. 妊娠期不能拍摄 X 线片

【A_2 型题】

3. 女，26 岁，妊娠 8 个月，前来口腔诊所进行产前咨询教育时，牙医给她提供的建议不包括
   A. 清洁婴儿口腔的方法
   B. 婴儿出生后半年内，拍摄 X 线片检查牙胚的情况
   C. 婴儿第一颗牙齿萌出后半年以内进行口腔检查
   D. 清洁婴儿牙齿的方法
   E. 不要让婴儿含着甜饮料入睡

第五节 残 疾 人

【A_1 型题】

1. 不适合应用电动牙刷的人群是
   A. 张口困难者
   B. 生活不能自理者
   C. 残疾儿童
   D. 妊娠期妇女
   E. 尚不能掌握刷牙方法者

【A_3/A_4型题】

（2~4题共用题干）

在爱牙日社区口腔健康咨询中人们提出了不少问题，口腔预防保健人员进行了认真分析，策划在不同人群中开展口腔健康教育活动。

2. 根据我国具体情况，残疾人的口腔保健应从以下几个方面进行，除外
   A. 使用牙线
   B. 特殊口腔护理
   C. 早期口腔卫生指导
   D. 氟化物和窝沟封闭
   E. 选择合适的口腔保健用品
3. 在中小学生中提倡
   A. 学习使用牙线和牙间刷
   B. 学习窝沟封闭的操作知识
   C. 德智体美全面发展
   D. 学习口腔健康知识
   E. 学习饮水加氟知识
4. 在老年人中提倡
   A. 窝沟封闭
   B. 使用氟滴剂
   C. 预防性充填
   D. 使用免疫防龋
   E. 做义齿恢复口腔功能说明：按照横行顺序依次排列

第九章　社区口腔卫生服务

概　　述

【A_1型题】

1. 以下有关社区口腔卫生服务的说法中错误的是
   A. 是社区卫生服务的一部分
   B. 以改善社区群众的口腔健康状况为目标
   C. 实际上就是在基层进行口腔临床医疗服务
   D. 为社区居民提供最基本的口腔卫生保健服务
   E. 依托于社区卫生服务体系
2. 社区口腔卫生服务的任务
   A. 代替医院为社区居民提供口腔临床医疗服务
   B. 是建设现代化新社区的必备条件
   C. 未来会成为居民就诊的主要医疗服务机构
   D. 为社区居民提供最基本的口腔卫生服务
   E. 医疗卫生体制改革和城镇职工基本医疗保险制度改革的必然要求
3. 社区口腔卫生服务的基本原则有
   A. 应该把社会效益放在首位来处理社会效益与经济效益间的关系
   B. 顺应市场经济发展的要求，由公有制为主导逐渐过渡到公私合营的方式
   C. 引进竞争机制，优胜劣汰
   D. 根据社区居民的不同要求适当建立形成不同层次水平的服务方式
   E. 以市场为主导，政府协助建立社区医疗服务体系
4. 以下不是社区口腔卫生服务内容的是
   A. 社区口腔健康教育
   B. 社区口腔疾病预防
   C. 社区口腔医疗服务
   D. 社区口腔卫生信息管理
   E. 社区口腔卫生事业管理
5. 社区口腔医疗内容不包括
   A. 口腔常见病、多发病的基本诊疗服务
   B. 社区卫生服务中心与大型口腔医疗机构之间的双向转诊服务
   C. 建立居民口腔健康档案，建立健全医疗档案管理体系
   D. 提供电话预约、家庭出诊、特需服务等服务内容
   E. 为特殊人群与特需者提供口腔专项服务

第十章　口腔医疗保健中的感染与控制

第一节　感染传播及感染控制

【A_1型题】

1. 口腔诊疗中的感染源主要是由于
   A. 门诊未使用一次性器械
   B. 患者和病原体的携带者
   C. 带病参加工作的医护人员
   D. 未经微生物实验检测的消毒器械

E. 空气中的飞沫传播

2. 口腔医疗保健中易感染的疾病有
A. HIV 感染
B. 乙型肝炎
C. 梅毒
D. 结核
E. 以上都易感染

3. 关于乙肝病毒（HBV）感染特征错误的是
A. 可通过血液感染
B. 可通过伤口感染
C. 可通过环境接触感染
D. 可通过污染器械感染
E. 由口腔科医师传播给患者的机会多

4. 医患之间结核的传播主要是由于
A. 通过血液传播
B. 通过伤口感染
C. 通过环境接触感染
D. 通过污染器械感染
E. 通过空气中飞沫传播

5. 医患之间梅毒的传播主要是由于
A. 通过血液传播
B. 通过伤口感染
C. 通过唾液传播
D. 通过污染器械感染
E. 通过空气污染传播

6. HIV 的传播方式不包括
A. 性接触
B. 血液制品
C. 母婴传播
D. 与患者近距离面对面交谈
E. 患者唾液

第二节　感染控制措施及方法

【A_1 型题】

1. 以下对口腔临床感染控制的说法不正确的是
A. 口腔本身不是无菌环境，因此不必采用无菌术
B. 所有感染者必须进行检查、筛选与评价
C. 口腔医务人员必须行个人防护
D. 用消毒剂进行各种消毒处理
E. A+B

2. 以下属于口腔医务人员个人保护措施的是
A. 手套
B. 口罩
C. 防护镜
D. 保护性工作服
E. 以上均是

3. 对诊室的空气消毒可采用
A. 臭氧消毒
B. 紫外线消毒
C. 过氧化氢喷雾
D. A+B
E. A+B+C

4. 以下不属于高效消毒方法的是
A. 紫外线
B. 含氯消毒剂
C. 臭氧
D. 碘类消毒剂
E. 甲基乙内酰脲类化合物

5. 以下不属于中效消毒剂的是
A. 超声波
B. 碘类消毒剂
C. 臭氧
D. 醇类消毒剂
E. 酚类消毒剂

6. 以下不属于低效消毒剂的是
A. 单链季铵盐类消毒剂
B. 氯己定
C. 中草药消毒剂
D. 醇类消毒剂
E. 银离子消毒剂

7. 牙科常规使用的灭菌方法除外
A. 高压蒸汽
B. 化学熏蒸
C. 干热灭菌
D. 低温过氧化氢
E. 过滤灭菌

8. 口腔器械灭菌处理包括
A. 灭菌前预处理
B. 包裹器械
C. 灭菌
D. 无菌保存
E. 以上均是

9. 经过哪种程序处理后的物品方可称为无菌物品
A. 清洗
B. 消毒
C. 灭菌
D. 高压冲洗
E. 以上均错

10. 手机消毒最常用的方法
A. 高压蒸汽灭菌
B. 干热灭菌炉
C. 玻璃球/盐灭菌
D. A+B
E. 以上均不是

【B_1 型题】

（11～13 题共用备选答案）
A. 流动水冲洗
B. 紫外线消毒
C. 洁净水擦洗
D. 来苏溶液擦洗
E. 有效氯消毒液喷雾

11. 口腔科诊室内空气消毒最好采用
12. 口腔科诊室内地面消毒最好采用
13. 口腔科诊室内墙面消毒最好采用

（14～17 题共用备选答案）
A. 高压蒸汽灭菌法
B. 化学蒸汽压力灭菌法
C. 干热灭菌法
D. 玻璃球/盐灭菌法
E. 紫外灯照射

14. 常用于诊室空气消毒的是

15. 针头、油类、酚类、蜡类均不能使用的灭菌方法是
16. 影响金属器械锋利程度的灭菌方法是
17. 不耐热的塑料器械应使用

（18~19题共用备选答案）

A. 手工清洗
B. 清洗机清洗
C. 超声波清洗
D. 大量流水冲洗
E. 用消毒液擦洗

18. 口腔诊疗中所用到的各种内镜、导管需用的清洗方法为
19. 口腔诊疗中所用到的结构复杂、缝隙多的器械所用的清洗方法为

参考答案与解析

第一部分 医学人文综合

第一篇 医学心理学

第一章 医学心理学总论

【A_1 型题】

1.【答案】C

【解析】人本主义学派强调“患者中心疗法”要求对来访者无条件地进行积极关注，反对采取生硬和强制态度对待患者，主张医师要真诚关注自己的感情，通过认真的“听”达到真正的理解，在真诚和谐关系中启发患者运用自我指导能力促进本身内在的健康成长。题中强调患者的自身潜力，属于人本主义的观点。故选C。

2.【答案】B

【解析】关于医学模式的划分，一般按神灵主义医学模式、自然哲学医学模式、机械论医学模式、生物医学模式、生物-心理-社会医学模式划分。神灵主义医学模式是远古时代的医学模式。我国的自然哲学医学模式时间经历较长，一直到近代西医东渐，才逐渐步入生物医学模式。本题考查的是医学心理学，但也可大致按此划分。故选B。

3.【答案】B

【解析】医学心理学的研究对象是人，是研究在人类健康和疾病相互转化过程中所涉及的各种心理行为问题以及解决这些问题的方法。故选B。

【B_1 型题】

4.【答案】A

5.【答案】D

第二章 医生个人的心理能力

【A_1 型题】

1.【答案】D

【解析】性格特征包括四个方面：对现实的态度特征、情绪特征、意志特征和理智（即智力）特征。故选D。

2.【答案】C

【解析】人格包括需要、动机与挫折、能力、气质与性格等。其中，性格是个体在生活过程中形成，对客观现实稳固的态度以及与之相适应的习惯了的行为方式。它是一个人的心理面貌本质属性的独特结合，是人与人相互区别的主要方面，是人格中最重要的心理特征，具有核心的意义。故选C。

3.【答案】C

【解析】四种气质类型的特点如下。①多血质（活泼型）：强而平衡，灵活性高。②胆汁质（兴奋型）：强而不平衡，灵活的兴奋型。③黏液质（安静型）：强而平衡，灵活性低。④抑郁质（抑制型）：弱性，易抑制。故选C。

4.【答案】D

【解析】情绪可通过神经系统、内分泌系统和免疫系统对各器官的作用而对人体健康发生影响。如乐观、稳定的心境有利于健康，而抑郁、焦虑、恐惧、紧张的情绪则不利于健康。愤怒、恐惧、焦虑、紧张、怀疑的情绪一方面可通过交感神经兴奋，促进儿茶酚胺、肾上腺皮质激素分泌影响器官活动，或作用于免疫细胞上相应受体，使免疫力低下；另一方面又通过神经体液，使内脏活动发生障碍，而患心身疾病。故选D。

5.【答案】E

6.【答案】A

【解析】情绪是人们对客观事物是否符合自身需要的态度体验，是脑的神经机制活动过程。情绪是和有机体的生理需要能否得到满足相联系的体验，如饮食需要是否得到满足所引起的愉快或不愉快的体验。故选A。

7.【答案】D

【解析】情绪是和有机体的生理需要能否得到满足相联系的体验，而情感是指人在社会历史发展过程中产生的，与社会需要相联系的体验，是比较复杂的体验。情绪带有情境性，而感情是对事物的稳定态度，受情境影响小。情绪往往由事物的表面现象引起，因此带有冲动性；情感的产生则与对事物的深刻认识相联系，因而冲动性较少。故选D。

8.【答案】B

【解析】艾森克认为人格是由两个基本维度构成，它们分别是外向-内向维度和情绪稳定-不稳定维度，他还提出人格的第三个维度即精神质维度。故选B。

9.【答案】E

【解析】情绪认识理论是心理学中主张情绪产生于对刺激情境或对事物的评价的理论。认为情绪的产生受到环境事件（即情景）、生理状况和认知过程三种因素的影响，其中认知过程是决定情绪性质的关键因素。故选E。

10.【答案】A

【解析】需要是个体对生理的和社会的客观需求在人脑的反映，是个体的心理活动与行为的基本动力。按其起源，一般把需要分为生理性需要和社会性需要。当然也可根据需要的对象，把需要分为物质的需要和精神的需要。故选A。

11.【答案】B

【解析】思维是人脑间接地概括地对客观事物的反应。间接性和概括性是思维过程的主要特征。①思维的概括性是指在大量感性材料的基础上，把一类事物共同的特征和规律抽取出加以概括。②思维的间接性是指人们借助于一定的媒介和知识经验对客观事物进行间接的认识。故选B。

12.【答案】B

【解析】认识过程，即认知过程，指人们获取知识和运用知识的过程，包括感觉、知觉、记忆、思维想象和言语等。不包括信念。故选B。

13.【答案】C

【解析】心理过程是指心理活动发生、发展的过程，也就是人脑对现实的反映过程。整个心理过程包括认识过程、情感过程和意志过程，这三个过程既互相区别又互相联系。故选C。

14.【答案】D

【解析】医学心理学的基本观点有：①心身统一的观点。②社会对个体影响的观点。③认知评价的观点。④主动适应与调节的观点。⑤情绪因素作用的观点。⑥个性特征的观点。故本题选D选项。

15.【答案】C

【解析】迁移是一种学习对另一种学习的影响，指在一种情境中获得的技能、知识或态度对另一种情境中技能、知识的获得或态度的形成的影响。故选C。

【A_2型题】

16.【答案】D

【解析】应激是指个体对某种意外的环境刺激所做出的适应性反应，是个体觉察到环境的威胁或挑战而产生的适应或应对反应。比如，人们遇到突然发生的火灾、水灾、地震等自然灾害时，刹那间的身心都会处于高度紧张状态之中，会出现全身发抖、手脚冰凉、小便失禁、浑身瘫软等。故选D。

17.【答案】A

【解析】性格的特征包括态度特征、情绪特征、理智特征、意志特征。态度特征主要表现为对各种社会关系的处理上，其中对社会、集体或他人的态度上起主导作用。例中表现的就是性格的态度特征，故选A。

【B_1型题】

18.【答案】D

19.【答案】C

20.【答案】C

21.【答案】E

22.【答案】E

【解析】自我实现的需要是在前四种需要获得满足的基础上产生的最高层次的需要。指个体的潜能和天赋得到充分的发挥。故选E。

23.【答案】B

【解析】双避冲突也称避-避冲突，指同时有两个可能对个体具有威胁性、不利的事发生，两种都想躲避，但受条件限制，只能避开一种，接受一种，在作抉择时内心产生矛盾和痛苦。如前有狼后有虎的两难境地。故选B。

24.【答案】A

【解析】双趋冲突也称接近-接近式冲突。两个目标具有相同的吸引力，引起同样强度的动机。但由于受条件等因素的限制，无法同时实现，二者必择其一。即所谓“鱼和熊掌不可兼得”。故选A。

25.【答案】C

【解析】趋避冲突也称接近-避式冲突。指一个人对同一事物同时产生两种动机，既向往得到它，同时又想拒绝和避开它。故选C。

第三章 心理健康

【A_1 型题】

1.【答案】B

【解析】心理健康包括智力正常、情绪良好、人际和谐、适应环境、人格完整。但一般不包括思想内容健康。故选 B。

2.【答案】A

【解析】生理发展是心理发展的物质基础，人的生命是从胎儿期开始的。故选 A。

3.【答案】E

【解析】大脑的发育和智力发展的速度相一致，3 岁以前大脑发展最快，以后逐渐减慢，5 岁以前即完成整个人脑发育的 80%，到 7 岁时大脑的结构和功能基本接近成人，故 7 岁以前是智力发展的关键期。故选 E。

4.【答案】E

【解析】感觉整合：人的大脑将从各种感觉器官传来的感觉信息进行多次分析、综合处理，并作出正确应答，使个体在外界环境的刺激中和谐有效的运作。感觉整合训练就是让幼儿受到充分的感觉信息刺激，使大脑充分生长发育。故选 E。

第四章 心理应激与心身疾病

【A_1 型题】

1.【答案】D

【解析】应激的认知评价模型认为，应激反应是个体对情境或事件认知评价的结果。人们感受和评价事物的方式、对应激源赋予的意义决定着应激反应的发生和程度。故选 D。

2.【答案】E

【解析】心身疾病的诊断要点：①疾病的发生包括心理社会因素，其与躯体症状有明确的时间关系。②躯体症状有明确的器质性病理改变，或存在已知的病理生理学变化。③排除神经症性障碍和精神病。故选 E。

3.【答案】D

4.【答案】A

【解析】心身疾病的定义：心身疾病或称心理生理疾病，指心理社会因素在疾病的发生、发展过程中起重要作用的躯体器质性疾病和躯体功能性障碍。故选 A。

5.【答案】B

【解析】B 项明显属于正性事件。故选 B。

6.【答案】C

【解析】常见心身疾病包括：①原发性高血压。②冠状动脉硬化性心脏病。③糖尿病。④哮喘。⑤消化性溃烂和功能性胃肠病。⑥经前期情绪障碍。⑦肿瘤及其心理问题。故选 C。

7.【答案】C

【解析】心理应激对健康的影响既有积极意义，也会产生消极作用。①积极意义：适度的心理应激是人成长和发展的必要条件。适度的心理应激是维持人正常功能活动的必要条件。缺乏适当的环境刺激会损害人的心身功能，心理应激可以消除厌烦情绪，激励人们投入行动，克服前进道路上的困难。②消极作用：长期的或强烈的应激反应会引起心身疾病和心理障碍。心理应激下的心理和生理反应，特别是较强烈的消极反应，可加重一个人已有的疾病，或造成复发。心理应激会产生积极和消极作用，不能直接判断为对身心健康产生不利影响。故选 C。

8.【答案】B

【解析】B 项明显属于积极影响。故选 B。

9.【答案】D

【解析】事件的认知评价在生活事件与应激反应之间确实起了十分重要的作用，但认知评价本身也受到其他各种因素的影响：应激源的可预期性、应激源的可控制性、个体的人格特征、个体的生活经历、当时的心身状态等。但不包括个体对应激源的敏感性。故选 D。

10.【答案】A

【解析】心身疾病的治疗原则包括：①心、身同治原则，对于急性发病而又躯体症状严重的病人，应以躯体对症治疗为主，辅之以心理治疗。对于以心理症状为主、躯体症状为次，或虽然以躯体症状为主但已呈慢性经过的心身疾病，则可在实施常规躯体治疗的同时，重点安排好心理治疗。②心理干预目标，消除心理社会刺激因素、消除心理学病因、消除生物学症状。所以本题应选 A。

11.【答案】C

【解析】当人可以选择逃避来应对应激源，不会考虑自杀。只有当难以应对应激源时（即没有其他可选时），会考虑以死亡来终结应激状态。故选 C。

12.【答案】E

【解析】心身疾病一般具有以下几个特点：①以躯体症状为主，有明确的病理心理过程。②某种个性特征是疾病发生的易患素质。③疾病的发生和发展与心理社会应激和情绪反应有关。④生物或躯体因素是某些心身疾病的发病基础，心理社会因素往往起“扳机”作用。⑤心身疾病通常发生在自主神经支配的系统或器官。⑥心身综合治疗比单用生物学治疗效果好。故选 E。

13.【答案】B

【解析】认知评价是指个体从自己的角度对遇到应激源的性质、程度和可能的危害情况作出估计，同时也估计面临应激源时个体可动用的应对应激源的资源。对应激源和资源的认知评价直接影响个体的应对活动和心身反应，因而是应激源是否会造成个体应激反应的关键因素。故选 B。

14.【答案】D

【解析】所谓应激是机体在各种内外环境因素及社会、心理因素刺激时所出现的全身性非特异性适应反应，又称为应激反应。故选 D。

【B_1 型题】

15.【答案】B

16.【答案】E

【解析】本题考查文化性应激源的内涵，注意与社会性应激源作区分。故选 E。

17.【答案】A

【解析】应激的行为反应：伴随应激的心理反应，个体在外显行为上也可能发生某些变化，如谩骂、指责、脸部肌肉抽搐、眼球突出、呼吸急促等。有些人在应激状态下，一时找不出应对的办法，采用喝酒、吸烟或体力活动等方法做出反应，这称为“转换性行为”，本题即为一例。故选 A。

18.【答案】B

【解析】应激的情绪反应主要表现出焦虑、恐惧、愤怒、抑郁等。故选 B。

19.【答案】A

20.【答案】D

21.【答案】D

【解析】心身疾病是由心理社会因素诱发的躯体性疾病，所以，原则上心身疾病的治疗应包括躯体和心理两个方面。故选 D。

22.【答案】C

【解析】心身疾病的诊断除了采集病史和体格检查之外，还应在心身疾病有关理论指导下，结合病史通过晤谈和相关心理测验对病人的心理社会因素作出评估。故选 C。

第五章 心理评估

【A_1 型题】

1.【答案】A

2.【答案】E

【解析】在心理测量中，常见的误差来源于三个方面：测验内部、施测过程和受测者本身。其中，施测条件、主试者素质、应试者动机、应试者生理状态都可造成心理测量的误差。故选 E。

3.【答案】C

【解析】心理评估的常用方法。①调查法：包括历史调查和现状调查两个方面。②观察法：通过对被评估者行为表现直接或间接（通过摄影录像设备）的观察或观测而进行心理评估的一种方法。③会谈法：也有称作“交谈法”“晤谈法”等。其基本形式是一种面对面的语言交流，也是心理评估中最常用的一种基本方法。④作品分析法：也称新产品分析法。所谓“作品”指被评估者所做的日记、书信、图画、工艺等文化性的创作，也包括了他（她）生活和劳动过程中所做的事和东西。⑤心理测验法：在心理评估中，心理测验占有十分重要的地位。故选 C。

4.【答案】E

【解析】心理评估是依据心理学的理论和方法对人的心理品质及水平所作出的鉴定。所谓心理品质包括心理过程和人格特征等内容，如情绪状态、记忆、智力、性格等。故选 E。

5.【答案】A

【解析】使用投射法的主要问题是操作方法、记分手段与解释方式。依测验刺激引起的反应性质投射法可分为 5 种类型。①创作法：由被试者编写或创造一些东西（如故事、图画）。②完成法：由被试者完成某项尚未完成的东西（如语句或图画）。③表露法：由被试者利用某种媒介自由表露其心理状态（如看图讲故事）。④选择法：由被试者对刺激物作出选择并予以排列（如看图选答案）。⑤联想法：由被试者说出因刺激物引起的联想（如墨渍、单字）。著名的投射技术有瑞士精神病学家 H. 罗尔沙赫的墨渍测验、主题统觉测验（TAT）、语句完成测验、画像测验、玩偶测验等。故选 A。

第六章　心理治疗与心理咨询

【A₁ 型题】

1.【答案】B

【解析】心理咨询和心理治疗两者无本质的区别，但在某些方面有一些不同之处。①服务对象和任务不同：心理咨询的服务对象是正常人，涉及日常生活问题，来访者主要表现为对某些事物的疑惑和不适，程度较轻。心理咨询的任务主要是促进成长和发展，为其正常发展消除心理障碍。而心理治疗的服务对象是心理异常的病人，其表现为心理障碍和疾病，程度较重，心理治疗的目的是弥补病人已经受到的损害。②解决问题的层次不同：心理咨询涉及有关就业、学习、工作、生活、交友等方面的问题，通过改变来访者的认知，使其能正确地面对现实。而心理治疗则涉及内在的人格问题，更多地与无意识打交道。故选B。

2.【答案】C

【解析】心理咨询的基本手段包括：①宣泄；②领悟；③强化自我控制；④增强自信心。故选C。

3.【答案】B

4.【答案】C

【解析】精神分析的常用方法。①自由联想：是精神分析的基本手段。②移情。③阻抗：在自由联想过程中患者在谈到某些关键问题时所表现出来的自由联想困难。④释梦：梦的内容能反映人们的潜意识，可以通过对梦的分析间接了解患者的深层次心理真谛。⑤解释。⑥疏泄：让患者自由地表达被压抑的情绪，特别是过去强烈的情感体验。故选C。

5.【答案】E

【解析】人本主义治疗技术包括倾听、接纳、尊重、同感的表达、无条件的积极关注、对质等，其中倾听是最重要的。故选E。

6.【答案】D

【解析】心身疾病的治疗原则。①心、身同治原则：心身疾病应采取心、身相结合的治疗原则，但对于具体病例，则应各有侧重。对于急性发病而又躯体症状严重的患者，应以躯体药物对症治疗缓解症状为主，辅之以心理治疗；某些心理症状为主者则主要采取心理护理。②心理干预目标：消除心理社会刺激因素；消除心理学病因，例如对冠心病患者，在其病情基本稳定后指导其对A型行为和其他冠心病危险因素进行综合行为矫正；消除生物学症状。不间断发泄只能缓解部分心理症状，而不能解决根本问题。故选D。

7.【答案】D

【解析】行为疗法主要包括系统脱敏疗法、厌恶疗法、满灌或冲击疗法、阳性强化疗法、发泄疗法、逆转意图疗法、阴性强化疗法、模仿疗法、生物反馈疗法等。前提控制法也是一种行为疗法。该技术是指通过对某些物理或社会环境等前提刺激的调节、控制，以促使期望行为的发生，并使对抗行为不易出现。故选D。

8.【答案】C

【解析】常见的行为治疗及其适应证：①脱敏疗法：社会恐惧症、广场恐惧症、考试焦虑等。②冲击疗法：恐惧症、强迫症等。③厌恶疗法：酒精依赖、海洛因依赖、同性恋、窥阴癖、露阴癖、恋物癖、强迫症等。松弛疗法常与系统脱敏疗法结合使用，也可单独使用，可用于治疗各种焦虑性神经症、恐惧症。自由联想是弗洛伊德所创立的经典精神分析疗法，不属于行为疗法。故选C。

9.【答案】C

【解析】心理治疗往往涉及病人的各种隐私。为保证材料的真实，保证病人得到正确及时的指导，同时也为了维护心理治疗本身的声誉及权威性，必须在心理治疗工作中坚持保密原则。故选C。

10.【答案】E

【解析】心理咨询的主要对象可分为三大类：①精神正常，但遇到了与心理有关的现实问题并请求帮助的人群。②精神正常，但心理健康出现问题并请求帮助的人群。③特殊对象，即临床治愈的精神疾病患者。其中，心理咨询最一般、最主要的对象，是健康人群，或者是存在心理问题的亚健康人群，而不是人们常误会的“病态人群”，病态人群例如躁狂、精神分裂症等患者是精神科医生的工作对象。故选E。

11.【答案】D

【解析】工作原则有信赖性原则、整体性原则、发展性原则、个性化原则、保密原则、回避原则、中立原则。无操纵原则，故选D。

12.【答案】E

【解析】不论进行何种心理治疗，治疗者均应遵守以下的原则。①真诚原则：这是心理治疗的一个重要条件。医生对患者要真诚。在此基础上，患者才能不断接受医生提供的各种信息，逐步建立治疗动机，并能无保留地吐露个人心理问题的细节，为医生的准确诊断及设计、修正治疗方案提供可靠的依据，同时医生向患者提出的各种治疗要求也能得到遵守和认真执行。②保密原则：心理治疗往往涉及病人的各种隐私。为保证材料的真实，保证病人得到正确及时的指导，同时也为了维护心理治疗本身的声誉及权威性，必须在心理治疗工作中坚持保密原则。医生不得将病人的具体材料公布于众，即使在学术交流中不得不详细介绍病人的材料时，也应隐去其真实姓名。③中立原则：心理治疗的目的是要帮助病人自我成长，心理治疗师不是"救世主"，因此在心理治疗过程中，不能替病人作任何选择，而应保持某种程度的"中立"。例如当遇到来访者来询问："我该与谁结婚?""我应该离婚吗?"等问题时，要让来访者自己做决定。④回避原则：心理治疗中往往要涉及个人的隐私，交谈是十分深入的。因此不宜在熟人之间做此项工作。亲人与熟人均应在治疗中回避。故选E。

13.【答案】D

【解析】医患关系是指医生与患者在健康与疾病问题上建立起来的真诚、信任、彼此尊重的人际关系，是一种特殊的人际关系。在诊治病人的过程中，医患关系非常重要。故选D。

14.【答案】B

【解析】根据学习理论和条件反射的原理，对患者行为进行训练，以矫正适应不良行为的一类心理治疗方法。最常用的有暴露疗法、系统脱敏法、厌恶疗法、自我控制疗法等。故选B。

15.【答案】C

【解析】行为疗法是建立在行为学习理论基础上的心理治疗方法。行为疗法是依据条件反射学说和社会学习理论，以减轻或改善来访者的症状或不良行为为目标的一类心理治疗技术总称。故选C。

【A_2型题】

16.【答案】C

【解析】厌恶疗法：是心理治疗当中的行为疗法的一种，即用引起痛苦反应的非条件刺激与形成不良行为的条件刺激相结合，使病人在发生反应的同时感到痛苦，从而对不良行为厌恶，使不良行为逐渐消退。故选C。

17.【答案】C

【解析】松弛疗法是通过机体的主动放松是人体体验到身心的舒适，以调节因紧张反应造成的紊乱的心理生理功能的一种行为疗法。常用的松弛疗法包括渐进性肌肉放松、自主训练、冥想、瑜伽等。故本题选C。

18.【答案】C

【解析】厌恶疗法，将令患者厌恶的刺激与对他有吸引力的不良刺激相结合，形成条件反射以消退不良刺激对患者的吸引力，使症状消退。厌恶刺激有电击法、橡皮筋法、氨水法、阿扑吗啡法、厌恶想象法。故选C。

19.【答案】B

【解析】有的人对有些事物因反应过敏而焦虑。如：见到陌生人就害怕（社交恐怖症）、见到血就有眩晕的感觉（恐血症）、因过分惧怕封闭的空间而不敢乘电梯（幽闭恐怖症）、见到蟑螂就惊恐甚至尖叫起来（动物恐怖症）等等。对付过敏的办法是使之"脱敏"。所谓脱敏，就是要从这种过敏状态中解脱出来，使心理恢复正常。故选B。

【B_1型题】

20.【答案】A

【解析】自由联想法是弗洛伊德进行精神分析的主要方法之一。布楼勒是著名的瑞士精神病学家与精神分裂症的命名人；他发现精神分裂症的精神病理核心为联想障碍，并从精神分裂症病人的特殊病理联想方面归纳出诊断该病的主要标准，后人亦称谓"联想心理学"。故选A。

21.【答案】D

22.【答案】C

【解析】本疗法旧称非指导性心理疗法，或译为患者中心疗法，为罗杰斯以人本主义理论为基础于1942年提出的。它与心理分析疗法相反，不要患者回忆压抑在潜意识中的心理症结，而是帮助病人认识此时此地的现状，由于他缺乏自知不能正确认识和处理当前环境的现状，拒绝感受当时的情感体验而产生病态焦虑，因此治疗的目的就是让患者进行自我探索，了解与自我相一致的、恰当的情感，并用此感情体验来指导他的行动，也就是靠自己本身的力量来治疗自己存在的问题。故选C。

第七章 医患关系与医患沟通

【A_1型题】

1.【答案】D

【解析】非语言性沟通表达的信息是通过身体运动、面部表情、目光、利用空间、声音和触觉等方式产生的，它可以伴随着言语性沟通而发生。故本题选D。

2.【答案】D

【解析】医患关系是指医生和患者在健康与疾病问题上建立起来的真诚、信任、彼此尊重的人际关系，是一种特殊的人际关系。根据患者的个体差异及所患疾病的性质，医患双方在医患关系中扮演的角色，以及在双方的交往活动中所发挥的作用不同，美国学者 Szasyt 和 Hollander 提出了医患关系的三种模式。故选 D。

3.【答案】C

【解析】共同参与型医患关系，是一种以生物-心理-社会学模式为指导思想而建立的医患关系。这种医患关系的特点是“医生帮助患者自我恢复”，在医疗活动中，患者不仅是积极的合作者，而且能够积极主动地参与到自己疾病的治疗过程中。这种模式适用于慢性疾病且具有一定知识的病人。故选 C。

【A_2 型题】

4.【答案】B

【解析】指导-合作型医患关系模式是一种主要以疾病治疗为指导思想而建立的医患关系。这种医患关系的特点是“医生告诉患者做什么和怎么做”，模式的原型是“父母-儿童”。在医疗服务过程中，医生的权威性在医患关系中仍然起主要作用，但患者可以向医生提供有关自己疾病的信息，也可以向医生提出自己对疾病治疗的意见和观点。故选 B。

【B_1 型题】

5.【答案】A

【解析】主动-被动型医患关系是一种受传统生物医学模式影响而建立的医患关系模式。这种医患关系的特点是“医生为患者做什么”，模式的原型是“父母-婴儿”。在医疗服务过程中，医生处于主动的、主导的地位，而患者完全处于被动的、接受医疗的从属地位。所有的医疗活动，只要医生认为有必要，即可施加于患者，无须征得患者同意。故选 A。

6.【答案】B

【解析】指导-合作型医患关系是一种主要以疾病治疗为指导思想而建立的医患关系。这种医患关系的特点是“医生告诉患者做什么和怎么做”，模式的原型是“父母-儿童”。在医疗服务过程中，医生的权威性在医患关系中仍然起主要作用，但患者可以向医生提供有关自己疾病的信息，也可以向医生提出自己对疾病治疗的意见和观点。这种模式较主动-被动型医患关系前进了一步，允许患者参与到自己疾病和治疗过程中，尊重了患者的主观能动性。故选 B。

第八章　患者的心理问题

【A_1 型题】

1.【答案】B

【解析】患者的权利：①享受医疗服务的权利。②享有被尊重、被了解的权利。③享有对疾病诊治的知情同意权。④享有保守个人秘密的权利。⑤享有监督自己医疗权利实现的权利。⑥享有免除病前社会责任的权利。故选 B。

2.【答案】C

【解析】求医行为是人类进行防病、治病和保持身体健康的一种重要行为，可分为主动求医行为、被动求医行为和强制性求医行为。故选 C。

3.【答案】B

【解析】影响患者行为的因素：①年龄。②对疾病的认识水平。③个性因素。④文化教育程度。⑤社会经济状况。故选 B。

4.【答案】B

【解析】被动型求医行为指的是患者无法和无能力做出求医决定和实施求医行为，而由第三者帮助代为求医的行为，如婴幼儿患者，处于休克、昏迷中的患者，垂危患者等，必须由家长、亲友或者其他护理人员帮助才能去求医。故选 B。

5.【答案】E

【解析】治疗疾病的过程对患者来说也是一个以恢复健康为目的的意志活动，患病后患者主要表现为意志行为的主动性降低，对他人的依赖性增加，如有的患者意志力减退，不能按医生的要求完成治疗，使疗效受到影响。许多患者有行为退化的现象。行为退化指的是患者的行为表现与年龄、社会角色不相称，显得幼稚，退回到婴幼儿时期的模式。故选 E。

【B_1 型题】

6.【答案】D

【解析】角色行为强化：随着躯体的康复，患者的角色行为也应转化为正常的社会角色行为。如果这种转化发生阻碍，个体“安于”病人角色的现状，角色的行为与其躯体症状不相吻合，过分地对自我能力表示怀疑、失望和忧虑，行为上表现出较强的退缩和依赖性，这就是患者角色行为强化。故选D。

7.【答案】A

【解析】角色行为缺如：患者未能进入患者角色，不承认自己是患者。虽然医生已做出疾病的诊断，但患者尚未意识到自己已患病或不愿承认自己是患者。由于患病意味着社会功能下降，与求学、就业及婚姻等涉及个人利益的问题有关，致使患者不愿接受患者角色。故选A。

8.【答案】C

【解析】角色行为减退：个体进入患者角色后，由于某种原因又重新承担起本应免除的社会角色的责任，放弃了患者角色去承担其他角色的活动。如出于某种强烈的动机或对某种需要的迫切追求，超过求医治病的动机，患者可能会走出患者角色去承担其正常时角色的责任和义务，这常常会使患者的病情出现反复。故选C。

9.【答案】B

10.【答案】B

第二篇 医学伦理学

第一章 伦理学与医学伦理学

【A_1 型题】

1.【答案】C

【解析】医学伦理学的研究对象大致分为四类：医务人员与病人及其家属的关系、医务人员相互之间的关系、医务人员与社会的关系、医务人员与医务科学发展之间的关系。故除了 C 项，其他都是医学伦理学研究的对象，故选 C。

2.【答案】A

【解析】医学伦理学与医学是密不可分的，但是也是有明显区别的。医学是属于自然学科范畴，它研究人类的生命活动，特别是研究疾病的发生、发展、转归及防治的规律，为增进人类健康服务。而医学伦理学则是研究医学道德的科学，通过调整医疗活动中人与人和人与社会的关系，提高医务人员的道德水平，为推动医疗卫生保健事业的发展服务。故医学伦理学不会是理论医学。故选 A。

3.【答案】B

【解析】医者应有所为有所不为。故选 B。

4.【答案】A

【解析】“医乃仁术”，道德是医学的本质特征，是医疗卫生工作的目的，蕴涵在医学实践之中。故选 A。

5.【答案】C

【解析】1977 年，美国的医学教授恩格尔提出生物-心理-社会医学模式。他认为，导致疾病的原因是生物、心理、社会诸方面的，因此，也应该从这几个方面来寻找对抗和治疗疾病的方法。生物医学逐渐演变为生物、心理、社会医学是医学发展的必然。故选 C。

6.【答案】B

【解析】医学模式是人们关于健康和疾病的基本观点，是医学临床实践活动和医学科学研究的指导思想和理论框架。1977 年，美国的医学教授恩格尔提出生物-心理-社会医学模式，是 20 世纪建立起来的医学模式。生物-心理-社会医学模式取代生物医学模式，不仅反映着医学技术进步，而且标志着医学道德进步。生物-心理-社会医学模式在更高层次上实现了对人的尊重。生物-心理-社会医学模式不仅重视人的生物生存状态，而且更加重视人的社会生存状态。人区别于狭义的动物，就在于能够以社会的方式生存，只有具有社会价值的生命才是真正的人的生命。故选 B。

7.【答案】D

【解析】医学模式是人们关于健康和疾病的基本观点，是医学临床实践活动和医学科学研究的指导思想和理论框架。1977 年，美国的医学教授恩格尔提出生物-心理-社会医学模式，是 20 世纪建立起来的医学模式。基于这一模式，从根本上而言医师需要更加关注处于社会关系中的、作为一个整体的病人的人文方面。故选 D。

8.【答案】E

【解析】反映社会对医学的需求、为医学的发展导向、为符合道德的医学行为辩护是医学伦理学的任务。E 项提法明显不对，故选 E。

9.【答案】B

【解析】高科技的出现可以维持植物人的心跳呼吸，但是在这样生存状态下的人失去了他的社会意义，现代生物-心理-社会医学模式要求不仅重视人的生物生存状态，而且更加重视人的社会生存状态。人区别于狭义动物，就在于能够以社会的方式生存，只有具有社会价值的生命才是真正的人的生命。所以，对植物人救，还是不救，就成为了一个难题。故选 B。

10.【答案】C

【解析】高新技术应用中双重作用提出了新的道德要求。一方面，医学目的及其道德本质得到越来越充分体现；另一方面，医学呈物化趋势，技术造成医患隔阂，并带来许多医学难题。故选 C。

第二章　医学伦理学的原则与规范

【A_1 型题】

1.【答案】D

【解析】医学伦理基本规范是医务人员的医德意识和医德行为的具体标准。是医务人员的活动中道德行为和道德关系普遍规律的反应，是社会对医务人员的基本要求，是医德原则的具体体现和补充。故选D。

2.【答案】C

【解析】为人民健康是分层次的。为人民身心健康服务是基本要求、基本境界。全心全意为人民身心健康服务是最高要求、最高境界。故选C。

3.【答案】A

【解析】不伤害原则在实践中应努力使病人免受不应有的医疗伤害，包括身体上、精神上的伤害和经济上的损失。因急于手术抢救患者，未由家属或患者签署知情同意书，这并不违背不伤害原则，原因如下：①拖延或拒绝对急诊患者进行抢救在临床上可能对患者造成伤害。②为了使患者真正不受到伤害，就要纠正片面的绝对理想化的自主性。③为了使患者不受到伤害，有时需要否定患者及其家属的错误决定。故选A。

4.【答案】B

【解析】亚里士多德认为，所谓公正即有关方面相同的情况相同对待，不同的情况不同对待，也就是“给人应得”。这被看作形式上的公正。但如何确定谁该应得呢？这便涉及了内容公正，即依据为判断谁是应得者、应得什么、应得多少。故选B。

5.【答案】E

【解析】临床上可能对患者造成伤害的情况包括：①医务人员的知识技能水平低下。②对患者的呼叫或提问置之不理。③歧视、侮辱、谩骂患者或其家属。④强迫患者接受某项检查或治疗措施。⑤施行不必要的检查或治疗。⑥医务人员的行为疏忽、粗枝大叶。⑦不适当地限制、约束患者的自由。⑧威胁或打骂患者。⑨拒绝对某些患者提供医疗照护。⑩拖延或拒绝对急诊患者进行抢救。故选E。

6.【答案】D

【解析】有利原则是指医务人员的诊治行为以保护患者利益、促进患者健康、增进患者幸福为目的。有利原则必须满足的条件：①患者的确患有疾病。②医务人员的行动与解除患者的疾苦有关。③医务人员的行动可能解除患者的疾苦。④患者受益不会给别人带来太大的伤害。故选D。

7.【答案】A

【解析】最先提出“不伤害原则”的西方医学家是希波克拉底。不伤害原则是指在诊治过程中不使患者的身心受到损伤。这是医务工作者应遵循的基本原则。故选A。

8.【答案】A

【解析】尊重原则是指医务人员尊重病人的伦理原则。其内容包括：①尊重患者的生命。②尊重患者的人格。③尊重患者的隐私权。④尊重患者的自主权。故选A。

9.【答案】E

【解析】医学伦理学基本规范的内容：①以人为本，践行宗旨。②遵纪守法，依法执业。③尊重患者，关爱生命。④优质服务，医患和谐。⑤廉洁自律，恪守医德。⑥严谨求实，精益求精。⑦爱岗敬业，团结协作。⑧乐于奉献，热心公益。

10.【答案】E

【解析】医务人员的行为规范包括尊重科学、规范行医、重视人文、规范文书、严格报告、救死扶伤、严格权限和规范试验。

【A_2 型题】

11.【答案】E

【解析】考查自主原则。患者因左侧乳腺癌住院行根治术，又发现右侧乳房小肿块部分癌变，此时应依据知情同意的自主原则，告诉患者立即行右乳大部分切除术。故选E。

12.【答案】A

【解析】考查医患沟通的伦理准则。此题主要涉及尊重、不伤害和有利原则。故选A。

13.【答案】C

【A_3/A_4 型题】

14.【答案】D

【解析】在临床诊治中实行首诊负责制，要求医院对诊疗范围内的患者一律不得拒诊。即使非诊疗范围内的患者，如果病情危急，危及生命，也应就地抢救。故选D。

15.【答案】C

【解析】此题考查有利原则与不伤害原则的区别。C更为全面和准确。故选C。

16.【答案】D

【解析】A、B、C多少虑及了一些主客观因素，D明显是不能成立的托词。故选D。

【B_1 型题】

17.【答案】B

【解析】有利原则是指医务人员的诊治行为以保护患者的利益、促进患者健康、增进其幸福为目的。有利原则要求医务人员的行为对患者确有助益，必须符合以下条件：患者的确患有疾病；医务人员的行动与解除患者的疾苦有关；医务人员的行动可能解除患者的疾苦；患者受益不会给别人带来太大的损害。

18.【答案】C

【解析】尊重原则是指医务人员要尊重患者及其做出的理性决定。医务人员尊重患者的自主性绝不意味着放弃自己的责任，必须处理好患者自主与医生之间的关系。尊重患者包括帮助、劝导甚至限制患者进行选择。

19.【答案】A

【解析】不伤害原则指在诊治过程中使患者的身心不受到损伤，这是医务工作者应遵循的基本原则。一般地说，凡是医疗上必需的，属于医疗的适应证，所实施的诊治手段是符合不伤害原则的。相反，如果诊治手段对患者是无益的、不必要的或者禁忌的，而有意或无意的强迫实施，使患者受到伤害，就违背了不伤害原则。

第三章　医疗人际关系伦理

【A_1 型题】

1.【答案】B

【解析】医患交往中，双方关系更接近于无隐私的陌生人关系。故选 B。

2.【答案】C

【解析】知情同意是患者自主的具体体现。在医疗实践中，自主是指患者在解决自己医疗问题的过程中，享有经过深思熟虑以后做出自主、合乎理性的选择和决定，以及改变这些选择和决定的权利。患者知情同意比较理想的状态是患者或家属完全知情并有效同意。故选 C。

3.【答案】C

【解析】患者主动与医师合作，主动参与医师的诊治，提供情况，帮助医师做出正确的诊断。医师在诊疗过程中听取患者的意见，采取其中合理的部分。消除医患隔阂，建立真诚和相互信任的医患关系。但对患者所提要求言听计从则不可采，故选 C。

4.【答案】E

【解析】送红包行为属于不正当交易行为，不受契约关系的保护。故选 E。

5.【答案】D

【解析】医生的义务包括：遵守法律、法规，遵守技术操作规范；树立敬业精神，遵守职业道德，履行医师职责，尽职尽责地为病人服务；关心、爱护、尊重病人，保护患者的隐私；努力钻研业务，更新知识，提高专业技术水平；宣传卫生保健知识，对病人进行健康教育。故选 D。

6.【答案】A

【解析】医疗消费的本质决定了患者与医院的服务关系中，总是处于劣势的地位，故应强调维护患者权益。故选 A。

7.【答案】B

【解析】医务人员尊重患者的知情同意权，在充分告知患者真实的医学信息并征得患者或其家属的同意后，才可最终确定和实施拟用的诊治方案。故选 B。

8.【答案】D

【解析】随着医学的发展和社会生活领域的诸多变迁，现代社会中的患者自主意识日益增强，尤其受教育水平的大幅度提升，网络医学信息的迅速公开和普及，“知识型患者”逐渐增加。患者不仅维护自己的知情同意权益，还主动和医生参与诊疗决策，医方也越来越注意遵循知情同意准则，面对病人，尽量以平等的方式进行沟通、交流。医患双方地位越来越平等。故选 D。

9.【答案】A

【解析】患者的义务包括：①如实提供病情和有关信息，配合医方诊疗。②遵守医院规章制度，尊重医务人员及其劳动。③给付医疗费用。④保持和恢复健康。⑤支持临床实习和医学发展。故选 A。

10.【答案】E

【解析】医师和患者在医学知识上存在着信息不对称的现象。在诊疗中，基于对医师的信任，患者向医师叙述身体、心灵、家庭等私人问题，将健康托付给医师。医师则运用自己的专业知识和技能，努力维护患者的最佳利益，在患者的支持和配合下，尽最大的能力医治疾病，减少痛苦，给患者尽可能多的人文关怀和帮助。E 项较全面。故选 E。

11.【答案】A

【解析】在医疗实践中，由于医疗行为关乎患者及他人的生命和健康，加之现实环境的复杂性，仅靠建立在情感基础上的医患信任关系很难长久维持，还需要一种机制和制度化。于是，患者在医院挂号就医后，基于医患双方法律地位的平等性和医师对专业职责的认可与承诺—病人利益至上，双方形成了明确和既定的医患契约关系，即：患者承担支付诊疗费用的义务，享有接受诊疗服务的权利；医务人员及医疗机构有收取诊疗费用的权利，承担提供诊疗的义务。故选A。

12.【答案】C

【解析】医院是治病救人的场所。患者及家属带着焦急和期盼的心情来到医院，希望治好病，解除痛苦，但由于医学科学的特殊性，未攻克的难题依然很多，技术本身的局限加上患者的个体差异，很多疾病的疗效难以预测。部分患者和家属不能理解和接受治疗效果的不理想以及不可预料的医疗意外，而导致纠纷发生，反而损害患者正当权益。故选C。

13.【答案】E

【解析】患者权利是病人在患病就医期间所拥有和应该享受的权益。其中包括：①平等医疗权。②知情同意权。③隐私保护权。④损害索赔权。⑤医疗监督权。故选E。

14.【答案】C

【解析】平等医疗权：要求医务人员平等待患，对待不同患者一视同仁、普同一等；在分配医疗卫生资源时，要坚持公平公正。平等医疗权应当为患者所享有，必须得到尊重和保障。故选C。

15.【答案】D

【解析】在注册的执业范围内，医师有权根据患者的情况进行必要的医学诊疗检查，选择恰当的医疗方案、预防措施、保健方法帮助患者恢复健康；有权依据病情、疫情的需要进行疾病调查或流行病学调查，采取预防措施和必要的医学处置；同时医师有权根据患者的需要和医疗结果出具相应的医学证明。故选D。

16.【答案】D

【解析】医患之间的契约关系：医患之间是平等关系，即医师尊重患者的医疗权利，一视同仁地提供医疗服务；患者尊重医师的劳动，并密切配合诊治，共同完成维护健康的任务。双方都具有独立人格。故选D。

17.【答案】D

18.【答案】A

【解析】治疗要获得患者的知情同意，其实质是尊重患者自主性。故选A。

19.【答案】B

【解析】医际关系的处理原则维护患者利益；彼此平等、互相尊重；彼此独立、互相支持和帮助；彼此信任、互相协作和监督；互相学习、共同提高和发挥优势。故选B。

20.【答案】D

【解析】真正做到以患者为本是构建和谐医患关系极为重要的一点。故选D。

21.【答案】D

【解析】代理知情同意的合理性和必要性取决于下列条件之一：患者与代理人意见完全一致，代理人受患者委托代行知行同意权；特殊患者，因本人不能行使知情同意权，而由其监护人、家属或其他适合的代理人代行此权。故选D。

22.【答案】C

【解析】治疗要获得患者的知情同意，其道德价值不包括解脱医生责任。故选C。

23.【答案】B

【解析】医患关系是医学关系中最基本、最核心的关系。医务人员与患者因健康利益而紧密相连。患者把健康和生命的希望都寄托在医务人员身上，医务人员则凭借自己的专业知识、技能及医德修养帮助患者实现健康利益追求，同时实现自身价值，也就是说，医患之间有着共同的利益和目标。故选B。

24.【答案】B

【解析】为了诊治的需要，患者有义务将自己与疾病有关的隐私如实告知医务人员，但患者也有权维护自己的隐私不受侵害，对于医务人员已经了解的患者隐私，患者享有不被擅自公开的权利。然而，如果患者的“隐私”涉及了他人或社会的利益，对他人或社会具有一定的危害性，则应当如实上报，但应对无关人员保密。故选B。

25.【答案】E

【解析】患者自主权是指具有行为能力并处于医疗关系中的病人，在医患交流之后，经过深思熟虑，就有关自己疾病和健康问题所做出的合乎理性的决定，并据此采取负责的行动。故选E。

26.【答案】D

【解析】共同参与型是现代医患关系模式的一种发展趋势。患者主动与医师合作，主动参与医师的诊治，提供情况，帮助医师做出正确的诊断。医师在诊疗过程中听取患者的意见，采取其中合理的部分。消除医患隔阂，建立真诚和相互信任的医患关系，大多数慢性病的治疗适用于此模式。故选D。

27.【答案】B

【解析】为了切实做到尊重患者自主性或决定，医生向患者提供信息时要避免诱导患者。故选B。

28.【答案】A

【解析】患者的权利是人的基本权利之一，它的思想基础是对全体社会成员的尊重和爱护。人的基本权利并不是抽象的，正如人本身不会是抽象的。人的权利意识，作为人的社会意识之一，总是不同时代社会存在的一种反映。故选A。

29.【答案】E

【解析】为发挥医院职能，提高医疗质量和工作效率、保障正常工作秩序，患者必须自觉遵守医疗卫生机构的各种规章制度，尊重医务人员的辛勤劳动，尊重医务人员的人格尊严。故选 E。

30.【答案】D

【解析】尊重患者自主性或者决定。但是如果患者坚持己见不利于对患者的治疗时，那就只能限制患者自主性。故选 D。

31.【答案】A

【解析】保守患者的秘密，其实质是尊重患者自主的原则。故选 A。

32.【答案】A

【解析】在诊疗中，基于对医师的信任，患者向医师叙述身体、心灵、家庭等私人问题，将健康托付给医师。这是构建医患关系的前提。故选 A。

【A_2 型题】

33.【答案】C

【解析】说服患者先行体格检查更符合患者利益。医生有权拒绝病人的不合理要求。C 是最合理的选项。故选 C。

【A_3/A_4 型题】

34.【答案】C

【解析】在急危重患者抢救中，医务人员的道德要求包括争分夺秒、勇担风险等。上级医生很好地做到了这一点。故选 C。

35.【答案】D

【B_1 型题】

36.【答案】E

【解析】手术中的道德要求是：①关心患者，体贴入微。②态度严肃，作风严谨。③精诚团结，密切协作。故选 E。

37.【答案】C

【解析】询问病史的道德要求是：①举止端庄、态度热情；②全神贯注、语言得当；③耐心倾听、正确引导。故选 C。

38.【答案】A

【解析】体格检查是医生运用自己的感官和简便的诊断工具，对患者的身体状况进行检查的方法。在体格检查中，医生应遵循以下道德要求：①全面系统、认真细致；②关心体贴、减少痛苦；③尊重病人、心正无私。故选 A。

39.【答案】A

【解析】医疗诊治权是医务人员的权利，医师有权根据患者的情况进行必要的医学诊疗检查，选择恰当的方法帮助患者恢复健康；有权依据病情、疫情的需要采取预防措施和必要的医学处置。

40.【答案】B

【解析】医学关系中行为主体尤其是医务人员应履行的道德责任主要包括医务人员的义务和病人的义务。故选 B。

41.【答案】D

【解析】保持和恢复健康、积极配合诊疗、支持医学科研的义务是患者相应的义务，是其权利实现的必要保障。故选 D。

第四章　临床诊疗伦理

【A_1 型题】

1.【答案】B

【解析】询问病史的伦理要求有举止端庄、态度热情；全神贯注、语言得当；耐心倾听，正确引导。医生在询问病史过程中，不能发出惊叹、惋惜等语言，会增加患者的心理负担。谈话过程中，医生可以引导病人说出相关的资料，但不是主导谈话。故 B 正确。

2.【答案】A

【解析】临床工作的道德特点：①既要关注疾病，又要关心病人；②既要发挥医务人员的主导性，又要调动患者的主体性；③既要维护患者利益，又要兼顾社会公益；④既要开展躯体疾病服务，又要开展心理和社会服务。故选 A。

3.【答案】B

【解析】在临床医学中，一切为了患者的利益是医务人员诊治疾病的出发点和归宿点，是取得最佳诊治效果的重要保证。要一视同仁地对待各种患者，不歧视精神病患者、残疾患者、老年患者、婴幼患儿以及其他边缘群体的病人。故选 B。

4.【答案】C

【解析】临床诊治工作的基本道德原则：①及时诊断准则。②准确诊断准则。③有效准则。④择优准则。⑤自主准则。故选 C。

5.【答案】B

【解析】根据急危重患者的病情特点和抢救特殊性，对医务人员提出如下道德要求：①要争分夺秒、积极抢救病人。②要团结协作、勇担风险。③要满腔热忱，重视心理治疗。④要全面考虑，维护社会公益。⑤要加强业务学习，提高抢救成功率。故选 B。

6.【答案】B

【解析】自主准则是在治疗过程中，患者有询问病情、接受、拒绝或选择治疗方案的自主权。自主准则，就是要求医务人员尊重病人的自主权。这包含三个方面：①为患者的自主选择提供充分条件。②正确对待患者的拒绝。③拒绝患者的不合理要求。故选 B。

7.【答案】C

【解析】药物治疗的伦理要

求：①对症下药、剂量安全。②合理配伍、细致观察。③节约费用、公正分配。④严守法规、接受监督。故选C。

8.【答案】D

【解析】临床手术与麻醉的特点包括：①技术的复杂性。②患者的被动性。③过程的风险性。④损伤的必然性。故选D。

9.【答案】E

【解析】术前准备的道德要求包括：①严格掌握手术指征、动机正确。②尊重患者的知情同意权。③认真制定手术方案。④帮助患者做好术前准备。故选E。

10.【答案】C

【解析】手术后的伦理要求：①严密观察患者的病情。②努力解除病人的不适。C项反而可能引发病人不适，故选C。

11.【答案】D

【解析】抢救急危重患者工作的特殊性包括：①病情变化急骤，带有突发性。②病情严重，救治难度大。③病情复杂，工作量较大。④生命所系，责任重大。故选D。

第五章　安宁疗护与死亡伦理

【A_1型题】

1.【答案】B

【解析】现代意义上的安宁疗护是指一种新兴的医疗保健服务项目。它是由多学科、多方面人员组成的团队，对临终患者及其家属提供全面照护，以便临终患者得以舒适、安宁地度过人生最后的旅程。其针对的对象不是医护人员。故选B。

2.【答案】D

【解析】安宁疗护的基本特点：①服务对象多元化。②服务内容全面化。③服务形式多样化、本土化。④居家照护形式是我国特色的安宁疗护。故选D。

3.【答案】B

【解析】安宁疗护的伦理意义：①安宁疗护是医学人道主义的重要发展。②体现了生命神圣论、生命质量论和生命价值论的统一。③是对医学中无伤害原则和有利原则的尊重和实践。故选B。

4.【答案】C

【解析】安宁疗护的根本目的：①理解临终患者的心理。②保护临终患者的权利。③优化临终病人的生活。④关心临终病人的家属。故选C。

5.【答案】B

【解析】在1968年召开的世界第22界医学大会上，美国哈佛大学医学院特设委员会提出了“脑功能不可逆性丧失”即脑死亡新概念，将脑死亡作为确定人死亡的新标准。故选B。

6.【答案】A

【解析】哈佛大学医学院提出判断脑死亡的四条具体标准，简称“哈佛标准”。具体如下：①对外部刺激和内部需要无接受性和反应性，即患者处于不可逆的深度昏迷，完全丧失了对外界刺激和内部需要的所有感受能力，以及由此引起的反应性全部消失。②自主的肌肉运动和自主呼吸消失。③诱导反射消失。④脑电图示脑电波平直。故选A。

【A_2型题】

7.【答案】E

【B_1型题】

8.【答案】A

【解析】题干中均属于执行脑死亡标准的伦理意义，但最具说服力的无疑是A项。故选A。

9.【答案】E

【解析】器官移植本身即存在诸多争议，尤其在涉及脑死亡标准的认定和执行时。故选E。

第六章　公共卫生伦理与健康伦理

【A_1型题】

1.【答案】B

【解析】卫生是卫生事业的重要组成部分。它与临床医学、基础医学和康复医学组成现代医学科学的四大支柱。公共卫生是以人群为主要研究对象，以环境-人群-健康为模式，以预防为主的观念为主导思想，运用生物医学、环境医学和社会医学等理论和方法，探讨疾病在人群中发生、发展和转归的特点，以及自然因素和社会因素对人群疾病和健康的影响规律，从而制定群体防治策略和公共卫生措施，并在实践中不断完善，以达到预防疾病、促进健康和提高生活质量为目的的学科。A、C、D、E均不够全面。故选B。

2.【答案】D

【解析】公共卫生工作的特点：有如下的特点：①价值导向的超前性。②服务对象和研究对象的整体性。③研究方法的独特性。④工作范围的全球性和广泛性。⑤工作效率的紧迫性和时效性。⑥工作过程的长期性和艰巨性。⑦工作效果评价的滞后性和效益影响的深远性。故选 D。

3.【答案】D

【解析】公共卫生的道德要求包括：①爱岗敬业，奉献实干，献身预防。②宣传大卫生观，贯彻预防为主的理念。③健康教育中言传身教，提倡健康和行为习惯双向互动的道德责任。④改善工作和学习环境，关怀劳动场所和学校卫生水平。⑤提高社区卫生服务水平，保障妇女儿童和老年人的健康权益。⑥严把防疫与食品卫生关，控制人群疾病发生的社会责任。⑦严格监管，控制污染，保护生态环境，促进社会文明。⑧科学严谨，实事求是，信息透明公开，尊重民众知情权。⑨清正廉洁，秉公执法，守护健康，甘于做幕后英雄。故选 D。

4.【答案】D

【解析】社区卫生服务是以解决社区主要卫生问题、满足基本卫生服务需求为目的，融预防、医疗、保健、康复、健康教育、计划生育技术服务功能等为一体的，有效、经济、方便、综合、连续的基层卫生服务。故不应积极发展高端医疗卫生服务决策。故选 D。

5.【答案】E

【解析】“人人享有卫生保健”是公共卫生力求实现的目标。故选 E。

6.【答案】D

【解析】世界卫生组织把卫生保健服务分为初级、二级和三级，实现初级卫生保健是当代世界各国的共同目标。其基本内容是：①健康教育。②供给符合营养要求的食品。③供给安全用水和基本环境卫生设施。④妇幼保健和计划生育。⑤开展预防接种。⑥采取适用的治疗方法。⑦提供基本药物。故选 D。

7.【答案】D

【解析】初级卫生保健具体措施的实施者并非政府。故选 D。

8.【答案】E

【解析】基层卫生保健人员是实现政府道德责任与公众健康利益的桥梁，其行为不仅要遵循临床医疗和预防医学工作者的道德准则，还要根据其特殊的工作职责从以下方面进行规范：①尊重病人人格，开展人性化服务。②不辞辛苦，为病人提供连续性服务。③言传身教，科学地做好卫生宣教工作。④以身作则，认真落实各项公共卫生措施。⑤分工协作，认真履行自己的职责。⑥勤俭节约，不浪费卫生资源。⑦树立新的卫生管理道德理念，完善为基层群众服务的三级医疗预防体系。⑧把维护基层人群的健康权益放在首位的道德观。故选 E。

9.【答案】C

【解析】健康教育的主要任务有：①提高健康教育知识普及率与卫生行为形成率。建立或促进个人或社会对预防疾病和保持自身健康的责任感；促使人们自愿地采纳健康和行为；帮助个人、家庭和社区理解和认识哪些行为有利于健康，哪些行为有害于健康；认识特定的生活方式引起的健康损害；促进和加强有助于健康的自觉行为，积极参与自我保健活动。②提高社会人群参与健康教育活动的参与率。促进个人和社会积极主动地参与制订和采用明智的决策，或选择有利于健康的行为，如减少吸烟危害和推动制定《吸烟危害控制法》，以创造一个有利于改变某种行为的社会环境和自然环境。③为各级领导、权威人士或专业人员提供健康教育信息，有效地促进和影响领导决策层及时进行观念的改变，以采取明智的决策。④促进社会主义精神文明建设；提高全民族的科学文化水平；广泛建立正确的健康意识；提倡文明、健康、科学的生活方式；克服社会上存在的愚昧落后的不良习俗，改善一般不卫生行为。故选 C。

第七章　医务人员医学伦理素质的养成

【A_1 型题】

1.【答案】D

【解析】医德评价的方式是多种多样的，总括起来说主要有三种，即社会舆论、传统习俗和内心信念。故选 D。

2.【答案】C

【解析】医德修养是指医务人员按照社会所倡导的医德理念及其规范，在医德实践中进行自我教育、自我评价、自我锻炼和自我陶冶的过程及其所达到的医德境界。故选 C。

3.【答案】B

【解析】医德修养具有重要意义：医德修养有助于医德教育的深化（医德教育发挥作用的基础，医德教育深化的条件）；它是形成医德品质的内在根据；它有助于形成良好的医德医风。故选 B。

4.【答案】E

【解析】医德修养是指医务人员按照社会所倡导的医德理念及其规范，在医德实践中进行自我教育、自我评价、自我锻炼和自我陶冶的过程及其所达到的医德境界。故选E。

5.【答案】B

【解析】在医学实践中进行医德修养，是医德修养最根本的途径、最重要的方法。故选B。

6.【答案】C

【解析】医德评价的主体上可分两种：社会评价和自我评价。社会评价是指患者和社会其他成员对医务人员、医疗卫生保健单位的行为和活动的道德评价；自我评价是医务人员自身对其医疗卫生保健行为和活动的道德评价。故选C。

7.【答案】A

【解析】医德评价是医务人员行为、医疗卫生保健单位活动的监视器和调节器；维护医德原则、规范和准则的重要保障；使医德原则、规范和准则转化为医务人员行为和医疗卫生保健单位活动的中介和桥梁。故选A。

8.【答案】E

【解析】医德评价的标准包括：有利、自主、公正、互助。故选E。

9.【答案】B

【解析】医德评价应坚持动机与效果、目的与手段的辩证统一论，防止片面的动机论或效果论、目的论或手段论。故选B。

10.【答案】A

11.【答案】C

【解析】医德评价有三种评价方式：社会舆论、传统习俗和内心信念。社会舆论和传统习俗是社会评价方式，是一种客观评价力量；内心信念是一种自我评价方式，是一种主观评价力量。故选C。

第三篇　卫生法规

第一章　卫生法基础知识

【A₁ 型题】

1.【答案】E

【解析】按照卫生关系的不同主体、客体和权利义务内容，将调整卫生关系的法律规范进行分类，大致可以划分为以下几个部分：公共卫生法、医疗法、药事法、中医药法和医疗保障法等。它们共同构成卫生法体系。

2.【答案】A

3.【答案】E

4.【答案】D

5.【答案】E

第二章　中华人民共和国基本医疗卫生与健康促进法

【A₁ 型题】

1.【答案】B

2.【答案】C

3.【答案】A

第三章　中华人民共和国传染病防治法

【A₁ 型题】

1.【答案】B

2.【答案】C

3.【答案】A

4.【答案】C

5.【答案】E

6.【答案】E

【解析】设区的市和县级疾病预防控制机构负责传染病预防控制规划、方案的落实，组织实施免疫、消毒、控制病媒生物的危害，普及传染病防治知识，负责本地区疫情和突发公共卫生事件监测、报告，开展流行病学调查和常见病原微生物检测。故选 E。

7.【答案】B

8.【答案】C

9.【答案】A

10.【答案】E

【解析】国家和社会应当关心、帮助传染病病人、病原携带者和疑似传染病病人，使其得到及时救治。任何单位和个人不得歧视传染病病人、病原携带者和疑似传染病病人。传染病病人、病原携带者和疑似传染病病人，在治愈前或者在排除传染病嫌疑前，不得从事法律、行政法规和国务院卫生行政部门规定禁止从事的易使该传染病扩散的工作。

11.【答案】B

12.【答案】E

13.【答案】C

14.【答案】A

【解析】国家建立传染病预警制度。故选 A。

15.【答案】A

【解析】丙类传染病（11 种）是指：流行性感冒、流行性腮腺炎、风疹、急性出血性结膜炎、麻风病、流行性和地方性斑疹伤寒、黑热病、棘球蚴病、丝虫病，除霍乱、细菌性和阿米巴性痢疾、伤寒和副伤寒以外的感染性腹泻病。故选 A。

16.【答案】D

【解析】依法给予降级、撤职、开除的处分，并可以依法吊销有关责任人员的执业证书；构成犯罪的，依法追究刑事责任。故选 D。

17.【答案】C

【解析】医疗机构必须严格执行国务院卫生行政部门规定的管理制度、操作规范，防止传染病的医源性感染和医院感染。医疗机构应当确定专门的部门或者人员，承担传染病疫情报告、本单位的传染病预防、控制以及责任区域内的传染病预防工作；承担医疗活动中与医院感染有关的危险因素监测、安全防护、消毒、隔离和医疗废物处置工作。拒绝隔离治疗或者隔离期未满擅自脱离隔离治疗的，可以由公安机关协助医疗机构采取强制隔离治疗措施。故选 C。

18.【答案】D

19.【答案】B

20.【答案】C

【解析】医疗机构应当对传染

病病人或者疑似传染病病人提供医疗救护、现场救援和接诊治疗，书写病历记录以及其他有关资料，并妥善保管。医疗机构应当实行传染病预检、分诊制度；对传染病病人、疑似传染病病人，应当引导至相对隔离的分诊点进行初诊。医疗机构不具备相应救治能力的，应当将患者及其病历记录复印件一并转至具备相应救治能力的医疗机构。故选C。

21.【答案】A

22.【答案】C

【解析】国家实行有计划的预防接种制度。国务院卫生行政部门和省、自治区、直辖市人民政府卫生行政部门，根据传染病预防、控制的需要，制定传染病预防接种规划并组织实施。用于预防接种的疫苗必须符合国家质量标准。故选C。

23.【答案】D

24.【答案】D

【解析】实施传染病预防控制规划、计划和方案；收集、分析和报告传染病监测信息，预测传染病的发生、流行趋势；开展对传染病疫情和突发公共卫生事件的流行病学调查、现场处理及其效果评价；开展传染病实验室检测、诊断、病原学鉴定；实施免疫规划，负责预防性生物制品的使用管理；开展健康教育、咨询，普及传染病防治知识；指导、培训下级疾病预防控制机构及其工作人员开展传染病监测工作；开展传染病防治应用性研究和卫生评价，提供技术咨询。对医疗机构内传染病预防工作进行指导、考核，开展流行病学调查。

25.【答案】A

26.【答案】D

27.【答案】B

28.【答案】B

【解析】乙类传染病是指：(传染性非典型肺炎）严重急性呼吸综合征、艾滋病、病毒性肝炎、脊髓灰质炎、人感染高致病性禽流感、麻疹、流行性出血热、狂犬病、流行性乙型脑炎、登革热、炭疽、细菌性和阿米巴性痢疾、肺结核、伤寒和副伤寒、流行性脑脊髓膜炎、百日咳、白喉、新生儿破伤风、猩红热、布鲁菌病、淋病、梅毒、钩端螺旋体病、血吸虫病等。故选B。

【A_2型题】

29.【答案】C

30.【答案】A

31.【答案】A

32.【答案】A

【B_1型题】

33.【答案】A

【解析】甲类传染病（2种）是指鼠疫、霍乱。故选A。

34.【答案】B

35.【答案】E

36.【答案】B

第四章 突发公共卫生事件应急条例

【A_1型题】

1.【答案】D

【解析】医疗卫生机构有下列行为之一的，由卫生行政主管部门责令改正、通报批评、给予警告；情节严重的吊销《医疗机构执业许可证》；对主要负责人、负有责任的主管人员和其他直接责任人员依法给予降级或者撤职的纪律处分，造成传染病传播、流行或者对社会公众健康造成其他严重危害结果，构成犯罪的，依法追究其刑事责任：①未依照本条例的规定履行报告职责，隐瞒、缓报或者谎报的。②未依照本条例的规定及时采取控制措施的。③未依照本条例的规定履行突发事件监测职责的。④拒绝接诊病人的。⑤拒不服从突发事件应急处理指挥部调度的。

2.【答案】B

3.【答案】A

【解析】发生或者可能发生传染病暴发、流行的；发生或者发现不明原因的群体性疾病的；发生传染病菌种、毒种丢失的；发生或者可能发生重大食物和职业中毒事件的。故选A。

4.【答案】C

5.【答案】D

6.【答案】B

7.【答案】E

8.【答案】C

9.【答案】D

【A_2型题】

10.【答案】A

11.【答案】B

【A_3/A_4型题】

12.【答案】B

13.【答案】B

14.【答案】E

【解析】县级人民政府应当在接到报告后2小时内向设区的市级人民政府或者上一级人民政府报告；设区的市级人民政府应当在接到报告后2小时内向省、自治区、直辖市人民政府报告。县级以上地方人民政府卫生行政主管部门应当对突发事件现场等采取控制措施，宣传突发事件防治知识，及时对易受感染的人群和其他易受损害的人群采取应急接种、预防性投药、群体防护等措施。故选 E。

【B_1 型题】

15.【答案】A

16.【答案】B

17.【答案】E

第五章　医疗废物管理条例

【A_1 型题】

1.【答案】B

【解析】医疗卫生机构应当建立医疗废物的暂时贮存设施、设备，不得露天存放医疗废物；医疗废物暂时贮存的时间不得超过2天。

2.【答案】A

【解析】医疗卫生机构违反规定，未及时收集、运送医疗废物的，由县级以上地方人民政府卫生行政主管部门责令限期改正，给予警告；逾期不改正的，处2000元以上5000元以下的罚款。

第六章　艾滋病防治条例

【A_1 型题】

1.【答案】E

【解析】艾滋病防治工作坚持预防为主、防治结合的方针，建立政府组织领导、部门各负其责、全社会共同参与的机制，加强宣传教育，采取行为干预和关怀救助等措施，实行综合防治。

2.【答案】E

3.【答案】B

【解析】任何单位和个人不得歧视艾滋病病毒感染者、艾滋病病人及其家属。艾滋病病毒感染者、艾滋病病人及其家属享有的婚姻、就业、就医、入学等合法权益受法律保护。没有关于是否歧视疑似病人的规定。故选 B。

4.【答案】C

【解析】行为干预措施包括：针对经注射吸毒传播艾滋病的美沙酮维持治疗等措施；针对经性传播艾滋病的安全套推广使用措施，以及规范、方便的性病诊疗措施；针对母婴传播艾滋病的抗病毒药物预防和人工代乳品喂养等措施；早期发现感染者和有助于危险行为改变的自愿咨询检测措施；健康教育措施；提高个人规范意识以及减少危险行为的针对性同伴教育措施。故选 C。

5.【答案】E

6.【答案】B

7.【答案】C

8.【答案】D

9.【答案】D

10.【答案】C

11.【答案】D

12.【答案】C

【A_2 型题】

13.【答案】A

14.【答案】B

【A_3/A_4 型题】

15.【答案】E

16.【答案】A

【B_1 型题】

17.【答案】B

18.【答案】D

19.【答案】A

第七章　中华人民共和国献血法

【A_1 型题】

1.【答案】D

2.【答案】D

3.【答案】D

4.【答案】E

5.【答案】C

6.【答案】B

7.【答案】B

【解析】由县级以上地方人民政府卫生行政部门责令改正；给患者健康造成损害的，应当依法赔偿，对直接负责的主管人员和其他直接责任人员，依法给予行政处分。构成犯罪的，依法追究刑事责任。故选 B。

【A_2 型题】

8.【答案】A

9.【答案】D

【解析】国家提倡 18~55 周岁的健康公民自愿献血。两次采集间隔不少于 6 个月。所以刘某还能献 10 次血。故选 D。

10.【答案】A

11.【答案】A

【解析】无偿献血的血液必须用于临床，不得买卖。血站、医疗机构不得将无偿献血的血液出售给采血浆站或者血液制品生产单位。故选A。

【B_1型题】

12.【答案】B

13.【答案】C

14.【答案】E

第八章　中华人民共和国医师法

【A_1型题】

1.【答案】C

2.【答案】B

3.【答案】C

4.【答案】C

【解析】易混淆权利和义务。其他均为义务。权利为：①在注册的执业范围内，进行医学诊查、疾病调查、医学处置、出具相应的医学证明文件，选择合理的医疗、预防、保健方案；②按照国务院卫生行政部门规定的标准，获得与本人执业活动相当的医疗设备基本条件；③从事医学研究、学术交流，参加专业学术团体；④参加专业培训，接受继续医学教育；⑤在执业活动中，人格尊严、人身安全不受侵犯；⑥获取工资报酬和津贴，享受国家规定的福利待遇。故选C。

5.【答案】D

6.【答案】C

7.【答案】B

8.【答案】E

【解析】应予注销情形易混淆，细节要记牢。死亡或者被宣告失踪的；受刑事处罚的；受（吊销医师执业证书）行政处罚的；依照本法第三十一条规定暂停执业活动期满，再次考核仍不合格的；中止医师执业活动满二年的。故选E。

9.【答案】C

【解析】不予注册主要有三种情形：不具有完全民事行为能力；因受刑事处罚，自刑罚执行完毕之日起至申请注册之日止不满二年的；受吊销医师执业证书行政处罚，自处罚决定之日起至申请注册之日止不满二年的。记忆时，记住处罚都是有一个2年内的时效。故选C。

10.【答案】B

11.【答案】E

12.【答案】E

13.【答案】C

14.【答案】E

15.【答案】A

16.【答案】B

17.【答案】C

【解析】易混淆于第10题，卫生行政部门对不符合条件不予注册的，应当自收到申请之日起三十日内书面通知申请人，并说明理由。本题是申请人有异议的，可以自收到通知之日起十五日内，依法申请复议或者向人民法院提起诉讼。故选C。

18.【答案】C

19.【答案】E

20.【答案】C

21.【答案】E

22.【答案】C

【A_2型题】

23.【答案】C

【解析】可以参加执业医师资格考试的正常情况是，需要具有高等学校医学专业本科、专科学历、中等专业学校医学专业学历。而无上过任何医学专业学校的，只有以师承方式学习传统医学满三年或者经多年实践医术确有专长的。故选C。

24.【答案】A

25.【答案】E

【解析】因受刑事处罚，自刑罚执行完毕之日起至申请注册之日止不满二年的，不予注册。

26.【答案】C

27.【答案】D

28.【答案】B

【A_3/A_4型题】

29.【答案】E

30.【答案】D

31.【答案】C

32.【答案】A

【B_1型题】

33.【答案】C

34.【答案】D

35.【答案】E

36.【答案】A

【解析】医师执业共七项权利：在注册的执业范围内，进行医学诊查、疾病调查、医学处置、出具相应的医学证明文件，选择合理的医疗、预防、保健方案；按照国务院卫生行政部门规定的标准，获得与本人执业活动相当的医疗设备基本条件；从事医学研究、学术交流，参加专业学术团体；参加专业培训，接受继续医学教育；在执业活动中，人格尊严、人身安全不受侵犯；获取工资报酬和津贴，享受国家规定的福利待遇；对所在机构的医疗、预防、保健工作和卫生行政部门的工作提出意见和建议，依法参与所在机构的民主管理。故选 A。

37.【答案】D

【解析】医师执业共五项义务：遵守法律、法规，遵守技术操作规范；树立敬业精神，遵守职业道德，履行医师职责，尽职尽责为患者服务；关心、爱护、尊重患者，保护患者的隐私；努力钻研业务，更新知识，提高专业技术水平；宣传卫生保健知识，对患者进行健康教育。故选 D。

38.【答案】C

第九章　医疗损害责任（《中华人民共和国民法典》第七编第六章）

【A1 型题】

1.【答案】E

【解析】行为人因过错侵害他人民事权益，应当承担侵权责任。根据法律规定推定行为人有过错，行为人不能证明自己没有过错的，应当承担侵权责任。患者在诊疗活动中受到损害，医疗机构及其医务人员有过错的，由医疗机构承担赔偿责任。故选 E。

2.【答案】E

【解析】患者有损害，因下列情形之一的，推定医疗机构有过错：违反法律、行政法规、规章以及其他有关诊疗规范的规定。隐匿或者拒绝提供与纠纷有关的病历资料。伪造、篡改或者销毁病历资料。故选 E。

3.【答案】D

【解析】患者有损害，因下列情形之一的，医疗机构不承担赔偿责任：患者或者其近亲属不配合医疗机构进行符合诊疗规范的诊疗。医务人员在抢救生命垂危的患者等紧急情况下已经尽到合理诊疗义务。限于当时的医疗水平难以诊疗。故选 D。

4.【答案】C

【解析】医疗机构及其医务人员应当对患者的隐私保密。泄露患者隐私或者未经患者同意公开其病历资料，造成患者损害的，应当承担侵权责任。故选 C。

5.【答案】E

6.【答案】E

【解析】医疗机构及其医务人员应当按照规定填写并妥善保管住院志、医嘱单、检验报告、手术及麻醉记录、病理资料、护理记录、医疗费用等病历资料。

第十章　中华人民共和国精神卫生法

【A1 型题】

1.【答案】B

【解析】精神卫生工作实行预防为主的方针，坚持预防、治疗和康复相结合的原则。故选 B。

2.【答案】C

【解析】①精神障碍患者的人格尊严、人身和财产安全不受侵犯。②精神障碍患者的教育、劳动、医疗以及从国家和社会获得物质帮助等方面的合法权益受法律保护。③有关单位和个人应当对精神障碍患者的姓名、肖像、住址、工作单位、病历资料以及其他可能推断出其身份的信息予以保密；但是，依法履行职责需要公开的除外。故选 C。

3.【答案】A

【解析】有与从事的精神障碍诊断、治疗相适应的精神科执业医师、护士；有满足开展精神障碍诊断、治疗需要的设施和设备；有完善的精神障碍诊断、治疗管理制度和质量监控制度。从事精神障碍诊断、治疗的专科医疗机构还应当配备从事心理治疗的人员。故选 A。

4.【答案】E

【解析】精神障碍的诊断、治疗，应当遵循维护患者合法权益、尊重患者人格尊严的原则，保障患者在现有条件下获得良好的精神卫生服务。精神障碍分类、诊断标准和治疗规范，由国务院卫生行政部门组织制定。故选 E。

5.【答案】B

【解析】①除个人自行到医疗机构进行精神障碍诊断外，疑似精神障碍患者的近亲属可以将其送往医疗机构进行精神障碍诊断。对查找不到近亲属的流浪乞讨疑似精神障碍患者，由当地民政等有关部门按照职责分工，帮助送往医疗机构进行精神障碍诊断。②疑似精神障碍患者发生伤害自身、危害他人安全的行为，或者有伤害自身、危害他人安全的危险的，其近亲属、所在单位、当地公安机关应当立即采取措施予以制止，并将其送往医疗机构进行精神障碍诊断。③医疗机构接到送诊的疑似精神障碍患者，不得拒绝为其作出诊断。故选 B。

6.【答案】E

【解析】医疗机构及其医务人员应当在病历资料中如实记录精神障碍患者的病情、治疗措施、用药情况、实施约束、隔离措施等内容，并如实告知患者或者其监护人。患者及其监护人可以查阅、复制病历资料；但是，患者查阅、复制病历资料可能对其治疗产生不利影响的除外。病历资料保存期限不得少于30年。

7.【答案】D

【解析】不符合本法规定条件的医疗机构擅自从事精神障碍诊断、治疗的，由县级以上人民政府卫生行政部门责令停止相关诊疗活动，给予警告，并处5000元以上10000元以下罚款，有违法所得的，没收违法所得；对直接负责的主管人员和其他直接责任人员依法给予或者责令给予降低岗位等级或者撤职、开除的处分；对有关医务人员，吊销其执业证书。故选D。

8.【答案】E

第十一章　医疗机构管理条例及其实施细则

【A_1型题】

1.【答案】D

2.【答案】B

3.【答案】C

4.【答案】A

【解析】处罚有：警告、责令其改正，并可以根据情节处以3000元以下的罚款；情节严重的，吊销其《医疗机构执业许可证》。

5.【答案】A

【解析】责令其停止执业活动，没收非法所得和药品、器械，并处以三千元以下的罚款；有下列情形之一的，责令其停止执业活动，没收非法所得的药品、器械，处以三千元以上一万元以下的罚款：因擅自执业曾受过卫生行政部门处罚，擅自执业的人员为非卫生技术专业人员，擅自执业时间在三个月以上，给患者造成伤害，使用假药、劣药蒙骗患者，以行医为名骗取患者钱物，省、自治区、直辖市卫生行政部门规定的其他情形。故选A。

6.【答案】C

7.【答案】C

8.【答案】A

9.【答案】C

10.【答案】E

【解析】未经医师（士）亲自诊查病人，医疗机构不得出具疾病诊断书、健康证明书或者死亡证明书等证明文件；未经医师（士）、助产人员亲自接产，医疗机构不得出具出生证明书或者死产报告书。故选E。

11.【答案】D

【B_1型题】

12.【答案】A

13.【答案】B

14.【答案】C

15.【答案】A

16.【答案】B

17.【答案】C

第十二章　医疗纠纷预防和处理条例

【A_1型题】

1.【答案】B

【解析】病历资料封存后医疗纠纷已经解决，或者患者在病历资料封存满3年未再提出解决医疗纠纷要求的，医疗机构可以自行启封。故选B。

2.【答案】C

【解析】患者死亡，医患双方对死因有异议的，应当在患者死亡后48小时内进行尸检；具备尸体冻存条件的，可以延长至7日。尸检应当经死者近亲属同意并签字，拒绝签字的，视为死者近亲属不同意尸检。故选C。

3.【答案】D

第十三章　医疗事故处理条例

【A_1型题】

1.【答案】B

2.【答案】C

3.【答案】C

4.【答案】C

【解析】发生下列重大医疗过失行为的，医疗机构应当在12小时内向所在地卫生行政部门报告：导致患者死亡或者可能为二级以上的医疗事故；导致3人以上人身损害后果。故选C。

5.【答案】C

6.【答案】D

【解析】收到鉴定书后的工作：对参加鉴定的人员资格和专业类别、鉴定程序进行审核；必要时，可以组织调查，听取医疗事故争议双方当事人的意见。

7.【答案】A

8.【答案】E

9.【答案】D

【解析】医疗机构及其医务人员在医疗活动中，违反医疗卫生管理法律、行政法规、部门规章和诊疗护理规范、常规，过失造成患者人身损害的事故。故选D。

10.【答案】C

11.【答案】D

12.【答案】B

13.【答案】D

【解析】一级医疗事故：造成患者死亡、重度残疾的；二级医疗事故：造成患者中度残疾、器官组织损伤导致严重功能障碍的；三级医疗事故：造成患者轻度残疾、器官组织损伤导致一般功能障碍的；四级医疗事故：造成患者明显人身损害的其他后果的。

14.【答案】C

15.【答案】B

16.【答案】A

17.【答案】B

【解析】发生医疗事故争议时，死亡病例讨论记录、疑难病例讨论记录、上级医师查房记录、会诊意见、病程记录应当在医患双方在场的情况下封存和启封。封存的病历资料可以是复印件，由医疗机构保管。故选B。

【A_2型题】

18.【答案】C

19.【答案】D

20.【答案】D

【B_1型题】

21.【答案】B

22.【答案】C

23.【答案】E

24.【答案】B

25.【答案】D

第十四章 放射诊疗管理规定

【A_1型题】

1.【答案】C

【解析】严格执行检查资料的登记、保存、提取和借阅制度，不得因资料管理、受检者转诊等原因使受检者接受不必要的重复照射；不得将核素显像检查和X线胸部检查列入对婴幼儿及少年儿童体检的常规检查项目；对育龄妇女腹部或骨盆进行核素显像检查或X线检查前，应问明是否怀孕；非特殊需要，对受孕后8~15周的育龄妇女，不得进行下腹部放射影像检查；应当尽量以胸部X线摄影代替胸部荧光透视检查；实施放射性药物给药和X线照射操作时，应当禁止非受检者进入操作现场；因患者病情需要其他人员陪检时，应当对陪检者采取防护措施。故选C。

2.【答案】C

3.【答案】B

【解析】对体外远距离放射治疗，放射诊疗工作人员在进入治疗室前，应首先检查操作控制台的源位显示，确认放射线束或放射源处于关闭位时，方可进入；对近距离放射治疗，放射诊疗工作人员应当使用专用工具拿取放射源，不得徒手操作；对接受敷贴治疗的患者采取安全护理，防止放射源被患者带走或丢失；在实施永久性籽粒插植治疗时，放射诊疗工作人员应随时清点所使用的放射性籽粒，防止在操作过程中遗失；放射性籽粒植入后，必须进行医学影像学检查，确认植入部位和放射性籽粒的数量；治疗过程中，治疗现场至少应有2名放射诊疗工作人员，并密切注视治疗装置的显示及病人情况，及时解决治疗中出现的问题；严禁其他无关人员进入治疗场所；放射诊疗工作人员应当严格按照放射治疗操作规范、规程实施照射；不得擅自修改治疗计划；放射诊疗工作人员应当验证治疗计划的执行情况，发现偏离计划现象时，应当及时采取补救措施并向本科室负责人或者本机构负责医疗质量控制的部门报告。

4.【答案】E

5.【答案】A

6.【答案】D

7.【答案】D

8.【答案】E

【解析】放射治疗场所应当按照相应标准设置多重安全联锁系统、剂量监测系统、影像监控、对讲装置和固定式剂量监测报警装置；配备放疗剂量仪、剂量扫描装置和个人剂量报警仪；开展核医学工作的，设有专门的放射性同位素分装、注射、储存场所，放射性废物屏蔽设备和存放场所；配备活度计、放射性表面污染监测仪；介入放射学与其他X线影像诊断工作场所应当配备工作人员防护用品和受检者个人防护用品。故选E。

9.【答案】D

【解析】医疗机构应当定期对放射诊疗工作场所、放射性同位素储存场所和防护设施进行放射防护检测，保证辐射水平符合有关规定或者标准。放射性同位素不得与易燃、易爆、腐蚀性物品同库储存；储存场所应当采取有效的防泄漏等措施，并安装必要的报警装置。放射性同位素储存场所应当有专人负责，有完善的存入、领取、归还登记和检查的制度，做到交接严格，检查及时，账目清楚，账物相符，记录资料完整。故选D。

10.【答案】B

11.【答案】B

【解析】分为放射治疗、核医学、介入放射学、X线影像诊断。故选B。

12.【答案】E

【解析】装有放射性同位素和放射性废物的设备、容器，设有电离辐射标识；放射性同位素和放射性废物储存场所，设有电离辐射警告标识及必要的文字说明；放射诊疗工作场所的入口处，设有电离辐射警告标识；放射诊疗工作场所应当按照有关标准的要求分为控制区、监督区，在控制区进出口及其他适当位置，设有电离辐射警告标识和工作指示灯。

13.【答案】D

【解析】具有经核准登记的医学影像科诊疗科目；具有符合国家相关标准和规定的放射诊疗场所和配套设施；具有质量控制与安全防护专（兼）职管理人员和管理制度，并配备必要的防护用品和监测仪器；产生放射性废气、废液、固体废物的，具有确保放射性废气、废物、固体废物达标排放的处理能力或者可行的处理方案；具有放射事件应急处理预案。故选D。

14.【答案】D

第十五章　处方管理办法

【A_1型题】

1.【答案】A

2.【答案】B

【解析】卫健委负责全国处方开具、调剂、保管相关工作的监督管理。县级以上地方卫生行政部门负责本行政区域内处方开具、调剂、保管相关工作的监督管理。

3.【答案】D

【解析】患者一般情况、临床诊断填写清晰、完整，并与病历记载相一致。每张处方限于一名患者的用药。字迹清楚，不得涂改；如需修改，应当在修改处签名并注明修改日期。药品名称应当使用规范的中文名称书写，没有中文名称的可以使用规范的英文名称书写；医疗机构或者医师、药师不得自行编制药品缩写名称或者使用代号；书写药品名称、剂量、规格、用法、用量要准确规范，药品用法可用规范的中文、英文、拉丁文或者缩写体书写，但不得使用“遵医嘱”“自用”等含糊不清字句。患者年龄应当填写实足年龄，新生儿、婴幼儿写日、月龄，必要时要注明体重。西药和中成药可以分别开具处方，也可以开具一张处方，中药饮片应当单独开具处方。开具西药、中成药处方，每一种药品应当另起一行，每张处方不得超过5种药品。中药饮片处方的书写，一般应当按照“君、臣、佐、使”的顺序排列；调剂、煎煮的特殊要求注明在药品右上方，并加括号，如布包、先煎、后下等；对饮片的产地、炮制有特殊要求的，应当在药品名称之前写明。药品用法用量应当按照药品说明书规定的常规用法用量使用，特殊情况需要超剂量使用时，应当注明原因并再次签名。除特殊情况外，应当注明临床诊断。开具处方后的空白处画一斜线以示处方完毕。处方医师的签名式样和专用签章应当与院内药学部门留样备查的式样相一致，不得任意改动，否则应当重新登记留样备案。

4.【答案】D

5.【答案】A

【解析】药品剂量与数量用阿拉伯数字书写。剂量应当使用法定剂量单位：重量以克（g）、毫克（mg）、微克（μg）、纳克（ng）为单位；容量以升（L）、毫升（ml）为单位；国际单位（IU）、单位（U）；中药饮片以克（g）为单位。片剂、丸剂、胶囊剂、颗粒剂分别以片、丸、粒、袋为单位；溶液剂以支、瓶为单位；软膏及乳膏剂以支、盒为单位；注射剂以支、瓶为单位，应当注明含量；中药饮片以剂为单位。故选A。

6.【答案】E

7.【答案】E

【解析】医疗机构应当按照有关规定，对本机构执业医师和药师进行麻醉药品和精神药品使用知识和规范化管理的培训。执业医师经考核合格后取得麻醉药品和第一类精神药品的处方权，药师经考核合格后取得麻醉药品和第一类精神药品调剂资格。医师取得麻醉药品和第一类精神药品处方权后，方可在本机构开具麻醉药品和第一类精神药品处方，但不得为自己开具该类药品处方。药师取得麻醉药品和第一类精神药品调剂资格后，方可在本机构调剂麻醉药品和第一类精神药品。

8.【答案】B

9.【答案】C

10.【答案】D

11.【答案】B

12.【答案】A

13.【答案】B

【A_2型题】

14.【答案】E

15.【答案】D

16.【答案】D
17.【答案】B
18.【答案】E

【A_3/A_4 型题】

19.【答案】E
20.【答案】B
21.【答案】C

【B_1 型题】

22.【答案】C
23.【答案】E
24.【答案】A
25.【答案】C
26.【答案】B
27.【答案】A

第十六章　抗菌药物临床应用管理办法

【A_1 型题】

1.【答案】B
2.【答案】D
3.【答案】E
4.【答案】E
5.【答案】C
6.【答案】E

【解析】《中华人民共和国药品管理法》《中华人民共和国执业医师法》《抗菌药物临床应用管理办法》《处方管理办法》《医疗机构药事管理规定》《抗菌药物临床应用指导原则》《国家基本药物处方集》《国家处方集》和《医院处方点评管理规范（试行）》等相关法律、法规、规章和规范性文件；抗菌药物临床应用及管理制度；常用抗菌药物的药理学特点与注意事项；常见细菌的耐药趋势与控制方法；抗菌药物不良反应的防治。故选 E。

7.【答案】C
8.【答案】E

【解析】抗菌药物分级管理目录由各省级卫生行政部门制定，报卫健委备案。故选 E。

9.【答案】D
10.【答案】C
11.【答案】D
12.【答案】B
13.【答案】E

【解析】特殊使用级抗菌药物会诊人员由具有抗菌药物临床应用经验的感染性疾病科、呼吸科、重症医学科、微生物检验科、药学部门等具有高级专业技术职务任职资格的医师、药师或具有高级专业技术职务任职资格的抗菌药物专业临床药师担任。故选 E。

14.【答案】C
15.【答案】D
16.【答案】C

【解析】抗菌药物考核不合格的；限制处方权后，仍出现超常处方且无正当理由的；未按照规定开具抗菌药物处方，造成严重后果的；未按照规定使用抗菌药物，造成严重后果的；开具抗菌药物处方牟取不正当利益的。

17.【答案】E

【解析】使用量异常增长的抗菌药物；半年内使用量始终居于前列的抗菌药物；经常超适应证、超剂量使用的抗菌药物；企业违规销售的抗菌药物；频繁发生严重不良事件的抗菌药物。故选 E。

18.【答案】E

【解析】具有初级专业技术职务任职资格的医师，在乡、民族乡、镇、村的医疗机构独立从事一般执业活动的执业助理医师以及乡村医生，可授予非限制使用级抗菌药物处方权。故选 E。

19.【答案】E

【B_1 型题】

20.【答案】A
21.【答案】B
22.【答案】C
23.【答案】E

第十七章　医疗机构临床用血管理办法

【A_1 型题】

1.【答案】D
2.【答案】B

【解析】医疗机构应当加强组织管理，明确岗位职责，健全管理制度。医疗机构法定代表人为临床用血管理第一责任人。

3.【答案】A

【解析】认真贯彻临床用血管理相关法律、法规、规章、技术规范和标准，制订本机构临床用血管理的规章制度并监督实施；评估确定临床用血的重点科室、关键环节和流程；定期监测、分析和评估临床用血情况，开展临床用血质量评价工作，提高临床合理用血水平；分析临床用血不良事件，提出处理和改进措施；指导并推动开展自体输血等血液保护及输血新技术；承担医疗机构交办的有关临床用血的其他任务。故选 A。

4.【答案】E

【解析】认真执行临床输血技术规范，严格掌握临床输血适应证，根据患者病情和实验室检测指标，对输血指征进行综合评估，制订输血治疗方案。故选E。

5.【答案】E

【解析】医疗机构应当建立临床用血申请管理制度。①同一患者一天申请备血量少于800ml的，由具有中级以上专业技术职务任职资格的医师提出申请，上级医师核准签发后，方可备血。②同一患者一天申请备血量在800～1600ml的，由具有中级以上专业技术职务任职资格的医师提出申请，经上级医师审核，科室主任核准签发后，方可备血。③同一患者一天申请备血量达到或超过1600ml的，由具有中级以上专业技术职务任职资格的医师提出申请，科室主任核准签发后，报医务部门批准，方可备血。以上第二款、第三款和第四款规定不适用于急救用血。故选E。

6.【答案】E

【解析】医疗机构应当制订应急用血工作预案。为保证应急用血，医疗机构可以临时采集血液，但必须同时符合以下条件：危及患者生命，急需输血；所在地血站无法及时提供血液，且无法及时从其他医疗机构调剂血液，而其他医疗措施不能替代输血治疗；具备开展交叉配血及乙型肝炎病毒表面抗原、丙型肝炎病毒抗体、艾滋病病毒抗体和梅毒螺旋体抗体的检测能力；遵守采供血相关操作规程和技术标准。医疗机构应当在临时采集血液后10日内将情况报告县级以上人民政府卫生行政部门。故选E。

7.【答案】E

8.【答案】E

【解析】由县级以上人民政府卫生行政部门责令限期改正；逾期不改的，进行通报批评，并予以警告；情节严重或者造成严重后果的，可处3万元以下的罚款，对负有责任的主管人员和其他直接责任人员依法给予处分。

9.【答案】D

【解析】由县级以上人民政府卫生行政部门责令限期改正；逾期不改的，进行通报批评，并予以警告；情节严重或者造成严重后果的，可处3万元以下的罚款，对负有责任的主管人员和其他直接责任人员依法给予处分。

10.【答案】D

第十八章 中华人民共和国药品管理法及其实施条例

【A_1型题】

1.【答案】E

2.【答案】B

【解析】国家对麻醉药品、精神药品、医疗用毒性药品、放射性药品，实行特殊管理。故选B。

3.【答案】C

4.【答案】B

5.【答案】A

6.【答案】B

【解析】药品成分的含量不符合国家药品标准的，为劣药。有下列情形之一的药品，按劣药论处：未标明有效期或者更改有效期的；不注明或者更改生产批号的；超过有效期的；直接接触药品的包装材料和容器未经批准的；擅自添加着色剂、防腐剂、香料、矫味剂及辅料的。故选B。

7.【答案】A

8.【答案】A

9.【答案】B

【解析】由卫生行政部门或者本单位给予处分，没收违法所得；对违法行为情节严重的执业医师，由卫生行政部门吊销其执业证书；构成犯罪的，依法追究刑事责任。故选B。

10.【答案】B

【A_2型题】

11.【答案】C

12.【答案】B

【B_1型题】

13.【答案】D

14.【答案】A

15.【答案】C

16.【答案】B

第十九章 麻醉药品和精神药品管理条例

【A_1型题】

1.【答案】B

2.【答案】D

【解析】麻醉药品和精神药品是指列入麻醉药品目录、精神药品目录的药品和其他物质。精神药品分为第一类精神药品和第二类精神药品。故选D。

3.【答案】D

4.【答案】A

5.【答案】A

6.【答案】A

7.【答案】D

8.【答案】C

【A_2型题】

9.【答案】C

10.【答案】C

11.【答案】A

第二十章 药品不良反应报告和监测管理办法

【A_1 型题】

1.【答案】B

【解析】为加强药品的上市后监管，规范药品不良反应报告和监测，及时、有效控制药品风险，保障公众用药安全，2011 年 5 月 4 日原卫生部发布了《药品不良反应报告和监测管理办法》，自 2011 年 7 月 1 日起施行。

2.【答案】D

【A_3/A_4 型题】

3.【答案】C

4.【答案】B

第四篇　医学人文素养

【A_2 型题】

1.【答案】B

【解析】医务人员在临床实践活动中，应遵循医学道德基本原则，即尊重原则、不伤害原则、有利原则、公正原则。患者具有知情同意权，本案例中该患者的决定对其家属健康有利，医师应尊重患者的决定，病情仅告知患者本人即可。

2.【答案】C

【解析】每一位医师应牢记自身职责，以高度的责任心贯穿执业全过程，担负起救死扶伤、保护人民健康的神圣使命。责任心是医师职业道德的核心。“担心处理不好，告其转诊”不符合医师救死扶伤的宗旨。

第二部分 基础医学综合

第五篇 生物化学

第一章 蛋白质的化学

【A_1 型题】

1.【答案】E

【解析】含有四级结构的蛋白质，单独的亚基一般没有生物学功能，只有完整的四级结构寡聚体才有生物学功能。四级结构中亚基直接通过非共价键连接。胰岛素虽然有二硫键交联的A、B两条链，但它是单体蛋白质，不具有四级结构。不是所有分子都含有辅基。故选E。

2.【答案】B

【解析】生物活性肽是蛋白质中20个天然氨基酸以不同组成和排列方式构成的从二肽到复杂的线性、环形结构的不同肽类的总称，是源于蛋白质的多功能化合物。包括谷胱甘肽、降压肽、促钙吸收钛、抗菌肽、神经活性肽、免疫活性肽。谷胱甘肽是一种含γ-酰胺键和巯基的三肽，由谷氨酸、半胱氨酸及甘氨酸组成。能帮助保持正常的免疫系统的功能，并具有抗氧化作用和整合解毒作用。故选B。

3.【答案】E

【解析】蛋白质分子中，从N端到C端的氨基酸排列顺序称为蛋白质的一级结构。故一级结构中的主要化学键是肽键，此外，蛋白质分子中所有的二硫键的位置也属于一级结构的范畴，但二硫键不是主要的化学键。故选E。

4.【答案】C

【解析】Hb的一个亚基与O_2结合后会促进其他亚基与O_2的结合，这种效应称为正协同效应。故选C。

5.【答案】C

【解析】蛋白质二级结构的定义是蛋白质分子中某一肽链的局部空间结构，也就是该段肽段主链骨架原子的相对空间位置，并不涉及氨基酸残基侧链的构象。故选C。

6.【答案】A

【解析】分子中不是含有氨基（$-NH_2$），而是含有亚氨基（-NH-）和羧基，形成的氨基酸称为亚氨基酸。只有脯氨酸含亚氨基，答案B、C、D、E均不符合。故选A。

7.【答案】A

【解析】在某一pH溶液中当pH（6.8）>pI（5.6）时该蛋白质带负电荷，异性相吸。反之pH<pI时该蛋白质带正电荷，相斥。pH=pI时该蛋白质不带电荷，因此本题应选A。

8.【答案】C

【解析】亚基是四级结构中的一条具有完整三级结构的多肽链。仅由一个亚基组成并因此无四级结构的蛋白质如核糖核酸酶等称为单体蛋白质，故不是所有的蛋白质都有四级结构。α-螺旋和β-折叠不是所有蛋白质都有的。故选C。

9.【答案】E

【解析】α-螺旋常具有两性特点，即由3~4个疏水性氨基酸残基组成的肽段和由3~4个亲水性氨基酸残基组成的肽段交替出现，致使α-螺旋的一侧为疏水性氨基酸，另一侧为亲水性氨基酸，使之能在极性或非极性环境中存在。α-螺旋靠肽键之间形成的氢键稳固其结构，故选E。

10.【答案】D

【解析】仅由一个亚基组成，并因此无四级结构的蛋白质，如核糖核酸酶等称为单体蛋白质，故不是所有的蛋白质都有四级结构。故选D。

11.【答案】C

【解析】蛋白质三级结构的特点：①含多种二级结构并具有明显的折叠；②分子量较大的蛋白质常可折叠成多个结构较为紧密的区域；③分子表面有一空穴（活性部位）；④疏水侧链埋藏在分子内部，亲水侧链暴露在分子表面。故选C。

12.【答案】C

【解析】蛋白质中氨基酸连接的基本方式是肽键 CONH。故选 C。

13.【答案】C

【解析】蛋白质从溶液中析出的现象称为沉淀。在物理化学因素作用下，蛋白质的空间构象破坏（不包括肽键断裂等一级结构变化），导致蛋白质理化性质、生物学性质改变的现象，称为变性。一般来说，蛋白质变性后容易沉淀，但也可通过盐析等方法使蛋白质在不变性的条件下沉淀。二硫键破坏是蛋白质变性过程中重要的机制之一。蛋白质变性后黏度增加，易被蛋白酶水解，溶解度降低。蛋白质结晶需要待结晶物为同种分子且空间结构相同，在变性后，不同的蛋白质分子的空间结构变化程度常有所不同，因此变性蛋白质不易形成结晶。

14.【答案】C

【解析】鸟氨酸是精氨酸酶在催化精氨酸产生尿素时同时产生的。因此，鸟氨酸作为尿素循环的一部分与尿素生成相关。由于鸟氨酸不是为 DNA 而编码，所以是不会涉及蛋白质生物合成。它虽然不属于组成蛋白质的 20 种氨基酸，但存在于短杆菌酪肽、短杆菌肽 S 等的抗菌性肽中，另外从深山紫堇根中发现了 δ-N-乙酰鸟氨酸。故选 C。

15.【答案】D

【解析】最简单的二肽是一个氨基酸的羧基和另一个氨基酸的氨基脱水缩合而成的，其中的氨基酸分子因脱水缩合而基团不全称为氨基酸残基，但他们还保留了第一个氨基酸的氨基和最后一个氨基酸的羧基，所以仍然有氨基末端和羧基末端。故选 D。

16.【答案】C

【解析】天然蛋白质中包括 20 种氨基酸，瓜氨酸不属于其中，故选 C。

17.【答案】C

【解析】α-螺旋的每个肽键的 N—H 和第四个肽键的羰基氧形成氢键。肽链中的全部肽键都可以形成氢键以稳固 α-螺旋结构。故选 C。

18.【答案】E

【解析】疏水性氨基酸有蛋氨酸、色氨酸、苯丙氨酸、缬氨酸、亮氨酸、异亮氨酸、脯氨酸和丙氨酸。故选 E。

19.【答案】A

【解析】含有两条以上多肽链的蛋白质具有四级结构，所以有四级结构的蛋白质必须具有一个以上的 N 端和 C 端。故选 A。

【B_1 型题】

20.【答案】A

【解析】蛋白质二级结构的定义是蛋白质分子中某一肽链的局部空间结构，也就是该段肽段主链骨架原子的相对空间位置，并不涉及氨基酸残基侧链的构象。β-折叠属于二级结构的构象之一。故选 A。

21.【答案】D

【解析】蛋白质分子中，从 N 端到 C 端的氨基酸排列顺序称为蛋白质的一级结构。故选 D。

22.【答案】A

23.【答案】C

【解析】别构蛋白质发生别构效应的时候主要是亚基的构象发生变化，故选 C。

24.【答案】A

【解析】如 Hb 和 O_2 结合不仅发生了协同效应，而且发生了别构效应。故选 A。

25.【答案】C

【解析】肽键是一级结构的主要化学键，所以一级结构被破坏的时候会发生肽键的断裂。故选 C。

26.【答案】D

【解析】蛋白质的三级结构是指整条肽链中全部氨基酸残基的相对空间位置，也就是整条肽链所有原子在三维空间的排布位置。二硫键是维系蛋白质三维结构的一种作用力，故选 D。

27.【答案】B

【解析】亚基通过非共价键彼此结合，形成蛋白质的四级结构，故选 B。

第二章 维 生 素

【A_1 型题】

1.【答案】D

【解析】β 胡萝卜素，紫红或暗红色的结晶性粉末。不溶于水，微溶于乙醇和乙醚，易溶于氯仿苯和油。熔点 176～180℃。在动物体内可转变为维生素 A 的物质称为前维生素 A。其代表性物质就是胡萝卜素，胡萝卜素分为 α-、β-、γ-3 种异构体。其中 β 胡萝卜素比较稳定，效力也强。故选 D。

2.【答案】A

【解析】维生素 D 又称钙化醇、麦角甾醇、麦角维生素 D、“阳光维生素”、抗佝偻病维生素等。属脂溶性维生素。种类很多，以维生素 D_2（麦角钙化醇）和维生素 D_3（胆钙化醇）较为重要。来自食物和阳光，能促进食物中钙和磷的吸收，并通过胎盘参与胎儿钙代谢。故选 A。

3.【答案】E

【解析】维生素 K 是脂溶性

的，主要是提供给肝脏合成凝血酶原用，维生素K缺乏可致广泛性出血。维生素K在凝血过程中起重要作用，缺乏时可引起维生素K依赖性凝血因子（凝血酶原、因子Ⅶ、Ⅸ和X）缺乏，这些因子，需由维生素K参与，在肝合成，通过细胞膜释放至细胞外。故选E。

4.【答案】C

【解析】维生素E是重要的天然抗氧化剂。

5.【答案】A

【解析】维生素 B_1 为水溶性，在人体内除肠内细菌可合成一部分外，人体自身不能合成维生素 B_1，主要来源于食物，常与其他B族维生素同存于食物中，在谷类、坚果、动物内脏、蛋类及酵母中含量丰富，人乳和母乳中含量较少，谷类多存在于外胚层（糠、麸）中，故精制时易丢失，洗米过度可致损失，煮饭加碱时亦可遭破坏。维生素 B_1 尚可抑制胆碱酯酶对乙酰胆碱的水解作用，故维生素 B_1 缺乏时，乙酰胆碱水解加速，导致神经传导障碍以及胃肠蠕动减慢、消化液分泌减少等消化系统症状。故选A。

6.【答案】A

【解析】维生素 B_2 生理功能主要是与其分子中异咯嗪上1，5位N存在的活泼共轭双键有关，既可作氢供体，又可作氢递体。在人体内以黄素腺嘌呤二核苷酸（FAD）和黄素单核苷酸（FMN）两种活性形式参与氧化还原反应，起到递氢的作用，是机体中一些重要的氧化还原酶的辅酶。

7.【答案】A

【解析】维生素A构成视网膜感光色素视紫红质而在夜视中起重要作用，并参与碳水化合物代谢和糖蛋白的合成，以维持上皮组织的生长分化。缺乏时视网膜视紫红质和视蛋白水平降低，导致夜盲。故选A。

8.【答案】A

【解析】维生素D缺乏病是由于日晒少（皮肤经紫外线照射后，可使维生素D前体转变为有效的维生素D）、摄入不足（奶、蛋、肝、鱼等食物）、吸收障碍（小肠疾病）及需要量增加（小儿、孕妇、乳母）等因素，使体内维生素D不足而引起的全身性钙、磷代谢失常和骨骼改变。其突出的表现是小儿的佝偻病和成人骨软化症，同时影响神经、肌肉、造血、免疫等组织器官的功能，严重影响儿童的生长发育。故选A。

9.【答案】A

【解析】维生素C缺乏症又称坏血病，因缺乏维生素C（抗坏血酸）引起，临床特征为出血和骨骼病变。故选A。

【B_1 型题】

10.【答案】D

【解析】叶酸是一种B族维生素。其辅酶形式是四氢叶酸的一些衍生物，在一碳单位的代谢中起作用。

11.【答案】C

【解析】维生素PP在人体内转化为烟酰胺，烟酰胺是辅酶Ⅰ和辅酶Ⅱ的组成部分，参与体内脂质代谢，组织呼吸的氧化过程和糖类无氧分解的过程。

12.【答案】B

【解析】维生素 B_6 又称吡哆素。是一种水溶性维生素，主要是吡哆醛、吡哆胺和吡哆醇，在自然界广泛分布，其磷酸化形式是氨基酸代谢过程的辅酶，如转氨酶的辅酶。

13.【答案】E

【解析】维生素 B_5 也称作泛酸，是人体必需的13种维生素之一，是一种水溶性B族维生素，泛酸的活性形式是辅酶A（CoA），含有腺苷3′,5′二磷酸。维生素 B_1 可促进生长、帮助消化，改善精神状况。

第三章　酶

【A_1 型题】

1.【答案】B

【解析】结合酶是指，在酶的组成部分中，不仅含有由氨基酸组成的蛋白质成分，还含有非蛋白质成分。其中，蛋白质成分为酶蛋白，决定反应的特异性；非蛋白质部分，多为小分子有机化合物或金属离子，决定反应的种类与性质。酶蛋白与辅助因子结合形成的复合物称为全酶。全酶才能起催化作用。

2.【答案】C

【解析】在最适合pH下，酶的活性最大，反应速度仍受酶浓度影响，A错误。当底物浓度很低时，反应速度随着底物浓度的增高，成直线比例上升，B错误。底物饱和时，增加底物浓度不改变反应速度，反应速度随酶浓度增加，C正确，D错误。改变温度在一定的范围内，反应速度随温度的升高而增加，E错误。故选C。

3.【答案】D

【解析】酶是一类生物催化剂，遵守一般催化剂的共同规律，只能催化热力学上允许进行的反应，故E正确。特点：①具有高度的特异性；②酶催化活性的可调节性，受多种因素的调节；③酶活性的不稳定性；④具有极高的催化效率，欲加速反应进行，或外加能量，如加热，或降低反应所需的活化能。故本题选D。

4.【答案】C

【解析】酶蛋白肽链上某些残基在不同催化单向反应的酶的催化下发生可逆的共价修饰，从而引起酶活性的改变，这种调节称为酶的化学修饰调节又称共价修饰调节。调节过程中逐级放大，是体内快速调节的一种重要方式。包括磷酸化与脱磷酸化，乙酰化与脱乙酰化，甲基化与脱甲基化等，以磷酸化修饰最为常见。故选C。

5.【答案】C

【解析】立体异构专一性是指酶仅作用于底物分子的某一种立体异构体。故选C。

6.【答案】D

【解析】大多数酶的本质是蛋白质，核酶是具有催化功能的RNA分子。酶可以改变反应速率，使之加快达到平衡，但不能改变反应的平衡常数。酶作为一种催化剂比一般的催化剂可以更显著的降低活化能，催化效率更高。部分酶和底物结合具有绝对特异性。还有一类酶只具有相对特异性，可作用于一类化合物或一种化学键。故选D。

7.【答案】C

【解析】根据米氏方程 $V=V_{max}[S]/(K_m+[S])$。故选C。

8.【答案】B

【解析】常见的酶催化基团有丝氨酸的羟基、半胱氨酸的巯基、谷氨酸的羧基，是构成酶活性中心的常见基团。故选B。

9.【答案】A

【解析】酶促反应的关键酶是在酶促体系中催化活性最低，也称为限速酶。故选A。

10.【答案】C

【解析】酶蛋白肽链上的一些基团可与某种化学基团发生可逆的共价结合，从而改变酶的活性称为酶的共价修饰。这种酶的失活和有活性的互变是由两种催化可逆反应的酶所催化。故选C。

11.【答案】B

【解析】同工酶是催化相同化学反应但一级结构不同的一组酶。故选B。

12.【答案】C

【解析】无活性酶的前体称作酶原。酶原向酶的转化过程称为酶原的激活。酶原的激活是酶的活性中心形成或暴露的过程。故选C。

13.【答案】E

【解析】竞争性抑制剂可与底物竞争酶的活性中心，从而阻碍酶和底物结合成中间产物，它与酶分子之间的结合是可逆的。故选E。

【B_1型题】

14.【答案】D

【解析】根据米氏方程推导的竞争性抑制剂、底物和反应速率之间的动力学关系，其双倒数方程为：$1/V=K_m/V_{max}(1+[I]/K_i)\times 1/[S]+1/V_{max}$。可见无论竞争性抑制剂的浓度如何，各直线在纵轴上的截距均为 $1/V_{max}$，这说明酶促反应的 V_{max} 不因有竞争性抑制剂的存在而改变，此外，横轴截距量的 K_m（表观 K_m）大于无抑制剂存在时的 K_m 值，竞争性抑制剂作用使酶的 K_m 值增大，故选D。

15.【答案】E

【解析】非竞争性的双倒数方程为：$1/V=K_m/V_{max}(1+[I]/K_i)\times 1/[S]+1/V_{max}(1+[I]/K_i)$。故选E。

16.【答案】C

17.【答案】E

【解析】由酶蛋白和辅酶或辅基组成的酶为结合酶，也是结合蛋白质；反之不含辅助因子即有催化作用的酶就是单纯酶了，亦属于单纯蛋白质。一条多肽链具有多种催化功能的酶称为多功能酶。单体酶指由单一亚基构成的酶，如牛胰核糖核酸酶A；寡聚酶指由多个相同或不相同的亚基以非共价键组成的酶，如蛋白激酶A。故3题选C，4题选E。

18.【答案】A

【解析】胃蛋白酶原在pH低于5时，酶原自动激活。故选A。

19.【答案】D

【解析】胰蛋白酶原是进入小肠后，在有 Ca^{2+} 的环境中受到肠激酶的激活。胰液中的胰蛋白酶原可被肠黏膜上皮刷状缘产生的肠激酶激活。故选D。

20.【答案】E

【解析】胰蛋白酶不仅可以激活胰蛋白酶原、胰凝乳蛋白酶原、弹性蛋白酶原及羧肽酶原，还可以激活糜蛋白酶原，而糜蛋白酶作用是分解蛋白质为脲和胨，还有凝乳作用。故选E。

第四章 糖代谢

【A_1型题】

1.【答案】C

【解析】α-酮戊二酸→琥珀酸是三羧酸循环中唯一直接生成高能磷酸键的反应。琥珀酰CoA的高能硫酯键水解时与GDP的磷酸化偶联，生成高能磷酸键。因本题选C。

2.【答案】B

【解析】糖酵解途径有 3 个关键酶：己糖激酶、6-磷酸果糖激酶-1 和丙酮酸激酶。故选 B。

3.【答案】C

【解析】血糖的来源有 3 个：①饱食时，食物消化吸收提供血糖。②短期饥饿时，肝糖原分解补充血糖。③长期饥饿时，非糖物质通过糖异生补充血糖。故选 C。

4.【答案】B

【解析】剧烈运动时，肌糖原酵解产生大量乳酸，部分乳酸由尿排出，大部分乳酸经血液运至肝，通过糖异生作用生成肝糖原和葡萄糖；肝脏将葡萄糖释放入血，葡萄糖又可被肌肉摄取利用，这样就构成了乳酸循环，并非从尿中排出。

5.【答案】C

【解析】肌肉缺乏葡萄糖-6-磷酸酶，肌糖原分解不能直接成糖，可成 G-6-P 后进入糖酵解途径，或氧化分解，或生成乳酸后经乳酸循环再利用。故选 C。

6.【答案】E

【解析】三羧酸循环运转一周的净结果是氧化一分子的乙酰 CoA，而不是生成乙酰 CoA。故选 E。

7.【答案】C

【解析】肌纤维中缺乏葡萄糖-6-磷酸酶，不能使肌糖原分解为葡萄糖和补充血糖，其分解产物是乳酸或彻底氧化为 H_2O 和 CO_2，只能供给肌肉本身利用。故选 C。

8.【答案】D

【解析】三羧酸循环中有 4 次脱氢反应，如不能有效地进行氧化磷酸化，$NADH+H^+$ 及 $FADH_2$ 仍保持还原状态，则三羧酸循环中的脱氢反应都将无法继续进行。故选 D。

9.【答案】C

【解析】1 分子葡萄糖在缺氧的条件下转变为 2 分子乳酸，同时伴随着能量的产生，净产生 2 分子 ATP；糖原开始 1 分子葡萄糖单位糖酵解成乳酸，净产生 3 分子 ATP。故选 C。

10.【答案】D

【解析】磷酸戊糖途径的生理意义在于生成 NADPH 和 5-磷酸核糖。故选 D。

11.【答案】B

【解析】丙酮酸激酶是糖酵解途径中的关键酶。故选 B。

12.【答案】C

【解析】葡萄糖有氧氧化第一阶段：葡萄糖→2×丙酮酸，由于还原当量进入线粒体的穿梭机制不同，最后净得的 ATP 为 5 或 7，第二阶段：2×丙酮酸→2×乙酰 CoA，得 5 个 ATP，第三阶段：2×三羧酸循环，得 2×10 个 ATP。故选 C。

13.【答案】C

【解析】三羧酸循环由 8 步代谢反应组成：乙酰 CoA 与草酰乙酸缩合成柠檬酸，柠檬酸经顺乌头酸转变为异柠檬酸，异柠檬酸氧化脱羧转为 α-酮戊二酸，α-酮戊二酸氧化脱羧生成琥珀酰 CoA，琥珀酰 CoA 合成酶催化底物水平磷酸化反应，琥珀酸脱氢生成延胡索酸，延胡索酸加水生成苹果酸，苹果酸脱氢生成草酰乙酸。故选 C。

14.【答案】C

【解析】1-磷酸葡萄糖与 UTP 反应生成 UDPG 及焦磷酸，UDPG 可看作活性葡萄糖在体内充作葡萄糖供体。故选 C。

15.【答案】C

【解析】乙酰辅酶 a 在 TCA 中氧化生成 CO_2 和 H_2O 并释放能量，不能作为糖异生的原料。故选 C。

16.【答案】C

【解析】肝细胞中存在的Ⅳ型己糖激酶称为葡萄糖激酶，它对葡萄糖的亲和力很低，K_m 为 10mmol/L，而其他己糖激酶 K_m 在 0.1mmol/L 左右。故选 C。

17.【答案】A

【解析】肌糖原主要是供肌肉收缩的急需，肝糖原是血糖的重要来源。故选 A。

18.【答案】B

【解析】蛋白质合成的基本原料是氨基酸，糖分解不能生成氨基酸。故选 B。

19.【答案】D

【解析】糖异生的主要作用就是维持血糖水平恒定。故选 D。

20.【答案】A

【解析】丙酮酸在线粒体经过 5 步反应氧化脱羧生成乙酰 CoA，其中包含一次脱羧两次脱氢，而乙酰 CoA 进入三羧酸循环完全氧化则需要两次脱羧和 4 次脱氢。故选 A。

21.【答案】C

【解析】己糖激酶催化葡萄糖磷酸化生成 6-磷酸葡萄糖，反应是不可逆的。糖酵解途径有 3 个关键酶：己糖激酶、6-磷酸果糖激酶-1 和丙酮酸激酶。肝细胞内存在Ⅳ型己糖激酶，称为葡萄糖激酶。故选 C。

22.【答案】E

【解析】维持血糖水平的恒定是糖异生最主要的生理作用，糖异生是补充或恢复肝糖原储备的重要途径，肾糖异生增强有利于维持酸碱平衡，肌中产生的乳酸运输至肝进行糖异生形成乳酸循环以避免损失乳酸并防止因乳酸堆积引起的酸中毒。故选 E。

23.【答案】B

【解析】胰岛素是由胰腺 B 细胞分泌，是人体内唯一使血糖降低的激素。胰岛素的分泌受血糖控制，血糖升高使胰岛素分泌加强，血糖降低使之分泌减少。因此本题选 B。

【B₁型题】

24.【答案】E

【解析】己糖激酶催化葡萄糖磷酸化生成6-磷酸葡萄糖，反应是不可逆的。糖酵解途径有3个关键酶：己糖激酶、6-磷酸果糖激酶-1和丙酮酸激酶。故选E。

25.【答案】B

【解析】磷酸烯醇式丙酮酸羧激酶是糖异生重要的限速酶，胰高血糖素可以诱导该酶的表达，而胰岛素可以降低该酶的表达。故选B。

26.【答案】C

【解析】三羧酸循环的关键酶是柠檬酸合成酶、异柠檬酸脱氢酶和α-酮戊二酸脱氢酶。故选C。

27.【答案】A

【解析】葡萄糖-6-磷酸酶只存在于肝肾中，所以只有肝和肾可以补充血糖。故选A。

第五章 脂质代谢

【A₁型题】

1.【答案】D

【解析】清蛋白能与许多物质结合产生广泛可逆构形的改变。清蛋白能结合阳离子，也能结合阴离子，所以清蛋白能输送许多性能不同的物质，如脂肪酸、激素、微量金属离子、酶、维生素和药物等。故选D。

2.【答案】A

【解析】乙酰CoA可由糖氧化分解或由脂肪酸、酮体和蛋白分解生成，生成乙酰CoA的反应均发生在线粒体中，而脂肪酸的合成部位是胞质，因此乙酰CoA必须由线粒体转运至胞质。但是乙酰CoA不能自由通过线粒体膜，需要通过一个称为柠檬酸-丙酮酸循环来完成乙酰CoA由线粒体到胞质的转移。首先在线粒体内，乙酰CoA与草酰乙酸经柠檬酸合成酶催化，缩合生成柠檬酸，再由线粒体内膜上相应载体协助进入胞液，在胞液内存在的柠檬酸裂解酶可使柠檬酸裂解产生乙酰CoA及草酰乙酸。前者即可用于生成脂肪酸，后者可返回线粒体补充合成柠檬酸时的消耗。但草酰乙酸也不能自由通透线粒体内膜，故必须先经苹果酸脱氢酶催化，还原成苹果酸再经线粒体内膜上的载体转运入线粒体，经氧化后补充草酰乙酸。也可在苹果酸酶作用下，氧化脱羧生成丙酮酸，同时伴有NADPH的生成。丙酮酸可经内膜载体被转运入线粒体内，此时丙酮酸可再羧化转变为草酰乙酸。每经柠檬酸丙酮酸循环一次，可使一分子乙酸CoA由线粒体进入胞液，同时消耗两分子ATP，还为机体提供了NADPH以补充合成反应的需要。故选A。

3.【答案】D

【解析】乙酰CoA不能自由通过线粒体膜，需要通过柠檬酸—丙酮酸循环来完成乙酰CoA由线粒体到胞质的转移。故选D。

4.【答案】D

【解析】酮症酸中毒一般不会出现在轻型糖尿病。短期饥饿，机体会分泌胰升血糖，动员肝糖原，升高血糖水平。只有在长期饥饿时，机体糖原储备极少，故转而利用脂肪分解产生酮体供能。故选D。

5.【答案】A

【解析】脂肪酸合成酶存在于肝、肾、脑、肺、乳腺及脂肪等组织，位于线粒体外胞质中。

6.【答案】C

【解析】肝细胞合成的甘油三酯不能形成VLDL分泌入血，则聚集以脂滴形式存在于肝细胞质中，形成脂肪肝。故选C。

7.【答案】E

【解析】脂酸经β-氧化后生成的乙酰CoA，一部分在线粒体内通过三羧酸循环彻底氧化，一部分在线粒体缩合成酮体，通过血液运送到肝外组织氧化利用。故选E。

8.【答案】B

【解析】和葡萄糖一样，脂肪酸参加代谢前也先要活化。其活化形式是硫酯：脂肪酰CoA，催化脂肪酸活化的酶是脂酰CoA合成酶。故选B。

9.【答案】D

【解析】酮体包括乙酰乙酸、β-羟丁酸及丙酮，是脂酸在肝细胞分解氧化时产生的特有中间代谢物。故选D。

10.【答案】A

【解析】CoA是合成脂酸的主要原料，主要来自葡萄糖。故选A。

11.【答案】E

12.【答案】D

13.【答案】E

【解析】糖供应不足或利用障碍时，糖代谢减弱，3-磷酸甘油及ATP不足，脂酸酯化减少，主要进入线粒体进行β氧化，酮体生成增多。故选E。

14.【答案】A

【解析】长期饥饿时脑及肌组织主要靠酮体氧化供能。故选A。

15.【答案】B

【解析】在线粒体，脂酰CoA经过脱氢、加水、再脱氢和硫解四步反应，分解生成 1 分子乙酰 CoA 和少了 2 个 C 原子的脂酰 CoA。故选 B。

16.【答案】E

【解析】人体的肾上腺皮质和性腺所释放的各种激素，如皮质醇、醛固酮、睾酮、雌二醇以及维生素 D_3 都属于类固醇激素，其前体物质就是胆固醇。胆色素（如胆红素）都是卟啉代谢的产物，存在于胆汁中，但是与胆固醇毫无关系，所以不能合成的是胆色素，故选 E。

17.【答案】A

【解析】乙酰 CoA 是合成脂酸的主要原料。脂酸的合成所需要的氢全部由 NADPH 提供。故选 A。

18.【答案】D

【解析】琥珀酰 CoA 转硫酶在心、肾、脑和骨骼肌的线粒体中含量较高，可以活化乙酰乙酸。故选 D。

19.【答案】A

【解析】以往认为必需脂肪酸共有三种，亚油酸、亚麻酸和花生四烯酸。但是现代医学研究表明只有亚油酸、亚麻酸是必需脂肪酸，只要亚油酸供给充足，人体可以利用亚油酸合成花生四烯酸。故选 A。

20.【答案】E

【解析】乙酰 CoA 是酮体合成的原料。酮体在产生以后可以离开肝细胞进入血液，经由血液循环到达肝外组织，其中丙酮经肺被呼出体外，而另两种酮体则可重新转变为乙酰 CoA 进入三羧酸循环。这过程在肝外细胞发生。肝细胞中没有琥珀酰 CoA 转硫酶和乙酰乙酸硫激酶，所以肝细胞不能利用酮体。故选 E。

21.【答案】B

【解析】脂酰 CoA 进入线粒体是脂肪酸 β-氧化的主要限速步骤，肉碱脂酰转移酶 I 是脂酸 β-氧化的限速酶。故选 B。

22.【答案】E

23.【答案】D

【解析】食物脂肪消化吸收后以 CM 的形式进入血液循环。故选 D。

24.【答案】C

【解析】在线粒体，脂酰 CoA 经过脱氢、加水、再脱氢和硫解四步反应，分解生成 1 分子乙酰 CoA 和少了 2 个 C 原子的脂酰 CoA，还有 1 分子的 $FADH_2$ 和 1 分子 $NADH+H^+$。1 分子的 $FADH_2$ 和 1 分子 $NADH+H^+$ 氧化可生成 4 个 ATP，此题分解为 10mol 乙酰 CoA，共有 9 次 β-氧化过程。故选 C。

【B_1 型题】

25.【答案】A

【解析】乙酰乙酰 CoA 硫解酶存在于酮体生成过程中，使 2 分子乙酰 CoA 缩合成乙酰乙酰 CoA。乙酰乙酰 CoA 在 HMG-CoA 合成酶的作用下与另一乙酰辅酶 A 生成 HMG-CoA，然后 HMG-CoA 在其裂解酶的作用下生成乙酰乙酸，乙酰乙酸脱氢脱羧分别生成 β-羟丁酸和丙酮，此为酮体生成过程。HMG-CoA 合成酶在肝细胞内丰富，在其他组织极少，故而是合成关键酶。故选 A。

26.【答案】C

【解析】酮体利用的关键酶是琥珀酰 CoA 转硫酶。故选 C。

27.【答案】D

【解析】乙酰 CoA 羧化酶是脂酸合成的限速酶，存在于胞液中，辅基为生物素。故选 D。

28.【答案】B

【解析】生物膜主要成分有蛋白质、膜脂质、糖类。故选 B。

29.【答案】A

【解析】脂肪的主要功能是氧化供能和储存能量，脂肪是生物体所需能量的一种来源。故选 A。

30.【答案】C

【解析】多不饱和脂肪酸的重要衍生物包括前列腺素、血栓烷及白三烯。故选 C。

31.【答案】D

【解析】脂肪消化的主要部位是小肠，小肠中消化脂肪靠胆汁和胰液来完成。胆汁能使脂质乳化成细小的微团，增加各种消化脂类的酶和脂类的接触面积，有利于脂类的水解。同时，胰腺分泌大量的消化脂类的酶，包括胰脂肪酶（辅脂酶）、磷脂酶 A_2、胆固醇酯酶等。胰脂肪酶水解大部分脂肪为甘油一酯和脂肪酸，少量脂肪为甘油和脂肪酸；磷脂酶 A_2 水解磷脂为溶血磷脂和脂肪酸；胆固醇酯酶促进胆固醇酯水解生成游离胆固醇和脂肪酸。故选 D。

32.【答案】E

【解析】乳糜微粒为直径为 10.3~1.5μm 的血浆脂蛋白颗粒，是在流经小肠的淋巴系统中生成。颗粒中心为中性脂肪，周围为磷脂。故选 E。

第六章　生物氧化

【A_1 型题】

1.【答案】D

2.【答案】D

【解析】糖酵解发生在细胞质，三羧酸循环、脂肪酸氧化等其余项发生在线粒体。故选 D。

3.【答案】D

【解析】质子是在电子传递过

程中偶联传递到线粒体内膜外的，该能量由电子传递提供。故选D。

4.【答案】B

5.【答案】C

【解析】磷酸肌酸在肌肉或其他可兴奋性组织（如脑和神经）中的一种高能磷酸化合物，是高能磷酸基的暂时贮存形式。磷酸肌酸水解时，每摩尔化合物释放的自由能比ATP释放的能量多些。磷酸肌酸能在肌酸激酶的催化下，将其磷酸基转移到ADP分子中。当一些ATP用于肌肉收缩，就会产生ADP。这时，通过肌酸激酶的作用，磷酸肌酸很快供给ADP以磷酸基，从而恢复正常的ATP高水平。故选C。

6.【答案】A

【解析】$NADP^+$为辅酶Ⅱ，NAD^+为辅酶Ⅰ，按照呼吸链顺序只有A项符合。故选A。

7.【答案】B

【解析】氰化物、叠氮化物、CO、H_2S等，阻断由细胞色素aa3到氧的传递。故选B。

8.【答案】A

【解析】ATP含量上升，能荷升高，呼吸链被抑制（能荷对能量代谢相关的如糖酵解，呼吸链等过程的关键酶有调节作用）。氧化磷酸化的调节受ADP/ATP比值的影响，细胞储备ATP较多，则会抑制氧化磷酸化的速度。故选A。

9.【答案】C

【解析】呼吸过程中无机磷酸（Pi）消耗量（即生成ATP的量）和氧消耗量的比值称为磷氧比。故选C。

10.【答案】E

【解析】细胞色素aa3除了含有铁以外还含有铜离子，在电子传递过程中，可以发生Cu^+—Cu^{2+}的互变。故选E。

11.【答案】C

【解析】一般将水解时释放自由能在5.0千卡（20.9千焦）以上的称为高能化合物。故选C。

12.【答案】A

13.【答案】D

【解析】苹果酸穿梭系统将电子以还原性等效物的形式进入线粒体的电子传递链中以生成ATP，不耗能。故选D。

14.【答案】A

【解析】琥珀酸脱氢酶催化琥珀酸氧化成为延胡索酸。该酶结合在线粒体内膜上，含有铁硫中心和共价结合的FAD，来自琥珀酸的电子通过FAD和铁硫中心，然后进入电子传递链到O。FAD作为质子载体时，P/O≈1.5。故选A。

15.【答案】E

【解析】复合体Ⅰ即NADH：辅酶Q氧化还原酶复合体，由NADH脱氢酶（一种以FMN为辅基的黄素蛋白）和一系列铁硫蛋白（铁-硫中心）组成。它从NADH得到两个电子，经铁硫蛋白传递给辅酶Q。铁硫蛋白含有非血红素铁和酸不稳定硫，其铁与肽类半胱氨酸的硫原子配位结合。铁的价态变化使电子从$FMNH_2$转移到辅酶Q。复合体Ⅱ由琥珀酸脱氢酶（一种以FAD为辅基的黄素蛋白）和铁硫蛋白组成，将从琥珀酸得到的电子传递给辅酶Q。故选E。

16.【答案】B

【解析】生物氧化的定义是指生物体内有机物被氧化成CO_2和H_2O，并释放能量，其余选项都包含在过程内。故选B。

17.【答案】C

【解析】NADH在胞液中（非线粒体）形成，则必需进入线粒体才能加入呼吸链中。但NADH非脂溶性，不能过膜，所带H要靠其他方式，才能过膜。过膜的方式只有苹果酸载体系统和α-磷酸甘油载体两种系统。故选C。

【B_1型题】

18.【答案】D

【解析】三羧酸循环，脂肪酸氧化发生在线粒体基质中，呼吸链主要发生在线粒体内膜，ATP合成主要是质子流通过ATP合酶时生成的，ATP合酶由两部分组成（F0-F1）。

19.【答案】B

20.【答案】E

21.【答案】D

22.【答案】A

【解析】三羧酸循环中最重要的调节点是两次脱羧基的过程。第一次氧化脱羧：在异柠檬酸脱氢酶作用下，异柠檬酸的仲醇氧化成羰基，生成草酰琥珀酸的中间产物，后者在同一酶表面，快速脱羧生成α-酮戊二酸、NADH和CO_2，此反应为β-氧化脱羧，此酶需要Mg^{2+}作为激活剂。此反应是不可逆的，是三羧酸循环中的限速步骤，ADP是异柠檬酸脱氢酶的激活剂，而ATP与NADH是此酶的抑制剂。第二次氧化脱羧：在α-酮戊二酸脱氢酶系作用下，α-酮戊二酸氧化脱羧生成琥珀酰CoA、$NADH+H^+$和CO_2，反应过程完全类似于丙酮酸脱氢酶系催化的氧化脱羧，属于α-氧化脱羧，氧化产生的能量中一部分储存于琥珀酰CoA的高能硫酯键中。α-酮戊二酸脱氢酶系也由3个酶（α-酮戊二酸脱羧酶、硫辛酸琥珀酰基转移酶、二氢硫辛酸脱氢酶）和五个辅酶（tpp、硫辛酸、hscoa、NAD^+、FAD）组成。此反应也是不可逆的。α-酮戊二酸脱氢酶复合体受ATP、GTP、NADH和琥珀酰CoA抑制，但其不受磷酸化/去磷酸化的调控。故选A。

23.【答案】C

【解析】乙酰CoA具有硫酯键，乙酰基有足够能量与草酰乙酸的羧基进行醛醇型缩合。首先柠檬酸合成酶的组氨酸残基作为碱基与乙酰-CoA作用，使乙酰-CoA的甲基上失去一个H^+，生成的碳阴离子对草酰乙酸的羰基碳进行亲核攻击，生成柠檬酰-CoA中间体，然后高能硫酯键水解放出游离的柠檬酸，使反应不可逆地向右进行。该反应由柠檬酸合酶催化，是很强的放能反应。由草酰乙酸和乙酰-CoA合成柠檬酸是三羧酸循环的重要调节点，柠檬酸合成酶是一个变构酶，ATP是柠檬酸合酶的变构抑制剂，此外，α-酮戊二酸、NADH能变构抑制其活性，长链脂酰-CoA也可抑制它的活性，AMP可对抗ATP的抑制而起激活作用。

24.【答案】C

第七章 氨基酸代谢

【A_1型题】

1.【答案】B

【解析】最重要的转氨酶是谷丙转氨酶，又称丙氨酸转氨酶，以及谷草转氨酶，又称天冬氨酸转氨酶，肝中丙氨酸转氨酶最高，天冬氨酸转氨酶在肝中和心肌中活性都很高，转氨酶的辅酶是磷酸吡多醛和磷酸吡多胺起着传递氨基的作用。

2.【答案】B

【解析】多胺是生物体内调节细胞生长的重要物质，普遍存在于体内的各种组织中。多胺分子是一种直链脂肪胺，有多个氮原子，带有较多的阳电荷，能与带阴电荷的DNA和RNA分子结合，稳定其结构，促进核酸和蛋白合成的某些环节。生物体内的多胺主要是指腐胺、精脒和精胺，它们有一特殊的途径通过合成、摄取、降解和排泄来维持细胞内多胺池的平衡。在生长旺盛的组织，如胚胎和肿瘤组织中多胺特别丰富。故选B。

3.【答案】D

【解析】尿素是在肝中经鸟氨酸循环合成的，肝含有合成尿素所需的各种酶。故选D。

4.【答案】E

【解析】鸟氨酸循环是指肝脏中2分子氨（1分子氨是游离的，1分子氨来自天冬氨酸）和1分子CO_2生成1分子尿素的环式代谢途径。故选E。

5.【答案】C

【解析】氨基酸脱氨基作用产生的氨是体内氨的主要来源。胺的分解也可以产生氨。此外，嘌呤、嘧啶分解也可产生少量氨。故选C。

6.【答案】C

【解析】酪氨酸经羟化酶催化加上羟基形成多巴，再经多巴脱羧酶脱去CO_2，形成多巴胺（含邻苯二酚的胺），即儿茶酚胺。故选C。

7.【答案】B

【解析】肌酸可以由精氨酸、甘氨酸和蛋氨酸为前体在人体肝脏、肾脏和胰脏合成。故选B。

8.【答案】B

【解析】氨主要去路是在肝脏合成尿素、随尿排出；一部分氨可以合成谷氨酰胺和门冬酰胺，也可合成其他非必需氨基酸；少量的氨可直接经尿排出体外。故选B。

9.【答案】C

【解析】维生素B_{12}分子中的钴（可以是一价、二价或三价的）能与$-CN$、$-OH$、$-CH_3$或5′-脱氧腺苷等基团相连，分别称为氰钴胺、羟钴胺、甲基钴胺和5′-腺苷钴胺，后者又称为辅酶B_{12}。其实，甲基钴胺也是维生素B_{12}的辅酶形式。维生素B_{12}的两种辅酶形式——甲基钴胺和5′-腺苷钴胺在代谢中的作用各不相同。甲基钴胺（$CH_3 \cdot B_{12}$）参与体内甲基移换反应和叶酸代谢，是N_5-甲基四氢叶酶甲基移换酶的辅酶。此酶催化$N_5-CH_3-FH_4$和同型半胱氨酸之间不可逆的甲基移换反应，产生四氢叶酸和蛋氨酸。故选C。

10.【答案】A

【解析】肌肉（骨骼肌和心肌）主要通过嘌呤核苷酸循环脱去氨基：氨基酸经过转氨基作用（一次或多次）把氨基交给草酰乙酸，生成天冬氨酸；后者与次黄嘌呤核苷酸（IMP）反应生成腺嘌呤代琥珀酸，再裂解出延胡索酸和腺嘌呤（AMP）。肌肉中AMP脱氨酶则催化AMP脱氨恢复为IMP，而原先氨基酸的氨基经这个嘌呤核苷酸循环而被脱下。这是因为肌肉不像肝、肾等组织，L-谷氨酸脱氢酶活性极弱，难以通过联合脱氨基作用脱氨基。故选A。

11.【答案】D

【解析】脱氨基作用是氨基酸分解代谢的主要途径。体内的氨基酸可通过多种方式脱去氨基，包括氧化脱氨基作用、转氨基作用、联合脱氨基作用及嘌呤核苷酸循环，其中联合脱氨基作用是氨基酸脱氨基的主要方式。故选D。

12.【答案】B

【解析】蛋白质中羟脯氨酸是合成后由脯氨酸残基经羟化修饰

而来的。羟脯氨酸不属有遗传密码子的20种氨基酸。故选B。

13.【答案】C

【解析】尿素的生成在体内主要是通过鸟氨酸循环合成的。鸟氨酸循环，肝脏中2分子氨（1分子氨是游离的，1分子氨来自天冬氨酸）和1分子 CO_2 生成1分子尿素的环式代谢途径。故选C。

14.【答案】C

【解析】生酮氨基酸，分解代谢过程中能转变成乙酰乙酰辅酶A的氨基酸，共有亮氨酸、赖氨酸、色氨酸、苯丙氨酸和酪氨酸5种。故选C。

15.【答案】E

【解析】蛋白质的生理价值主要取决于必需氨基酸的种类、数量和比例，必需氨基酸只能从食物中补充。故选E。

16.【答案】C

【解析】催化氨基甲酰磷酸生成的酶，分型两种，分别为氨基甲酰磷酸合成酶Ⅰ（CPS-Ⅰ），和氨基甲酰磷酸合成酶Ⅱ（CPS-Ⅱ）。氨基甲酰磷酸合成酶Ⅰ（CPS-Ⅰ）存在于肝线粒体中，合成代谢产物尿素。CPS-Ⅰ是鸟氨酸循环过程中的限速酶，只有在变构激活剂N-乙酰谷氨酸（AGA）存在时才被激活，N乙酰谷氨酸可诱导CPS-Ⅰ的构象发生改变，进而增加酶对ATP的亲和力。氨基甲酰磷酸合成酶Ⅱ（CPS-Ⅱ）存在于各种细胞的细胞液中，用谷氨酰胺为原料，合成嘧啶。故选C。

17.【答案】E

【解析】白化病是由于酪氨酸酶缺乏或功能减退引起的一种皮肤及附属器官黑色素缺乏或合成障碍所导致的遗传性白斑病。故选E。

【B_1 型题】

18.【答案】A

【解析】氨在体内的运输主要有丙氨酸和谷氨酰胺两种形式。故选A。

19.【答案】C

【解析】正常情况下，体内的氨主要在肝中通过鸟氨酸循环合成尿素而解毒。首先，氨和二氧化碳在ATP参与下经酶催化、合成氨基甲酰磷酸，后者与鸟氨酸缩合生成瓜氨酸。瓜氨酸再与另一分子氨（由天冬氨酸供给）结合生成精氨酸，精氨酸在肝精氨酸酶的催化下水解生成尿素和鸟氨酸。鸟氨酸再重复上述反应。每循环一次便将2分子氨和1分子二氧化碳变成1分子尿素。故选C。

20.【答案】C

【解析】组氨酸为组胺以及肌肽生物合成的前体。故选C。

21.【答案】B

【解析】谷氨酸经谷氨酸脱羧酶催化脱去 CO_2 即为γ-氨基丁酸。故选B。

22.【答案】A

【解析】精脒、精胺的前体是鸟氨酸。故选A。

23.【答案】D

【解析】色氨酸经氧化脱羧后可转变为5-羟色胺。故选D。

第八章　核酸的结构、功能与核苷酸代谢

【A_1 型题】

1.【答案】C

【解析】核苷酸是构成核酸的基本组成单位。碱基和核糖或脱氧核糖生成核苷或脱氧核苷。故选C。

2.【答案】A

【解析】腺嘌呤与胸腺嘧啶之间形成两个氢键，鸟嘌呤和胞嘧啶之间形成三个氢键。U是RNA所特有的碱基。故选A。

3.【答案】B

【解析】hnRNA是mRNA的初级产物，在核内存在的时间极短，经过剪接成为成熟的mRNA。故选B。

4.【答案】B

【解析】核酶，又称核酸类酶、酶RNA、类酶RNA，是具有催化功能的RNA分子。大多数核酶通过催化转磷酸酯和磷酸二酯键水解反应参与RNA自身剪切、加工过程。故选B。

5.【答案】B

【解析】嘌呤核苷酸的从头合成是指，在肝脏、小肠黏膜和胸腺等器官中，以磷酸核糖、天冬氨酸、甘氨酸、谷氨酰胺、一碳单位及 CO_2 等为原料合成嘌呤核苷酸的过程。主要反应步骤分为两个阶段：首先合成次黄嘌呤核苷酸（IMP），然后IMP再转变成腺嘌呤核苷酸（AMP）与鸟嘌呤核苷酸（GMP）。故选B。

6.【答案】E

【解析】嘌呤碱的代谢终产物为尿酸。故选E。

7.【答案】C

【解析】根据Chargaff规则：A和T的摩尔数相等，C和G的摩尔数相等。故选C。

8.【答案】C

【解析】T是构成DNA的碱基，U是RNA所特有的碱基。故选C。

9.【答案】E

【解析】核酸是具有复杂结构

和重要功能的生物大分子，分为脱氧核苷酸 DNA 和核糖核苷酸 RNA，DNA 的基本功能是作为生物遗传的信息携带者，是基因复制和转录的模板，并通过 DNA 的剪辑序列决定蛋白质的氨基酸序列，故选 E。

10.【答案】D

【解析】核酸分子中的碱基分为两类：嘌呤碱和嘧啶碱，DNA 和 RNA 中含有的嘌呤碱主要为腺嘌呤和鸟嘌呤，组成 DNA 的嘧啶碱主要是胸腺嘧啶和胞嘧啶，RNA 分子中主要为尿嘧啶及胞嘧啶，故选 D。

11.【答案】C

【解析】胞质中还有一种胞质小 RNA。故选 C。

12.【答案】C

【解析】RNA 的戊糖 C-2′原子上有一个羟基，故称为核糖核酸。故选 C。

13.【答案】D

【解析】DNA 双螺旋是反向平行、右手螺旋的双链结构。故选 D。

14.【答案】E

【解析】DNA 的变性是双链解离为单链的过程，是某些理化因素导致 DNA 双链互补碱基对之间的氢键发生了断裂。故选 E。

15.【答案】E

【解析】无论哪种单核苷酸（组成核酸的单位），它的磷的含量是恒定的，而 C、H、O 和 N 却含量不一。故选 E。

16.【答案】B

【解析】真核生物的核糖体 rRNA 有 5S、5.8S、18S、28S，原核生物是 5S、16S 和 23S。故选 B。

17.【答案】D

【解析】核小体是由 DNA 和 5 种组蛋白共同构成。两个分子的组蛋白 H_2A、H_2B、H_3 和 H_4 分子构成八聚体的核心组蛋白。故选 D。

18.【答案】B

【解析】从 mRNA 分子 5′-末端起的第一个 AUG 开始，每三个核苷酸为一组定义了一个密码子或三联体密码。故选 B。

19.【答案】D

【解析】tRNA 的 3′端是 CCA，由 74～95 个核苷酸组成，其二级结构是三叶草，反密码环居中的三个核苷酸构成一个反密码子。故选 D。

20.【答案】A

【解析】tRNA 的 3′端是 CCA，氨基酸可以通过酯键连接在 A 上。mRNA 有帽结构和密码子以及多聚腺苷酸尾，rRNA 与核糖体蛋白结合形成大小亚基。故选 A。

21.【答案】E

【解析】DNA 是脱氧核糖，RNA 是核糖；T 是构成 DNA 的碱基，U 是 RNA 所特有的碱基。故选 E。

22.【答案】D

23.【答案】C

【解析】真核生物 mRNA 有 5′端帽子结构、5′端不翻译区、翻译区（开放阅读框）、3′端不翻译区和 3′端的尾巴。故选 C。

24.【答案】E

【解析】在中性条件下，核酸的最大吸收值在 260nm 附近。故选 E。

25.【答案】E

【解析】根据 Chargaff 规则：A 和 T 的摩尔数相等，C 和 G 的摩尔数相等。故选 E。

【B_1 型题】

26.【答案】C

【解析】tRNA 是蛋白质合成的氨基酸载体，故选 C。

27.【答案】E

【解析】Tm 值是 DNA 在解链过程中，紫外吸光度的变化达到最大变化值一半时的温度，此时 50%的 DNA 双链被打开。故选 E。

28.【答案】D

【解析】当变性条件缓慢去除后，两条解离的互补链可重新配对，恢复原来的双螺旋结构。这一现象称为复性。故选 D。

29.【答案】A

【解析】互补的核苷酸序列（DNA 与 DNA、DNA 与 RNA、RNA 与 RNA 等）通过 Watson-Crick 碱基配对形成非共价键，从而形成稳定的同源或异源双链分子的过程，称为核酸分子杂交技术，又称核酸杂交。故选 A。

30.【答案】B

【解析】放射性核素、生物素或荧光染料进行标记的已知序列的核酸片段，即为核酸探针。故选 B。

31.【答案】B

【解析】甲氨蝶呤为抗叶酸类抗肿瘤药，主要通过对二氢叶酸还原酶的抑制，使叶酸不能还原成二氢叶酸基四氢叶酸，而达到阻碍肿瘤细胞的合成，而抑制肿瘤细胞的生长与繁殖。

32.【答案】C

【解析】阿糖胞苷是改变了核糖结构的核苷类似物，是重要的抗癌药物，能抑制 CDP 还原成 dCDP，也能影响 DNA 的合成。

33.【答案】E

【解析】别嘌呤醇与次黄嘌呤结构类似，只是分子中的 N7 与 C8 互换了位置，对黄嘌呤氧化酶有很强的抑制作用，从而抑制尿酸的生成，临床上常用来治疗痛风。

第九章 肝生物化学

【A_1型题】

1.【答案】C

【解析】机体在排出某些物质之前，需对它们进行代谢转变，使其水溶性提高，极性增强，易于通过胆汁或尿液排出体外，这一过程称为生物转化作用，故不选A、D。但有些物质经过肝的生物转化作用后，虽然溶解性增加，但其毒性反而增强，有的还可能溶解性下降，故不选B。肝脏是生物转化作用的主要器官，主要通过第一相反应（氧化、还原和水解）、第二相反应（结合反应）进行生物转化，E正确，C错误。

2.【答案】A

【解析】胆色素是体内铁卟啉类化合物的主要分解代谢产物，包括胆绿素、胆红素、胆素原和胆素。没有血红素。

3.【答案】A

【解析】尿素是哺乳动物排泄铵离子的形式。在有尿素循环的人和哺乳动物体内才存在精氨酸酶，它的作用是体内尿素从精氨酸上水解下来，并生成L-鸟氨酸，这一反应通常发生在肝脏细胞的胞液中。尿素合成的原料：CO_2、NH_3、某些氨基酸的氨基和ATP。尿素合成的限速酶：精氨酸代琥珀酸合成酶，酶合成1分子尿素消耗3分子ATP，4个高能磷酸键。尿素合成部位是在肝细胞的胞液和线粒体。糖原合成指生物体内由葡萄糖等单糖合成糖原的过程。为糖原分解的逆过程。将更普遍的用低分子的乳糖等通过糖酵解的逆过程而生成糖原的过程称糖异生，以与之区别。动物主要在肝脏或肌肉中进行，为能源储藏的一个主要过程。血浆蛋白是血浆中最主要的固体成分，含量为60～80g/L，血浆蛋白质种类繁多，功能各异。用不同的分离方法可将血浆蛋白质分为不同的种类。肝脏是合成血浆蛋白的主要场所，除全部的血清清蛋白外，还有部分球蛋白也在肝脏合成。另外，浆细胞可以产生免疫球蛋白。体内脂肪合成需要脂肪酰辅酶A作为原料，而脂肪酸可以来源于消化吸收入血液的食物脂肪酸，也可以在体内自行合成。合成部位主要在肝、肾、脑、肺、乳腺及脂肪等组织的细胞液中进行，因为脂肪酸合成酶系存在于此，尤以肝为主要场所。除脑组织和成熟红细胞外，几乎全身各组织均可合成胆固醇，肝脏的合成能力最强，占总量的3/4以上。乙酰CoA是起始原料，需ATP供能和NADPH供氢。合成酶系存在于胞液和内质网。故选A。

4.【答案】A

【解析】肝脏生物转化的定义：机体将一些内源性或外源性非营养物质进行化学转变，增加其极性（或水溶性），使其易随胆汁或尿液排出，这种体内变化过程称为生物转化。肝脏是生物转化作用的主要器官，其中转化反应第一阶段包括：氧化、还原、水解反应。第二阶段包括：结合反应（主要是葡糖醛酸结合反应）。许多物质通过第一阶段反应，其分子中某些非极性基团转变为极性基团，增强亲水性。但有些化合物还必须进一步与葡糖醛酸、硫酸或氨基酸等极性更强的物质相结合，以得到更大的溶解度。这就是肝生化转化第二阶段。故选A。

5.【答案】D

【解析】生物转化中葡糖醛酸结合是最为重要和普遍的结合方式。尿苷二磷酸葡糖醛酸（UDP-GA）为葡糖醛酸的活性供体，由糖醛酸循环产生。肝细胞微粒体中有UDP葡糖醛酸转移酶，能将葡糖醛酸基转移到毒物或其他活性物质的羟基、氨基及羧基上，形成葡糖醛酸苷。结合后其毒性降低，且易排出体外。胆红素、类固醇激素、吗啡、苯巴比妥类药物等均可在肝脏与葡糖醛酸结合而进行生物转化。临床上，用葡糖醛酸类制剂（如葡醛内酯）治疗肝病，其原理即增强肝脏的生物转化功能。故选D。

6.【答案】B

【解析】肝细胞损伤时其对胆红素的摄取、结合、排除功能均可能受损。由于肝细胞摄取血浆中未结合胆红素能力下降使其在血中的浓度升高，所产生的结合胆红素又可能由于肝细胞肿胀、毛细胆管受压，而在肿胀与坏死的肝细胞间弥散经血窦进入血液循环，导致血中结合胆红素亦升高，因其可溶于水并经肾排出，使尿胆红素试验呈阳性。因此，血中结合胆红素增高会在尿中出现胆红素。故选B。

7.【答案】E

【解析】当胆红素来源增加时，如溶血，随胆汁排入肠腔的胆红素增加，肠道中形成胆素原增加，重吸收进入体循环，从尿排出的胆素原增加；肝细胞功能损伤时，从肠道重吸收的胆素原不能有效地进行肠肝循环随胆汁再排出，则逸入体循环的量增加，尿中胆素原的排出量也会增加；胆道梗阻排入肠道胆红素减少，粪胆原形成减少，再吸收入血的尿胆素原减少。所以导致尿胆素原排泄减少的主要是胆道梗阻。故选 E。

8.【答案】D

【解析】溶血性黄疸，主要是红细胞本身的内在缺陷或红细胞受外源性因素损伤，使红细胞遭到大量破坏，释放出大量的血红蛋白，致使血浆中非脂型胆红素含量增多，超过肝细胞的处理能力则出现黄疸。另外，脾功能亢进时，使红细胞破坏，由于大量红细胞的破坏，形成大量的非结合胆红素，超过肝细胞的摄取、结合与排泌能力，另一方面，由于溶血性造成的贫血，缺氧和红细胞破坏产物的毒性作用，削弱了肝细胞对胆红素的代谢功能、使非结合胆红素在血中潴留，超过正常的水平而出现黄疸。尿中尿胆原增加而无胆红素，急性发作时有血红蛋白尿，呈酱油色，慢性溶血时尿内含铁血黄素增加，24 小时粪中尿胆原排出量增加。故选 D。

9.【答案】D

【解析】红细胞葡萄糖-6-磷酸脱氢酶（G-6-PD）缺乏症是世界上最多见的红细胞酶病，本病有多种 G-6-PD 基因变异型，包括伯氨喹型药物性溶血性贫血或蚕豆病、感染诱发的溶血、新生儿黄疸等。本病是由于调控 G-6-PD 的基因突变所致。呈 X 连锁不完全显性遗传。故选 D。

【B_1 型题】

10.【答案】B

【解析】在单核吞噬细胞中生成的胆红素可进入血液循环，在血浆内主要以胆红素-清蛋白复合体的形式存在和运输。一般说清蛋白与胆红素的结合是可逆的。故选 B。

11.【答案】C

【解析】血中胆红素以“胆红素-清蛋白”的形式输送到肝脏，很快被肝细胞摄取。肝细胞摄取血中胆红素的能力很强。实验证明，注射具有放射性的胆红素后，大约需 18 分钟就可从血浆中清除 50%。肝脏能迅速从血浆中摄取胆红素，是由于肝细胞内两种载体蛋白 Y 蛋白和 Z 蛋白所起的重要作用。故又称“配体结合蛋白”。故选 C。

12.【答案】D

【解析】肝细胞内质网中有胆红素-尿苷二磷酸葡糖醛酸转移酶（BR-UDPGA-T），它可催化胆红素与葡糖醛酸以酯键结合，生成胆红素葡糖醛酸酯。由于胆红素分子中有两个丙酸基的羧基均可与葡糖醛酸 C1 上的羟基结合，故可形成两种结合物，即胆红素葡糖醛酸-酯和胆红素葡糖醛酸二酯。在人胆汁中的结合胆红素主为红素葡糖醛酸二酯（占 70%～80%），其次为胆红素葡糖醛酸-酯（占 20%～30%），也有小部分与硫酸根、甲基、乙酰基、甘氨酸等结合。胆红素经上述转化后称为结合胆红素，结合胆红素较未结合胆红素脂溶性弱而水溶性增强，与血浆清蛋白亲和力减小，故易从胆道排出，也易透过肾小球从尿排出。但不易通过细胞膜和血脑屏障，因此不易造成组织中毒，是胆红素解毒的重要方式。故选 D。

13.【答案】E

【解析】经肝转化生成的葡糖醛酸胆红素随胆汁进入肠道，在肠菌的作用下大部分脱去葡糖醛酸基，并被逐步还原生成中胆素原、粪胆素原和 d-尿胆素原。这些物质统称为胆素原。酯型胆红素随胆汁排入肠道后，自回肠下段至结肠内细菌的作用下，脱去葡萄糖醛基，并被还原成为无色的胆素原（粪胆素原及尿胆素原）。这些胆素原在肠道下段或随粪便排出后经空气氧化，可氧化为棕黄色，它是正常粪便的主要色素。生理情况下，肠道中有 10%～20%的胆素原可被重吸收入血，经门静脉进入肝脏。其中大部分再随胆汁排入肠道形成胆素原的肠肝循环。只有少量胆素原进入体循环，可通过肾小球滤出，由尿排出，即为尿胆素原。正常人每天从尿排出的尿胆素原 0.4～4.0mg，尿胆素原在空气中被氧化成尿胆素，后者是尿的主要色素。胆素原族化合物，即胆素原、粪胆素原及尿胆素原。故选 E。

第十章　矿　物　质

【A_1 型题】

1.【答案】B

【解析】钙缺乏症是较常见的营养性疾病，儿童长期摄钙不足，可引起生长迟缓、骨骼变形，发生佝偻病。成年人，尤其是妇女绝经以后，骨质丢失速度加快，如果体内同时钙缺乏则易发生骨质疏松症。

2.【答案】A

【解析】氟含量过多或过少都可引起疾病。氟摄入过少时可引起龋齿、牙釉质形成和骨矿化减少。相比之下，氟摄入过多则有毒性作用，造成氟斑牙和氟骨症。故选 A。

第六篇 医学微生物学

第一章 微生物的基本概念

【A_1型题】

1.【答案】C

【解析】自然界存在的微生物被人为分为三型：原核细胞型微生物包括二菌四体，即细菌、放线菌、支原体、衣原体、立克次体、螺旋体；真核细胞型微生物以真菌为代表，主要包括单细胞的酵母菌和多细胞的霉菌；非细胞型微生物以病毒为代表。

2.【答案】B

3.【答案】B

第二章 细菌的形态与结构

【A_1型题】

1.【答案】B

【解析】细菌的测量单位为微米（μm），病毒的测量单位为纳米（nm）。故选B。

2.【答案】C

【解析】细菌属于原核细胞型微生物。原核细胞型微生物细胞核分化程度低，只有DNA盘绕的拟核，无核仁和核膜，除核糖体外无其他细胞器。故选C。

3.【答案】C

4.【答案】A

【解析】青霉素的作用点主要是作用在细胞壁合成过程中的转肽酶，从而破坏细胞壁的合成。故选A。

5.【答案】D

【解析】细菌由于各种原因造成细胞壁受损，如果处于一个高渗环境中，细菌仍可存活，并修复受损的细胞壁。此类细菌被称为L型细菌。故选D。

6.【答案】D

【解析】革兰阳性菌细胞壁由肽聚糖和磷壁酸构成，革兰阴性菌的细胞壁主要为肽聚糖和外膜。革兰阳性菌肽聚糖由聚糖骨架、四肽侧链、五肽交联桥组成，革兰阴性菌肽聚糖结构缺乏五肽交联桥。故选D。

7.【答案】B

【解析】革兰染色分四步：结晶紫初染、卢戈碘液媒染、95%酒精脱色、沙黄或复红复染。故选B。

8.【答案】B

【解析】革兰阴性菌细胞壁的外膜结构包括脂质双层、脂多糖，革兰阳性菌无外膜，所以没有脂多糖。故选B。

9.【答案】A

【B_1型题】

10.【答案】C

【解析】细菌的特殊结构包括菌毛、鞭毛、荚膜、芽孢。菌毛具有黏附作用，是细菌感染的第一步。荚膜具有抗吞噬和抗干燥作用。芽孢耐高温、耐酸碱。鞭毛是细菌的运动器官。异染颗粒是某些细菌的胞质颗粒，因含有大量偏磷酸盐，显示出强嗜碱性，所以较菌体深染。白喉棒状杆菌的异染颗粒常用于镜下鉴别。

11.【答案】E

12.【答案】A

13.【答案】D

14.【答案】B

15.【答案】D

16.【答案】A

17.【答案】B

第三章 消毒与灭菌

【A_1型题】

1.【答案】D

2.【答案】D

【解析】高压蒸汽灭菌压力103.4kPa（$1.05kg/cm^2$），灭菌温度121.3℃，时间为15~20分钟。

3.【答案】C

4.【答案】D

【解析】氯化物常用于饮用水和游泳池的消毒。故选D。

5.【答案】C

【解析】玻璃器材耐高温，可

用高压蒸汽灭菌。故选 C。

6.【答案】D

【解析】波长在 200～300nm 的紫外线均具有杀菌作用，其中以 265～266nm 的杀菌作用最强，因为此波长范围与 DNA 吸收光谱一致。故选 D。

7.【答案】A

【解析】滤过除菌适于含有不耐热成分的培养基和试剂的除菌，用孔径为 200～450nm 大小的滤板可除去细菌和真菌等。用 200nm 孔径的滤板通过 2 次，可使支原体达到某种程序的去除，但不能除去病毒。故选 A。

8.【答案】D

【B_1 型题】

9.【答案】D

【解析】高压蒸汽灭菌是最常用的灭菌方式，主要用于耐高温物质的消毒灭菌。含有高温易分解成分的液体选择过滤灭菌。紫外线因无穿透能力常用于物体表面的消毒灭菌。

10.【答案】C

11.【答案】A

12.【答案】B

13.【答案】E

第四章　细菌的感染与免疫

【A_1 型题】

1.【答案】E

【解析】内毒素本质为脂多糖，是革兰阴性菌外膜的组成成分，只有细菌裂解后才能释放。

2.【答案】C

【解析】MRSA（耐甲氧西林的金黄色葡萄球菌）、鲍曼不动杆菌等都是近年来医院感染的常见菌。故选 C。

3.【答案】E

【解析】细菌的毒力包括侵袭力和毒素。侵袭力由黏附因子（菌毛、荚膜、毛发样结构等）和侵袭性酶（血浆凝固酶、透明质酸酶、链激酶、链道酶等）构成。毒素包括内毒素和外毒素。

4.【答案】D

【解析】细菌进入体内，在局部生长繁殖，释放的外毒素入血，称为毒血症。细菌大量入血并在血液中生长繁殖，称为败血症。化脓性细菌大量入血并生长繁殖，称为脓毒血症。革兰阴性菌大量入血生长繁殖，产生大量内毒素，引起全身中毒症状，称为内毒素血症。病原菌一过性入血经血液运输到其他的器官，不在血中生长繁殖，称为菌血症。故选 D。

5.【答案】E

【解析】金黄色葡萄球菌可产生血浆凝固酶，A 群溶血性链球菌可分泌透明质酸酶、链激酶（SK）、链道酶（SD）等侵袭性酶。故选 E。

6.【答案】D

7.【答案】E

【解析】机会致病菌属于机体的正常菌群。在人体免疫力低下、细菌寄居部位改变、临床大量长期应用抗生素治疗导致正常菌群发生数量、种类、比例的变化，从而引起菌群失调。故选 E。

8.【答案】D

【解析】外毒素的本质是蛋白质，具有抗原性，经甲醛脱毒处理，可制备成类毒素，免疫动物产生抗毒素。外毒素有明确的靶器官，分为神经毒性、肠毒性、细胞毒性 3 种。故选 D。

9.【答案】A

【解析】革兰阴性杆菌易产生肠毒性的外毒素。而革兰阳性菌除了金黄色葡萄球菌（可产生肠毒素）都不易产生肠毒素。

10.【答案】C

【B_1 型题】

11.【答案】C

【解析】破伤风梭菌主要释放神经毒性的外毒素（破伤风痉挛毒素）；A 群链球菌可释放红疹毒素（致热外毒素）；伤寒沙门菌主要是内毒素致病；白喉棒状杆菌主要致病物质白喉毒素可引起多器官坏死性损伤，为细胞毒素。

12.【答案】A

13.【答案】B

14.【答案】D

15.【答案】E

16.【答案】B

17.【答案】A

18.【答案】D

19.【答案】C

20.【答案】E

第五章　细菌感染的防治原则

【A_1 型题】

1.【答案】D

【解析】可用抗毒素进行紧急预防的疾病，一般都是病原体释放外毒素致病，所以选择产外毒素的细菌即可。故选 D。

2.【答案】D

【B₁型题】

3.【答案】A

【解析】卡介苗（BCG）是牛型结核分枝杆菌的减毒株（活疫苗）；白喉、破伤风梭菌均为外毒素致病，所以需要抗毒素治疗；伤寒的预防需用死疫苗。

4.【答案】B

5.【答案】D

6.【答案】C

第六章　病原性球菌

【A₁型题】

1.【答案】E

【解析】致病性葡萄球菌的特征：产生金黄色色素、β溶血，血浆凝固酶、耐热核酸酶、触酶均阳性，并分解甘露醇。故选E。

2.【答案】C

【解析】SPA是葡萄球菌蛋白A，位于金黄色葡萄球菌细胞壁表面，可与吞噬细胞竞争Fc受体。是细菌的致病因素之一。故选C。

3.【答案】C

【解析】淋病奈瑟球菌是G^-双球菌，无鞭毛、芽孢，多有荚膜和菌毛。致病物质：菌毛、IgA蛋白酶（破坏黏膜表面的特异IgA），人类是淋病奈瑟球菌唯一宿主。故选C。

4.【答案】C

【解析】脑膜炎奈瑟球菌通过飞沫传播、淋病奈瑟球菌通过性传播、A群链球菌通过飞沫、直接接触传染或污染物传播，伤寒沙门菌通过粪-口传播，肺炎链球菌通过呼吸道传播。故选C。

5.【答案】E

6.【答案】D

【解析】A群链球菌可产生透明质酸酶、链激酶（SK）、链道酶（SD）等侵袭性酶。

7.【答案】E

【解析】葡萄球菌所致疾病包括侵袭力所致的侵袭型疾病：局部化脓性感染（疖、痈、甲沟炎、睑腺炎、蜂窝织炎等）；内脏器官感染（肺炎、脓胸、中耳炎、心内膜炎、脑膜炎）；全身感染（败血症、脓毒血症等），毒素引发的疾病（肠毒素-食物中毒、剥脱毒素-烫伤样皮肤综合征、毒性休克综合征毒素-1所致的毒性休克综合征）。故选E。

8.【答案】A

【解析】A群链球菌所导致疾病包括侵袭力所致的化脓性感染（咽炎、脓皮病、丹毒、蜂窝织炎等）；中毒性疾病（猩红热）；超敏反应性疾病（风湿热、急性肾小球肾炎）三类。

9.【答案】C

10.【答案】A

【解析】鉴别甲型链球菌和肺炎链球菌的实验包括：Optochin敏感试验、胆汁溶菌试验、菊糖发酵、荚膜肿胀试验等。故选A。

【A₂型题】

11.【答案】B

【解析】肺炎链球菌是人类大叶性肺炎的病原体。故选B。

12.【答案】A

【解析】奈瑟菌属的脑膜炎双球菌，是人类化脓性脑脊髓膜炎的病原体。故选A。

13.【答案】C

【解析】金黄色葡萄球菌产生的肠毒素可导致食物中毒（以呕吐为主的急性胃肠炎）。故选C。

14.【答案】A

【解析】患儿为链球菌感染后因交叉反应引起的急性肾小球肾炎。故选A。

15.【答案】E

【解析】甲型溶血性链球菌与肺炎链球菌在羊血培养基生长，均能产生溶血，形成草绿色溶血环。

16.【答案】A

【解析】葡萄球菌致病菌株可合成、释放血浆凝固酶。故选A。

17.【答案】A

【解析】氨苄西林的使用，抑制了肠道革兰阴性杆菌的生长，致使阳性的葡萄球菌过度生长而导致菌群失调。故选A。

18.【答案】B

【解析】奈瑟菌属的淋病奈瑟球菌，是革兰阴性双球菌，可引起人类淋病。故选B。

第七章　肠 道 杆 菌

【A₁型题】

1.【答案】D

【解析】伤寒全程送检标本是粪便。故选D。

2.【答案】D

3.【答案】B

【解析】ETEC——肠产毒性大肠埃希菌，主要致病物质是肠毒素（LT或ST）；EHEC——肠出血性大肠埃希菌，主要致病物质是志贺样毒素；EIEC——肠侵袭性大肠埃希菌，侵袭结肠黏膜并产生内毒素；EPEC——肠致病性大肠埃希菌，主要破坏破坏微绒毛刷状缘。

4.【答案】D

5.【答案】B

【解析】肠道杆菌的共同特征：革兰阴性杆菌、生化反应活跃、均表达菌体抗原、依表面抗原的不同分型。故选 B。

6.【答案】E

【解析】乳糖发酵试验用来鉴别肠道菌是否为致病菌株。

【A_2 型题】

7.【答案】A

【解析】伤寒病人早、晚期两次采血，晚期抗体效价较早期高 4 倍方有临床意义。故选 A。

8.【答案】B

9.【答案】C

【解析】肠道菌科均为革兰阴性杆菌。仅做涂片染色是无法区别是什么致病菌。故不做此种检查。故选 C。

第八章　厌氧性细菌

【A_1 型题】

1.【答案】E

【解析】产气荚膜梭菌为 G^+ 粗大杆菌，专性厌氧，有荚膜，无鞭毛，双溶血环，汹涌发酵（牛乳培基）。致病物质主要为多种外毒素，其中大部分毒素同时又是胞外酶，卵磷脂酶为 α 毒素、胶原酶为 κ 毒素、透明质酸酶为 μ 毒素、蛋白酶为 λ 毒素、DNA 酶为 ν 毒素等。故选 E。

2.【答案】D

【解析】肉毒杆菌为 G^+ 短粗杆菌，有鞭毛，无荚膜，芽孢位于次极端，菌体成网球拍状。其致病物质主要为肉毒毒素（阻止乙酰胆碱的释放）。故选 D。

3.【答案】C

【解析】破伤风梭菌为 G^+ 细长杆菌，专性厌氧，有鞭毛，无荚膜，羽毛样菌落。致病物质主要为破伤风溶血素、破伤风痉挛毒素。故选 C。

4.【答案】D

【解析】无芽孢厌氧菌主要形成口腔、颌面部、鼻咽腔、胸腹腔、盆腔、肛门会阴部等处的慢性深部脓肿。感染部位的分泌物或脓液呈血性或黑色或乳白色混浊液，有恶臭，有时有气体。脓肿分泌物直接涂片染色可见 G^+ 或 G^- 杆菌，普通培基培养阴性。

【A_2 型题】

5.【答案】D

【解析】G^- 厌氧杆菌中最常见的是类杆菌属中的脆弱杆菌，感染部位的分泌物或脓液呈血性或黑色或乳白色混浊液，有恶臭，有时有气体。符合患者抽出物的特征。故选 D。

6.【答案】B

【解析】破伤风梭菌主要是外毒素致病，所以需要抗破伤风梭菌的抗毒素治疗。抗生素可选用青霉素肌内注射或大剂量静脉滴注，可抑制破伤风梭菌。故选 B。

第九章　分枝杆菌

【A_1 型题】

1.【答案】C

【解析】结核分枝杆菌细长略弯曲，分枝生长且生长缓慢，营养要求高，毒力和耐药性极易产生变异。故选 C。

2.【答案】B

【解析】结核分枝杆菌感染引发的机体免疫为带菌免疫（即感染免疫）。故选 B。

3.【答案】E

【解析】结核分枝杆菌细胞壁含有大量脂质，革兰染色不宜着色，需抗酸染色。故选 E。

4.【答案】D

【解析】麻风杆菌 G^+ 及抗酸染色阳性，所致疾病——麻风（接触和呼吸道传播）分结核型及瘤型。麻风分枝杆菌是至今唯一不能人工培养的细菌。故选 D。

【A_2 型题】

5.【答案】A

【解析】接种卡介苗（BCG）的主要对象是新生儿，以及结核菌素试验阴性的儿童。卡介苗对成年人的结核感染保护率不高，所以患者一般不接种卡介苗。

6.【答案】D

【解析】痰标本中出现细长、略弯曲、抗酸染色阳性者，必定是结核分枝杆菌。故选 D。

7.【答案】C

【解析】患者结核菌试验红肿直径大于 2.0cm，结核菌素试验强阳性表明有活动性结核病。故选 C。

第十章 螺杆菌属

【A_1型题】

1.【答案】D

【解析】幽门螺杆菌是一种单极、多鞭毛、末端钝圆、螺旋形或弧形弯曲的细菌，革兰染色阴性，有鞭毛。是一种微需氧菌，营养要求高，培养时需加入动物血清或血液。

【A_2型题】

2.【答案】C

【解析】幽门螺杆菌是慢性胃炎、胃溃疡和十二指肠溃疡的主要病因，并与胃癌和胃黏膜相关淋巴组织淋巴瘤的发生密切相关。

第十一章 其他细菌

【A_1型题】

1.【答案】E

【解析】铜绿假单胞菌是引起医院感染的重要病原菌。原发性皮肤感染常见于烧伤和创伤患者，在皮肤感染局部出现蓝绿色脓液；嗜肺军团菌可引起军团菌病主要通过呼吸道吸入带菌飞沫或气溶胶而感染，多流行于夏秋季；幽门螺杆菌可引发慢性胃炎、胃窦炎、消化性溃疡；流感嗜血杆菌主要引发急性化脓性感染；百日咳鲍特菌引发百日咳。故选E。

2.【答案】D

【解析】幽门螺杆菌为有鞭毛的G^-螺杆菌，微需氧、营养要求高，尿素酶为鉴定依据。所致疾病为慢性胃炎、消化性溃疡、胃癌。故选D。

3.【答案】E

【解析】白喉杆菌的毒力鉴定（区别产毒株与非产毒株）有体内法和体外法（Elek平板试验即琼脂平板毒力试验）。故选E。

4.【答案】D

【解析】白喉杆菌细长略弯、末端膨大，无菌毛、鞭毛、荚膜、芽孢，G^+亚甲蓝染色胞内可见深染的异染颗粒，强烈的白喉外毒素导致白喉。故选D。

【A_2型题】

5.【答案】D

【解析】流感嗜血杆菌主要引起急性化脓性感染，如化脓性脑膜炎、化脓性关节炎及心包炎等。

6.【答案】C

【解析】对白喉患者的治疗除选用敏感抗生素外，还应尽早注射足量的白喉抗毒素以直接中和体内毒素。故选C。

7.【答案】C

【解析】注射白喉抗毒素用于白喉的紧急预防。故选C。

第十二章 放线菌

【A_1型题】

【答案】B

【解析】放线菌感染的主要特点，是病灶形成多发性瘘管并且排出硫黄样颗粒。故选B。

第十三章 螺旋体

【A_1型题】

1.【答案】D

【解析】螺旋体因革兰染色不易着色，所以常用镀银染色（呈棕褐色）。故选D。

2.【答案】C

【解析】伯氏疏螺旋体导致莱姆病，出现慢性游走性红斑，可累及心脏、神经、关节等多系统。传播媒介硬蜱，储存宿主野鼠类。

【A_2型题】

3.【答案】B

【解析】钩端螺旋体可致钩体病，患者出现发热、乏力、头痛、肌痛、眼结膜出血、浅表淋巴结肿大等中毒症状。故选B。

4.【答案】C

【解析】钩体病为人畜共患，鼠、猪为传染源及储存宿主。

5.【答案】E

【解析】梅毒螺旋体只感染人，所致疾病梅毒分三期。Ⅰ期：

无痛性硬下疳（皮肤黏膜溃疡）；Ⅱ期：梅毒疹（全身黏膜）、淋巴结肿大；Ⅲ期：神经梅毒、心血管梅毒、梅毒瘤。

第十四章　真　菌

【A_1 型题】

1.【答案】D

【解析】白假丝酵母菌，G^+单细胞真菌、芽生孢子、类酵母型菌落。镜下发现厚膜孢子（玉米粉培养基培养）、假菌丝有助于鉴定所致皮肤黏膜感染致鹅口疮。

2.【答案】A

3.【答案】E

4.【答案】D

5.【答案】C

【解析】真菌生长的最佳环境：较高的湿度与氧气、22～28℃、pH 5～6。故选 C。

6.【答案】E

【解析】真菌常用治疗药物：两性霉素 B、酮康唑、5-氟胞嘧啶等。故选 E。

7.【答案】B

【解析】皮屑经 10%氢氧化钾微加热处理，通过观察真菌的菌丝与孢子来确认是否感染。

8.【答案】D

【解析】真菌常用沙保培养基培养，形成酵母型菌落、丝状菌落。故选 D。

9.【答案】C

10.【答案】B

【解析】新型隐球菌为圆形酵母型菌、外周有厚荚膜（比菌体大 1～3 倍）。是土壤、鸽类、中乳、水果等的腐生菌。吸入后侵犯皮肤、黏膜等引起慢性炎症和脓肿，侵袭 CNS 引发亚急性或慢性脑膜炎。故选 B。

【A_2 型题】

11.【答案】C

12.【答案】E

【解析】新型隐球菌微生物学检查：脑脊液离心后取沉淀、痰和脓标本，直接检查墨汁负染见出芽菌体外围有宽厚荚膜为阳性。

13.【答案】C

14.【答案】D

【解析】艾滋病患者因细胞免疫低下，易发生机会感染，卡氏肺孢子菌引发的卡氏肺孢子菌肺炎最常见。故选 D。

第十五章　病毒的基本性状

【A_1 型题】

1.【答案】D

2.【答案】A

3.【答案】B

4.【答案】C

【解析】病毒蛋白质衣壳具有保护病毒核酸不被核酸酶水解，并且维持病毒形态，且具有抗原性，介导病毒进入宿主细胞。

5.【答案】E

【解析】病毒蛋白质衣壳的对称类型：螺旋对称型、20 面体立体对称型、复合对称型。故选 E。

6.【答案】D

【解析】病毒的增殖过程包括：吸附、穿入、脱壳、生物大分子合成、组装成熟、释放。

7.【答案】B

【解析】非细胞型微生物，必须寄生在活细胞内，单一核酸、复制形式增殖等。故选 B。

【B_1 型题】

8.【答案】C

【解析】抗生素对病毒无效。

9.【答案】B

【解析】病毒的包膜为宿主细胞的脂质双层膜，所以对脂溶剂敏感。故选 B。

10.【答案】D

【解析】低温保存病毒。

第十六章　病毒的感染和免疫

【A_1 型题】

1.【答案】D

【解析】干扰素抗病毒的作用机制是：通过诱导细胞合成抗病毒蛋白（AVP）发挥效应。

2.【答案】E

【解析】水痘-带状疱疹病毒是典型的具有潜伏感染特点的病毒，一种病毒可引发两种疾病。

3.【答案】A

【解析】风疹病毒常引起先天性胎儿畸形、风疹综合征。

4.【答案】E

【解析】脊髓灰质炎病毒属肠道病毒，粪口传播。故选E。

5.【答案】C

【解析】干扰素（IFN）是一种广谱抗病毒剂，并不直接杀伤或抑制病毒，而主要是通过细胞表面受体作用使细胞产生抗病毒蛋白。干扰素类型分为三类，α-（白细胞）型、β-（成纤维细胞）型，γ-（淋巴细胞）型。具有抗病毒和免疫调节作用。

6.【答案】B

【解析】汉坦病毒引发肾综合征出血热。故选B。

7.【答案】C

【解析】乙型肝炎病毒、丙型肝炎病毒、人类免疫缺陷病毒、巨细胞病毒均可经血液传播。

8.【答案】D

【解析】森林脑炎病毒、登革热病毒、黄热病毒、流行性乙型脑炎病毒同为黄病毒科的黄病毒属病毒，经蚊虫叮咬传播。

9.【答案】E

【解析】病毒感染不易引发超敏反应。故选E。

10.【答案】D

【解析】病毒的感染类型包括：显性感染（急性、慢性感染）、隐性感染、潜伏感染、慢发感染。故选D。

【B_1型题】

11.【答案】C

【解析】甲型肝炎病毒原是肠道小RNA病毒，粪-口传播（消化道传播）。故选C。

12.【答案】A

【解析】艾滋病病毒可以引发慢发感染。故选A。

13.【答案】D

【解析】单纯疱疹病毒最易形成潜伏感染。故选D。

14.【答案】B

【解析】乙肝病毒可形成慢性感染。故选B。

第十七章 病毒感染的防治原则

【A_1型题】

1.【答案】D

【解析】风疹疫苗虽然是减毒株，但是因为是活疫苗，进入人体有可能引发轻度感染，危及胎儿安全，所以妊娠期妇女禁用。故选D。

2.【答案】B

【解析】脊髓灰质炎病毒疫苗是减毒活疫苗。乙肝病毒是DNA重组疫苗。HIV至今尚无疫苗。故选B。

第十八章 呼吸道病毒

【A_1型题】

1.【答案】C

【解析】流感病毒具有胞膜，其核酸分为7~8个节段，表面抗原极易产生变异。它的表面抗原HANA的改变，导致了各种型别的流感病毒的产生。故选C。

2.【答案】E

【解析】流感病毒的核酸核蛋白和基质蛋白决定了流感病毒的型，而HA+NA决定了流感病毒的亚型。故选E。

3.【答案】D

【解析】因为流感病毒表面有HA可以凝集表达HA受体的红细胞，此反应称血凝，凝集试验证明了流感病毒的存在，如果在凝集试验中先加入抗HA的抗体，则抗体与病毒表面的HA结合，导致病毒的HA不能与红细胞表面的受体结合，凝集现象被抑制，称血凝抑制试验。血凝抑制试验用于流感病毒的分型。故选D。

4.【答案】B

【解析】甲型流感病毒表面的抗原血凝素（HA）和神经氨酸酶（NA）极易发生变异。故选B。

5.【答案】B

【解析】麻疹病毒可引发慢发感染，早期感染临床表现为麻疹，成年后有机会引发亚急性硬化性全脑炎（SSPE）。故选B。

6.【答案】D

【解析】腺病毒不导致胎儿畸形。风疹病毒致畸率较高。

【A_2型题】

7.【答案】E

【解析】孕妇血清中抗风疹病毒的特异性抗体阳性表明近期有感染，可通过双份血清中特异性抗体检测，若抗体滴度呈4倍以上增高即可诊断。故选E。

8.【答案】B

【解析】对接触过麻疹患儿的幼儿只能进行被动免疫：直接给予麻疹病毒表面抗原的抗体，选项中只有丙球蛋白是抗体（主要含IgG和IgM）。故选B。

第十九章 肝炎病毒

【A_1 型题】

1.【答案】C

【解析】甲肝病毒属无胞膜小RNA病毒、粪-口传播、预后良好，不会导致肝癌。故选C。

2.【答案】C

3.【答案】C

【解析】乙肝病毒在人体内具有三种存在形式：大球形颗粒（完整地具有感染性的乙肝病毒颗粒）、小球形颗粒（失去病毒核心的乙肝病毒颗粒）、管型颗粒（多个小球形颗粒串联起来的结构），表面均表达乙肝病毒表面抗原。乙肝病毒HBeAg阳性表明有强传染性。HBc-IgM抗核心抗体阳性表示体内仍有病毒复制。故选C。

4.【答案】B

【解析】母亲e抗原阳性，新生儿先进行HBIg注射，2周后再进行乙肝疫苗的接种。故选B。

5.【答案】C

6.【答案】D

【解析】HDV为缺陷病毒，HBV为它的伴随病毒，必须与其共存，方能感染成功。故选D。

7.【答案】E

【解析】HAV和HEV为粪-口传播，HBV、HCV、HDV均可经血源传播。故选E。

【A_2 型题】

8.【答案】A

【解析】甲型肝炎为粪-口传播，食用不洁食物容易感染。患者抗HAV阳性，提示其可能诊断为甲型肝炎。故选A。

9.【答案】B

【解析】HAV为粪-口传播。

10.【答案】C

【解析】患者输血后出现黄疸，HCV-IgM阳性。最可能诊断是丙型肝炎。故选C。

11.【答案】D

【解析】患者已经感染病毒，只能进行抗病毒治疗。抗生素是针对细菌感染的。丙球蛋白用于治疗和暴露后的紧急预防。疫苗只用于预防。干扰素可干扰病毒的复制，注射干扰素属于抗病毒治疗。故选D。

12.【答案】B

【解析】选项中只有丙肝病毒是经血液传播的完整病毒。

13.【答案】C

【解析】HDV为缺陷病毒，HBV为它的伴随病毒，必须与其共存，方能感染成功。而慢性肝炎患者，感染HDV属重叠感染，在临床上属急性重型肝炎，病情危重。故选C。

【B_1 型题】

14.【答案】B

【解析】5型肝炎病毒中除了乙肝病毒为DNA病毒，其他均为RNA病毒。故选B。

15.【答案】B

【解析】具有感染性、完整的乙肝病毒颗粒又称Dane颗粒，其机构是大球形颗粒。故选B。

16.【答案】B

【解析】抗乙肝病毒表面抗原的抗体阳性，表明机体对乙肝病毒有免疫力。故选B。

17.【答案】E

【解析】抗乙肝病毒表面抗原和e抗原的抗体阳性，是乙型肝炎恢复期的指标。故选E。

18.【答案】C

【解析】抗乙肝病毒表面抗原和e抗原的抗体阳性以及核心抗体阳性，是乙型肝炎传染性强的指标。故选C。

19.【答案】A

【解析】乙型肝炎无症状携带者的指标是：乙肝病毒表面抗原阳性，但不发病（无临床症状）。

20.【答案】D

【解析】乙型肝炎病毒表面抗原阳性，抗核心抗原及抗e抗原的抗体阳性被称为小三阳。

第二十章 疱疹病毒

【A_2 型题】

1.【答案】B

【解析】水痘-带状疱疹病毒（VZV）是引起水痘、带状疱疹两种疾病的病原体。在儿童期，初次感染时引发水痘。病愈后，水痘带状疱疹病毒潜伏在脊髓后根神经节或脑神经节中。少数人在青春期或成年后，潜伏的水痘带状疱疹病毒因各种原因被激活，病毒沿神经轴索下行，到达所支配的皮肤细胞内增殖，发生疱疹。因疱疹沿神经分布排列成带状，故称水痘带状疱疹病毒，俗称缠腰龙。患者症状体征符合带状疱疹表现。故选B。

2.【答案】E

【解析】EB病毒具有嗜B淋巴细胞的特性，是传染性单核细胞增多症的病原体。与Burkitt淋巴瘤以及鼻咽癌相关。故选E。

【B_1型题】

3.【答案】C

【解析】单纯疱疹病毒1型（HSV-1）感染人的口腔、皮肤黏膜、眼结膜及中枢神经系统，引起龈口炎、唇疱疹、咽炎、角膜炎、结膜炎和疱疹性脑炎。单纯疱疹病毒2型（HSV-2）通常为性传播，侵犯生殖器及生殖道黏膜，引起生殖器疱疹。病毒也可经胎盘、产道垂直传播给新生儿。巨细胞病毒（CMV）是巨细胞包涵体病的病原体。巨细胞病毒引起的典型巨细胞病变为细胞体积明显增大，核内和胞质内出现包涵体。

4.【答案】E

5.【答案】D

6.【答案】A

7.【答案】B

8.【答案】A

第二十一章　逆转录病毒

【A_1型题】

1.【答案】C

【解析】逆转录病毒科病毒为含有逆转录酶，进行逆转录复制的RNA病毒。逆转录病毒种类繁多，其主要特点是病毒呈球形，有包膜，表面有刺突；病毒由两条相同的单正链RNA组成，体内含有逆转录酶和整合酶；复制经过先逆转录为双链DNA，然后整合到细胞染色体DNA中；有3个结构基因和多个调节基因，基因组易发生变异。故选C。

2.【答案】D

【解析】HIV（艾滋病病毒）的传播方式：血源性传播、无防护性行为、母婴传播。故选D。

3.【答案】A

【A_2型题】

4.【答案】B

【解析】HIV（艾滋病病毒）临床检测主要检测抗HIV病毒表面抗原的抗体。故选B。

5.【答案】D

【解析】抗体的本质是球蛋白，蛋白印记是确认蛋白质组分的试验。故选D。

6.【答案】C

【解析】鸡尾酒疗法，用于HIV感染者晚期治疗，$CD4^+$ T细胞<200个/微升。故选C。

7.【答案】E

【解析】艾滋病晚期$CD4^+$T细胞大量被破坏，导致机体免疫力急剧下降，继而发生各种机会感染、肿瘤等疾病。故选E。

第二十二章　其他病毒

【A_1型题】

1.【答案】C

【解析】狂犬病病毒为嗜神经病毒，外形似子弹状，有包膜，在感染的神经细胞胞质内可见嗜酸性小体（内氏小体），患者神经兴奋性增高——恐水症。人被病犬咬伤后的平均发病率为15%~20%。防治原则：立即清洗伤口、注射高效价抗狂犬病病毒血清、接种疫苗。

2.【答案】B

【B_1型题】

3.【答案】A

【解析】人乳头瘤病毒（HPV）主要感染人的皮肤、黏膜上皮细胞（不产生病毒血症），通过直接接触感染者的病损部位或间接接触病毒污染的物品而传播。低危型HPV6、HPV11致生殖器尖锐湿疣，是常见STD的病原体。高危型HPV16、HPV18等型与宫颈癌密切相关。

4.【答案】D

5.【答案】D

第七篇　医学免疫学

第一章　绪　　论

【A$_1$型题】

1.【答案】A

2.【答案】B

【解析】免疫应答是指免疫系统识别和清除“非己”物质的整个过程，分为固有免疫和适应性免疫。适应性免疫又称获得性免疫。其特点是需要抗原刺激；特异性抗原识别受体，多样性；有免疫记忆性，产生记忆细胞；有耐受性。故选B。

3.【答案】E

4.【答案】B

【解析】免疫监视可以随时发现和清除体内出现的“非己”成分。免疫监视功能低下，可能导致肿瘤的发生和持续性病毒感染。

5.【答案】D

【解析】适应性免疫应答是指体内T淋巴细胞、B淋巴细胞接受非己的物质刺激后，自身活化、增生、分化为效应细胞，产生一系列生物学效应的全过程。故选D。

6.【答案】C

【解析】固有免疫应答是生物在长期进化中逐渐形成的。参与固有免疫的细胞有单核/巨噬细胞、树突状细胞、粒细胞、NK细胞和NKT细胞。故选C。

7.【答案】C

【解析】1957年澳大利亚免疫学家Burnet提出的克隆选择学说，是免疫学发展史中最为重要的理论。Ehrlich提出了抗体产生的侧链学说。Behring与北里柴三郎共同发明了白喉抗毒素，开创了人工被动免疫的历史。Landsteiner是血型血清学的奠基者，发现了ABO、MNP和Rh血型系统。故选C。

8.【答案】E

【解析】免疫系统包括免疫组织、器官、免疫细胞和免疫分子。免疫应答是指免疫系统识别和清除“非己”物质的整个过程。

第二章　抗　　原

【A$_1$型题】

1.【答案】A

2.【答案】A

【解析】表位是抗原分子中决定免疫应答特异性的特殊化学基团，是抗原与T/B细胞抗原受体或抗体特异性结合的最小结构与功能单位。故选A。

3.【答案】D

【解析】抗原具备两个特性，免疫原性和免疫反应性（抗原性）。同时具有免疫原性和免疫反应性的抗原称为完全抗原。

4.【答案】B

5.【答案】D

6.【答案】C

7.【答案】B

【解析】TI-Ag即非胸腺依赖性抗原，其刺激机体产生抗体时无须T细胞的辅助，又称非T细胞依赖性抗原。如细菌脂多糖、肺炎球菌荚膜多糖、聚合鞭毛素。只有B项是该类抗原。故选B。

8.【答案】B

【解析】根据T细胞、B细胞所识别的抗原表位的不同，也可将表位分为T细胞表位和B细胞表位。T细胞表位仅识别由APC加工后与MHC分子结合为复合物并表达于APC表面的线性表位，此表位称为T细胞表位。故选B。

9.【答案】E

【解析】某些抗原物质只需极低浓度即可非特异性激活人体总T细胞库中的2%～20%的T细胞克隆，产生极强的免疫应答，称为超抗原，其实质是一类的多克隆免疫细胞的激活剂。超抗原的化学性质是细菌外毒素、逆转录病毒蛋白；与MHC结合部位是α螺旋外侧；MHC无限制；直接激活大量T细胞；反应细胞是$CD4^+$细胞；参与脓毒症休克、多器官衰竭病理过程。故选E。

10.【答案】E

【解析】TD-Ag为胸腺依赖性抗原，又称T细胞依赖抗原。为大分子蛋白质抗原；诱导体液免疫和细胞免疫；可刺激产生IgM、IgG、IgA；具有免疫记忆。

11.【答案】E

【A$_2$型题】

12.【答案】C

【解析】某些抗原分子中含多个抗原表位，而不同抗原间可能含有相同或相似的抗原表位，称为共同抗原表位。用豚鼠多器官混悬液注射家兔制备的抗体不仅与相应抗原发生反应，还能与绵羊 RBC 发生凝集反应（交叉反应），表明豚鼠器官与绵羊 RBC 间存在共同抗原表位（决定簇）。

13.【答案】D

【B_1 型题】

14.【答案】E

15.【答案】B

16.【答案】D

17.【答案】C

18.【答案】A

19.【答案】B

【解析】变应原是指能诱导机体产生 IgE，引起Ⅰ型超敏反应的抗原物质，故选 B。

20.【答案】C

【解析】耐受原是指诱导机体耐受形成的抗原。同一抗原物质即可是耐受原，也可是免疫原，主要取决于抗原的理化性质、剂量、进入途径、机体遗传背景和生理状态。故选 C。

第三章 免疫器官

【A_1 型题】

1.【答案】D

【解析】胸腺是 T 细胞分化、发育、成熟的场所。若胸腺发育不全或缺失，则导致 T 细胞缺乏和细胞免疫功能缺陷。故选 D。

2.【答案】B

【解析】淋巴结是外周免疫器官，是淋巴细胞接受抗原刺激、发生适应性免疫应答的主要部位。

【B_1 型题】

3.【答案】A

4.【答案】D

5.【答案】D

第四章 免疫细胞

【A_1 型题】

1.【答案】A

【解析】Th2 主要分泌细胞因子 IL-4、IL-5、IL-20、IL-13。但不包括 IL-2。故选 A。

2.【答案】A

【解析】mIg 为膜表面免疫球蛋白，是 B 细胞的特征性表面标志。故选 A。

3.【答案】C

4.【答案】D

5.【答案】C

6.【答案】E

7.【答案】E

【解析】NK 细胞来源于骨髓淋巴样干细胞，其分化、发育依赖于骨髓微环境，主要分布于骨髓、肝脏、外周血、脾脏、肺和淋巴结。人的 NK 细胞表面具有 TCR^-、mIg^-、$CD56^+$、$CD16^+$。

8.【答案】E

【解析】T 细胞表面受体有 Fc 受体、补体受体 CR1、丝裂原受体、抗原受体、E 受体及 CKR。

9.【答案】D

【解析】成熟 DC 细胞高表达 MHCⅡ类分子和共刺激分子，可有效地提呈抗原、激活初始 T 细胞启动适应性免疫应答。故选 D。

10.【答案】E

【解析】B 细胞通过产生抗体介导体液免疫应答，抗体具有中和作用、激活补体、调理作用、ADCC、参与Ⅰ型超敏反应等。

11.【答案】C

12.【答案】D

【解析】细胞毒性 T 细胞即 CTL，可特异性识别内源性抗原肽-MHCⅠ类分子复合物，进而杀伤靶细胞。故选 D。

13.【答案】B

【解析】共刺激分子是为 T 细胞完全活化提供共刺激信号的细胞表面分子及其配基。CD28 属于 T 细胞表面共刺激分子，为免疫球蛋白超家族成员，CD28 在 T 细胞活化中发挥重要作用：诱导 T 细胞表达抗细胞凋亡蛋白，防止细胞凋亡；刺激 T 细胞合成IL-2等细胞因子，促进 T 细胞增生和分化。故选 B。

14.【答案】E

【解析】APC 细胞为抗原提呈细胞，是能够加工抗原并以抗原肽-MHC 分子复合物的形式将抗原提呈给 T 细胞，在机体的免疫识别、免疫应答与免疫调节中起重要作用。提呈包括树突状细胞、单核巨噬细胞和 B 细胞（专职 APC）及内皮细胞、上皮细胞、成纤维细胞等（非专职 APC）。该类细胞不包括粒细胞。故选 E。

15.【答案】C

16.【答案】C

【解析】巨噬细胞参与固有免

疫应答，局部巨噬细胞活化后产生趋化和促炎细胞因子，吸引中性粒细胞进入感染部位对病原体产生吞噬杀伤作用。故选C。

17.【答案】E

【解析】巨噬细胞是组织中的吞噬细胞。其表面的受体有识别受体、调理受体（IgG Fc、C3bR）和细胞因子受体。但不表达mIg，mIg为膜表面免疫球蛋白，是B细胞的特征性表面标志。故选E。

18.【答案】A

19.【答案】C

【解析】NK细胞即自然杀伤细胞。具有ADCC效应；NK细胞不表达特异性抗原识别受体；可识别MHC Ⅰ类和非MHC Ⅰ类分子配体（MHC无限制性）；不能产生抗体；不分泌IL-10。故选C。

20.【答案】A

【解析】NK细胞不能杀伤自身正常细胞，但发生病毒感染或细胞癌变时，其细胞表面MHC Ⅰ类分子缺失或下调表达，而可被NK细胞识别的非MHC Ⅰ类分子上调表达，则NK细胞通过释放穿孔素、颗粒酶、TNF-α和表达FasL杀伤病毒感染和肿瘤细胞。

21.【答案】C

【解析】抗体是免疫系统在抗原刺激下，由B淋巴细胞或记忆B细胞增生分化成的浆细胞所产生的、可与相应抗原发生特异性结合的免疫球蛋白。故选C。

22.【答案】E

23.【答案】B

【解析】TAP为内质网膜上的抗原加工相关转运物，为异二聚体；主动转运抗原肽进入内质网；参与内源性抗原的提呈。故选B。

24.【答案】E

【解析】共受体能促进BCR对抗原的识别及B细胞的活化。B细胞表面的CD19与CD21及CD81非共价相联，形成B细胞的多分子共受体，能增强BCR与抗原结合的稳定性并与Igα/Igβ共同传递B细胞获得的第一信号。在复合物中，CD2可结合C3d，形成CD21-C3d-抗原-BCR复合物，发挥B细胞共受体作用，CD19传递活化信号。CD21也是EB病毒受体，与EB病毒选择性感染B细胞有关。故选E。

25.【答案】C

26.【答案】C

【解析】脂类抗原可结合APC表面的CD1分子而被提呈。CD1分子属于MHC Ⅰ类分子；有CD1a~e 5个成员；主要将脂类抗原提呈给NKT细胞以参与固有免疫应答。故选C。

【B_1型题】

27.【答案】E

28.【答案】C

29.【答案】A

30.【答案】B

31.【答案】E

32.【答案】B

33.【答案】D

34.【答案】A

第五章 免疫球蛋白

【A_1型题】

1.【答案】C

【解析】抗体的基本结构是由两条完全相同的重链和两条完全相同的轻链通过二硫键连接的Y型单体。故选C。

2.【答案】D

3.【答案】A

【解析】IgG的作用有激活补体，调理作用，ADCC作用，可通过胎盘，不是分泌液中的保护性抗体（分泌型IgA是），不介导超敏反应。故选A。

4.【答案】A

5.【答案】E

【解析】抗体的作用有识别抗原（中和作用），激活补体，结合Fc受体（调理作用、介导抗体依赖的细胞毒作用ADCC、介导Ⅰ型超敏反应）。故选E。

6.【答案】D

【解析】抗体是免疫系统在可以刺激下由B细胞或记忆B细胞增生分化成的浆细胞所产生的，可与相应抗原发生特异性结合的免疫球蛋白。免疫球蛋白是具有抗体活性或化学结构域抗体相似的球蛋白。故选D。

7.【答案】E

8.【答案】D

9.【答案】A

【解析】Fab由VL，CL和VH，CH_1结构域组成。故选A。

10.【答案】C

【解析】IgE是一类亲细胞抗体，其CH_2和CH_3结构域可与肥大细胞、嗜碱性粒细胞上的高亲和力FcεRⅠ结合，介导Ⅰ型超敏反应。故选C

11.【答案】E

【解析】IgG，IgA，IgD重链C区有CH_1，CH_2，CH_3三个结构域，而IgM和IgE则有CH_1，CH_2，CH_3，CH_4四个结构域。故选E。

12.【答案】A

【解析】重链和轻链的可变区分别为VH与VL，为与抗原结合部位。故选A。

13.【答案】D

14.【答案】D

【解析】IgG是唯一能够通过胎盘的免疫球蛋白。胎盘滋养层细胞表达 IgG 的输送蛋白（新生 Fc 段受体），IgG 与其结合，从而转移到滋养层细胞内，并主动进入胎儿血液循环中。故选 D。

15.【答案】B

16.【答案】B

17.【答案】D

18.【答案】E

【解析】IgG 是血清中含量最高的抗体。其重链的恒定区有 CH_1，CH_2，CH_3 三个结构域，没有 CH_4 结构域。故选 E。

19.【答案】D

20.【答案】B

【解析】单克隆抗体是人工制备的抗体，是由单一杂交瘤细胞产生，针对单一抗原表位的特异性抗体。特点是结构均一，纯度高，特异性强，少或无血清交叉反应，制备成本低。故选 B。

21.【答案】B

【B_1 型题】

22.【答案】A

23.【答案】E

24.【答案】C

25.【答案】A

【解析】IgG 是唯一通过胎盘的抗体，在新生儿抗感染免疫中起重要作用，故选 A。

26.【答案】E

【解析】IgE 是正常人血清中含量最少的抗体，故选 E。

27.【答案】A

【解析】IgG 是体内含量最多的抗体，约占血清总抗体量的 75%～80%，故选 A。

第六章　补体系统

【A_1 型题】

1.【答案】C

2.【答案】D

【解析】补体替代激活途径不依赖抗体，由微生物或外源异物直接激活 C3，在 B 因子、D 因子和备解素参与下，形成 C3 转化酶和 C5 转化酶，启动级联酶促反应过程。激活物有细菌、内毒素、酵母多糖、葡聚糖、LPS 等。故选 D。

3.【答案】C

【解析】补体是一类具有精密调控机制的蛋白质反应系统；体内多种组织能合成补体蛋白（糖蛋白），如肝细胞、单核/巨噬细胞、内皮细胞、肠道上皮细胞、肾小球细胞等；对热不稳定；C3 是血浆中浓度最高的补体成分，C2 浓度最低；补体具有调理吞噬、溶解细胞、介导炎症、调节免疫应答和清除免疫复合物等功能。故选 C。

4.【答案】C

5.【答案】E

【解析】经典途径是指激活物与 C1q 结合，顺序激活 C1r、C1s、C4、C2 和 C3，形成 C3 转化酶与 C5 转化酶的级联酶促反应过程。替代途径是指不依赖抗体，由微生物或外源异物直接激活 C3，在 B 因子、D 因子和备解素参与下，形成 C3 转化酶和 C5 转化酶，启动级联酶促反应过程。故选 E。

6.【答案】D

7.【答案】D

【解析】MBL 又称凝集素途径，是指血浆中甘露醇结合凝集素或纤维胶原素等直接识别病原体表面糖结构，依次活化 MBL 相关丝氨酸蛋白酶、C4、C2、C3，形成与经典途径中相同的 C3 转化酶与 C5 转化酶的级联酶促反应过程。故选 D。

8.【答案】E

【解析】补体的作用有细胞毒作用（在靶细胞表面形成攻膜复合物 MAC，导致细胞溶破）、调理作用、炎症介质作用和清除免疫复合物。故选 E。

【B_1 型题】

9.【答案】C

【解析】旁路途径中，备解素 P 与 C3b、Bb 结合，可稳定 C3 转化酶，防止其被降解，故选 C。

10.【答案】B

【解析】在经典途径中的激活物是与抗原结合的 IgG、IgM 分子，人类不同抗体活化 C1q 能力为 IgM>IgG3，IgG4 没有激活经典途径的能力，故选 B。

11.【答案】D

【解析】凝集素（MBL）或纤维胶原素能与甘露糖残基结合，启动 MBL 途径，故选 D。

12.【答案】A

【解析】S 蛋白属于补体调节蛋白，能够抑制攻膜复合物 MAC 形成，故选 A。

13.【答案】E

【解析】DAF 为衰变加速因子抑制经典途径和旁路途径的 C3 转化酶、C5 转化酶形成和活性，故选 E。

第七章 细胞因子

【A_1 型题】

1.【答案】C

【解析】IL-4可促进IgE合成，IL-5，IL-6可协同IL-4促进IgE产生。故选C。

2.【答案】B

【解析】细菌感染时，可刺激感染部位的巨噬细胞释放IL-1。

3.【答案】B

【解析】细胞因子是由免疫细胞及组织细胞分泌的在细胞间发挥相互调控作用的一类小分子可溶性多肽蛋白，通过结合相应受体调节细胞生长分化和效应，调控免疫应答。细胞因子分为白细胞介素、集落刺激因子、干扰素、肿瘤坏死因子家族、生长因子、趋化因子。故选B。

4.【答案】B

5.【答案】D

【解析】IL-1可诱导NK细胞杀伤活性，无抑制NK细胞作用，故选D。

6.【答案】D

【解析】IL-8是典型CXC亚家族的趋化因子，CXCL8可趋化中性粒细胞到达炎症部位。故选D。

7.【答案】B

【解析】TNF-α由活化的单核/巨噬细胞产生，功能为调节免疫应答、杀伤靶细胞和诱导细胞凋亡。

8.【答案】A

【解析】IL-1由巨噬细胞产生，故选A。

9.【答案】A

【解析】INF-α的适应证有白血病、乙肝、恶性肿瘤、AIDS、卡波西肉瘤。故选A。

【B_1 型题】

10.【答案】A

【解析】IL-1是由巨噬细胞产生的、能够活化T细胞的细胞因子，故选A。

11.【答案】B

【解析】IL-2是由T细胞产生的，能活化T细胞、B细胞和巨噬细胞，故选B。

12.【答案】C

【解析】IL-8是CXC亚家族的趋化因子，对中性粒细胞有趋化作用，故选C。

第八章 主要组织相容性复合体

【A_1 型题】

1.【答案】C

【解析】MHC为主要组织相容性复合物，是一组决定移植组织是否相容、与免疫应答密切相关、紧密连锁的基因群。人类MHC称为人类白细胞抗原（HLA）基因复合体，位于人第6号染色体短臂6p21.31。故选C。

2.【答案】B

【解析】人类MHC产物HLA Ⅱ类分子由HLA Ⅱ类基因编码，由DP、DQ和DR三个亚区组成，每个亚区又包括A和B功能基因座位，分别编码α链和β链组成；该类分子仅表达于专职性抗原提呈细胞（B细胞、巨噬细胞、树突状细胞）、胸腺上皮细胞和活化T细胞等；其作用的识别和提呈外源性抗原肽，与辅助性受体CD4结合，对Th的识别起限制作用。故选B。

3.【答案】B

【解析】HLA Ⅰ类基因仅编码类分子异二聚体的重链，其轻链（$β_2$ 微球蛋白，$β_2m$）由第15号染色体上的基因编码。故选B。

4.【答案】B

【解析】ALA类抗原分布于所有的有核细胞表面。成熟红细胞没有细胞核。故选B。

5.【答案】B

【解析】人类MHC的遗传特点是HLA的多态性（群体中单个基因座位存在两个以上不同等位基因）；单体型（同一染色体上紧密连锁的MHC等位基因的组合），等位基因的非随机表达，即不同人种中优势表达等位基因及其组成单体型可以不同；连锁不平衡（分属两个或两个以上基因座位的等位基因同时出现在一条染色体上的概率高于随机出现的概率）。

6.【答案】A

【解析】MHC限制性是指T细胞以其TCR对抗原肽和自身MHC分子进行双重识别，即T细胞只能识别自身MHC分子提呈的抗原肽。Ⅰ类分子识别和提呈内源性抗原肽，与辅助受体CD8结合，对CTL的识别起限制作用。

7.【答案】C

【解析】带有某些特定HLA等位基因或单体型个体易患某一疾病（阳性关联）或对该疾病有较强抵抗力（阴性关联）称为HLA和疾病的关联。强直性脊柱炎患者HLA-B27抗原阳性率58%~97%，健康人仅为1%~8%，即带有B27等位基因的个体易患强直性脊柱炎。故选C。

第九章 免疫应答

【A_1型题】

1.【答案】E

【解析】IgE是亲细胞抗体，其CH_2、CH_3可与肥大细胞、嗜碱性粒细胞上的高亲和力FcεRI结合。引起Ⅰ型超敏反应。故选E。

2.【答案】B

【解析】协助辅助活化B细胞的分子是CD40/CD40L。故选B。

3.【答案】B

【解析】Th1细胞分泌TNF+IFN-γ+IL-2可引起细胞浸润。

4.【答案】D

【解析】初次免疫应答中最早出现的抗体是IgM，是机体抗感染的先头兵，也是个体发育过程中最早合成和分泌的抗体。故选D。

5.【答案】B

【解析】TCR为T细胞抗原识别受体，T细胞通过TCR识别抗原。TCR分子通过盐桥与CD3分子连接，形成TCR-CD3复合体，CD3分子的功能是转导TCR识别抗体所产生的活化信号。故选B。

6.【答案】B

【解析】APC将MHCⅡ类分子提呈给T细胞，TCR特异性识别结合在MHC分子中的抗原肽，导致CD3与共受体（CD4或CD8）相互作用，激活酪氨酸蛋白激酶，使CD3磷酸化，最终通过结合转录因子，使T细胞初步活化，这是T细胞活化的第一信号。故选B。

7.【答案】A

【解析】CTL抗感染的细菌是细胞内寄生细菌、病毒及真菌或寄生虫。如布氏杆菌。故选A。

8.【答案】C

9.【答案】E

【解析】$CD8^+$T细胞活化需要与APC间黏附分子和协同刺激分子的作用。故选E。

10.【答案】D

【解析】ADCC为抗体依赖的细胞介导的细胞毒作用。属于体液免疫。故选D。

11.【答案】E

【解析】Toll受体表达于细胞膜上，TLR9是识别细菌或病毒非甲基化CpG DNA。故选E。

12.【答案】B

【解析】再次应答产生的主要抗体是IgG，在体内分布广，是机体抗感染的主力军。在血清和细胞外液中含量最高的抗体。

13.【答案】C

【解析】固有免疫应答特点：细胞不表达特异性抗原识别抗体，可通过趋化募集发生免疫效应；不是通过克隆扩增、分化为效应细胞后产生免疫效应；通过产生不同细胞因子影响适应性免疫应答类型；固有免疫细胞寿命短，不产生免疫记忆细胞，不会发生再次应答。故选C。

14.【答案】A

【解析】Th1细胞的主要效应是通过分泌细胞因子增强细胞介导的抗感染免疫，特别是抗胞内病原体感染，如Th1细胞分泌的INF-γ活化巨噬细胞，增强其杀伤已吞噬的病原体的能力。故选A。

15.【答案】D

【解析】B1细胞主要产生低亲和力的IgM，参与固有免疫，主要定居于腹膜腔和肠道黏膜固有层，对碳水化合物产生较强的应答，在无外界刺激情况下，能自发分泌针对微生物脂多糖和某些自身抗原的IgM，不产生免疫记忆。

16.【答案】A

【解析】B细胞活化过程的第一信号又称抗原刺激信号。故选A，即BCR识别抗原（Ag）。

17.【答案】C

【解析】内源性抗原是指提呈细胞内新合成的抗原，如病毒感染细胞合成病毒蛋白、肿瘤细胞内合成的肿瘤抗原。故选C。

18.【答案】A

【解析】$CD8^+$T细胞识别抗原肽-MHCⅠ类分子复合物，为细胞活化的第一信号。故选A。

19.【答案】E

【B_1型题】

20.【答案】A

【解析】非胸腺依赖抗原TI-Ag可特异性激活多克隆B细胞，刺激成熟B细胞产生免疫应答，故选A。

21.【答案】E

【解析】CTL细胞具有杀伤作用，故选E。

22.【答案】B

【解析】NK细胞介导ADCC效应，故选B。

23.【答案】C

【解析】绝大多数胸腺依赖抗原TD-Ag刺激B细胞产生抗体时，必须依赖T细胞的辅助，故选C。

24.【答案】E

25.【答案】B

26.【答案】A

27.【答案】D

第十章　黏膜免疫

【A_1 型题】

1.【答案】C

2.【答案】D

【解析】M 细胞是一种特化的抗原转运细胞，无微绒毛，不能分泌消化酶和黏液，M 细胞基底膜向细胞内凹陷形成口袋，内有 T 细胞、B 细胞、巨噬细胞和树突状细胞，由 APC 将抗原提呈给淋巴细胞，通过吸附、胞饮和内吞方式摄取肠腔内抗原异物。故选 D。

3.【答案】B

4.【答案】A

【解析】随血流而来的 T 细胞穿过高内皮微静脉，分别进入淋巴结皮质区，再迁移至髓窦，经输出淋巴管汇入胸导管，最终经左锁骨下静脉返回血液循环，参与淋巴细胞再循环。故选 A。

5.【答案】D

【解析】黏膜相关淋巴组织又称黏膜免疫系统，主要指呼吸道、胃肠道（M 细胞）及泌尿生殖道黏膜固有层和上皮细胞下散在的淋巴组织，以及有生发中心的淋巴组织，如扁桃体、小肠派氏集合淋巴结及阑尾，是发生黏膜免疫应答的主要部位。故选 D。

6.【答案】D

【解析】MALT 中的 B 细胞产生分泌型 IgA。故选 D。

【B_1 型题】

7.【答案】A

【解析】sIgA 分泌型 IgA 是外分泌液中的主要抗体，是黏膜局部抗感染的关键因素，阻止病原体黏附到细胞表面，也有中和毒素作用，故选 A。

8.【答案】B

【解析】IgG 血清和细胞外液中含量最高的抗体，也是再次免疫应答产生的主要抗体，亲和力高，分布广泛，是机体抗感染的主力军，故选 B。

9.【答案】A

【解析】口服抗原，可在肠道黏膜局部诱导特异性免疫应答，B 细胞产生分泌型 IgA，同时，却能够抑制全身性应答，故选 A。

10.【答案】A

11.【答案】B

第十一章　抗感染免疫

【A_1 型题】

1.【答案】D

【解析】免疫球蛋白（Ig）是在抗原刺激下，由 B 细胞或记忆 B 细胞增生分化成浆细胞所产生的、可与相应抗原发生特异性结合的物质。故选 D。

2.【答案】C

【解析】DTH 即迟发型超敏反应，不属于体液免疫。故选 C。

3.【答案】A

【解析】迟发型超敏反应是 T 细胞介导的免疫应答，与抗体和补体无关。T 细胞活化后释放的 IFN-γ 可使巨噬细胞活化，进一步释放促炎症细胞因子 IL-1 和 IL-6，加重炎症反应。故选 A。

4.【答案】D

【解析】NK 细胞来源于骨髓淋巴样干细胞。NK 细胞不表达特异性抗原识别受体，而是通过表面活化性受体和抑制性受体对自身与非己成分进行识别并直接杀伤肿瘤和病毒感染的靶细胞。

5.【答案】E

【解析】抗体的功能是识别抗原、激活补体、结合 Fc 受体、穿过胎盘屏障和黏膜。故抗体不能直接杀死病原菌。故选 E。

6.【答案】A

【解析】内源性抗原提呈相关分子是 MHC Ⅰ类分子。故选 A。

7.【答案】A

【解析】抗原提呈细胞是能够加工抗原并以抗原肽-MHC 分子复合物形式将抗原提呈给 T 细胞的一类细胞，在机体免疫识别、免疫应答和免疫调节中起重要作用。

8.【答案】B

【解析】外源性抗原提呈分子是 MHC Ⅱ类分子。故选 B。

9.【答案】E

【解析】巨噬细胞为吞噬细胞，其作用有杀伤、清除病原体、杀伤胞内寄生菌和肿瘤细胞、参与炎症反应、加工提呈抗原，启动适应性免疫应答、免疫调节作用。故选 E。

10.【答案】B

11.【答案】D

【解析】TAP 只参与内源性抗原提呈。故选 D。

12.【答案】D

13.【答案】D

14.【答案】C

【解析】类毒素是指具有免疫原性，无毒性的物质。故选 C。

15.【答案】C

【解析】CTL 为细胞毒性 T 细胞。它是随血液循环到达特异性抗原部位发挥效应功能的细胞。

【B_1型题】

16.【答案】D

【解析】巨噬细胞具有非特异性吞噬杀伤和抗原提呈作用，并且可以清除循环中的免疫复合物。

17.【答案】C

【解析】NK细胞来源于骨髓样淋巴细胞，故选C。

18.【答案】A

【解析】中性粒细胞在急性炎症中起关键作用，故选A。

19.【答案】E

【解析】嗜碱性粒细胞可引起急性超敏反应，故选E。

20.【答案】D

第十二章 超敏反应

【A_1型题】

1.【答案】D

【解析】Ⅰ型超敏反应特点是由IgE介导的。故选D。

2.【答案】B

【解析】免疫复合物型超敏反应即Ⅲ型超敏反应，有关疾病有Arthus反应、类Arthus反应、血清病、链球菌感染后肾小球肾炎。

3.【答案】A

【解析】Ⅳ型超敏反应是由T细胞介导的免疫应答，与抗体和补体无关。故选A。

4.【答案】D

【解析】参与Ⅰ型超敏反应的细胞有肥大细胞、嗜碱性粒细胞、嗜酸性粒细胞。中性粒细胞不参与此反应。故选D。

5.【答案】E

【解析】嗜碱性粒细胞胞质中的颗粒含有多种生物活性物质，如组胺、过敏性慢反应物质和嗜酸性粒细胞趋化因子A等，从而引起哮喘反应。

6.【答案】E

【解析】超敏反应是机体受到某些抗原刺激时，出现生理功能紊乱或组织细胞损伤等异常的适应性免疫应答。故选E。

7.【答案】C

【解析】Ⅱ型超敏反应又称为溶细胞型或细胞毒型超敏反应，特点是由IgG或IgM类抗体与靶细胞表面相应抗原结合后，在补体、吞噬细胞和NK细胞参与下，引起的以细胞溶解或组织损伤为主要病理性免疫反应。常见疾病有输血反应、新生儿溶血症、自身免疫性溶血性贫血、药物过敏性白细胞减少症（溶血性贫血、粒细胞减少症或血小板减少性紫癜）、肺出血-肾炎综合征。

8.【答案】A

9.【答案】B

【解析】属于Ⅰ型超敏反应的疾病有药物和血清过敏性休克、呼吸道过敏反应（过敏性鼻炎、过敏性哮喘）、消化道过敏反应、皮肤过敏反应（荨麻疹、血管神经性水肿）。故选B。

10.【答案】C

【解析】Ⅲ型超敏反应又称免疫复合物型或血管炎型超敏反应，是由抗原和抗体形成中等大小的可溶性免疫复合物沉积于局部或全身多处毛细血管基膜后，激活补体，并在中性粒细胞、血小板、嗜碱性粒细胞等效应细胞参与下，引起以充血、水肿、局部坏死和中性粒细胞浸润为主要特征的炎症反应和组织损伤。故选C。

11.【答案】D

【解析】IgE为亲细胞抗体，它可在不结合抗原的情况下，通过Fc段与肥大细胞或嗜碱性粒细胞表面的高亲和力IgE Fc受体（FcεRⅠ）结合，而使机体处于致敏状态。故选D。

12.【答案】C

【解析】Ⅲ型超敏反应的启动是由抗原抗体结合形成免疫复合物。该复合物沉积于毛细血管基膜，激活补体，引起组织损伤和炎症反应。故选C。

13.【答案】E

【解析】参与Ⅰ型超敏反应的炎症介质有PGD_2，LTs，PAF，细胞因子IL-1，TNF-α。故选E。

14.【答案】B

【解析】嗜酸性粒细胞释放组胺酶和芳基硫酸酯酶，可以灭活肥大细胞释放的组胺和LT，对Ⅰ型超敏反应起到抑制作用。

15.【答案】D

【解析】引起支气管哮喘的免疫球蛋白是IgE。故选D。

16.【答案】B

【解析】Ⅲ型超敏反应常见疾病有Arthus反应、类Arthus反应、血清病、链球菌感染后肾小球肾炎。故选B。

17.【答案】A

18.【答案】A

【解析】LTs（包括白三烯）是引起迟发型反应的主要介质，可使支气管平滑肌强烈持久收缩，使支气管毛细血管扩张，黏膜腺体分泌增加，诱发哮喘。故选A。

19.【答案】A

20.【答案】C

【A_2型题】

21.【答案】C

【解析】能够刺激支气管平滑肌收缩，使毛细血管通透性增强、促进内分泌的作用是LTs（白三烯）。故选C。

22.【答案】E

【解析】青霉素引起的过敏性休克是由于支气管平滑肌收缩、腺体分泌增加、毛细血管扩张、血管通透性增加共同引起的。

23.【答案】D

【解析】对异种血清过敏时，可采用异种血清脱敏疗法，即采用小剂量、短间隔、多次注射抗毒素血清的方法进行脱敏治疗。

24.【答案】D

【解析】导致肠道维生素 B_{12} 吸收障碍所引起的贫血为恶性贫血。故选 D。

25.【答案】B

【解析】类 Arthus 反应出现在胰岛素依赖型糖尿病患者反复注射胰岛素后，可刺激机体产生相应 IgG1 类抗体，若再次注射，在局部出现红肿、出血和坏死等炎症反应。故选 B。

第十三章 自身免疫和自身免疫性疾病

【A_1 型题】

1.【答案】A

【解析】自身免疫病是在某些内因和外因诱发下，自身免疫耐受状态被打破，持续迁延的自身免疫对自身抗原产生异常的免疫应答，造成自身细胞破坏、组织损伤或功能异常，导致的临床病症。其基本特征有患者体内可检测到高价的自身抗体和/或自身反应性 T 细胞，这是本病的最重要特征。其他特征还有，自身抗体和/或自身反应性 T 细胞介导对自身细胞或自身成分的免疫应答造成损伤或功能障碍；病情转归与自身免疫应答强度相关；应用免疫抑制剂治疗有效；病变组织中有 Ig 沉积或淋巴细胞浸润；通过血清或淋巴细胞可以被动转移疾病。故选 A。

2.【答案】E

【解析】自身免疫病分为器官特异性自身免疫病和全身性自身免疫病。器官特异性自身免疫病是指患者的病变一般局限于某一特定的器官，由针对特定器官的靶抗原的自身免疫反应引起。如弥漫性甲状腺肿（甲亢）。其他选项均为全身性自身免疫病。

3.【答案】B

【解析】器官非特异性自身免疫病为全身性自身免疫病，类风湿关节炎为全身性自身免疫病，而重症肌无力、1 型糖尿病、甲亢和桥本甲状腺炎均为器官特异性自身免疫病。故选 B。

4.【答案】A

【解析】Graves 病是由血清中针对促甲状腺素受体的自身抗体（IgG）所引起的、以甲状腺功能亢进为特征的自身免疫病。

5.【答案】B

【解析】分子模拟是指有些微生物与人体细胞或细胞外成分相同或相似的抗原表位，在感染人体后激发针对微生物抗原的免疫应答，也能攻击含有相同或类似表位的人体细胞或细胞外成分。A 型溶血性链球菌细胞壁 M 蛋白与人心肌间质和心瓣膜有相似表位，该菌感染刺激产生特异性抗体，可与心脏组织的相似表位发生交叉反应，引发风湿性心脏病。

6.【答案】D

【解析】在免疫耐受状态下，一定量的自身反应性 T 细胞和自身抗体普遍存在于所有个体的外周免疫系统中，有利于协助清除衰老变性的自身成分，对维持免疫系统的自身免疫稳定具有重要意义。当免疫自稳功能损害后，就会出现自身免疫病。故选 D。

7.【答案】D

【解析】抗原性发生变化的自身 IgG 可刺激机体产生针对 IgG 的 IgM 类自身抗体，称为类风湿因子。类风湿因子和变性的自身 IgG 形成免疫复合物引发包括类风湿关节炎等多种自身免疫病。

【B_1 型题】

8.【答案】A

【解析】慢性甲状腺炎是机体甲状腺球蛋白和过氧化物酶成为自身抗体而引发的甲状腺功能减退，故选 A。

9.【答案】C

【解析】系统性红斑狼疮 SLE 是由多种抗 DNA 和抗组蛋白的自身抗体与相应抗原形成大量的免疫复合物沉积在皮肤、肾小球、关节、脑等部位的小血管壁，激活补体，造成这种细胞损伤所引起的全身性自身免疫病。故选 C。

10.【答案】B

【解析】与系统性红斑狼疮病情相关的抗体是抗 DNA 和抗组蛋白抗体，故选 B。

11.【答案】D

【解析】与血栓形成、血小板减少及流产相关的抗体是抗心磷脂抗体。故选 D。

第十四章 肿瘤免疫

【A_1型题】

1.【答案】B

2.【答案】A

【解析】适应性免疫效应细胞包括 $CD8^+$ CTL、$CD4^+$ Th，固有免疫细胞包括 NK 细胞、巨噬细胞和 γδT 细胞、NKT 细胞等参与机体的抗肿瘤作用。其中，$CD8^+$ CTL 属于特异性杀肿瘤细胞。其他选项中的细胞均属于非特异性杀肿瘤细胞。故选 A。

3.【答案】E

【解析】肿瘤抗原有肿瘤特异性抗原 TSA，即肿瘤细胞特有而不存在于正常细胞的一类抗原；肿瘤相关抗原 TAA，是肿瘤细胞和正常细胞均表达的抗原，只有表达量的差异无严格肿瘤特异性，癌胚抗原、组织特异性分化抗原和过量表达抗原属于此类抗原。TSA 是肿瘤免疫诊断和治疗的有效靶点。故选 E。

4.【答案】B

【解析】物理、化学等因素诱导基因突变，此类肿瘤抗原是细胞癌变过程中新合成的蛋白质分子，其特异性强，但抗原性弱，机体可产生一定程度的特异性免疫应答。故选 B。

5.【答案】C

【解析】癌胚抗原是指在胚胎发育阶段由胚胎组织产生的正常成分，出生后消失，而癌变后又重新合成而大量产生的抗原。结肠癌细胞表达 CEA 其含量升高可作为肿瘤诊断、复发和预后判断的辅助性指标。故选 C。血清中甲胎蛋白 AFP 水平（但不是 AFP 抗体水平）升高对原发性肝癌有诊断意义。

6.【答案】C

【解析】NK 细胞抗肿瘤的作用是 ADCC、Fas/FasL 途径、穿孔素-颗粒酶途径和通过黏附分子结合靶细胞，再释放 TNF 等细胞因子杀伤靶细胞。故选 C。

7.【答案】C

【解析】肿瘤细胞通过自身改变适应机体内环境，不仅不能诱导机体产生有效免疫应答反应而且能够抵抗免疫系统的清除。其机制有肿瘤细胞抗原缺失和抗原调变；MHC Ⅰ类分子表达低下；共刺激信号异常；表达或分泌免疫抑制分子；抗凋亡作用；表达 FasL 和抑制性分子；主动诱导荷瘤机体产生 Treg 和髓源性抑制细胞抑制机体免疫应答。故选 C。

8.【答案】B

【解析】机体抗肿瘤的主要免疫效应是以免疫效应细胞包括 T 细胞介导的特异性抗肿瘤免疫和固有免疫细胞抗肿瘤免疫。由于肿瘤抗原的免疫原性弱，抗体不是肿瘤免疫的重要效应因素。只有活化的巨噬细胞才能杀伤肿瘤细胞；诊断肿瘤主要依赖肿瘤相关抗原，如 AFP，CEA 等；临床使用细胞因子治疗属于被动免疫治疗。故选 B。

9.【答案】C

【解析】肿瘤过继免疫疗法是将肿瘤浸润淋巴细胞（TIL）过继输入荷瘤宿主体内，具有一定的抗肿瘤效果。故选 C。

10.【答案】D

【解析】肿瘤治疗包括主动免疫治疗、非特异性免疫治疗、抗肿瘤导向治疗和过继免疫治疗。故选 D，血浆置换不属于肿瘤治疗。

【B_1型题】

11.【答案】C

12.【答案】A

13.【答案】D

14.【答案】B

15.【答案】C

【解析】病毒感染与某些肿瘤发生有密切关系，其中，原发性肝癌与乙型肝炎病毒感染相关。B 淋巴细胞瘤与 EBV 相关。T 淋巴细胞白血病与人嗜 T 淋巴细胞病毒有关。子宫颈癌与人乳头瘤病毒感染有关。

16.【答案】A

17.【答案】E

18.【答案】B

第八篇　药　理　学

第一章　总　　论

【A_1 型题】

1.【答案】E

【解析】药物的毒性反应是指在剂量过大或药物在体内蓄积过多时发生的危害性反应，一般比较严重。毒性反应一般是可以预知的，应该避免发生。故本题答案为E。

2.【答案】E

【解析】药物的不良反应包括：副反应、毒性反应、后遗效应、停药反应、超敏反应、特异质反应。故选E。

3.【答案】B

【解析】临床上，大多数药物治疗是采用多次给药，其体内药物总量随着不断给药而逐步增多，直至达到稳态浓度。药物达到稳态浓度的时间仅取决于药物的清除半衰期，而药物清除半衰期是血浆药物浓度下降一半所需要的时间，其长短可反映体内药物清除速度。因此用药的间隔时间主要取决于药物的清除速度。相反药物的灭活速度和消除速度决定其作用持续时间。故选B。

4.【答案】A

【解析】药物的副反应是指由于药物的选择性低，药理效应涉及多个器官，当某一效应用作治疗目的时，其他效应就成为副反应。副反应是在治疗剂量下发生的，是药物本身固有的作用，多数较轻微，可以预料。故选A。

5.【答案】D

【解析】凡与用药目的无关、并为患者带来不适或痛苦的反应统称为不良反应。不良反应是药物固有的效应，一般情况下是可以预知的，但不一定能够避免。少数严重不良反应较难恢复。不良反应包括：副反应、毒性反应、后遗效应、停药反应、超敏反应和特异质反应。故选D。

6.【答案】E

【解析】药物生物利用度是指药物经血管外途径给药后吸收进入全身血液循环（体循环）的相对量和速度。故选E。

7.【答案】D

【解析】药物自用药部位进入血液循环的过程称为吸收。血管外给药途径均存在吸收过程。不同给药途径具有不同的吸收过程。如口服给药，其从胃肠道吸收入门静脉到达全身血液循环之前先经过肝脏代谢，如果肝脏代谢能力很强或由胆汁排泄量大，使得进入血液循环的有效药物量明显减少，这种作用称为首过消除。首过消除高时，机体可利用的有效药物量少，即生物利用度低。故选D。

8.【答案】C

【解析】口服给药后，从胃肠道吸收进入门静脉系统后先通过肝脏代谢，如果肝脏代谢能力很强或由胆汁排泄量大，进入全身血液循环内的有效药物量明显减少，这种作用称为首过消除。硝酸甘油口服后进入体循环的药量约为10%，说明该药物的首关消除明显。故选C。

9.【答案】E

【解析】舌下给药由颊黏膜吸收，直接进入全身循环，没有首关消除作用。吸入给药时药物吸收不经过胃肠道，直接吸入肺泡，肺泡面积很大，肺血流量丰富。药物直接进入血液循环。也没有首关消除作用。静脉给药时药物避开了吸收屏障直接进入血液循环，没有吸收过程，即没有首关消除作用。皮下给药后，药物也主要经过局部毛细血管而进入血液循环，没有首关消除作用。只有口服给药后，药物从胃肠道吸收入门静脉后，先进入肝脏代谢。因而，其进入血液循环的量会减少。故选E。

10.【答案】D

【解析】脑组织内的毛细血管内皮细胞紧密相连，内皮细胞之间无间隙，且毛细血管外表面几乎均为星形胶质细胞包围，这种特殊结构形成了血浆与脑脊液之间的屏障。此屏障阻碍许多大分子、水溶性或解离型药物通过，只有脂溶性高的药物残留以简单扩散方式通过血脑屏障。与血浆蛋白结合型药物不能跨膜转运，从而影响药物在体内的分布转运速度及作用强度和消除速率。故选D。

【B_1 型题】

11.【答案】C

【解析】停药反应是指突然停药后原有疾病加剧，又称回跃反应。故选C。

12.【答案】D

【解析】超敏反应是一类免疫反应。非肽类药物作为半抗原与机体蛋白结合为抗原后，经过接触10天左右的敏感化过程而发生的反应，也称过敏反应。常见于过敏体质患者。反应的性质与药物原有效应无关，用药理拮抗剂解救无效。反应的严重程度差异很大，与剂量无关。故选D。

13.【答案】A

【解析】毒性反应是指在剂量过大或药物在体内蓄积过多时发生的危害性反应，一般较严重。可以预知。故选A。

14.【答案】D

【解析】半衰期是指血浆药物浓度下降一半所需要的时间。清除率是指机体消除器官在单位时间内清除药物的血浆容积，即单位时间内有多少体积血浆中所含药物被机体清除，是体内肝脏、肾脏和其他所有消除器官消除药物的总和。消除速率常数Kc反映体内药物消除速率，为负数，表示药物经消除而减少。零级动力学消除是药物在体内以恒定的速率消除，即，不论血浆药物浓度高低，单位时间内消除的药物量不变。通常是药物在体内消除能力达到饱和所致。一级动力学消除是体内药物按恒定比例消除，在单位时间内消除量与血浆药物浓度成正比。按照一级动力学消除的药物，其$t_{1/2}$为一个常数，不受药物初始浓度和给药剂量的影响。

15.【答案】E

16.【答案】E

第二章 传出神经系统药

【A_1型题】

1.【答案】A

【解析】去甲肾上腺素的不良反应有局部组织缺血坏死和急性肾衰竭。静脉滴注去甲肾上腺素时渗漏，可引起局部血管收缩，缺血坏死。应停止注射或更换注射部位，并用普鲁卡因或α阻断药酚妥拉明局部浸润注射，以扩张血管。故本题应选A。

2.【答案】B

【解析】虹膜有辐射肌和环状肌。辐射肌上有交感神经肾上腺素能α_1受体，环状肌上分布的则是副交感的胆碱能M受体。故选B。

3.【答案】B

【解析】阿托品能够使迷走神经过度兴奋引起的心动缓慢患者心率加快，故A不符合。阿托品可以使瞳孔扩大，虹膜退向四周，前房角变窄，影响房水回流入巩膜静脉窦，故使眼内压升高，故选B。阿托品可以引起唾液腺分泌减少，出现口干，故不选C。阿托品对眼睛作用是扩瞳、调节麻痹（出现视物模糊），故不选D、E。

4.【答案】B

【解析】普萘洛尔属于非选择性β肾上腺素能受体阻断药，对β_1、β_2受体均有阻断作用。使用后，心率减慢，心肌收缩力和心排出量降低，冠脉血流量下降，心肌氧耗量减少；反射性引起交感神经兴奋，使血管收缩；能阻断肾小球旁器细胞β_1受体而抑制肾素释放。能够阻断支气管平滑肌细胞β_2受体，收缩支气管平滑肌而不是舒张支气管平滑肌。故选B。

5.【答案】D

【解析】多巴胺激动血管上的多巴胺受体而引起血管舒张。故选D。多巴胺也能够激动β受体，产生兴奋心脏的作用，但不能舒张血管。故不选A。多巴胺兴奋α受体，不是阻断该受体，故B不选。多巴胺不能激动M受体，故不选C。多巴胺能够使神经末梢释放去甲肾上腺素，不能使组胺释放，故不选E。

6.【答案】D

【解析】有机磷酸酯类急性中毒经吸入或眼部接触后首先出现眼部症状，表现为瞳孔明显缩小、眼球疼痛、结膜充血、睫状肌痉挛、视物模糊等。腺体分泌增加，支气管平滑肌收缩、呼吸困难。经胃肠道摄入时，首先出现厌食、恶心、呕吐、腹痛腹泻。出现肌无力、不自主肌束抽搐、震颤；严重中毒时，出现自主神经节先兴奋后抑制状态，出现口吐白沫、流泪、阴茎勃起、大汗淋漓、大小便失禁、心率减慢、血压下降。故选D。

7.【答案】D

【解析】多巴胺主要激动α受体、β受体和外周的多巴胺受体。低浓度多巴胺（10μg/kg）时舒张肾血管，使肾血流量增加。大剂量（>20μg/kg）时，使肾血管明显收缩，尿量减少，故选D。

8.【答案】E

【解析】静脉滴注去甲肾上腺素可以收缩血管升高血压，但不能治疗心搏骤停。故不选A。舌下含异丙肾上腺素主要用于治疗房室传导阻滞。故不选B。地高辛为正性肌力药物，通过抑制心肌细胞膜上的钠钾ATP酶活性，最终导致细胞内钙离子浓度增加，心肌收缩力增强。静滴地高辛用于治疗慢性充血性心力衰竭，故不选C。尼可刹米为呼吸兴奋剂，可兴奋延髓呼吸中枢，使呼吸加深加快。肌注尼可刹米用于解救药物中毒引起的呼吸抑制。故不选D。肾上腺素可同时激动α、β

受体，心内注射用于各种原因引起的心搏骤停。故选 E。

9.【答案】A

【解析】突触前膜的β受体阻断后，该处的递质去甲肾上腺素释放减少。故选 A。

10.【答案】A

【解析】肾上腺素与局麻药物配伍可延缓局麻药的吸收，延长局麻作用时间。故选 A。其他药物没有此作用。

11.【答案】B

【解析】去甲肾上腺素由于其强烈血管收缩作用，在静脉滴注时间长、浓度过高或药液漏出血管，可引起局部组织缺血坏死。故不宜做肌内注射。故选 B。其他药物没有此作用。

12.【答案】A

【解析】多巴胺能够舒张肾血管，增加肾血流量，故可以与利尿药配伍增加尿量。故选 A。其他药物均不能激动多巴胺受体，不能舒张肾血管。

13.【答案】D

【解析】能翻转肾上腺素升压作用的药物是具有α肾上腺素能受体阻断作用的药物，故选 D。

14.【答案】C

【解析】有机磷农药进入人体后其亲电子性的磷原子与乙酰胆碱酯酶酯解部位上的氧原子以共价键结合，形成难以水解的磷酰化乙酰胆碱酯酶，使其失去水解乙酰胆碱的能力，造成乙酰胆碱在体内大量集聚引起一系列中毒症状。故选 C。

15.【答案】D

【解析】有机磷酸酯类在碱性溶液中分解失效，经口急性中毒时应该用 2%碳酸氢钠溶液或 1%盐水洗胃。但美曲膦酯（敌百虫）在碱性溶液中会转化为毒性更强的敌敌畏，故应用清水或生理盐水洗胃。故选 D。

16.【答案】E

【解析】普萘洛尔口服吸收大于 90%，但首关消除率高，生物利用度仅 30%；它是非选择性β受体阻断药；没有内在拟交感活性；不能用于哮喘患者，可诱发或加重哮喘症状。故选 E。

17.【答案】C

【解析】肾上腺素对α、β受体均有激动作用。首选治疗过敏性休克。故选 C。去甲肾上腺素和异丙肾上腺素则分别主要激动α受体或β受体。故不选 A 和 B。多巴胺可以激动α及β受体和多巴胺受体，但其主要用于感染性休克、心源性休克及失血性休克。故不选 D。麻黄碱对α、β受体均有激动作用，但其作用较肾上腺素弱。过敏性休克不首选使用麻黄碱。麻黄碱主要用于支气管哮喘治疗、缓解皮肤黏膜充血水肿。故不选 E。

18.【答案】E

【解析】β受体阻断药的适应证有心律失常（快速型心律失常，如窦性心动过速）、心绞痛和心肌梗死、高血压、充血性心力衰竭、甲状腺功能亢进症等。支气管哮喘是β受体阻断药的禁忌证。故选 E。

19.【答案】A

【解析】阿托品是 M 胆碱受体竞争性拮抗剂，对多种内脏平滑肌有松弛作用，对胃肠道平滑肌作用最强。故选 A。对胆管和子宫平滑肌作用较弱，B 不符合。对支气管平滑肌作用不明显，C 不对。可降低尿道、膀胱的张力和收缩，D 不对；对幽门括约肌作用弱，E 不对。

20.【答案】C

【解析】α受体阻断药可能会选择性地与α肾上腺素受体结合，其本身不激动或较少激动肾上腺素受体，却能妨碍去甲肾上腺素能神经递质及肾上腺素受体激动药与α受体结合，从而产生抗肾上腺素作用。它们能将肾上腺素的升压作用翻转为降压，这个现象称为“肾上腺素作用的翻转”。故选 C。

21.【答案】D

【解析】肾上腺素、异丙肾上腺素、麻黄碱、多巴胺和去甲肾上腺素均为肾上腺素受体激动药。它们的区别是其对α、β受体的选择性不同。除了多巴胺以外，其他药物均不能兴奋多巴胺受体。故没有舒张肾血管增加肾血流量的作用。故选 D。

22.【答案】D

【解析】阿托品主要用于流行性脑脊髓炎、中毒性菌痢、中毒性肺炎所致的感染性休克。对于其他类型的休克不使用。故选 D。

23.【答案】C

【解析】外周血管痉挛性疾病需要使用α受体阻断药来舒张血管，而酚妥拉明为α受体阻断药，故选 C。山莨菪碱是胆碱受体阻断药，异丙肾上腺素是肾上腺素能受体激动药，普萘洛尔是β肾上腺素能受体阻断药，间羟胺是α受体肾上腺素能激动药。

24.【答案】C

【解析】阿托品抗休克的机制是解除血管痉挛、舒张外周血管、改善微循环。故选 C。

25.【答案】B

【解析】毛果芸香碱临床上主要用于青光眼、虹膜睫状体炎。故选 B。

26.【答案】E

【解析】有机磷酸酯类中毒表现多样化，主要为毒蕈碱样（M 样）和烟碱样（N 样）症状。M 样症状有流涎、流泪、恶心、呕吐、头痛、视觉障碍、腹部绞痛、腹泻、支气管痉挛、心动过缓、血压下降和休克。骨骼肌运动终板上是 N 受体。N 受体兴奋出现肌肉震颤。肌肉震颤不是 M 样症状。故选 E。

第三章 局部麻醉药

【A_1型题】

1.【答案】B

【解析】神经细胞动作电位的产生是由于神经受刺激时引起细胞膜通透性改变，产生Na^+内流和K^+外流。局麻药的作用是阻止这种通透性的改变，使Na^+在其作用期间不能进入细胞。即阻止Na^+内流。故选B。

2.【答案】C

【解析】毒性最大的局麻药是丁卡因。其他药物毒性均小于丁卡因。故选C。

3.【答案】B

【解析】局麻药中，作用快、作用强、持续时间长且安全范围大的药物是利多卡因。故选B。

4.【答案】A

【解析】普鲁卡因亲脂性低、对黏膜穿透力弱，一般不用于表面麻醉。故选A。

第四章 中枢神经系统药

【A_1型题】

1.【答案】B

【解析】哌替啶为人工合成吗啡类似物，能够提高胃肠平滑肌和括约肌的张力。故在治疗胆绞痛时，需要联合使用阿托品。单独使用会引起胆道括约肌痉挛。故选B。

2.【答案】A

【解析】氯丙嗪主要拮抗脑内边缘系统多巴胺受体，也能拮抗肾上腺素α受体和M胆碱受体。氯丙嗪可直接抑制呕吐中枢，但不能对抗前庭刺激引起的呕吐。可降低发热机体和正常机体的体温。还能抑制糖皮质激素的分泌。能够增强镇静催眠药的作用。故选A。

3.【答案】E

【解析】吗啡镇痛的适应证为严重创伤、烧伤、手术引起的剧痛，晚期癌症疼痛。故选E。其他选项为禁忌。

4.【答案】D

【解析】哌替啶为人工合成镇痛药，与吗啡作用基本相同。心源性哮喘是由左心衰竭引起急性肺水肿而出现呼吸困难，其治疗应用强心苷、氨茶碱及吸氧，静脉注射吗啡能够迅速缓解患者气促和窒息感，促进肺水肿液的吸收。故选D。其他药物均为肾上腺素受体激动药。

5.【答案】B

【解析】氯丙嗪引起的锥体外系反应是由于其拮抗了黑质-纹状体通路的D_2受体，使纹状体中的多巴胺功能减弱、乙酰胆碱功能增强而引起的。故选B。

6.【答案】C

【解析】地西泮肌内注射吸收缓慢而不规则；静脉注射速度过快可引起呼吸和循环抑制，口服没有此作用；它是治疗癫痫持续状态的首选药物；主要活性代谢产物为去甲西泮、奥沙西泮和替马西泮。地西泮没有全身麻醉作用。故选C。

7.【答案】D

【解析】解热镇痛药对于炎症和组织损伤引起的疼痛有效，对尖锐性一过性疼痛（直接刺激神经末梢）无效。镇痛的机制是抑制PG合成，使局部痛觉感受器对缓激肽等致痛物质引起的痛觉敏感性降低。镇痛部位主要在外周。其抗炎作用与其抑制COX活性、抑制PG合成有关。故并非对所有炎症均有效。其解热、镇痛、抗炎作用都与抑制PG合成有关。不能直接抑制缓激肽的生物合成。故选D。

8.【答案】B

【解析】低浓度（小剂量）阿司匹林具有抑制血小板COX，减少TXA_2的合成。故选B。

9.【答案】B

【解析】吗啡对中枢神经系统的作用是镇痛、镇静、镇咳、缩瞳、致呕、抑制呼吸等。故选B。

10.【答案】E

【解析】多巴胺、肾上腺素和麻黄碱可以同时激动肾上腺素α、β受体，会加重氯丙嗪的症状。而异丙肾上腺素仅能够激动β受体，没有对抗氯丙嗪的作用。氯丙嗪引起的低血压状态可以用去甲肾上腺素来对抗。因为氯丙嗪引起的血压下降与其拮抗肾上腺素α受体密切相关。应该使用肾上腺素α受体激动药来对抗。故选E。

11.【答案】C

【解析】苯妥英钠刺激性强，不宜肌内注射，A选项对。无镇静催眠作用，B选项对；其抗癫痫作用与其膜稳定作用有关，它可降低细胞膜对Na^+、Ca^{2+}的通透性，抑制Na^+、Ca^{2+}内流，导致动作电位不宜产生。与钠通道开放无关，C选项不对。血药浓度过高时按照零级动力学消除，D选项对；可以诱导肝药酶产生，E选项对。故选C。

12.【答案】A

【解析】吗啡禁用于分娩镇痛和哺乳期镇痛、禁用于支气管哮喘和肺心病患者。颅脑损伤致颅内压增高患者、肝功能严重减退及新生儿和婴儿禁用。故选A。

13.【答案】C

【解析】哌替啶临床适应证有镇痛、心源性哮喘、麻醉前给药和人工冬眠。支气管哮喘不能使用哌替啶，它能够增加支气管平滑肌收缩，诱发或加重支气管哮喘。故选C。

14.【答案】D

【解析】阿司匹林的作用有抑制环加氧酶COX，抗炎抗风湿，抑制PG合成，造成胃黏膜损伤，低剂量即可抑制血小板COX活性减少TXA_2合成，影响血小板聚集，抗血栓形成。高剂量可以抑制血管壁细胞的COX，减少PGI_2合成。故选D。

15.【答案】B

【解析】吗啡通过激动脊髓胶质区、丘脑内侧、脑室及导水管周围灰质的阿片受体而发挥镇痛作用。故选B。

16.【答案】E

【解析】吗啡禁用于分娩痛是因为吗啡能对抗缩宫素对子宫的兴奋作用而延长产程，且吗啡能够透过胎盘屏障进入胎儿体内，抑制新生儿的呼吸。故选E。

【B_1型题】

17.【答案】D

【解析】对各种类型癫痫都有效的药物是丙戊酸钠，故选D。

18.【答案】B

【解析】能诱导肝药酶加速自身代谢的药物是苯妥英钠，故选B。

19.【答案】A

【解析】癫痫小发作首选乙琥胺，故选A。

第五章　心血管系统药

【A_1型题】

1.【答案】D

【解析】钙通道阻滞剂能够显著解除冠状动脉痉挛，变异性心绞痛首选药物是硝苯地平。故选D。

2.【答案】D

【解析】强心苷引起的房室传导阻滞最好选用阿托品。故选D。

3.【答案】C

【解析】地高辛治疗心房颤动的主要作用是减慢房室传导，增加房室结中隐匿性传导、减慢心室率、增加心排血量，从而改善循环障碍。故选C。

4.【答案】D

【解析】硝酸甘油舒张血管平滑肌的机制是药物进入体内后生成NO，舒张平滑肌细胞。故选D。

5.【答案】A

【解析】地高辛引起的窦性心动过缓和轻度房室传导阻滞最好选用阿托品。故选A。

6.【答案】C

【解析】奎尼丁为钠通道阻滞药，是广谱抗心律失常药，用于心房扑动、心房颤动、室上性和室性心动过速的转复和预防。苯妥英钠也是钠通道阻滞剂，主要用于治疗室性心律失常，特别是对强心苷中毒所致的室性心律失常有效，也可用于心肌梗死、心脏手术、心导管术所致的室性心律失常。维拉帕米具有负性传导作用，能够延长房室传导时间，故是治疗阵发性室上性心动过速的首选药。故选C。普萘洛尔是β肾上腺素受体阻断药，通过减慢心率、抑制细胞内钙超载、减少后除极等作用治疗心律失常。利多卡因也是钠通道阻滞药，用于治疗室性心律失常，如心脏手术、心导管术、急性心肌梗死或强心苷中毒所致的室性心动过速或心室纤颤。

7.【答案】B

【解析】维拉帕米是治疗室上性心动过速的首选药，能改善心室的舒张功能，能增加缺血心肌的冠脉流量，对肥厚型心肌病有效。禁用于严重心衰患者。故选B。

8.【答案】D

【解析】卡托普利属于ACEI类药物，ACEI能抑制血管紧张素转换酶活性，使血管紧张素Ⅱ的生成减少以及缓激肽的降解减少，扩张血管，降低外周血管阻力，降低血压（A对）。ACEI不仅具有良好的降压效果，而且对高血压的并发症及一些伴发病也具有良好的影响。可作为高血压合并糖尿病、左心室肥厚、左心功能不全（B对）、急性心梗患者的首选药。因可阻断醛固酮（D错），因此可增强利尿药的效果（C对）。但双肾动脉狭窄、肾动脉开口以上主动脉严重狭窄者忌用，可诱发急性肾功能不全（E对）。妊娠期妇女禁用，可致胎儿畸形。故选D。

9.【答案】A

【解析】阵发性室上性心律失常伴变异性心绞痛宜使用维拉帕米治疗。故选A。

10.【答案】E

【解析】窦房结细胞动作电位时程短，Na^+通道失活时间短，利多卡因对窦房结自律性影响小。

故选 E。

11.【答案】C

【解析】胺碘酮为Ⅲ类抗心律失常药物，其通过阻滞 Na^+、K^+通道（E 对）及α、β 受体而降低自律性，延长 ADP 和 ERP（D 对），减慢传导，松弛血管平滑肌，扩张冠脉，降低心肌耗氧。为广谱抗心律失常药，临床对心房扑动、心房颤动、室上性心动过速、室性心动过速均有效（B 对）。胺碘酮的半衰期比较长，作用可维持40~60天（A 对）。由于本药对窦房结和房室结的抑制，常见窦性心动过缓、一过性窦性停搏或窦房传导阻滞，也可出现各种房室传导阻滞或加重原有传导阻滞。本药有促心律失常作用，可发生多形性室性心动过速或尖端扭转型室性心动过速。故本题应选 C。

12.【答案】E

【解析】Na^+通道阻滞剂能够阻滞 Na^+通道，可延长有效不应期；普萘洛尔能够激活 L 型 Ca^{2+}通道，增加 Ca^{2+}内流。胺碘酮通过阻滞 K^+而延长心室肌 APD。Mg^{2+}通道和 Cl^-通道与抗心律失常作用无关。故选 E。

13.【答案】D

【解析】强心苷对心力衰竭伴有房颤的患者效果好。故选 D。

14.【答案】C

【解析】普萘洛尔为β受体阻断药。它能够减少心排出量、抑制肾素分泌、在多个水平上（中枢、压力感受器反射及外周神经）抑制交感神经活性，增加前列腺素的合成。能够阻断突触前膜β_2受体，减少去甲肾上腺素的释放；其生物利用度低且个体差异大。降压作用持续时间长，能诱发支气管哮喘。长期应用后突然停药，可引起反跳现象，使原来病情加重。因此，病情控制后应逐渐减量直至停药。故选 C。

15.【答案】B

【解析】强心苷作用是正性肌力、负性传导、负性频率，安全范围小。故选 B。

16.【答案】B

【解析】强心苷与心肌细胞膜上 Na^+-K^+-ATP 酶结合并抑制其活性，导致钠泵失灵，使细胞内 Na^+增加，通过 Na^+-Ca^{2+}交换，使细胞内的 Ca^{2+}增加，心肌收缩力加强，从而治疗心力衰竭，此为其正性肌力作用。故选 B。

17.【答案】D

【解析】利多卡因对缺血或强心苷中毒引起的除极化型心律失常有较强的抑制作用。急性心肌梗死引起的室性心动过速首选药是利多卡因。故选 D。

18.【答案】E

【解析】强心苷属于正性肌力药物。对于有心房颤动伴心室率快的心力衰竭疗效较好，对瓣膜病、风湿性心脏病（高度二尖瓣狭窄病例除外）、冠心病和高血压心脏病所致心功能不全疗效好。对肺源性心脏病、活动性心肌炎或严重心肌损伤疗效差。对扩张型心肌病、心肌肥厚、舒张性心力衰竭则不宜使用。故选 E。

19.【答案】B

【解析】卡托普利常见的不良反应有刺激性干咳。其他不良反应还有：首剂低血压、高血钾、低血糖、肾功能损伤、血管神经性水肿、致畸。故选 B。

20.【答案】B

【解析】强心苷心脏毒性的发生机制是抑制心肌细胞 Na^+-K^+-ATP 酶。故选 B。

21.【答案】B

【解析】地高辛属于强心苷类药物，中毒引起的心律失常以室性心律失常为主。苯妥英钠能够与强心苷竞争 Na^+，K^+-ATP 酶，抑制强心苷中毒所致的迟后除极。故选 B。

22.【答案】B

【解析】维拉帕米为钙离子通道阻断剂。由于抑制钙内流可降低心脏舒张期自动去极化速率，使窦房结的发放冲动减慢，也可减慢传导。可减慢前向传导，因而可以消除房室结折返。对外周血管有扩张作用，使血压下降，但较弱，一般可引起心率减慢，但也可因血压下降而反射性心率加快。对冠状动脉有舒张作用，可增加冠脉流量，改善心肌供氧，此外，它尚有抑制血小板聚集作用。口服可有恶心、呕吐、便秘、心悸、眩晕等不良反应。故选 B。

23.【答案】A

【解析】普萘洛尔抗心绞痛作用是降低心肌氧耗量、改善心肌缺血区供血，β受体阻断作用可抑制脂肪分解酶活性，减少心肌游离脂肪酸含量，改善心肌缺血区对葡萄糖摄取和利用而改善糖代谢和减少耗氧，促进氧合血红蛋白结合氧的解离而增加组织供氧。与硝酸甘油合用效果好、对兼有高血压的患者效果好，对稳定性和不稳定型心绞痛均有效，对变异性心绞痛无效。故选 A。

24.【答案】E

【解析】硝酸甘油与β受体阻断药合用的理由是二者均可使心肌氧耗量下降，有协同作用。故选 E。

25.【答案】B

【解析】卡托普利作用原理是抑制血管紧张素转换酶抑制剂。故选 B。

26.【答案】E

【解析】硝酸甘油的作用机制是降低心肌氧耗量、扩张冠脉，增加缺血区血液灌注，降低左室充盈压，增加心内膜供血。改善左室顺应性、保护缺血心肌细胞，减轻缺血性损伤。会反射性引起交感神经兴奋。故选 E。

27.【答案】C

【解析】利多卡因对室性心动过速有效，对室上性心动过速无效。故选C。

28.【答案】A

【解析】地高辛中毒引起的心动过速，应该采用停药、给予补钾、使用苯妥英钠、使用地高辛特异性抗体。不能使用利尿药，会造成血钾进一步下降，加重中毒。故选A。

29.【答案】D

【解析】普萘洛尔能够降低窦房结、心房和浦肯野纤维的自律性，减少儿茶酚胺所致的迟后除极发生，减慢房室结传导，延长房室交界细胞的有效不应期。但不能延长浦肯野纤维的有效不应期。故选D。

【B_1型题】

30.【答案】A

【解析】连续使用最易产生耐受性的药物是硝酸甘油，故选A。

31.【答案】B

【解析】不宜用于变异性心绞痛的药物是普萘洛尔。故选B。

第六章 利尿药与脱水药

【A_1型题】

1.【答案】C

【解析】甘露醇注射后，血浆渗透压升高，血容量增加，血液黏稠度降低，增加循环血容量及肾小球滤过率，肾小管液渗透压升高，水和NaCl在髓袢升支粗段及近曲小管的重吸收减少。故选C。

2.【答案】E

【解析】甘露醇具有脱水作用和利尿作用。均需要静脉给药。在体内不被代谢，且不易透过毛细血管，通过提高血浆渗透压而发挥作用。在肾小管不被重吸收。故选E。

3.【答案】B

【解析】噻嗪类利尿药的作用是利尿、抗利尿（减少尿崩症患者的尿量及口渴症状）和降压。同时，能够抑制碳酸酐酶活性，但该作用不是其利尿的主要机制。其利尿作用主要是通过抑制远曲小管NaCl重吸收。这一作用受肾小球滤过作用的影响。肾功能受损，则该药的利尿作用受影响。该药的不良反应有电解质紊乱、高尿酸血症、代谢改变（高血糖、高血脂）、过敏反应。故选B。

4.【答案】A

【解析】噻嗪类利尿药能够升高患者血糖，故伴有糖尿病的水肿患者不宜选用该药物。故选A。

5.【答案】C

【解析】袢利尿药如呋塞米，由于其强大的排钠排水作用，最易引起电解质紊乱。用于治疗肺水肿和其他严重水肿及急性高血钙。故选C。

6.【答案】A

【解析】能够治疗肺水肿的利尿药是袢利尿药——呋塞米。故选A。

7.【答案】E

【解析】能够降低脑压，预防脑疝的药物是甘露醇。故选E。

【A_2型题】

8.【答案】B

【解析】患者因外伤出血，现血压降低、尿少，能够避免肾衰竭的药物是呋塞米。故选B。

9.【答案】A

【解析】患者有心源性水肿，使用氢氯噻嗪后出现多源性室性期前收缩，主要原因是低血钾。因为氢氯噻嗪利尿的同时，促进了K^+的排泄。如果不能及时补充血钾，则会出现低血钾。故选A。

第七章 抗过敏药

【A_1型题】

1.【答案】D

【解析】氯苯那敏为常用的第一代H_1受体阻断药，主要用于皮肤黏膜超敏反应性疾病等。抑制胃酸分泌为H_2受体阻断药的作用。H_1受体阻断药可完全对抗组胺引起的支气管收缩作用，对外因性支气管哮喘疗效不佳。氯苯那敏对过敏性休克效果不如阿托品和肾上腺素，故不作为首选药物。防治晕动病临床多用苯海拉明，氯苯那敏对此疗效较差。故本题应选D。

2.【答案】B

【解析】激活H_1组胺受体可使支气管与胃肠道平滑肌兴奋、毛细管通透性增加及部分血管扩张。H_1组胺受体阻断药能够对抗组胺引起的支气管、胃肠道平滑肌的收缩，抑制局部毛细血管扩张及通透性增加引起的水肿。主要用于皮肤黏膜超敏反应性疾病。故选B。

3.【答案】D

【解析】苯海拉明也是第一代组胺H_1受体阻断药。具有中枢抑制作用。可用于失眠、荨麻疹和过敏性鼻炎治疗。不能抑制胃酸分泌。对胃及十二指肠溃疡没有作用。故选D。

4.【答案】C

【解析】第二代 H_1 受体阻断药对中枢的抑制作用均很弱。备选药物中，氯雷他定属于第二代 H_1 受体阻断药；而苯海拉明、异丙嗪和氯苯那敏均为第一代药物。故选C。

第八章 呼吸系统药

【A_1 型题】

1.【答案】E

【解析】H_2 受体阻断药能够抑制胃酸分泌，用于治疗胃及十二指肠溃疡。对支气管平滑肌没有作用。故选E。β_2 受体激动药、M受体阻断药、磷酸二酯酶抑制药及稳定肥大细胞膜的药物均属于平喘药。

2.【答案】C

【解析】茶碱是磷酸二酯酶抑制药；肾上腺素对 α、β 受体均有激动作用（非选择性）；β_2 受体选择性激动药是沙丁胺醇；异丙肾上腺素是β受体非选择性激动药；色甘酸钠是抑制肥大细胞脱颗粒药。故选C。

3.【答案】D

【解析】阿托品是M胆碱受体阻滞药，对支气管平滑肌的作用很弱，且具有明显的不良反应。不用于支气管哮喘的治疗。用于治疗支气管哮喘的M胆碱阻滞药物是异丙托溴铵、氧托溴铵和噻托溴铵。故选D。

4.【答案】C

【解析】急性哮喘发作需要使用能够迅速舒张支气管平滑肌的药物，且需采用吸入的方式给药。选沙丁胺醇吸入。色甘酸钠不能直接舒张支气管平滑肌，故不采用。故选C。

5.【答案】B

【解析】氨茶碱是磷酸二酯酶抑制剂。其平喘的机制是抑制PDE活性，使细胞内cAMP水平升高而舒张支气管平滑肌。它还能阻断腺苷受体，减轻内源性腺苷所致的气道收缩作用；它还具有免疫调节和抗炎作用。抑制肥大细胞、嗜酸性粒细胞、巨噬细胞、T淋巴细胞的功能，减少炎症介质的释放，降低微血管通透性而降低气道炎症反应。故选B。

【B_1 型题】

6.【答案】D

【解析】氨茶碱能增强膈肌收缩力，尤其在膈肌收缩无力时作用更显著，因此有益于改善呼吸功能。尚有微弱舒张冠状动脉、外周血管和胆管平滑肌作用，有轻微增加收缩力和轻微利尿作用。

7.【答案】C

【解析】肾上腺素能使心肌收缩力加强、兴奋性增高，传导加速，心输出量增多。对全身各部分血管的作用，不仅有作用强弱的不同，而且还有收缩或舒张的不同。对皮肤、黏膜和内脏（如肾脏）的血管为收缩作用，对冠状动脉和骨骼肌血管为扩张作用等。

8.【答案】E

【解析】吗啡用于心源性哮喘，暂时缓解肺水肿症状，但吗啡能抑制呼吸中枢，所以不能用于支气管哮喘。

第九章 消化系统药

【A_1 型题】

1.【答案】C

【解析】奥美拉唑能抑制胃壁细胞 H^+-K^+-ATP 酶（质子泵），从而抑制胃酸分泌，其抑酸作用强大而持久，是目前抑酸作用最强、疗效最好的制酸剂。其可以抑制胃蛋白酶分泌，保护胃黏膜，抗幽门螺杆菌。临床上主要治疗消化性溃疡、反流性食管炎、上消化道出血、幽门螺杆菌感染等。故本题选C。

2.【答案】C

【解析】雷尼替丁为 H_2 受体阻断药，其可选择性阻断胃壁细胞基底膜的 H_2 受体，抑制胃酸分泌。临床上可用于治疗消化性溃疡、胃食管反流病、应激性溃疡等。故选C。余选项均无此作用。

3.【答案】C

【解析】反流性食管炎是由胃、十二指肠内容物反流入食管引起的食管炎症性病变，内镜下表现为食管黏膜的破损，即食管糜烂和/或食管溃疡。强力抑酸药PPI可产生显著而持久的抑酸效果，缓解症状快，食管炎愈合率高，常用的药物有奥美拉唑、雷贝拉唑、埃索美拉唑等。故选C。

4.【答案】B

【解析】奥美拉唑通过抑制胃壁细胞 H^+ 泵的功能而发挥作用。故选B。

5.【答案】D

【解析】奥美拉唑不是 H_2 受

体阻断药。故选 D。

6.【答案】C

【解析】奥美拉唑的不良反应有头痛、头晕、失眠、外周神经炎、恶心、呕吐、腹胀、男性乳房发育、溶血性贫血等。胃黏膜出血不是其不良反应。故选 C。

第十章　子宫平滑肌收缩药

【A_1 型题】

1.【答案】D

【解析】麦角胺能使脑血管收缩，减少脑动脉搏动幅度，减轻偏头痛，可用于偏头痛的诊断及其发作时的治疗。

2.【答案】C

【解析】小剂量缩宫素对无产道障碍、胎位正常、头盆相称、宫缩乏力难产者具有促进分娩作用。对于死胎、过期妊娠或其他原因需提前终止妊娠者，可用缩宫素引产。

第十一章　血液及造血系统药

【A_1 型题】

1.【答案】B

【解析】肝素是带有大量阴电荷的大分子物质，在体内体外均具有强大的抗凝作用。其抗凝作用依赖于激活血浆中的抗凝血酶Ⅲ（AT-Ⅲ）。肝素的其他作用有促进血管内皮细胞释放脂蛋白酯酶，水解血中的乳糜微粒和 VLDL 发挥调血脂作用；抑制炎症介质活性和炎症细胞活动，呈现抗炎作用；抑制血管平滑肌细胞增生，抗血管内皮增生；抑制血小板聚集等。故选 B。

2.【答案】D

【解析】肝素的不良反应首先是出血。可以静脉注射鱼精蛋白，该蛋白为碱性，带有正电荷，能够与肝素形成稳定复合物而使肝素失活。故选 D。

3.【答案】E

【解析】肝素在体内体外均有抗凝作用；肝素口服不被吸收；肝素的半衰期与剂量有关，剂量越大半衰期越长；肝素长期应用可引起骨质疏松；肝素通过抗凝血酶Ⅲ发挥作用。故选 E。

4.【答案】D

【解析】右旋糖酐是葡萄糖的聚合物。其分子量大，能提高血浆胶体渗透压而扩充血容量、维持血压。故失血性休克扩充血容量的药物是右旋糖酐。故选 D。

5.【答案】A

【B_1 型题】

6.【答案】A

【解析】长期缓慢失血致贫血用铁剂。此时是缺铁性贫血。故选 A。

7.【答案】D

【解析】预防新生儿出血用维生素 K，故选 D。

8.【答案】C

【解析】恶性贫血是由于维生素 B_{12} 缺乏引起，故选 C。

9.【答案】B

【解析】巨幼细胞贫血用叶酸。叶酸缺乏引起巨幼细胞贫血。故选 B。

第十二章　激素类药及降糖药

【A_1 型题】

1.【答案】C

【解析】稳定溶酶体膜和提高机体对细菌内毒素的耐受力是糖皮质激素抗休克作用机制；糖皮质激素在炎症后期，抑制毛细血管和成纤维细胞的增生，延缓肉芽组织的生成；糖皮质激素能刺激骨髓造血功能，使红细胞和血红蛋白含量增加，大剂量使用可使血小板增多。抑制体内环氧化酶是阿司匹林的药理作用，故选 C。

2.【答案】D

【解析】糖皮质激素主要用于中毒性感染或同时伴有休克者，如中毒性菌痢、暴发型流脑、败血症等。在应用抗生素时，可应用糖皮质激素作为辅助治疗。乙型脑炎属于病毒感染，所以原则上不适用糖皮质激素。故本题答案为 D。

3.【答案】B

【解析】耐药性是指病原微生物或肿瘤细胞对化疗药物敏感性降低，使正常剂量的药物不再发挥作用。A 不正确。糖皮质激素长期使用后，突然停药后出现的反跳现象是患者对激素产生依赖或病情尚未完全控制。B 正确。长期使用糖皮质激素后，会产生类肾上腺皮质功能亢进综合征，这是由于过量激素引起脂肪代谢和水盐代谢紊乱的结果。并非为真正的肾上腺皮质功能亢进。C不正确。长期使用糖皮质激素后，由于反馈性地抑制垂体-肾上腺皮质轴导致肾上腺皮质萎缩，会造成肾上腺皮质功能不全，D不正确。长期使用糖皮质激素后，由于其对垂体的抑制，垂体分泌的ACTH减少，这种减少是由于负反馈的作用，而不是垂体自身的作用。故E不正确。故选B。

4.【答案】D

【解析】糖皮质激素能够提高机体对细菌内毒素的耐受性，但对细菌外毒素没有防御作用。故选D。

5.【答案】B

【解析】糖皮质激素临床用于严重感染或炎症，免疫相关疾病（自身免疫性疾病、过敏性疾病、器官移植排斥反应），抗休克治疗，血液病（儿童急性淋巴细胞性白血病、再生障碍性贫血、粒细胞减少症、过敏性紫癜），局部应用及替代疗法。故选B。

6.【答案】D

【解析】泼尼松和可的松需要在肝脏转化生成泼尼松龙或氢化可的松才有活性。故严重肝功能不全的患者不宜使用泼尼松或可的松，而需要使用泼尼松龙或氢化可的松。除了泼尼松，其他备选药物均为已有活性的药物。故选D。

7.【答案】A

【解析】糖皮质激素抗炎作用表现在抑制各种原因（物理、化学、免疫及病原微生物）引起的炎症反应。炎症早期，减轻渗出和水肿，减少炎症因子释放，改善红肿热痛症状。后期，抑制肉芽组织增生、防止粘连及瘢痕形成，减轻后遗症，降低机体防御功能，延迟伤口愈合。不能抑制病原体的生长也不能直接杀灭病原体。故选A。

8.【答案】D

【解析】水钠潴留最弱的糖皮质激素是地塞米松，其他备选药物对水盐代谢均有明显影响，容易造成水钠潴留。故选D。

9.【答案】A

【解析】糖皮质激素的禁忌证有：严重精神病和癫痫、活动性消化性溃疡、胃肠吻合术、骨折、创伤修复期、角膜溃疡、肾上腺皮质功能亢进、严重高血压、糖尿病、孕妇、抗菌药不能控制的感染，如水痘、麻疹、真菌感染等。急性血行播散型肺结核不是禁忌证。故选A。

第十三章 抗微生物药

【A_1型题】

1.【答案】D

【解析】因为异烟肼的结构与维生素B_6相似，使用异烟肼后机体对维生素B_6排泄增加，导致维生素B_6缺乏而引起周围神经炎。补充维生素B_6是避免出现缺乏而引起的不良反应（神经毒性）。故选D。

2.【答案】C

【解析】大环内酯类对革兰阳性球菌、革兰阴性球菌、衣原体、支原体和军团菌有效。对大肠埃希菌、变形杆菌等革兰阴性杆菌无效。故选C。

3.【答案】B

【解析】第三代头孢菌素的特点是抗菌谱广、杀菌力强、对β内酰胺酶较稳定，过敏反应少。对革兰阴性菌作用强。故选B。

4.【答案】D

【解析】青霉素最适宜治疗溶血性链球菌感染。伤寒、副伤寒、肺炎克雷伯菌、布氏杆菌细菌性痢疾等均不是青霉素的敏感细菌。故选D。

5.【答案】A

【解析】有抗结核分枝杆菌作用同时还能够对其他细菌有效的药物是利福平。A符合。对氨基水杨酸为二线抗结核药。对结核菌为抑菌作用，对其他细菌无效。B不符合。吡嗪酰胺和乙胺丁醇均对其他细菌无效。CE不符合。链霉素对金葡菌无效。D不符合。故选A。

6.【答案】C

【解析】链霉素在体内仅有抑菌作用，疗效不及异烟肼和利福平。穿透力弱，不易渗入细胞、纤维化及干酪化病灶，不易透过血脑屏障和细胞膜，易产生耐药，不良反应多，一般与其他抗结核药联合使用。非首选。A不符合。利福平对静止期和繁殖期的结核分枝杆菌均有作用，还对麻风菌、多种革兰阳性阴性菌有效。单独使用易产生耐药性，可增加链霉素和异烟肼的抗菌活性。非首选。B不符合。异烟肼对结核分枝杆菌高度选择性，对活动前结核有强大杀菌作用，对各种结核病均为首选。C符合。乙胺丁醇干扰细菌RNA合成，抑制结核分枝杆菌生长，对其他细菌无效。单独使用易产生耐药。用于与异烟肼和利福平联合治疗结核或用于对链霉素和异烟肼无效的患者。非首选。D不符合。吡嗪酰胺单独使用易耐药，与异烟肼和利福平有协同作用。非首选。E不符合。故选C。

7.【答案】C

【解析】不良反应如下：①过敏反应。②赫氏反应，治疗梅毒，钩端螺旋体，鼠咬热或炭疽等感染时，可出现全身不适、寒战、发热、肌痛、心跳加快等症状，甚至危及生命。③肌内注射可产生局部疼痛，红肿或硬结鞘内注射或全身大剂量应用可引起脑膜或神经刺激征。④高钠、高钾。故选C。

8.【答案】B

【解析】具有抗铜绿假单胞菌的头孢类药物是头孢他啶。故选B。

9.【答案】E

【解析】使用青霉素治疗后会出现赫氏反应的是梅毒。该反应是由于用药后，大量病原体被杀死后释放的物质，表现为全身不适、寒战、发热、咽痛、肌痛、心跳加快等症状。钩端螺旋体、雅司、鼠咬热或炭疽感染治疗时也会出现赫氏反应。故选E。

10.【答案】B

【解析】阿莫西林对支原体无效。头孢曲松是第三代头孢菌素，主要是对革兰阴性菌如肠杆菌、铜绿假单胞菌及厌氧菌有效；林可霉素用于厌氧菌和需氧球菌感染。万古霉素用于革兰阳性菌严重感染，如败血症、心内膜炎、骨髓炎、呼吸道感染。肺部支原体感染使用红霉素。故选B。

11.【答案】C

【解析】磺胺类抗菌机制是抑制二氢蝶酸合酶，故选C。

12.【答案】D

【解析】可以治疗军团菌、衣原体、支原体的药物是大环内酯类，故选D。

13.【答案】A

【解析】红霉素的临床用于耐青霉素的金黄色葡萄球菌感染和对青霉素过敏者，也用于厌氧菌引起的口腔感染和肺炎支原体、肺炎衣原体、溶脲脲原体所致呼吸道、泌尿道感染。故选A。

14.【答案】E

【解析】磺胺嘧啶易进入脑血屏障，在脑组织中含量较高，是普通型流行性脑脊髓膜炎的首选治疗药物，也可作为易感者的预防用药。故选E。

15.【答案】C

【解析】氨基糖苷类药物在体内分布于细胞外液，在肾皮层和内耳内外淋巴液有高浓度聚集。可透过胎盘屏障并聚积在胎儿血浆和羊水，不能透过血脑屏障。故选C。

16.【答案】E

【解析】磺胺类药物同时服用碳酸氢钠的目的是碱化尿液，以增加磺胺类药物在溶解度，避免形成结石损伤尿道。故选E。

17.【答案】B

【解析】青霉素仅对G^+球菌和杆菌有效，部分G^-杆菌和球菌有效。对青霉素最敏感的细菌是螺旋体，对立克次体、支原体、衣原体和真菌无作用。故选B。

18.【答案】B

【解析】可用于烧伤面的铜绿假单胞菌感染的药物是磺胺嘧啶银，故选B。

19.【答案】B

【解析】影响软骨发育的药物是喹诺酮类药物。孕妇及哺乳妇女不宜使用。故选B。

20.【答案】D

【解析】第一代头孢菌素大量使用时可损害肾小球近曲小管细胞而出现肾脏毒性。故肾功能不全患者禁用第一代头孢菌素。故选D。

【B_1型题】

21.【答案】B

【解析】呋塞米为袢利尿药，具有耳毒性，而氨基糖苷类抗生素也具有耳毒性，氨基糖苷类抗生素+呋塞米，会增加耳毒性，故选B。

22.【答案】E

【解析】氨基糖苷类抗生素有神经肌肉麻痹作用，氨基糖苷类抗生素+骨骼肌松弛药，会增加神经-肌肉接头阻滞，故选E。

23.【答案】A

24.【答案】C

25.【答案】D

26.【答案】E

27.【答案】A

【解析】异烟肼使用后增加机体对维生素B_6的排泄，使维生素B_6缺乏，主要引起外周神经炎，故选A。

28.【答案】C

【解析】利福平大剂量、间隔给药后会有流感样综合征。故选C。

29.【答案】B

【解析】乙胺丁醇的严重不良反应是球后视神经炎。故选B。

第十四章　抗寄生虫药

【A_1型题】

【答案】D

【解析】伯氯喹对间日疟和卵形疟肝脏中的休眠子有较强的杀灭作用，是防治疟疾远期复发的主要药物；能杀灭各种疟原虫的配子体，阻止疟疾传播。故选D。

第三部分

预防医学综合

第九篇 预防医学

第一章 绪论

【A_1型题】

1.【答案】E

【解析】预防医学是以预防为主的思想，运用多个学科的理论和方法来探究社会环境和人的行为及生物遗传因素对人群健康和疾病作用的规律，分析这些主要致病因素对人群健康的影响。故选E。

2.【答案】A

【解析】预防医学研究重点为影响健康的因素与人群健康的关系。故选A。

3.【答案】D

【解析】世界卫生组织1948年提出的关于健康的概念，即“身体、健康和社会适应各方面均处于完好状态，而不只是无病或虚弱”。故选D。

4.【答案】E

【解析】影响健康的因素：环境因素、生活方式及行为因素、生物遗传因素、医疗卫生服务因素。故选E。

5.【答案】A

【解析】第一级预防即病因预防，在疾病（或伤害）尚未发生时针对病因或危险因素采取措施，降低有害暴露的水平，增强个体对抗有害暴露的能力，预防疾病（或伤害）的发生，或至少推迟疾病的发生。而第二级预防是早发现、早诊断、早治疗；第三级预防为临床预防或疾病管理。故选A。

6.【答案】A

【解析】为一级预防，了解疾病的致病因素后使相应的预防措施更具有针对性。故选A。

第二章 医学统计学方法

【A_1型题】

1.【答案】A

【解析】单纯随机抽样是所有抽样中最简单、最基本的方法。是其他随机抽样的基础，但是当总体数量较大时，不仅编号和抽样变得十分烦琐，而且抽到的个体分散，导致资料的收集十分困难。题中并没有强调总体的数量，可以不考虑，简单随机抽样是准确且便于实行的方法。故本题答案为A。

2.【答案】C

【解析】统计工作有四个基本步骤，即设计、搜集资料、整理资料和分析资料。这四个步骤是互相联系，不可分割的。其中设计是最关键的一步也是第一步。故选C。

3.【答案】D

【解析】统计学是一门处理数据中变异性的科学与艺术。故选D。

4.【答案】D

【解析】由于生物固有的个体变异的存在，从某一总体中随机抽取一个样本，所得样本统计量与相应的总体参数不同，即抽样误差。故选D。

5.【答案】A

【解析】结局变量为有序变量，取值存在次序，资料为等级资料。故选A。

6.【答案】C

【解析】研究对象内部结构是否相同，若不同，则需进行标准化后再作比较。故选C。

7.【答案】D

【解析】个体之间存在差异，抽样就不可避免产生抽样误差，样本之间的差异，是本质上的差异还是纯抽样误差，需进行假设检验。故选D。

8.【答案】E

【解析】变异系数主要用于量纲不同的变量间，或均数差别较大的变量间变异程度的比较。是变异的大小（S）相对于其平均水平（$\bar{X}$）的百分比，没有单位，消除量纲的影响。故选E。

9.【答案】C

【解析】当样本量大时，频率接近于概率，取值范围0和1之间，概率常用P表示。故选C。

10.【答案】B

11.【答案】B

【解析】B项是样本均数的标准差，即均数的标准误，反映均数抽样误差的大小。故选B。

12.【答案】B

【解析】均数表示集中趋势，标准差表示离散程度。故选B。

【A_2型题】

13.【答案】E

【解析】线图用线段的升降表示统计指标的变化趋势。此资料以年份为横轴，病死率为纵轴画线图。半对数线图在比较几组数据的变化速度时，尤其几组数据相差悬殊时适用。故选E。

14.【答案】B

【解析】中位数将原始观察值从小到大或从大到小排序后，位次居中的数。故选B。

15.【答案】C

【解析】根据参考值范围公式$\bar{X}\pm1.96S$，可推导出$29.45-18.39=2\times1.96S$，得出$S=2.82$。故选C。

16.【答案】E

【解析】甲乙两疗法的病情程度构成不同，不可比，采用直接标化法，以其中一个疗法的病情构成为标准，两疗法的标化治愈率相同。故选E。

【A_3/A_4型题】

17.【答案】A

【解析】收集资料通过合理可靠的手段与渠道获得研究所需的原始数据，采用专门手段收集，如专题调查、专项实验、统计报表、工作记录和数据库等收集。故选A。

18.【答案】E

【B_1型题】

19.【答案】A

【解析】收集资料是通过合理可靠的手段与渠道获得研究所需的原始数据。故选A。

20.【答案】C

【解析】整理资料是指对收集到的原始资料去伪存真、归类整理汇总的过程。故选C。

21.【答案】E

【解析】分析资料是对资料的统计分析，包括统计描述与统计推断。故选E。

22.【答案】C

【解析】抗体滴度原始值分布不对称，但经对数转换后呈对称分布，用几何均数表示其平均水平。故选C。

23.【答案】A

【解析】血红蛋白含量服从正态分布，为对称分布资料，用算术均数表示平均水平。故选A。

24.【答案】B

【解析】中位数适用于各种分布的资料，特别是偏峰分布资料。故选B。

25.【答案】A

【解析】表示一定时期内，在可能发生某病的一定人群中新发生某病的强度。发病率是表示发病危险的直接指标，可用于探讨疾病的危险因素。故选A。

26.【答案】C

【解析】构成比表示事物内部各部分所占的比例。故选C。

27.【答案】B

【解析】相对比是指两个有关联的指标之比，简称比；两个指标的性质可以相同，也可以不同。故选B。

第三章 流行病学原理和方法

【A_1型题】

1.【答案】E

【解析】流行指某地区某病的发病率显著超过该病历年发病率水平；暴发是在一局部地区或集体单位中，短时间内突然发生很多症状相同的病人；大流行指发病率显著超过历年发病水平，蔓延迅速，涉及地区广；散发指发病率呈历年一般水平，在时间和地点上散在发生。

2.【答案】E

【解析】相对危险对RR为暴露组发病率和非暴露组的发病率的比值。含义为暴露于某因素的发病率是不暴露的多少倍。适用于队列研究的资料分析。故选E。

3.【答案】B

【解析】现况调查是在某时点或某时期内对某特定范围人群当时的疾病和健康状况以及相关特征和因素的调查分析，以描述调查状况的分布情况，探索疾病病因线索。适用于社区诊断。故选B。

4.【答案】E

【解析】效果指标是现场试验和社区试验评价效果的指标之一，即对照组发病率与实验组发病率之比。故选E。

5.【答案】C

【解析】目前流行病学的病因

是：那些能使人群发病概率增加的因素。故选C。

6.【答案】D

【解析】病死率为一定时期内因某病死亡者占该病患者的比例，表示某病患者因该病死亡的危险性。故选D。

7.【答案】B

【解析】发病率是一定期间内，一定范围人群中某病新发生病例出现的频率；诊断符合率是筛查试验判定的结果与标准诊断的结果相同的人数占总受检人数的比例。

8.【答案】B

【解析】筛检的目的主要体现在：①在外表健康的人群中发现可能患有某病的个体，进一步确诊与早期治疗，为二级预防。②发现高危个体，从病因学角度减少疾病发生，为一级预防。③识别疾病的早期阶段，揭示疾病"冰山现象"。疾病随访属于队列研究设计，而筛检常使用横断面设计。故选B。

9.【答案】E

【解析】灵敏度为实际有病而按该筛检试验的标准被正确地判为有病的百分比。故选E。

10.【答案】D

【解析】定群研究多为抽样研究，当发现两组率有差别时，首先要考虑抽样误差的可能性，需进行统计学检验。E项属于历史性队列研究。故选D。

11.【答案】A

【解析】以社区为基础的病例对照研究，可以较好地确定源人群、保证病例与对照来自同一源人群；发病监测系统登记的是新发病例，而死亡检测系统登记死亡病例，未考虑尚存活的乳腺癌病人，故最理想的病例是地区发病监测系统的病人。故选A。

12.【答案】B

【解析】诊断符合率是筛查试验判定的结果与标准诊断的结果相同的人数占总受检人数的比例。故选B。

13.【答案】D

【解析】临床试验属于实验性研究，包括四个原则：对照、随机化、盲法、重复。故选D。

【A_2型题】

14.【答案】A

【解析】队列研究多为抽样研究，当发现两组率有差别时，首先要考虑抽样误差的可能性，需进行统计学检验。故选A。

15.【答案】C

【解析】队列研究是将人群按是否暴露于某可疑因素分组，追踪其各自的结局，比较不同组之间的结局频率的差异，从而判定暴露因子与结局之间有无因果关联及大小的观察性研究。此题将是否暴露放射性物质分为职工与电话员两组人群，随访观察1950—1980年，观察与比较各组出现骨瘤的例数。故选C。

16.【答案】E

【解析】实际无病判定为阴性的能力即特异度。故选E。

【A_3/A_4型题】

17.【答案】D

【解析】发病率通常是指至少一年时间内，某人群新发生该病频率，计算公式为：发病率=发生该病的人数/该人群人数，故此题选D。

18.【答案】B

【解析】病死率是指在一定时期内，患某病的全部病人因该病死亡者所占的比例，计算公式为：病死率=因该病死亡/该病人数，此题2005年该病人数40，因病死亡人数4，故选B。

【B_1型题】

19.【答案】D

【解析】构成比表示事物内部各部分所占的比例，此题为各科患者数与总患者数的比。故选D。

20.【答案】B

【解析】病死率为一定时期内因某病死亡者占该病患者的比例。反映疾病的严重程度。故选B。

21.【答案】A

【解析】生存率指接受某种治疗的病人中，经n年随访尚存活的病人数所占的比例，反映疾病对生命的危害程度，评价远期疗效。故选A。

22.【答案】E

【解析】题意指时点患病率。故选E。

23.【答案】D

【解析】病例对照研究的研究时序是由果及因。故选D。

24.【答案】B

【解析】队列研究的研究时序是由因及果。故选B。

25.【答案】E

【解析】现况研究是暴露因素与结局在同一时点获得，难以确定前因后果的时序关系。此题确定参考值范围，可通过现况研究获得身高、体重的分布，采用百分位数法或正态分布法获得参考值范围。故选E。

26.【答案】A

【解析】漏诊率指假阴性率，指实际有病，根据筛检试验被确定为无病的百分比。故选A。

27.【答案】E

【解析】阳性预测值指筛检试验阳性者患目标疾病的可能性。故选E。

第四章　临床预防服务

【A_1型题】

1.【答案】B

【解析】健康信念理论的核心概念是感知，是对疾病威胁感知和行为评估。故选 B。

2.【答案】D

3.【答案】B

【解析】此为行为维持阶段，已经维持新行为状态长达 6 个月以上，要维持成果。故选 B。

4.【答案】B

5.【答案】B

【解析】对自己实施和放弃某行为的能力的自信，即自我效能。此题尝试戒烟，但不相信有能力戒烟而失败，自我效能低。故选 B。

6.【答案】C

【解析】5A 模式：评估、建议、协商、帮助、安排随访。评估行为现状、知识、技能、自信心。故选 C。

7.【答案】A

8.【答案】C

【解析】不健康行为属于后天行为，为社会行为，具有社会属性。故选 C。

9.【答案】C

【解析】“烟草依赖”已被 WHO 作为一种疾病，列入国际疾病分类（ICD-10）F17.2，属精神神经疾病。故选 C。

10.【答案】B

【解析】烟草中焦油是烟草燃烧后产生的黑色物质，是引起肺癌和喉癌的主要原因。故选 B。

11.【答案】D

【解析】此为对实施或放弃行为的障碍的认识：指人们对采取行动的困难的认识。对困难的足够认识，是行为巩固持久的必要前提。故选 D。

12.【答案】E

【解析】此为行为维持阶段，已经维持新行为状态 10 个月，并努力防止吸烟行为复发。故选 E。

13.【答案】C

14.【答案】A

15.【答案】C

【解析】重点在于帮助制订戒烟计划、处理出现的戒断症状、指导使用辅助戒烟药物、咨询指导服务等。

16.【答案】D

【解析】行为变化阶段中“转变行为阶段”：在过去 6 个月中目标行为已经有所改变。故选 D。

17.【答案】C

【解析】针对不愿戒烟者的快速干预策略为 5R：Relevance，Risks，Rewards，Roadblocks，Repetition。

18.【答案】C

【解析】在社会化过程中形成、主要由社会情境决定的行为视为社会行为。适量运动为社会行为。故选 C。

19.【答案】E

【解析】5A 戒烟法。①询问：识别吸烟者，询问并记录患者吸烟情况。②建议：积极劝说所有吸烟者戒烟。③评估：每位吸烟者的戒烟动机与意愿。④帮助：提供戒烟帮助。故选 E。

20.【答案】B

【解析】健康相关行为是指任何与疾病预防、增进健康、维护健康及恢复健康相关的行动。故选 B。

21.【答案】B

【解析】影响健康的 4 个因素：行为与生活方式、生物学因素、环境因素、卫生保健因素。行为与生活方式因素最活跃。故选 B。

22.【答案】C

【解析】吸烟是最可预防的导致人类早亡或致残因素。故选 C。

23.【答案】B

【解析】WHO 曾宣布，个人健康和寿命 60% 取决于自己，而行为生活方式是个人的主要因素。故选 B。

24.【答案】B

【解析】烟草烟雾中的主要有害物质有尼古丁、烟焦油、一氧化碳、多种有毒化合物、放射性物质、有害金属及其他有害物质。故选 B。

25.【答案】D

26.【答案】D

【解析】吸烟有害健康。故选 D。

27.【答案】C

28.【答案】C

【解析】在社会化过程中形成、主要由社会情境决定的行为视为社会行为。平衡膳食也为社会行为。故选 C。

29.【答案】E

【解析】提倡在社区、组织，以社区、学校、医院、工厂等场所为载体，以全人群为干预对象，采取包括政策、环境改变为主的综合策略来开展控烟工作。

【A_2型题】

30.【答案】D

【解析】碘缺乏的典型症状是甲状腺肿大，由于缺碘造成甲状腺素合成分泌不足，引起垂体大量分泌 TSH，导致甲状腺阻滞代偿性增生而发生腺体肿大。故选 D。

【A_3/A_4型题】

31.【答案】C

【解析】生物因素属于自然环境因素。故选C。

32.【答案】E

【解析】年龄是社会因素。故选E。

【B_1型题】

33.【答案】B

【解析】提高烟草单位价格、政府立法提高烟草税，是减少新吸烟者的策略及措施。故选B。

34.【答案】A

【解析】制定在规定区域内禁止和限制吸烟的政策、规章制度和法律，是减少被动吸烟的策略及措施。故选A。

35.【答案】E

【解析】利用标签等醒目标识督促卫生保健服务提供者劝阻吸烟的提醒系统、卫生保健服务提供者控烟培训及有或无病人健康教育等内容的多措施戒烟干预，是适合于卫生保健系统水平上开展戒烟的系统策略及措施。故选E。

第五章 社区公共卫生

【A_1型题】

1.【答案】A

【解析】地方病是指各种原因所致的具有地方性发病特点的疾病，与地球化学、生物因素密切相关的地方病。故选A。

2.【答案】E

【解析】卡介苗：出生时；乙肝疫苗：出生时、1个月、6个月；脊髓灰质炎疫苗：2个月、3个月、4个月；百白破疫苗：3个月、4个月、5个月；麻疹减毒活疫苗：8个月，6~7岁复种。

3.【答案】B

【解析】流行过程必须具备传染源、传播途径和易感人群3个基本环节。故选B。

4.【答案】C

【解析】镉经消化道吸收一般不超过10%，但当有铁、蛋白质、钙或锌缺乏时，镉吸收增加。故选C。

5.【答案】A

【解析】"五苗防七病"：乙肝疫苗、卡介苗、脊灰疫苗、白百破疫苗、麻疹疫苗。故选A。

6.【答案】C

【解析】隔离式防毒面具即供气式防毒面具。故选C。

7.【答案】D

【解析】毒蕈中毒类型：胃肠型、神经精神型、溶血型、中毒肝炎型。故选D。

8.【答案】E

【解析】职业性中暑是在高温作业环境下，由于热平衡和/或水盐代谢紊乱而引起的以中枢神经系统和/或心血管障碍为主要表现的急性疾病。在预防职业性中暑方面，用人单位要加强作业场所高温作业的管理，如合理设计工艺流程，改进生产设备和劳动者的操作方法，避免其直接接触生产性热源，或利用自然通风和机械通风对工作场所进行降温以及利用水或导热系数小的材料进行隔热等。故选E。

9.【答案】E

【解析】潜伏期是指自病原体侵入机体到最早临床症状出现这一段时间。故选E。

10.【答案】B

【解析】轻度、中度中毒者，治愈后可恢复原工作，不必调离铅作业。故选B。

11.【答案】D

【解析】因水污染而通过水传播疾病的属于生物性污染，生物性污染分为病原体污染、真菌污染、藻类污染。故选D。

12.【答案】B

【解析】引起人群易感性升高的主要因素包括：新生儿增加、易感人口迁入、免疫人口免疫力自然消退、免疫人口死亡。故选B。

13.【答案】D

【解析】细菌性食物中毒指食入细菌性中毒食品引起的食物中毒，是食物中毒中最常见的一类。

14.【答案】B

【解析】二次污染物指一次污染物在环境中可发生物理、化学、生物学等作用，生成理化特性与原来完全不同的新的物质，如光化学烟雾、甲基汞等。故选B。

15.【答案】E

【解析】食物中毒指摄入含有生物性、化学性有毒有害物质的食品或把有毒有害物质当作食品摄入后所出现的非传染性急性、亚急性疾病，不包括因暴饮暴食、食源性肠道传染病、寄生虫病、摄入有毒有害物质而引起的慢性疾病。

16.【答案】A

17.【答案】D

【解析】治疗的急救原则为洗胃、催吐和导泻。治疗沙门菌食物中毒以对症处理为主，重者可用抗生素，另外采用镇静、升压、抗休克等治疗方法。故选D。

18.【答案】A

【解析】工作场所空气中粉尘的化学成分直接决定对人体危害性质，不同化学成分可导致纤维化、中毒和致敏作用等。故选 A。

19.【答案】D

【解析】光化学烟雾以汽油作为动力燃料后出现的一种新型大气污染物，是大气中碳氢化物和氮氧化物等在强烈日光紫外线作用下，经过一系列光化学反应而生成的浅蓝色烟雾。故选 D。

20.【答案】B

【解析】流行过程必须具备传染源、传播途径和易感人群三个基本环节。故选 B。

21.【答案】E

【解析】突发公共卫生事件的主要特征：突发性、准备和预防的困难性、表现呈多样性、处置和结局的复杂性、群体性、后果的严重性。故选 E。

22.【答案】A

【解析】2003 年 5 月 9 日国务院公布施行《突发公共卫生事件应急条例》。故选 A。

23.【答案】C

【解析】食物中毒的发病特点：发病与食物有关；潜伏期短，发病突然，呈暴发性；中毒病人临床表现相似；人与人之间无传染性。故选 C。

24.【答案】B

【解析】慢性铅中毒对造血系统引起轻度贫血，多呈低色素正常细胞型贫血，亦有呈小细胞性贫血。故选 B。

25.【答案】E

【解析】河豚中毒机制：可直接作用于胃肠道，引起局部刺激作用；选择性地阻断细胞膜对 Na^+ 的通透性，使神经传导阻断，呈麻痹状态。故选 E。

26.【答案】D

【解析】传播途径是指病原体从传染源排出后，侵入新的易感宿主前，在外环境中所经历的全部过程。故选 D。

27.【答案】B

【解析】甲醛是一种挥发性有机化合物，大量存在于多种装饰物品和建筑材料。故选 B。

28.【答案】C

【解析】环境中有害物质按其性质可分为物理性、化学性和生物性有害物质。故选 C。

29.【答案】E

【解析】90% ~ 95% 的铅储存于骨内。故选 E。

30.【答案】C

【解析】流行病学调查：根据发病急，短时间内同时发病，发病范围局限在食用同一种有毒食物的人群，找到引起中毒的食物。实验室诊断：细菌学及血清学检查，动物实验检测细菌毒素的存在。故选 C。

31.【答案】B

【解析】慢性汞中毒典型临床表现为易兴奋症、震颤和口腔炎。故选 B。

32.【答案】D

【解析】镉主要蓄积在肾脏和肝脏。故选 D。

33.【答案】B

【解析】砷是确认的人类致癌物，职业暴露主要致肺癌、皮肤癌，也可致膀胱癌。故选 B。

【B_1 型题】

34.【答案】B

【解析】水俣病是世界上首次发现的因水体汞污染导致的出生缺陷病，母亲妊娠期间摄入甲基汞，通过胎盘引起胎儿中枢神经系统发育障碍所致。

35.【答案】A

【解析】光化学烟雾是由汽车尾气中的氮氧化物和挥发性有机物在日光紫外线的照射下，经过一系列的光化学反应生成的刺激性很强的浅蓝色烟雾。

36.【答案】C

【解析】引起沙门菌食物中毒的主要是动物性食品，特别是畜肉类及其制品，其次为禽肉、蛋类、乳类及其制品。

37.【答案】B

【解析】中毒食品主要是海产食品，墨鱼的带菌率达 93.%，其次盐渍食品。

38.【答案】A

【解析】金黄色葡萄球菌引起中毒的食品主要是营养丰富且含水分较多的食品，如乳类及乳制品、肉类、剩饭等。故选 A。

39.【答案】B

【解析】河豚中毒特点：发病急速而剧烈，起初感觉手指、口唇和舌有刺痛，然后出现恶心、呕吐、腹泻等胃肠症状，伴有四肢无力、发冷、知觉麻痹、眩晕，重者瞳孔及角膜反射消失，四肢肌肉麻痹，共济失调，全身麻痹、瘫痪，语言不清以及血压、体温下降。

40.【答案】C

【解析】内毒毒素是肉毒梭菌产生的毒素，临床表现以运动神经麻痹的症状为主，视物模糊、上睑下垂、瞳孔散大等神经麻痹症状。

41.【答案】D

【解析】沙门菌食物中毒临床表现以胃肠炎最为常见，呕吐、腹泻、腹痛，水样便，少数带有黏液或血。

第四部分

口腔医学综合

第十篇　口腔组织病理学

第一章　牙体组织

第一节　牙　釉　质

【A_1 型题】

1.【答案】B

【解析】牙釉质是全身唯一无细胞性、由上皮细胞（成釉细胞）分泌继而矿化的组织。故选 B。

2.【答案】B

【解析】牙釉质硬度约为 296 KHN（Knoop hardness number，努氏硬度值），牙本质约为 68KHN，骨组织比牙本质稍低，牙骨质比骨组织低，牙槽骨属于密质骨。故选 B。

3.【答案】C

【解析】釉板是片状、贯穿整个牙釉质厚度的结构缺陷。釉板的发生可能来自于一组釉柱的成熟不全，牙釉质蛋白的含量较高，或者是由于牙萌出后牙釉质因负重而产生的裂隙，其中含有来自唾液和口腔的有机物。釉板内含有较多的有机物，可成为龋致病菌侵入的途径。故选 C。

4.【答案】C

【解析】釉柱的直径平均为 4~6μm，由于釉质表面积比釉牙本质界处的大，因此釉柱直径在表面者较深部的稍大。故选 C。

5.【答案】B

【解析】在钟状期的晚期，牙本质首先在邻近内釉上皮内凹面的牙乳头中形成，然后沿着牙尖的斜面向牙颈部扩展，直至整个牙冠部牙本质完全形成。牙釉质的形成是当牙本质形成后，内釉上皮分化成有分泌功能的成釉细胞，并开始分泌釉质基质，进而矿化。故选 B。

6.【答案】C

【解析】牙釉质发育不全病损发生在牙釉质发育时期，口服钙片已无任何作用。故选 C。

7.【答案】D

【解析】成熟牙釉质重量的 96%~97%为无机物，其余为有机物和水。故选 D。

8.【答案】B

【解析】釉柱近牙表面 1/3 较直，而内 2/3 弯曲，在牙切缘及牙尖处绞绕弯曲更为明显，称为绞釉。故选 B。

9.【答案】C

10.【答案】D

11.【答案】E

【解析】釉质和牙本质相交不是一条直线，而是由许多小弧形相连而成。小弧形的凹面位于牙釉质。此种连接增大了釉质与牙本质的接触面，有利于两种组织间更牢固结合。故选 E。

12.【答案】E

【解析】在近釉质牙本质界最先形成的釉质和多数乳牙及恒牙表层，20~100 μm 厚的釉质看不到釉柱结构。近釉牙本质界处的无釉柱釉质，是成釉细胞在最初分泌釉质时，托姆斯突（Tomes processes）尚未形成；而外层是成釉细胞分泌活动停止以及托姆斯突退缩所致。故选 E。

13.【答案】C

【解析】釉柱近牙表面 1/3 较直，而内 2/3 弯曲，在牙切缘及牙尖处绞绕弯曲更为明显，称为绞釉。其可以增强釉质对咬合力的抵抗。故选 C。

14.【答案】D

【解析】在乳牙和第一恒磨牙的磨片上，常可见一条加重了的生长线。这是由于乳牙和第一恒磨牙的釉质一部分形成于胎儿期，另一部分形成于婴儿出生后。当婴儿出生时，由于环境及营养的变化，该部位的釉质发育受到干扰，特称其为新生线。故选 D。

【B_1 型题】

15.【答案】A

【解析】在磨片上近釉牙本质界内 1/3 的釉质中，类似于草丛的结构称釉丛。可能属于釉质发育的缺陷，矿化程度低。故选 A。

16.【答案】B

【解析】釉梭是起始于釉牙本质界伸向釉质的纺锤状结构，形成于牙釉质发育的早期。此时成牙本质细胞的突起穿过基底膜，伸向前成釉细胞之间，牙釉质形成时此末端膨大的突起即留在牙釉质中。故选 B。

17.【答案】C

【解析】釉板是片状、贯穿整个牙釉质厚度的结构缺陷，自牙釉质表面延伸至牙釉质的不同深度，可达釉牙本质界。在磨片中观察，呈裂隙状结构。釉板内含有较多的有机物，可成为龋致病菌侵入的途径。故选 C。

18.【答案】E

【解析】釉质的生长线可以代表牙釉质周期性生长速率。故选 E。

19.【答案】D

【解析】釉牙本质界外形呈连续的贝壳状而不是一条直线。其凹面向着牙釉质。故选 D。

第二节　牙　本　质

【A_1 型题】

1.【答案】B

【解析】牙本质是构成牙主体的硬组织，其冠部和根部分别由牙釉质和牙骨质覆盖，其中央的牙髓腔内有牙髓组织。牙槽骨属于牙周组织。故选 B。

2.【答案】C

【解析】管周牙本质钙化程度高，含胶原纤维少。管间牙本质的胶原纤维较多，矿化较管周牙本质低。球间牙本质指钙质小球之间不规则形未钙化或低钙化区，其矿化程度最低。故选 C。

3.【答案】B

【解析】牙根发育完成，牙和对殆牙建立了咬合关系之后形成的牙本质为继发性牙本质。故选 B。

4.【答案】E

【解析】牙本质小管为贯通于牙本质全层的管状空间，充满了组织液和一定量的成牙本质细胞突起。故选 E。

5.【答案】B

【解析】位于管周牙本质之间的牙本质称为管间牙本质，其胶原纤维的排列大概与牙本质小管垂直，矿化度比管周牙本质低，而胶原纤维较管周牙本质多。故选 B。

6.【答案】A

【解析】在镜下观察牙本质的横磨片时，管周牙本质呈环形透明带，它构成牙本质小管的壁，其矿化程度比管间牙本质高，含胶原纤维极少，其厚度在近髓端约 400nm，而在近釉质端则约为 750nm。故选 A。

7.【答案】E

【解析】牙本质的钙化主要是球形钙化，以钙质小球为中心最后再融合而成，在牙本质钙化不良时，钙化团之间遗留一些未被钙化的间质，称为球间牙本质。原发性牙本质是指牙根发育完成以前形成的牙本质，排除 A。罩牙本质是指紧邻釉牙本质界的最先形成的原发性牙本质，排除 B。前期牙本质是指刚刚形成尚未矿化的牙本质，排除 C。硬化牙本质是指病理刺激下，牙本质小管封闭的牙本质，排除 D。故选 E。

8.【答案】D

【解析】釉质和牙骨质在牙颈部相接，其相接处有三种不同情况：①约有 60% 是牙骨质少许覆盖在釉质表面；②约 30% 是釉质和牙骨质端端相接；③还有 10% 左右是二者不相接，该处牙本质暴露，而为牙龈所覆盖。在后一种情况下，一旦牙龈萎缩，暴露的牙本质易发生过敏。故此题选 D。

9.【答案】D

【解析】牙本质的形成是一有序的过程，即成牙本质细胞分泌基质并进一步矿化。由于牙本质一生中始终在形成，因此，在成牙本质细胞和矿化牙本质之间总有一层尚未矿化的牙本质存在，称为前期牙本质。发育完成的牙较正在发育的牙牙本质形成慢，所以前者的前期牙本质较后者薄。

10.【答案】A

【解析】管周牙本质构成牙本质小管的壁，其矿化程度高，含胶原纤维极少。管间牙本质位于管周牙本质之间，其矿化程度较管周牙本质低。球间牙本质和托姆斯颗粒层属于矿化不全，而前期牙本质属于未矿化的牙本质。

11.【答案】B

【解析】指釉质表面呈平行排列并与牙长轴垂直的浅凹线纹，在牙颈部呈叠瓦状。是牙呈节律性发育的现象，也是釉质生长线到达牙表面的部位。故选 B。

12.【答案】C

【解析】最先形成的紧靠牙釉质和牙骨质的一层原发性牙本质，其胶原纤维的排列与小管平行。在冠部者称罩牙本质，在根部者称透明层。故选 C。

13.【答案】B

【解析】当牙釉质表面遭受破坏时，其深部牙本质暴露，成牙本质细胞受到刺激，部分发生变性。牙髓深部的未分化的间充质细胞移向该处取代变性细胞而分化为成牙本质细胞，分泌牙本质基质，继而矿化，形成修复性牙本质。其牙本质小管的数目明显少于正常牙本质，而且明显弯曲。故选B。

【B_1型题】

14.【答案】A

15.【答案】C

【解析】原发性牙本质是指牙发育过程中所形成的牙本质，它构成了牙本质的主体。故选C。

16.【答案】B

【解析】在修复性牙本质形成过程中，成牙本质细胞包埋在形成很快的间质中，以后这些细胞变性，在该处遗留一空隙，很像骨组织，称为骨样牙本质。故选B。

17.【答案】D

【解析】当牙本质在受到磨损和较缓慢的刺激后，可引起牙本质小管内的成牙本质细胞突起变性，变性后有矿物盐沉着而矿化封闭小管。由于其与周围间质的折光率没有明显差异，在磨片上呈透明状而称为透明牙本质。故选D。

18.【答案】E

【解析】当牙釉质表面遭受破坏时，其深部牙本质暴露，成牙本质细胞受到刺激，部分发生变性。牙髓深部的未分化细胞移向该处取代变性细胞而分化为成牙本质细胞，分泌牙本质基质，继而矿化，形成修复性牙本质。故选E。

19.【答案】A

【解析】位于管周牙本质之间的牙本质称为管间牙本质。故选A。

20.【答案】E

【解析】在镜下观察牙本质的横磨片时，管周牙本质呈环形透明带，它构成牙本质小管的壁，其矿化程度高，含胶原纤维极少。故选E

21.【答案】C

【解析】牙本质的形成是一有序的过程，即成牙本质细胞分泌基质并进一步矿化。在成牙本质细胞和矿化牙本质之间总有一层尚未矿化的牙本质存在，称为前期牙本质。故选C。

22.【答案】B

【解析】牙本质主要是球形钙化，由很多钙质小球融合而成。在牙本质钙化不良时，钙质小球之间遗留一些未被钙化的间质，称为球间牙本质。故选B。

第三节 牙 髓

【A_1型题】

1.【答案】B

【解析】成纤维细胞是牙髓中的主要细胞，又称牙髓细胞。随着年龄的增长，其数量逐渐减少。故选B。

2.【答案】B

3.【答案】D

【解析】牙髓是来源于外间充质的疏松结缔组织。主要功能是形成牙本质、营养、感觉、防御及修复。故选D。

4.【答案】E

【解析】牙髓是来源于外间充质的疏松结缔组织。主要功能是形成牙本质、营养、感觉、防御及修复。故选E。

【B_1型题】

5.【答案】E

6.【答案】A

【解析】①成牙本质细胞主要功能是形成牙本质。②未分化细胞在受到刺激时，可分化成结缔组织中任何一类细胞。③树突状细胞见于整个牙髓，是牙髓免疫防御系统重要的组成部分。故1题选E。④成纤维细胞称为牙髓细胞，是牙髓中主要细胞，有合成胶原的功能，故2题选A。⑤淋巴细胞是牙髓中主要免疫反应细胞。⑥牙髓中还含有血管周细胞、血管内皮细胞、施万细胞等。

第四节 牙 骨 质

【A_1型题】

1.【答案】B

【解析】埋在牙骨质和牙槽骨中的纤维称为穿通纤维。牙骨质龋时，细菌产生的酸及代谢产物沿穿通纤维向深层进展。故选B。

2.【答案】C

【解析】无细胞牙骨质也称原发性牙骨质，紧贴于中间牙骨质表面，主要由牙骨质层板构成而无细胞，分布于自牙颈部至近根尖1/3处，牙颈部往往全部由无细胞牙骨质占据，故A、B、D、E错误。细胞牙骨质也称继发性牙骨质，常位于无细胞牙骨质表面，或者细胞牙骨质和无细胞牙骨质交替排列，但在根尖1/3处可以全部为细胞牙骨质，故C正确。

第二章　牙周组织

第一节　牙　龈

【A_1型题】

1.【答案】A

【解析】结合上皮是牙龈上皮附着在牙表面的一条带状上皮。

2.【答案】C

【解析】龈沟的正常深度为0.5～3.0mm，平均深度1.8mm。故选C。

3.【答案】E

【解析】结合上皮在牙表面上产生一种基板样物质（包括透明板和密板两部分），并通过半桥粒附着在这些物质上。

【B_1型题】

4.【答案】E

【解析】越隔组是横跨牙槽中隔，连接相邻两牙的纤维。故选E。

5.【答案】B

【解析】牙槽龈组自牙槽嵴向牙冠方向展开，穿过固有层止于游离龈和附着龈的固有层中。故选B。

6.【答案】A

【解析】龈牙组自牙颈部牙骨质，向牙冠方向散开，止于游离龈和附着龈的固有层，是牙龈纤维中数目最多的一组。故选A。

7.【答案】C

【解析】环形组位于牙颈周围的游离龈中，呈环形排列。故选C。

第二节　牙　周　膜

【A_1型题】

1.【答案】A

【解析】牙周膜有丰富的神经，来自牙间神经和根尖神经，伴随血管分布。牙周膜神经纤维大部分是感觉神经纤维，自主神经少。故选A。

2.【答案】E

【解析】牙髓中所包含的细胞有：成牙本质细胞、成纤维细胞、巨噬细胞、未分化的间充质细胞、树突状细胞、淋巴细胞、血管周细胞、血管内皮细胞以及施万细胞等。牙周膜中所含有的细胞有：成纤维细胞、牙周膜干细胞（存在于牙周膜中的一种未分化的间充质细胞）、成牙骨质细胞、上皮剩余、成骨细胞、破骨细胞。故牙髓和牙周膜中均含有的是成纤维细胞和未分化的间充质细胞，故E对，A、B、C、D不选。

3.【答案】C

【解析】牙周膜中的主纤维自牙颈部向根尖部的排列方向不尽相同，可以分为以下几组：牙槽嵴组 水平组（是维持牙直立的主要力量）斜行组（是牙周膜中数量最多、力量最强的一组纤维）根尖组（固定根尖的作用）根间组（只存在于多根牙中），故C对，A、B、D、E排除。

4.【答案】B

【解析】牙根颈1/3段的周径大，根分叉又位于此段，所以此段牙周膜面积最大。

【B_1型题】

5.【答案】C

【解析】斜行组是牙周膜中数量最多、力量最强的一组纤维。起于牙骨质，以约45°向牙槽嵴顶走行，止于牙槽骨。故选C。

6.【答案】E

【解析】根尖组纤维起于根尖区牙骨质，呈放射状止于根尖周围的牙槽骨，具有固定根尖的作用。故选E。

7.【答案】D

【解析】根间组纤维只存在于多根牙，起自根分叉处的牙根间骨骼顶，止于根分叉区牙骨质，具有防止牙根向冠方移动的作用。故选D。

8.【答案】A

【解析】牙槽嵴组纤维起于釉质牙骨质界下方的牙骨质，向外下方走行，止于牙槽嵴顶。故选A。

9.【答案】B

【解析】水平组纤维起于牙骨质，呈水平方向走行，止于牙槽骨，是维持牙直立的主要力量。故选B。

第三节 牙槽骨

【A_1型题】

1.【答案】E

【解析】固有牙槽骨衬于牙槽窝内壁，包绕牙根与牙周膜相邻，是一层多孔的骨板，又称筛状板；X线片表现为围绕牙周膜外侧的一条白色阻射线，称硬骨板；由于有大量的穿通纤维埋入，又称为束骨。在邻近骨髓侧固有牙槽骨，由骨板和哈弗斯系统构成。故选E。

2.【答案】C

【解析】牙槽骨为适应内、外环境的变化，在一生中不断发生改建。一般骨在受压的情况下发生吸收，在受到牵拉时增生。故此题选C。

第三章 口腔黏膜

第一节 基本结构

【A_1型题】

1.【答案】B

2.【答案】A

【解析】S-100蛋白最初认为是一种神经组织特异性蛋白，现在发现广泛存在于其他组织，如皮肤的黑色素细胞、朗格汉斯细胞、唾液腺肌上皮细胞、间叶组织的软骨细胞等。

【B_1型题】

3.【答案】C

【解析】棘层位于基底层浅层，由体积较大的多边形细胞组成，在上皮层中是层次最多。故选C。

4.【答案】B

【解析】颗粒层位于角化层深面，由2~3层细胞组成。胞质内含嗜碱性透明角质颗粒，染色深。故选B。

第二节 分类及其组织结构

【A_1型题】

1.【答案】B

【解析】口腔黏膜中除咀嚼黏膜和舌背黏膜以外都是被覆黏膜。包括唇、颊黏膜，口底和舌腹黏膜，软腭黏膜。故选B。

2.【答案】B

【解析】牙龈是口腔黏膜的一部分，由上皮层和固有层组成，无黏膜下层。其上皮有角化，上皮钉突多而细长，其固有层厚，胶原纤维粗大并排列紧密。故选B。

3.【答案】E

【解析】被覆黏膜表面平滑，无角化，无颗粒层，上皮与结缔组织交界比较平坦，结缔组织乳头较短粗，有较疏松的黏膜下层。故选E。

4.【答案】D

【解析】咀嚼黏膜（如牙龈、硬腭黏膜）上皮有角化，而忽视了一些特殊部位的黏膜（如舌背的丝状乳头和唇红部黏膜）上皮也有角化。

【B_1型题】

5.【答案】B

【解析】梅克尔细胞是一种压力或触觉感受细胞。

6.【答案】A

【解析】朗格汉斯细胞作为一种抗原提呈细胞，可以激活T淋巴细胞，与黏膜的免疫功能密切相关。

7.【答案】C

【解析】口腔黏膜上皮属复层鳞状上皮，主要由角质形成细胞和少数非角质形成细胞组成。

8.【答案】B

【解析】舌背黏膜表面有许多小突起，称为舌乳头。舌乳头分为丝状乳头、菌状乳头、轮廓乳头和叶状乳头等。味蕾主要分布于轮廓乳头，故味蕾最多的部位为舌背。

9.【答案】C

【解析】咀嚼黏膜包括硬腭和牙龈黏膜。

10.【答案】B

【解析】特殊黏膜为舌背黏膜，在功能上属于咀嚼黏膜，但又有相当的延伸度，有被覆黏膜的特点。

第四章　唾　液　腺

第一节　一般组织学结构

【A_1 型题】

1.【答案】C

【解析】混合性腺泡由黏液细胞和浆液细胞组成。黏液细胞组成腺泡大部分，紧接闰管；浆液细胞呈新月状，位于腺泡的盲端表面，又名半月板。故选 C。

2.【答案】A

【解析】闰管是导管最细小的终末分支部分，连接腺泡和导管。故选 A。

【B_1 型题】

3.【答案】A

【解析】浆液细胞胞质嗜碱性，含 PAS 阳性的分泌颗粒即酶原颗粒。电镜下此颗粒位于细胞顶端，有单位膜包绕。故选 A。

4.【答案】B

【解析】黏液细胞胞质内含丰富的黏原颗粒，阿辛蓝、黏液卡红和 PAS 染色阳性。电镜下细胞内充满透明的分泌颗粒，形状不规则，聚集在细胞顶端。故选 B。

5.【答案】E

【解析】肌上皮细胞主要位于腺泡及闰管的外表面、腺泡和小导管的腺上皮与基膜之间。细胞体小，形态扁平，4~8 支突起呈放射状包绕着腺泡表面，形似篮子，又称篮细胞。故选 E。

第二节　分布及组织学特点

【A_1 型题】

1.【答案】A

【解析】浆液性腺泡在光镜下，细胞呈锥体形，基底部较宽，紧附于基底膜上，顶端向着腔内。胞核为圆形，位于基底部 1/3 处。胞质色深，组织固定好时，顶端胞质内可见大量折光性很强的分泌颗粒，称酶原颗粒。备选答案中其他细胞内不含酶原颗粒。故选 A。

2.【答案】D

【解析】小唾液腺包括唇腺、颊腺、舌腺、腭腺、舌腭腺和磨牙后腺等。其中唇腺、颊腺、磨牙后腺均属混合性腺体，但以黏液性腺泡为主；舌腭腺、腭腺均属纯黏液腺；舌腺分三组，舌前腺以黏液性腺泡为主，少数混合腺泡，舌后腺是纯黏液腺，味腺是纯浆液腺。故选 D。

3.【答案】E

【解析】正常人每日唾液总量为 1000~1500ml，其中 90% 为腮腺和下颌下腺所分泌（E 对），舌下腺仅占 3%~5%，小唾液腺分泌量更少。

【B_1 型题】

4.【答案】A

【解析】唾液腺除腮腺、下颌下腺、舌下腺三对大唾液腺外，还有很多小唾液腺。腮腺全部由浆液性腺泡组成，属于纯浆液腺；下颌下腺是混合性腺体，以浆液性腺泡为主；舌下腺属于混合性腺，以黏液性腺泡为主。故选 A。

5.【答案】B

6.【答案】C

7.【答案】D

第五章　口腔颌面部发育

第一节　面部的发育

【A_1 型题】

1.【答案】D

【解析】面部的发育始于胚胎第 3 周，此时前脑的下端出现额鼻突。有迁移的神经嵴细胞的增生，在额鼻突两侧的下方出现第一鳃弓，即下颌突。此时形成了最初的口腔即原口或口凹。

2.【答案】D

【解析】胚胎期指受孕后第 3~8 周，此期分化出不同类型的组织并构成器官、系统，胚胎初具人形。口腔颌面部发育基本在此期完成。故选 D。

3.【答案】A

【解析】在胚胎第3周，原始口腔即口凹，其界限是上有迅速增大的额鼻突、下有第一鳃弓（又称“下颌突”），两侧为上颌突。故选A。

4.【答案】C

【解析】前腭突来自中鼻突。

5.【答案】A

【解析】上颌突形成上唇、上颌后牙牙龈、部分面颊、上颌骨、颧骨、腭骨、上颌磨牙及尖牙。故选A。

【B_1型题】

6.【答案】A

【解析】唇裂多见于上唇，是球状突和上颌突未联合或部分联合所致，发生在唇的侧方。

7.【答案】D

【解析】腭裂为一侧侧腭突和对侧侧腭突及鼻中隔未融合或部分融合的结果。

8.【答案】C

【解析】上颌突与下颌突未联合或部分联合将发生横面裂，裂隙可自口角至耳屏前。

9.【答案】E

【解析】上颌裂为前腭突与上颌突未能联合或部分联合所致。下颌裂为两侧下颌突未联合或部分联合的结果。

10.【答案】B

【解析】上颌突与侧鼻突未联合将形成斜面裂，裂隙自上唇沿着鼻翼基部至眼睑下缘。

第二节 腭部的发育

【A_1型题】

1.【答案】C

【解析】胚胎第8周时，左右侧腭突与前腭突自外向内向后逐渐联合，同时左右侧腭突在中线处自前向后逐渐融合，并与向下生长的鼻中隔融合。这是口腔颌面部发育中唯一发生融合的部位。故选C。

2.【答案】C

【解析】前腭突来自中鼻突的球状突，侧腭突来自上颌突。

【B_1型题】

3.【答案】A

【解析】在胚胎第7周，从左右两个上颌突的口腔侧中部向原始口腔内各长出一个突起，称为侧腭突或继发腭。故选A。

4.【答案】D

【解析】在胚胎第6周，在嗅窝下方，球状突在与对侧球状突及上颌突联合过程中，不断向口腔侧增生，形成了前腭突或原发腭。故选D。

第三节 舌的发育

【A_1型题】

【答案】C

【解析】舌的发育始于胚胎第4周。

第六章 牙的发育

第一节 牙胚的发生及分化

【A_1型题】

1.【答案】B

【解析】内釉上皮细胞形成牙釉质。

2.【答案】B

【解析】牙齿的发育是一个长期、复杂的生物学过程，包括上皮与间充质相互作用、细胞分化、形态发生、组织矿化和牙萌出等几个阶段。乳牙从胚胎第2个月开始发生，至3岁多牙根发育完成，故选B。

3.【答案】D

【解析】牙胚由增生的牙板上皮及其下方的外胚间充质发育而成，A错误。蕾状期在上皮下方和周围的外胚间充质细胞增生，密集在一起包绕上皮芽，但未见细胞的分化，E错误。帽状期成釉器分化为三层细胞，即内釉上皮层、外釉上皮层及星网状层，排除B。牙根的长度、弯曲度、厚度和牙根的数量，都是由上皮隔和邻近的外胚间叶细胞所决定的，C错误。釉质和牙本质的形成过程是交替进行的，成牙本质细胞先形成一层牙本质并向牙髓中央后退，紧接着成釉细胞分泌一层釉质并向外周后退，如此交叉进行，层层沉积，直达到牙冠的厚度，故牙本质应先于釉基质，故选D。

【B_1 型题】

4.【答案】B

【解析】帽状期的成釉器分三层，为外釉上皮、内釉上皮和星网状层。故选B。

5.【答案】C

第二节　牙体、牙周组织的形成

【A_1 型题】

1.【答案】D

【解析】在牙根发育过程中，如上皮根鞘的连续性受到破坏，或在根分叉处上皮隔的舌侧突起融合不全，则不能在该处诱导出成牙本质细胞。引起该处牙本质的缺损，牙髓和牙周膜直接相通，即侧支根管。

2.【答案】B

【解析】在牙的发育过程中，最先形成的硬组织是牙本质，故选B。

3.【答案】E

【解析】牙本质的形成是由成牙本质细胞完成的。生长中心处的内釉上皮释放生长因子和信号分子诱导牙乳头外胚间充质细胞向成牙本质细胞分化。故选E。

4.【答案】D

【解析】牙体硬组织中牙本质最先形成。钟状期的晚期，牙本质首先在邻近内釉上皮内凹面（切缘和牙尖部位）的牙乳头中形成。故选D。

【B_1 型题】

5.【答案】B

6.【答案】C

7.【答案】C

8.【答案】C

9.【答案】D

【解析】到钟状期末，牙板被间充质侵入而断裂，并逐渐退化和消失。有时残留的牙板上皮细胞团未能正常退化，以上皮岛或上皮团的形式存在于颌骨或牙龈中。镜下这些上皮细胞团类似于腺体，称为 Serres 上皮剩余。故选D。

10.【答案】E

【解析】上皮隔围成一个向牙髓开放的孔，是未来的根尖孔，这时形成的牙根为单根。在多根牙形成时，首先在上皮隔上长出两个或三个舌形突起，这些突起增生延长，与对侧突起相连，这时上皮隔围成的单一孔，被分割为两个或三个孔，将来形成双根或三根。故选E。

11.【答案】D

【解析】当根部牙本质形成时，包绕牙根的上皮根鞘断裂形成网状，这时牙囊细胞穿过根鞘上皮，进入新形成的根部牙本质表面，并分化为成牙骨质细胞，而剩余的上皮细胞进一步离开牙根表面，并保留在发育的牙周膜中，这就是牙周上皮剩余，又称为 Malassez 上皮剩余。故选D。

12.【答案】A

13.【答案】E

14.【答案】B

第七章　牙的发育异常

牙结构异常

【A_1 型题】

1.【答案】D

【解析】牙釉质发育不全病因：①遗传因素。②严重营养障碍（A对）。③内分泌失调（E对）。④婴儿和母体的疾病（B对）。⑤局部因素（C对）。重度磨耗不属于釉质发育不全的病因（D错）。

2.【答案】C

【解析】釉质发育不全常发生在对称性的牙上。

3.【答案】A

【解析】牙内陷属于牙齿形态异常。

4.【答案】E

【解析】由乳牙引起的继生恒牙牙釉质形成不全或矿化不全为 Turner 牙。因此，Turner 牙是由乳牙根尖周严重感染所致。

5.【答案】B

【解析】氟牙症属于一种釉质的发育障碍。在牙发育阶段，由于机体摄入过多的氟，损伤了成釉细胞，导致釉质形成不全和矿化不全。但形态学观察发现，釉质表层矿化良好，釉牙本质界弧形结构故更加明显。故选B。

【B_1型题】

6.【答案】B

【解析】在牙齿发育阶段，如果饮用水中氟含量高于百万分之一，或经其他途径摄入过多的氟，氟离子可导致釉质形成不全和钙化不全，这种釉质的发育障碍即为氟牙症。

7.【答案】A

【解析】在牙的发育阶段，由于局部和全身因素造成釉质结构异常称为釉质发育不全。

8.【答案】C

【解析】在牙的发育期全身性应用四环素族药物可导致药物在牙硬组织和骨组织中沉积形成四环素牙。

9.【答案】D

【解析】牙本质发育不全症即遗传性乳光牙本质，为常染色体显性遗传病，牙冠呈微黄半透明，光照下呈现乳光色。

第八章 龋 病

第一节 牙釉质龋

【A_1型题】

1.【答案】E

【解析】就病因角度而言，龋病也可称为牙体硬组织的细菌感染性疾病。龋病是由产酸致龋菌引起的发生于牙体硬组织的感染性疾病。

2.【答案】E

【解析】龋病是在以细菌为主的因素作用下，食物因素、宿主因素和时间因素共同作用下发生的。因此，正确答案应为四联因素，其他任何单项都不全面。

第二节 牙本质龋

【A_1型题】

1.【答案】C

【解析】因色素沉着而呈淡黄色的改变见于牙本质龋的脱矿层。故选C。

2.【答案】E

3.【答案】E

【解析】牙本质龋时，若刺激缓慢温和，牙髓形成修复性牙本质；刺激强烈，牙髓坏死，故A、D答案正确。牙髓受到长期慢性刺激，血供不足，牙髓变性，故B答案正确。病变侵犯牙髓，发生牙髓脓肿，故C答案正确。故选E。

第三节 牙骨质龋

【A_1型题】

【答案】B

【解析】埋在牙骨质和牙槽骨中的纤维称穿通纤维。牙骨质龋时，细菌产生的酸及代谢产物沿穿通纤维向深层进展。故选B。

第九章 牙 髓 病

牙 髓 炎

【A_1型题】

1.【答案】D

【解析】慢性闭锁性牙髓炎表现为慢性的炎症过程，血管扩张充血，有淋巴细胞、浆细胞、巨噬细胞浸润，或有毛细血管增生，成纤维细胞增生活跃，肉芽组织形成，渗出不明显。若机体抵抗力弱而刺激较强时，可形成慢性脓肿。故选 D。

2.【答案】C

【解析】慢性牙髓炎的主要病理学特征是肉芽组织形成。

3.【答案】C

4.【答案】E

【解析】慢性闭锁性牙髓炎镜下表现为炎性肉芽组织形成、组织水肿；慢性溃疡性牙髓炎镜下表现为溃疡形成，其深部为肉芽组织；慢性增生性牙髓炎病理变化为牙髓组织增生形成息肉。故选 E。

第十章　根尖周炎

第一节　急性根尖周炎

【A₁ 型题】

【答案】C

【解析】急性根尖周炎的病理变化为根尖周组织血管扩张充血、组织水肿、中性粒细胞浸润、脓肿形成进而坏死。故选 C。

第二节　慢性根尖周炎

【A₁ 型题】

1.【答案】C

【解析】根据离体牙测量资料，根尖狭窄部距牙实际的根尖部为 0.5~1.0mm，这个距离是口腔医师测量工作长度时的参考数据。

2.【答案】B

【解析】慢性根尖周炎的主要病理变化之一是牙槽骨吸收，因此其主要的诊断依据是根尖周 X 线透射区。

3.【答案】C

【解析】根尖肉芽肿通过以下方式转化为根尖囊肿：①上皮细胞团块状增生，液化变性，形成囊肿。②上皮细胞网状增生，被上皮包裹的炎性肉芽肿组织退变、坏死形成囊肿。③增生的上皮被覆脓腔，转变成囊肿。故选 C。

第十一章　牙周组织疾病

第一节　牙　龈　病

【A₁ 型题】

【答案】D

【解析】慢性龈炎是牙龈的慢性炎症，故炎性细胞浸润是其主要病理变化。故选 D。

第二节　牙　周　炎

【A₁ 型题】

1.【答案】E

【解析】活动期牙周炎时，牙槽骨吸收破坏导致牙周膜间隙增宽。故选 E。

2.【答案】C

【解析】牙周炎的发展是一个连续过程，人为地将菌斑诱发的炎症过程分为始发期、早期、病损确立期及进展期四个阶段。在病损确立期，结合上皮继续向根方增殖，形成较浅的牙周袋。此时炎症仅限于软组织中，尚未见明显的牙槽骨吸收。故选 C。

3.【答案】A

【解析】沟内上皮和袋壁上皮增生明显是活动期牙周炎的病理变化而不是静止期牙周炎的病理变化。故选 A。

第十二章　口腔黏膜病

第一节　基本病理变化

【A_1 型题】

1.【答案】A

2.【答案】D

【解析】棘层细胞松解是指黏膜上皮的棘层发生病变，棘细胞间联系力松弛、断裂，甚至形成上皮内疱，主要见于天疱疮。故选D。

3.【答案】A

4.【答案】C

【解析】角化不良为上皮的异常角化，是指在上皮的棘层或基底层出现个别或成群的细胞角化。

5.【答案】A

【解析】黏膜或皮肤表层坏死而脱落形成凹陷为溃疡。故选A。

【B_1 型题】

6.【答案】B

【解析】良性黏膜类天疱疮的病理变化为上皮全层剥脱形成上皮下疱。故选B。

7.【答案】D

8.【答案】A

【解析】红斑的病理变化为：①上皮萎缩。②上皮异常增生。③原位癌或早期浸润癌。故选A。

9.【答案】E

【解析】扁平苔藓的主要病理变化为：①上皮基底细胞液化变性；②上皮钉突延长呈锯齿状；③淋巴细胞浸润带。故选E。

10.【答案】C

第二节　白色和红色病变

【A_1 型题】

1.【答案】D

【解析】白斑属于癌前病变，尤其是非均质性白斑和发生在口底、舌腹和舌侧缘的白斑要特别警惕，癌变率为3%～5%。故选D。

2.【答案】D

【解析】白斑的主要病理改变为上皮增生，有过度正角化或过度不全角化，或两者同时出现为混合角化。上皮粒层明显和棘层增生，没有非典型细胞。上皮钉突可伸长且变粗，但仍整齐且基底膜清晰。固有层和黏膜下层有淋巴细胞、浆细胞浸润。用排除法，此题选D。基底细胞层液化变性是扁平苔藓的病理特征。

3.【答案】B

【解析】盘状红斑狼疮是一种皮肤黏膜的慢性结缔组织疾病，病损主要局限于皮肤及口腔黏膜，下唇唇红是其好发部位，初起为暗红色丘疹或斑块，随后形成红斑样病损，片状糜烂，直径0.5cm左右，中心下凹呈盘状，周边有红晕或可见毛细血管扩张，在红晕外围是呈放射状排列的白色短条纹。

【B_1 型题】

4.【答案】E

5.【答案】A

6.【答案】B

7.【答案】C

第十三章　口腔颌面部囊肿

第一节　牙源性囊肿

【A_1 型题】

1.【答案】E

【解析】根尖周囊肿是颌骨中最常见的牙源性囊肿。故选E。

2.【答案】B

【解析】含牙囊肿被称为“滤泡囊肿”。

【B_1 型题】

3.【答案】C

【解析】牙髓变性包括：①成牙本质细胞空泡性变。②牙髓钙化（髓石和弥散性钙化）。③牙髓网状萎缩。④牙髓纤维性变。故选C。

4.【答案】E

【解析】牙周袋的主要病理变

化为牙周袋的形成和牙槽骨的吸收。故选 E。

5.【答案】B

6.【答案】A

7.【答案】D

【解析】透明小体为弓形或环状的均质嗜伊红染色小体，可见于根尖周囊的上皮衬里和纤维囊壁。故选 D。

第二节 非牙源性囊肿

【A_1 型题】

1.【答案】E

【解析】鼻腭管囊肿的囊壁有粗大的血管和神经。含牙囊肿的囊壁附着于一个未萌牙齿的牙颈部，且牙冠在囊腔内。鼻唇囊肿是发生于软组织内的囊肿。畸胎样囊肿衬里上皮部分为胃肠道黏膜上皮。鳃裂囊肿囊壁含有淋巴样组织。故选 E。

2.【答案】B

【解析】皮样囊肿囊壁含有皮肤附属器；甲状舌管囊肿囊壁含有甲状腺或黏液腺样组织；鼻腭管囊肿囊壁含有粗大的血管和神经；鳃裂囊肿囊壁有大量淋巴样组织。故选 B。

3.【答案】D

【解析】泡沫细胞是组织细胞吞噬脂质形成的细胞，常见于黏液囊肿。故选 D。

【B_1 型题】

4.【答案】C

5.【答案】B

6.【答案】D

【解析】组合型牙瘤由许多牙样小体构成。故选 D。

7.【答案】A

【解析】巨细胞性牙龈瘤中含有多核破骨细胞样细胞即巨细胞。故选 A。

8.【答案】E

【解析】黏液表皮样癌由表皮样细胞、中间细胞和黏液细胞构成。故选 E。

第十四章 口腔颌面部肿瘤

第一节 牙源性肿瘤

【A_1 型题】

1.【答案】E

【解析】牙源性角化囊肿是典型的牙源性囊肿，其特点之一是较易复发，原因是囊壁薄，可能存在多个病灶，多囊，囊壁上有子囊等。囊壁薄和多发病灶会造成手术不易刮除彻底，而导致易复发，此为角化囊肿有别于其他颌骨囊肿的主要特点之一。囊肿中有无角化物与是否复发无关。

2.【答案】A

【解析】成釉细胞纤维瘤由上皮和较幼稚的结缔组织（颇似牙胚的牙乳头）组成；而成釉细胞瘤中纤维结缔组织比较成熟。

3.【答案】C

【解析】牙源性角化囊性瘤的病理特征是：①上皮薄厚度一致。②上皮表面呈波浪状或呈指状突起，表面多呈不全角化。③棘细胞水肿。④基底细胞柱状，细胞核远离基底膜。⑤囊壁含有子囊或牙源性上皮岛。故选 C。

4.【答案】B

【解析】牙源性角化囊性瘤复发的原因有：①囊壁薄、易破碎，手术难以完整摘除。②囊壁中含有微小子囊或牙源性上皮团。③肿瘤沿骨小梁之间生长。④口腔黏膜上皮基底细胞的增殖。故选 B。

5.【答案】B

【B_1 型题】

6.【答案】C

【解析】筛孔状结构是腺样囊性癌较特征性的结构。

7.【答案】E

【解析】黏液表皮样癌镜下观察：由黏液细胞、表皮样细胞和中间细胞组成。

8.【答案】A

【解析】多形性腺瘤瘤组织中可见浅蓝色的软骨样组织、半透明胶冻状的黏液样组织以及灰白色圆形的小块角化物。组织像具有多形性或“混合性”特征，即肿瘤性上皮细胞与黏液样、软骨样组织混杂在一起。

第二节 唾液腺肿瘤

【A_1型题】

1.【答案】E

2.【答案】D

【解析】黏液表皮样癌由黏液细胞、表皮样细胞和中间细胞构成。故选D。

3.【答案】C

4.【答案】A

5.【答案】B

【解析】黏液细胞是诊断黏液表皮样癌的诊断要点。故选B。

6.【答案】E

7.【答案】C

【解析】恶性多形性腺瘤分为多形性腺瘤癌变、癌肉瘤、转移性多形性腺瘤三种类型。多形性腺瘤癌变包括非侵袭性癌（原位癌）、微侵袭性癌和侵袭性癌（浸润癌）三种组织学亚型。故选C。

8.【答案】E

【解析】唾液腺多形性腺瘤的病理变化为：①腺管样结构。②肌上皮结构，肌上皮细胞可鳞状化生形成角化珠。③黏液样组织。④软骨样组织。故选E。

第三节 口腔黏膜癌

【A_1型题】

1.【答案】C

【解析】异常增生细胞累及上皮下1/3为上皮轻度异常增生；累及上皮下2/3为上皮中度异常增生；累及上皮全层为上皮重度异常增生，即原位癌。故选C。

2.【答案】A

【解析】角蛋白形成和细胞间桥出现是鳞状细胞癌的特征。故选A。

3.【答案】E

【解析】癌细胞突破基底膜即为浸润癌。故选E。

4.【答案】D

【解析】上皮细胞不典型增生即上皮细胞丧失正常细胞成熟及分层过程。为鳞状细胞癌癌前病变。

【B_1型题】

5.【答案】E

【解析】甲状舌管囊肿囊壁含有甲状腺或黏液腺样组织。故选E。

6.【答案】D

【解析】成釉细胞瘤中的肿瘤细胞可以发生颗粒样变性成为颗粒细胞。故选D。

7.【答案】B

【解析】高分化黏液表皮样癌中黏液细胞破裂，黏液溢出可以形成黏液池。

8.【答案】C

【解析】唾液腺多形性腺瘤的病理变化为：①腺管样结构。②肌上皮结构。③黏液样组织。④软骨样组织。故选C。

9.【答案】A

【解析】唾液腺腺样囊性癌由肿瘤性腺上皮细胞和肌上皮细胞构成，排列成管状、筛状和实性巢等不同的形态结构。故选A。

第十一篇　口腔解剖生理学

第一章　牙体解剖生理

第一节　牙体解剖的一般概念

【A_1 型题】

1.【答案】C

【解析】牙冠上 3 个相邻牙面相交处形成一点，在该点上所成的角称为点角。

2.【答案】C

【解析】中切牙、侧切牙、尖牙、前磨牙均存在替换情况。

3.【答案】C

【解析】牙尖是指牙冠上近似锥体形，突出成尖的部分。故选 C。

4.【答案】D

5.【答案】E

6.【答案】E

【解析】钙化不全的沟称为裂。故选 E。

7.【答案】B

【解析】部位记录法中 B 代表患者的左上区。故选 B。

8.【答案】E

【解析】牙的功能包括咀嚼、发音和言语，保持面部的协调美观。故选 E。

9.【答案】B

【解析】三角嵴为咬合面牙尖两斜面汇合成的细长形的牙釉质隆起。故选 B。

10.【答案】D

【解析】切牙唇侧外形高点在颈 1/3，切牙舌侧外形高点在颈 1/3，尖牙外形高点在舌隆突，磨牙舌侧在中 1/3。故选 D。

11.【答案】C

【解析】乳牙外形特点：①体积小，牙冠短小，乳白色。②颈嵴突出，冠根分明。③上颌乳尖牙的牙尖偏远中。④下颌乳前牙舌面边缘脊与颈嵴都比恒牙明显。⑤下颌第一乳磨牙牙冠不同于任何恒牙。⑥下颌第二乳磨牙的近中颊尖、远中颊尖及远中尖的大小基本相等。⑦乳磨牙根干短，根分叉大。故选 C。

12.【答案】E

【解析】接触区是指牙与牙在邻面相互接触的区域称接触区，或称邻接处。

13.【答案】E

第二节　牙体外形及生理意义

【A_1 型题】

1.【答案】D

【解析】由远中颊尖三角嵴与近中舌尖三角嵴相连成嵴，称为斜嵴，为上颌第一磨牙的解剖标志。

2.【答案】C

【解析】下颌侧切牙舌面与下颌中切牙相似，切嵴和近、远中边缘嵴不明显。

3.【答案】D

4.【答案】A

【解析】在两牙正常接触区的周围有向四周展开的呈 V 字形的空隙，称为楔状隙。故选 A。

5.【答案】C

【解析】乳牙在口内最多存留约 10 年。故选 C。

6.【答案】A

【解析】磨牙牙体由第一磨牙到第三磨牙依次减小。故选 A。

7.【答案】B

【解析】上颌磨牙颊尖较尖锐，是非功能尖；舌尖较圆钝，为功能尖，因此，近中舌尖是上颌第一磨牙的主要功能尖。

8.【答案】C

【解析】上颌尖牙唇面的外形高点位于中 1/3 与颈 1/3 交接处的唇轴嵴上。故选 C。

9.【答案】A

10.【答案】A

【解析】根管在牙根表面的开口称为根尖孔，根尖孔以位居根尖者较多（57%），位于根尖旁侧者较少（43%），其中以舌侧者最多，其余依次为远中、近中和唇、颊侧。故选 A。

11.【答案】C

【解析】上颌第一前磨牙的颊尖偏远中。故选 C。

12.【答案】D

【解析】下颌第二前磨牙牙冠外形是方圆，牙冠的厚度、宽度和高度相近，颊、舌面大小约相等。故选 D。

13.【答案】B

【解析】卡式尖位于上颌第一磨牙近中舌尖的舌侧。故选 B。

14.【答案】E

15.【答案】C

【解析】根管在根尖部的开口称根尖孔，牙髓内的血管、淋巴管和神经均通过根尖孔与牙周组织相连。故选 C。

16.【答案】E

17.【答案】B

18.【答案】E

【解析】上颌侧切牙的根长大于冠长。故选 E。

19.【答案】A

【B_1 型题】

20.【答案】E

【解析】下颌第一磨牙殆面有中央窝和近中窝，中央窝位于近中颊、舌尖三角嵴的远中与远边缘嵴内侧；近中窝是位于近中边缘嵴内侧与近中颊、舌尖三角嵴近中的较小的三角形窝。

21.【答案】D

【解析】上颌第一磨牙由斜嵴将殆面窝分为近中窝及远中窝。近中窝较大，约占殆面的 2/3，又名中央窝。

22.【答案】A

【解析】上颌侧切牙中央凹陷形成舌窝。

23.【答案】A

24.【答案】E

【解析】下颌第二磨牙颌面中央窝内有 4 条发育沟，呈“+”形分布。故选 E。

25.【答案】D

26.【答案】B

27.【答案】C

【解析】上颌第一磨牙近中舌尖三角嵴由其牙尖顶端斜向远中颊侧至颌面中央，远中颊尖三角嵴由其牙尖顶端斜向舌侧略偏近中至颌面中央，近中舌尖三角嵴与远中颊尖三角嵴斜形相连形成斜嵴，是上颌第一磨牙的解剖特征。

28.【答案】A

29.【答案】C

30.【答案】E

31.【答案】D

【解析】上颌第一磨牙殆面结构复杂，尖窝起伏，沟嵴交错，外形轮廓呈斜方形。故选 D。

32.【答案】C

33.【答案】A

【解析】上颌乳尖牙为细长较直的单根，唇侧宽于舌侧，根尖偏唇侧并向远中弯曲。故选 A。

34.【答案】C

35.【答案】E

【解析】下颌第一乳磨牙是唯一一颗不类似任何恒牙的乳牙。故选 E。

36.【答案】D

第三节 髓腔形态

【A_1 型题】

1.【答案】B

2.【答案】B

【解析】随着年龄的增长，髓腔内壁有继发性牙本质沉积，使髓腔的体积逐渐减小，髓角变低，故 A、D 正确；髓腔病理性变化，如外伤，龋病等致使牙本质暴露，在受伤处相对的髓腔壁上形成修复性牙本质，使髓腔缩小，故 E 正确；乳牙的髓腔从相对比例看较恒牙者大，但并未真正大于恒牙，B 错误，青少年恒牙的髓腔比老年人大，C 正确。故选 B。

3.【答案】A

【解析】根管最狭窄的地方又称为生理性狭窄，位于距根尖孔 1mm 处。故选 A。

4.【答案】B

5.【答案】B

【解析】髓腔形态随年龄的增长不断变化。乳牙的髓腔从相对比例看较恒牙大，青少年恒牙髓腔比老年者大。故选 B。

6.【答案】A

7.【答案】C

【解析】乳牙髓腔的特点是髓室大、髓壁薄、髓角高、根管粗、根管方向斜度较大、根尖孔亦大。故选 C。

第二章 牙列、殆与颌位

第一节 牙 列

【A_1 型题】

1.【答案】B

2.【答案】C

3.【答案】B

【解析】在牙列完整对称、牙尖协调，功能潜力相等及咬合运动无障碍的情况下，应是多向双侧交替咀嚼。故选 B。

4.【答案】B

第二节　殆

【A_1 型题】

1.【答案】A

【解析】完整的乳牙殆约在2岁半时建成，并形成稳定的乳牙牙合关系。从2岁半至6岁第一颗恒牙萌出之前，皆属乳牙殆期。

2.【答案】E

【解析】殆面：上下颌后牙咬合时发生接触的一面称为殆面。故选E。

3.【答案】A

4.【答案】C

【解析】随着颌骨的长大，牙排列逐渐不紧密，切牙区及尖牙区出现间隙，其中上颌尖牙近中和下颌尖牙远中的间隙称为灵长间隙。

5.【答案】B

【解析】正常的覆殆、覆盖，可以提高咀嚼效能，同时可以保护唇颊舌组织。故选B。

6.【答案】D

7.【答案】B

【解析】完整的乳牙殆约在2岁半时建成，并形成稳定的乳牙殆关系。从2岁半至6岁左右第一颗恒牙萌出之前，都属于乳牙殆时期。

第三节　颌　位

【A_1 型题】

1.【答案】B

2.【答案】E

3.【答案】A

4.【答案】C

【解析】后退接触位是一个稳定而可重复的位置，是一个功能性的后退边缘位，髁突在正中关系位时，又称为铰链位，下颌依此为轴可做18~25mm转动（切点测量），为铰链开闭口运动，称为正中关系范围。髁突在正中关系位时，上下牙齿发生接触（一般在磨牙区），称为正中关系殆，亦称后退接触位。

【B_1 型题】

5.【答案】C

【解析】最大开颌时髁突的横嵴、关节盘中带、关节结节顶三者相对。

6.【答案】B

【解析】颞肌后束、二腹肌前腹、下颌舌骨肌和颏舌骨肌等舌骨上肌收缩时为后退接触位。

7.【答案】D

【解析】侧方咬合时工作侧同名牙尖及非工作侧异名牙尖相对；牙尖交错位髁突在下颌窝中基本处于中央位置，即关节的前、后、上间隙基本相等。下颌姿势位上下颌牙列之间保持息止殆间隙。

第三章　口腔功能

第一节　下颌运动

【A_1 型题】

1.【答案】A

【解析】下颌在前伸咬合运动过程中，髁突在关节窝内的运动轨迹与眶耳平面所成的角度称为髁导斜度，髁导斜度是多变的，有一定的生理可变范围。

2.【答案】C

【解析】边缘运动为下颌向各个方向所能做的最大范围的运动，代表下颌、颞下颌关节及其韧带和咀嚼肌的功能潜力。通常以下颌运动中切点的运动轨迹进行描述。为便于理解，可将下颌运动分解为三维方向（矢状面、水平面和冠状面）上的简单运动。

【B_1 型题】

3.【答案】E

【解析】咀嚼运动属于下颌的功能运动，冠状面上切点运动轨迹呈滴泪状，但存在个体差异。故选E。

4.【答案】D

5.【答案】B

6.【答案】C

【解析】下颌侧向咬合运动为一种非对称的运动，两侧髁突运动方式及方向并不一致。故选C。

7.【答案】C

第二节 咀　嚼

【A_1 型题】

1.【答案】B

【解析】咀嚼肌收缩所发挥的最大力是咀嚼肌力。咀嚼压力也叫𬌗力，是咀嚼时牙齿实际承受的咀嚼力量；咀嚼肌力也叫咀嚼力，是指咀嚼肌收缩所能发挥的最大力；最大𬌗力也叫牙周潜力，是指牙周组织能承受的最大力。

2.【答案】D

3.【答案】E

【解析】咀嚼效率是指机体在一定时间内，对定量食物嚼细的程度，影响咀嚼效率的因素有牙齿的功能性接触面积，牙周组织，颞下颌关节疾患，全身性疾患或口腔内软组织炎症、外伤后遗症等，其他如疲劳、精神紧张等，所以E正确。

4.【答案】D

【解析】牙齿缺失，咀嚼效率自然降低。机体在一定时间内，对定量食物咀细的程度，称为咀嚼效率。故选D。

5.【答案】E

6.【答案】C

7.【答案】E

【B_1 型题】

8.【答案】A

9.【答案】C

10.【答案】B

【解析】𬌗力指上下牙咬合时，牙周组织所承受之力。故选B。

11.【答案】A

12.【答案】D

【解析】牙周潜力，指在咀嚼各种食物时，并不需要很大的𬌗力，而牙齿及牙周支持组织，尚有很大的潜力。又称牙周储备力。故选D。

第三节 唾液的分泌和功能

【A_1 型题】

1.【答案】C

【解析】正常成人的唾液分泌量为1000～1500ml，其中绝大多数来自三对大唾液腺。在无任何刺激的情况下，唾液的基础分泌为0.5ml/min。下颌下腺静止时分泌量最大，占60%～65%，腮腺占22%～30%，但对于进食刺激的反应大于下颌下腺，舌下腺占2%～4%。故选C。

2.【答案】D

【解析】唾液是口腔三大对唾液腺（腮腺、下颌下腺、舌下腺）及众多小唾液腺所分泌的混合液的总称，正常人每天唾液量为1000～1500ml，其中来自于腮腺及下颌下腺的分泌量占总唾液分泌量的90%，所以D正确。

3.【答案】B

第四节 口 腔 感 觉

【A_1 型题】

1.【答案】A

【解析】口腔感觉主要包括痛觉、温度觉（冷觉、热觉）、触压觉、本体感觉和味觉。口腔一般感觉的敏感性依次为：痛觉>压觉>冷觉>温觉。

2.【答案】A

【解析】牙髓及牙周膜的痛觉感受器密度从高到低依次的部位为前牙、前磨牙、磨牙。

3.【答案】B

【解析】梭形末梢分布于牙周膜内，感受牙体受力的方向、大小等感觉，参与本体感觉及定位，是牙周本体感觉的主要感受器。

第四章 运动系统、脉管及神经解剖

第一节 骨及关节

【A_1型题】

1.【答案】B

【解析】与上颌骨额突直接相连的是额骨、泪骨和鼻骨。

2.【答案】D

【解析】上颌第一磨牙根尖距上颌窦下壁最近。故选D。

3.【答案】A

【解析】上颌骨分为一体和四突，上颌骨体又分为4个面，其中前外面在眶下孔下方有一深窝，称为尖牙窝。无眶下窝这一术语；翼腭窝为位于上颌骨体后方的一个间隙，不属于上颌骨；髁突颈部前方的小凹陷为翼肌窝；关节窝与关节翼肌窝均与上颌骨无关。

4.【答案】D

【解析】熟悉下颌骨外形解剖结构后，发现只有D中颏孔位于下颌骨体部外侧面。

5.【答案】B

6.【答案】D

【解析】颧突支柱主要传导第一磨牙区咀嚼压力，所以D错误。

7.【答案】D

【解析】上颌骨后面参与颞下窝构成。上颌骨后面与前面在外侧的移行处有颧牙槽嵴。后面的下部上颌结节，为翼内肌浅头的起点。后面的中部有数个小骨孔，称为牙槽孔。翼外肌的附着点不包括上颌骨。

8.【答案】D

【解析】颞下颌关节是一个多运动轴心的关节，所以D错误。

9.【答案】A

【解析】上颌骨与咀嚼功能关系密切，形成三对支柱均下起于上颌骨牙槽突，上达颅底。尖牙支柱：主要传导尖牙区的咀嚼压力，该支柱其余上颌尖牙区的牙槽突，上行经眶内缘至额骨。颧突支柱：主要传导第一磨牙区的咀嚼压力，该支柱起于上颌第一磨牙区的牙槽突，沿颧牙槽嵴上行达颧骨分两支，一支经眶外缘至额骨；另一支向外后经颧弓而达颅底。翼突支柱：主要传导磨牙区的咀嚼压力，该支柱由蝶骨翼突与上颌骨牙槽突的后端相互连接而构成，将咀嚼压力传至颅底。故选A。

10.【答案】B

【解析】颞下颌关节做小开口运动时，活动仅发生在关节下腔，髁突仅仅是转动。

11.【答案】C

【解析】C中未明确说明是上颌第三磨牙对应的位置，所以不正确。

12.【答案】B

【解析】行眶下神经阻滞麻醉时，进针方向应向后外上，所以B错误。

13.【答案】B

【解析】髁突的前斜面和关节结节的后斜面组成颞下颌关节的功能区。

14.【答案】C

15.【答案】C

【解析】髁突略呈椭圆形，其前后径较短，内外径较长。髁突头上面有一横嵴将其分为前后两斜面，前斜面较小，后斜面较大。故选C。

16.【答案】A

【解析】此题需熟悉下颌骨外形解剖特点。

17.【答案】B

【解析】A中上颏棘为颏舌肌的起点。C中下颌小舌为蝶下颌韧带附着处。D中下颌支的外面下颌角处有茎突下颌韧带附着。E中关节翼肌窝为翼外肌的附着处。B正确。

18.【答案】D

【解析】下颌骨的薄弱部位是：正中联合、颏孔区、下颌角、髁突颈部。

19.【答案】C

【B_1型题】

20.【答案】D

【解析】眶下孔位于上颌骨前面、眶下缘中点下方，呈椭圆形。

21.【答案】A

【解析】在上颌骨后面中部有数个小孔，上牙槽后神经和血管经此孔通过，该孔为牙槽孔。

22.【答案】B

【解析】上颌骨内面三角形的孔称为上颌窦裂孔。

23.【答案】E

【解析】腭大孔由上颌骨牙槽突与腭骨水平部共同围成。

24.【答案】C

【解析】在上颌骨腭突下面于上颌中切牙之腭侧、腭中缝与两侧尖牙的连线交点上的孔称为切牙孔。

25.【答案】A

【解析】切牙乳头位于上颌中切牙的腭侧。

26.【答案】C

27.【答案】D

【解析】尖牙窝一般位于上颌

前磨牙根的上方。

28.【答案】E

【解析】上颌窦的下壁由前向后盖过上颌第二前磨牙到第三磨牙的根尖，其中以上颌第一磨牙根尖距上颌窦下壁最近。

29.【答案】E

30.【答案】A

31.【答案】C

32.【答案】E

33.【答案】D

34.【答案】A

35.【答案】C

【解析】翼内肌的深头起自翼外板的内面和腭骨锥突，浅头起自腭骨锥突和上颌结节。

36.【答案】C

【解析】上颌神经经圆孔达翼腭窝上部。

37.【答案】B

【解析】下颌神经自卵圆孔出颅进入颞下窝。

38.【答案】B

39.【答案】C

40.【答案】A

41.【答案】D

第二节　口颌面颈部肌

【A_1型题】

1.【答案】E

【解析】狭义的咀嚼肌仅包括咬肌、颞肌、翼内肌、翼外肌4对肌肉。

2.【答案】E

【解析】茎突舌肌并未参与下颌骨运动中，与咀嚼肌肉无关。

3.【答案】D

【解析】在下颌下三角，舌神经、下颌下腺管、舌下神经均位于舌骨舌肌的浅面，自上而下依次排列为：舌神经、下颌下腺管及舌下神经。故选D。

4.【答案】A

【解析】软腭肌均为骨骼肌，由腭帆张肌、腭帆提肌、腭垂肌、腭舌肌和腭咽肌组成。

5.【答案】C

6.【答案】A

【解析】舌骨上肌群位于舌骨与下颌骨、颅底之间，包括二腹肌、下颌舌骨肌、颏舌骨肌和茎突舌骨肌。

7.【答案】D

【解析】腮腺咬肌筋膜形成腮腺鞘，特点为浅层特别致密，深层薄弱。

8.【答案】B

【解析】参与腭咽闭合的主要肌肉是腭帆提肌。

9.【答案】E

10.【答案】E

【解析】翼内肌的附着点包括上颌骨、下颌骨、腭骨和蝶骨。

11.【答案】B

【解析】口轮匝肌呈扁环形排列，主要作用是闭唇、封闭口腔。所以B错误。

【B_1型题】

12.【答案】D

13.【答案】A

14.【答案】C

【解析】熟悉翼内肌、翼外肌和颞肌的起止点即可选出正确答案。

15.【答案】B

16.【答案】D

【解析】只有翼外肌参与颞下颌关节盘前伸部的组成。

17.【答案】E

18.【答案】E

19.【答案】B

【解析】下颌舌骨肌附着在内斜线上。

20.【答案】D

第三节　面颈部血管

【A_1型题】

1.【答案】A

【解析】面部静脉较少，变异相对较少。

2.【答案】C

【解析】汇合形成面后静脉的是颞浅静脉、颌内静脉。

3.【答案】C

【解析】翼丛位于颞下窝内，相当于上颌结节后上方处，分布于颞肌及翼内外肌之间，凡与上颌动脉分支伴行的静脉均参与此静脉丛的构成。该静脉丛向后汇集成上颌静脉，在施行上牙槽后神经阻滞麻醉时，应避免刺破翼从而发生血肿。

4.【答案】A

【解析】上牙槽后动脉分布于上颌磨牙、前磨牙及上颌窦黏膜。

5.【答案】E

【解析】颈外动脉分为甲状腺上动脉、舌动脉、面动脉、上颌动脉、咽升动脉、枕动脉、耳后动脉、颞浅动脉，所以答案E错误。

6.【答案】D

【解析】上颌动脉或称颌内动脉。

7.【答案】E

【解析】上颌动脉翼腭段的分支包括上牙槽后动脉、眶下动脉、腭降动脉、蝶腭动脉。

8.【答案】D

【解析】颈总动脉分叉处约平甲状软骨上缘，环状软骨在甲状软骨的下方，甲状软骨下缘与环状软骨之间有环甲膜相连可作为抢救窒息的紧急措施之一。故本题选D。

9.【答案】D

【解析】平舌骨大角尖处，自颈外动脉前壁发出，因此舌骨大角尖为寻找舌动脉起始位置或颈外动脉的标志。舌动脉在行程中以舌骨舌肌为界分为三段。

10.【答案】B

【解析】翼丛位于颞下窝内。

11.【答案】A

【解析】翼静脉丛与颅内、外静脉有广泛的交通，其血液主要是向后外经上颌静脉汇入下颌后静脉，向前也可经面深静脉通入面静脉，亦可向上通过卵圆孔网和破裂孔导血管等处的静脉，与海绵窦交通。

12.【答案】E

【解析】颈内、颈外动脉的鉴别：颈内动脉初在颈外动脉的后外侧，继而转至其后外侧。颈内动脉在颈部无分支，颈外动脉在颈部发出一系列分支。暂时阻断颈外动脉，同时触摸颞浅动脉或面动脉，如无搏动，即可证实被阻断的动脉即颈外动脉，不能靠粗细来区分，所以答案E错误。

13.【答案】D

【B_1型题】

14.【答案】D

15.【答案】B

16.【答案】A

17.【答案】E

18.【答案】C

【解析】颈外动脉有八个分支，其中舌动脉通常于舌骨大角尖处发出。

19.【答案】D

【解析】翼丛位于颞下窝。

20.【答案】A

21.【答案】B

22.【答案】B

23.【答案】C

第四节　神　　经

【A_1型题】

1.【答案】B

【解析】面神经为混合性神经，包含特殊内脏运动纤维、副交感纤维、味觉纤维和一般躯体感觉纤维合并而成。

2.【答案】C

【解析】上颌神经属于三叉神经的一支，三叉神经大部分为感觉纤维，小部分为运动纤维，不含交感与副交感神经纤维。三叉神经分出3支，分别是眼神经、上颌神经和下颌神经，其中眼神经和上颌神经都是感觉神经，只有下颌神经为混合性神经。

3.【答案】C

【解析】面神经管段的分支为岩大神经、镫骨肌神经、鼓索，所以答案C错误。

4.【答案】B

【解析】临床在行下颌下区切口时，为避免损伤下颌缘支，应在下颌骨下缘以下15mm处切口。

5.【答案】D

【解析】颊神经是下颌神经前干中唯一的感觉神经。下颌神经前干大部分为运动纤维，分别分布于颞肌、咬肌和翼外肌。感觉纤维几乎全部集中于颊神经。所以答案D不正确。

6.【答案】D

【解析】颈动脉鞘又称颈鞘、颈血管鞘，呈管状。鞘内有颈内静脉、颈内动脉、颈总动脉和迷走神经。

7.【答案】B

【解析】面神经损害定位：茎乳孔以外——面瘫；鼓索与镫骨肌神经节之间——面瘫+味觉丧失+唾液腺分泌障碍；镫骨肌与膝状神经节之间——面瘫+味觉丧失+唾液腺分泌障碍+听觉改变；膝状神经节——面瘫+味觉丧失+唾液腺、泪腺分泌障碍+听觉改变，因而本题同侧面肌麻痹及同侧味觉丧失，应该在镫骨肌与膝状神经节之间损伤，故选B。

8.【答案】C

9.【答案】D

【解析】颞深神经为分布于颞肌的运动神经。

10.【答案】C

【解析】掌握面神经的分支，耳颞神经属三叉神经的下颌神经分支。

11.【答案】B

【解析】下颌神经前干中大部分为运动纤维，颊神经是唯一的感觉神经。

12.【答案】E

【解析】上颌神经依其行程分为四段，包括颅中窝段、翼腭窝段、眶内段、面段。

13.【答案】E

14.【答案】E

【解析】颞深神经属下颌神经的分支。

15.【答案】C

【解析】蝶腭神经为上颌神经的分支。

16.【答案】D

【解析】面神经运动纤维支配面部表情肌、颈阔肌、镫骨肌、二腹肌后腹和茎突舌骨肌。而咀嚼肌大部分由三叉神经的运动纤维支配，答案D错误。

17.【答案】C

【解析】眼神经属感觉性神经；上颌神经为感觉性神经；下颌神经为以感觉性神经为主的混合性神经，是三叉神经中最大的分支。

18.【答案】C

【解析】面神经为混合性神经。

19.【答案】C

20.【答案】E

【解析】若上颌神经在圆孔处受损，则在上颌神经分布的区域均会受累，上唇有上颌神经的分支，故会出现上唇麻木。其余均不是。

21.【答案】D

【解析】眼神经、上颌神经、上牙槽后神经、腭前神经、耳颞神经、颊神经、舌神经、鼻腭神经为感觉性神经，鼓索、下牙槽神经、面神经、舌咽神经、迷走神经为混合性神经。

【A_3/A_4型题】

22.【答案】C

【解析】面神经的颊支损伤可出现鼻唇沟变浅或消失、鼓腮无力、上唇运动力减弱或偏斜以及食物积存于颊部等症状。故选C。

23.【答案】C

【解析】颊支与腮腺导管关系密切，在行腮腺切除手术时，可以腮腺导管为标志，寻找并解剖面神经颊支，可分位于腮腺导管上方的上颊支及位于导管下方的下颊支。故选C。

【B_1型题】

24.【答案】D

【解析】舌下神经仅含运动神经纤维，支配舌运动。

25.【答案】A

【解析】面神经其运动纤维支配面部表情肌的运动。

26.【答案】B

【解析】三叉神经属于混合性神经，运动纤维支配咀嚼肌的运动。

27.【答案】C

【解析】舌咽神经为混合性神经。

28.【答案】D

【解析】上牙槽后神经分布于双侧上颌78及6的腭根及远中颊根、牙周膜、牙槽骨、颊侧牙龈。

29.【答案】A

30.【答案】C

31.【答案】B

32.【答案】E

33.【答案】E

【解析】鼻腭神经出自切牙孔；腭前神经出自腭大孔。

34.【答案】B

第五章　口腔颌面部局部解剖

第一节　口腔局部解剖

【A_1型题】

1.【答案】E

【解析】腭裂术后最常见的腭瘘出现在软硬腭交界处

2.【答案】A

3.【答案】D

4.【答案】C

5.【答案】A

【解析】翼外肌的浅面有翼丛和上颌动脉，深面有下颌神经及其分支，其中耳颞神经行向后，翼内、外肌神经分别至翼内、外肌，翼外肌上缘有颞深前、后神经和咬肌神经穿出，翼外肌两头之间有上颌动脉穿入和颊神经穿出。故选A。

6.【答案】E

7.【答案】C

【解析】舌的淋巴回流：舌尖淋巴管大部分至颏下淋巴结，另一小部分至颈肩胛舌骨肌淋巴结；舌前2/3的边缘或外侧淋巴管一部分至下颌下淋巴结，另一部分淋巴管引流至颈深上淋巴结（特别是颈总动脉分支处的淋巴结）；舌中央淋巴管引流舌中缝两旁的淋巴液，经颏舌肌之间下行，然后向左右汇入颈深上淋巴结，亦有穿过下颌舌骨肌注入下颌下淋巴结者。靠近正中面的淋巴管，部分交叉至对侧。舌后1/3的淋巴管引流至两侧颈深上淋巴结。故选C。

8.【答案】D

9.【答案】D

【解析】唇的组织结构由外向内分为五层。皮肤层富有毛囊、皮脂腺和汗腺等结构；皮下较疏松；肌层主要是口轮匝肌；黏膜有黏液腺开口，排出黏液，润滑黏膜。由此见只有D答案可选。

10.【答案】C

【解析】舌的淋巴管极为丰富，淋巴结的引流具有一定的规律，即越近舌尖而起的淋巴管，其注入的颈深上淋巴管所在的部位越低；越近舌根而起的淋巴管，其注入的颈深上淋巴管所在的部位越高。

11.【答案】C

【解析】翼下颌皱襞是翼下颌韧带衬托的、延伸于上颌结节后内方与磨牙后垫后方之间的黏膜皱襞，是下牙槽神经阻滞麻醉的参考标志，也是翼下颌间隙及咽旁间隙口内切开的有关标志。

12.【答案】A

13.【答案】A

14.【答案】B

【解析】大开口时，平对上下颌后牙殆面间可见三角形隆起，深面为颊脂垫所衬托，称颊垫，其颊垫尖指向后方，邻近翼下颌皱襞的前缘，约相当于下颌孔平面，也是下牙槽神经阻滞麻醉的重要标志，可见B答案正确。

15.【答案】A

【解析】面神经管段的分支：①岩大神经，主要含有副交感节前纤维，其节后纤维分布于泪腺，鼻和腭黏膜的腺体。②支配镫骨肌。③鼓索含有两种纤维，即味觉纤维和副交感纤维。故本题选A。

16.【答案】B

17.【答案】C

【解析】舌下区包括舌下腺、下颌下腺深部、下颌下腺导管、舌神经、舌下神经、舌下动脉等。舌腹与舌下区黏膜返折的中线处见舌系带。

18.【答案】D

19.【答案】B

【解析】舌下区的黏膜深面从两侧向中线顺序排列的结构有舌下腺、下颌下腺深部、下颌下腺管、舌神经、舌下神经及舌下神经伴行静脉以及舌动脉。

20.【答案】D

【解析】菌状乳头数目较少，色红，有味蕾，司味觉；丝状乳头数目最多，但体积甚小，司一般感觉；叶状乳头，含味蕾，司味觉；轮廓乳头体积最大，位于界沟前方，沟内有味蕾，司味觉。

21.【答案】A

22.【答案】C

【解析】硬腭口腔黏膜下层前后部各不相同，前部含有少量脂肪，无腺体；后部则含有较多腭腺。硬腭黏骨膜在腭中线较薄，在近牙槽骨部分显著增厚。腭腺肿瘤多位于硬腭后部。故选C。

23.【答案】B

【解析】腭肌位于软腭的后2/3，前续腭腱膜，共5对，它们是腭帆张肌、腭帆提肌、腭舌肌、腭咽肌和腭垂肌。

【B_1 型题】

24.【答案】D

【解析】唇弓两侧的最高点为唇峰；唇弓在正中线并微向前突处称人中点；唇红是皮肤和黏膜的移行区；唇珠是上唇正中唇红呈珠状向前下方突起；上唇的整个唇红缘，呈弓背状，称唇弓。

25.【答案】B

26.【答案】A

27.【答案】E

28.【答案】C

29.【答案】B

【解析】腭帆提肌是参与腭咽闭合的主要肌肉。

30.【答案】A

第二节　面部局部解剖

【A_1 型题】

1.【答案】B

【解析】眶下孔位于眶下缘中点下约0.5cm，其体表投影为自鼻尖至睑外侧联合连线的中点。

2.【答案】D

3.【答案】D

【解析】腮腺管开口于上颌第二磨牙牙冠颊面相对应的颊黏膜处，开口处的黏膜略有隆起，称为腮腺管乳头。

4.【答案】C

【解析】关节盘在关节窝和髁突之间，呈卵圆形，内外径大于前后径，分为前带、中间带、后带和双板区。前带较厚，前后径窄，表面有滑膜覆盖；后带最厚，前后径最宽，没有血管和神经，表面有滑膜覆盖；中间带最薄，前后径窄，是关节的负重区，无软骨细胞，无血管和神经；双板区分上层和下层，上层至于鼓鳞裂，即颞后附着，下层止于髁突后斜面的后端，即下颌后附着，上下层间充满富于神经血管的疏松结缔组织，是关节盘最好发的穿孔、破裂部位，所以C正确，A、B、D、E均错误。

5.【答案】A

【解析】面部皮肤血管密集，血运丰富，组织再生和抗感染能力强，有利于创口愈合，但创伤时出血亦较多。所以答案A错误，其余均是面部软组织的特点。

6.【答案】A

【解析】面侧深区位于腮腺咬肌区前部的深面。前为上颌骨的深面，后界为腮腺深叶，内为翼外板，外以下颌支为界。该区亦即颞下间隙及翼下颌间隙的范围。

7.【答案】B

【解析】腮腺深叶的深面与茎突诸肌及围以蜂窝组织的深部血管神经（颈内动脉、颈内静脉和第Ⅸ～Ⅻ对脑神经）相毗邻，腮腺犹如侧卧其上，故上述结构称为“腮腺床”。

8.【答案】C

【解析】腮腺管的体表投影：耳垂下缘至鼻翼下缘与口角间中点连线的中1/3段。

9.【答案】E

【解析】腮腺浅叶前缘有一排神经血管，还有腮腺管，从上向下依次为面横动脉、面神经颧支、面神经上颊支、腮腺管、面神经下颊支及下颌缘支。在腮腺前缘，有时有副腮腺，但下颌后静脉前支在腮腺下缘，故选E。

10.【答案】B

【解析】在面侧深区，颞深前后神经和咬肌神经从翼外肌上缘穿出，分别分布于颞肌和咬肌。颊神经从翼外肌两头之间穿出，翼外肌下缘有舌神经和下牙槽神经穿出。

11.【答案】A

【解析】在腮腺深叶深面，只有副神经在颈内静脉上段浅面越过后至后部。

12.【答案】C

【解析】颞下颌关节为人体最复杂的关节之一，髁状突略呈椭圆形，侧面观，一横嵴将髁突顶分为前后两个斜面，前斜面较小，为功能面，是关节的负重区许多关节病最早破坏此区，后斜面较大。关节结节位于颧弓根部，分2个斜面，前斜面斜度较小，后斜面是关节的负重区，所以颞下颌关节的功能面是关节结节后斜面和髁状突前斜面因此C正确，A、B、D、E均错误。

第十二篇 牙体牙髓病学

第一章 龋 病

第一节 概 述

【A_1 型题】

1.【答案】A

【解析】龈上菌斑是未矿化的细菌性沉积物牢固地黏附于牙面和修复体表面，由黏性基质和嵌入其中的细菌构成的膜样物质。基质的主要成分是唾液糖蛋白和细菌的胞外聚合物。故本题选 A。

2.【答案】A

【解析】慢性龋发展速度缓慢，持续数年不累及牙髓，慢性龋在一定条件下可以变成急性龋，龋坏组织呈棕褐色或棕黑色，较干燥，用刮匙不易剔除，髓腔内成牙本质细胞受到长期慢性刺激，修复牙本质形成多。排除法选 A。

3.【答案】C

【解析】菌斑形成过程分为三个阶段：获得性膜形成和细菌初期聚集；细菌迅速生长繁殖；菌斑成熟。

4.【答案】C

【解析】氟在牙中以羟磷灰石的盐类形式存在，羟磷灰石的某些羟基被氟离子取代时，容易形成氟化羟磷灰石，能够大大增强釉质对脱矿的抵抗力。

5.【答案】E

【解析】再矿化是指使钙、磷和其他矿物离子沉积于正常或部分脱矿的釉质中或釉质表面的过程。腐坏的牙本质不具有这一功能。

【B_1 型题】

6.【答案】A

【解析】血链球菌是最早在牙面定居的细菌之一，也是口腔中常分离到的链球菌属。

7.【答案】D

【解析】在龋活跃者口腔中乳酸杆菌数量很大，且能在血液中产生针对乳酸杆菌的抗体。同时随着龋患严重程度加重，乳酸杆菌数量亦随之增加。在龋病发展过程中作用较大。

8.【答案】E

【解析】在龈下菌群和根面龋的牙菌斑中最常分离到的微生物是放线菌。

9.【答案】C

【解析】变形链球菌有强的致龋性，主要取决于其产酸性和耐酸性。变形链球菌能以蔗糖为底物合成胞外葡聚糖、果聚糖及胞内多糖。葡聚糖介导细菌的黏附，促进菌斑的形成，是变形链球菌重要的致龋毒力因子。该菌合成的水溶性葡聚糖、果聚糖、胞内多糖还可作为代谢底物提供能量，增强致龋力。

第二节 临床表现及诊断

【A_1 型题】

1.【答案】B

【解析】中龋的前沿位于牙本质浅层，已形成明显的龋洞，冷热酸甜刺激进入窝洞时引起一过性敏感症状，去除刺激后症状消失，尤其是酸甜刺激，无自发性疼痛。答案选 B。

2.【答案】D

【解析】窝沟龋的早期表现为龋损部位色泽变黑。

3.【答案】A

【解析】急性龋又称湿性龋，指病变进展较快的龋，范围不一定广泛。区分于猖獗龋。

4.【答案】B

【解析】临床上为了记录，以牙面的英文名称的第一个字母表示，以字母的大写形式记录，切缘（I）、唇面（La）、舌面（L）、颊面（B）、𬌗面（O）、近中面（M）、远中面（D）和腭面（P）。

5.【答案】B

【解析】龋病发展到某一阶段时，由于病变环境发生变化，隐蔽部位变得开放，原有致病条件发生了变化，龋病不再继续进行，但损害仍保持原状。这种特殊的龋损害叫作静止龋。

6.【答案】A

【解析】深龋时，冷刺激在牙面时的感觉与对照牙相同，只有进入窝洞时才有一过性敏感。若冷刺激在牙面即有一过性敏感，则为可复性牙髓炎。

7.【答案】E

【解析】龋病治疗后，由于充填物边缘或窝洞周围牙体组织破裂，形成菌斑滞留区，或修复材料与牙体组织不密合，留有小的缝隙，这些都有可能成为致病条件，产生龋病，称继发龋。也可因治疗时未将病变组织除净，以后再发展而成。

8.【答案】A

【解析】牙齿的咬合面在发育过程中形成形态不一、深度各异的窝沟，细菌、代谢产物、食物残渣最常堆积其中，是龋病的好发部位。

9.【答案】D

【解析】前牙切嵴或后牙牙尖等自洁区发生的龋损所备成的窝洞，称Ⅳ类洞。

10.【答案】B

【解析】常用方法有视诊、探诊、温度试验、X线检查及透照。

11.【答案】B

【解析】临床上最常使用的诊断标准按病变程度分类，分为浅龋、中龋和深龋。

【A_2型题】

12.【答案】C

【解析】龋病进展到牙本质深层时为深龋。遇冷热、化学刺激时较为敏感。

【A_3/A_4型题】

13.【答案】A

【解析】急性龋病变进展较快，病变组织颜色较浅，质地较软而且湿润，很容易用挖器剔除。

14.【答案】B

【解析】直接盖髓术可用于根尖已发育完全，机械性或外伤性露髓，穿髓孔直径不超过0.5mm的恒牙。该牙为急性龋，可行直接盖髓保守治疗。

15.【答案】A

【解析】慢性闭锁性牙髓炎无明显自发痛，有长期的冷热刺激痛，去净腐质后无肉眼可见的穿髓孔，可查及深龋洞等牙体硬组织疾患。

第三节 治 疗

【A_1型题】

1.【答案】A

【解析】Ⅰ类洞为所有牙面发育点隙裂沟的龋损所备成的洞，包括磨牙和前磨牙的面洞、上前牙腭面洞、下磨牙颊面2/3的颊面洞和颊𬌗面洞、上磨牙腭面𬌗2/3的腭面洞和腭𬌗面洞。

2.【答案】D

【解析】光波一般仅能深入复合树脂2mm，故超过此深度的窝洞应分层固化。

3.【答案】D

【解析】倒凹是一种机械固位，在洞底的侧髓线角或点角处平洞底向侧壁牙本质做出的潜入小凹，有时也可沿线角做固位沟。充填体突入倒凹或固位沟内，防止充填体与洞底呈垂直方向的脱位。

4.【答案】C

【解析】硬度标准应与正常牙本质差异不大。着色标准为1%酸性品红丙二醇溶液染色，龋坏组织被染成红色，正常牙本质不被染色。

5.【答案】B

【解析】因为丁香油能破坏复合树脂中的聚合物，从而影响树脂聚合，导致硬固不良，影响充填效果，使充填材料脱落或产生继发龋坏。

6.【答案】D

【解析】窝洞预备时切割牙体组织对牙髓牙本质复合体产生机械、压力和温度等刺激，因此预备时应做到：间断操作，使用锐利器械，并用水冷却；不向髓腔方向加压，特别是制备深窝洞；对牙体组织结构、髓腔解剖形态及增龄变化必须清楚了解，以防止意外穿髓。

7.【答案】E

【解析】复合树脂固化前有一定黏稠度，要求窝洞的点、线、角应圆钝，洞形预备较银汞合金修复保守，不直接承受咬合力的部位可适当保留无基釉。洞缘釉质壁应制成短斜面，增加酸蚀面积。

8.【答案】D

【解析】充填物在龈缘形成悬突，易沉积菌斑，且压迫牙龈，造成牙龈发炎、出血，时间长后可引起牙龈萎缩，甚至牙槽骨吸收。

9.【答案】B

【解析】鸠尾峡的宽度一般在后牙为所在颊舌尖间距的1/4～1/3，前牙为邻面洞舌方宽度的1/3～1/2。同时，鸠尾峡的位置应在轴髓线角的内侧，𬌗面洞底的合方。

10.【答案】C

【解析】龈壁应与牙长轴垂直，并有一定深度，不得少于1mm。

11.【答案】C

【解析】龋病发展一旦造成了牙体组织的实质性缺损，是不能自行恢复其形态的，只能采用充填术进行治疗，即用手术方法去除龋坏组织，制备窝洞，选择适宜的充填材料修补组织缺损，终止龋病发展，恢复牙齿的形态与功能。

12.【答案】B

【解析】龋病药物治疗的常用药物包括氟化物和硝酸银。

13.【答案】B

【解析】银汞合金为温度的良导体，因此洞深时需要垫底，以隔绝外界通过充填材料对牙髓的温度刺激。

【A_2 型题】

14.【答案】A

【解析】患牙有温度刺激症状但程度不严重，刺激去除后疼痛立即消失，洞底龋坏组织能去净，可直接用复合树脂黏结修复或用银汞合金充填，但需双层垫底。故答案为A。

第二章　牙发育异常

第一节　釉质发育不全

【A_1 型题】

1.【答案】E

2.【答案】B

【解析】中度牙釉质发育不全的临床表现为：①牙釉面出现实质性陷窝状或带状缺损。②色泽改变加重，为黄、棕或深褐色。③有明显的带状沟或横沟，可能为单行或数行。

第二节　氟　牙　症

【A_1 型题】

1.【答案】D

【解析】浅龋部位色泽变黑或白垩色点或斑，早期不易察觉，轻微牙体组织缺损；氟斑牙受损牙面呈白垩色或深褐色，其地区流行情况是与浅龋相鉴别的重要参考因素，故选D。其他方面没有明显区别。

2.【答案】A

【解析】一般认为水中含氟量以1ppm（1mg/L）为宜，该浓度既能有效防龋，又不致发生氟牙症。我国地域辽阔，南北气温相差甚大，现行水质标准氟浓度为0.5~1.0ppm，是适宜的。

3.【答案】D

【解析】过氧化氢是最有效的漂白剂，最常用的是30%~35%的过氧化氢水溶液或含有35%过氧化氢的凝胶。过氧化脲的常用浓度为5%~20%。

4.【答案】B

【解析】氟牙症多见于恒牙，发生在乳牙者甚少。对摩擦的耐受性差，但对酸蚀的抵抗力强。因氟牙症是地方病，人们在某一地区生活多年，故常侵犯全口牙齿。也可有类似釉质发育不全的成组而对称的患牙分布。

5.【答案】B

【解析】饮水氟含量过高是主要病因，氟主要损害釉质发育期牙胚的造釉细胞，因此，过多的氟只有在牙齿发育矿化期进入机体，才能发生氟牙症。若在6、7岁之前，长期居住在饮水中氟含量高的流行区，即使日后迁往他处，也不能避免以后萌出的恒牙受累；反之，如7岁后才迁入高氟区者，则不出现氟牙症，B项的4岁时间不对。氟牙症多见于恒牙，发生在乳牙者甚少，程度亦较轻。这是由于乳牙的发生分别在胚胎期和乳婴期，而胎盘对氟有一定的屏障作用。因此，氟牙症一般均见于恒牙，但如氟摄入量过多，超过其筛除功能的限度时，也能不规则地表现在乳牙上。本题选B。

【A_2 型题】

6.【答案】B

【解析】氟牙症具有地区性分布特点，患牙可成组而对称地分布，牙面可有黄褐色斑块，釉质表面可光滑，无缺损。A浅龋、E静止龋牙表面均有缺损，不光滑。C四环素牙无地区性，表现为恒牙列全口均发生。D釉质发育不全，轻症仅有色泽和透明度的改变，形成白垩状釉质；重症牙面有实质性缺损，即在釉质表面出现带状或窝状的棕色凹陷。

第三节 四环素牙

【A_1型题】

1.【答案】E

【解析】四环素分子具有螯合性质，可与牙组织形成稳固的四环素钙正磷酸盐复合物，该物质呈现出带荧光的黄色，致使牙齿变色。着色物主要存在于牙本质中。四环素钙复合物沉积过程中，也可抑制成牙本质细胞合成胶原，还可抑制矿盐的沉积，在釉质发育期，四环素也可影响釉质的正常发育，故此题选E。

2.【答案】C

【解析】为防止四环素牙的发生，妊娠期和哺乳期的妇女和8岁以下的儿童不宜使用四环素类药物。

3.【答案】C

【解析】由于牙本质中的羟磷灰石晶体较小，但比釉质羟磷灰石晶体的总表面积大，使得牙本质吸收四环素的量远较釉质多，造成牙本质为主要着色硬组织。

第四节 畸形中央尖

【A_1型题】

1.【答案】D

【解析】畸形中央尖是颌面中央窝处长出的一个额外牙尖，最多见于下颌前磨牙，常对称发生，它是牙齿在发育期间，成釉器形态分化异常所致的牙形态发育异常。故本题选D。

2.【答案】E

【解析】畸形中央尖多见于下颌前磨牙，尤以第二前磨牙最多见，偶见于上颌前磨牙。

第五节 牙内陷

【A_1型题】

【答案】C

【解析】牙内陷临床上可分为畸形舌侧窝、畸形根面沟、畸形舌侧尖和牙中牙。牙中牙是牙内陷最严重的一种。牙呈圆锥状，且较其固有形态稍大，X线片示其深入凹陷部好似包含在牙中的一个小牙，其深陷入部分的中央不是牙髓，而是含有残余成釉器的空腔。A融合牙、B双生牙、E畸形中央尖均属于牙形态异常，D额外牙属于牙数目异常。

第三章 牙急性损伤

第一节 牙震荡

【A_1型题】

【答案】A

【解析】牙震荡是牙周膜的轻度损伤，通常不伴牙体组织的缺损，是由较轻外力所致。例如，在进食时骤然咀嚼硬物或较轻的外力撞击。

第二节 牙折

【A_1型题】

1.【答案】D

【解析】冠折缺损少，牙本质未露，磨光锐缘；牙本质暴露，轻度敏感者，行脱敏治疗。敏感较重者，临时塑料冠，氧化锌丁香油酚黏固剂黏固，6~8周后，氢氧化钙制剂垫底，复合树脂修复牙髓暴露的前牙，牙根发育完成者应行牙髓摘除术；年轻恒牙根据牙髓暴露的多少和污染程度做活髓切断术，以利牙根的继续发育。凡有活力的牙髓，在治疗后1、3、6个月及以后定期复查，检查牙髓活力；牙的永久性修复应在受伤后6~8周进行。故选D。

【A_2 型题】

2.【答案】A

【解析】根折的治疗首先应是促进其自然愈合，即使牙似乎很稳固，也应尽早用夹板固定，以防活动。对根尖 1/3 折断，在许多情况下只上夹板固定，无须牙髓治疗，有可能出现修复并维持牙髓活力。一些患者就诊时，牙髓活力测试无反应，但 6~8 周后可出现反应。无活力反应是由于牙髓在外伤时，血管和神经受损伤所引起的"休克"所致。随其"休克"的逐渐恢复而再出现活力反应。

第三节　牙脱位和牙脱臼

【A_1 型题】

1.【答案】A

【解析】完全脱位牙在 0.5 小时内进行再植，90% 患牙可避免牙根吸收。

2.【答案】B

【解析】嵌入性牙脱位在复位后 2 周应做根管治疗术，因为这些牙通常伴有牙髓坏死，而且容易发生牙根吸收。

3.【答案】D

【解析】完全脱位牙在 30 分钟内进行再植，90% 患牙可避免发生牙根吸收，如牙已落地污染，应就地用生理盐水或自来水冲洗，然后放入原位，如不能即刻复位，可将患牙置于患者的舌下或口腔前庭处，也可放在盛有牛奶、生理盐水或自来水的杯子里，切忌干藏，尽快就医。根尖孔发育完成的牙完成再植后 3~4 周行根管治疗；脱位 2 小时后可考虑体外根管治疗后复位；年轻恒牙一般不贸然拔髓。根据题目要求，答案选 D。

第四章　牙慢性损伤

第一节　楔 状 缺 损

【A_1 型题】

1.【答案】A

【解析】临床上充填楔状缺损时，选用何种材料，应遵循以下原则：①重视美观。前牙颜色接近于正常牙色，修复后的牙齿能增加美的感觉。②注重职业、工种要求。最好选用较理想的复合树脂充填缺损。③注意耐磨性。抗压耐磨性好的材料是银汞合金，适用于磨牙颈部、𬌗面洞的充填。如果口内牙齿上有义齿支托或卡环通过缺损区，应该考虑选用耐磨损材料，如前牙使用光固化复合树脂，后牙应用银汞合金材料充填。故最佳的材料是树脂改性的玻璃离子黏固粉。

【A_2 型题】

【答案】D

【解析】楔状缺损是𬌗力疲劳、横刷牙和酸蚀 3 个因素综合作用的结果。病因包括内、外两个方面。内因主要是因牙齿唇颊面拉应力的破坏性大；牙颈部釉质薄，甚至缺如，加之被龈沟包绕，龈沟内有酸性渗出物。外因研究发现，楔状缺损的严重程度与牙刷毛的硬度、牙膏中颗粒的直径、刷牙的力度呈正相关关系。

第二节　磨　　损

【A_1 型题】

1.【答案】C

【解析】牙体缺损是指由于各种原因引起的牙体硬组织不同程度的外形和结构的破坏和异常，表现为牙体失去了正常的生理解剖外形，造成正常牙体形态、咬合及邻接关系的破坏。常见的原因是龋病，其次是外伤、磨损、楔状缺损、酸蚀和发育畸形等。牙周炎主要是由局部因素引起的牙周支持组织（牙龈、牙周膜、牙槽骨和牙骨质）的慢性炎性。

【A_2 型题】

2.【答案】D

【解析】后牙𬌗面釉质磨损可引起牙本质过敏，临床症状的特点是激发痛，以机械刺激最为显著；临床检查可用探针探及敏感点或敏感区，可引起患者特殊的“酸”“软”“痛”症状。症状较轻者可用抗过敏牙膏等；中重度患者可由医生使用药物脱敏治疗或激光治疗；长期不愈的重症患者，必要时采取有创性的治疗，如根管治疗等。

【B_1型题】

3.【答案】E

【解析】磨损指正常的咀嚼运动之外，高强度、反复的机械摩擦造成的牙体硬组织快速丧失。磨损也称为非咀嚼磨损，是病理性的。病理性磨损主要有牙齿组织结构不完善、咬合关系不良、硬食习惯、不良习惯如工作时紧咬牙或磨牙等以及系统性疾病。

4.【答案】E

第三节 牙酸蚀症

【A_1型题】

1.【答案】E

2.【答案】C

【解析】酸蚀症分级标准如下。①1度：仅牙釉质受累。②2度：仅牙釉质丧失。③3度：牙釉质和牙本质丧失，牙本质丧失面积小于牙表面积的1/2。④4度：牙釉质和牙本质丧失，牙本质丧失面积大于牙表面积的1/2。⑤5度：牙釉质大部分丧失，牙本质丧失至继发牙本质暴露或牙髓暴露，牙髓受累。

第四节 牙隐裂

【A_1型题】

1.【答案】E

【解析】隐裂纹达牙本质并逐渐加深的过程可延续数年，并可先后出现牙本质过敏症、根周膜炎等症状，也可并发牙髓和根尖周疾病。

2.【答案】D

【解析】牙隐裂很难用肉眼发现，用2.5%碘酊或其他染料类药物可使牙面裂纹清晰可见；探针加力探诊时如出现明确的疼痛可确诊，但裂纹浅者可不出现明显疼痛；分别做各个牙尖和各个方向的叩诊可帮助患牙定位，叩痛显著处为牙隐裂所在位置，但裂纹浅者可不出现明显疼痛；X线片一般很难观察到裂纹。

3.【答案】C

【解析】牙隐裂线不明显，隐裂线较浅时，患者可无明显的临床症状。此时探诊、咬诊、冷热诊以及电活力检测均无明显异常，只有碘酊染色可发现明显的裂纹。

4.【答案】D

【解析】牙齿在正常情况下，由于牙尖斜面的存在，在窝沟底部同时受到两个方向相反的水平分力作用，即劈裂力的作用。随着年龄增长，可由于牙齿磨损不均出现高陡牙尖，正常的咀嚼力变为创伤性𬌗力。创伤性𬌗力是牙隐裂发生的重要致裂因素。治疗时应首先消除创伤𬌗，调磨过陡牙尖，均衡咬合力的负担。

第五章 牙本质敏感症

【A_1型题】

1.【答案】A

【解析】牙本质过敏表现为激发痛明显，以机械刺激最为显著，其次为冷、酸、甜等，刺激去除后疼痛立即消失，用探针尖在牙面上寻找一个或数个敏感点或敏感区，引起患者特殊的酸软痛症状。故选A。

2.【答案】A

【解析】75%氟化钠甘油糊剂可渗入牙齿硬组织中，使硬组织中的氢氧磷灰石变为氟磷灰石，从而增强硬组织的抗酸能力，并能改变唾液的性质。唾液中含氟化物可以抑制乳酸杆菌的生长，减少乳酸杆菌的数目。同时还可抑制唾液中的一些酶的活性，使产酸和牙齿脱钙受到抑制，也可促进牙本质的继续钙化或产生修复性牙本质，并能减少牙本质小管的直径，减少液压传导，从而隔绝外界刺激。适用于防治牙颈部过敏和龋齿。故选A。

3.【答案】C

【解析】因牙本质过敏者临床症状的特点是激发痛，以机械刺激最为显著，临床检查可用探针探及敏感点或敏感区，可引起患者特殊的“酸”“软”“痛”症状。

4.【答案】C

【解析】症状较轻者、敏感区广泛或位于龈下者，可首选家中自用脱敏剂，如抗牙本质过敏牙膏；中重度患者，可由医生使用药物脱敏治疗或激光治疗；长期不愈的重症患者，必要时采取有创性的治疗如根管治疗等。

5.【答案】C

【A_2型题】

6.【答案】C

【解析】后殆面釉质磨损可引起牙本质过敏，临床症状的特点是激发痛，以机械刺激最为显著；临床检查可用探针探及敏感点或敏感区，可引起患者特殊的“酸”“软”“痛”症状。该患者临床检查未发现明显龋洞，因此排除A浅龋、B中龋；叩诊（-）、冷诊（-），因此排除E可复性牙髓炎；牙齿无松动，无明显牙周炎，排除D逆行性牙髓炎。

7.【答案】C

【解析】酸蚀症是因长期接触酸或酸酐造成牙体硬组织丧失的疾病，最初只有牙齿感觉敏感，以后逐渐出现实质缺损。研究发现制酸、汽车电池、电镀材料、化肥、酿酒行业有关人员是酸蚀症高危人群。故选C。

第六章　牙髓疾病

第一节　概　　述

【A_1型题】

1.【答案】C

【解析】牙髓组织内只有疼痛感受器，一切刺激，如冷、热、酸、甜及机械刺激，牙髓都产生疼痛反应。

2.【答案】E

【解析】当牙釉质或牙骨质的完整性遭到破坏时，细菌可通过暴露的牙本质小管或暴露的牙髓而引起牙髓感染。患牙有牙周袋时，牙周袋内的细菌及其毒素可通过根尖孔及侧支根管引起牙髓感染。另外，引菌作用是受过损伤或有病变的牙髓把血液中的细菌吸收到自身而感染。

3.【答案】A

【解析】本题强调“最”字。临床上对牙髓疾病最常用的热诊法是热牙胶棒法，因牙胶棒在酒精灯上烤软但不冒烟时的温度为65℃左右，方便使用。热水、加热的金属器械、橡皮轮打磨产热等方法可在特殊情况下使用。

4.【答案】A

【解析】引起牙髓病的主要因素为细菌感染。临床上也有物理因素、化学因素、免疫因素引起的牙髓病变，因此强调“主要”二字。

第二节　可复性牙髓炎

【A_1型题】

1.【答案】E

【解析】可复性牙髓炎是牙髓炎的初期炎症，主要症状是对温度刺激有一过性疼痛，无自发性疼痛，对温度及电刺激敏感，在检查中有引起牙髓病的患牙。

2.【答案】D

【解析】有自发性疼痛史是不可复性牙髓炎的临床特点，也是同可复性牙髓炎鉴别诊断的关键。可复性牙髓炎无自发性疼痛。

3.【答案】A

【解析】可复性牙髓炎时对冷、热、酸、甜都敏感，尤其对温度刺激敏感。可复性牙髓炎是牙髓的早期炎症，根尖周没有病变，因此叩诊、咬诊无疼痛。龋洞没有露髓，探诊时不敏感。

4.【答案】D

【解析】这是可复性牙髓炎与深龋的鉴别点。深龋在牙颊面或舌面冷测时同正常牙，当冷水进入窝洞时，可引起疼痛；可复性牙髓炎在冷测牙面时即可产生疼痛。

5.【答案】C

【A_2型题】

6.【答案】B

【解析】慢性闭锁性牙髓炎的症状：无明显的自发痛，曾有过急性发作的病例或由急性牙髓炎转化而来的病例则可诉及有过剧烈自发痛的病史，也有从无自发痛症状者。有长期的冷、热刺激痛病史。检查：①查及深龋洞，冠部充填体或其他近髓的牙体硬组织疾患。②洞内探诊患牙感觉较为迟钝，去净腐质后无肉眼可见的露髓孔。③患牙对温度测验的反应多为热测引起迟缓性痛，或表现为迟钝。④多有轻度叩痛（+）或叩诊不适感（±）。根据题干可判断患牙为慢性闭锁性牙髓炎。故选B。

7.【答案】B

【解析】深龋只有冷水进入龋洞才出现疼痛；中龋为龋洞达牙本质浅层；牙本质过敏往往对探、触等机械刺激和酸、甜等化学刺激更敏感；慢性牙髓炎患牙无自发痛史，冷刺激去除后无缓解；有自发性疼痛史，故诊断为可复性牙髓炎。

8.【答案】D

【解析】慢性溃疡性牙髓炎的患牙有深龋洞，探诊时有穿髓孔，探诊疼痛，说明牙髓是感染的，同时食物嵌入窝洞中压迫牙髓引起剧烈疼痛，慢性牙髓炎感染可引起牙根尖部的炎性渗出，从而患牙叩诊时有不适感。慢性闭锁性牙髓炎探不到穿髓孔，慢性增生性牙髓窝洞中有增生的牙髓息肉。

【A_3/A_4型题】

9.【答案】B

【解析】可复性牙髓炎患牙有深度龋洞，探诊敏感，冷诊时有一过性敏感，刺激去除后疼痛瞬间消失，叩诊无疼痛。深龋患牙冷测时不引起疼痛，只有冷水进入窝洞才引起疼痛，而慢性牙髓炎刺激去除后疼痛要持续一段时间，因此选B。

10.【答案】B

【解析】对可复性牙髓炎的治疗方法是去除病原刺激物腐质，同时间接盖髓治疗，患牙牙髓可以恢复原有的状态，不需要做牙髓的治疗。

11.【答案】D

【解析】在盖髓治疗中首选的盖髓剂是氢氧化钙制剂，因此选D。

第三节 急性牙髓炎

【A_1型题】

1.【答案】E

【解析】急性牙髓炎的临床表现：自发性阵发性痛、夜间痛，温度刺激加剧疼痛、疼痛不能自行定位，不能指明患牙所在，且疼痛呈放射性或牵涉性，常常沿三叉神经第三支分布区域放射至患牙同侧上、下颌牙或头、颞、面部。但这种放射痛不会发生到患牙的对侧区域。故E项说的是放射性疼痛特点，故选E。

2.【答案】B

【解析】急性化脓性牙髓炎若牙髓出现化脓或部分坏死，病变产物中有气体，受热膨胀使髓腔压力进一步增高，产生剧痛；冷刺激可使气体体积收缩，压力减小，疼痛缓解。

3.【答案】C

【解析】牙髓病临床诊断的核心程序为：①问诊，了解主诉、获取初步印象。②结合临床检查，排查病因，寻找可疑患牙。③通过牙髓温度测验，验证可疑患牙。

4.【答案】B

【解析】急性牙髓炎的临床特点是剧烈疼痛。疼痛的原因是牙髓炎症使牙髓炎性渗出增加，髓腔压力正大，产生剧烈疼痛。因此，应急处理是打开髓腔，使炎性渗出得到引流，从而使髓腔压力减小，疼痛缓解。

5.【答案】A

【解析】急性牙髓炎的疼痛性质中，最大特点是自发性、阵发性疼痛，疼痛有发作期和缓解期，初期疼痛时间短而缓解期时间长，到后期疼痛时间长而缓解期时间短，甚至一直疼痛。慢性牙髓炎可有冷、热刺激引起的疼痛，根尖周炎的临床特点是咬合疼痛。

6.【答案】E

【解析】急性牙髓炎处于早期阶段时患牙对叩诊无不适反应，对外界刺激敏感，同时检查发现病变牙。明显叩痛是急性根尖周炎的表现。

7.【答案】A

【解析】盖髓治疗首选的盖髓剂是氢氧化钙制剂。

8.【答案】C

【解析】急性牙髓炎疼痛特点是不能定位，呈放散状，同时冷热刺激引起疼痛或疼痛加剧。因此临床上常用冷热诊来判断患牙所在。

【A_2型题】

9.【答案】E

【解析】右上牙未见任何牙体疾病，且冷热诊正常，排除牙髓炎及根尖炎；但右上4、5、6均叩痛，且右面颊部扪痛，疼痛部位对应上颌窦区域，故诊断为急性上颌窦炎。

10.【答案】A

【解析】自发性疼痛、冷热刺激加重是急性牙髓炎的典型疼痛特点。

【A_2/A_3型题】

11.【答案】A

【解析】患牙有深的龋洞，同时有自发性疼痛，夜间痛，疼痛不能定位，放射至头部的是急性牙髓炎的特点。

12.【答案】C

【解析】患牙对温度刺激敏感，在临床上常用温度测试来判断患牙所在。

13.【答案】B

【B_1 型题】

14.【答案】B

【解析】急性牙髓炎典型的疼痛特点包括自发性阵发性痛、夜间痛、温度刺激加剧疼痛、疼痛不能自行定位。

15.【答案】C

【解析】慢性牙髓炎一般不发生剧烈的自发性疼痛，有时出现阵发性隐痛或定时钝痛，病程较长，有长期的冷热刺激痛病史。

第四节　慢性牙髓炎

【A_1 型题】

1.【答案】E

【解析】牙髓息肉与牙周膜息肉鉴别：先通过X线片观察患牙根分叉区髓底影像的连续性，再用探针探查息肉蒂部以判断息肉来源。

2.【答案】D

【解析】慢性闭锁性牙髓炎对温度测验的反应为敏感或迟缓性疼痛。

3.【答案】E

【解析】可复性牙髓炎对于温度测验的反应为一过性敏感，而不是迟缓性疼痛。急性牙髓炎温度刺激立刻引起剧烈疼痛，而牙髓坏死则无反应。

4.【答案】E

【解析】残髓炎诊断要点为有牙髓治疗史，有牙髓炎症状，强温度刺激患牙有迟缓性疼痛及叩诊疼痛，探查根管有疼痛感觉，完善处理后症状消失方可确诊。

5.【答案】E

【解析】牙内吸收多发生于乳牙。恒牙偶有发生，见于受过外伤的牙、再植牙、做过活髓切断术或盖髓术的牙。

6.【答案】B

【解析】年轻恒牙根尖孔粗大，血运丰富。当穿髓孔较大时易出现炎性牙髓增生，呈息肉状。

7.【答案】D

【解析】无论是直接盖髓还是间接盖髓，首选的盖髓剂都是氢氧化钙制剂。故选D。

8.【答案】A

【解析】牙髓息肉见于慢性增生性牙髓炎，为牙髓的炎症性增生所致。应注意与牙龈息肉及牙周膜息肉鉴别。

9.【答案】A

【解析】此型牙髓炎有两个发生条件：患牙根尖孔粗大、血运丰富以及穿髓孔较大。故多见于青少年患者。

10.【答案】C

【解析】闭锁性牙髓炎是髓腔没有穿通，呈闭锁状态。

11.【答案】A

【解析】慢性溃疡性牙髓炎特点为：可见深龋洞或其他近髓的牙体损害，去除腐质见穿髓孔，故多无自发痛；食物嵌入后剧烈疼痛，故长期失用患牙进而堆积大量软垢牙石；冷热刺激激惹后产生剧痛；探查穿髓孔时浅探不痛，深探剧痛。

12.【答案】D

【解析】牙髓钙化X线片显示：髓腔内有阻射的钙化物或呈弥漫性阻射影像而致使原髓腔处的透射区消失。牙髓钙化临床上用器械检查是检查不到的。

13.【答案】E

【解析】与体位有关的自发性疼痛是牙髓钙化的临床特点。

14.【答案】B

【A_2 型题】

15.【答案】C

【解析】患牙自发性剧痛且为放射性疼痛是牙髓炎急性发作时的疼痛特征；检查探及穿髓孔、出血，探痛明显且叩诊不适说明患牙为慢性牙髓炎。故诊断为C。

【A_3/A_4 型题】

16.【答案】B

【解析】患牙有急性牙髓炎的疼痛特点，探诊时探及深龋洞，探痛（++），说明牙髓暴露或离髓腔非常近，牙髓感染时间长。

17.【答案】C

【解析】对于急性牙髓炎或慢性牙髓炎急性发作患牙，应开髓引流，以减轻疼痛。

18.【答案】E

【解析】疼痛缓解后应做右下第二磨牙的根管治疗，同时拔除近中阻生的第三磨牙，以便充填右下第一磨牙。因右下第二磨牙是一个慢性炎症的急性发作，因此不适合做干髓术和盖髓术。

第五节　逆行性牙髓炎

【A_1 型题】

1.【答案】E

【解析】逆行性牙髓炎的感染来源于深牙周袋，袋内细菌及毒素通过根尖孔或侧、副根管逆行进入牙髓，引起根部牙髓的慢性炎症，也可由局限的慢性牙髓炎急性发作。牙髓感染的走向通常为从根部牙髓向冠部牙髓，故名逆行性牙髓炎。而由根尖方向引起的逆行性牙髓炎对牙髓血运影响极大，临床上可以急性症状表现出来。因此E项表述是错误的。故选E。

2.【答案】D

【解析】逆行性牙髓炎的感染来源于患牙牙周炎所致的深牙周袋。牙周袋内的细菌及其产物通过根尖孔引起根部牙髓的炎症。

3.【答案】C

【A_2型题】

4.【答案】E

第六节 牙髓坏死

【A_1型题】

1.【答案】B

【解析】临床上温度测验刺激物应放在牙面的唇（颊）或舌（腭）侧釉质完整的中1/3位置。因这个位置离牙髓较近，有不接触牙龈。

2.【答案】A

【解析】牙髓坏死伴腐败性感染又称为牙髓坏疽。打开髓腔后有腐臭味。

3.【答案】A

【解析】年轻恒牙根尖未发育完成，在年轻恒牙发生牙髓炎症或外伤露髓的牙齿采用活髓切断的方法，保留根髓的活性，从而使牙根继续发育。

4.【答案】E

【解析】牙髓温度测验应将冰棒或热牙胶置于被测牙齿的唇（颊）或舌（腭）侧釉质完整的中1/3处，因为这些牙面不受磨耗等因素的影响。因牙齿咬合面或前牙切端釉质较厚且离牙髓较远，在这位置测试时易出现假阴性。

5.【答案】D

【解析】测试前使用过麻醉剂可使牙髓对电刺激不敏感，同时根尖尚未形成的牙齿、刚受过外伤的牙齿也对外界刺激不敏感，干髓治疗的牙齿牙髓没有活力对电刺激无反应。根管内过度钙化的牙齿髓腔及根管内钙化，牙髓可对外界刺激不敏感。

6.【答案】D

【解析】三叉神经痛的疼痛也是非常剧烈的，呈刀割样、烧灼样疼痛，也是在三叉神经分布的区域。深龋及可复性牙髓炎无自发性疼痛，只对冷热刺激敏感。慢性牙髓炎无明显的疼痛，干槽症呈持续性疼痛。

7.【答案】E

【解析】各型牙髓炎、牙外伤撞击修复治疗时，牙体组织过度预备产热及充填材料的刺激都可能对牙髓造成不可复性损伤，使牙髓坏死。因此选择E。

8.【答案】E

【解析】备洞试验是诊断牙髓活力最可靠的检查方法，因直接在牙体组织上钻磨。但会损坏牙体组织，故只有在其他方法不能判定时使用。

9.【答案】D

【解析】X线检查显示患牙根尖区骨质破坏的影像是慢性根尖周炎确诊的关键依据。因慢性根尖周炎根尖周组织有破坏吸收，在根尖片上有低密度影响。

10.【答案】B

【解析】临床上牙髓活力测验的冷诊法常用刺激物为冰棒。因冰棒温度为0℃，制取方便准确。

【A_2型题】

11.【答案】C

【解析】患牙有外伤史，现存在牙体变色，且电活力测试阴性，说明牙髓已经坏死；X线片显示根尖周未见异常，排除慢性根尖周炎，故诊断为牙髓坏死。若根尖周呈低密度影像，则为慢性根尖周炎。

第七节 牙髓钙化

【A_1型题】

1.【答案】D

【解析】牙髓钙化时X线片显示髓腔内有阻射的钙化物（髓石），或呈弥漫性阻射影像而致使原髓腔处的透射区消失。

2.【答案】C

【解析】牙髓充血、牙髓炎和牙髓坏死在X线上没有异常表现，因此A、B、D错误。弥散性牙髓钙化在X线片上表现为髓腔内散在的粟粒状密度增高影，有时整个髓腔影像消失，代之以均匀致密影像，因此C正确。牙内吸收表现为髓腔有局部扩大呈圆形、卵圆形密度减低影像，因此E错误。

【A_2型题】

3.【答案】B

【解析】左上第一磨牙牙体未见明显异常，疼痛与温度测试无关，牙髓活力测验表现为迟钝，排除选项C、D。对该牙进行局部麻醉可缓解疼痛，排除选项A、E。X线片示髓腔内有阻射的钙化物说明是牙髓钙化。因髓石压迫牙髓神经可引起的放射性痛。诊断由X线检查，并在排除其他可能引起放射性痛的原因后，经过牙髓治疗疼痛消失后方能确定。

第七章　根尖周病

第一节　概　　述

【A_1型题】

1.【答案】C

【解析】根尖周病最常见的感染来自牙髓病，其次是牙周病通过根尖孔、侧副根管及牙本质小管而继发，血源性感染比较少见。故选C。

2.【答案】A

【解析】氢氧化钙与氧化锌丁香油黏固粉相似，对牙髓的刺激性小，可促进修复性牙本质的生成；高钙离子浓度，可促进钙盐的沉积；强碱性，有一定的抗菌、抗炎性能；有良好的隔垫性，但不能隔绝电的传导。故临床上可将其用于充填材料，促进根尖周组织修复。

第二节　急性根尖周炎

【A_1型题】

1.【答案】D

【解析】脓液通过骨髓腔穿过牙槽骨骨壁，并穿过骨膜，由黏膜或皮肤排脓，是急性化脓性根尖周炎即急性牙槽脓肿最常见的排脓方式。

2.【答案】E

【解析】急性根尖周炎浆液期时，口腔检查患牙多有龋坏或非龋性牙体疾病，叩痛明显，松动轻度，牙髓对温度及电刺激均无反应。

3.【答案】B

【解析】急性化脓性根尖周炎的临床表现主要为自发性、持续性剧烈跳痛，不敢咬合；叩诊疼痛明显，根尖部黏膜有不同程度红肿；牙髓活力测试无反应；引流区淋巴结肿大、压痛；可伴有全身症状，如体温升高、白细胞计数增多等。

4.【答案】E

【解析】颌面部蜂窝织炎不是急性根尖周脓肿阶段的临床表现。

5.【答案】D

【解析】急性根尖周炎的急症治疗方法是开通髓腔，彻底去除、清理根管系统内坏死的牙髓，穿通根尖孔，使根尖周炎的渗出物或脓液通过根管得以引流，从而缓解根尖部的压力，使疼痛得到缓解。

6.【答案】C

【解析】当急性根尖周炎已达到骨膜或黏膜下脓肿阶段时，通过根管引流已不能控制炎症的扩散，此时需要切开脓肿，建立引流。脓肿切开的时机应为在局部可扪及脓肿的波动感。

7.【答案】B

【解析】急性化脓性根尖周炎的主要症状为剧烈的疼痛，疼痛为持续性、搏动性跳痛。

8.【答案】D

【解析】炎症细胞自根尖附近的牙槽骨骨髓腔在牙槽骨内蔓延，脓液穿过骨松质到达骨外板，再通过骨皮质上的营养孔到达骨膜下。骨膜坚韧致密，不易穿破，脓液在此积聚，造成局部压力增高。此阶段称骨膜下脓肿阶段。

【A_2型题】

9.【答案】E

【解析】急性根尖周炎的应急处理是在局麻下开通髓腔，穿通根尖孔，建立引流通道，使根尖渗出物及脓液通过根管得到引流，以缓解根尖部的压力，解除疼痛。

【A_3/A_4型题】

10.【答案】B

【解析】急性根尖周炎发展到骨膜下脓肿阶段时，患者疼痛达到最高峰，病期多已3~5日，可有体温升高、白细胞增多。患牙叩痛及松动度明显，牙龈红肿，移行沟变平，有明显的疼痛，扪诊深部有波动感。严重的病例可在相应的颌面部出现蜂窝织炎，表现为软组织肿胀、压痛，致使面容改变。

11.【答案】D

【解析】急性根尖周炎的应急处理是在局麻下开通髓腔，穿通根尖孔，建立引流通道，使根尖渗出物及脓液通过根管得到引流，以缓解根尖部的压力，解除疼痛。已扪及疼痛及波动感，应切开排脓。患者已出现蜂窝织炎表现并全身症状较明显，一般可采用口服或注射的途径给予抗生素类药物或镇痛药物。

第三节　慢性根尖周炎

【A_1 型题】

1.【答案】B

【解析】根尖周肉芽肿内的一个重要特征是有上皮存在，其上皮绝大多数来自牙周膜的 Malassez 上皮剩余。Malassez 上皮剩余是牙根发育期上皮根鞘残留下的上皮细胞。平时上皮剩余呈静止状态，在受到炎症刺激时，上皮增殖成为颌骨囊肿和牙源性肿瘤的来源。

2.【答案】E

【解析】慢性根尖周囊肿生长缓慢，多无自觉症状。X 线片可显示患牙根尖有圆形或椭圆形密度降低区，直径>1mm，周围有骨硬板包绕，呈一圈阻射的白线，称骨白线。囊肿长大压迫周围牙根，使其发生外吸收。

3.【答案】E

【解析】慢性根尖周炎的主要诊断依据为X 线表现。根尖肉芽肿边界清楚，直径<1cm；根尖周脓肿边界不清楚，呈云雾状，直径常<1cm；根尖周囊肿边界清楚，有白线包绕，直径常>1cm。

4.【答案】B

【解析】慢性根尖周炎根据其病理变化不同，可分为 4 种形式，即根尖肉芽肿、慢性根尖周脓肿、根尖周囊肿和致密性骨炎。根尖肉芽肿是最常见的一种类型。

5.【答案】B

【解析】根尖周囊肿牙髓活力测验无反应。

【A_2 型题】

6.【答案】C

【解析】根尖肉芽肿的根尖部透射影圆形，范围较小，直径小于 1cm，边界清晰，周围骨质正常或稍显致密，属于慢性根尖周炎的一种，慢性根尖周炎首次治疗应采取根管治疗术，故选 C。

7.【答案】E

【解析】患者的自发痛和夜间痛已缓解，现在有咬合痛，加上患者的近髓龋洞探（-），叩诊（+），可诊断为慢性根尖周炎。如有 X 线片可帮助确诊。故选 E。

8.【答案】D

【解析】慢性根尖周炎一般无明显的自觉症状。该患者 3 年前有过外伤史，未经治疗，检查发现牙冠变色、轻度松动、叩诊轻微不适，扪诊唇侧乒乓球感，无波动感，牙髓活力测试无反应。故首选诊断为根尖周囊肿。

【A_3/A_4 型题】

9.【答案】E

【解析】根尖透射影边界不清楚，形状也不规则，周围骨质较疏松呈云雾状，多考虑为慢性根尖周脓肿。

10.【答案】C

【解析】根管治疗术是目前治疗牙髓病和根尖周病最有效、最常用的手段。

第八章　牙　吸　收

【A_1 型题】

1.【答案】E

【解析】牙内吸收的原因尚不明了，但多发生于受过外伤的牙、再植牙及做过活髓切断术或盖髓术的牙。

2.【答案】D

【解析】牙内吸收是指正常的牙髓组织变为肉芽组织，其中的破牙本质细胞从髓腔内部开始吸收牙体硬组织，使髓腔壁变薄，严重者可造成病理性牙折。

第九章　牙髓根尖周病的治疗

【A_1 型题】

1.【答案】D

【解析】塑化治疗不可应用于根尖孔尚未形成的根管。

2.【答案】E

【解析】根管治疗在达到以下条件时可以进行根管充填：已经过严格的根管预备和消毒；患牙无疼痛或其他不适；暂封材料完整；根管无异味，无明显渗出物；根管充填必须在严格隔湿条件下进行。

3.【答案】B

【解析】在根管预备后，根管消毒的方法还有激光、微波、超声和药物消毒等，其中后者最为常用。

4.【答案】D

【解析】直接盖髓术的适应证包括根尖孔未发育完全，因机械性或外伤性露髓的年轻恒牙；根尖已发育完成，机械性或外伤性露髓，穿髓孔直径不超过 0.5mm 的恒牙。故选 D。

5.【答案】B

【解析】通过根尖孔经根管从冠部缺损处排脓对根尖周组织的破坏最小。患牙以此方式排脓需具备下述条件：根尖孔粗大、根管通畅、冠部缺损呈开放状态。

6.【答案】E

【解析】无论根管解剖因素、锉的因素或操作因素，当所加外力超过了金属器械本身的抗疲劳限度时，器械即发生分离。

7.【答案】E

【解析】为了便于根管充填，根尖最小扩大为 25 号；主尖锉一般比初尖锉大 2~3 号。

8.【答案】D

【解析】X 线片显示充填物距根尖 0.5~2.0mm 为恰当。

9.【答案】D

【解析】根管的工作长度是指从牙冠部参照点到根尖牙本质牙骨质界的距离。牙本质牙骨质界又称生理性根尖孔，距解剖性根尖孔 0.5~1.0mm，是根管预备及根管充填的终止点。而冠部参照点，通常是切缘、洞缘或牙尖，该参照点在根管治疗过程中要稳定无变化，且预备器械杆部的橡皮片能与之接触。

10.【答案】C

【解析】根管闭锁的根尖周炎，根管治疗器械和充填材料无法到达根尖区时，应采取根管外科手术治疗。

11.【答案】A

【解析】牙髓塑化治疗过程中拔髓应尽量拔净根髓或清除掉根管内残剩物质。拔髓后，无须扩大根管，对根管预备的要求仅为能用 15 号根管器械通畅到达根尖 1/3~1/4 处，操作过程中尤忌扩通根尖孔。

12.【答案】B

【解析】根尖切除术适用于根管治疗失败且不适合根管再治疗，或者根管再治疗失败的情况，以及严重的根管解剖变异，需要通过探查手术明确诊断。

13.【答案】E

14.【答案】E

【解析】根管预备是根管治疗的关键步骤，主要通过机械和化学的方法达到两个目的：①清理，即去除根管系统内的感染物质。②成形，即将根管制备成有利于冲洗、封药和充填的形态。

15.【答案】B

【解析】在急性牙槽脓肿的病理变化过程中，依脓液相对集聚区域的不同，临床上亦可分为特征性表现的 3 个阶段：根尖周脓肿、骨膜下脓肿以及黏膜下脓肿。

16.【答案】C

【解析】感染根管指含有坏死牙髓的根管。研究表明，厌氧菌尤其是专性厌氧菌是感染根管内的主要细菌。

17.【答案】D

【解析】氟化钠甘油糊剂主要用于防龋和牙本质过敏。

18.【答案】E

【解析】患牙在 X 线片上根尖区骨质破坏的影像是确诊的关键依据。

19.【答案】D

【解析】正确的开髓基本要求是使根管器械尽可能地循直线方向进入根管，因此在钻磨时钻针方向与牙长轴平行，由较突出的髓角处穿孔进入髓腔，用球钻提拉式磨除髓室顶，洞口一般以去除髓室顶后不妨碍器械进入根管为准。拔髓针遇阻力不能强行推进，以免断针。

20.【答案】B

21.【答案】B

【解析】活髓切断术用于根尖尚未发育完成的年轻恒牙，无论是龋源性、外伤性或机械性露髓，均可行牙髓切断术以保存活髓，直到牙根发育完全。成年人急性牙髓炎成年人龋源性露髓应行根管治疗；操作中将氢氧化钙覆盖在牙髓断面即可，维持牙髓正常的状态和功能，牙髓断面出血不可以使用于棉球压迫止血。

22.【答案】B

【解析】桩核预备时，根尖方需要保留 5mm 的牙胶材料，桩与剩余牙胶之间不能有间隙，以保证根尖区获得最大的封闭效果。

23.【答案】E

【解析】器械误咽后可能将消化道刺伤穿孔，需开腹手术。如误吸进入细小支气管可能引起感染性炎症，只能行胸部外科手术取出器械。

24.【答案】C

【解析】主尖锉至少比初尖锉大 2~3 号，至少到 25 号。

25.【答案】E

【解析】合适的主牙胶尖应能达到操作长度或稍短 0.5mm 且在根尖 1/3 区紧贴根管壁，回拉时略有阻力。X 线片可见主牙胶尖与根管壁在根管冠 2/3 有间隙存在。

第十章 综合题

【B_1型题】

1.【答案】D

【解析】11、13、16、21、23、26、31、32、33、36、41、42、43、46的切缘或牙尖出现釉质发育不全，致病因素发生在1岁以内。

2.【答案】B

【解析】先天性梅毒牙包括半月形切牙和桑葚状磨牙，多见于11、16、21、26、31、32、36、41、42、46。

3.【答案】C

【解析】畸形中央尖多见于下颌前磨牙，尤以第二前磨牙最多见，偶见于上颌前磨牙。

4.【答案】D

5.【答案】B

6.【答案】A

7.【答案】E

【解析】直接盖髓术适应证：①根尖孔尚未发育完全，因机械性或外伤性露髓的年轻恒牙。②根尖已发育完全，机械性或外伤性露髓，穿孔直径不超过0.5mm的恒牙，故6题选A。间接盖髓术适应证：①深龋、外伤等造成近髓的患牙。②深龋引起的可复性牙髓炎，牙髓活力测试在正常范围，X线片显示根尖周组织正常的恒牙。③无明显自发痛，除腐质未见穿髓却难判断是慢性牙髓炎或可复性牙髓炎时，可采用间接盖髓术作为诊断性，故5题选B。感染的牙髓应急的处理方法是开髓引流，故4题选D。深龋如有明显的刺激痛，备洞时较为敏感，可选先安抚治疗，再进行永久性充填，故7题选E。

8.【答案】B

【解析】充填物过高，咬合时出现早接触可导致慢性的咬合创伤，从而影响牙髓的血供，导致牙髓变性或者坏死。

9.【答案】D

【解析】失活剂封闭不严，从邻面渗漏，可导致药物性牙周组织坏死。

10.【答案】A

【解析】失活剂没有自限性，封药时间过长可导致药物性根尖周炎。

11.【答案】C

【解析】经过干髓治疗后的患牙，由于残留了炎症根髓或者多根牙遗漏了有炎症牙髓的根管，从而形成的慢性牙髓炎称之为残髓炎。

12.【答案】B

【解析】患牙X线片上根尖区骨质破坏的影像是确诊慢性根尖周炎的关键依据。

13.【答案】D

【解析】牙髓炎患者的疼痛牙齿分不清楚或者检查结果和患者的叙述出现矛盾时，用局部麻醉药将三叉神经中的某一支麻醉后再行检查，有助于确定疼痛牙齿。然而，局部麻醉法可较好的将上下颌牙的疼痛区分开来，但对于同侧下颌牙则区分度较差。

14.【答案】C

【解析】2.5%碘酊或者其他染料类药物可使牙面裂纹清晰可见。

15.【答案】A

【解析】牙髓坏死患牙进行牙髓活力测验时无反应。

16.【答案】C

【解析】急性牙髓炎时，冷、热刺激可激发患牙的剧烈疼痛。

17.【答案】E

【解析】死髓牙进行牙髓电活力测验时，结果无反应。

18.【答案】B

【解析】探诊是检查牙本质过敏症最常用和最简单的方法。

19.【答案】B

【解析】当可复性牙髓炎患牙受到冷、热温度刺激或甜、酸化学刺激时，立即出现瞬间的疼痛反应，尤其对冷刺激更敏感，刺激一去除，疼痛随即消失。

20.【答案】C

【解析】患有深龋的牙对温度刺激也敏感，但往往是当冷热刺激进入深龋洞内才出现疼痛反应，而刺激去除后症状并不持续。

21.【答案】A

【解析】温度刺激可激发急性牙髓炎患牙的剧烈疼痛，刺激去除后，疼痛症状要持续一段时间。

22.【答案】D

【解析】慢性闭锁性牙髓炎患牙对温度测验的反应为敏感，也可为冷热测验引起迟缓性疼痛。

23.【答案】A

【解析】急性牙髓炎的疼痛特点为自发性阵发性剧烈疼痛、夜间痛、温度刺激加剧疼痛、不能自行定位。

24.【答案】B

【解析】慢性牙髓炎一般不发生剧烈的自发性疼痛，但有时可出现不甚明显的阵发性隐痛或者每日出现定时钝痛。

25.【答案】D

【解析】牙髓钙化一般并不引起临床症状，个别情况出现与体位有关的自发痛，也可沿三叉神经分布区域放散，一般与温度刺激无关。

26.【答案】A

【解析】氢氧化钙可在水中释放氢氧根离子，产生强碱性环境而具有很强的抗菌活性，目前为最主要的根管消毒药物。

27.【答案】B

【解析】三氧化物聚合物具有良好的生物相容性和封闭性能，能有效促进软硬组织再生，是修补穿孔的首选材料。

28.【答案】C

【解析】EDTA 是一种强效螯合剂，可润滑管壁和去除玷污层。

29.【答案】E

【解析】次氯酸钠是目前最常用的根管冲洗剂，可起到清理根管、溶解坏死组织、润滑根管壁和杀菌等作用，推荐浓度为 0.50%～5.25%，常与 3% 过氧化氢交替使用。

30.【答案】D

31.【答案】B

【解析】樟脑酚有较好的镇痛作用，但消毒力较弱，多用于感染较轻的根管的消毒。

32.【答案】A

【解析】氢氧化钙可在水中释放氢氧根离子，产生强碱性环境而具有很强的抗菌活性，目前为最主要的根管消毒药物。

33.【答案】D

【解析】甲醛甲酚为常用根管消毒剂中消毒力最强的一种，但具有很大的刺激性，可作为半抗原，引起抗原免疫反应。

34.【答案】E

【解析】根尖部透射影圆形，范围较小，直径＜1cm，边界清晰，周围骨质正常或稍显致密，多考虑为根尖周肉芽肿。

35.【答案】C

【解析】慢性牙槽脓肿根尖区透射区边界不清楚，形状也不规则，周围骨质较疏松呈云雾状。

36.【答案】B

【解析】根尖周致密性骨炎表现为根尖部骨质呈局限性的高密度阻射影像，无透射区，多在下颌后牙发现。

37.【答案】D

【解析】慢性牙周炎的主要 X 线片表现为牙槽骨破坏、硬骨板消失、牙周膜间隙增宽。

第十三篇　牙周病学

第一章　概　述

第一节　牙周疾病的流行状况

【A_1型题】

【答案】D

【解析】牙周疾病广义是指包括所有牙周组织疾病在内的各类患者，患病率高达90%以上，可以说是人类最常见的慢性病、口腔的第一位疾病；狭义是指累及深部牙周组织结构破坏、临床类型较重的牙周炎，其患病率也在40%以上，这是牙齿丧失的首要元凶。

第二节　牙周疾病的病因学

【A_1型题】

1.【答案】B

【解析】证据充分的牙周致病菌有：伴放线聚集杆菌，牙龈卟啉单胞菌，福赛坦菌。中等证据的致病菌有：直肠弯曲杆菌，缠结优杆菌，具核梭杆菌，中间普氏菌，变黑普氏菌，微小消化链球菌，中间链球菌，齿垢密螺旋体。故选B。

2.【答案】B

【解析】目前普遍认为菌斑细菌及其产物是引发牙周病必需的始动因素。牙菌斑细菌的抗原成分及其产生的毒素和酶等毒性因子，可直接造成牙周组织破坏，也可引发宿主免疫反应和炎症反应，间接造成牙周组织破坏。故选B。

3.【答案】D

【解析】牙菌斑分为龈上菌斑和龈下菌斑。龈下菌斑位于龈缘以下，分布在龈沟或牙周袋内，以G^-兼性菌、厌氧菌和/或活动菌为主，与牙周病关系密切。

4.【答案】C

【解析】真性牙周袋和假性牙周袋区别在于牙周附着是否丧失。假性牙周袋的结合上皮位置并未向根方移位，仅龈缘向冠方迁移。真性牙周袋的结合上皮向根方增殖，冠方部分与牙面分离形成牙周袋，袋底向根方延伸。故选C。

5.【答案】B

【解析】单纯、短期的𬌗创伤不会引起牙周袋，也不会引起或加重牙龈的炎症。牙周炎的始动因素是细菌，疾病的本质是炎症导致的牙周组织破坏，𬌗创伤是一个重要的局部促进因素。故选B。

6.【答案】A

【解析】牙石与牙周病关系密切，虽然牙石对牙龈可能具有一定机械刺激，但对牙周组织的主要危害来自其表面堆积的菌斑，由于牙石的存在使得菌斑与组织表面紧密接触，引起组织的炎症反应；此外，牙石的多孔结构也容易吸收大量的细菌毒素；牙石也妨碍口腔卫生措施的实施。

7.【答案】E

【解析】牙周病的发生，局部因素是主要的。全身因素在牙周病的发展中属于促进因子，全身因素可以降低或改变牙周组织对外来刺激的抵抗力，使之易于患病，并可促进龈炎和牙周炎的发展。故选E。

8.【答案】C

【解析】修复体位于龈下不会引起食物嵌塞，其他四种情况均与食物嵌塞形成有关。故选C。

【A_2型题】

9.【答案】C

【解析】吸烟是牙周炎发生发展的一个重要危险因素，不仅提高了牙周炎的发病率，还会加重病变的严重程度，影响牙周炎的治疗效果，使牙周炎易复发。

10.【答案】A

【解析】患者上颌前牙区牙龈肿大，曾抗炎治疗但无其他特殊用药史，可因为患者慢性鼻炎史导致的口呼吸引起疾病。故选A。

【B_1型题】

11.【答案】C

【解析】牙面清洁后，最初由唾液蛋白或糖蛋白吸附至牙面，形成一层无结构、无细胞的获得性薄膜，可促进早期细菌的黏附定植，能决定细菌附着的顺序，又可作为细菌的营养，是牙菌斑生物膜形成的基础。故选C。

12.【答案】A

13.【答案】E

第三节　牙周疾病的检查

【A₁ 型题】

1.【答案】C

【解析】健康的龈沟探诊深度一般不超过 2～3mm，牙龈炎由于组织的水肿或增生，龈沟的探诊深度可达 3mm 以上，此时结合上皮虽可有向根方或侧方的增殖，但上皮附着（龈沟底）的位置仍在釉牙骨质界处，即此时尚无附着丧失。故选 C。

2.【答案】C

【解析】内毒素是革兰阴性菌细胞壁外膜中的脂多糖成分，可通过多种途径影响牙周病的发生发展。并且有实验表明，牙周病致病菌内毒素含量越高，炎症破坏程度越重。故选 C。

3.【答案】C

【解析】牙结石开始时是软的，会因逐渐的钙化而变硬，它是由 75%的磷酸钙，15%～25%的水、有机物、磷酸锰、矿酸钙及微量的钾、钠、铁所构成，并呈现出黄色、棕色或者黑色。

4.【答案】D

【解析】白细胞毒素是伴放线聚集杆菌产生的外毒素，仅对人中性粒细胞、单核细胞和淋巴细胞有毒性。故选 D。

5.【答案】A

【解析】口腔卫生状况与牙周组织的健康密切相关，菌斑指数主要体现口腔卫生状况，检查患者自我菌斑控制的措施是否有效以及临床观察某些抗菌斑剂的效果，应用比较方便。故选 A。

6.【答案】D

【解析】牙槽骨垂直型吸收也称角形吸收，指牙槽骨发生垂直方向或斜行的吸收，与牙根面之间形成一定角度的骨缺损，牙槽嵴的高度降低不多，而牙根周围的骨吸收较多。故选 D。

7.【答案】C

【解析】牙周探针的尖端为钝头，顶端直径为 0.5mm，探针上有刻度，以提插方式移动探针，探查每个牙的各个牙面的龋沟或牙周袋情况，以了解牙周袋的位置、范围、深度及形状。

8.【答案】D

【解析】牙石是沉积在牙面或修复体上的已钙化的或正在钙化的菌斑及沉积物，由唾液或龈沟液中的矿物盐逐渐沉积而成，常见于唾液腺开口处的牙齿表面，如上颌第一磨牙颊面和下颌前牙的舌面。故选 D。

9.【答案】C

【解析】牙周病的始动因素是牙菌斑，牙周组织是一些性激素的靶器官，内分泌的变化改变了牙周组织对病原刺激因素的反应，可使原有的慢性炎症加重。故选 C。

10.【答案】D

【解析】为了能反映牙周袋在牙面的位置及形态，牙周探针应沿着牙齿长轴在各个面进行探查，通常分别在牙的颊（唇）、舌面远中、中央、近中测量，每个牙要记录 6 个位点的探诊深度。故选 D。

11.【答案】B

【解析】指釉牙骨质界至袋底的距离，是反映牙周组织破坏程度的重要指标之一。故选 B。

12.【答案】A

【解析】艾滋病牙周炎患者由于全身免疫功能的降低，容易发生口腔内的机会性感染，龈下菌斑中白念珠菌的检出率显著高于非 HIV 感染的牙周炎患者。但不少研究表明 HIV 阳性者的龈炎或牙周炎处的微生物与 HIV 阴性者无明显差别。故选 A。

13.【答案】E

【解析】以上都是影响牙石形成的因素。故选 E。

14.【答案】D

【解析】牙槽骨吸收方式和程度，一般用 X 线片显示，判断有牙槽骨吸收的标准是牙槽嵴顶到釉牙骨质界处的距离>2mm。故选 D。

第二章　牙龈疾病

第一节　慢性龈炎

【A₁ 型题】

1.【答案】B

【解析】慢性龈炎的致病菌种类有：黏性放线菌、内氏放线菌、微小消化链球菌、黄褐二氧化碳嗜纤维菌、牙龈二氧化碳嗜纤维菌。伴放线聚集杆菌是局限侵袭性牙周炎的致病菌。

2.【答案】E

【解析】慢性龈炎自觉症状不明显，龈缘及龈乳头发红，肿大、突出，质地松软，严重者可累及附着龈，牙龈容易探诊出血，龈沟加深形成龈袋，若向下发展出现结合上皮的根向移位，则发展为牙周炎。故选E。

3.【答案】B

【解析】慢性龈炎的临床表现为龈缘附近表面有明显的菌斑、牙石堆积，牙龈颜色变为鲜红或暗红，龈缘变厚，游离龈及龈乳头发红，龈沟加深或形成龈袋，龈沟内探诊易出血。故选B。

4.【答案】C

【解析】慢性龈炎的治疗原则：①去除病因，通过洁治术彻底去除菌斑、牙石。②药物治疗。3%H_2O_2冲洗，上碘制剂于龈沟。③口腔卫生宣教、控制菌斑，保持良好的口腔卫生情况。④定期进行复查，防止复发。故选C。

5.【答案】B

【解析】慢性龈炎是最常见的牙龈病，病因明确，且无深层牙周组织破坏，通过洁治术彻底清除菌斑、牙石，消除造成菌斑滞留和局部刺激牙龈的因素是首选方法。故选B。

6.【答案】E

【解析】氯己定能较好地抑制龈上菌斑形成和控制龈炎，平均达到60%。使用0.12%~0.20%氯己定液含漱，每天2次，每次10ml，每次1分钟，可以抑制菌斑形成。当与氟化亚锡一起用于控制菌斑时，应在用氯己定含漱后30~60分钟再用氟化亚锡，以防止作用相互抵消。

【A_2型题】

7.【答案】D

【解析】该患者进食时牙龈偶有出血，且检查发现全口牙石(+)，探诊深度≤3mm，未及釉牙骨质界，表明无附着丧失。故选D。

8.【答案】C

【解析】该男患者25岁，病史4年，刷牙时牙龈出血为主要表现，牙龈红肿，X线片未见牙槽嵴顶吸收，符合慢性龈炎的诊断。故选C。

9.【答案】C

第二节　妊娠期龈炎

【A_1型题】

1.【答案】A

【解析】妊娠期牙龈炎以前牙区为主要区域。龈缘和龈乳头呈鲜红或发绀，松软、光亮、肿胀、肥大，有龈袋形成，轻探易出血。故本题答案为A。

2.【答案】E

【解析】妊娠本身不会引起龈炎，由于妊娠期内分泌改变引起，孕酮增多，使牙龈毛细血管扩张，炎症加重。龈沟内的细菌发生变化，中间普氏菌增加，16~20周达高峰，分娩后降至原水平。以上情况加上局部原有的刺激因素才发生妊娠期牙龈炎。

3.【答案】B

【解析】妊娠期牙龈炎是在原有龈炎基础上，于妊娠第2个月迅速发展，第8个月达到高峰。主要表现在龈缘和龈乳头肿胀，鲜红发亮，松软，轻触极易出血，有时可有自发性出血，分娩后2个月炎症可减轻至妊娠前水平。妊娠期龈瘤通常始发于妊娠第3个月，分娩后能逐渐自行缩小，但必须去除局部刺激因素后才能完全消失。故选B。

4.【答案】C

【解析】妊娠期龈瘤始发于妊娠第3个月，常发生于单个龈乳头，明显肿大，生长迅速，质软，可有蒂，鲜红或暗紫色，表面发亮，无炎性渗出，瘤体常呈扁圆形，有的可见分叶状于肥大的牙龈处，大时可妨碍进食，需手术切除。分娩后，可自行缩小。

5.【答案】B

【解析】妊娠期龈炎表现为牙龈高度水肿、肥大，呈鲜红色，探诊极易出血，也可表现为一个或多个龈乳头呈瘤样肥大，但无附着丧失。故选B。

6.【答案】E

【解析】妊娠期龈炎防治原则为：①去除局部刺激因素，局部应用1%~3%过氧化氢溶液含漱。②避免使用抗生素。③妊娠瘤可于妊娠4~6个月或分娩后手术切除。④妊娠初期严格控制菌斑，及时治疗原有龈缘炎。

【A_2型题】

7.【答案】E

【解析】该患者为育龄期妇女，临床检查见龈缘和龈乳头肿胀，鲜红发亮，松软，牙龈易出血，且右下切牙肿物与妊娠期龈瘤表现相符。妊娠期龈瘤常发生于单个龈乳头，明显肿大，生长迅速，质软，可有蒂，鲜红或暗紫色，表面发亮，大时可妨碍进食，需手术切除。符合妊娠期龈炎的表现，最应询问妊娠史。故选E。

8.【答案】C

第三节　药物性牙龈肥大

【A_1 型题】

1.【答案】C

【解析】与药物性牙龈增生有关的 3 类药物是：①抗癫痫药物——苯妥英钠；②免疫抑制剂——环孢菌素；③钙通道阻滞剂——硝苯地平、维拉帕米等。故选 C。

2.【答案】E

【解析】药物性牙龈增生常发生于全口牙龈。患者一般无明显的自觉症状，仅觉因牙龈的肥厚而影响唇舌运动及咀嚼。牙龈颜色呈淡粉红色，龈缘肥厚，龈乳头呈球形突出，并且相邻乳头可相互连接将牙面覆盖，呈分叶状或桑葚状。重者波及附着龈，增生牙龈与正常牙龈间有深沟为界限，质地坚实，略有弹性。牙龈增生挤压可致牙齿移位。牙龈仅表现增生肥大，不形成牙周袋。故选 E。

3.【答案】D

【解析】该病临床表现主要为全口牙龈普遍增生肥大，需与其相鉴别的是遗传性牙龈纤维瘤病和以牙龈增生为主要表现的慢性龈炎。故选 D。

4.【答案】E

【解析】该病的治疗需停用或更换引起牙龈增生肥大的药物；通过洁治、刮治以消除菌斑、牙石，并消除其他一切导致菌斑滞留的因素；局部药物治疗、口腔卫生宣教、定期复查；必要时可行牙龈切除并成形的手术治疗。故选 E。

【A_2 型题】

5.【答案】C

【解析】药物性牙龈肥大又称药物性牙龈增生，本病是指全身用药引起牙龈肥大，与长期用药有关，此病主要由服用抗癫痫药物，如苯妥英钠、钙通道阻滞剂、免疫抑制剂等引起。

6.【答案】D

【解析】药物性牙龈增生的牙龈组织一般呈淡粉红色，质地坚韧，略有弹性，一般不易出血。多数患者无自觉症状，无疼痛。由于牙龈增生肿大，使龈沟加深，形成假性牙周袋。菌斑的堆积，使之合并有程度不同的牙龈炎症，此时牙龈可呈深红或紫红色，质地较松软，牙龈边缘部分易于出血，其原因是长期服用抗癫痫药苯妥英钠、免疫抑制剂环孢素和钙通道阻滞剂硝苯地平等药物者，该患者有高血压病史，因此最可能是服用了硝苯地平，答案为 D。

【A_3/A_4 型题】

7.【答案】D

【解析】根据该患者高血压病史及服药史，以及临床表现其均符合药物性牙龈增生的诊断。

8.【答案】D

【解析】根据患者年龄及高血压病史，最可能服用的药物为降压药硝苯地平。

9.【答案】B

【解析】该病的治疗需停用或更换引起牙龈增生肥大的药物；通过洁治、刮治以消除菌斑、牙石，并消除其他一切导致菌斑滞留的因素；局部药物治疗、口腔卫生宣教、定期复查；必要时可行牙龈切除并成形的手术治疗。故选 B。

第四节　坏死性溃疡性龈炎

【A_1 型题】

1.【答案】D

【解析】急性坏死性牙龈炎急性期治疗首先轻轻除去坏死组织，初步刮除大块牙石；局部用氧化剂如 1%～3%过氧化氢溶液冲洗和反复含漱，全身给予维生素 C 等支持治疗。重症者口服甲硝唑（灭滴灵）0.2g，每日 3 次；及时进行口腔卫生宣教，更换牙刷，所以 D 正确。其他选项的药物均不是治疗急性坏死溃疡性牙龈炎最敏感的药物。故选 D。

2.【答案】B

【解析】常见于全身健康状况较差的青壮年，该病发病急、进展快，1～2 天即可波及多个牙齿；患者自发性出血、唾液量增加，有腐败性口臭；龈缘及龈乳头的顶部坏死导致溃疡，表面覆以灰黄色假膜，去除后有新鲜出血创面，一般不波及附着龈；牙龈乳头区可造成凹陷，牙龈失去波浪形而变得较平；一般全身症状较轻，可有颌下淋巴结肿大、低热等。故选 B。

3.【答案】A

【解析】因该病起病急、病程短及特殊的临床表现，需与慢性龈炎、疱疹性龈口炎、急性白血病的牙龈病损、艾滋病患者合并龈炎相鉴别。故选 A。

4.【答案】C

【解析】该病急性期应首先轻轻去除牙龈乳头及龈缘的坏死组织，

并初步去除大块的龈上牙石，3%过氧化氢溶液冲洗，1%~1.5%过氧化氢溶液含漱，病程一般1~2天即可控制。全身支持疗法：全身给予维生素C、蛋白质等；重症患者可口服甲硝唑等抗厌氧菌药物，2~3天可控制病情；口腔卫生指导，建立良好的口腔卫生习惯。故选C。

【A_2型题】

5.【答案】C

【解析】该患者为青壮年男性，有长期大量吸烟史。根据临床症状牙龈自发出血伴疼痛、口腔奇臭及检查所见，可考虑为急性坏死性溃疡性龈炎。故选C。

【A_3/A_4型题】

6.【答案】D

【解析】该患者为青壮年男性，近期工作压力过大，且有长期大量吸烟史，根据临床表现可考虑急性坏死性溃疡性龈炎。

7.【答案】C

【解析】该病病变区的细菌学涂片检查可见大量梭形杆菌和螺旋体与坏死组织及其他细菌混杂，这有助于本病的诊断。

8.【答案】B

第五节　急性龈乳头炎

【A_1型题】

1.【答案】B

【解析】急性龈乳头炎的病因有食物嵌塞、不恰当地剔牙、过硬过锐的食物刺伤及医源性因素（化学药物、充填体悬突、不良修复体边缘）等。故选B。

2.【答案】D

【解析】急性龈乳头炎一般病因明确，常表现为龈乳头红肿、突出，触痛明显，易出血，局部剧烈疼痛，常表现为跳痛、自发痛，有时可似牙髓炎疼痛——遇冷热刺激痛。因急性炎症引起牙周深层组织炎症，出现叩痛。故选D。

3.【答案】E

第六节　白血病的龈病损

【A_1型题】

1.【答案】E

【解析】白血病患者的牙龈病损表现为：①龈乳头、边缘、附着龈肿大，常为全口性。②颜色苍白或暗红、发绀，质地松软而脆弱，表面光滑。③龈缘组织坏死、溃疡和假膜覆盖，有口臭。④有明显出血倾向，不易止血。⑤患者伴发热，局部淋巴结肿大，疲乏，贫血故选E。

2.【答案】B

【解析】白血病患者的牙龈病损的治疗包括：①保守为主，切忌手术（一般不作洁治，尤其是急性期患者）。②局部用药，3%过氧化氢溶液轻轻清洗坏死龈缘，敷以碘制剂，0.12%~0.20%氯己定溶液含漱。③口腔卫生指导。

【A_3/A_4型题】

3.【答案】C

【解析】根据患者年龄处于育龄期、发病时间短、发病迅速，临床表现全口牙龈普遍增生肥大，颜色暗灰，探诊易出血，牙石少量，炎症程度与口腔卫生不成正比，需询问可疑服药史及近期全身状况，以排除急性坏死性龈炎和药物增生性龈炎，根据病程及临床表现选择C。

4.【答案】A

【解析】白血病患者常因牙龈肿胀、出血不止或坏死疼痛而首先到口腔科就诊。

第三章　牙　周　炎

第一节　慢性牙周炎

【A_1型题】

1.【答案】E

【解析】慢性牙周炎一般由慢性牙龈炎发展而来，其病因与慢性龈炎基本相同：长期的局部刺激（菌斑、牙石、食物嵌塞等）、不良修复体、牙齿排列不齐、解剖形态异常。故选E。

2.【答案】C

【解析】慢性牙周炎的主要临床特征：牙龈炎症、牙周袋形成、附着丧失、牙槽骨吸收、牙齿松动。牙龈鲜红或暗红，比龈缘炎重，范围更广泛，可到附着龈；

结合上皮向根方增殖和移位形成真性牙周袋；牙龈的炎症穿过血管周围疏松的组织而进入牙槽骨，造成牙槽骨水平或垂直吸收；由于牙槽骨吸收及继发殆创伤造成牙齿松动。故选C。

3.【答案】E

【解析】中度以上的牙周炎诊断并不困难，但早期牙周炎与牙龈炎的区别不明显，须仔细检查。早期牙周炎能探到釉牙骨质界，形成真性牙周袋，且牙槽骨嵴顶吸收或硬骨板消失。故选E。

4.【答案】B

【解析】慢性牙周炎的治疗原则包括：①清除菌斑，控制感染。②手术治疗。③建立平衡的殆关系。④全身治疗。⑤拔除患牙。⑥疗效维护和防止复发。故选B。

5.【答案】D

【解析】慢性牙周炎的局部治疗包括：彻底清除牙石，平整根面；牙周袋及根面做药物处理；必要时行牙周手术；通过松牙固定术、牙周夹板等建立平衡的殆关系；尽早拔除不能保留的患牙，以利于邻牙的治疗和组织修复。故选D。

6.【答案】D

【解析】悬吊缝合是利用术区的牙齿来悬吊固定龈瓣。适用于颊、舌两侧龈瓣高度不一致时，使每侧龈瓣分别在所复位的水平紧密地贴合于牙与骨面，不易发生松脱或过大张力。

第二节　侵袭性牙周炎

【A_1型题】

1.【答案】C

【解析】国外的大量研究表明伴放线聚集杆菌是侵袭性牙周炎的主要致病菌。依据如下：侵袭性牙周炎患者的龈下菌斑中伴放线聚集杆菌的检出率高于慢性牙周炎和健康牙。经过有效的牙周治疗后，该菌消失或极度减少；当病变复发时，该菌又出现。故选C。

2.【答案】E

【解析】侵袭性牙周炎的流行病学调查显示该病患病率低，其临床表现为：①年龄与性别。发生于青春期前后，也可发生于35岁以上的成年人，女性多于男性。②牙周组织破坏程度与局部刺激物的量不成正比，尤其是早期一般卫生较好。③好发牙位。全口患牙一般不超过14个，典型的患牙局限于第一恒磨牙和上下切牙，多左右对称。④X线的典型表现。第一磨牙弧形吸收，近、远中均有垂直吸收，切牙区水平吸收，牙周膜间隙增宽、硬骨板模糊、骨小梁疏松。⑤病程进展很快，牙周破坏速度比慢性牙周炎快3~4倍。⑥早期即出现牙齿松动和移位。牙龈无明显炎症时即可见牙松动度增大，以后逐渐明显。⑦家族聚集性。同胞有50%患病机会。故选E。

3.【答案】E

【解析】侵袭性牙周炎早期诊断至关重要，伴放线聚集杆菌是侵袭性牙周炎的主要致病菌。如果年轻患者的牙石等刺激物不多，却有少数牙松动、移位或邻面深袋，局部刺激因子与病变程度不一致，则应高度重视。故选E。

4.【答案】B

【解析】侵袭性牙周炎的治疗原则包括：①早期治疗、防止复发，一般2~3个月复查一次，基本的治疗方法同慢性牙周炎，有的还需用翻瓣术清除入侵的微生物。②全身抗菌药物的应用。③调整机体防御功能：中医中药全身调理，劝患者戒烟。④正畸治疗：对于病情不太重而有牙移位、倾斜的患者采用。⑤定期维护，防止复发。故选B。

【A_2型题】

5.【答案】A

【解析】患者年龄为20岁，牙周破坏程度严重，口腔卫生尚佳，两者不成正比。且发病牙位以第一磨牙和下前牙为主，临床特征明显，符合侵袭性牙周炎的表现。故选A。

第四章　牙周炎的伴发病变

第一节　牙周脓肿

【A_1型题】

1.【答案】D

【解析】急性牙周脓肿的治疗原则是消炎止痛、防止感染扩散以及使脓液引流。在脓肿初期脓液尚未形成前，可清除大块牙石，冲洗牙周袋，将防腐抗菌药引入袋内，必要时全身给以抗生素或支持疗法。当脓液形成且局限，出现波动时，可进行引流。切开引流后的数日随应嘱患者用盐水或氯己定等含漱。对于患牙挺出而咬合接触疼痛者，可将明显的早接触点调磨，使患牙获得迅速恢复的机会。慢性牙周脓肿可在洁治的基础上直接进行牙周手术。根据不同情况，做脓肿切除术或翻瓣手术。故本题答案为D。

2.【答案】D

【解析】急性牙周脓肿发病突然，在患牙的唇颊侧或舌腭侧牙龈形成椭圆形或半球状的肿胀突起。牙龈发红、水肿，表面光亮疼痛较明显，可有搏动性疼痛。急性牙周脓肿患者一般无明显的全身症状，可有局部淋巴结肿大，或白细胞轻度增多。X线片牙槽骨嵴有破坏，可有骨下袋。故本题答案为D。

3.【答案】B

【解析】慢性牙周脓肿可由急性转化而来，一般无自觉症状，可微感不适，患牙牙石较多，牙龈有局限性肿胀，紫红色，有深牙周袋，可形成瘘道与之相通，有溢脓，轻压痛，牙松动明显。

4.【答案】A

【解析】牙周脓肿的诊断应联系病史及临床表现，并参考X线片。因该病以脓肿为主要表现，主要应与牙龈脓肿和牙槽脓肿相鉴别。故选A。

【A_2型题】

5.【答案】D

【解析】牙周脓肿感染来源于牙周袋，一般无龋，牙髓有活力；脓肿部位局限于牙周袋壁，近龈缘，叩痛相对较轻；牙松动度较明显，消肿后仍松动；X线片牙槽骨嵴有破坏，可有骨下袋；病程相对较短，一般3~4天可破溃。故选D。

【A_3/A_4型题】

6.【答案】C

【解析】患者左下7、8间食物嵌塞且龈乳头退缩，分析为垂直嵌塞导致。检查所见左下8正位且无对殆牙，过长，其与左下7边缘嵴高度不一致，是引起食物嵌塞的主要原因。故选C。

7.【答案】E

【解析】食物嵌塞作为牙周炎的局部因素，可引起牙龈出血，牙周袋形成和牙槽骨吸收，严重者可发生牙周脓肿。炎症侵犯牙周膜时可导致牙齿咬合不适或叩诊不适，并可造成根面龋。故选E。

8.【答案】D

【解析】该病病因为左下8伸长，两牙边缘嵴高度不一致，且无对殆牙。为解决食物嵌塞可考虑拔除左下8。故选D。

第二节　牙周-牙髓联合病变

【A_1型题】

1.【答案】E

【解析】牙周-牙髓联合病变的感染途径有：①侧支根管、副根管：根尖1/3区占17%，多根牙的根分叉区也有较多的侧支根管。②牙本质小管：牙颈部的牙骨质很薄，易被刮除或磨除，甚至10%的牙齿在牙颈部无牙骨质，药物、细菌毒物可双向渗透。③根尖孔：牙周组织和牙髓的重要通道。故选E。

2.【答案】E

【解析】临床类型包括：①牙髓根尖病引起牙槽脓肿，从牙周组织排脓造成牙周病变；②长期牙周病变及其治疗引起牙髓病变；③逆行性牙髓炎；④牙髓治疗中或治疗后造成的牙周病变相通且广泛。故选E。

3.【答案】C

【解析】牙周-牙髓联合病变时，应尽量找出原发病变，彻底消除其感染原，同时也要积极地治疗牙周、牙髓两方面的病变。牙周病变较重且牙髓活力迟钝的患牙应同时做牙髓治疗，以利于牙周病变的愈合。死髓牙应先做牙髓治疗，配合一般牙周治疗。逆行性牙髓炎且牙周病变不易控制者可考虑拔除患牙。故选C。

【A_3/A_4型题】

4.【答案】B

【解析】由于牙髓根尖病引起牙周病变的患牙，应尽早根管治疗。较合理的顺序为：清除作为感染原的牙髓-清除牙周袋内的感染-完善的根管充填。因为疼痛剧烈，所以首先开髓引流。故选B。

5.【答案】D

【解析】牙周病二级预防旨在早期发现、早期诊断、早期治疗，减轻已发生的牙周病的严重程度，控制其发展。对局限于牙龈的病变，及时采取专业性洁治，去除菌斑和牙石，控制其进一步发展。采用X线检查法定期追踪观察牙槽骨情况，根据情况采取适当的治疗，如洁治、根面平整或手术治疗等。去除促进牙周病发展的刺激因素，如去除不良修复体、治疗食物嵌塞、充填邻面龋损等，牙周组织的健康状况可得到显著改善。二级预防的效果是在一级预防基础上取得的，其长期效果与患者是否能长期坚持各种预防措施有关。

6.【答案】C

【解析】牙髓病引起的牙周病处理程序：清除作为感染原的牙髓-清除牙周袋内的感染-完善的根管充填。可排除 A、B、D、E，故选 C。

7.【答案】E

【解析】A、B、C、D 项为患者自我维护，E 项为医护人员的检查，故本题选 E。

第三节 根分叉病变

【A_1 型题】

1.【答案】B

【解析】各种类型的牙周炎都可以引起根分叉病变，主要是牙周袋波及根分叉所致，下颌第一磨牙发病率最高，上颌前磨牙最低。发生率随年龄增大而上升。

2.【答案】C

【解析】根分叉病变根据其损害程度可分为四度：Ⅰ度（轻度）：仅有软组织损害，局限在根分叉区，有浅的牙周袋，探针可探到根分叉外形，尖端刚刚触及根分叉，但不能进入，X 线片示无明显骨破坏。Ⅱ度（中度）：软硬组织均有轻度损害，有中等深度牙周袋，颊、舌侧骨组织均已有吸收，却尚未相通，探针可探入少许，X 线片显示牙周膜增宽或骨密度略降低。Ⅲ度（重度）：病变累及全部根分叉区，感染使根分叉骨嵴顶破坏，探针可颊舌向贯通，通过根分叉区，X 线片示根分叉阴影扩大，骨质消失至透射区。Ⅳ度：根间骨隔破坏，根分叉部暴露于口腔，肉眼即可看到，X 线片示根分叉骨破坏阴影较大。故选 C。

3.【答案】B

【解析】Ⅲ度根分叉病变的治疗：清除根分叉区的菌斑、牙石，下颌磨牙可用颊侧根向复位翻瓣术、舌侧袋壁切除术，仅一根病变严重可行截根术，使分叉区暴露。故选 B。

第五章 种植体周组织及其疾病

【A_1 型题】

1.【答案】E

【解析】由于钛种植体表面易磨损，传统的金属刮治器不能用于种植体，会损伤钛表面，形成粗糙面，促使菌斑沉积。

2.【答案】E

3.【答案】E

【解析】氯己定的应用：在探诊出血阳性，探诊深度 4～5mm，有或无溢脓的种植体部位，除机械治疗外，还应使用氯己定治疗。每日用 0.12%～0.20% 氯己定含漱，种植体周袋部位用 0.2%～0.5%氯己定龈下冲洗，或在感染部位局部应用 0.2%氯己定凝胶。一般需 3～4 周的抗菌剂治疗，可获得治疗效果。

4.【答案】B

【解析】咬合负载过重是种植体周围炎发病的重要促进因素。

5.【答案】E

【解析】治疗种植体周围组织病变的基本原则是持之以恒地彻底去除菌斑，控制感染，消除种植体周袋，制止骨丧失，诱导骨再生。

第六章 综 合 题

【A_3/A_4 型题】

1.【答案】E

【解析】龈乳头炎疼痛性质为持续性胀痛，疼痛多可定位。检查时可发现患者所指示的部位龈乳头有充血水肿现象，触痛明显。患处两邻牙间可见食物嵌塞的痕迹或有食物嵌塞史。一般未查及可引起牙髓炎的牙体硬组织损害及其他疾患。患者主诉右下后牙自发性胀痛、咬合痛 1 周，牙周诊断（-），故可能的主诉诊断为龈乳头炎。

2.【答案】B

【解析】患者检查见 46 远中面龋深达牙本质浅层，冷诊适感。故非主诉诊断为中龋。

3.【答案】D

【解析】46 远中面中龋，46、47 间食物嵌塞，引起龈乳头炎，故应去除嵌塞食物冲洗上药，使牙龈炎症缓解后充填窝洞。

【B_1 型题】

4.【答案】E

【解析】急性坏死性溃疡性龈炎患者的患处可发现大量的梭形杆菌和螺旋体，中间普氏菌也是该病的优势菌。患者服用甲硝唑等抗厌氧菌药物能显著减少螺旋体、梭形杆菌和中间普氏菌的数量，临床症状也消失。故选E。

5.【答案】D

【解析】四环素族药物对多种牙周可疑致病菌都有抑制作用，如牙龈卟啉单胞菌、具核梭杆菌、二氧化碳噬纤维菌及螺旋体等，特别是对伴放线聚集杆菌具有较强的抑制作用。侵袭性牙周炎患者常有伴放线聚集杆菌侵入牙周袋壁，单靠刮治术难以完全消除。刮治术后服用四环素可有效抑制组织内的细菌，取得较好的临床疗效，并有牙槽骨修复。故选D。

6.【答案】A

【解析】与药物性龈增生有关的3类常用药物如下。①抗癫痫药物：苯妥英钠。②免疫抑制剂：环孢菌素。③钙通道阻滞剂：硝苯地平、维拉帕米等。故选A。

7.【答案】C

【解析】伴放线聚集杆菌是牙周病证据充分的致病菌之一，目前公认其与牙周炎（特别与侵袭性牙周炎）关系密切。故选C。

8.【答案】E

【解析】研究表明妊娠期龈炎，中间普氏菌常为主要优势菌。这是由于妊娠期孕激素增多，可利用孕激素来满足其对维生素K的需要，导致其明显增加，分娩后会减少。故选E。

9.【答案】D

【解析】急性坏死性溃疡性龈炎患者的患处可发现大量的梭形杆菌和螺旋体。故选D。

第十四篇 儿童口腔医学

第一章 龋 病

第一节 乳 牙 龋

【A_1 型题】

1.【答案】C

【解析】乳牙牙体硬组织较薄，龋洞制备洞形也相对较浅，出于固位考虑一般深髓龋洞亦可单层垫底，近髓龋洞也可采用双层垫底。

2.【答案】A

【解析】乳牙列中患龋以上颌乳切牙、下颌乳磨牙多见，其次是上颌乳磨牙、上颌乳尖牙，下颌乳尖牙和下颌乳切牙较少。乳磨牙冠部点隙裂沟多，易于滞留菌斑及食物残渣，成为不洁区。上颌乳切牙易发生奶瓶龋。

3.【答案】E

【解析】乳牙拔除的适应证：①因咬合诱导需拔除的乳牙：已处于脱落期的松动乳牙；已过脱落期的滞留乳牙；继承恒牙已萌出或萌出受阻，而相应位置的乳牙仍未脱落；因正畸需要拔除的牙。②因病变不能保留的乳牙：牙冠破坏严重，形成残冠或残根，已无法修复的乳牙；患慢性根周炎的乳牙，牙根已吸收1/2以上，松动明显，根分叉及根尖处骨质破坏明显；牙根因感染而影响吸收，使根尖露出于牙龈外，常致局部黏膜发生创伤性溃疡；乳牙因外伤，牙根于近颈部1/2区折断者，或在骨折线上不能治愈的乳牙；有病灶感染迹象而不能彻底治愈的乳牙，为消除感染源应拔除。故选E。

4.【答案】C

【解析】乳牙患龋呈急性龋、湿性龋；特殊类型喂养龋包括奶瓶龋，环状龋。

5.【答案】B

【解析】药物治疗的药物主要是氟化物。以涂药方法治疗龋病主要适用于龋损面广泛的浅龋或剥脱状的环状龋，不易制备洞型的乳牙。主要用于龋易感儿童治疗后的预防和正常儿童龋病的预防。一般多用于距离替换期较近的乳切牙等。初期龋及龋坏广泛的牙本质龋，釉质大面积剥脱，不易形成固位洞型，多见于乳前牙邻面及唇面。

6.【答案】A

【解析】奶瓶龋又称喂养龋，是低龄儿童龋的一种，主要由于不良的喂养习惯所致。不良喂养习惯指含奶瓶入睡、牙齿萌出后喂夜奶、延长母乳或奶瓶喂养时间、过多饮用含糖饮料等，是一种早期累及上颌乳切牙的龋损类型。

7.【答案】E

【解析】乳牙龋的预防工作应由儿童和家长共同完成，以家长为主，故A错误。孩子约3岁时可以开始使用牙膏，刷牙主要还是靠父母来完成，故B错误。乳牙龋病的预防需要平衡饮食，科学进甜食与糖。适当控制间食的次数。乳牙萌出，应天天清洁牙面，而不仅仅是在进黏软甜食后，故C选项不正确。氟化氨银毒性较大，不可作预防药物使用。故D错误。对龋患有易感倾向的年轻恒牙和乳磨牙可对其窄深的窝沟早期使用窝沟封闭剂。

8.【答案】D

【解析】乳牙易产生继发龋的原因有：乳牙矿化低，虽无机物多，但有机质含量高，易患龋，故排除B。乳牙牙龈乳头高，故排除A。制备洞型时儿童不合作，感染的软化牙本质不容易去净，故排除C。乳牙牙髓细胞丰富，故排除E。乳牙备洞时不易达到抗力形和固位形，充填体易松动，故选D。

9.【答案】B

【解析】乳牙患龋特点：患龋率高，发病时间早，在牙齿刚刚萌出不久就可发生龋坏；发展速度快，乳牙釉质牙本质薄，矿化程度低；自觉症状不明显，易忽略，乳牙龋进展快；龋齿多发，龋坏范围广；修复性牙本质形成活跃。

10.【答案】C

【解析】氟化氨银涂布时，形成氟化钙和磷酸银，增加牙齿的抗酸能力。此外，氟化氨银中的银离子与有机质中的蛋白质作用，形成蛋白银而起作用。但是，氟化氨银对软组织有腐蚀作用，使牙齿局部着色变黑，影响美观。

11.【答案】B

【解析】乳牙牙髓切断术是在局麻下去除冠方牙髓组织，用药物处理牙髓创面以保存根部健康牙髓组织的治疗方法。适应证为：乳牙深龋露髓或外伤露髓者，不能进行直接盖髓者；乳牙部分冠髓牙髓炎。

12.【答案】A

【解析】乳牙萌出后不久即可患龋，临床上可见出生6个月的婴儿刚萌出的上颌乳中切牙已患龋。出生6个月的婴儿乳牙开始萌出。只有无牙颌期不会有龋病发生，故选A。

13.【答案】B

【解析】磷酸锌水门汀调和时会释放游离磷酸，呈较强的酸性，pH为1~2，调和3分钟后pH为3.5，1小时后pH为4，24小时后pH可升到6~7，48小时接近中性。水门汀早期的游离酸渗透入牙本质小管内可刺激牙髓。因此当剩余牙本质较薄时，磷酸锌水门汀可能引发牙髓炎。如果牙髓组织已经受损，则该反应不可逆，会造成牙髓的坏死。粉液比越低，刺激性越大。

14.【答案】D

【解析】儿童易患龋的因素有①形态解剖特点：乳牙牙列中存在生理间隙以及冠部的点隙与裂沟，均易滞留菌斑和食物残渣，成为不洁区；②组织结构特点：乳牙硬组织钙化程度低；③儿童饮食特点：儿童饮食习惯偏甜、软；④口腔自洁和清洁作用差：睡眠时间长，口腔处于静止时间长、分泌量少。乳牙体积和颜色不是易患龋因素。

【A_2型题】

15.【答案】D

【解析】奶瓶龋主要由不良喂养习惯所致，如含奶瓶入睡、牙齿萌出后喂夜奶，延长母乳喂养时间或奶瓶喂养时间，过多饮用含糖饮料等。多表现为环状龋，乳前牙唇面、邻面龋较快发展成围绕牙冠的环形龋，呈卷脱状，多见于冠中1/3至颈1/3处。

【B_1型题】

16.【答案】E

【解析】主要由于乳牙的解剖形态决定易患龋部位。第一乳磨牙𬌗面窝沟点隙多，不易清洁，易于积聚食物残渣和菌斑。近中面颊舌径特别小，易于自洁。

17.【答案】D

【解析】唇面轴脊明显，将唇面分为近、远中两个面，远中缘与颈缘稍凸。

18.【答案】A

【解析】上颌乳中切牙唇面近颈缘处隆起。

19.【答案】C

【解析】第二乳磨牙𬌗面窝沟点隙多，不易清洁，易于积聚食物残渣和菌斑。远中面颊舌径特别小，易于自洁。

20.【答案】C

【解析】乳磨牙咬合力较大，要求充填材料有一定的抗压性和耐磨性，同时希望刺激性较小，由玻璃离子和树脂复合而成的“复合体”较适合。

21.【答案】E

【解析】聚羧酸锌黏固粉具有良好的黏结性能和生物学性能，可以作为深龋充填时的直接垫底。

22.【答案】D

【解析】前牙主要考虑美观问题。纳米树脂填料颗粒小，磨光度高，有多种颜色型号，可以完美修复前牙缺损。

23.【答案】B

【解析】氢氧化钙具有稳定的促进牙髓、牙本质修复的作用特性。可以做直接盖髓剂。

24.【答案】A

【解析】丁香油黏固粉含有丁香酚，对发炎的牙髓具有一定的镇痛和安抚作用。

第二节 年轻恒牙龋

【A_1型题】

1.【答案】B

【解析】混合牙列时期的年轻恒牙在牙列中有活跃的垂直向和水平向的移动度，所以在修复牙体时以恢复牙冠的解剖形态为目的，不强调恢复牙齿间的接触点，故此题选B。

2.【答案】E

【解析】年轻恒牙牙根未发育完成，应该尽量保持牙髓活力以利于牙齿的进一步发育。年轻恒牙深龋治疗时，如果估计去净腐质可能露髓时，可以采用间接牙髓治疗（二次去腐法）保留部分软化牙本质避免露髓，采取氢氧化钙间接盖髓，妥善垫底后充填。氢氧化钙制剂pH在11以上，有一定杀菌作用，可以抑制龋蚀进展，促进脱矿牙本质再矿化，刺激修复性牙本质形成。10~12周后再次治疗，去除软化牙本质，确定未露髓，再做间接盖髓，垫底、充填。故本题选E。

3.【答案】B

【解析】当牙根形成达全长的2/3时，牙胚突破牙龈显露于口腔，根尖孔呈喇叭口状。一般经过2~3年，根尖部才完全形成。牙本质和牙骨质还在继续形成，年轻恒牙要经过3~5年才达到与成人相似。

4.【答案】D

【A_2 型题】

5.【答案】E

【解析】根据临床表现可诊断为深龋或可复性牙髓炎。右下第一前磨牙在10~12岁萌出，牙根发育完成需要萌出后3~5年。从年龄判断患牙为年轻恒牙，治疗原则为尽力保存活髓组织，以保证牙根的继续发育和生理性牙本质形成。年轻恒牙修复能力强，深龋治疗时可考虑二次去腐。

第二章　牙髓病和根尖周病

第一节　乳　　牙

【A_1 型题】

1.【答案】B

【解析】乳牙牙髓切断术是在局麻下去除冠方牙髓组织，用药物处理牙髓创面以保存根部健康牙髓组织的治疗方法。适应证为：乳牙深龋露髓或外伤露髓者，不能进行直接盖髓者；乳牙部分冠髓牙髓炎。

2.【答案】D

【解析】在乳牙的替换中，由于乳牙根的生理性吸收，继承恒牙方可萌出在正常位置上，因此乳牙的根管充填材料仅可采用可吸收的、不影响乳恒牙交替的糊剂。

3.【答案】D

【解析】乳牙活髓切断常用药物：甲醛甲酚、戊二醛、氢氧化钙制剂等。金属砷能使牙髓失活，达到杀死牙髓的目的。但是它具有很强的渗透性，对很多组织都有毒性，而且可呈跳跃性失活，用于牙髓失活。

4.【答案】C

【解析】由于乳牙牙髓组织疏松，血运丰富，根管系统复杂，侧支根管及副根管多，相互交叉，牙髓的感染可很快地扩散到根尖周组织，儿童牙周组织具有牙槽骨疏松、骨皮质薄、血运丰富等特点。根尖周感染易扩散到骨膜下导致牙龈局部肿胀或瘘管形成。

5.【答案】D

【解析】急性牙髓炎常表现为自发痛、阵发痛及夜间痛。当炎症波及根尖周组织或根分歧部位根周组织，可出现叩诊不适。牙髓坏死常可引起根尖周炎症而出现咀嚼时疼痛。肿胀多由于炎症累及根尖周组织，并扩散到黏骨膜下导致软组织肿胀。

【A_2 型题】

6.【答案】C

【解析】深龋只有激发痛，无自发痛。急性牙髓炎多是由于牙髓受到急剧的物理损伤、化学刺激以及感染的情况下发生的。龋源性牙髓炎多是慢性牙髓炎，出现急性症状时（夜间自发痛）多数是慢性牙髓炎急性发作。无咬合痛，不符合急性根尖周炎症状。

【B_1 型题】

7.【答案】D

【解析】乳牙牙髓病治疗原则：去除感染和慢性炎症，消除疼痛。牙髓摘除术符合治疗原则。

8.【答案】A

【解析】根管治疗术适应证：根尖周炎症而具有保留价值的乳牙。

9.【答案】C

【解析】年轻恒牙牙髓病治疗原则：活髓保存，保证根尖孔形成。牙髓切断术适应证：年轻恒牙牙髓感染局限于冠髓而根髓尚未受到侵犯的冠髓炎。

10.【答案】B

【解析】根尖诱导成形术指牙根尚未完全形成之前发生牙髓严重病变或根尖周炎症的年轻恒牙，在控制感染的基础上，用药物及手术方法保存根尖部的牙髓或使根尖周组织沉积硬组织，促使牙根继续发育和根尖形成的治疗方法。

11.【答案】E

【解析】乳牙牙髓病治疗方法分为2种：①保存生活牙髓的治疗（间接盖髓术、直接盖髓术、牙髓切断术）；②保存患牙的治疗（根管治疗术、干髓术）。

12.【答案】D

【解析】根管治疗术指通过根管预备和药物消毒去除感染物质对根尖周组织的不良刺激，并用可吸收的充填材料充填根管，防止发生根尖周病或促进根尖周病愈合。

第二节 年轻恒牙

【A_1型题】

1.【答案】E

【解析】年轻恒牙牙髓和根尖周组织疏松；牙髓血液丰富，生命力旺盛，因此其抗病能力和修复功能都较强，有利于控制感染和消除炎症，这也是临床上保存活髓疗法的有利条件；又因其牙髓组织疏松、根尖孔大、血运丰富，一旦发生炎症感染易于扩散。E是错误的，故此题选E。

2.【答案】D

【解析】根尖诱导成形术是指牙根未完全形成之前而发生牙髓严重病变或尖周炎症的年轻恒牙，在消除感染或尖周炎症的基础上，用药物诱导根尖部的牙髓和/或根尖周组织形成硬组织，使牙根继续发育并使根尖形成的治疗方法。它的适应证是：牙髓病变已波及根髓，而不能保留或不能全部保留根髓的年轻恒牙；牙髓全部坏死或并发尖周炎症的年轻恒牙。

3.【答案】D

【解析】年轻恒牙牙髓病治疗原则：尽量保存活髓组织，尤其是保存活的牙乳头以保证牙根能继续发育和生理性牙本质形成。如不能保存全部活髓，也应保存根部活髓。如不能保存根部活髓，也应保存牙齿。

4.【答案】D

5.【答案】C

【解析】年轻恒牙牙髓病治疗包括间接牙髓治疗、直接盖髓术、牙髓切断术、根尖诱导成形术以及牙髓再血管化治疗。对于根尖呈喇叭口状的年轻恒牙，干髓术会破坏牙乳头。

6.【答案】C

【A_3/A_4型题】

7.【答案】E

【解析】牙髓病诊断包括：①收集病史：疼痛发作方式、疼痛发作时间、疼痛发作频率、疼痛能否定位及疼痛的程度。②临床检查：软组织肿胀和瘘管、叩诊和松动度检查、露髓和出血、牙髓活力测试等。

8.【答案】B

【解析】患儿起病急骤，伴有软组织红肿，临床症状符合急性根尖周炎。剧烈自发疼痛，牙龈肿胀，无龋洞，则急性牙髓炎可能性小。

9.【答案】D

【解析】前磨牙发生畸形中央尖折断的概率较高。对于前磨牙对温度敏感，或者出现牙髓炎或根尖周炎症，而没有明显龋坏或其他硬组织缺损的患者，应考虑为畸形中央尖折断。

第三章 咬合发育问题

乳牙早失

【A_1型题】

1.【答案】B

【解析】造成乳牙早失的原因有：严重龋病、牙髓病及根尖周病变；恒牙异位萌出，造成乳牙牙根过早脱落；乳牙外伤；先天性缺失。其中严重龋病、牙髓病及根尖周病变为最常见原因。

2.【答案】E

【解析】间隙保持器可分为三类：半固定式、固定式、可摘式功能性保持器。其中可摘式功能性保持器的适应证是：乳磨牙缺失两个以上者，或两侧磨牙缺失，或伴有前牙缺失。

3.【答案】C

【解析】乳牙早失保持间隙应考虑的有关因素包括：恒牙牙胚发育情况、儿童的年龄和牙龄、骨量与牙量的关系、牙齿萌出的先后顺序。应该观察早失牙的邻牙与正在发育及萌出牙齿之间的关系，判断作何种保持器。

【A_2型题】

4.【答案】B

【解析】丝圈式缺隙保持器的适应证为：单侧第一乳磨牙早失；第一恒磨牙萌出后，单侧第二乳磨牙早失。此题中患儿7岁，距后继恒牙萌出还有5年左右。保持器应及早安装避免间隙丧失及后继恒牙的早萌。

【B_1型题】

5.【答案】D

【解析】远中导板式间隙保持器的适应证是：第二乳磨牙早失，第一恒磨牙尚未萌出或正在萌出中。用第一乳磨牙做基牙，戴入预成的或自制的合金全冠，冠的远中端焊接弯曲导板，远中导板贴合于未萌出的第一恒磨牙的近中面，故选 D。

6.【答案】A

【解析】丝圈式缺隙保持器是为了保持因乳牙早失所致的缺失部位的间隙，丝圈式缺隙保持器适应证：单侧第一乳磨牙早失；第一恒磨牙萌出后，单侧第二乳磨牙早失。单侧第一乳磨牙早失是其适应证。

7.【答案】C

【解析】多个乳磨牙早失可视条件做功能保持器，舌弓式间隙保持器是将舌弓的两端固定在第二乳磨牙或第一恒磨牙上，以保持牙弓周长和牙齿间隙的保持器，使用活动式间隙保持器不配合者可选用。

8.【答案】B

【解析】功能性活动保持器相当于局部义齿，不仅能保持缺失牙的近远中长度，还能保持垂直高度和恢复咀嚼功能。其适应证为：乳磨牙缺失两个以上者，或两侧磨牙缺失者，或伴有前牙缺失者。故选 B。

第四章　牙发育异常

【A_1 型题】

1.【答案】E

【解析】乳牙不仅是婴儿期、幼儿期和学龄期咀嚼器官的主要组成部分，有利于儿童的生长发育、辅助发音，有利于美观及心理健康，引导恒牙的萌出及恒牙列的形成。因此重视和保护乳牙甚为重要，特别应认识到在乳牙萌出后就应加以保护。

2.【答案】E

【解析】融合牙是由两个正常牙胚的牙釉质或牙本质融合在一起而成。乳恒牙均可出现融合，乳牙列的融合比恒牙列多。根据融合时间的早晚，可以形成冠根完全融合，也可以形成冠部融合，而根部分离，或冠部分分离根部融合，故选 E。

3.【答案】C

【解析】混合牙列期指 6～12 岁，指从乳牙开始脱落，恒牙依次萌出，一直到全部乳牙被替换完毕前。这一阶段，口腔既有乳牙又有恒牙，是儿童颌骨和牙弓的主要生长发育期，也是恒牙𬌗建立的关键时期。

4.【答案】E

【解析】下颌第二乳磨牙形似下颌第一恒磨牙，其宽度在乳牙中是最大的。牙尖数以五尖型最多，颊侧有三个牙尖，舌侧有两个牙尖。此牙体积大者易被误认为下颌第一恒磨牙，但下颌第二乳磨牙的近中颊尖、远中颊尖和远中尖的大小相差不大，而后者的三个牙尖中，以远中尖最小。乳磨牙根较短，分叉度大，以保护其下方的恒牙胚。

5.【答案】E

【解析】上下切牙的替换方式不同，上颌恒切牙随着乳牙牙根的吸收，向唇侧移动萌出，下颌恒切牙在乳牙的舌侧萌出。故上乳前牙牙根唇颊侧有恒前牙牙胚，下乳前牙牙根舌侧有恒前牙牙胚。

6.【答案】B

【解析】乳前牙牙根的吸收常从根尖 1/3 的舌侧面开始，A 错误。乳磨牙的牙根吸收自根分歧的内侧面开始，斜面状的吸收，B 正确。乳牙牙根形成到牙根开始吸收之间的时期称为牙根的稳定期，乳前牙的牙根稳定期为 2～3 年，而乳磨牙的牙根稳定期为 5 年左右，故 C 错误。乳牙牙根的吸收并非取决于恒牙牙胚的机械压力，仅对其有促进作用，恒牙先天性缺失时乳牙牙根的吸收仍可发生，但吸收缓慢，脱落较晚，因此 D 错误。乳牙根吸收开始时若有牙髓炎症，有可能影响到根周或根尖周组织，需及时治疗，E 错误。

7.【答案】C

【解析】牙齿萌出时间存在着很大的个体差异，产生这些差异的原因有遗传因素的影响，如种族、性别等，也有环境因素的影响，如气温、营养、疾病等。据统计乳牙萌出时间顺序，最后一颗乳牙即下颌第二乳磨牙平均萌出时间为 26～28 月龄。

8.【答案】C

【解析】此题属概念型题。乳牙釉质的厚度与恒牙相比，显得较薄，约为后者厚度的 1/2 左右。乳牙釉质中有机质百分率明显高于恒牙釉质，钙化程度低于恒牙，故其硬度较恒牙釉质低。

9.【答案】D

【解析】上皮珠是新生儿牙槽黏膜上出现的角质珠，是类似于牙齿的白色球状物，米粒大小，可出现一个、数个或数十个。是上皮剩余所形成的角化物，并非真正的牙齿，可自行脱落，临床又称之为马牙。故选 D。

10.【答案】C

【解析】上颌乳中切牙形态似上颌恒中切牙，但体积较小，牙冠由唇面观虽形似其继承恒牙，但牙冠宽度大于高度。为锥形单根，断面呈三角形，其边的大小是唇面最大，其次是近中舌面。牙根在根尖 1/3～1/2 处弯向唇侧，并略偏远中。

11.【答案】A

【解析】胎龄 14 周时，腭盖形成，侧腭突和前腭突闭合，将口腔和鼻腔分开，胎儿表现有吞咽动作。此时乳牙钙化开始，此时如果母亲钙磷、维生素缺乏，可使乳牙钙化受影响，从而出现乳牙釉质发育不良。故乳牙牙冠发育钙化主要发生在出生前。

12.【答案】C

【解析】替牙期指6～12岁，指从乳牙开始脱落，恒牙依次萌出，一直到全部乳牙被替换完毕前。这一阶段，口腔既有乳牙又有恒牙，是儿童颌骨和牙弓的主要生长发育期，也是恒牙殆建立的关键时期。

13.【答案】A

【解析】牙齿萌出有一定的时间和顺序，通常左右对称萌出，同名牙下颌略早于上颌萌出。牙齿萌出时间存在着很大的个体差异，产生这些差异的原因有遗传因素的影响，如种族、性别等，也有环境因素的影响，如气温、营养、疾病等。乳牙萌出的常见顺序为A—B—D—C—E。

14.【答案】B

【解析】婴儿出生时就有牙形态的牙萌出，称之为诞生牙，是乳牙早萌的一种。早萌的乳牙形态基本正常，但釉质、牙本质菲薄，且矿化不良，牙根尚未发育或发育很少。

15.【答案】A

【解析】乳牙滞留是指继承的恒牙已萌出，未能按时脱落的乳牙，或恒牙未萌出，保留在恒牙列中的乳牙。混合牙列时期，最常见的是下颌乳中切牙的滞留，后继之恒中切牙从舌侧萌出，乳牙滞留于唇侧呈“双排牙”现象。

16.【答案】A

【解析】牙根的吸收有生理性吸收和病理性吸收，乳牙牙根是人体中唯一能生理性吸收、消失的硬组织，其机制目前仍不清楚。在替牙期随着恒牙牙根的不断发育形成，有向殆面方向的运动，促进了乳牙牙根的吸收，属于生理性吸收。

17.【答案】B

【解析】恒牙已萌出，但在形态、结构上尚未完全形成和成熟的恒牙称为年轻恒牙。恒牙一般在牙根形成2/3左右时开始萌出，萌出后牙根继续发育，于萌出后2～3年内完成。故选B。

【A_2型题】

18.【答案】B

【解析】多生牙是人类正常牙列以外发生的牙齿，又称额外牙，多见于混合牙列和恒牙列，最多见于上颌中切牙之间，男性多于女性，多数呈较小的圆锥形、圆柱形、三角棱形，故此题选B。

19.【答案】B

【解析】牙齿萌出过迟，又称牙齿迟萌。个别恒牙萌出过迟，多与乳牙病变、过早脱落或滞留有关。本题中患者上前牙区牙龈发白，表明有后继恒牙即将萌出，但上前牙一般萌出时间为7～8岁，可以诊断为上前牙迟萌。

第五章 牙外伤

第一节 概 述

【A_1型题】

1.【答案】A

【解析】人群中牙外伤发生的高峰年龄为6～13岁，儿童及青少年是牙外伤的高发人群。

2.【答案】E

【解析】摔倒、碰撞以及物体撞击到牙是发生牙外伤最常见的原因。

第二节 乳牙外伤

【A_1型题】

1.【答案】D

【解析】乳牙外伤时一定要评估其对恒牙胚的影响，尽量降低对继承恒牙的损伤，减少二次创伤，乳牙挫入对恒牙胚的影响最大，根尖倾向恒牙胚应立即拔除乳牙。故选D。

2.【答案】D

【解析】一般乳牙嵌入牙槽不应拉出复位，以避免造成二次创伤或通过牙龈沟和牙周间隙造成感染。乳牙严重挫人，牙冠向唇侧，牙根向腭侧移位，为避免损伤恒牙胚，应该拔除乳牙。

3.【答案】A

【解析】该题考查乳牙外伤好发年龄。1～2岁孩子刚学会走路，运动能力、反应等都处在发育阶段，容易摔倒或撞在物体上引起牙外伤。7～9岁是年轻恒牙外伤的高发年龄。

4.【答案】D

【解析】乳牙外伤可能会导致受伤乳牙牙髓坏死。对继承恒牙的影响主要表现为：恒牙胚的萌出异常；牙冠部的形成异常；牙根部的形成异常和牙胚停止发育。一般不会造成继承恒牙的牙髓坏死。

5.【答案】D

【解析】总的治疗原则是应使乳牙外伤对继承恒牙生长发育的影响降到最低。在处理乳牙外伤时应考虑以下因素：①乳牙牙根与继承恒牙牙胚间关系的密切程度。②距替牙的时间。③患儿的配合程度。

【A_2 型题】

6.【答案】C

【解析】为避免造成恒牙牙胚损伤，外伤全脱位的乳牙一般不考虑再植。受到严重打击造成乳牙全脱出时可有牙槽窝骨折，严重者也可能影响恒牙胚的发育。故应警惕恒牙萌出和发育障碍。牙槽窝内血凝块形成，X 线片显示牙槽窝空虚，无须搔刮牙槽窝，以免影响后继恒牙牙胚。

【A_3/A_4 型题】

7.【答案】C

8.【答案】B

【解析】此题考牙齿震荡的定义及临床表现。牙齿外伤后，主要影响牙周和牙髓组织，牙体组织完整或仅表现为釉质裂纹，没有硬组织缺损及牙齿脱位时称牙齿震荡。主要表现为牙齿酸痛，叩诊时有不同程度的叩痛。这一类损伤主要表现在牙周膜。

9.【答案】A

【解析】62 牙齿变色，表明牙髓已经坏死，叩痛是根尖周炎症的表现，此时应行根管治疗术。

【B_1 型题】

10.【答案】D

【解析】患牙有深龋，腐质未去净时露髓，是慢性牙髓炎的特征。因牙髓已受到直接感染，不宜行直接盖髓术，应行根管治疗术。

11.【答案】B

【解析】年轻恒牙牙髓组织抵抗力较强，治疗时应尽力保存活髓组织。如不能保存全部活髓，也应该保存根部活髓。而且保存生活牙髓能使牙齿结构进一步发育成熟，年轻恒牙外伤露髓是活髓切断术的适应证之一。

12.【答案】D

【解析】61 色灰暗，无叩痛，无瘘管，X 线片示 61 根尖周无明显低密度改变，表明 61 牙髓坏死。乳牙牙齿震荡一般很少在受伤后就诊，远期可产生牙髓坏死或坏疽。该患儿 4 岁，未到后继恒牙萌出时间，故应保留乳牙，行根管治疗术。

第三节 年轻恒牙外伤

【A_1 型题】

1.【答案】D

【解析】年轻恒牙外伤多发生于 7～9 岁儿童，占恒牙外伤的 50%～70%。随着年龄的增长，牙外伤发生概率降低。年轻恒牙外伤发生率高于乳牙，男孩高于女孩。牙齿外伤多发生于上颌中切牙，其次为上颌侧切牙，下颌切牙少见。

2.【答案】A

【解析】牙冠折断是牙齿折断最常见的一种类型，有 3 种情况：单纯釉质折断、釉质折断暴露牙本质、冠折露髓。牙齿挫入是牙齿受外力后，被嵌入牙槽骨内。

【A_3/A_4 型题】

3.【答案】B

【解析】牙髓是年轻恒牙继续发育的保障，年轻恒牙冠折露髓后应尽可能保存活髓。年轻恒牙的牙髓组织抵抗力较强，穿髓孔不大且外伤时间短（1～2h）内，可进行直接盖髓治疗。本病例穿髓孔较大不适合。活髓切断术或部分活髓切断术是年轻恒牙露髓后首选治疗方法。

4.【答案】B

【解析】年轻恒牙活髓保存成功要素：治疗前的临床诊断，治疗中的无菌操作和最低程度损伤，良好的盖髓剂和牙齿封闭性。

5.【答案】C

【解析】患儿 8 岁，不宜做全冠修复，为保持美观，可行固位钉固位，复合树脂充填。待患儿成年后，可行局麻备牙，全冠修复；前期治疗为活髓切断术，不可行桩冠修复；切角嵌体固位差，一般不选择。

6.【答案】B

【解析】牙齿脱出后，存储时间的长短和存储条件对成功愈合是非常重要的。在矿泉水中保留 1 个小时再植的成功是有很大可能的。年轻恒牙应尽量保留，行再植术。

7.【答案】A

【解析】用手或牙钳夹住牙冠，用冲洗器放生理盐水冲洗牙根表面的污染物。如果污染物附着在根面上不易冲洗掉，可用小棉球蘸生理盐水小心轻柔地把污染物蘸掉，注意不要损伤牙周膜。把清洗干净的牙齿放在生理盐水中，最好是 Hanks 平衡盐溶液中待用。

8.【答案】C

【解析】对牙槽窝的准备应为：检查牙槽窝有无异物及污物，局部麻醉下用镊子小心清理牙槽窝内的血凝块，但不要搔刮牙槽窝，以免损伤牙槽窝内残存的牙周膜。可用生理盐水冲洗牙槽窝以去除异物及污物。如果存在牙槽窝骨折并移位，可用轻柔手法复位。

9.【答案】D

【解析】再植牙固定最好采用有生理动度的弹性固定，固定时间不超过两周，减少牙根粘连的发生。如果在急诊条件下，可用釉质黏结材料暂时固定。如果外伤牙的邻牙还未萌出或松动，甚至脱落，也可在局部麻醉下用缝线从腭侧穿龈经过患牙切缘，与唇侧牙龈缝合固定。

10.【答案】C

【解析】对于牙根发育完成的牙齿，包括根尖孔直径小于1mm者，再植后牙髓活力恢复几乎不可能，应在再植后2周内牙齿松动减轻时，行拔髓术，氢氧化钙制剂充填根管，对预防牙根吸收是有益的。

【B_1型题】

11.【答案】A

【解析】年轻恒牙牙本质薄，离髓腔近，外界刺激会通过牙本质小管传入牙髓，所以年轻恒牙冠折牙本质暴露，不论暴露程度，一定要进行护髓治疗，故选A。

12.【答案】C

【解析】年轻恒牙根折的治疗原则是使断端复位，固定患牙，消除咬合创伤。乳牙嵌入不应拉出复位，以避免二次创伤。如嵌入乳牙不能自行萌出，说明与牙槽骨固连，为免影响恒牙萌出，应拔除。乳牙牙齿震荡可能产生牙髓病变，应根据年龄和具体情况考虑牙髓治疗或拔牙。全脱位恒牙在15～30分钟内再植成功率较高，故选C。

第十五篇　口腔黏膜病学

第一章　口腔黏膜感染性疾病

第一节　口腔单纯疱疹

【A_1 型题】

1.【答案】D

【解析】诱发复发性单纯疱疹性口炎的刺激因素较多，包括阳光，局部机械损伤，特别是轻度发热，如感冒等，情绪因素也能促使复发，总之，机械损伤以及可以导致免疫力下降的因素均可能引起复发，复发因素与微量元素的缺乏关系不大。故本题答案为D。

2.【答案】C

【解析】复发性疱疹性口炎一般复发感染的部位在口唇或接近口唇处，故又称为复发性唇疱疹。

3.【答案】B

【解析】单纯疱疹是由单纯疱疹病毒（HSV）所致的皮肤黏膜病。

4.【答案】C

【解析】单纯疱疹病毒（HSV）可以引起单纯疱疹。水痘-带状疱疹病毒引起带状疱疹。HIV引起获得性免疫缺陷综合征。

5.【答案】D

【解析】口腔单纯疱疹病毒主要通过飞沫、唾液及疱疹液直接接触传播，也可以通过食具和衣物间接传染。传染方式主要是直接经呼吸道、口腔、鼻、眼结膜、生殖器黏膜或破损皮肤进入人体。

6.【答案】A

【解析】原发性疱疹性口炎，以6岁以下儿童较多见，尤其是6个月至2岁更多见。

7.【答案】B

【解析】原发性疱疹性口炎的发病过程在临床上可分为前驱期、水疱期、糜烂期、愈合期。

8.【答案】B

【解析】较严重的龈口炎和原发性疱疹性口炎在临床表现上相近。

9.【答案】B

【解析】急性疱疹性龈口炎与疱疹型阿弗他溃疡的区别：前者好发于婴幼儿，后者好发于成人；前者为急性发作、全身反应较重，后者为反复发作、全身反应较轻；前者病损表现为成簇小水疱，疱破后可形成大片表浅溃疡，后者病损表现为散在小溃疡，无发疱期；前者病损可伴皮肤损害，后者病损无皮肤损害。

10.【答案】D

【解析】口腔单纯疱疹治疗药物不包括咪康唑，其是抗真菌药物。

【A_2 型题】

11.【答案】C

【解析】复发性唇疱疹的两个特征：损害总是从起疱开始，常为多个成簇的疱，单个疱较少见；损害复发时，总是在原先发作过的位置，或邻近原先发作过的位置。诱使复发的刺激因素较多，包括阳光、局部机械损伤，特别是轻度发热，如感冒等。在许多病例中情绪因素也能促使复发。

【A_3/A_4 型题】

12.【答案】B

【解析】急性疱疹性龈口炎，以6岁以下儿童较多见，尤其是6个月至2岁更多见。以成簇小水疱，疱破后可形成大片表浅溃疡为病损特征。

13.【答案】C

14.【答案】B

【解析】急性疱疹性龈口炎是单纯疱疹病毒所致的皮肤黏膜病。多好发于婴幼儿，临床上已出现成簇小水疱为特征，有自限性，易好发。故选B。

第二节　手-足-口病

【A_1 型题】

1.【答案】C

【解析】手足口病潜伏期为3~4天，多数无前驱症状而突然发病。常有1~3天的持续低热，皮疹多在第2天出现，呈离心性分布，多见于手指、足趾背面及指甲周围，也可见于手掌、足底、会阴及臀部。开始时为玫红色斑丘疹，1天后形成半透明的小水疱，如不破溃感染，常在2~4天吸收干燥，呈深褐色薄痂，脱落后无瘢痕。口内颊黏膜、软腭、舌缘及唇内侧也有散在的红斑及小疱疹，多与皮疹同时出现，或稍晚1~2天出现。口内疱疹极易破溃成糜烂面，上覆灰黄色假膜，周围黏膜充血、红肿。患儿常有流涎、拒食、烦躁等症状。本病的整个病程为5~7日，个别达10日。一般可自愈，预后良好，并发症少见，但少数患者可复发。

2.【答案】E

【解析】引起手足口病的病原微生物为小RNA病毒科、肠道病毒属的柯萨奇病毒A组4、5、7、9、10、16型，B组2、5、13型；埃可病毒和肠道病毒71型（EV71），其中以Cox A16及EV71型最为常见，我国主要为前者，但EV71感染引起重症病例的比例较大。Cox A16多在婴幼儿中流行，而肠道病毒常致较大儿童及成年人罹患。少年儿童和成人感染后多不发病，但能够传播病毒。

3.【答案】E

第三节　口腔念珠菌病

【A_1型题】

1.【答案】A

【解析】人类口腔念珠菌病的主要致病菌是白念珠菌、热带念珠菌、高里念珠菌，占60%~80%。

2.【答案】D

【解析】口腔念珠菌为念珠菌感染所引起的口腔黏膜疾病，是人类最常见的口腔真菌感染。明确诊断口腔念珠菌病，除依靠病史和临床表现外，还需要实验室证实损害组织中存在病原菌。一般来说，常用涂片法、培养法、免疫法。涂片法中的直接涂片简单，可在数分钟内提供念珠菌感染的证据，故为首选。答案D正确。答案A唾液培养需要收集非刺激性唾液接种于沙氏培养基，经3~4日后形成菌落镜检，用时较长，不作为首选。答案B唾液及血清念珠菌抗体测定因存在较强的免疫交叉反应性，假阳性率较高，也不作为首选。答案E用于慢性或肥厚性损害者，所以也不作为首选。答案C不作为口腔念珠菌病的实验室检测，故答案错误。故本题选D。

3.【答案】E

【解析】念珠菌病好发于新生儿和老年人，当婴幼儿营养不良，全身重度消耗性疾病（如糖尿病、血液病、肿瘤等），或是长期大量使用广谱抗生素、皮质激素、免疫抑制剂等，皆可诱发念珠菌感染。故答案为E。

4.【答案】D

【解析】念珠菌病按其主要病变部位可分为念珠菌性口炎、念珠菌性唇炎、念珠菌口角炎、慢性黏膜皮肤念珠菌病。

5.【答案】A

【解析】菌性口炎临床上可分为以下四型：急性假膜型、急性红斑型、慢性红斑型、慢性增殖性。

6.【答案】B

7.【答案】D

【解析】急性红斑型念珠菌性口炎，又称抗生素口炎、抗生素舌炎。临床表现为黏膜上出现外形弥散的红斑，以舌黏膜多见，严重时舌背黏膜呈鲜红色并有舌乳头萎缩，双颊、上腭及口角也可有红色斑块。

8.【答案】D

【解析】口腔念珠菌病局部治疗药物包括2%~4%碳酸氢钠、龙胆紫水溶液、西地碘、制霉菌素、咪康唑、氯己定。

【A_2型题】

9.【答案】D

【解析】确诊检查为PAS染色阳性菌丝，即PAS染色可见红色孢子和蓝色假菌丝，可确定病损部位有念珠菌，结合组织学可见上皮增生，中性粒细胞浸润和散在微脓肿，最可能的病理诊断即念珠菌病。A、B、C、E这4种病中不会有PAS染色阳性菌丝。A白斑主要的病理变化是上皮增生，B红斑的主要病理表现是上皮不全角化或混合角化，C口腔结核性炎症最主要特征性变化是结缔组织中形成多个结节，E慢性红斑狼疮主要病理表现是上皮过度角化或不全角化，角化层可有剥脱，粒层明显。故本题选D。

10.【答案】E

【解析】急性红斑型念珠菌口炎多见于长期使用抗生素、激素后的成年人及HIV感染者，且大多数患者原患有消耗性疾病，如白血病、营养不良、内分泌紊乱等。临床表现为黏膜上出现外形弥散的红斑，以舌黏膜多见，严重时舌背黏膜呈鲜红色并有舌乳头萎缩，双颊、上腭及口角也可有红色斑块。

【A_3/A_4型试题】

11.【答案】E

【解析】球菌性口炎可以发生于口腔黏膜任何部位，口腔黏膜充血，局部形成糜烂或溃疡。在糜烂或溃疡的表面覆盖着一层灰白色或黄褐色的假膜，假膜的特点是较厚，微突出黏膜表面，致密光滑。擦去假膜，可见溢血的糜烂面，周围黏膜充血水肿。患者唾液增多，进食疼痛。淋巴结肿大压痛，有些患者可伴有发热等全身症状。

12.【答案】E

【解析】球菌性口炎应根据药敏试验结果，选择具有针对性地抗菌药物。

第二章　口腔黏膜溃疡类疾病

第一节　复发性阿弗他溃疡

【A_1 型题】

1.【答案】B

【解析】复发性阿弗他溃疡一般表现为反复发作的圆形或椭圆形的浅表性溃疡，有“黄、红、凹、痛”的临床特征和长短不一的“发作期-愈合期-间歇期”周期规律，并且有不知而愈的自限性。病程一般为7~14天。重型复发性阿弗他溃疡好发于青春期，而疱疹型多发于成年女性。

2.【答案】C

【解析】复发性阿弗他溃疡的治疗可分为局部和全身治疗，但首先要保持口内清洁，病情严重时给以全身性药物，特别是免疫功能异常者。对于复发频繁且病情较重者或长期不愈的溃疡，可考虑全身治疗以减少复发并促进愈合，尤其是针对病因的治疗，如在细胞免疫功能低下者，以免疫增加剂治疗，往往能提高疗效。临床上常选用转移因子、左旋咪唑、胸腺肽等，以提高患者的免疫功能。

3.【答案】D

【解析】复发性阿弗他溃疡多见于唇内侧、舌头、舌腹、颊黏膜、前庭沟、软腭等部位，这些地方黏膜缺乏角化层或角化较差，而发生在硬腭和附着龈的复发性口疮则较少见，故选D。

4.【答案】A

【解析】复发性阿弗他溃疡发作时，溃疡的一般表现特征是：“黄、红、凹、痛”，即病损表面覆盖黄色假膜，周边有充血红晕带，中央凹陷，灼痛明显。

5.【答案】D

【解析】轻型复发性阿弗他溃疡好发于唇、舌、颊、软腭等无角化或角化较差的黏膜，附着龈及硬腭等角化黏膜很少发病。

6.【答案】E

7.【答案】B

【解析】对于经久不愈的重型阿弗他溃疡，可做溃疡黏膜下封闭注射，常用曲安奈德悬液加入等量的2%利多卡因液，每1~2周局部封闭1次。

8.【答案】D

【解析】正确使用糖皮质激素药物治疗复发性阿弗他溃疡的方法是：泼尼松片，每片5mg，每日10~30mg，分3次口服，待溃疡控制后逐渐减量，每3~5日减量1次，每次按20%左右递减，维持量为每日5~10mg。

【A_2 型题】

9.【答案】C

【解析】复发性阿弗他溃疡分为轻型复发阿弗他溃疡、重型阿弗他溃疡和疱疹型复发性阿弗他溃疡。疱疹型复发性阿弗他溃疡多发于成年女性，好发部位及病程与轻型相似，但溃疡直径较小，约2mm。溃疡数目多可达十几个至几十个，散在分布似满天星状，可伴有头痛、低热等全身不适及病损局部的淋巴结肿痛。

10.【答案】E

【解析】根据题干叙述可以判断患者最可能患的疾病是疱疹型复发性阿弗他溃疡，治疗措施主要包括药物治疗，物理治疗和心理治疗。其中药物治疗包括局部用药、全身用药和中医中药，局部药物有消炎、镇痛、促进愈合以及糖皮质激素类药物，如软膏、含漱剂、雾化剂、凝胶、曲安奈德口腔糊剂等，全身药物有糖皮质激素、免疫抑制剂、免疫增强剂等，如地塞米松、环磷酰胺、转移因子、卡介苗、胸腺素及干扰素等。一般不需要做特别的实验室检查及活检。对大而深，病程长的溃疡，应警惕癌性溃疡的可能，必要时才做活检以明确诊断。

【A_3/A_4 型题】

11.【答案】C

【解析】轻型复发性阿弗他溃疡一般为3~5个小溃疡，圆形，直径小于5mm，周界清晰，散在。溃疡中央凹陷，基底不硬，周围有充血的红晕带，上覆浅黄色假膜。

12.【答案】D

【解析】复发性阿弗他溃疡的

发病因素很多，往往是多因素的综合结果。目前病因和致病机制仍不明，存在明显的个体差异。

第二节 创伤性溃疡

【A_1 型题】

1.【答案】C

【解析】在婴儿上腭钩处双侧黏膜，有时因用过硬的橡皮奶头人工喂养，经常在该处摩擦，容易发生溃疡，称Bednar溃疡。若有乳切牙萌出后切缘较锐，吸奶时间长，舌系带、舌腹与新萌中切牙摩擦也会发生溃疡，初起时仅局部充血，继之出现小溃疡，不断刺激的结果不但溃疡扩大、疼痛加重，甚至可见组织增生，称Riga-Fede溃疡。

2.【答案】B

【解析】创伤性溃疡能发现明显的理化刺激因素或自伤、灼伤等病史。创伤性溃疡的部位和形态往往与机械刺激因子相吻合。无自发史。

3.【答案】B

【解析】尽快去除刺激因素是首要措施，包括残根残冠、磨改过锐牙尖和边缘嵴、修改不良修复体、纠正咬唇颊不良习惯、改变婴儿喂食习惯、手术矫正舌系带过短等。

第三章 口腔黏膜斑纹类疾病

第一节 口腔白斑病

【A_1 型题】

1.【答案】B

【解析】口腔白斑病是发生于口腔黏膜上以白色为主的损害，不能擦去，也不能以临床和组织病理学方法诊断为其他可定义的损害，属于癌前病变或潜在恶性疾患范畴，不包括吸烟、局部摩擦等局部因素去除后可以消退的单纯性过角化病。故选B，不发生在外阴黏膜上。

2.【答案】D

【解析】颗粒状白斑亦称颗粒-结节状白斑，颊黏膜口角区多见。

3.【答案】C

【解析】口腔白斑病发病与局部因素的长期刺激以及某些全身因素有关：①吸烟等理化刺激，喜饮烈性酒、食过烫或酸辣食物、嚼槟榔等局部理化刺激；②白念珠菌感染；③全身因素包括微量元素、微循环改变、易感的遗传素质、脂溶性维生素缺乏等。

4.【答案】A

【解析】口腔白斑的诊断需根据临床表现、病理检查，辅以脱落细胞检查及甲苯胺蓝染色。

5.【答案】B

【解析】口腔白斑的防治：①卫生宣教是口腔白斑早期预防的重点；②去除刺激因素如戒烟、禁酒，少吃烫、辣食物；去除残根、残冠、不良修复体等；③维A酸软膏；④口服维A酸类药物；⑤口服维生素E；⑥对有癌变倾向的病损类型，应及时手术切除并活检；⑦中医中药治疗。

6.【答案】C

【解析】白斑属于癌前病变。

7.【答案】C

8.【答案】C

【解析】口腔白斑分为均质型与非均质型两大类：前者如斑块状、皱纹纸状；而颗粒状、疣状及溃疡状等属于后者。

9.【答案】D

【解析】口腔白斑的主要病理表现是上皮增生，伴有过度正角化或过度不全角化；粒层明显，棘层增厚；上皮钉突伸长变粗，固有层和黏膜下层中有炎细胞浸润。

【A_2 型题】

10.【答案】C

【解析】根据临床表现推断此病为口腔白斑病，其发病与局部因素的长期刺激以及某些全身因素有关：①吸烟等理化刺激，喜饮烈性酒、食过烫或酸辣食物、嚼槟榔等局部理化刺激；②念珠菌感染；③全身因素包括微量元素、微循环改变、易感的遗传素质、脂溶性维生素缺乏等。

11.【答案】C

【解析】根据患者年龄、病损部位及形态、临床表现及演变，可推测该病为白斑或扁平苔藓的可能性最大。

第二节　口腔扁平苔藓

【A_1 型题】

1.【答案】D

【解析】口腔黏膜斑纹类疾病有口腔扁平苔藓、口腔白斑病、口腔红斑病、盘状红斑狼疮、口腔黏膜下纤维性变、口腔白色角化病及白色海绵状斑痣。

2.【答案】D

【解析】口腔扁平苔藓的病损为小丘疹连成的线状白色、灰白色花纹。白色花纹可组成网状、树枝状、环状或半环状等多种形状，也可表现为白色斑块状。病损区黏膜可为正常，或发生充血、糜烂、溃疡和水疱等。

3.【答案】D

【解析】扁平苔藓可发生于黏膜、皮肤、指（趾）甲。

4.【答案】B

【解析】应用链霉素、异烟肼、氯磺苯脲等可发生扁平苔藓样皮疹，或促使本病加剧。

5.【答案】C

【解析】扁平苔藓的病因：心理因素、内分泌因素、免疫因素、感染因素、微循环障碍因素、遗传因素。

6.【答案】B

【解析】扁平苔藓的发病特点：中年女性多见，口腔病损大多左右对称，由粟粒大小的白色或灰白色丘疹组成的线状白色或灰白色花纹构成网状、环状、树枝状、斑块状病损，病变区域与正常黏膜之间无清晰界限。皮肤病损呈紫红色或暗红色多角形扁平丘疹，微高出皮肤表面，边界清楚，有的小丘疹可见到点或浅的网状白色条纹即为 Wickham 纹，以四肢屈侧多见。指甲病损多见于拇指，甲体萎缩变薄、无光泽，继发感染时可有疼痛，甚至溃疡坏死、脱落。

7.【答案】A

【解析】扁平苔藓的典型病理表现：上皮过度或不全角化、基底细胞液化变性以及固有层结缔组织中有密集的淋巴细胞呈带状浸润。

8.【答案】A

【解析】非糜烂型扁平苔藓患者多无症状，或偶有刺激痛。充血糜烂型患者有刺激痛、自发痛。

9.【答案】E

【解析】与口腔扁平苔藓鉴别诊断有关的疾病：盘状红斑狼疮、口腔白斑病、口腔红斑病、黏膜天疱疮、类天疱疮、剥脱性龈炎、苔藓样反应、多形性红斑及迷脂症。

10.【答案】C

【解析】对急性大面积或多灶性糜烂性扁平苔藓的肾上腺皮质激素治疗可慎重考虑采用小剂量、短疗程方案。成人可选用口服泼尼松 15~30mg/d，服用 1~3 周。

【A_3/A_4 型题】

11.【答案】E

【解析】依据女性、自觉黏膜粗糙感，检查双颊树枝状白色条纹，可推测该病为口腔扁平苔藓。其中皮损有 Wickham 纹为扁平苔藓在皮肤的病损表现。

12.【答案】D

【解析】口腔扁平苔藓的诊断，依据临床表现和组织活检确诊。

13.【答案】B

第四章　唇、舌疾病

第一节　慢性非特异性唇炎

【A_1 型题】

1.【答案】A

【解析】慢性非特异性唇炎分为：①慢性脱屑性唇炎，常累及上下唇红，以下唇为重，唇部干燥开裂有黄白色或褐色脱屑，可用抗生素软膏和激素类软膏，如金霉素、氟轻松软膏治疗；②慢性糜烂性唇炎，上下唇红反复糜烂，渗出明显，结痂剥脱，炎性渗出是形成黄色薄痂，出血时形成血痂，继发感染时形成脓痂，应以唇部湿敷为主要治疗手段，待痂皮脱落后局部用金霉素、氟轻松软膏治疗。故选 A。

2.【答案】E

【解析】慢性非特异性唇炎的病因不明，可能与温度、化学、机械性因素的长期持续性刺激有关，如气候干燥、风吹、身处高原寒冷地区、烟酒和烫食的刺激、舔唇咬唇的不良习惯。也可能与负面的精神因素有关。

3.【答案】E

【解析】慢性非特异性唇炎按临床表现分为慢性脱屑性唇炎和

慢性糜烂性唇炎。前者表现为唇红部干燥、开裂，有脱屑；后者表现为糜烂、结痂；二者在继发感染时会有水肿充血。

4.【答案】B

【解析】梅-罗综合征的临床表现为复发性口面部肿胀、复发性面瘫、裂舌三联症。

5.【答案】B

【解析】慢性唇炎常见临床表现：充血、水肿、脱屑、皲裂、糜烂。

【A_2型题】

6.【答案】D

【解析】依据口腔的临床表现可见该患者为口角炎，应进行相关的细菌检测，而甲苯胺蓝染色是检测口腔可疑癌变部位的方法。

第二节 地图舌

【A_1型题】

1.【答案】B

【解析】地图舌好发于舌背、舌尖、舌缘部。中央区病损表现为丝状舌乳头萎缩微凹、黏膜充血发红、表面光滑的剥脱样红斑。周边区病损表现为丝状舌乳头增厚、呈黄白色条带状或弧线状分布，与周围正常黏膜形成明晰的分界。患者一般无疼痛感，若合并感染可有烧灼感，有复发性。

2.【答案】D

【解析】地图舌预后良好，且无明显不适感，故一般不需治疗。

第三节 沟纹舌

【A_1型题】

1.【答案】B

【解析】梅-罗综合征以复发性口面部肿胀、复发性面瘫、裂舌三联征为临床特点。

2.【答案】B

【解析】对于沟纹舌的患者，无症状者一般不需治疗，应向患者解释病情，局部治疗以抗感

3.【答案】C

【解析】沟纹舌的病因目前尚无统一意见，沟纹舌临床表现为舌背不同形态、不同数目的沟纹或裂纹；沟底黏膜连续完整，丝状乳头缺如；其治疗以局部抗感染为主；无症状者一般不需治疗，应向患者解释病情，以消除患者恐惧心理。

第四节 舌乳头炎

【A_1型题】

1.【答案】E

【解析】舌乳头炎包括丝状乳头炎、菌状乳头炎、轮廓乳头炎、叶状乳头炎。

2.【答案】C

【解析】叶状乳头位于舌缘后部，靠近咽部，为5~8条上下并列皱襞，炎症时乳头红肿，乳头见皱褶更显凹陷，患者常有明显的刺激感或不适感，故选C。丝状乳头炎主要表现为萎缩性舌炎，上皮变薄，舌背部火红色。菌状乳头炎以舌前部和舌尖部为主。轮廓乳头位于舌后1/3处，呈“人”字形，炎症时乳头肿大、突起。

第五章 综合题

【A_1型题】

1.【答案】D

【解析】疣状白斑损害呈灰白色，表面粗糙呈刺状或绒毛状突起，明显高出黏膜，质稍硬，损害多发生于牙槽嵴、口底、唇、上腭等部位。

2.【答案】E

【解析】带状疱疹是水痘-带状疱疹病毒引起的，复发性疱疹性口炎是单纯疱疹病毒所致的疾病，口腔结核的病原微生物是结核分枝杆菌，鹅口疮是念珠菌感染引起的口腔黏膜疾病，复发性阿弗他溃疡病因不明。

【A_3/A_4型题】

3.【答案】E

【解析】依据病变部位和临床检查可推测该病为盘状红斑狼疮（DLE）。DLE是一种慢性皮肤-黏膜结缔组织疾病，病损特点为持久性红斑，中央萎缩凹下呈盘状。

主要累及头面部皮肤及口腔黏膜。

4.【答案】A

【解析】进一步的确诊检查包括血常规检查、抗核抗体及其他免疫指标、组织病理学检查、直接免疫荧光检查。

5.【答案】C

【解析】DLE 的病理特点为：上皮过度角化或不全角化，角化层可有剥脱，粒层明显，皮肤病损可见角质栓。上皮棘层萎缩变薄。基底细胞层显著液化变性，上皮与固有层之间可形成裂隙和小水疱，基底膜不清晰。固有层毛细血管扩张，血管内可见玻璃样血栓，血管周围有密集淋巴细胞浸润，结缔组织内胶原纤维玻璃样变、水肿、断裂。

6.【答案】D

【解析】羟氯喹是治疗 DLE 的一线药物。

【B_1 型题】

7.【答案】B

【解析】口腔白斑的主要病理表现是上皮增生，伴有过度正角化或过度不全角化；粒层明显，棘层增厚；上皮钉突伸长变粗，固有层和黏膜下层中有炎细胞浸润。

8.【答案】C

【解析】扁平苔藓的典型病理表现是：上皮过度角化或不全角化，基底层细胞液化变性以及固有层有密集的淋巴细胞呈带状浸润。

9.【答案】C

【解析】艾滋病为获得性免疫缺陷综合征；类天疱疮可出现上皮下疱；天疱疮出现棘层松懈现象。

10.【答案】A

11.【答案】B

12.【答案】E

【解析】疱型扁平苔藓有典型的条纹损害特征，并在此基础上出现水疱。

13.【答案】C

【解析】多形红斑为急性发病，且病程有自限性，相对短暂；类天疱疮为黏膜皮肤的疱疹逐渐发生，具有长期性。

14.【答案】D

【解析】瘢痕性类天疱疮的特点之一是具有瘢痕粘连。

15.【答案】B

【解析】病理学区别天疱疮和类天疱疮时的主要根据是疱损与上皮基底膜的关系，天疱疮以上皮内棘细胞层松解和上皮内疱为特征，类天疱疮上皮完整，出现上皮下疱，无棘细胞层松解。

16.【答案】B

【解析】义齿性口炎病因是真菌感染。带状疱疹的发病原因是水痘-带状疱疹病毒引起的。球菌性口炎的病因是金黄色葡萄球菌、铜绿假单胞菌、溶血性链球菌、肺炎双球菌等感染。

17.【答案】E

18.【答案】A

19.【答案】D

【解析】急性假膜型念珠菌性口炎的临床表现是损害区黏膜充血，有散在的色白如雪的柔软小斑点，不久融合为白色或蓝色丝绒状斑片，可扩大蔓延，斑片可擦掉，暴露红的糜烂面。

20.【答案】E

【解析】疱疹样溃疡的临床表现为溃疡小而多，似“满天星”散在分布于黏膜任何部位，直径小于 2mm，相近溃疡可融合成片。

21.【答案】A

【解析】带状疱疹的临床特征是单侧带状群集分布的水疱和神经痛。

22.【答案】C

【解析】有创伤史，溃疡形态往往与机械性刺激因素相吻合。

第十六篇 口腔颌面外科学

第一章 口腔颌面外科基本知识及基本技术

第一节 口腔颌面外科病史记录

【A_1型题】

1.【答案】E

【解析】完整的门诊病历包括主诉、病史、体格检查、实验室检查、初步诊断、处理意见及医师的完整签名，故选E。

2.【答案】B

【解析】病史采集是通过医师的问诊了解患者就诊的原因及要求，获得患者的主诉、现病史、既往史、家族史。其中主诉通常是患者感觉不适，如疼痛、过敏、肿胀，功能障碍如咀嚼或发音不便，影响社交活动和美观。现病史一般包括主诉疾病的开始发病时间、原因、发展进程和曾经进行过的检查和治疗，对导致牙体缺损、牙列缺损或缺失、颌面缺损、颞下颌关节病等疾病发的原因持续时间等进行详细记录。故选B。

第二节 临床检查

【A_1型题】

1.【答案】E

【解析】下颌下腺、舌下腺触诊采用双手合诊法。采用两侧对比的方法，腮腺触诊以示指、中指、无名指3指平触，注意导管口及分泌物的情况，故选E。

2.【答案】C

【解析】正常人开口度平均值为3.7cm。

3.【答案】B

【解析】中度开口受限是指上下切缘间仅可置一横指，间距为1～2 cm。

4.【答案】E

【解析】颈部淋巴结触诊检查患者取坐位，头稍低，略偏向受检侧。

5.【答案】E

【解析】双指合诊适用于舌部的检查。

6.【答案】D

【解析】口底、颌下区检查行双手口内外合诊。

【B_1型题】

7.【答案】B

【解析】颞肌前份触诊位置在下颌升支前缘向上。

8.【答案】C

【解析】翼内肌下部触诊位置在下颌磨牙舌侧后下方和下颌支内侧面。

9.【答案】D

【解析】翼外肌上头触诊位置在乙状切迹中点与颧弓中点之间。

10.【答案】E

【解析】翼外肌下头触诊位置在上颌结节后上方。

第三节 实验室检查

【A_1型题】

1.【答案】B

【解析】淋巴细胞减少多见于传染病的急性期、放射病、细胞免疫缺陷病、长期应用肾上腺皮质激素后或接触放射线等。故B项描述错误，其余选项均正确。

2.【答案】E

3.【答案】E

【解析】肝功能检查项目通常包括肝脏的蛋白质代谢功能、胆红素和胆汁酸代谢功能、酶学指标、脂质代谢功能、肝脏排泄和解毒功能的检测。其中，反映肝实质损害的指标主要包括谷丙转氨酶（GPT）、谷草转氨酶（GOT）等。反映胆红素代谢及胆汁淤积的指标主要包括总胆红素（TBil）、直间接胆红素、尿胆红素、尿胆原、血胆汁酸（TBA）、γ-谷氨酰转肽酶（γ-GT）及碱性磷酸酶（ALP）等。

第四节　消毒和灭菌

【A_1 型题】

1.【答案】A

【解析】0.5%碘伏水溶液用于皮肤和手的消毒。故选 A。

2.【答案】E

【解析】碘酊消毒颌面部颈部为2%，口腔内为1%，头皮部为3%。消毒皮肤时，应待其干燥后用70%酒精脱碘。故选 E。

第五节　手术基本操作

【A_1 型题】

1.【答案】A

【解析】整复手术缝合边距2~3mm，针距3~5mm。

2.【答案】D

【解析】皮肤缝合进针点离创缘的距离（边距）和缝合间隔密度（针距），应以保持创缘接触贴合而无裂隙为原则，缝合应包括皮肤全层，进针时针尖与皮肤垂直，并使皮肤切口两侧进针间距等于或略小于皮下间距，才可达到满意效果。切口两侧进出针间距大于皮下间距，造成皮肤创缘内卷；相反，进出针间距小于皮下间距则皮肤创缘呈现过度外翻。

3.【答案】E

【解析】缝合面颈部皮肤时，进针针尖与皮肤垂直，并使皮肤切口两侧进针间距等于或略小于皮下间距。

4.【答案】A

【解析】选择纵式或横式外翻缝合的根据是创缘血供的方向。

5.【答案】B

【解析】缝合的顺序为先游离端后固定端，相反则组织易撕裂。

6.【答案】B

【解析】皮片由于本身没有血供，移植成功的基本条件是受区毛细血管生长进入植皮片，因此，需加压包扎，使皮片和受区紧密接触，防止二者之间出现积血或积液。游离皮瓣、皮管、局部皮瓣因自身有血运，一般不需加压包扎，只要有合适的引流即可。因此本题应选 B。

7.【答案】E

【解析】切口两侧进出针间距大于皮下间距，易造成皮肤创缘内卷。相反，切口两侧进出针间距小于皮下间距，则皮肤创缘呈过度外翻。

8.【答案】B

【解析】创缘内卷和过度外翻可导致感染及愈合后明显瘢痕。

9.【答案】D

【解析】切开活检法不宜使用。颈动脉体瘤，由于肿瘤起源于与部分颈动脉外膜相连的颈动脉体，具有极其丰富的血供，而且与颈动脉、静脉及神经紧密相邻，因此活检易导致大出血。因此本题应选 D。

10.【答案】B

【解析】锐性分离对组织损伤小，钝性分离对组织损伤程度大。

11.【答案】E

【解析】面部整复手术一般使用钢刀而不使用电刀或光刀切割组织。

12.【答案】E

【解析】创缘两侧厚薄不等，缝合时要薄侧缝合稍多而深些，厚侧缝合稍少并浅些。

13.【答案】E

【解析】钳夹、结扎止血是使用最多、最普遍的方法。

第六节　创口处理

【A_1 型题】

1.【答案】A

【解析】临床上，根据创口是否受到感染或污染而分为无菌创口、污染创口和感染创口。

2.【答案】A

【解析】口腔颌面部损伤清创时，对创伤组织应尽量保留，不可随意去除，以免畸形形成；如组织感染，为减少感染机会，应对创伤组织清创，清除异物，对位缝合；创缘不齐的组织更应对位缝合。故本题选 A。

3.【答案】E

【解析】绷带包扎的作用是：保护术区和创口，防止污染或继发感染，避免再度受损；保温、止血、减轻水肿、减轻疼痛；防止或减轻骨折移位；固定敷料，防止敷料脱落或移位。故答案为 E。

4.【答案】D

【解析】负压引流创口是封闭的，故亦称闭式引流。

5.【答案】C

【解析】感染创口一般不做初

期缝合，应在感染控制，或进行手术清除病灶后考虑缝合。

6.【答案】A

【解析】颌面部绷带最常使用卷带。

7.【答案】D

【解析】药物止血法可用于创面渗血及小动脉出血、小静脉出血。可全身及局部使用药止血。

8.【答案】B

【解析】放置引流的适应证为：感染或污染的创口、渗出多的创口、留有死腔的创口及止血不全的创口。

9.【答案】C

【解析】换药的次序为应先换无菌创口，后污染创口，再换感染创口。

10.【答案】B

【解析】口腔内的手术创口为污染创口。

11.【答案】E

【解析】换药的适应证为：无菌或污染创口为了拔除引流物或怀疑有感染时；敷料滑脱不能保护创口时；创口有大量脓性分泌物或渗出物时；创口有渗血或疑有血肿形成时；创口包扎过紧影响呼吸或疼痛时；观察创口愈合情况及皮瓣营养情况时；创口不清洁。故答案为E。

【A_2型题】

12.【答案】A

【解析】压迫止血：较大面积的静脉渗血或瘢痕组织及某些肿瘤切除时的广泛渗血，可用温热盐水纱布压迫止血；局限性出血又查不到明显出血点的疏松组织出血区，可用荷包式缝合或多圈式缝扎压迫止血。钳夹、结扎止血是使用最多最普遍的方法，即用蚊式血管钳对看得见的出血点进行迅速和准确的钳夹。全身药物止血主要用于凝血机制障碍的患者或在大量输血时作为辅助性用药。局部用药止血常用于头皮手术及腭裂整复术。阻断止血法适用于预防和处理血液十分丰富的组织出血。低温降压止血法用于周围组织出血的止血。

【B_1型题】

13.【答案】B

【解析】与口鼻腔相通或在口腔内手术的创口属于污染创口。

14.【答案】A

15.【答案】B

【解析】虽有细菌侵入，但未侵入深层组织引起化脓性炎症的创口属于污染创口。

16.【答案】C

【解析】细菌已侵入、繁殖并引起急性炎症、坏死、化脓的创口属于感染创口。

第二章　麻　　醉

第一节　常用局部麻醉药物

【A_1型题】

1.【答案】B

【解析】常用局麻药物中，酯类的有普鲁卡因和丁卡因，酰胺类的有利多卡因、丁哌卡因和阿替卡因。

2.【答案】D

【解析】丁卡因由于毒性大，一般不做浸润麻醉。

3.【答案】A

【解析】以普鲁卡因等于1作为标准。

4.【答案】C

【解析】普鲁卡因一次最大剂量是6.0mg/kg。

5.【答案】C

【解析】利多卡因局麻作用较普鲁卡因强，其维持时间较长，并有较强的组织穿透性和扩散性，故亦可用作表面麻醉，因此B、D正确，C不正确（为本题正确答案）。普鲁卡因毒性和不良反应小，曾是临床应用较广的一种局麻药物，因此A不正确。利多卡因是口腔科临床应用最多的局麻药。利多卡因还有迅速而安全的抗室性心律失常作用，因而对心律失常患者常作为首选的局麻药，E正确。故本题答案为C。

6.【答案】E

【解析】普鲁卡因药液中加入肾上腺素的作用有延缓吸收、降低毒性反应、延长局麻时间、减少注射部位出血。

7.【答案】D

【解析】加入局麻药物中的肾上腺素浓度一般是1∶（50 000～200 000）。

【B_1型题】

8.【答案】B

【解析】普鲁卡因用作浸润麻醉时的常用浓度为0.5%～1.0%。

9.【答案】A

【解析】利多卡因用作浸润麻醉时的常用浓度为0.25%～0.50%。

10.【答案】D

【解析】丁卡因用作表面麻醉时的常用浓度为2%。

11.【答案】C

【解析】利多卡因用作阻滞麻醉时的常用浓度为1%~2%。

12.【答案】E

【解析】利多卡因用作表面麻醉时的常用浓度为2%~4%。

13.【答案】D

【解析】普鲁卡因用作阻滞麻醉时的常用浓度为2%。

14.【答案】B

【解析】比较理想的阻滞麻醉药是利多卡因。

15.【答案】C

【解析】比较理想的表面麻醉药是丁卡因。

16.【答案】E

【解析】比较理想的冷冻麻醉药是氯乙烷。

17.【答案】B

【解析】心律失常患者首选的局部麻醉药是利多卡因。

第二节　常用局部麻醉方法

【A_1 型题】

1.【答案】A

【解析】腭前神经又名腭大神经，出腭大孔向前行于上颌骨腭突下面纵行于上颌骨腭突下面纵行的沟内，分布上颌3~8的腭侧黏骨膜及牙龈。腭大孔阻滞麻醉主要麻醉的神经是额前神经，故选A。

2.【答案】A

【解析】冷冻麻醉是首先痛觉消失，从而达到暂时性麻醉的效果。

3.【答案】A

【解析】下唇麻木是下牙槽神经阻滞麻醉注射成功的标志。

4.【答案】B

【解析】下牙槽神经阻滞麻醉是将麻药注入翼下颌间隙。

5.【答案】E

【解析】上牙槽后神经阻滞麻醉的方向为向后上内，沿着上颌结节弧形表面滑动。

6.【答案】B

【解析】颊脂垫尖是下牙槽神经阻滞麻醉的重要标志，在大张口时，此尖约相当于下颌孔平面。

7.【答案】E

【解析】舌神经支配舌前2/3的黏膜，因此舌前2/3感觉及味常见消失。

8.【答案】D

【解析】眶下神经组织麻醉的方向为向后上外。

9.【答案】B

【解析】上颌神经在口腔的分布部位见表16-1，可见上颌第一磨牙受上牙槽后神经、上牙槽中神经和腭前神经3支神经支配。

表16-1　上颌神经在口腔的分布

神经名称	分布部位
鼻腭神经	$\underline{1\mid 1}$ 的牙髓和 $\underline{321\mid 123}$ 的腭侧黏骨膜及牙龈
腭前神经	$\underline{876543\mid 345678}$ 的腭侧黏骨膜及牙龈
上牙槽后神经	$\underline{87\mid 78}$ 的牙髓及 $\underline{6\mid 6}$ 的腭及远中颊根髓、牙周膜、牙槽骨、颊侧牙龈
上牙槽中神经	$\underline{54\mid 45}$ 的牙髓及 $\underline{6\mid 6}$ 的近中颊根髓、牙周膜、牙槽骨、颊侧牙龈
上牙槽前神经	$\underline{321\mid 123}$ 的牙髓及其牙周膜、牙槽骨、唇侧牙龈

【A_2 型题】

10.【答案】E

【解析】2%丁卡因行局部表面麻醉，可用于拔除松动乳牙。

【A_3/A_4 型题】

11.【答案】C

【解析】利多卡因有迅速而安全的抗室性心律失常作用，因而对心律失常的患者作为首选的局麻药。

12.【答案】E

【解析】右上第一磨牙的近中在根由上牙槽中神经支配；远中颊根由上牙槽后神经支配；腭根及其周围牙龈牙周膜由腭前神经支配。

13.【答案】E

【解析】注射点偏后麻醉了腭中、腭后神经，引起软腭、腭垂麻痹不适而致恶心呕吐。

【B_1 型题】

14.【答案】D

【解析】鼻腭神经分布于上前牙腭侧牙龈及黏骨膜。

15.【答案】E

【解析】腭前神经分布于 $\underline{876543\mid 345678}$ 腭侧牙龈及黏骨膜。

16.【答案】C

【解析】上牙槽后神经支配 $\underline{87\mid 78}$ 及 $\underline{6\mid 6}$ 腭根及远中颊根、牙周膜、牙槽骨、颊侧牙龈。

17.【答案】A

【解析】上牙槽前神经支配 $\underline{321\mid 123}$ 的牙周膜、牙槽骨及唇侧牙龈。

18.【答案】B

19.【答案】E

20.【答案】D

【解析】下牙槽神经注射时，注射针偏内后不能触及骨面，麻药注入腮腺内麻痹面神经发生暂时性面瘫。

21.【答案】E

【解析】麻药被快速注入血管

引起中毒反应，表现为兴奋型与抑制型，兴奋型表现为烦躁不安，多语。

22.【答案】D

【解析】腭前神经阻滞麻醉时，注射过后麻醉腭后神经引起恶心或呕吐。

23.【答案】B

【解析】上牙槽后神经阻滞麻醉时针尖刺入过深，刺破翼静脉丛可引起血肿。

第三节 局部麻醉的并发症及其防治

【A_1型题】

1.【答案】B

【解析】上牙槽后神经刺入过深，刺破上颌结节后方翼静脉丛可引起血肿。

2.【答案】E

【解析】中毒重者，采取给氧、补液、抗惊厥、应用激素及升压药等抢救措施。

3.【答案】A

【解析】暂时性面瘫待麻醉作用消失后，神经功能即可恢复，无须特殊处理。

4.【答案】E

5.【答案】E

6.【答案】E

【解析】过敏试验与局麻药中毒无必然联系。

【A_2型题】

7.【答案】B

【解析】晕厥的临床表现为：头晕、胸闷、面色苍白、全身冷汗、四肢厥冷无力、脉快而弱、恶心和呼吸困难。

8.【答案】A

9.【答案】B

【解析】患者头应处于低位。

10.【答案】C

【解析】血肿出现后应立即压迫止血，并予以冷敷。

11.【答案】E

【解析】肾上腺素为血管收缩剂，并不能避免出现血肿。

第三章 牙及牙槽外科

第一节 牙拔除术的基本知识

【A_1型题】

1.【答案】B

【解析】牙拔除后，拔牙创内即为血凝块充填，血凝块可以保护伤口，防止感染，是拔牙创正常愈合的基础，一般经15分钟左右即凝成血块，2小时后凝结完全，即不易破坏和脱落。3~4天后牙龈上皮即从四周向血块表面生长，8天血块表面完全被上皮组织被覆，同时拔牙创内血块转化为肉芽组织；大约38天以后，拔牙窝的2/3被纤维样骨质充填。3个月后才能完全形成骨组织。这种骨质密度较低，X线检查仍可看到牙槽窝的影像。

2.【答案】A

【解析】冠折通常经过治疗处理是可以保存的。故选A。

3.【答案】E

【解析】有近期心肌梗死病史者，近期心绞痛频繁发作者，心功能Ⅲ~Ⅳ级或有端坐呼吸、发绀、颈静脉怒张、下肢水肿者，心脏病合并高血压者，有三度或二度Ⅱ型房室传导阻滞的患者禁止拔牙，故选E。

4.【答案】B

【解析】基础代谢率在+20%以下，静息脉搏在100次/分钟以下方可拔牙，故选B。

5.【答案】D

【解析】单纯性高血压病，在无心脑肾并发症的情况下，一般对拔牙具有良好耐受性。手术激惹必然造成血压骤然升高，如术前血压较高，可能导致高血压脑病或脑血管意外等危象。如血压高于180/100mmHg，则应先行控制再行拔牙。故选D。

6.【答案】E

【解析】糖尿病患者空腹血糖控制在8.4mmol/L（150mg/dl）以下为宜。故选E。

7.【答案】A

【解析】在怀孕的第4~6个月期间，进行拔牙较为安全。故选A。

8.【答案】B

【解析】患者取半坐位。拔除上颌牙时，患者头部稍后仰，使张口时上颌牙的平面约与地面成45°，患者的上颌与术者肩部在同一水平线上。拔除下颌牙时，应使患者大张口时下颌牙的平面约与地面平行，下颌与术者肘关节在同一高度或者略低。故选B。

9.【答案】D

【解析】牙钳持握时应注意握

持区尽量靠钳柄的末端，以增大牙挺的杠杆机械效率。牙钳由钳喙、关节及钳柄三部分构成。钳喙的长轴应与牙长轴平行，以防断根、伤及邻牙。牙挺作用的原理有杠杆原理、楔的原理和轮轴原理。牙挺由杆、柄、刃三部分组成。故选D。

10.【答案】C

【解析】肝炎患者实施手术应注意病毒防护，避免院内感染。

11.【答案】A

【解析】贫血患者血红蛋白在80g/L以上，血细胞比容在30%以上，可考虑拔牙。故选A。

【A_2型题】

12.【答案】E

【解析】埋伏牙和阻生齿引起邻牙牙根吸收、冠周炎、牙列不齐、邻牙龋坏均应拔除。对于青少年患者发现阻生的恒牙，有条件的可以采取正畸治疗。对于滞留乳牙、对应恒牙先天缺失或无法就位，可暂保留。故选E。

【A_3/A_4型题】

13.【答案】E

【解析】口腔是一种污染的手术环境，并且所要拔除的患牙周围通常有慢性感染存在，拔牙操作可能使细菌进入血液循环，引起一过性的菌血症。有风湿性心脏病病史者是细菌性心内膜炎的易感人群。

14.【答案】E

【解析】引起细菌性心内膜炎的重要因素之一是铜绿假单胞菌血症。

15.【答案】B

【解析】此菌对青霉素高度敏感但24小时后即可产生耐药株，且消失慢，2周后仍可存在。

16.【答案】E

【解析】预防性使用抗生素是心瓣膜病患者接受口腔手术处理前所必需的，部分患者可以在术后继续使用3天。

第二节　牙拔除术

【A_1型题】

1.【答案】B

【解析】扭转主要适用于单根牙，如上颌中切牙和尖牙，故选B。

2.【答案】D

【解析】拔除滞留的乳牙后应尽量避免搔刮拔牙窝，以防损伤恒牙牙胚。故选D。

3.【答案】E

【解析】在拔牙创表面用消毒纱布棉卷架于两侧牙槽突，嘱患者咬紧30分钟去除，故选E。

【A_2型题】

4.【答案】A

【解析】上颌前磨牙是扁根，断面呈颊腭径宽的哑铃状，上颌第一前磨牙常在根尖1/3或1/2处分为颊腭两个较细易断的根，第二前磨牙多为单根，颊侧骨壁较腭侧薄，拔除时先向颊侧小幅度摇动，感到阻力时转向腭侧，同时增大幅度，同时像颊侧远中牵引。故选A。

【B_1型题】

5.【答案】D

【解析】摇动是使牙松动的主要方式，主要适用于扁根的下前牙、前磨牙和多根的磨牙；牵引是使患牙自牙槽窝中脱出必需的、直接的力量，一般是使患牙脱位的最后步骤，适用于任何类型的牙；扭转主要适用于单根牙，如上颌中切牙和尖牙；牙挺的工作原理是：杠杆原理、楔的原理、轮轴原理，特别是三角挺的使用就是轮轴原理。故选D。

6.【答案】A

7.【答案】C

8.【答案】B

第三节　牙根拔除术

【A_1型题】

1.【答案】D

【解析】挺牙根时，支点应放在牙槽中隔、牙槽窝壁或腭侧骨板。故选D。

【A_3/A_4型题】

2.【答案】B

【解析】贫血患者，血红蛋白在80g/L以上，血细胞比容在30%以上，可考虑拔牙。故选B。

3.【答案】B

【解析】对于多根牙，为简化手术，可以把牙挺插入根分歧，旋转撬动分开牙根后，按单根分别取出。如根分歧低，连接牙体组织厚，可用双面凿凿开或钻针磨开，完成分根。故选B。

4.【答案】C

【解析】口腔上颌窦交通多发生于上颌磨牙取根致牙根移入上颌窦，窦底穿通孔。也可因为磨牙根尖病变致窦底骨质缺如，搔刮病变时穿破窦底。故选C。

5.【答案】D

【解析】拔牙后2~3个月，拔牙创基本愈合，牙槽突改建趋于稳定。故选D。

第四节 阻生牙拔除术

【A_1型题】

1.【答案】E

【解析】根据阻生第三磨牙长轴与第二磨牙长轴的关系分为：垂直阻生、水平阻生、近中阻生、远中阻生、颊向阻生、舌向阻生、倒置阻生。根据牙在颌骨内的深度分为：高位阻生即牙的最高部位平行或高于牙弓平面；中位阻生即牙的最高部位低于平面，但高于第二磨牙的牙颈部；低位阻生即牙的最高部位低于第二磨牙的牙颈部。8⏌依上述，判断为近中垂直阻生，故选E。

2.【答案】B

【解析】牙冠部阻力有软组织阻力和骨组织阻力。软组织阻力来自第三磨牙上方覆盖的龈片，此龈片组织坚韧并保持相当的张力包绕牙冠，对第三磨牙向远中向运动形成阻力，解除此阻力的方法是切开。

3.【答案】C

【解析】下颌阻生第三磨牙拔除的适应证为：下颌阻生第三磨牙反复引起冠周炎者。下颌阻生第三磨牙本身有龋坏，或引起邻牙病变者。可能为颞下颌关节紊乱综合征诱起的下颌阻生第三磨牙。正畸需要拔除，以保证正畸治疗效果。临床无症状的完全骨埋伏阻生牙可考虑保留。故选C。

4.【答案】B

【解析】涡轮钻拔牙创伤小，避免了骨凿导致的骨折和颞下颌关节损伤。故选B。

【A_2型题】

5.【答案】A

【解析】在怀孕的第4~6个月期间进行拔牙或手术较为安全，妊娠的后3个月可能早产，且不宜长时间坐在手术椅上。妊娠后期保守治疗为主，局部冲洗、上药为消除冠周炎的最佳治疗方案。故选A。

【A_3/A_4型题】

6.【答案】A

【解析】下颌阻生第三磨牙本身有龋坏或引起第二磨牙龋坏的第三磨牙均主张拔除。7⏌深龋，有冷热刺激痛症状，需治疗。故选A。

7.【答案】C

【解析】邻牙阻力视第二磨牙与阻生第三磨牙的接触程度和阻生的位置而定，邻牙阻力的解除可采用分冠和去骨的方法。分牙的主要目的是解除邻牙阻力，小骨阻力。故选C。

8.【答案】D

【解析】晕厥的临床表现为：前驱症状有头晕、胸闷、面色苍白、全身冷汗、四肢厥冷无力、脉快而弱、恶心、呼吸困难。未经处理可出现心率减慢，血压急剧下降，短暂的意识丧失。

9.【答案】D

【解析】由于阻生牙发生位置特殊、常邻近重要解剖结构，与邻牙关系密切，因而造成手术难度较大。术者应对阻生齿的形态和位置、与邻牙的位置关系，阻生齿周围的局部解剖环境在术前通过详细的临床检验和必要X线检查做出准确判断。故选D。

10.【答案】D

【解析】邻牙阻力是第二磨牙在拔除第三磨牙时产生的妨碍脱位运动的阻力，邻牙阻力视第二磨牙与阻生牙的接触程度和阻生位置而定，邻牙阻力的解除方法可采取分冠和去骨的方法。

11.【答案】B

【解析】颊侧切口勿超过前庭沟，否则易出血，术后肿胀重。附加切口应位于牙面的近中或远中轴角，与龈缘约成45°，故选B。

12.【答案】B

13.【答案】B

【解析】干槽症的治疗原则是通过彻底的清创及隔离外界对牙槽窝的刺激，以达到迅速镇痛、促进愈合的目的。通过传导阻滞麻醉，在完全无痛的情况下彻底清创。使用3%过氧化氢溶液棉球反复擦拭，以去除腐败坏死物质，直至牙窝清洁，棉球清洁无臭味。不要用刮匙反复搔刮牙槽骨壁，只在有大块腐败坏死物质时用刮匙。用生理盐水冲洗牙槽窝，将碘仿纱条填入拔牙创，先将纱条的一端填入牙槽窝底，再依次叠列严密填满牙槽窝，松紧适度，最后将纱条末端塞入牙槽窝深部避免松脱，也可缝合两侧牙龈。故选B。

14.【答案】A

【解析】咽峡前间隙位于下颌第三磨牙舌侧下后方，是疏松的黏膜下间隙。咽峡前间隙感染的主要症状是开口受限和吞咽困难。故选 A。

【B_1 型题】

15.【答案】B

【解析】根据牙与下颌升支和第二磨牙的关系可分为 3 类：Ⅰ类下颌升支前缘与第二磨牙远中之间，有足够间隙容纳阻生第三磨牙牙冠的近远中径。Ⅱ类下颌升支前缘与第二磨牙远中之间间隙不大，不能容纳阻生第三磨牙牙冠的近远中径。Ⅲ类阻生第三磨牙的全部或大部位于下颌支内。故阻生第三磨牙全部位于下颌支内时称为第Ⅲ类阻生。

16.【答案】D

17.【答案】E

18.【答案】C

【解析】根据在牙列中的位置分为：颊侧移位、舌向移位、正中位。

第五节　牙拔除术并发症

【A_1 型题】

1.【答案】A

【解析】牙根折断是拔牙术中常见的并发症。

2.【答案】E

【解析】拔除下颌磨牙时下牙槽神经损伤的发生率高，下牙槽神经损伤后出现下唇及颏部皮肤不完全性麻木或兼有烧灼、刺痛、蚁走等异常感觉。不会出现上唇麻木。故选 E。

3.【答案】E

【解析】原发性血小板减少性紫癜为拔牙后出血的全身因素，故选 E。

4.【答案】C

【解析】干槽症的诊断指标：拔牙后 2~3 天有剧烈疼痛，并向耳颞部、下颌区或头顶部放射，一般镇痛药物不能镇痛。拔牙窝内可空虚，或有腐败变性的血凝块，腐臭味强烈。故选 C。

5.【答案】D

【解析】已有交通时处理方法取决于交通口的大小。如小的穿孔（直径≤2mm）可按拔牙后常规处理，使牙槽窝内形成高质量的血凝块，待其自然愈合；中等大小穿孔（直径 2~6mm），也可按下述方法处理，如将两侧牙龈拉拢缝合进一步固定保护血凝块，更有利于自然愈合；交通口 >7mm，需用邻位组织瓣关闭窗口。故选 D。

6.【答案】A

【A_2 型题】

7.【答案】D

【解析】拔牙后出血常为局部因素或护理不当引起，少数为全身因素引起。一旦发生，亦从全身和局部两方面处理。对于局部软组织撕裂原因引起出血者，可采用搔刮、缝合的方法。故选 D。

第六节　牙 种 植 术

【A_1 型题】

1.【答案】B

2.【答案】C

【解析】现今临床主要采用的是骨内种植体，外形多为柱状或螺纹柱状，表面均需进行粗化处理。故选 C。

3.【答案】A

【解析】钛及钛合金由于具有良好的生物学性能和力学性能，成为目前应用最广、最受青睐的一种金属。故选 A。

第七节　牙槽外科手术

【A_1 型题】

1.【答案】D

【解析】拔牙后牙槽骨吸收不全，骨尖、嵴有压痛者，应于拔牙后 1 个月后进行修整。故选 D。

2.【答案】C

【解析】先天性舌系带异常的矫正术应在 2 岁时进行。

【A_2 型题】

3.【答案】A

【B_1 型题】

4.【答案】A

【解析】先天性舌系带过短主要表现为舌不能自由前伸运动，勉强前伸时舌尖呈 W 形，同时舌尖上抬困难，出现卷舌音和舌腭音发音障碍。在婴儿乳牙未萌前，系带前部附着可接近牙槽嵴，随着年龄增大和牙的萌出，系带会逐渐下降移至口底，并逐渐松弛。故此2岁患儿应先观察，局部不做处理。

5.【答案】B

【解析】牙槽突修整术的目的是：矫正牙槽突各种妨碍义齿戴入和就位的畸形，去除牙槽突区突出的尖和，防止引起局部疼痛。去除突出的骨结节或倒凹，矫正上前牙牙槽突的前突。手术应在拔牙后2~3个月，拔牙创基本愈合，牙槽突改建趋于稳定时进行，对于拔牙时即发现明显骨突者，应在拔牙时进行修正。对2周创口愈合者，可先行局部按摩。

6.【答案】D

7.【答案】E

【解析】上颌结节肥大可同时伴有纤维组织肥厚，由此出现过大倒凹或垂直向增生，使得上下颌间咬合距离减小，导致没有足够的间隙容纳义齿基板，影响义齿戴入。因此需行上颌结节修整术。

第四章 口腔颌面部感染

第一节 概 论

【A_1型题】

1.【答案】B

【解析】口腔颌面部感染常由金黄色葡萄球菌、溶血性链球菌、大肠埃希菌等引起。近年来，由于应用厌氧培养技术，在口腔颌面部感染中还可检出厌氧菌，如类杆菌属、梭杆菌属、消化链球菌等检出率也极高，说明目前口腔颌面部感染多见的是需氧菌与厌氧菌的混合感染。

2.【答案】E

【解析】炎症初期，感染区的红、肿、热、痛等主要表现，也是诊断局部感染的基本依据。在炎症局限形成脓肿后，波动感又是诊断脓肿的重要特征，波动试验是临床上诊断浅部脓肿的主要方法，而对于深部脓肿，为了确定有无脓肿或脓肿的部位可用穿刺法以协助诊断，必要时还可借助B超、CT等检查，故此题选E。

3.【答案】A

【解析】口腔颌面部的感染途径包括牙源性、腺源性、损伤性、血源性及医源性。由于龋病、牙周病、智齿冠周炎均为临床常见病，故牙源性途径是口腔颌面部感染的主要来源。

4.【答案】C

【解析】上唇及鼻部的“危险三角区”内静脉无静脉瓣膜，感染沿无瓣膜静脉逆行引起海绵窦血栓性静脉炎。

第二节 下颌智齿冠周炎

【A_1型题】

1.【答案】C

【解析】急性冠周炎早期以局部冲洗为主；有脓肿形成时，切开引流。

2.【答案】D

【解析】急性期以消炎、镇痛、切开引流，增强全身抵抗力的治疗为主，当炎症转入慢性期后才能拔除患牙。

3.【答案】C

【解析】急性智齿冠周炎的扩散途径，经外斜线向前，在相当于下颌第一磨牙颊侧黏膜转折处的骨膜下形成脓肿或破溃成瘘。

第三节 间隙感染

【A_1型题】

1.【答案】D

【解析】腐败坏死性蜂窝织炎临床表现为：肿胀区皮肤呈紫色，压痛、明显的凹陷性水肿、无弹性，皮下因有气体产生可扪及捻发音。

2.【答案】A

【解析】腺源性感染是指来源于淋巴结感染，下颌下间隙内包含有下颌下腺和下颌下淋巴结，是最常见的腺源性感染间隙。

3.【答案】D

【解析】咬肌、颞肌、翼内肌是主要的升颌肌群，受累常会引起开口受限，颊间隙感染通常不会造成开口受限。

4.【答案】B

【解析】咬肌是主要的升颌肌群之一，咬肌间隙感染可造成严重的开口受限，其余几个选项不能造成开口受限。

5.【答案】E

【解析】咬肌间隙感染来源主要是下颌智齿冠周炎、下颌磨牙的根尖炎、牙槽脓肿等。

6.【答案】B

【解析】眶下间隙感染多来源于上颌尖牙、第一前磨牙和上颌切牙的根尖化脓性炎症。

7.【答案】D

【解析】眶下间隙感染可沿面前静脉、内眦静脉、眼静脉向颅内扩散，并发海绵窦血栓性静脉炎。

8.【答案】B

【解析】脓肿形成后首要的治疗方法是切开引流，低位引流原则常在口内上颌尖牙及前磨牙唇侧前庭黏膜转折处做切口。

9.【答案】D

【解析】脓肿切开引流的指征包括：局部疼痛加重，呈搏动性跳痛；炎性肿胀明显，皮肤表面紧张发红光亮，有明显的压痛点、波动感，呈凹陷性水肿，有脓液抽出者。儿童颌周蜂窝织炎，炎症累及多间隙，出现呼吸困难及吞咽困难，可早期切开减压，能迅速缓解呼吸困难及防止炎症继续扩散。

10.【答案】A

【解析】颊间隙口内脓肿切口应在脓肿的低位，即口腔前庭、下颌龈颊沟之上。

11.【答案】B

【解析】舌下间隙脓肿切开引流一般在口底脓肿最明显或波动区与下颌体平行切开黏膜，避开舌下腺导管开口，尽量偏外侧切开。

【A_2 型题】

12.【答案】D

【解析】翼下颌间隙位于下颌支内侧骨壁与翼内肌外侧面之间。感染来源常见为下颌智齿冠周炎及下颌磨牙根尖周炎症扩散所致，下牙槽神经阻滞麻醉时消毒不严也可引起翼下颌间隙感染，此外相邻间隙炎症也可波及。临床特点为先有牙痛史，继之出现开口受限、咀嚼、吞咽疼痛。口腔检查见翼下颌皱襞处黏膜水肿。

13.【答案】C

【解析】金黄色葡萄球菌为黄色黏稠脓液；链球菌为淡黄色或淡红稀薄脓液；铜绿假单胞菌脓液为绿色，稍黏稠，有酸臭味。

14.【答案】E

【解析】肿胀范围广泛，或已有明显的呼吸困难现象时应行广泛性切开引流。

【A_3/A_4 型题】

15.【答案】D

【解析】10 岁患儿，右下颌下区有活动性肿块，体温 39.0℃，右下颌下弥漫性肿胀，局部可触及较硬的浸润块，可初步诊断为右颌下区化脓性淋巴结炎。

16.【答案】A

【解析】右下第一磨牙殆面深龋，叩痛（++），可知是牙源性感染来源。

17.【答案】A

【解析】根据脓液的颜色淡黄色黏稠可知为金黄色葡萄球菌感染，对青霉素最敏感，治疗方案为由于穿刺有脓液形成，应及时行切开引流，同时全身应用抗生素及全身支持治疗。应与右颌下间隙蜂窝织炎相鉴别，其表现为下颌下三角区肿胀，下颌骨下缘轮廓消失，皮肤紧张、压痛，按压有凹陷性水肿。

18.【答案】A

19.【答案】E

20.【答案】A

【解析】从临床表现，可初步诊断为右下智齿急性冠周炎，黏膜充血，压痛明显，有轻度波动感，符合切开引流的指征。所以智齿冠周炎的治疗原则，急性期应以消炎、镇痛、切开引流、增强抵抗力治疗为主。当炎症转入慢性期后，若不能萌出的阻生牙应尽早拔除，以防再次感染。眶下间隙的感染多来自上颌尖牙、第一前磨牙和上颌切牙的根尖化脓性炎症和牙槽脓肿，下颌智齿冠周炎一般不会引起眶下间隙感染。明显开口受限及以下颌角为中心的红肿、压痛，是典型的咬肌间隙感染的临床表现，穿刺有脓液抽出是最有效的检验方法。

21.【答案】B

22.【答案】E

23.【答案】D

24.【答案】D

25.【答案】C

【B_1 型题】

26.【答案】D

【解析】新生儿颌骨骨髓炎的感染来源多为血源性。

27.【答案】A

【解析】口腔颌面部感染的主要途径是牙源性。

28.【答案】A

【解析】边缘性颌骨骨髓炎的感染来源多为牙源性，其中又以下颌智齿冠周炎为最多。

29.【答案】A

【解析】化脓性颌骨骨髓炎感染途径有牙源性、损伤性、血源性感染，牙源性感染临床上最多见。

30.【答案】B

【解析】儿童下颌下间隙感染来源多为腺源性。

31.【答案】B

【解析】咬肌间隙感染表现为以下颌支和下颌角为中心的咬肌区肿胀并伴有明显的开口受限。

32.【答案】A

【解析】眶下间隙感染主要表现为眶下区弥漫性水肿。

33.【答案】E

【解析】口底蜂窝织炎表现为下颌下、口底广泛性水肿。

34.【答案】D

【解析】下颌下间隙感染主要表现为下颌下三角区的红肿。

35.【答案】C

【解析】翼下颌间隙感染表现为下颌支后缘稍内侧轻度肿胀、深压痛。

36.【答案】E

【解析】下颌下间隙感染多见于下颌智齿冠周炎、下颌后牙根尖炎、牙槽脓肿等牙源性感染或下颌下淋巴结炎的扩散。

37.【答案】A

38.【答案】B

【解析】眶下间隙感染多来源于上颌尖牙、第一前磨牙和上颌切牙的根尖化脓性炎症和牙槽脓肿。

39.【答案】C

【解析】咬肌间隙感染由于长期脓液积蓄，易形成下颌支的边缘性骨髓炎。

40.【答案】A

第四节　颌骨骨髓炎

【A_1型题】

1.【答案】B

【解析】边缘性骨髓炎是指发生于骨膜炎或骨膜下脓肿的骨密质外板的炎症性病变，常在颌周间隙感染的基础上发生。下颌骨为好发的部位，其中以下颌支和下颌角居多，所以咬肌间隙感染最易好发边缘性骨髓炎。

2.【答案】E

【解析】骨髓炎在急性期常看不到有骨质破坏，一般在发病2~4周，进入慢性期，颌骨已有明显破坏后X线检查才具有诊断价值。

3.【答案】D

【解析】中央性颌骨骨髓炎病灶清除术的指征为：经药物治疗、拔牙或切开引流后，仍遗留经久不愈的瘘管；长期流脓，或从瘘管探得骨面粗糙，甚至发现已有活动的死骨。X线片发现有颌骨骨质破坏者；患者全身条件能耐受手术者。

4.【答案】B

【解析】慢性边缘性骨髓炎如已明确骨质破坏的部位和范围，一般在病程2~4周后，即可施行病灶清除术。

5.【答案】C

【解析】放射性颌骨骨髓炎往往在放射治疗后数月乃至十余年才出现症状；发病初期呈针刺样剧痛，放疗引起黏膜或皮肤破溃，骨面暴露长期溢脓久治不愈；放射后颌骨破骨细胞与造骨细胞再生能力低下，致死骨分离速度缓慢，因此死骨与正常骨界限不清。软组织因局部血运障碍，易因感染组织坏死形成口腔和面颊部洞穿性缺损。

6.【答案】E

【解析】放疗前准备包括牙周洁治，能保留的病灶牙给予治疗，无法治愈的牙拔除，取出口内已有的金属义齿，活动义齿需在放射疗程终止，经过一段时间以后再佩戴，以免造成黏膜损伤。

7.【答案】A

【解析】恶性肿瘤患者放射治疗前至少7~10天应完成患牙拔除或治疗。放射治疗后，对治疗区中牙的拔除应持慎重态度。一般认为，在放疗后3~5年不应拔牙。必须拔牙时，术前、术后应给大剂量抗生素，以预防感染，并向患者说明创口可能不愈合，甚至可能发生放射性骨坏死、放射性骨髓炎等。

8.【答案】B

【解析】发生颌骨放射性骨坏死的临界放射剂量指标为6~8周内给予60~80Gy。

【A_2型题】

9.【答案】C

【解析】应在急性炎症期好转后再进行病灶清除术。

10.【答案】C

【解析】根据临床表现及病史可考虑为放射性骨髓炎，全身治疗包括应用抗菌药物控制感染，疼痛剧烈时给予镇痛药，积极加强营养，必要时输血、高压氧等治疗。局部死骨未分离前局部冲洗上药。

【A_3/A_4型题】

11.【答案】B

【解析】患者病程较长，左下第三磨牙已完全萌出，智齿周围组织反复肿胀，左侧咬肌区弥漫性肿胀，开口受限，可初步诊断为颌骨骨髓炎，颌骨骨髓炎影像学检查首选曲面体层片。

12.【答案】C

【解析】放射性颌骨骨髓炎病变早期，由于少量放射线照射可使成骨细胞的活力减低，破骨活动相对增强，为骨质吸收创造了条件，因此，骨质呈弥散性疏松，进而有不规则破坏，呈斑点状或虫蚀样，而该患者并无放射照射史。

13.【答案】D

【解析】下颌角有死骨形成，排除 A。左智牙冠周组织肿痛 3 年余，排除 E。左侧咬肌区弥漫性肿胀，局部压痛明显，且张口受限可排除 C。患者左智牙冠周组织肿痛 3 年余，加重 1 周，颌骨慢性骨髓炎的诊断不全面，排除 B，故选 D。

【B_1 型题】

14.【答案】A

15.【答案】C

【解析】放射治疗引起的骨髓炎为放射性颌骨骨髓炎。

16.【答案】B

【解析】慢性颌骨骨髓炎主要是口内及颌面部皮肤形成多数瘘孔。

17.【答案】A

18.【答案】D

【解析】新生儿颌骨骨髓炎多见于上颌骨。

第五节　面部疖、痈

【A_1 型题】

1.【答案】A

【解析】痈的局部治疗用高渗的生理盐水或含抗生素的盐水纱布局部持续湿敷，可促进早期痈的局限、软化和穿破。破溃或切开引流后，局部应持续湿敷，可收到良好的提脓效果。

2.【答案】A

【解析】主要是金黄色葡萄球菌。

【A_3/A_4 型题】

3.【答案】C

【解析】相邻多数毛囊及其附件同时发生的急性化脓性炎症为痈。

4.【答案】C

【解析】最常见的致病菌为金黄色葡萄球菌。

5.【答案】E

【解析】感染易引起海绵窦化脓性血栓性静脉炎原因在于，疖痈的病原菌毒力较强；上唇与鼻部“危险三角区”内的静脉常无静脉瓣；颜面部表情肌和唇部的生理性活动易使感染扩散。容易引起的并发症包括：海绵窦血栓性静脉炎、菌血症、脓毒症，表现为全身高热、颜面广泛性水肿、疼痛。

6.【答案】E

【解析】其治疗方案为局部与全身相结合，在急性炎症得到控制、局部肿胀局限并已形成明显的皮下脓肿而又久不破溃时才考虑切开引流。

第六节　面颈部淋巴结炎

【A_1 型题】

1.【答案】D

【解析】结核性淋巴结炎皮肤表面无红、热及明显的压痛，扪之有波动感。

【A_2 型题】

2.【答案】A

【解析】治疗结核病目前常见的药物有链霉素、异烟肼、利福平、乙胺丁醇。

【B_1 型题】

3.【答案】D

【解析】混合性细菌感染为灰白色或灰褐色脓液，有明显的腐败坏死臭味。

4.【答案】A

【解析】金黄色葡萄球菌感染形成黄色黏稠脓液。

5.【答案】E

【解析】结核性冷脓肿的脓液为稀薄污浊、暗灰色米汤样夹杂干酪样坏死物。

6.【答案】B

【解析】链球菌的感染一般为淡黄或淡红稀薄脓液，有时由于溶血而成褐色。

7.【答案】C

【解析】铜绿假单胞菌的典型脓液为翠绿色稍黏稠，有酸臭味。

第五章 口腔颌面部创伤

第一节 概 论

【A_1 型题】

1.【答案】E

【解析】上颌骨血运丰富，抗感染能力强，骨折愈合迅速。故选E。

2.【答案】A

【解析】由于口腔颌面部血液循环丰富，伤后出血较多，容易形成血肿。组织反应快且重，如口底、舌根或下颌下区等部位损伤，可因为水肿、血肿压迫而影响呼吸道通畅，甚至引起窒息。故选A。

【B_1 型题】

3.【答案】C

【解析】牙齿的存在损伤时常伴有牙损伤，且牙碎片可进入邻近组织，造成“二次弹片伤”，并可将细菌带入深部组织，引起创口感染，对伤口有不利影响。但是另一方面，可以利用牙齿恢复正常咬合关系来治疗颌骨骨折，有利于损伤治疗。故选C。

4.【答案】A

【解析】因口腔颌面部腔窦多，腔窦内存在着大量细菌，如与创口相通，则易发生感染，对治疗有不利影响，故在清创时应尽早关闭与这些腔窦相通的创口。故选A。

5.【答案】C

【解析】由于口腔颌面部血液循环丰富，伤后出血较多，容易形成血肿，组织反应快且重，易引起窒息。但另一方面，由于血运丰富，组织抗感染能力与再生修复能力较强，伤口易于愈合，利于创伤治疗。故选C。

6.【答案】A

【解析】由于口腔是消化道的入口、呼吸道的上端，伤后易发生窒息，甚至危及患者生命，并且因影响语言、进食，常影响患者营养摄入，从而不利于患者的术后恢复。故选A。

第二节 急 救

【A_1 型题】

1.【答案】D

【解析】环甲膜切开术只是用于紧急抢救的临时措施，如导管插入时间过长，可继发喉狭窄，故不宜超过48小时。故选D。

2.【答案】E

【解析】咬伤是指人或动物的上下颌牙齿咬合所致的损伤，在攻击和防御时均可形成。所以咬伤时需注射狂犬病疫苗。

3.【答案】C

【解析】气管切开的部位一般应避免损伤环状软骨，因为术后易遗留气管狭窄，低于第5气管软骨环则损伤无名动脉风险大大增高，所以一般气管切开术的切开位置选择第3~4气管软骨环。故选C。

4.【答案】B

5.【答案】D

【解析】外伤清创的原则为：除已坏死的组织外，尽量保留受伤的组织，对唇、舌、鼻、耳及眼睑等功能部位，即使组织大部分游离，只要没有感染和坏死，原则上应尽量保留，缝回原位。故选D。

6.【答案】C

【解析】伴发颅脑损伤的病员应卧床休息，严密观察，暂不做不急需的检查和手术。病员如有脑脊液鼻漏或耳漏，表明颅前窝底或颅中窝有骨折，处理原则是禁止做外耳道冲洗或鼻腔的填塞与冲洗，以免引起颅内感染。对于昏迷伤员，应特别注意呼吸道通畅，防止发生误吸和窒息。对于烦躁不安的伤员，可给予适量镇静剂，但禁用吗啡。故本题答案为C。

7.【答案】E

【解析】因颌面部组织血运丰富，抗感染及愈合能力较强。即使在伤后24~48小时，均可在清创后作严密缝合；大于48小时的创口，只要没有明显的化脓，清创后仍可作初期缝合。故选E。

8.【答案】B

【解析】颌面部伤口如有水肿、感染，清创后不能严密缝合时，可以先做定向拉拢缝合，使组织尽可能恢复或接近正常位置，待感染控制或消肿后再做进一步缝合。其他选项说法均正确，故选B。

9.【答案】A

【解析】包扎止血主要适用于毛细血管、小静脉及小动脉的出血；组织渗血可用包扎止血或药物止血；腔窦出血需填塞止血；知名动脉和颈部大血管出血需结扎止血才能有效。故选A。

10.【答案】E

【解析】吸入性窒息是由于血液、分泌物、呕吐物或其他异物被患者吸入气管、支气管或肺泡内引起的窒息，多见于昏迷患者。对这类患者应立即行快速气管切开术，通过插入气管导管，充分吸出进入下呼吸道的血液、呕吐物、异物等，才能解除窒息。

11.【答案】D

【解析】行气管切开时，切口不宜低于第5气管软骨环，否则易损伤无名动脉。切口应保持正中位置，否则容易损伤气管两侧的颈总动脉和颈内静脉等重要血管。故选D。

12.【答案】A

【解析】颞部外伤出血应压迫颞前动脉，压迫部位在耳屏前区。故选A。

13.【答案】B

【解析】此题主要考察指压止血法，即用手指压迫出血部位知名供应动脉的近心端，达到暂时止血的目的。面部软组织主要由面动脉供血，颞部主要由颞浅动脉供血，而口咽部及颈部严重出血时，一般直接压迫患侧颈总动脉止血。故选B。

【A_2型题】

14.【答案】B

【解析】外伤昏迷患者在转送时应采用侧卧位，或俯卧位额部垫高，以便保持呼吸道通畅，仰卧位易发生误咽误吸。故选B。

15.【答案】E

【解析】出现窒息症状，应先解决患者呼吸困难后再处理颌面部裂伤和多发性骨折，故应先行紧急气管切开。故选E。

16.【答案】D

【解析】颌面部损伤伤员如果出现昏迷-清醒-再昏迷的情况，提示颅内血肿的可能。昏迷后一度意识清醒或好转，随后又转入嗜睡、昏迷，伤侧瞳孔散大、对光反射消失，呼吸、脉搏变慢，血压升高，是硬脑膜外血肿的表现。故选D。

17.【答案】D

【解析】舌组织较脆，舌血运丰富，裂伤后出血明显，急救时可以先用纱布块填塞暂时止血，但彻底止血还需尽早行清创缝合。

【B_1型题】

18.【答案】B

【解析】上颌骨骨折后骨折块向后下移位可堵塞呼吸道，需将移位的骨块悬吊复位使呼吸道畅通。故选B。

19.【答案】A

【解析】昏迷患者出现窒息时首选处理是气管切开，故选A。

20.【答案】C

【解析】阻塞性窒息一般由血凝块、唾液或异物引起，所以首先应清除口鼻腔及咽喉部内的异物。故选C。

21.【答案】D

【解析】口咽部血肿或舌根部肿胀阻塞位置位于咽部，可通过经口或鼻腔行气管内插管解决，可不行气管切开。故选D。

22.【答案】B

【解析】鼻道、窦腔出血一般用填塞止血。故选B。

23.【答案】D

【解析】在现场缺乏急救条件时，首选指压止血，故选D。

24.【答案】A

【解析】创面渗血及小动脉、小静脉、毛细血管出血在颌面部外露部位可以在清理创面后，将软组织复位，覆盖止血药物后包扎止血。故选A。

25.【答案】C

【解析】舌外伤如有严重出血应伴有知名血管的破裂或断裂，对于已进入手术室的患者，应在完善的麻醉下找到创口内活跃出血的血管断端以血管钳结扎或缝扎止血。故选C。

第三节　软组织创伤

【A_1型题】

1.【答案】B

【解析】因舌组织质地脆，缝合处易撕裂，应采用大针粗线，进针距创缘要大，力争多带组织，不同于其他部位小针细线缝合的原则。缝合时应尽量保持舌的长度，防止舌体短缩影响发音。故选B。

2.【答案】A

3.【答案】E

【解析】唇、鼻、眼睑部外伤缝合尤其要注意对位准确，小针细线缝合，尽量恢复外形及功能。如果组织缺损直接拉拢缝合影响到术后功能，需转组织瓣修复，而不能简单直接缝合。故选E。

【A_2型题】

4.【答案】B

【解析】皮下及深部组织受外力挤压损伤而无开放性伤口称为挫伤；伴有软组织开放性伤口则

成为挫裂伤。两者都表现为组织肿胀、皮下淤血和疼痛，故选B。

5.【答案】D

【解析】头皮撕脱伤伤情重，伤后易出现休克，如与正常组织相连，则及时清创后复位缝合，撕脱的离体组织如无血管可吻合，原位缝合常会坏死。6小时以内的组织可修成全厚或中厚皮片做再植术；伤后超6小时组织则不能利用，可修成游离皮片移植，消灭创面。故选D。

6.【答案】A

【解析】此题考查擦伤的特点：皮肤表层破损，创面常附着泥沙或其他异物，有点片状创面或少量点状出血。故选A。

7.【答案】C

【解析】颌面部组织抗感染及再生能力强，伤后24~48小时均可清创后严密缝合，甚至超过48小时，只要伤口没有明显化脓感染或组织坏死，充分清创后仍可严密缝合，只是需创内放置引流。故选C。

8.【答案】C

【解析】如唇缺损不超过全唇的1/3，可利用唇组织的弹性和延展性，直接或经过松解后拉拢缝合，如缺损超过1/2，应考虑利用邻近组织瓣进行修复。故选C。

【A_3/A_4 型题】

9.【答案】D

【解析】根据临床检查及上颌骨骨块异常动度，考虑上颌骨骨折或牙槽突骨折，需行X线检查以明确骨折线位置及走向。故选D。

10.【答案】C

【解析】缝合伤口时，应先关闭与口鼻腔或上颌窦相通的伤口，防止腔窦内的细菌继续进入伤口，所以缝合唇部伤口要先关闭口腔黏膜伤口后再逐层缝合肌层和皮肤。故选C。

11.【答案】A

【解析】牙槽突骨折常在恢复咬合关系后用单颌牙弓夹板固定，注意牙弓夹板应跨过骨折线至少3个牙位，才能固定可靠。故选A。

【B_1 型题】

12.【答案】A

13.【答案】B

14.【答案】C

第四节 硬组织创伤

【A_1 型题】

1.【答案】E

2.【答案】D

【解析】颧骨颧弓骨折后多发生内陷移位，早期局部肿胀压痛，肿胀缓解后表现为颧面部塌陷畸形。若内陷的骨折块压迫了颞肌和咬肌，则出现张口疼痛和开口受限。颧骨构成眶外侧壁和眶下缘的大部分，骨折块移位后，可因眼球移位、外展肌渗血和局部水肿等原因而发生复视。但一般不合并上颌骨骨折者不出现咬合紊乱。故选D。

3.【答案】C

【解析】双侧颏孔区骨折致两侧后骨折段因升颌肌群牵拉而向上前方移位，前骨折段因降颌肌群的作用而向下后方移位，因而出现舌后坠而导致窒息。故选C。

4.【答案】A

【解析】牙槽突骨折的治疗应在局麻下将牙槽突及牙复位到正常解剖位置，然后利用骨折邻近的正常牙列，采用牙弓夹板、金属丝结扎和正畸托槽方丝弓等方法固定骨折。故选A。

5.【答案】B

【解析】下颌骨发生骨折的部位常与解剖结构有关。有些部位在结构和力学上属于薄弱区域，如正中联合部、颏孔区、下颌角及髁突颈部。而喙突也可能发生骨折，但是其不属于薄弱部位，不属于好发部位。故选B。

6.【答案】A

【解析】牙槽突骨折与其他部位骨折的不同之处就是，当摇动损伤区的牙时，因邻近的牙附着于同一个折断的牙槽骨块上，可见邻近数牙及骨折片同时移动。

7.【答案】D

【解析】在颌骨骨折专科检查中，颌骨异常动度及咬合错乱是最重要的骨折体征。故选D。

8.【答案】C

【解析】上颌骨骨折愈合较快，是由于血运丰富，组织抗感染与再生修复能力较强，创口易于愈合，故选C。

9.【答案】D

【解析】髁状突骨折后出现轻度开𬌗者，在患侧磨牙区垫上2~3mm厚的橡皮垫，用颌间弹性牵引复位固定，使下颌支下降，髁状突复位，恢复咬合关系。

10.【答案】B

【解析】颏部软组织损伤一般都会受外力的撞击，髁突部由于应力集中，形成间接骨折。

11.【答案】A

【解析】Le Fort Ⅰ型骨折，骨折线经梨状孔下缘、牙槽突基部，绕颧牙槽嵴和上颌结节向后至翼突，又称上颌骨低位骨折或水平骨折。故选A。

12.【答案】A

【解析】眶下壁粉碎性骨折因

骨片细小薄弱且破碎，使用微型接骨板无法固定，多需要植入人工材料对眶底进行垫衬修复，使眶内容物复位。故选A。

13.【答案】E

【解析】Le Fort Ⅲ型骨折自鼻额缝向两侧横过鼻梁、眶部，经颧额缝向后达翼突，又称上颌骨高位骨折或颅面分离骨折，多伴有颅底骨折或颅脑损伤。

14.【答案】D

【解析】脑挫裂伤、硬膜外血肿、脑震荡一般不会出现脑脊液漏，颅中窝骨折出现脑脊液耳漏，颅前窝骨折出现脑脊液鼻漏。

15.【答案】C

16.【答案】A

【解析】由于颌骨上牙齿的存在，骨折后骨折段的移位导致咬合关系的变化。故在专科检查中，咬合错乱是最常见的重要骨折体征。故选A。

17.【答案】A

【解析】单颌牙弓夹板固定即将成品或弯制的牙弓夹板横跨骨折线安置到两侧健康牙上，用金属丝将夹板与牙体逐个结扎起来，利用健康牙固定骨折的方法，临床上常用于牙槽突骨折和移位不大的颏部线形骨折。故选A。

18.【答案】C

【解析】颧骨颧弓复合体骨折一般情况下，均需要手术复位，但是不论是口内切开还是颞部切开复位固定均为非稳定性固定，对于复合骨折效果不佳。颌间牵引复位固定是治疗颌骨骨折的方法。头皮冠状切开复位固定术中暴露充分，便于在直视下复位与固定骨折，而且应用钛板进行稳定性固定。故选C。

19.【答案】B

【解析】下颌骨占据面下1/3及两侧面中1/3的一部分，位置突出，易遭受损伤而导致骨折发生率高。故选B。

20.【答案】E

【解析】骨折的部位、外力大小和方向、骨折线方向和倾斜度、咀嚼肌牵引的力量均是影响下颌骨骨折段移位的因素，其中各咀嚼肌的牵拉扮演了重要角色。

21.【答案】B

【解析】眼球内陷是眶底骨折的重要体征。故选B。

22.【答案】E

【解析】下颌正中颏部双侧颏孔区骨折或粉碎性骨折，两侧后骨折段因升颌肌群牵拉而向上前方移位，前骨折段因降颌肌群的作用而向下后方移位，是受多个肌肉牵拉的，如下颌舌骨肌、颏舌骨肌等。故选E。

23.【答案】B

【解析】颧弓骨折后，骨折块因外力作用，多发生内陷移位，压迫颞肌和咬肌，阻碍冠突运动，导致开口受限。颧弓不参与构成眶周结构，因此不会出现眶周瘀斑。颧弓骨折时，由于局部肿胀，塌陷畸形可能被掩盖。咬合错乱是颌骨骨折常见的临床体征。

24.【答案】C

【解析】颏部正中粉碎性骨折可造成患者窒息，原因是两侧后骨折段受下颌舌骨肌的牵拉可向中线移位，使下颌弓变窄，因而出现舌后坠而导致窒息。故选C。

25.【答案】D

【解析】单纯使用颌间牵引固定治疗颌骨骨折的模式已被逐渐放弃，目前主要被用作坚强内固定的辅助手段，在术前牵引和术中维持咬合关系，术后根据稳定程度决定是否拆除颌间牵引，或留置1~3天。故选D。

26.【答案】C

27.【答案】D

【解析】颌骨骨折治疗最重要的标准是恢复原有咬合关系。

28.【答案】A

【解析】牙和牙槽突损伤中，上前牙及上颌牙槽突损伤概率较大，故选A。

29.【答案】C

【解析】眶底骨折手术时机以伤后1周左右为宜，因过早手术组织肿胀明显，过晚则易出现错位愈合或形成瘢痕。故选C。

30.【答案】C

【解析】牙槽突骨折结扎固定时间是4~6周。故选C。

31.【答案】C

【解析】单颌固定单纯使用时固位力不足，目前多作为内固定的辅助方法。故选C。

32.【答案】E

33.【答案】E

【解析】当颏部或下颌骨体受打击时，髁状突部由于应力集中，形成间接骨折。故选E。

34.【答案】A

35.【答案】D

【解析】颌骨骨折的治愈标准是恢复原有咬合关系，颌骨骨折和身体最大的不同是由于上、下颌骨形成咬合关系，骨折时处理不当，会影响咀嚼功能，故选D。

【A_2型题】

36.【答案】B

【解析】运送伤员时应注意保持呼吸道通畅。昏迷伤员可采用俯卧位，额部垫高，使其口鼻悬空，有利于唾液外流和防止舌后坠。对于一般的伤员可采取侧卧位或头偏向一侧，避免血凝块及分泌物堆积在口咽部。运途中，应随时观察伤情变化，防止窒息和休克的发生。疑有颈椎损伤的伤员，颈下应放置小枕，头部左右两侧用小枕固定。

37.【答案】D

【解析】根据患儿有外伤史，前牙开𬌗、下颌支变短，考虑为髁突骨折。

38.【答案】B

【解析】患者有明显外伤史，

伤后出现左侧关节区肿胀疼痛，提示左侧髁状突损伤，而左侧后牙早接触、前牙开𬌗的临床表现提示左侧下颌升支变短，由此可推断左侧髁状突骨折。故选B。

39.【答案】C

【解析】对于嵌入性乳牙，不可强行拉出复位，以免二次创伤，而且题干中脱位牙并未损伤恒牙牙胚，因此对症处理，继续观察，任其自然萌出是最可取的处理方法。故选C。

40.【答案】C

【解析】Le Fort Ⅲ型骨折自鼻额缝向两侧横过鼻梁、眶部，经颧额缝向后达翼突。故选C。

41.【答案】B

【解析】骨折位于下颌角的角前切迹，那么骨折前段受降颌肌群的牵拉，向下内移位，后段受升颌肌群的牵拉，向上前移位。

42.【答案】A

【解析】单发的正中联合部骨折，由于骨折线两侧肌群牵力相等，常无明显的移位。故选A。

43.【答案】E

44.【答案】B

【解析】髁状突高位骨折且有前牙开𬌗、后牙早接触者，治疗宜选用保守治疗方法，在患侧磨牙区垫上2~3mm厚的橡皮垫，用颌间弹性牵引复位固定，使下颌支下降，髁状突复位，恢复咬合关系，然后撤除橡皮垫，继续颌间固定3周。故选B。

45.【答案】D

【解析】骨折处理不及时或处理不当，会导致骨折愈合不良，在骨断端可形成一层薄骨板及纤维结缔组织阻碍骨愈合，故需切开、复位，于骨缺损处植骨以促进其愈合。

46.【答案】C

【解析】大多数髁状突骨折可采用保守治疗，即使治疗后移位的髁状突未能完全复位，在愈合过程中可发生吸收与改建，随着功能的需要，髁状突出现适应性的变化而不影响功能，儿童髁状突骨折、关节囊内骨折及移位不大的骨折常用此法。故选C。

【A_3/A_4型题】

47.【答案】A

【解析】通过题干中病例的临床表现，可以分析患者为上颌骨骨折。上颌骨肿瘤、炎症及外伤时常用华特位片观察颌面骨的情况。颧弓位片主要用来检查颧骨及颧弓骨折。上颌前部𬌗片用来观察上颌前部骨质变化及乳牙、恒牙的情况。许勒位片又称为颞下颌关节侧斜位片，显示的是颞下颌关节外侧1/3侧斜位影像。上颌正位体层片常用于观察上颌病变及其与上颌窦、筛窦、眶底、鼻腔和颅底的关系。故选A。

48.【答案】C

【解析】上颌骨骨折根据骨折线高低位置不同又分为三型，Le Fort Ⅲ型骨折自鼻额缝向两侧横过鼻梁、眶部，经颧额缝向后达翼突。故选C。

49.【答案】B

【解析】Le Fort Ⅱ型骨折，骨折线自鼻额缝向两侧横过鼻梁、眶内侧壁、眶底和颧上颌缝，再沿上颌骨侧壁至翼突。故选B。

50.【答案】B

【解析】脑脊液鼻漏的处理原则是禁止做鼻腔的填塞与冲洗，以免引起颅内感染。故选B。

51.【答案】E

【解析】对于题干中的病例，最好的初步救治措施是暂时做颅上颌固定，补液，对症处理并密切观察。故选E。

52.【答案】A

【解析】对于题干中的病例，患者因车祸伤及颅面部，有一过性昏迷病史，因此应该首先拍头颅CT，排除颅脑损伤。故选A。

53.【答案】E

【解析】根据“颧部凹陷、眶周淤血、咬合正常、开口受限”这些临床表现可以判断为颧骨颧弓骨折。故选E。

54.【答案】B

【解析】颧骨颧弓骨折开口受限的原因是骨折块发生内陷移位，压迫了颞肌和咬肌，阻碍了冠突的运动。故选B。

55.【答案】C

【解析】对于题干中病例，根据其临床表现，初步可以判断为左侧髁状突颈部骨折，然后进行X线检查以明确诊断，首先应该排除左侧颞下颌关节脱位，因此首先行颞下颌关节X线平片检查，观察髁状突是否有骨折线及外形，必要时再进一步行颌骨CT检查。故选C。

56.【答案】D

【解析】对于题干中病例，根据其临床表现，最可能的诊断为左侧髁状突颈部骨折。故选D。

57.【答案】A

【解析】大多数髁状突骨折可采用保守治疗。对于题干中的病例，未提及更为严重的临床表现，所以按一般髁状突骨折处理，即在患侧磨牙区垫上2~3mm厚的橡皮垫，用颌间弹性牵引复位固定，使下颌支下降，髁状突复位，恢复咬合关系。故选A。

【B_1型题】

58.【答案】B

59.【答案】C

【解析】移位不明显的骨折可利用恢复咬合关系来恢复移位的骨折段，所以常用颌间结扎固定。故选C。

60.【答案】A

【解析】没有移位的骨折因不用复位骨折段，可利用颅颌绷带等方法暂时制动，直至骨折断端愈合。

61.【答案】D

【解析】切开复位内固定术适应证较广，主要应用于移位明显的骨折、开放性骨折、复杂骨折及骨折后错位愈合等情况。

62.【答案】C

【解析】眶底骨折可能会出现眼球移位、局部水肿及撕裂的眼下斜肌嵌入骨折线中，限制眼球运动，从而出现复视。故选C。

63.【答案】A

【解析】上颌骨高位骨折常伴有颅底骨折及颅脑损伤。颧弓骨折时，骨折断发生内陷，常会压迫颞肌和咬肌，导致开口受限。

64.【答案】D

【解析】颧弓骨折由于骨折块的移动，压迫颞肌和咬肌，阻碍冠突运动，导致开口受限。

65.【答案】B

【解析】颅底骨折常伴有脑脊液耳鼻漏。故选B。

66.【答案】E

【解析】上颌骨骨折时眶内及眶周常伴有组织内出血、水肿，形成特有的“眼镜征”。故选E。

67.【答案】A

【解析】骨折线从梨状孔下方，牙槽突上方两侧水平方向延伸至上颌翼突属于Le Fort Ⅰ型骨折。

68.【答案】D

【解析】两侧骨折线不在同一平面，属于不对称型骨折。

69.【答案】B

【解析】参见A_3/A_4型题第3题解析。

70.【答案】E

【解析】腭中缝因骨折裂开属于纵型骨折，较少见。故选E。

71.【答案】C

72.【答案】C

【解析】对于相对复杂的下颌骨多发性骨折，一般采用切开复位坚固内固定。故选C。

73.【答案】A

【解析】颌间牙弓夹板固定一般用于单线移位较明显的下颌骨骨折。故选A。

74.【答案】B

【解析】单颌牙弓夹板固定主要用于线性并且移位不大的骨折，临床上常用于牙槽突骨折和移位不大的颏部骨折。故选B。

75.【答案】D

【解析】儿童髁状突青枝骨折一般采用保守的治疗方法，常用是颅颌绷带固定保守治疗。

第六章　口腔颌面部肿瘤及瘤样病变

第一节　概　　论

【A_1型题】

1.【答案】D

【解析】对放射线敏感的有恶性淋巴瘤、浆细胞肉瘤、未分化癌、淋巴上皮癌、尤因肉瘤等。

2.【答案】D

【解析】对放射线不敏感的有骨肉瘤、纤维肉瘤、横纹肌肉瘤、腺癌、脂肪肉瘤、恶性黑色素瘤等。

3.【答案】D

【解析】良性肿瘤生长在一些重要部位，如舌根、软腭等。如不及时治疗，也可发生呼吸吞咽困难，威胁人类生命。

4.【答案】D

【解析】正确性最高的为病理切片。

5.【答案】C

【解析】良性肿瘤多呈膨胀性生长，恶性肿瘤生长为溃疡型、外生型及浸润型。

6.【答案】C

【解析】对放射中度敏感的为鳞状细胞癌和基底细胞癌。

7.【答案】B

【解析】成釉细胞瘤由于其生长浸润性的特点，称为临界瘤。

8.【答案】D

9.【答案】D

【解析】M_1代表有远处转移。

10.【答案】C

【解析】化疗的主要不良反应是骨髓抑制。

11.【答案】D

【解析】唇癌或面部皮肤癌首选手术切除。

12.【答案】D

【解析】当血白细胞计数减少到$3.0\times10^9/L$，血小板降到$80\times10^9/L$，应予以停药，并给予升白药物。

13.【答案】D

【解析】一级预防为病因学预防；二级预防为贯彻三早，即早发现、早诊断、早治疗；三级预防是指处理及治疗。

14.【答案】E

15.【答案】C

【解析】放射治疗前应拔除口内病灶牙及肿瘤邻近的牙，拆除金属套冠及牙桥。

16.【答案】B

【解析】恶性黑色素瘤不宜行活组织检查，因活检可加速其生长，并使肿瘤播散发生远处转移。

17.【答案】D

【解析】恶性黑色素瘤是由皮肤和其他器官黑色素细胞产生的肿瘤。原发性黑色素瘤均由表皮内的黑素细胞增生所致，其表现为色素浓重的逐渐增大的结节，周围可绕以红晕。其发病率虽较基底细胞癌、鳞状细胞癌低，但恶性度大，易扩散，遂不宜行活检。

18.【答案】E

【解析】诊断颌骨恶性肿瘤常用的放射性核素为^{99m}锝，即^{99m}Tc。

【A_2型题】

19.【答案】E

【解析】放疗后可能发生的口腔改变有口干、龋坏、黏膜炎症及皮肤色泽变化等。

第二节 软组织囊肿

【A_1型题】

1.【答案】A

【解析】皮脂腺囊肿中医称为粉瘤。皮样囊肿囊腔内含有脱落的上皮细胞、皮脂腺、汗腺及毛发等结构，中医称为发瘤。

2.【答案】B

【解析】皮样囊肿囊腔内含有脱落的上皮细胞、皮脂腺、汗腺及毛发等结构。

3.【答案】C

【解析】第二鳃裂囊肿常位于颈上部，大多在舌骨水平、胸锁乳突肌上1/3前缘附近。

4.【答案】B

【解析】临床上常见的鳃裂囊肿多来源于第二鳃裂。

【A_2型题】

5.【答案】D

【解析】鳃裂囊肿常位于颈上部，大多在舌骨水平，胸锁乳突肌上1/3前缘附近，如若发生上呼吸道感染，肿物可骤然增大。有波动感，无搏动可与颈动脉体瘤相鉴别。

【A_3/A_4型题】

6.【答案】D

【解析】皮样囊肿是由于胚胎发育时期遗留于组织内的上皮细胞发展而来的囊性肿物，好发于口腔颌面部，内含皮肤附件及乳白色豆渣样分泌物。

7.【答案】C

【解析】由于肿物位于颏下，需将颏部垫高，故选择平卧垫肩后仰位。

8.【答案】B

【解析】手术切口应按照面部皮肤皱纹线及面部Langer皮肤裂线设计，应在颏下皮肤距下颌骨下缘2cm与其平行的弧形切口。

9.【答案】B

【解析】交叉十字绷带在口腔颌面外科应用很广，可用于耳前区、耳后区、腮腺区、下颌下区、颏部区及上颌部伤口的包扎。且加压可靠牢固，不易滑脱。

第三节 颌骨囊肿

【A_1型题】

1.【答案】C

【解析】囊性水瘤为脉管畸形，不会发生恶变。牙源性角化囊性瘤、鳃裂囊肿、皮脂腺囊肿及甲状舌管瘘均可发生恶变。

2.【答案】D

【解析】角化囊肿好发于下颌骨，特别是下颌第三磨牙区及下颌升支部。

3.【答案】D

【解析】牙源性角化囊性瘤有显著的复发性和癌变可能。

【A_2型题】

4.【答案】C

【解析】据临床表现及X线片示右下颌骨体部呈磨砂玻璃样，且病理纤维组织代替正常骨组织，可初步诊断为骨纤维异常增殖症。

【A_3/A_4型题】

5.【答案】C

【解析】一般囊肿大多向颊侧膨胀，但角化囊肿可向舌侧膨胀，据临床表现及X线片示$\overline{8|}$被推压向后上方移位，初步诊断为牙源性角化囊性瘤。

6.【答案】D

【解析】穿刺是一种比较可靠的诊断方法。

7.【答案】B

【解析】牙源性角化囊性瘤大多是黄白色皮脂样囊液。

第四节 色素痣、牙龈瘤

【A_1 型题】

1.【答案】B

2.【答案】B

第五节 血管瘤与脉管畸形

【A_1 型题】

1.【答案】D

【解析】常用的血管瘤硬化剂为3%鱼肝油酸钠。

2.【答案】C

3.【答案】B

【解析】动静脉畸形听诊有吹风样杂音。

4.【答案】C

【解析】血管瘤静脉畸形体位实验阳性。

【A_2 型题】

5.【答案】D

【解析】舌体组织脆、活动度大，故应采用粗针粗线进行缝合，进针距创缘要大，深度要深，最好加用褥式缝合，缝合时尽量保持舌的长度。

6.【答案】E

【解析】根据临床表现考虑为血管瘤，其生物学行为可自发性消退，故应先观察，如发展迅速，可给予一定的干预治疗。

第六节 良性肿瘤

【A_1 型题】

1.【答案】E

【解析】牙龈瘤因其无肿瘤特有的结构，故非真性肿瘤，但其有肿瘤的外形及生物学行为，切除后易复发。

2.【答案】D

【解析】典型的成釉细胞瘤X线表现早期呈蜂房状，以后形成多房性囊肿样阴影。单房比较少，因其呈多房性及局部浸润性，故周围囊壁边缘常不整齐、呈半月形切迹，在囊内的牙根尖有不同程度吸收现象。

3.【答案】D

【解析】成釉细胞瘤的生长具有局部浸润性，当其压迫下牙槽神经时，患侧下唇及颊部可出现麻木不适。

4.【答案】D

【解析】成釉细胞瘤具有局部浸润周围骨质的特点，故手术时不应施行刮除术，需将肿瘤周围的骨质至少在0.5cm处切除。

5.【答案】D

【解析】成釉细胞瘤被称为临界瘤是由于其生长具有局限性浸润生长的特点。

6.【答案】B

【解析】成釉细胞瘤内含有黄褐色液体。

7.【答案】B

【解析】颌骨牙源性角化囊性瘤好发于下颌第三磨牙区及下颌支部，可为单发，亦可为多发性，一般以单发多见。故选B。

8.【答案】D

【A_2 型题】

9.【答案】A

【解析】妊娠瘤切除时应注意妊娠时间。

10.【答案】A

【A_3/A_4 型题】

11.【答案】B

【解析】根据临床表现及穿刺抽出褐色液体，未见胆固醇结晶，初步考虑为成釉细胞瘤。

12.【答案】E

【解析】牙源性角化囊性瘤的好发部位为下颌第三磨牙区及下颌升支部。

13.【答案】B

【解析】进行曲面断层检查。

14.【答案】C

15.【答案】E

【解析】成釉细胞瘤具有局部浸润周围骨质的特点，故手术时不应施行刮除术，需将肿瘤周围的骨质至少在0.5cm处切除，可立即植骨。

第七节　鳞状细胞癌

【A_1型题】

1.【答案】E

【解析】多发性牙源性角化囊肿同时伴有皮肤基底细胞痣（癌），分叉肋、眶距增宽、颅骨异常、小脑镰钙化等症状时，称为痣样基底细胞癌综合征。

2.【答案】A

【解析】最常见的口腔癌为舌癌。

3.【答案】B

【解析】舌癌可发生远处转移，一般多转移至肺部。

4.【答案】B

【解析】基底细胞癌较鳞状细胞癌恶性程度低，一般不发生区域性淋巴结转移。

5.【答案】B

【解析】口底癌常发生双侧颈淋巴结转移。

6.【答案】A

【解析】舌癌常发生早期颈淋巴结转移，且转移率较高。

7.【答案】E

【解析】舌体丰富的淋巴管和血液循环，加之舌的机械运动频繁，都是促使舌癌转移的因素。

8.【答案】E

【解析】下牙龈癌比上牙龈癌淋巴结转移早，同时也较多见。故E选项错误。

9.【答案】C

【解析】上唇癌的转移较下唇癌早，并较多见。

10.【答案】E

【解析】腮腺和颌下腺的分泌量占90%。

11.【答案】D

【解析】多形性腺瘤生长缓慢，常无自觉症状，病史较长。

【A_2型题】

12.【答案】C

【解析】高分化鳞癌，X线片示局部牙槽突骨质未见破坏，颌面颈部未触及肿大淋巴结，最佳治疗方案为病变区上颌骨区域性切除，定期复查，密切注意颈部淋巴结情况。

13.【答案】B

【解析】舌部肿物切取活检是目前比较准确可靠的，也是结论性的诊断方法。

【A_3/A_4型题】

14.【答案】B

【解析】舌癌的好发部位为舌缘，其次为舌尖、舌背。

15.【答案】D

【解析】舌癌常为溃疡型或浸润型。

16.【答案】E

【解析】舌癌可发生远处转移，一般多转移至肺部。

17.【答案】C

18.【答案】B

【解析】最佳的治疗方案为放疗加手术切除。

第八节　综　合　题

【B_1型题】

1.【答案】E

【解析】黏液囊肿分为外渗性和潴留性囊肿，潴留性囊肿是由导管系统堵塞所致。

2.【答案】C

【解析】鼻腭囊肿位于鼻腭管内或其附近。

3.【答案】A

【解析】根尖囊肿是由于根尖肉芽肿、慢性炎症的刺激，引起牙周膜内的上皮残余增生，位于根尖附近。

4.【答案】D

【解析】甲状舌管囊肿可发生于颈部正中线上，自舌盲孔至胸骨切迹间的任何部位，但以舌骨上下部最为常见。

5.【答案】B

【解析】牙源性角化囊肿来源于原始的牙胚或牙板残余，因此可含有牙齿。

6.【答案】A

【解析】神经鞘瘤的穿刺液为褐色血样液体，不凝结是其特点。

7.【答案】C

【解析】囊性水瘤的穿刺液为淡黄色水样液体，内含淋巴细胞。

8.【答案】D

【解析】鳃裂囊肿穿刺液为黄色或棕色清亮液体，含或不含胆固醇结晶。

9.【答案】B

【解析】甲状舌管囊肿的穿刺液为透明、微混浊的黄色稀薄或黏稠液体。

10.【答案】E

【解析】皮样囊肿的穿刺液为乳白色豆渣样穿刺物。

11.【答案】A

【解析】对放射不敏感的有骨肉瘤、纤维肉瘤、横纹肌肉瘤、腺癌、脂肪肉瘤、恶性黑色素瘤等。

12.【答案】C

【解析】对放射中度敏感的为鳞状细胞癌和基底细胞癌。

13.【答案】D

【解析】对放射高度敏感的有恶性淋巴瘤、浆细胞肉瘤、未分化癌、淋巴上皮癌、尤因肉瘤等。

14.【答案】E

【解析】舌下囊肿好发于口底，穿刺液为蛋清样液体。

15.【答案】D

16.【答案】A

【解析】皮脂腺囊肿好发于颜面部，可发生癌变，为皮脂腺癌。

17.【答案】C

18.【答案】B

19.【答案】B

【解析】静脉畸形体位移动实验阳性。

20.【答案】C

【解析】动静脉畸形听诊有吹风样杂音。

21.【答案】D

【解析】囊性水瘤主要发生于颈部锁骨上区，内有透明的淡黄色水样液体。

22.【答案】B

【解析】静脉畸形可用激光治疗、硬化剂注射治疗和手术治疗，以硬化剂注射治疗为主要的治疗手段。

23.【答案】C

【解析】动静脉畸形是主要手术治疗，也可介入行动脉栓塞治疗的脉管畸形。

24.【答案】D

【解析】根尖周囊肿的X线表现为根尖周骨质有破坏，周围有致密骨白线。

25.【答案】A

【解析】急性根尖周炎早期X线表现为根尖周骨质未见明显破坏。

26.【答案】C

【解析】脓肿形成后根尖周骨质不规则破坏，边界不整齐，但范围局限。

27.【答案】E

【解析】肉芽肿的表现为根尖周骨质有破坏，但边界清楚，病变范围小，周围无致密骨白线。

28.【答案】C

【解析】黏液囊肿常无上皮衬里。

29.【答案】D

30.【答案】A

【解析】正中囊肿位于切牙孔之后腭中缝的任何位置，也可发生于下颌正中线处。

31.【答案】B

【解析】含牙囊肿含有不同发育阶段牙齿，牙冠一般朝向囊腔。

32.【答案】E

33.【答案】B

【解析】典型的成釉细胞瘤X线表现早期呈蜂房状，以后形成多房性囊肿样阴影，单房比较少，因其呈多房性及局部浸润性，故周围囊壁边缘常不整齐、呈半月形切迹，在囊内的牙根尖有不同程度吸收现象。

34.【答案】E

【解析】颌骨囊肿为单房阴影，周围可见骨白线。

35.【答案】C

【解析】中央性颌骨癌X线早期表现为病损局限于根尖区骨松质内，呈不规则虫蚀状破坏，无死骨形成。

36.【答案】A

【解析】中央性颌骨骨髓炎X线表现为骨质破坏及死骨形成。

37.【答案】D

【解析】牙龈癌X线表现为下颌骨呈扇形骨质破坏，边缘虫蚀状，口大底小。

第七章　唾液腺疾病

第一节　炎　　症

【A_1型题】

1.【答案】A

【解析】急性化脓性腮腺炎致病菌主要是金黄色葡萄球菌，少数是链球菌。见于严重全身疾病患者，如脓毒血症、急性传染病等，高热或禁食的患者，体质虚弱、长期卧床的患者，但最多见的是慢性腮腺炎基础上的急性发作。

2.【答案】A

【解析】根据感染性质，唾液腺炎症分为化脓性、病毒性和特异性感染三类，腮腺最常见，其次为下颌下腺，舌下腺和小唾液腺极少见。

3.【答案】C

【解析】唾液性炎症的主要感染途径为逆行性感染。

4.【答案】E

【解析】急性化脓性腮腺炎早期腮腺区轻微疼痛肿大、压痛，导管口轻度红肿、疼痛，急性期未得到控制则进入化脓、腺组织坏死期，疼痛加重，腮腺区以耳垂为中心，肿胀更加明显，皮肤发红、水肿、触痛明显。

5.【答案】B

【解析】慢性复发性腮腺炎随着年龄的增长，发作次数减少，症状减轻，大多在青春期后痊愈。

6.【答案】B

7.【答案】B

【解析】腮腺触诊一般以示、中、无名指3指平触为宜，切忌用手提拉触摸，因易将腺叶误认为腮腺肿块。

8.【答案】C

【解析】面神经解剖将腮腺分为深叶和浅叶。

9.【答案】B

【解析】腮腺导管常用来作为面神经颊支的解剖标志。

【A_2型题】

10.【答案】D

【解析】白细胞正常值为(4.0~10.0)×10^9/L，淋巴细胞百分比为20%~40%，患儿白细胞在正常值范围内，淋巴细胞比例升高，考虑为病毒性感染即流行性腮腺炎。

【A_3/A_4型题】

11.【答案】B

【解析】根据临床表现：进食时腮腺区肿胀，临床检查腮腺轻度增大，中等硬度，导管口稍红，可触及发硬、呈条索状的导管，挤压腺体可从导管口流出混浊的"雪花样"唾液。可初步诊断为慢性阻塞性腮腺炎。

12.【答案】B

13.【答案】D

【解析】慢性阻塞性腮腺炎患者腮腺造影显示主导管、叶间、小叶间导管部分狭窄、部分扩张，呈腊肠样改变。

【B_1型题】

14.【答案】B

【解析】急性化脓性腮腺炎的病原菌是葡萄球菌，主要是金黄色葡萄球菌。

15.【答案】A

【解析】成人慢性复发性腮腺炎为儿童复发性腮腺炎迁延未愈而来。

16.【答案】C

【解析】涎瘘常见于腮腺，外伤是其主要原因。

17.【答案】E

【解析】慢性阻塞性腮腺炎多数患者肿胀与进食有关，即进食综合征。

18.【答案】D

【解析】唾液腺良性肥大又称唾液腺肿大症或唾液腺退行性肿大，是一种非肿瘤性、非炎症性、慢性、复发性、无痛性肿大的唾液腺疾病。

19.【答案】D

【解析】慢性复发性腮腺炎年龄越小，间隔时间越短越容易复发，随着年龄的增长，间歇时间延长，持续时间缩短。

20.【答案】A

【解析】急性化脓性腮腺炎常见于腹部大手术后，称之为手术后腮腺炎。

21.【答案】B

【解析】慢性阻塞性腮腺炎又称腮腺管炎，早期以导管炎症为主要表现。

22.【答案】E

【解析】舍格伦综合征是一种自身免疫性疾病，其特征表现为外分泌腺的进行性破坏，导致黏膜及结膜干燥，并伴有各种自身免疫性疾病。

23.【答案】D

【解析】慢性复发性腮腺炎造影显示导管末梢呈点状、球状扩张，排空延迟。

第二节　涎石症及下颌下腺炎

【A_1型题】

1.【答案】A

【解析】涎石病的症状及体征：①进食时，腺体肿大、疼痛；可伴同侧舌或舌尖痛，并放射至耳颞部或颈部。停止进食后不久，腺体自行复原，疼痛亦随之消失。故排除B、D、E。②导管口黏膜红肿，挤压腺体可见少许脓性分泌物自导管口溢出。③导管内的涎石，双手触诊常可触及硬块，并有压痛，压痛下的口腔黏膜下有炎性浸润，排除C。④涎石阻塞引起腺体继发感染，并反复发作。故选A。

2.【答案】E

【解析】涎石摘除术适用于能扪及、相当于下颌第二磨牙以前部位的涎石，无下颌下腺反复感染史，腺体尚未纤维化，^{99m}Tc功能测定腺体功能存在者。

3.【答案】A

【解析】85%左右涎石病发生于下颌下腺，其次是腮腺。

4.【答案】C

【解析】下颌下腺炎检查应按"由后向前"的顺序进行。

5.【答案】E

【解析】下颌下淋巴结的位置表浅，很容易扪及并有触痛。

6.【答案】D

【解析】涎石常使唾液排出受阻，并继发感染，造成腺体急性或反复发作的炎症。

【A_2型题】

7.【答案】C

【解析】进食时，下颌下区肿大疼痛伴有同侧舌尖疼痛，最可能的诊断为下颌下腺导管结石。

【A_3/A_4 型题】

8.【答案】E

【解析】据临床表现进食时肿胀、疼痛，导管呈条索状，导管口有脓性分泌物，考虑为下颌下腺导管结石伴下颌下腺炎，以下颌横断㸌片和下颌下腺侧位片为首要诊断依据。

9.【答案】B

【解析】下颌下腺检查时，应该双手双合诊，由后向前，以免将结石推向深部。

10.【答案】B

11.【答案】E

12.【答案】B

【解析】有颌下腺反复感染史，结石位于导管与腺体交界处，位置较深，应行颌下腺摘除术。

【B_1 型题】

13.【答案】A

【解析】涎瘘常见于腮腺，外伤是其主要原因。

14.【答案】B

【解析】涎石病主要发生于下颌下腺。

15.【答案】C

【解析】舌下腺为混合性腺，以黏液性腺泡为主。

16.【答案】D

【解析】唇腺是最易好发黏液囊肿的唾液腺。

第三节　涎　瘘

【A_1 型题】

1.【答案】A

【解析】涎瘘是指唾液不经导管系统排入口腔而流向面颊皮肤表面。腮腺是最常见的部位，损伤是主要的原因，故此题选 A。

2.【答案】D

【解析】根治舌下腺囊肿的方法是摘除舌下腺。

第四节　舌下腺囊肿

【A_1 型题】

1.【答案】D

【解析】根治舌下腺囊肿的方法是切除舌下腺。

2.【答案】C

【解析】舌下腺囊肿内为黏稠而略带淡黄色或蛋清样液体。

3.【答案】D

【解析】唇腺是最好发囊肿的唾液腺。

【A_2 型题】

4.【答案】D

【解析】右侧舌下腺及囊肿摘除术，术中如将下颌下腺导管结扎或缝扎，唾液排出受阻，术后数小时即可发生急性下颌下腺肿胀。故选 D。

5.【答案】E

【解析】右侧颌下区穿刺抽出蛋清样黏稠液体，触诊柔软，与皮肤无粘连考虑为舌下腺囊肿口外型，根治是摘除右侧舌下腺，颌下区加压包扎。

【A_3/A_4 型题】

6.【答案】B

【解析】根据临床检查：颌下区肿物，触诊柔软，与皮肤无粘连，低头时肿物稍增大及术中见囊腔内流出蛋清样黏稠液体，可初步诊断为舌下腺囊肿。

7.【答案】D

【解析】穿刺抽出蛋清样黏稠液体为最有帮助的诊断。

8.【答案】E

【解析】舌下腺囊肿的根治方法为：切除舌下腺，将囊腔内囊液吸净，下颌下区加压包扎。

9.【答案】D

【解析】右侧舌下腺及囊肿摘除术，术中如将下颌下腺导管结扎或缝扎，唾液排出受阻，术后数小时即可发生急性下颌下腺肿胀。故选 D。

第五节　黏液囊肿

【A_1 型题】

【答案】A

【解析】黏液囊肿是最常见的小唾液腺瘤样病变，好发于下唇及舌尖腹侧。

第六节 良性肿瘤

【A_1型题】

1.【答案】B

【解析】多形性腺瘤是唾液腺肿瘤中最常见者，多形性腺瘤由肿瘤性上皮和黏液样或软骨样间质所组成，在大唾液腺中，多形性腺瘤最常见于腮腺，其次是下颌下腺，舌下腺较少见。发生于小唾液腺者，以腭部最常见，任何年龄都可以发生，女性多于男性。因此本题选B。

2.【答案】A

【解析】耳垂为中心即腮腺区，扪诊呈结节状，首先考虑腮腺混合瘤即多形性腺瘤。

3.【答案】A

【解析】多形性腺瘤的治疗为手术切除，但不能做单纯腺瘤摘除术即剜除术，而应在肿瘤包膜外正常组织处切除。

4.【答案】A

【解析】腮腺和下颌下腺的肿瘤禁忌做活检，因为无论是良性、恶性肿瘤均有发生瘤细胞种植的危险。

5.【答案】B

【解析】多形性腺瘤又名混合瘤，为腮腺良性肿瘤中最常见的肿瘤。

6.【答案】D

【解析】多形性腺瘤的治疗为手术切除，但不能做单纯腺瘤摘除即剜除术，而应在肿瘤包膜外正常组织处切除，腮腺肿瘤保留面神经。

7.【答案】E

【解析】舌下腺肿瘤中，恶性肿瘤的比例高达90%，良性肿瘤只占极少数，约10%。

8.【答案】C

【A_2型题】

9.【答案】A

【A_3/A_4型题】

10.【答案】C

【解析】耳垂下无痛性肿块、界清、活动，呈结节状，最有可能的诊断为腮腺多形性腺瘤。

11.【答案】C

【解析】细针吸取活检可结合临床做出明确的诊断，为最有意义的辅助检查。

12.【答案】E

【解析】CT、MRI、B超检查有助于术前诊断。腮腺造影对于唾液腺炎症及舍格伦综合征的诊断价值很高，但在肿瘤诊断方面也已逐渐被CT、MRI、B超取代。腮腺平片对于其诊断价值最小。

13.【答案】A

【解析】当肿瘤在缓慢生长一段时间之后，突然出现生长加速，并伴有疼痛、面神经麻痹等症状时，应考虑恶变。

14.【答案】D

15.【答案】B

【解析】下牙槽神经损伤后出现下唇麻木，下牙槽神经自下颌孔进入下颌神经管，腮腺区手术可能损伤面神经，不会出现下唇麻木。

第八章 颞下颌关节疾病

第一节 颞下颌关节紊乱综合征

【A_1型题】

1.【答案】A

【解析】颞下颌关节紊乱综合征的发病原因目前尚未完全阐明，病因学说很多。一般认为是多因素发病，与发病相关的因素包括：①心理社会因素；②𬌗因素：包括𬌗干扰、牙尖早接触、严重的锁𬌗、深覆𬌗等；③免疫因素：有细胞免疫参与；④关节负荷过重：如夜磨牙、紧咬牙等；⑤关节解剖因素：人类演化过程中髁突变小、关节、咀嚼肌和韧带明显变弱致关节承重力减低及颞下颌关节过度运动等可诱发此病；⑥其他因素：如关节区受寒冷刺激及不良生活习惯等。

2.【答案】E

【解析】颞下颌关节紊乱综合征是多因素所致疾病，主要表现为下颌运动异常、疼痛、弹响和杂音，但本病有自限性，一般不会发生关节强直。故选E。

3.【答案】B

【解析】关节紊乱病发展至关节器质性病变期，可出现关节盘穿孔、破裂，在关节运动时由于髁状突撞击破碎的关节盘，可产生多声破碎杂音。故选B。

4.【答案】A

【解析】可复性关节盘前移位出现的弹响是在开口运动初期时，

髁状突横嵴撞击前移的关节盘后带的边缘所引起，一般弹响声音清脆，继续开口，髁状突前移，同时关节盘向后反跳，恢复正常的髁状突-关节盘关系。闭口末期，关节盘又恢复至前移位时，产生闭口末弹响。故选A。

5.【答案】C

【解析】颞下颌关节常用检查方法：X线平片和CT检查可发现关节间隙和骨质改变，关节造影和MRI可发现关节盘移位、穿孔及关节各附着的改变等，而该病早期改变一般影像学无法显现，只能通过颞下颌关节内镜直观观察。故选C。

6.【答案】D

【解析】对可复性关节盘前移位的患者主要以保守治疗为主，嘱以关节保护措施，如避免食用不易咀嚼的食物，局部热敷等，还可以采用再定位咬合板即殆垫治疗，帮助关节盘复位以消除弹响。故选D。

【A_2型题】

7.【答案】A

【解析】由患者开口受限、关节区深部疼痛等症状可初步判断为翼外肌痉挛。翼外肌痉挛患者由于单侧肌肉痉挛而使开口型偏向患侧，且患侧翼外肌区即下关穴和上颌结节后上方多有压痛。故选A。

【A_3/A_4型题】

8.【答案】B

【解析】该患者开口受限时间长，既往有关节弹响史，提示曾有关节结构紊乱，现应行X线检查关节结构及骨质情况。临床常用许勒位片及经咽侧位来检查关节结构和骨质，故选B。

9.【答案】E

【解析】E为关节强直的表现，其他各项均为关节紊乱病的表现。故选E。

10.【答案】E

【解析】平片及体层摄影检查发现关节前间隙增宽，提示关节盘前移位。进一步检查需行关节造影，通过关节上腔或下腔影像变化来检查关节盘移位、穿孔及关节盘各附着的改变等。故选E。

11.【答案】A

【解析】关节盘前移位在造影侧位片的闭口位上，关节盘后带位于髁状突横嵴前方，开口位时关节盘前移，可复性前移位者开口位因关节盘复位至正常位置，无异常影像。不可复性前移位者因关节盘不能复位，被髁状突推压至其前方，似一肿块压迫造影剂，故选A。

12.【答案】C

【B_1型题】

13.【答案】D

【解析】颞下颌关节紊乱综合征经过功能紊乱期及结构紊乱期，长期反复发作或病变发展可出现关节器质性病变，即骨关节病，临床上常有反复发作的关节区疼痛，关节运动时可闻及连续摩擦音或多声破碎音。故选D。

14.【答案】D

【解析】关节紊乱病发展至关节器质性病变期，可出现关节盘穿孔、破裂，在关节运动时由于髁状突撞击破碎的关节盘，可产生多声破碎音或摩擦音。故选D。

15.【答案】B

【解析】翼外肌功能亢进的主要症状是弹响和开口过大呈半脱位，因下颌运动过度，在开口末期，髁突过度运动，连同关节盘过度牵拉过关节结节，发生弹响，闭口初髁突复位时出现弹响。故选B。

16.【答案】E

【解析】翼外肌痉挛时髁状突运动受限，髁突的滑动减少或消失，故不出现弹响。故选E。

17.【答案】A

18.【答案】D

【解析】因关节结构松弛，开口度过大，均有半脱位，双侧均松弛，开口时下颌不会偏斜，故选D。

19.【答案】C

【解析】可复性关节盘移位，在开口运动时，髁突横嵴撞击关节盘后带的后缘病迅速向前下，此时下颌偏向患侧，继而髁突横嵴向前上，此时关节盘向后反跳，恢复正常的髁突-关节盘结构，此时开口时下颌也恢复正常位置，故选C。

20.【答案】B

【解析】其主要机制是翼外肌功能亢进下颌运动过度，以至在最大开口位时，翼外肌下头继续收缩，把髁突连同关节盘过度的强拉过关节结节，因此如果单侧翼外肌功能亢进时，患侧动度大于健侧，开口时下颌偏向健侧，故选B。

21.【答案】A

【解析】翼外肌痉挛时，髁突动度减弱。单侧翼外肌痉挛时，患侧髁状突运动小于健侧，开口时下颌偏向患侧，故选A。

22.【答案】B

23.【答案】E

第二节　颞下颌关节脱位

【A_1型题】

1.【答案】C

【解析】双侧颞下颌关节急性前脱位表现为不能闭口，流涎，下颌前伸，两颊变平，耳屏前凹陷，全牙弓均无接触，前牙开𬌗甚至反𬌗。临床表现与髁状突骨折相似，所以必要时做X线检查排除髁状突骨折，治疗应在复位后限制下颌运动2~3周。故选C。

2.【答案】B

【解析】单侧颞下颌关节急性前脱位表现为健侧后牙反𬌗，下颌中线向健侧偏斜。故选B。

【A_3/A_4型题】

3.【答案】B

4.【答案】C

【解析】关节急性脱位后常用口内法手法复位：两拇指缠以纱布伸入口内，放于两侧后牙𬌗面，其余手指握住下颌体部下缘。复位时拇指压下颌骨向下，其余手指将颏部缓慢上推，使髁状突复位至关节窝内。故选C。

第三节　颞下颌关节强直

【A_1型题】

1.【答案】D

【解析】单侧颞下颌关节强直患者表现为颜面两侧不对称，患者下颌体及下颌支短小，颏部及整个下颌骨向患侧偏斜，患侧面部反而丰满，健侧下颌由于生长发育基本正常，相应面部反而扁平狭长，故选D。

2.【答案】C

【解析】双侧颞下颌关节内强直最好一次手术，以便术后能及时行开口训练。如必须分两次手术，相隔时间不应超过2周，以免第一次手术处发生瘢痕挛缩。故选C。

3.【答案】E

4.【答案】E

【解析】颌间挛缩也引起开口困难或完全不能开口，但是由关节外上下颌间皮肤、黏膜或深层组织的瘢痕粘连导致，关节本身可伴有或不伴有关节结构的改变，所以我们通常说的颞下颌关节强直主要指关节内强直，即真性关节强直。故选E。

5.【答案】D

【解析】对颞下颌关节强直的治疗一般都需要采用外科手术治疗，保守治疗无效。在手术前需有正确诊断，确定是关节外强直、关节内强直或混合性强直，以及病变的部位、范围等，才能制订正确的治疗计划。故选D。

【A_2型题】

6.【答案】C

【解析】颞下颌关节强直的常见原因是化脓性炎症，以化脓性中耳炎最常见；另一个最常见的原因是创伤导致的关节损伤，多数在儿童期由于下颌骨的损伤，尤其是髁部的对冲性损伤造成。根据检查结果右面部丰满，开口受限，开口型右偏，右髁突无滑动，因此最可能的诊断是右关节内强直。故答案为C。

7.【答案】B

【解析】由患者病史可以推断为髁状突外伤导致的关节强直，临床检查左侧关节无动度，应为左侧关节病变，外观应为患侧下颌体及下颌支短小，外观丰满。故选B。

【A_3/A_4型题】

8.【答案】D

【解析】根据患者幼年颏部外伤史及渐进性开口受限，符合颏部外伤导致颞下颌关节损伤后逐渐发展为关节内强直，结合其临床表现中患侧下颌体、下颌升支短小，面容两侧不对称，颏部偏向患侧，支持诊断为关节内强直。

9.【答案】C

【解析】关节强直患者的检查首选颞下颌关节侧斜位X线片，进一步检查可选择CT及三维成像，以便明确粘连范围、部位及程度等。故选C。

10.【答案】E

11.【答案】A

【解析】双侧颞下颌关节内强直可导致整个下颌发育障碍，下颌后缩，而正常上颌却显前突，形成典型的小下颌畸形面容（鸟嘴畸形），由此下颌磨牙常舌倾，而下颌前牙向唇侧倾斜呈扇形分离。故选A。

12.【答案】D

13.【答案】B

第九章　颌面部神经疾病

第一节　三叉神经痛

【A_1 型题】

1.【答案】A

【解析】三叉神经痛主要表现为骤然发生的闪电式的极为剧烈的疼痛。其疼痛特点：①疼痛可自发，也可由轻微刺激扳机点所引起。②疼痛如电击、针刺、刀割或撕裂样疼痛。③发作时常伴有表情肌的痉挛性抽搐。每次发作一般持续数秒、数十秒或1～2分钟后骤然停止，有间歇期。三叉神经痛只局限于三叉神经分支区域，其疼痛并不是深部疼痛。

2.【答案】D

【解析】三叉神经痛如属继发者，应针对病因治疗。对于原发性三叉神经痛应首选药物治疗，如无效时再考虑其他方法如半月神经节射频温控热凝术等。首选药物为卡马西平，用药方法是从小剂量开始，并逐渐增加至理想剂量，达到既控制疼痛又不引起不良反应。当疼痛完全消失达到4周，可以逐渐减少药量。对出现过敏者需要立即停药。

3.【答案】D

【解析】三叉神经功能检查包括感觉功能检查、角膜反射、软腭反射、运动功能检查。并不包括施墨试验。故选D。

4.【答案】E

5.【答案】E

【解析】临床实践证明这是目前治疗三叉神经痛的较好的一种微创神经毁损疗法，利用可控温度作用于神经节、神经干和神经根等部位，使蛋白质凝固变性，从而阻断神经冲动的传导。其镇痛效果好，并发症少，虽然复发率较高，但由于操作方便，可重复治疗。

6.【答案】E

【解析】卡马西平是目前治疗三叉神经痛的首选药物。卡马西平作用于网状结构-丘脑系统。不良反应有眩晕、恶心、皮疹、消化障碍、白细胞减少，停药后多数可恢复正常。禁用于心、肝、肾功能不全，血象异常严重，孕妇和哺乳期妇女。故选E。

7.【答案】E

【解析】三叉神经痛发作时，常伴有颜面表情肌的痉挛性抽搐，口角被牵向患侧。有时还可出现痛区潮红，结膜充血，流泪、出汗、流涎以及患侧鼻腔黏液增多等症状，称为痛性抽搐。

【A_3/A_4 型题】

8.【答案】E

【解析】三叉神经分三支，第Ⅰ支眼支：支配眶上孔、上眼睑、眉、前额及颞部等部位。第Ⅱ支上颌支：支配眶下孔、下眼睑、鼻唇沟、鼻翼、上唇、鼻孔下方或口角区、上颌结节或腭大孔等部位。第Ⅲ支下颌支：支配颏孔、下唇、耳屏区、颊黏膜、颊脂垫尖、舌河沟等处。故答案选E。

9.【答案】E

【解析】对三叉神经痛均应首选采用药物治疗，如无效时再考虑其他方法。目前治疗三叉神经痛的较好的一种微创神经毁损疗法是射频温控热凝术。其镇痛效果好，并发症少，虽然复发率较高，但由于操作方便，可重复治疗。故选E。

第二节　周围性面神经麻痹

【A_1 型题】

1.【答案】A

【解析】面瘫的典型症状有：前额皱纹消失，不能皱眉。患侧口角下垂，健侧口角向上歪斜。不能紧密闭口，发生饮水漏水，不能鼓腮、吹气。上下眼睑不能闭合，睑裂增大，闭合不全，露出结膜。用力闭眼时，眼球转向外上方，此称贝尔征。

2.【答案】A

【解析】面神经麻痹根据引起面神经损害的部位不同，分为中枢性面神经麻痹和周围性面神经麻痹两种。故答案选A。

3.【答案】C

【解析】膝状神经节受损有一个特异性表现为泪腺分泌功能障碍。故答案选C。

4.【答案】D

【解析】贝尔面瘫急性期治疗原则主要是控制组织水肿，改善局部血液循环，减少神经受压。此时期不宜应用强烈针刺、电针等治疗，以免导致继发性面肌痉挛。故答案选D。

【A_2 型题】

5.【答案】C

【解析】面神经损害部位在镫骨肌和膝状神经节之间表现为除面瘫外，还伴有味觉丧失、唾液腺分泌障碍及听力障碍。Schirmer 试验正常证明此患者泪腺分泌无异常。此患者符合这些表现，故答案选 C。

6.【答案】C

【解析】腮腺手术后，偶尔可见于下颌下腺手术及腮腺损伤后。由于耳颞神经和原支配腮腺分泌功能的副交感神经纤维再生时，与被切断的原支配汗腺和皮下血管的交感神经末梢发生错位连接愈合。故当咀嚼和味觉刺激时，引起副交感神经兴奋，同时引起面部潮红和出汗。故答案选 C。

【B_1 型题】

7.【答案】A

【解析】面神经颧支损伤表现为眼睑闭合不全。故答案选 A。

8.【答案】C

【解析】面神经颊支损伤表现为鼻唇沟变浅或消失、上唇运动力减弱或偏斜。故答案选 C。

9.【答案】E

【解析】面神经下颌缘支损伤表现为患侧口角下垂，流口水。故答案选 E。

10.【答案】D

【解析】舌下神经损伤表现为患侧舌肌瘫痪及萎缩，伸舌时舌尖偏患侧。故答案选 D。

11.【答案】E

【解析】面神经的损伤部位位于茎乳孔以外会出现面瘫。而口角下垂、上下睑不能闭合等都属于面瘫。故答案选 E。

12.【答案】B

【解析】面神经的损伤部位位于鼓索与镫骨肌神经节之间会出现面瘫、味觉丧失、唾液腺分泌功能障碍。舌前 2/3 味觉减退，唾液腺分泌障碍以及面瘫正好符合这些表现。故答案选 B。

13.【答案】D

【解析】面神经的损伤部位位于镫骨肌与膝状神经节之间会出现面瘫、味觉丧失、唾液腺分泌障碍及听觉改变。此患者出现面瘫，舌前 2/3 味觉减退，唾液腺分泌障碍，听觉障碍，故答案选 D。

14.【答案】A

【解析】面神经的损伤部位位于膝状神经节会出现面瘫、味觉丧失、唾液腺分泌障碍、泪腺分泌障碍及听力改变。此患者出现面瘫，舌前 2/3 味觉减退，唾液腺、泪腺分泌障碍，听觉障碍，故答案选 A。

15.【答案】B

【解析】面神经的损伤部位位于鼓索与镫骨肌神经节之间会出现面瘫、味觉丧失及唾液腺分泌功能障碍。故答案选 B。

16.【答案】D

【解析】面神经的损伤部位位于镫骨肌与膝状神经节之间会出现面瘫、味觉丧失、唾液腺分泌障碍及听觉改变，故答案选 D。

17.【答案】A

【解析】面神经的损伤部位位于膝状神经节之间会出现面瘫、味觉丧失、唾液腺分泌障碍、泪腺分泌障碍及听力改变，故答案选 A。

18.【答案】E

【解析】面神经的损伤部位位于茎乳孔以外会出现面瘫。故答案选 E。

第十章　先天性唇腭裂

第一节　唇　　裂

【A_1 型题】

1.【答案】A

【解析】胎儿在生长发育过程中，特别是胎儿发育成形的前 12 周，若受到某种因素的影响而使各胚突的正常发育及融合受到干扰，就有可能使胎儿发生各种不同的相应畸形。一侧上颌突未能在一侧与内侧鼻突融合，则在上唇一侧产生单侧唇裂，如在两侧发生，则形成双侧唇裂。故答案选 A。

2.【答案】E

【解析】唇裂是口腔颌面部最常见的先天性畸形，常与腭裂伴发。我国唇腭裂的患病率有上升趋势，与近期国外的报道近似。据统计，唇腭裂患者男女比例为 1.5∶1，男性多于女性。故答案选 E。

3.【答案】C

【解析】一般认为，进行唇裂整复术最合适的年龄为 3~6 个月，体重达 5~6kg 以上。早期进行手术，可以尽早地恢复上唇的正常功能和外形，并可使瘢痕组织减少到最小程度。此外，手术年龄更应该根据患儿全身健康状况及生长发育情况而定。

第二节 腭 裂

【A_1 型题】

1.【答案】B

【解析】腭裂手术在做切口前先在腭部用加适量肾上腺素0.25%~0.50%利多卡因或生理盐水作局部浸润注射，以减少术中出血和方便剥离黏骨膜。

2.【答案】E

【解析】咽成形术是指对腭咽闭合不全进行以缩小腭咽腔、增进腭咽闭合为目的而施行的各类手术的总称。咽后壁组织瓣转移术现已成为最常用的咽成形术之一。此法是利用咽后壁黏膜肌瓣翻转移植在软腭部，达到延长软腭长度、缩小腭咽腔，从而有效地增进腭咽闭合功能，改善发音条件的目的。故答案选E。

3.【答案】B

【解析】腭裂手术可视裂隙大小、需要松弛的程度决定切断或者不切断鼻腔黏膜。这样可使两侧软腭鼻黏膜得到充分游离，并能在中央无张力下缝合，这一点至关重要。切勿在张力过大时缝合，以免发生腭裂或手术复裂。

4.【答案】C

【解析】腭裂术后患儿完全清醒2~4小时后可喂食少量糖水，观察0.5小时后，没有呕吐可进流质饮食，但每次进流食量不宜过多。流质饮食应维持至术后1~2周，半流质1周，2~3周后可进普食。

5.【答案】E

【解析】腭成形术包括单瓣术、两瓣术、提肌重建手术、软腭逆向双Z形瓣移位术、岛状瓣手术和Brian Sommerlad法。故答案选E。

6.【答案】D

【解析】一旦发生腭裂术后穿孔或复裂，不论范围大小，都不应急于立即再次手术缝合，因局部组织脆弱和血供不良，缝合后常会再次裂开，因此建议术后6~12个月，嘱患者复诊后再行二期手术为好。故答案选D。

7.【答案】C

【解析】在发音时，由于软腭肌群的收缩，使软腭处于抬高状态。软腭的中、后1/3部分向咽后壁、咽侧壁靠拢；再由咽上缩肌活动配合，使口腔与鼻腔的通道部分或全部暂时隔绝，形成“腭咽闭合”。单纯唇裂时不一定会影响以上各肌肉及器官，故单纯唇裂患者有可能形成“腭咽闭合”。故答案选C。

8.【答案】A

【解析】腭裂整复手术是综合序列治疗中的关键部分，其主要目的是：恢复腭部的解剖形态；改善腭部的生理功能，重建良好的腭咽闭合功能，为患儿正常吸吮、吞咽、语音、听力等生理功能恢复创造必要条件。故答案选A。

【A_2 型题】

9.【答案】A

【解析】腭裂术后出现语音障碍的发生率因报道者、年代以及地区等的不同，其发生率难以一致。但至今还未见有腭裂术后患者无异常语音发声的报道。因此国内外长期从事该临床工作和学术领域的人员认为语音治疗在腭裂序列治疗中是一项既重要，又不可缺少的重要措施之一。故答案选A。

10.【答案】C

【解析】术后腭咽闭合良好，符合条件者，手术后1个月可开始语音训练。故选C。

11.【答案】C

【解析】牙槽突裂植骨手术应延迟到混合牙列期，在尖牙萌出以前较为恰当（9~11岁）。在此期牙根已经形成1/2~2/3。在尖牙未萌出前植骨，可使尖牙能通过移植骨区萌出，刺激新骨的形成，增加发育不良的牙槽突裂区域的高度。故答案选C。

【A_3/A_4 型题】

12.【答案】A

【解析】对于伴有牙槽突裂或腭裂的患儿，唇裂整复后，由于唇肌生理运动，可以产生压迫作用，促使牙槽突裂隙逐渐靠拢，为以后的腭裂整复创造条件。一般认为，进行唇裂整复术最合适年龄为3~6个月，体重达5~6kg。故答案选A。

13.【答案】A

14.【答案】C

【解析】腭裂修复手术宜选择在8~18个月之间进行，因为这段时间是腭裂患儿开始说话时期，在此以前如能完成腭裂整复术，有助于患儿可以比较自然地学习说话，也有利于养成正常的发音习惯。故答案选C。

15.【答案】B

16.【答案】A

【解析】患儿能与语音治疗师配合，年龄一般在4周岁以上，不合作者不宜接受语音训练。故答案选A。

17.【答案】E

【解析】腭裂修复术后，语音功能恢复正常的必要条件是手术后已获得良好的腭咽闭合功能，否则语音治疗一般是无效的。

第十七篇　口腔修复学

第一章　口腔检查与修复前准备

第一节　病史采集

【A_1型题】

1.【答案】B

【解析】主诉的内容是患者就诊的主要原因和迫切要求解决的主要问题。主诉的内容包括患者感觉不适，如疼痛、过敏、肿胀等；功能障碍，如咀嚼或发音不便；影响社交活动和美观，如口臭、缺牙、牙折、牙形态异常、牙变色等。故选B。

2.【答案】E

【解析】病史采集是通过医师的问诊了解患者就诊的原因及要求，获得患者系统病史、口腔专科病史的资料。包括：主诉、患者系统疾病史、患者传染性疾病史、患者的修复治疗情况等。故选E。

3.【答案】B

【解析】着重了解与修复有关的诸方面：①与制订修复治疗计划有关的内容，如患者在以往就医时是否需抗生素预防感染、是否需使用激素或抗凝剂等、有无药物过敏或牙用材料过敏史、是否做过放射治疗等。②系统疾病在口腔内的表现，如牙周炎可受糖尿病、绝经期、妊娠或抗惊厥药的影响。③传染性疾病史，如乙肝、艾滋病或梅毒等传染病的患者或携带者。故选B。

4.【答案】E

【解析】完整的口腔专科病史内容包括：修复治疗情况、牙周病史、牙体牙髓治疗情况、正畸治疗情况、口腔外科治疗情况、X线图像资料、颞下颌关节病史。故选E。

5.【答案】E

6.【答案】D

7.【答案】E

8.【答案】E

第二节　临床检查

【A_1型题】

1.【答案】A

2.【答案】B

【解析】临床上常用的牙松动度测量和记录的方法有两种。其中以牙松动幅度计算，则：Ⅰ度松动的松动幅度不超过1mm；Ⅱ度松动的松动幅度为1～2mm；Ⅲ度松动的松动幅度大于2mm。故选B。

3.【答案】E

【解析】无牙颌口腔专项检查包括：①上下颌弓，牙槽嵴的大小、形态和位置。②牙槽嵴的吸收情况。③口腔黏膜检查，包括口腔黏膜色泽是否正常，有无炎症、溃疡及瘢痕。④舌的检查，包括舌的大小、形状、静止状态时的位置，以及功能活动的情况。⑤唾液分泌量及黏稠度的检查。故选E。

4.【答案】A

【解析】常规X线牙片能确定牙根及牙周支持组织的健康状况，了解牙根的数目、形态及长度，有无根折、根管充填等情况。而颞下颌关节X线侧位片可了解关节凹、髁突的外形以及髁突与关节凹的位置关系。故选A。

5.【答案】E

【解析】通过对咬肌和颞肌进行扪诊，检查有无压痛及压痛点的部位。同时嘱咐患者紧咬，检查肌肉收缩的强度和对称性，判断有无因殆干扰而引起的咀嚼功能紊乱。故选E。

6.【答案】E

【解析】原有修复体的检查患者如戴有修复体，应了解患者要求重做的原因，检查原义齿与口腔组织的密合情况，咬合关系是否正确，外形是否合适，义齿对牙龈、黏膜有无刺激，以及该义齿行使功能的效率如何等。分析、评价原修复体的成功与失败之处，并作为重新制作时的参考。故选E。

7.【答案】E

8.【答案】C

【解析】模型检查可以弥补口

腔内一般检查之不足，便于仔细观察牙的位置、形态、牙体组织磨耗印迹以及详细的关系等，必要时可将上下颌模型在殆架上进行研究，制订治疗计划和修复体设计等。故选 C。

9.【答案】D

【解析】检查缺牙区间隙大小是否正常，牙槽嵴有无妨碍修复治疗的骨尖、倒凹、骨隆突等。故选 D。

10.【答案】A

11.【答案】E

【解析】口腔内的检查包括：①口腔一般情况；②牙周检查；③牙列检查；④殆关系检查；⑤缺牙区情况；⑥无牙颌口腔专项检查；⑦原有修复体的检查。

12.【答案】A

13.【答案】B

【解析】殆关系检查的内容包括以下几点。①正中殆位的检查：上下牙列是否有广泛均匀的殆接触关系；上下颌牙列中线是否一致；上下第一磨牙是否是中性殆关系；前牙覆殆覆盖是否在正常范围之内；左右侧殆平面是否匀称。②息止殆位的检查：比较息止殆位与正中殆位时，下牙列中线是否有变化；间隙的大小有无异常。③殆干扰检查：仔细检查正中咬合和前伸、侧向咬合移动时，有无牙尖干扰。故选 B。

14.【答案】E

【解析】颌面部检查通过视诊仔细观察患者颌面部的外形及其他特征。包括：①面部皮肤颜色、营养状态；②颌面部外形的对称性；③颌面各部分之间比例关系是否协调对称，有无颌面部畸形，面下 1/3 的高度是否协调；④口唇的外形、笑线的高低、上下前牙位置与口唇的关系；⑤侧面轮廓是直面型、凸面型还是凹面型，颅、面、颌、牙各部分的前后位置和大小比例是否正常，有无颌骨前突或后缩等异常情况。故选 E。

15.【答案】E

【解析】临床上常用的牙松动度测量和记录的方法有两种。其中以牙松动方向计算，则：Ⅰ度松动为仅有唇（颊）舌向松动。Ⅱ度松动为唇（颊）舌向及近远中向均有松动。Ⅲ度松动为唇（颊）舌向及近远中向松动，并伴有垂直向松动。故选 E。

16.【答案】E

17.【答案】E

【解析】颞下颌关节区检查让患者作开闭口、侧方、前伸等运动，进行视诊、触诊和听诊，检查以下内容。①颞下颌关节活动度的检查；②颞下颌关节弹响的检查；③外耳道前壁检查；④开口度及开口型；⑤下颌侧方运动。故选 E。

18.【答案】E

【解析】X 线检查是诊断口腔颌面部疾病的一种重要的常规检查方法，能为临床检查提供十分有用的补充信息。包括：常规 X 线牙片、X 线曲面体层片、颞下颌关节 X 线侧位片、颞下颌关节系列断层摄影、CT 扫描等技术。故选 E。

第三节　修复前准备

【A_1 型题】

1.【答案】E

【解析】修复前的外科手术修整工作，与全口义齿能否恢复外形和功能有密切的关系。无牙颌修复前的外科手术修整工作，与全口义齿能否恢复外形和功能有密切的关系。修复前的外科处理包括唇、舌系带的矫正术，瘢痕或松动软组织的切除修整术，牙槽嵴修整术，骨性隆突修整术，前庭沟加深术和牙槽嵴重建术。

2.【答案】D

【解析】对松动牙的处理应视其具体情况而定，有些松动牙是由不良修复体或创伤殆所致，病因去除后可逐渐恢复稳定。一般来说，对于牙槽骨吸收达到根 2/3 以上，牙松动达Ⅲ度者应拔除；对未达到这一严重程度的松动牙，经有效治疗后应尽量予以保留。故选 D。

3.【答案】E

【解析】修复前外科处理包括：①唇舌系带的矫正术；②瘢痕或松动软组织的切除修整术；③牙槽嵴修整术；④骨性隆突修整术；⑤前庭沟加深术；⑥牙槽嵴重建术。故选 E。

4.【答案】E

【解析】模型材料是用来制作口腔软硬组织阳模或修复体模型的材料，主要有各种石膏和嵌体蜡两大类。故选 E。

5.【答案】D

6.【答案】A

【解析】修复前准备包括：处理急性症状、保证良好的口腔卫生、拆除不良修复体、治疗和控制龋病及牙周病。故选 A。

7.【答案】B

【解析】大部分口腔材料属于用于人体的生物材料，因此良好的生物性能是临床应用安全有效的重要保障。口腔材料的生物性能包括生物相容性、生物安全性、生物功能性三个方面。故选 B。

8.【答案】C

【解析】材料的化学性能是影响其在口腔环境中使用寿命的重要因素之一，包括腐蚀、变色、老化、扩散和吸附。故选C。

9.【答案】E

【解析】口腔修复材料的性能包括物理性能、力学性能、化学性能、生物性能四个方面。

10.【答案】E

11.【答案】E

【解析】确定残根的拔除或保留应根据牙根的缺损破坏范围、根尖周组织的健康状况，并结合治疗效果与修复的关系综合考虑。如果残根破坏较大，缺损达龈下，根尖周组织病变范围较广泛，治疗效果不佳者，可考虑拔除；如果残根较稳固，根尖周组织无明显病变或病变范围较小，同时对义齿的支持和固定有作用者，则应进行根管治疗后保留。故选E。

12.【答案】D

【解析】修复前准备与处理包括口腔的一般处理、余留牙的保留与拔除、口腔软组织处理、牙槽骨的处理、修复前正畸治疗。

【A_2 型题】

13.【答案】E

【解析】在固定桥的设计中，双端固定桥是一种最理想的结构形式，也是临床应用最广泛的设计形式。题干中表明缺失牙前后都有基牙，64| 轻度倾斜。故选E。

14.【答案】D

【解析】在固定桥的设计中，双端固定桥是一种最理想的结构形式，也是临床应用最广泛的设计形式。题干中表明缺失牙前后都有基牙，6| 银汞充填体，已做牙髓治疗。故选D。

15.【答案】A

【解析】理想的桩直径应为根径的1/3。上前牙桩直径应为1.5～2.5mm。下前牙为1.1～1.5mm，上下后牙为1.4～2.7mm。当桩的直径过细会导致桩的折断，而其他选项会导致桩固位不良。故选A。

16.【答案】C

17.【答案】E

【解析】57| 缺失，64| 为桥基牙，其桥体跨度较大，设计的基牙数量不足，基牙受到过大的力，引起𬌗创伤。故选E。

18.【答案】D

【解析】烤瓷熔附金属全冠修复的适应证包括：①前牙氟牙症、变色牙、四环素染色牙、锥形牙、釉质发育不全等，不宜用其他方法修复或患者要求永久修复者。②龋洞或牙体缺损较大而无法充填治疗者。③前牙错位、扭转而不宜或不能做正畸治疗者。④需要做烤瓷桥固位体的基牙。

19.【答案】C

【解析】修复体戴用一段时间后，出现冷热刺激痛，主要是由于以下原因。①继发性龋：多由于牙体预备时龋坏组织未去净，或未做预防性扩展。②牙龈退缩：修复时牙龈有炎症、水肿或黏固后牙龈萎缩等，均造成牙本质暴露，引起激发性疼痛。③黏固剂脱落或溶解：修复体不密合、松动；黏固操作不良，黏固剂溶解、脱落、失去封闭作用。故选C。

20.【答案】B

【解析】固定义齿黏固后半月导致龈缘炎。45| 之间牙线可顺利通过，乳突处有少量食物滞留，龈红肿，表明接触点过松。答案E对𬌗牙有楔入式牙尖，题干中未提及。故选B。

21.【答案】A

【解析】自发性疼痛原因包括：①其常见原因为牙髓炎、金属微电流刺激、根尖周炎。②由于牙体切割过多，黏固前未戴暂时冠做牙髓安抚治疗，牙髓受刺激由充血发展为牙髓炎。③修复体戴用一段时间后出现的自发性疼痛，多见于继发龋引起的牙髓炎。④由于修复前根管治疗不完善，根尖周炎未完全控制。⑤根管侧壁钻穿未完全消除炎症。⑥咬合创伤引起的牙周炎。

【A_3/A_4 型题】

22.【答案】A

【解析】重衬是在全口义齿组织面加上一层塑料，使基托组织面与周围的组织紧密贴合，增加固位力。适用于全口义齿戴用一段时间后，由于组织的吸收导致固位不良时。故选A。

23.【答案】C

24.【答案】A

【解析】固位尚好，但在咀嚼食物时，义齿容易脱落，这是咬合不平衡，牙尖有干扰，使义齿撬动，破坏了边缘封闭造成的。故选A。

25.【答案】B

【解析】当休息状态时，义齿固位尚好。但若患者说话大张口或打哈欠时义齿易松动，可能的原因是基托边缘过长、过厚，使得唇颊系带区基托边缘缓冲不够而影响系带活动。故选B。

26.【答案】D

27.【答案】B

【解析】7| 缺失，6| 为基牙，单端固定桥桥体受力时会以基牙为旋转中心产生杠杆作用，对基牙造成创伤。因此应拆除固定桥。故选B。

28.【答案】E

29.【答案】D

【B_1 型题】

30.【答案】C

31.【答案】A

32.【答案】E

33.【答案】D

34.【答案】A

35.【答案】B

36.【答案】C

37.【答案】D

38.【答案】B

【解析】回力卡环常用于后牙游离缺失，可减轻基牙承受的殆力，起到应力中断作用。故选B。

39.【答案】A

【解析】RPI卡环组常用于后牙游离缺失，可减轻基牙承受的殆力，义齿受力后，I杆离开牙面，邻面板也移向倒凹区，可以减小对基牙的扭力。故选A。

40.【答案】C

【解析】联合卡环由位于相邻两基牙上的2个卡环通过共同的卡环体相连而成。卡环体位于相邻两基牙的殆外展隙，可以防止食物嵌塞。故选C。

41.【答案】D

【解析】对半卡环由颊舌侧两个相对的卡环臂和近远中两个殆支托组成，主要适用于前后都有缺隙孤立的前磨牙或磨牙。故选D。

42.【答案】E

【解析】杆形卡环臂与牙的接触面小，美观，产生龋病和牙周病的机会少。故选E。

43.【答案】A

【解析】双端固定桥又称为完全固定桥。此类固定桥的桥体两端都有固位体，桥体和两端固位体都是不动式连接。固定桥完成后，桥体、固位体和基牙形成一个整体。故选A。

44.【答案】D

【解析】种植固定桥：此类固定桥是由颌骨内的种植体为基牙，或以天然牙和种植体联合作基牙设计固定桥。多用于个别后牙游离缺失、连续缺牙较多或基牙不够坚固者。故选D。

45.【答案】B

46.【答案】C

【解析】黏结固定桥是利用酸蚀、黏结技术将固定桥直接黏固于基牙上的固定修复体。此类修复体磨除牙体组织较少，不显露或极少露出金属，不影响美观，并且容易改换成其他修复设计。故选C。

47.【答案】E

【解析】半固定桥桥体的两端都有固位体，但其连接形式不同。一端的固位体和桥体通过焊接或整体铸造的方法形成不动式连接，而另一端的固位体和桥体通过栓道栓体或支托形式形成可动式连接。此类固定桥多用于桥体两端的基牙不能取得共同就位道的义齿。故选E。

第二章 牙体缺损

第一节 病因及影响

【A_1 型题】

1.【答案】A

【解析】牙体缺损是指由于各种原因引起的牙体硬组织不同程度的外形和结构的破坏和异常，表现为牙体失去了正常的生理解剖外形，造成正常牙体形态、咬合及邻接关系的破坏。

2.【答案】E

【解析】牙体缺损的常见病因包括龋齿、外伤、磨损、楔状缺损、酸蚀和牙齿畸形。因此，以上选择均是。

3.【答案】E

第二节 治疗设计和方法选择

【A_1 型题】

1.【答案】D

【解析】对于前牙的修复，主要考虑美观问题，故多设计为龈下边缘，尽可能恢复其美观。

2.【答案】C

【解析】牙体预备基本原则要求，牙体预备尽量一次完成，分次完成会增加患者的痛苦，对牙髓的损伤也较大。因此，尽量一次完成。

3.【答案】B

4.【答案】E

5.【答案】A

【解析】黏结之前为了增加黏结力，常常需要进行干燥、酸蚀、清洁、去油污从而去除杂质，增加修复体与预备体之间的密合度，而涂布分离剂不会增加黏结力。

6.【答案】E

【解析】修复体龈边缘的位置、外形、密合性以及牙体预备形式，都会对牙龈组织的健康产生影响。如果设计和预备不当会造成牙龈组织长期受刺激，从而导致牙龈炎症甚至牙龈增生等。

7.【答案】E

【解析】年轻恒牙牙根发育未完成；根尖有感染的牙且感染未

得到控制；根管壁有侧穿的牙；牙槽骨吸收过大的牙都不适合行桩冠修复，桩冠修复对牙根形态要求较高。

8.【答案】E

【解析】环抱固位形、钉洞固位形、沟固位形、洞固位形都是常用的固位形。故选E。

9.【答案】E

【解析】合理的设计、足够的厚度、优良的材料以及制作工艺都能够增加修复体的抗力。因此以上选项都是正确的。

10.【答案】E

【解析】喷砂、预氧化、超声清洗以及除气都可以增加陶瓷结合力，因此选择E。

11.【答案】B

【解析】黏结力与黏结剂的稠度和厚度都成反比。黏结剂的稠度越大，黏结力越小。此外，黏结力的大小与技术操作的娴熟程度、黏结剂的性能都有关系。黏结面积越大，黏结力越大。

12.【答案】E

13.【答案】E

【解析】以上都是嵌体蜡型的制备要求，故选择以上都对。

14.【答案】D

【解析】金瓷结合中最重要的就是化学结合。

15.【答案】C

【解析】牙体预备的预防性扩展有利于自洁和防止继发龋。修复体殆面应覆盖牙体的点隙裂沟，邻面应扩展到自洁区。去除龋坏牙体组织，对邻近深窝沟或可疑龋作预防性扩展。

16.【答案】C

17.【答案】C

【解析】牙体轴面正常突度保证食物正常排溢及食物流对牙龈的生理刺激作用。修复体轴面突度过大，食物在排溢过程中对牙龈无按摩作用，可能会引起牙龈萎缩。

18.【答案】B

【解析】金瓷结合中要求金粉的热膨胀系数略大，以便在金瓷结合面上形成压应力，其他几项都是正确的。

19.【答案】E

20.【答案】E

21.【答案】B

22.【答案】E

【解析】咬合面设计辅助固位形，因此与固位因素有关；咬合面的牙尖状态对其抗力有影响；咬合面的形态可能导致咬合创伤，从而对牙周状态产生影响；此外咬合面的形态要与邻牙的殆面形态相一致或协调；而对殆牙的牙髓情况不会对咬合面的形态产生影响。

23.【答案】E

【解析】全冠牙体预备应适量磨除牙体组织，在符合牙体预备生物力学及美学要求的前提下，尽可能保存牙体组织。如果牙体预备得过小，不仅影响患牙的抗力，而且会降低修复体的固位力。因此无论从生物力学方面还是从抗力形、固位形等方面考虑，都不应该将牙体预备得过小。

24.【答案】D

25.【答案】E

【解析】为了增加患牙的抗力，在修复牙体缺损时应该在修复前全面考虑患牙的组织结构和缺损情况进行合理的设计。在牙体预备过程中尽量保留牙体组织，去除薄壁弱尖。如果缺损过大，可采用辅助增强措施来增加患牙的抗力。

26.【答案】E

【解析】前牙银汞合金充填后，邻牙存在异种金属这样会形成异种金属微电流刺激。其他都是铸造全冠的适应证。

27.【答案】D

【解析】全冠的殆面可以制作钉洞固位形或者洞固位形来增加固位。因此全冠的殆面形态会对其固位产生影响。其他选项，全冠的固位力主要来自摩擦力和黏结力，其中摩擦力是最主要的固位力。摩擦力与修复体和预备体之间的密合度有关，此外，预备体的颊舌径也会影响全冠的固位。

28.【答案】D

【解析】鸠尾的作用可防止修复体的水平脱位，增加修复体的固位力，位于咬合面的牙尖三角嵴之间，宽度约为咬合面宽度的1/3。但是鸠尾制备如果去除过多牙体组织，则会削弱余留牙体组织的抗力形。

29.【答案】B

【解析】青少年髓腔大，金属烤瓷冠牙体预备量较大，容易穿通髓腔，因此不适宜选择此种修复体。其他的变色牙、畸形牙、扭转牙以及缺损过大的牙都是金属烤瓷冠修复的适应证。

30.【答案】B

【解析】老年患者牙龈退缩明显，临床牙冠过长，如设计为龈上边缘，则去除牙体组织多而且修复后牙冠过长。其他选项金瓷冠的唇侧为了美观，多设计为龈下边缘；短小的牙冠为了增加固位，常常设计为龈下边缘；缺损达龈下的，通常设计为龈下边缘。

31.【答案】B

【解析】钉洞固位形的直径一般为1.0mm。

32.【答案】B

【解析】牙体预备、戴临时冠、预备体消毒和取印模的过程会对牙髓产生不同程度的物理、化学以及机械刺激，造成牙髓损害。而灌模型整个过程在患者口腔外进行，因此不会对牙髓产生影响。

33.【答案】E

34.【答案】B

【解析】洞固位形鸠尾峡的宽度在磨牙为颊舌尖的1/3，前磨牙为 1/2。

35.【答案】E

【解析】黏结面积越大，粗糙度越大，黏结力越大；厚度过大，黏稠度过大都会使黏结力变小。因此以上因素都会对黏结力的大小产生影响。故选 E。

36.【答案】D

【解析】全冠的禁忌证有：①青少年恒牙因尚未发育完全，牙髓腔较大者。②牙体过小无法取得足够的固位形和抗力形者。③严重深覆、咬合紧，无法预备出间隙者。

37.【答案】B

【解析】牙冠轴面突度不会影响牙弓的形态。牙弓是指牙齿按着一定的顺序和形态排列而成的弓形结构。因此牙冠轴面的形态不会影响牙弓的形态。牙弓形态由口内所有牙齿的排列决定。

38.【答案】A

【解析】桩核冠适应证：①牙冠大部分缺损无法充填治疗或全冠修复固位不良者；②牙冠缺损至龈下牙周健康，牙根有足够的长度；③错位牙、扭转牙而非正畸治疗适应证者；④畸形牙直接冠修复预备固位形不良者。

39.【答案】C

【解析】乳牙或年轻恒牙的牙髓腔较大，嵌体修复容易穿髓；缺损小而浅的，如果采用嵌体修复，则去除牙体组织过多，不符合生物力学原则；缺损过大，残留牙体组织抗力形差，如果行嵌体修复效果不佳；前牙如果采用嵌体修复不能满足对美观要求较高的患者，且嵌体的边缘线较长，长期效果不佳，因此都是嵌体的禁忌证。

40.【答案】E

【解析】箱状固位形、针道固位形、沟固位形、鸠尾扣固位形都是常用的固位形。故选 E。

41.【答案】E

【解析】约束力、摩擦力、黏结力以及固位形都与其固位有关。故选 E。

42.【答案】D

【解析】钉洞的方向需要与人造冠的就位道平行，不是垂直。这样可以避开髓腔，防止穿髓。

43.【答案】C

【解析】冠内固位形包括沟形、针形、箱状形、鸠尾形等，但是片切形为冠外固位体。

44.【答案】D

【解析】修复体的固位力是指修复体能够抵抗殆力，防止其脱落的力。轴面聚合度越大，固位力越小；黏结剂的厚度过大将降低其固位；接触面积越大，固位力越大；修复体与制备牙的密合度越好，其固位力越好。而牙齿松动与否和修复体的固位无关。

45.【答案】D

【解析】边缘密合度多与制作精密度相关，与龈边缘的位置关系不大。而龈下边缘比龈上边缘和平龈缘的固位力，美观度都要好。龈上边缘对于牙龈的刺激较龈下边缘和平龈缘的设计小。而对于牙体预备操作的难易程度而言，龈上边缘的设计相对于龈下边缘与平龈缘的设计来说，制备起来较容易。

46.【答案】C

【解析】将固位沟设计在邻面，可以防止全冠颊舌向脱位。

47.【答案】E

【解析】修复体与邻牙的接触关系不会对殆牙产生影响。上下颌的牙齿有正常的咬合，能够保证对殆牙不会伸长。而邻接关系能够防止食物嵌塞，维持牙位、牙弓的稳定，分散咬合力以及保证各个分区正常的生理活动。一个是水平关系，而另一个是垂直关系。

48.【答案】A

【解析】金属的热膨胀系数远远大于瓷的热膨胀系数，这样在恢复常温后瓷之间存留的是压应力。

49.【答案】A

【解析】刃状边缘磨除牙体组织少且强度大，对操作空间受限的部位常常采用刃状边缘。题目中舌侧倾斜明显，其舌侧龈边缘最好采用刃状边缘。

50.【答案】D

【解析】考虑修复体边缘位置时，应尽可能设计龈上边缘，这样不仅容易制备，不会损伤软组织，而且容易保持清洁以及制备印模。龈下边缘常常是牙周病的致病因素。

【A_2 型题】

51.【答案】D

【解析】患者为前牙，考虑美观因素，排除金属全冠、开面冠以及 3/4 冠，甲冠有耐磨性差、硬度低、易老化及变色等缺点，因此选择桩冠，可采用瓷材料修复。

52.【答案】C

【解析】患者为前牙，因此排除嵌体，铸造全冠。塑料冠具有耐磨性差、硬度低、易老化及变色等缺点，因此排除 B，D。桩核烤瓷冠不仅固位良好，而且美观性较好。因此选 C。

53.【答案】B

54.【答案】D

【解析】患者为隐裂牙，尽量选择全冠修复，以防劈裂。嵌体、部分冠都没有全冠的保护性强。而锤造全冠精度不高，适合性差，逐渐被铸造全冠替代，因此选 D。

55.【答案】E

【解析】牙间缝隙最理想的治疗方法是正畸矫治关闭缝隙，或者正畸矫治集中缝隙后再做修复治疗。

56.【答案】C

【解析】由于患者为前牙，考

虑美观问题排除金属全冠。桩冠修复多采用铸造桩，钢丝弯制多不使用。患者咬合紧，全瓷覆盖容易崩瓷，因此选用部分瓷覆盖较全瓷覆盖较好。

57.【答案】E

【解析】前牙对美观的要求较高，但是3/4冠为没有覆盖前牙唇面的部分修复体，因此无法达到恢复前牙美观的效果。因此选择E。

58.【答案】A

【解析】全冠牙体预备要求去除轴壁倒凹，否则全冠无法就位。因此全冠的牙体预备要求内聚2°~5°。

【A_3/A_4型题】

59.【答案】C

【解析】患者之前进行过充填治疗，所以最需要做的检查是拍片判断龋坏的深度和根尖周的状况，其他检查对患牙的诊断没有意义。

60.【答案】C

【解析】根尖周疾病首选根管治疗，牙髓干尸治疗、塑化治疗的效果不如根管治疗，而且容易引起牙髓钙化，影响下一步的桩冠修复。口服抗生素对治疗根尖周炎无效。

61.【答案】A

【解析】患者大面积龋坏，因此选择全冠修复以保护剩余牙体组织。嵌体的固位力不足。因此全冠修复是最佳方法。

62.【答案】E

【解析】树脂材料强度不足，金合金作为贵金属较其他金属的强度稍差，但是生物性能好，不会引起边缘渗漏和牙龈着色。

63.【答案】B

【解析】患牙大面积缺损，因此不能选择充填，应采用修复手段。患牙牙根长大，是桩核冠的适应证。故选B。

64.【答案】A

65.【答案】D

【解析】桩核现在多不选用树脂核、银汞核，多选用铸造桩核。由于患牙近远中的根分叉较大，只能选择铸造分瓣桩核冠才能满足要求。

66.【答案】E

【解析】前牙选用嵌体修复影响美观，因此前牙慎用嵌体。

67.【答案】D

【解析】修复后桩冠会遮盖患牙原本的颜色，因此不需要再检查患牙的颜色。其他几项检查都是需要进一步了解的。

68.【答案】D

【解析】前牙尽量选择成品桩，成品桩中的纤维桩、陶瓷桩都有很好的美观效果。全冠尽量选择陶瓷材料，不仅美观性能好，而且较树脂材料更加耐磨。

【B_1型题】

69.【答案】A

【解析】固位力最差的是嵌体，嵌体黏结面积小，牙体预备时也不能有倒凹的存在，只能靠鸠尾等辅助固位形来固位。

70.【答案】B

【解析】甲冠是一种接近淘汰的修复方法，主要用于前牙各种原因引起的变色等，把前牙的唇面磨薄，然后贴一层塑料材质的牙片，因此牙片外形像指甲，所以叫甲冠，其完全靠黏结力固位，因此固位最差。烧瓷全冠美观性最好，金属最耐磨。甲冠多用作临时修复体，边缘线最长的是3/4冠。

71.【答案】E

72.【答案】D

73.【答案】B

74.【答案】C

75.【答案】B

76.【答案】D

77.【答案】A

78.【答案】C

第三节　治疗步骤

【A_1型题】

1.【答案】A

【解析】金瓷冠金属基底厚度一般为0.5mm。

2.【答案】E

【解析】全冠印模要求牙预备体的牙体、龈缘、邻牙、对𬌗牙清晰、印模无脱模、变形等，不要求印模边缘伸展充分。

3.【答案】E

【解析】全冠在口内试戴应检查接触点、咬合、就位以及龈边缘的问题，因此以上都是。

4.【答案】A

【解析】以全冠修复牙体缺损时，咬合功能的大小应与该牙的牙周条件相适应。必要时，可以适当改变𬌗面形态，充分建立正中𬌗，争取轴向𬌗力；降低高尖陡坡，减小侧向𬌗力；加深沟槽，提高咀嚼效能。

5.【答案】B

【解析】铸造金属全冠轴壁聚合度一般为2°~5°，非贵金属全冠颈部肩台通常为0.5~0.8mm，贵金属通常为0.35~0.50mm。

6.【答案】D

7.【答案】C

【解析】3/4冠通常预备近、远中两个邻面轴沟，以形成轴沟的内舌侧壁，其作用相当于全冠预备体的唇侧壁，即未来3/4冠抵抗舌向脱落的轴壁。

8.【答案】C

【解析】桩核唇侧应为金瓷冠

留出所需间隙，按金瓷冠牙体预备要求即可，唇侧牙面均匀磨除1.2~1.5mm的牙体组织的牙体组织。

9.【答案】A

【解析】铸造金属全冠殆面间隙一般为0.5~1.0mm。

10.【答案】C

【解析】全冠牙体预备殆面磨除的目的是为修复体提供所需的殆面空间。

11.【答案】C

【解析】桩的长度越长固位力越好，但桩的长度受根总长度的限制。桩核预备时应保证不少于4mm的根尖封闭，保证桩长度不短于临床牙冠高度，骨内桩长度大于骨内根长度的1/2。约为根长的2/3~3/4。

12.【答案】B

【解析】金瓷冠唇面龈缘一般形成位于龈下0.5~0.8mm处，宽0.8~1.0mm的肩台。

13.【答案】A

【解析】铸造嵌体的优点是：可以更好地恢复咬合、邻面接触关系，有更好的力学性能。不足之处是：牙体预备量大，边缘线长易发生继发龋，固位力较差，部分根疗后的牙不适于做嵌体修复，易折裂。

14.【答案】E

【解析】由于磨牙主要行使咀嚼功能，咬合力较大，塑料甲冠强度不足以承担，不适于作为后牙永久修复体。

15.【答案】E

【解析】桩核冠是先制作桩核，再制作全冠。如果作为固定桥的基牙，即使牙长轴方向与其他基牙方向不一致也可通过桩核进行牙长轴方向调整，使与其他基牙长轴方向一致，再按照常规固定桥方法预备，易形成共同就位道。

16.【答案】A

【解析】后牙3/4冠殆面需预备一殆面沟。在颊尖舌斜面上连接两侧轴沟形成一均匀深度的V形殆面沟，主要为了形成边缘的增力环，所以V形沟的舌侧壁可短于颊侧壁。

17.【答案】E

【解析】金属烤瓷全冠牙体预备时，前牙切端一般预备1.5~2.0mm，后牙殆面间隙一般2.0mm，各轴面保证足够的肩台宽度，且肩台以上无倒凹，聚合度2°~5°，颊侧肩台0.8~1.0mm，舌邻面肩台0.7~1.0mm，各轴面角圆钝无倒凹。

18.【答案】D

【解析】塑料全冠由于易变色、强度小等不作为永久性修复体，其主要用于牙体预备后保护性或诊断性的暂时修复。

19.【答案】E

【解析】理想的桩冠外形要求是与根管壁贴合的外形一致的圆锥体，即从根管口到根尖逐渐缩小的锥形，桩的各部横径都不超过根径的1/3，以在横切面的各个位置均有足够的根管壁厚度。

20.【答案】D

【解析】丁香油糊剂对牙髓刺激性小，有安抚作用，且临时冠易摘除。

21.【答案】C

【解析】前牙3/4冠在预备好的邻面内尽可能靠近唇侧，预备出两个相互平行或尾箱切方聚合的轴沟，深约1mm，与唇面切端2/3及舌隆突下的轴壁平行，龈端在边缘线0.5mm以上。

22.【答案】C

【解析】邻面片切面位于唇1/3与中1/3交界处。

23.【答案】C

【解析】因上颌磨牙腭侧根管较粗大，桩冠修复时一般选用其作为预备根管。

24.【答案】E

【解析】嵌体洞缘斜面应位修复于牙釉质内。预备洞缘斜面的目的主要是：去除无支持的牙釉质边缘，以防止折裂；增加密合度，防止微渗漏的发生；使边缘位置选择性避开咬合接触点。

25.【答案】B

【解析】嵌体预备时，应去尽腐质，可做必要的预防性扩展。洞形应具有良好的固位形和抗力形，无倒凹，有洞缘斜面。为了减小咬合力，必要时可适当磨改异常的对殆牙。

26.【答案】D

【解析】嵌体洞形要求无倒凹，洞形外展不超过6°；银汞充填洞形要底平壁直，可做倒凹固位。

27.【答案】E

【解析】桩冠可以用作固定桥的固位体。

28.【答案】D

【解析】铸造金属全冠殆面预备时，按照殆面解剖形态均匀磨除，保持殆面正常外形，因此上颌牙舌尖斜面也应磨除同等牙量，达到所需殆面间隙。

29.【答案】E

30.【答案】B

【解析】高嵌体的牙体预备较复杂，固位力较差，边缘线较长，其主要靠钉洞固位。

31.【答案】C

【解析】预防性扩展的主要目的是消除深窝沟。将边缘线放在自洁区，从而利于自洁，防止继发龋。所以C错误。

32.【答案】B

【解析】铸造金属全冠牙体预备边缘形式最常见的为带浅凹形肩台。

33.【答案】B

【解析】全冠预备体轴面聚合度一般为2°~5°，不宜超过6°。

34.【答案】C

【解析】桩冠修复前，患牙必

须经完善的根管治疗，且原有根尖周炎症得到控制，桩冠修复并不会增加根尖病的发生。

35.【答案】B

【解析】一般来说，在桩材料强度足够的条件下，桩的直径在1/4~1/3范围内对牙根的抗折性无明显影响；但年轻恒牙根管直径≥1/3根径，由于有机质含量相对较高，正常情况下也并不会发生根折。

36.【答案】C

【解析】桩核的固位力大部分是依靠桩与根管壁间的摩擦力及黏结剂的黏接力，因此增加桩的长度、减小桩的锥度、增加桩冠与根管壁的密合度、尽量保留残存的牙体组织都可以增强桩冠的固位力。黏结剂应该按照厂家要求按比例调拌才能达到最大黏结力，黏结力的大小与黏结剂的稠度无关。

37.【答案】E

【解析】人造冠就位的理论标志是戴入患牙上的修复体内表面与患牙面之间的间隙不大于50μm；临床上就位的参考标志为修复体龈边缘到达设计位置，咬合基本合适，就位后稳定无翘动。

38.【答案】A

【解析】嵌体洞形要求有洞缘斜面，目的是去除无基釉；增加密合度，防止微渗漏的发生；使边缘位置选择性避开咬合接触点。

39.【答案】B

【解析】双面嵌体指累及两个牙面的嵌体，如近中𬌗嵌体、远中𬌗嵌体、舌𬌗嵌体、颊𬌗嵌体等。

40.【答案】A

【解析】临床一般用75%酒精作为固定修复体黏固前常用的消毒剂。

41.【答案】D

【解析】3/4冠最主要的缺点是边缘线较长，不适用于龋坏率高的患牙。

42.【答案】B

43.【答案】D

【解析】全冠就位指将修复体戴入预备过的患牙上并达到正确的位置。阻碍修复体就位的因素主要有：倒凹，过锐的点角和线角，模型损伤，铸造缺陷，邻接过紧，牙龈阻挡，印模、模型变形，铸造收缩，熔模变形，修复体边缘过长等。

44.【答案】C

【解析】嵌体洞形要求在洞缘处做45°洞缘斜面。

45.【答案】A

【解析】磷酸锌黏固剂内的游离磷酸可对牙髓产生刺激，在调制最初的3分钟内pH为3.5，可刺激牙髓，1小时后pH上升到6.0，48小时后就接近中性。而丁香油黏固剂不能用作永久黏固剂。

46.【答案】E

【解析】按金瓷冠牙体预备要求，舌侧应均匀磨除0.8~1.5mm的牙体组织。

47.【答案】C

【解析】嵌体箱状洞形轴壁要求无倒凹，外展不超过6°。

48.【答案】C

【解析】3/4冠与全冠相比优点是磨除的牙体组织较少，更符合牙体组织保存修复原则。但因其边缘线较长，不适用于龋坏率高的患牙，且其固位力较全冠差。

49.【答案】C

【解析】桩冠修复时，应保证不少于4mm的根充材料隔离口腔与根尖周。如果余留根充材料过少，则不利于根尖封闭，同时还很容易将剩余的根充物推出根尖或带出根管，常导致重行根充。

【A_2 型题】

50.【答案】B

【解析】全冠牙体预备颈缘都需做肩台预备。若患牙做了无肩预备，而人造冠总有一定的厚度，这样冠的边缘很难达到与天然牙的外形连续一致，易聚集菌斑，引起牙周炎和龋病。

51.【答案】B

【解析】桩核冠牙体预备首先做初始全冠预备，不论保留有多少牙体组织，都应按全冠预备要求与方法进行牙体预备，但此时不必做龈沟内边缘，也不必修整。

52.【答案】E

【解析】在冠修复的牙体预备后至最终冠修复完成前需制作暂时冠修复以保护牙髓，维持牙体预备间隙，恢复一定的咀嚼功能。暂时冠一般为塑料全冠，制作方法有直接法与间接法。

【A_3/A_4 型题】

53.【答案】B

【解析】增大桩的直径，增大了桩与根管内壁的接触面积，使固位力与抗力都增加。但根管壁厚度有一定的限制，根管壁过薄时受力易折断。如果桩过细，不仅固位不足，而且受力时桩易弯曲折断。冠桩直径为根径的1/3为理想状态。

54.【答案】B

【解析】烤瓷冠边缘的厚度包括金属基底冠的厚度、遮色瓷层的厚度和牙体部瓷的厚度。针对东方人的牙体，前牙唇侧的预备量在1.0mm内属于安全范围。肩台厚度一般在0.8~1.0mm。

55.【答案】C

【解析】切端应预备出1.5~2.0mm的间隙，切缘预备成与牙长轴成45°的面向腭侧小斜面，保证切缘瓷层厚度与透明度。

【B_1 型题】

56.【答案】B

57.【答案】A

58.【答案】D

【解析】锤造全冠牙体预备时

的牙体切割量少，殆面预备的空隙小 0.3～0.5mm，铸造冠要 0.5～1.0mm。锤造冠完成的冠厚度为均匀一致，为 0.18～0.24mm，铸造冠较厚，由于冠较薄所以易磨穿，导致内部牙体龋坏。与牙体表面的密合度锤造冠较差，其轴壁有空隙，铸造冠完全密合。故 1 题选 B，2 题选 A。塑料全冠强度差，故 3 题选 D。

59.【答案】C

【解析】磨牙的鸠尾峡宽度为殆面宽度的 1/3 左右，过窄修复体容易折断，过宽则牙尖容易折裂。

60.【答案】C

61.【答案】E

【解析】桩核冠固位力的获得大部分是依靠桩与根管壁间的摩擦力和黏结剂的黏结力，长度越长，固位力越强。但要达到三个要求：保证根尖保留至少 4mm 的根尖封闭；桩的长度不短于临床牙冠的高度；桩在骨内长度大于根在牙槽骨内长度的 1/2。冠桩长度一般为根长的 2/3。

62.【答案】C

【解析】固定桥基牙牙根应该粗壮并有足够的长度。随患者年龄增长和牙周疾病等原因，牙根周围可能出现牙槽骨吸收，要求最多不能超过根长的 1/3，否则不可选做固定桥的基牙。

63.【答案】E

【解析】若牙体牙槽骨吸收超过根长的 2/3，则该牙无保留价值，可考虑拔除。

64.【答案】C

【解析】金属烤瓷冠唇侧预备，除颈缘外，从牙体表面均匀磨除 1.2～1.5mm 的牙体组织，牙冠切面 1/4 向舌侧倾斜 10°～15°，保证前伸殆不受干扰。

65.【答案】D

66.【答案】D

【解析】洞固位形深度是洞固位力强弱的主要因素。洞深应该在 2.0mm 以上，洞越深，固位力越强。

67.【答案】C

【解析】嵌体多数情况应该在洞缘处做 45°洞缘斜面，以去除无基釉和选择性避开殆接触点，宽度一般为 1.5mm。

68.【答案】C

69.【答案】A

【解析】全冠预备体各轴面越接近平行，固位越好。为便于全冠的就位，各轴面允许向殆方向少许内聚，聚合度一般为 2°～5°。内聚角度越大，则固位越差。

70.【答案】D

【解析】金属烤瓷冠金瓷衔接处角度应为 90°。

71.【答案】B

【解析】桥基牙倾斜在 30°以内者，在固定桥修复后尚可改善倾斜桥基牙的应力状况，倾斜大于 30°，殆力不易沿牙长轴传导，牙周组织易受创伤。

72.【答案】D

【解析】前牙 3/4 冠切端沟顶角一般为 90°。用倒锥形车针或火焰形车针在切缘预备好的平面上做出一平行于切嵴的 0.5mm 深，1mm 宽的切嵴沟，沟的两端与邻面轴沟的开口相连。

73.【答案】A

【解析】嵌体洞缘外展不应超过 5°。

第四节　修复体戴入后的问题和处理

【A_1 型题】

1.【答案】E

【解析】轴壁突度不良，冠边缘过长，冠边缘不密合，龈沟内黏固剂残留都会刺激牙龈，导致牙龈炎。而咬合早接触会造成创伤殆，出现咬合痛。

2.【答案】C

【解析】修复体使用一段时间后出现过敏性疼痛的主要原因有继发龋、牙龈退缩、黏固剂脱落或溶解。黏固时，黏固剂选择不当致使其中的游离酸刺激会引起患牙短时疼痛，在全冠黏固后即出现过敏性疼痛。

3.【答案】C

4.【答案】C

【解析】咬合不平衡有早接触点会导致创伤殆，出现咬合痛。修复体边缘过长，边缘不密合，光洁度差和食物嵌塞均可能导致牙龈炎症的发生。

5.【答案】C

【解析】全冠组织面有金属瘤会形成支点，邻接过紧以及石膏代型磨损均会导致全冠无法完全就位，使全冠出现翘动。而轴壁聚合度大是影响全冠的固位力。

【A_2 型题】

6.【答案】E

【解析】冠边缘与颈缘之间的间隙大于 50μm 的状态通常被认为是间隙过大，这个间隙意味着探针的尖可以探入冠边缘与颈缘之间。

7.【答案】B

【解析】活髓牙出现自发痛并且夜间加剧是急性牙髓炎的表现。

【A_3/A_4 型题】

8.【答案】D

【解析】题干中表明牙冠短，所以全冠脱落最可能的原因是牙冠殆龈距过小，黏结面积及摩擦力小，导致固位不足。

9.【答案】C

【解析】因为对殆牙殆面为银汞合金充填，与金属全冠咬合瞬间异种金属之间会产生微电流刺激，导致基牙疼痛。

10.【答案】E

第三章 牙列缺损

第一节 病因及影响

【A₁型题】

【答案】E

【解析】牙列缺损主要由于龋病、牙周病、外伤、颌骨缺损、发育障碍，发生后可给患者带来很多不良影响。①咀嚼功能减退：受缺牙数量、部位及持续时间的影响，如前牙缺失的切割功能及后牙缺失的磨碎功能的影响，且久未修复的个别牙缺失，因邻牙向缺隙侧倾斜，移位及对殆牙伸长而致咬合紊乱，咀嚼效率降低。②牙周组织改变：缺牙后久未修复，邻牙倾斜移位，对殆牙伸长，出现邻牙牙间间隙，继发龋、牙周袋及牙周创伤等症状。食物嵌塞导致龈炎或牙周炎。③发音功能障碍：前牙缺失影响发音的准确性及清晰度，特别是唇音（吃、诗）、舌音（分、飞），舌齿音（德、特）。④颞下颌关节病变：长期多数后牙缺失，且久未修复，有可能造成颞下颌关节的病变。⑤对美观的影响。

第二节 治疗设计和方法选择

【A₁型题】

1.【答案】B

2.【答案】E

3.【答案】C

4.【答案】E

5.【答案】A

【解析】可摘局部义齿的支持方式有3种：牙支持式义齿——义齿所受的殆力主要由天然牙承担，修复效果好；黏膜支持式义齿——义齿承担的殆力主要由黏膜及其下的牙槽骨负担；混合支持式义齿——义齿承担的殆力主要由天然牙、黏膜及牙槽骨共同承担。故选A。

6.【答案】E

7.【答案】B

【解析】复合固定桥是指包含2种基本类型或同时具有3种基本类型固定桥的组合形式，故复合固定桥一般包含至少2个或3个至多个间隔基牙，包含4个或4个以上的牙单位，因桥体的跨度较长，获得共同就位道比较困难。

8.【答案】B

【解析】Kennedy牙列缺损分类：第一类是双侧后牙游离缺失，第二类是单侧后牙游离缺失，第三类是后牙的非游离缺失，第四类是前牙缺失。故选B。

9.【答案】E

10.【答案】E

11.【答案】A

12.【答案】C

13.【答案】C

14.【答案】D

15.【答案】A

16.【答案】C

17.【答案】D

18.【答案】C

19.【答案】B

【解析】固位体的类型对固位力的影响很大。一般情况下，全冠的固位力大于部分冠，部分冠的固位力大于嵌体。根内固位体由于桩核的种类较多，固位力大小也不同，通常铸造金属桩核的固位力较成品桩核的固位力大。

20.【答案】D

【解析】本题考察的是可摘局部义齿及固定义齿的适应证。选项A、B、C均为可摘局部义齿的适应证，D为固定义齿的适应证。故选D。

21.【答案】C

22.【答案】D

【解析】本题测试的是固位体的类型。固位体分为冠内固位体、冠外固位体和根内固位体。因为嵌体为冠内固位体，其他4种固位体均为冠外固位体。

23.【答案】A

24.【答案】D

【解析】舌杆的位置是位于下颌舌侧龈缘与舌系带、黏膜皱襞之间，距离牙龈缘3～4mm。下颌舌侧牙槽嵴有3种形态：垂直形者舌杆与黏膜平行接触；倒凹形者舌杆在倒凹之上或在倒凹区留出间隙；斜坡形者舌杆与黏膜轻轻接触，若双侧后牙游离缺失者，为了防止舌杆压迫软组织，舌杆应留出0.5mm的缓冲间隙。

25.【答案】C

26.【答案】C

【解析】本题考察的是单端固定桥的适应证。单端固定桥适用于缺隙小、𬌗力小、基牙健康、对颌最好为人工牙的情况。

27.【答案】C

【解析】Ⅰ型导线是基牙向缺隙相反方向倾斜时画出的导线，基牙的主要倒凹区在近缺隙侧。Ⅱ型导线是基牙向缺隙方向倾斜时画出的导线，基牙的主要倒凹区在远缺隙侧。Ⅲ型导线基牙向颊、舌侧倾斜时所形成的导线，导线的位置靠近𬌗面，倒凹普遍且显著。故选C。

28.【答案】B

【解析】解剖式人工牙咀嚼功能好，侧向𬌗力大；非解剖式人工牙咀嚼功能差，侧向𬌗力小；半解剖式人工牙咀嚼功能较好，侧向𬌗力较小。故选B。

29.【答案】E

【解析】A、B、C、D均为桥体𬌗面设计的基本要求。

30.【答案】D

31.【答案】C

【解析】本题考察的是固定义齿选择基牙的条件。固定义齿基牙的条件为A、B、D、E，不用必须是活髓牙，经过完善根管治疗的死髓牙也可以选作基牙。

32.【答案】B

33.【答案】E

34.【答案】B

【解析】铸造金属支托呈圆三角形或匙形，其长度约为磨牙的1/4或前磨牙的1/3近远中径，宽度应为磨牙的1/3或前磨牙的1/2颊舌径，厚度为1.0~1.5mm。

35.【答案】E

36.【答案】E

37.【答案】A

38.【答案】C

39.【答案】D

【解析】根据桥体所用材料不同分类：金属桥体，非金属桥体，金属与非金属联合桥体；根据桥体龈端和牙槽嵴黏膜的接触关系分类：接触式桥体，悬空式桥体；根据桥体龈端的形态分类：盖嵴式桥体，改良盖嵴式桥体，船底式桥体，悬空式桥体。

40.【答案】A

41.【答案】A

【解析】汪文骏等研究表明，𬌗支托凹底与基牙长轴的垂线成20°左右的夹角。以便𬌗支托所承受的作用力作用方向恰好通过基牙的旋转中心，不会使基牙倾斜移位。故选A。

42.【答案】E

【解析】接触式桥体的优点是美观、舒适，有利于发音及龈组织的健康，不会加速牙槽骨的吸收。故选E。

43.【答案】A

【解析】基托的功能：①连接作用排列人工牙，连接义齿各部件成一个整体。②修复缺损修复牙槽骨、颌骨和软组织的缺损。③传递𬌗力承担、传递分散人工牙的咬合力。④固位及稳定作用主要是借助基托与黏膜间的吸附力、表面张力和大气压力，以及基托与基牙及相关牙之间的摩擦和制锁作用，以增加义齿的固位及稳定，防止义齿旋转和翘动。

44.【答案】B

【解析】固定义齿的固位力主要来源于固位体固位形的正确设计，黏结剂的黏结力只是辅助固位力。故选B。

45.【答案】E

【解析】决定基牙数目的因素与牙槽骨的密度有关，与牙槽骨的丰满度无关。故选E。

46.【答案】E

47.【答案】C

48.【答案】E

49.【答案】D

【解析】支托的作用有：支撑、传递𬌗力，稳定义齿，防止食物嵌塞和恢复咬合关系。

50.【答案】C

51.【答案】D

52.【答案】E

53.【答案】D

【解析】缺牙区牙槽嵴的形态是在桥体龈端设计时应考虑的因素。故选D。

54.【答案】D

【解析】可摘局部义齿是由人工牙、基托、𬌗支托、固位体和连接体组成的。不包括基牙，故选D。

55.【答案】A

56.【答案】E

57.【答案】C

【解析】牙尖斜面与底面的交角为牙尖斜度，解剖式牙尖斜度为30°~33°，半解剖式牙尖斜度为20°左右，非解剖式牙尖斜度为0°，又称为无尖牙。故选C。

58.【答案】B

59.【答案】C

【解析】基牙的牙周潜力主要由基牙的牙周组织和颌骨的健康状况决定，牙周膜起着重要的作用。临床上最常使用牙周膜面积大小评价基牙的支持力，选择基牙。故选C。

60.【答案】B

61.【答案】B

【解析】半固定桥多用于牙间隔缺失做复合桥时，中间基牙的远中部分，或者某基牙倾斜度较大，难于取得共同就位道时。

62.【答案】B

63.【答案】E

64.【答案】A

【解析】减小基牙负担的措施有减小桥体的颊舌径、加大桥体与固位体之间的舌外展隙、增加食物的溢出道、减小𬌗面的牙尖斜度。故选A。

65.【答案】E

66.【答案】D

67.【答案】E

68.【答案】D

69.【答案】A

70.【答案】A

【解析】可摘局部义齿的固位力包括：摩擦力、吸附力、大气压力、重力。在4种固位力中，对可摘局部义齿来说，最主要的是摩擦力，即卡环与天然牙之间形成的力。故选A。

71.【答案】B

72.【答案】D

73.【答案】B

【解析】黏结固定桥的适应证为A、C、D、E，基牙残存釉质少会直接影响黏结效果。故选B。

74.【答案】E

75.【答案】D

76.【答案】E

77.【答案】D

【解析】当缺牙间隙大于同名牙时，可通过扩大唇面近远中邻间隙，加大桥体唇面突度，制作轴向发育沟纹等措施，利用视觉差达到改善美观的目的。

78.【答案】D

79.【答案】C

【解析】固位体的要求是在非功能状态时，对基牙不应产生静压力，摘戴时对基牙应无侧向压力。故选C。

80.【答案】C

81.【答案】C

【解析】卡环通常是作为直接固位体的。其他选项则均有间接固位作用，可以叫作间接固位体。故选C。

82.【答案】C

83.【答案】C

84.【答案】E

85.【答案】C

【解析】试验证明桥基牙倾斜在30°以内时，固定桥修复后可改善倾斜桥基牙的应力状况。

【A_2 型题】

86.【答案】C

【解析】因为侧切牙牙根短，所以它的支持作用就会比较差，另外它的牙周膜面积小于中切牙，所以需要增加基牙。故选C。

87.【答案】D

88.【答案】E

89.【答案】E

【解析】圈形卡环多用于最后孤立的磨牙上，基牙向近中舌侧（多为下颌）倾斜。故选E。

90.【答案】D

【解析】因为左下1的冠根比为1.5：1，它的支持作用不够，所以需要增加基牙，使双端固定桥两端的支持力尽量接近，有助于固定桥的稳定。故选D。

91.【答案】A

【解析】RPA卡环组是由近中𬌗支托、远中邻面板、颊侧A型卡环组成。而导平面是基牙远中预备出的一个平面，不是RPA卡环组的组成部分。故选A。

92.【答案】A

93.【答案】B

【解析】首先因为左上3. 7牙齿条件好，支持作用好，可以选择做基牙。虽然左上4、5、6的牙周膜面积之和大于3. 7的牙周膜面积之和，但是患者下颌为局部可摘义齿，𬌗力小。所以可以选择做固定桥，但是需要采取其他减小𬌗力的措施。事实上，A也可以说是正确的修复方案，但是因为固定义齿的修复效果要好于可摘局部义齿，题干是问最佳修复方案，故选B而不是选A。

94.【答案】B

【解析】根据Ante提出牙周膜面积法决定基牙的数目，基牙面积之和应等于或大于缺失牙牙周膜面积，上合中切牙牙周膜面积大于上颌侧切牙牙周膜面积，故不能做双端固定桥。

95.【答案】C

【解析】由于右下5牙周条件差，缺隙两侧基牙的支持与固位力就会不平衡，为使桥体两侧基牙固位力相当，满足双端固定桥设计要求，需要在弱侧增加基牙，因此可以选右下4. 5、7作基牙行双端固定桥修复。故选C。

96.【答案】E

【解析】患者牙槽嵴条件较差，余留牙条件较好，所以可以让基牙多承担𬌗力，减少牙槽嵴的负担，故选E。

97.【答案】E

98.【答案】B

【解析】由于缺牙间隙小，左上第一磨牙的支持力也足够。根据尽量少磨牙的原则，我们可以选择做单端固定桥。故选B。

99.【答案】C

100.【答案】C

【解析】右上5缺失，间隙比较小，而且对𬌗牙为局部义齿，右上6又做了根管治疗，这些均满足单端固定桥的设计要求，所以可以设计以右上6为基牙的单端固定义齿。故选C。

101.【答案】B

【解析】应该是选择牙尖斜度小的人工牙，故选B。

【A_3/A_4 型题】

102.【答案】C

【解析】固定义齿修复时需要考虑A、B、D、E，而缺牙区黏膜的厚度不是决定因素。故选C。

103.【答案】B

104.【答案】C

【解析】因为第二前磨牙颊向倾斜，所以需要通过桩核来改变其方向，使固定桥容易获得共同就位道。故选C。

105.【答案】E

【解析】题干口腔检查中未提及患者有咬合创伤，因此，不应该进行调𬌗的处理。故选E。

106.【答案】B

【解析】右上1因为有牙冠缺损，需要进行桩核冠修复，而且已经露髓，患者已成年，所以选择根管治疗。故选 B。

107.【答案】B

108.【答案】C

【解析】右下 6 为中龋，不需要进行根管治疗，故选 C。

109.【答案】B

110.【答案】A

【解析】因为要进行固定义齿的修复，铸造桩核的固位力会比较大，故选 A。

111.【答案】E

【解析】因为是后牙缺失，美观要求不高，为了尽可能少地磨除牙体组织，我们一般选择龈下边缘，故选 E。

112.【答案】A

113.【答案】B

【解析】固定义齿的连接体，截面积为 4～10mm²，外形应圆钝光洁。该患者基牙位置正常，应该选用固定连接体。故选 B。

114.【答案】D

【B_1 型题】

115.【答案】B

【解析】因为右上 7 咬合紧，所以选择金属全冠做固位体。故选 B。

116.【答案】A

【解析】桥基牙有龋坏，在对固位力要求不是太高的情况下，可以考虑用嵌体做固位体。本题右上 5 缺失，行双端固定桥修复的话，因为右上 6 有足够支持力，可以右上 4 用嵌体作为固位体。故选 A。

117.【答案】D

118.【答案】A

119.【答案】C

【解析】甲冠为树脂材料，强度较差。故选 C。

120.【答案】E

121.【答案】E

122.【答案】C

123.【答案】B

【解析】固定-可摘联合桥优点是可以用固定的部分更好地恢复功能，可以用可摘的部分恢复软硬组织的缺损。故选 B。

124.【答案】A

125.【答案】D

126.【答案】C

127.【答案】B

【解析】本题属于记忆题。考查桥体、固位体活动连接和连接体的特点。

128.【答案】D

【解析】固位体是固定桥将桥体连接于桥基牙上的部分，它借助于黏结剂固定在桥基牙上。

129.【答案】E

【解析】活动连接体指将固位体与桥体通过活动关节相连接者。

130.【答案】A

【解析】连接体是可摘局部义齿的重要组成部分，分大连接体和小连接体两类，将义齿各部分连接在一起，具有传递和分散殆力的作用。

131.【答案】E

132.【答案】D

133.【答案】A

134.【答案】B

135.【答案】C

第三节 治疗步骤

【A_1 型题】

1.【答案】D

2.【答案】A

3.【答案】D

【解析】初诊时在椅旁需要完成的工作有：比色、基牙预备、取印模、记录咬合关系、暂时固定桥修复。而制作金属桥架属于技工室的操作，故选 D。

4.【答案】A

【解析】若是前牙全瓷设计，则咬合区应该避开陶瓷衔接处。咬合区位于有金属基底支持的区域。若为半岛设计，则咬合区应避开无金属基底支撑的瓷面。

5.【答案】E

6.【答案】A

7.【答案】C

【解析】金属桥架的表面处理包括表面喷砂粗化、清洁、除气和预氧化。故选 C。

8.【答案】B

9.【答案】E

【解析】气泡产生的原因：①塑料填塞不足或过早；②热处理太快；③单体用量过多或调拌不匀；④塑料粉质量差。故选 E。

10.【答案】C

11.【答案】B

【A_2 型题】

12.【答案】D

13.【答案】B

14.【答案】D

【解析】本题测试的是托盘的选择。托盘应略大于牙弓，其内面与牙弓内外侧约有 3～4mm 间隙，翼缘不应过长，止于距黏膜皱襞 2mm 处。上颌托盘应盖过上颌结节和颤动线，下颌托盘后缘应盖过最后一个磨牙或磨牙后垫区。故选 D。

【B_1 型题】

15.【答案】B

16.【答案】D

17.【答案】A

18.【答案】C

19.【答案】B

【解析】本题考查的是印模的选择。解剖式印模是在承托义齿的软硬组织处于非功能状态下取得的，为无压力印模。它可以准确地印记牙和牙槽嵴的解剖形态，据此所做的义齿对牙和所接触的其他组织皆不产生压力，对牙支持式和黏膜支持式义齿都可以采用它。功能性印模是在一定压力状态下取得的印模，适用于混合支持式义齿。故选B。

20.【答案】B

21.【答案】A

第四节　修复体戴入后的问题和处理

【A_1型题】

1.【答案】C

2.【答案】B

3.【答案】C

【解析】咬合升高的原因：①填塞塑料过多或过硬；②型盒未压紧；③型盒内石膏强度不够。故选C。

4.【答案】E

【解析】人工牙与基托结合不牢固的原因：①填塞人工牙和基托时，二者先后相隔时间太长，单体挥发；②填塞时未压紧；③关盒时在人工牙及基托间未滴单体；④涂分离剂在人工牙上未去除干净。故选E。

5.【答案】D

6.【答案】B

【解析】义齿就位困难的原因：①卡环过紧；②𬌗支托移位；③基托、人工牙进入软硬组织倒凹区；④义齿变形。故选B。

7.【答案】B

8.【答案】A

9.【答案】B

10.【答案】E

【解析】人工牙有各种大小、形态和颜色，应根据缺隙的大小、宽窄、邻牙外形和颜色以及面形、𬌗力大小和对𬌗牙情况等进行选择，并尊重患者的意见。故选E。

11.【答案】B

12.【答案】E

【解析】义齿初戴时需要检查：①卡环和𬌗支托应与基牙密合，卡环臂位于倒凹区，卡环体位于非倒凹区。②基托边缘不妨碍唇、颊、舌的功能性活动，基托组织面应与黏膜贴合，无翘动、无压痛。③连接杆与黏膜接触应该适当。④颌位关系正确，咬合接触均匀。故选E。

13.【答案】A

【A_2型题】

14.【答案】D

15.【答案】E

【解析】本题考察的是单端固定桥的适应证。单端固定桥适用于缺隙小、𬌗力小、基牙健康、对颌最好为人工牙的情况。所以在本题 5| 缺失的时候，一般不能选择单端固定桥。故选E。

16.【答案】C

17.【答案】A

18.【答案】D

19.【答案】B

【解析】固定修复时，恢复邻接关系要求是牙线有阻力地通过。本题 54| 之间牙线可顺利通过，说明接触点松。接触点松，就会在咀嚼时出现食物嵌塞，引起牙龈红肿。故选B。

20.【答案】A

21.【答案】D

22.【答案】A

23.【答案】E

【解析】由于上下颌后牙的覆盖过小，或由于缺牙后，颊部软组织向内凹陷，天然牙的牙尖锐利都会造成咬颊黏膜。应该加大后牙覆盖，调磨过锐的牙尖，加厚基托推开颊肌。咬舌多因下颌后牙排列偏向舌侧或因𬌗面过低造成。可适当升高下颌𬌗平面，磨改下颌人工牙的舌面或重排后牙。故选E。

24.【答案】D

【A_3/A_4型题】

25.【答案】B

26.【答案】C

27.【答案】C

28.【答案】A

29.【答案】C

30.【答案】B

31.【答案】A

32.【答案】D

【解析】根据检查结果，基牙健康，应设计成混合支持式义齿或牙支持式义齿。所以设计成黏膜支持式义齿是错误的。黏膜支持式义齿会出现义齿下沉，造成黏膜的压痛。故解决的办法应修改设计。

33.【答案】B

34.【答案】A

35.【答案】D

【B_1型题】

36.【答案】C

【解析】食物嵌塞主要是由于基托与组织不密合，卡环与基牙不贴合，基托与自然牙之间有间隙等原因造成的。

37.【答案】E

【解析】咬合关系不正确，人工牙𬌗面过低过小与对𬌗牙接触不良，𬌗面平坦，无适当的牙尖斜度或沟凹不明显，或义齿恢复的垂直距离过低，都可能降低咀嚼效能。

38.【答案】D

【解析】由于上下颌后牙的覆盖过小，或由于缺牙后，颊部软组织向内凹陷，天然牙的牙尖锐利，都会造成咬颊黏膜。

39.【答案】A

【解析】基托边缘过长、过锐，压迫唇、颊舌沟或进入倒凹区擦伤黏膜，而当石膏表面有小气泡时，基托组织面可出现粒状突起，可造成黏膜充血红肿，甚至造成黏膜溃疡。

40.【答案】A

41.【答案】B

42.【答案】D

第四章　牙列缺失

第一节　病因及影响

【A_1 型题】

1.【答案】A

【解析】牙槽嵴的吸收速率在牙缺失后头 3 个月（即伤口愈合期）最快，大约 6 个月后吸收速率显著下降，拔牙后 2 年吸收速度趋于稳定。剩余牙槽嵴的吸收将终生持续，稳定在每年约 0.5mm 的水平。

2.【答案】A

【解析】上下颌牙槽嵴吸收的方向不同导致上下颌骨不协调。上颌牙槽嵴吸收方向呈向上向内，上颌骨的外形逐渐缩小。而下颌牙槽嵴吸收方向是向下和向外，使下牙弓逐渐变大，上下颌骨间的关系亦失去协调。

3.【答案】C

【解析】牙槽嵴吸收多少与骨质致密程度直接有关，上颌骨外侧骨板较内侧骨板疏松。因此，上颌前部牙槽嵴吸收方向是向上向内。

4.【答案】D

【解析】牙槽嵴的吸收速度与缺失牙的原因、时间及骨质致密程度有关。与患者年龄无关。

5.【答案】A

【解析】由于牙槽嵴的不断吸收，与之相关连的软组织也发生相应的位置变化，如附着在颌骨周围的唇颊系带与牙槽嵴顶的距离变短，甚至与嵴顶平齐。

6.【答案】C

【解析】由于牙列缺失不会引起咬唇咬颊。

7.【答案】C

【解析】牙列缺失后对患者的面容改变：唇颊部软组织内陷，上唇丰满度差，面部皱褶增加，鼻唇沟加深，口角下陷，面下 1/3 距离变短，面容明显呈衰老状。上下牙槽嵴吸收不协调可表现为下颌前突，下颌角变大，髁突变位以及下颌关节骨质吸收和功能紊乱。

第二节　治疗设计和方法选择

【A_1 型题】

1.【答案】E

【解析】腭小凹是口内黏液腺导管的开口，位于上腭中缝后部的两侧，软硬腭连接处的稍后方，数目多为并列的 2 个，左右各 1 个。

2.【答案】D

【解析】全口义齿的固位原理是由于吸附力、表面张力和大气压力。

3.【答案】E

【解析】吸附力的大小与唾液的质和量有关，唾液的黏稠度高，流动性小可以加强附着力和内聚力，而增强义齿固位。唾液的分泌量不宜过多或过少。

4.【答案】D

5.【答案】C

6.【答案】C

7.【答案】C

【解析】影响义齿固位的包括颌骨的解剖形态影响基托面积；口腔黏膜的性质有一定的弹性和韧性，有利于保持良好封闭和固位；基托边缘伸展范围、厚薄和形状对义齿的固位非常重要；唾液的质和量，即唾液黏稠度高、流动性小可加强固位。

8.【答案】B

9.【答案】B

【解析】主承托区指垂直于𬌗力受力方向的区域。包括牙槽嵴顶区、腭部穹隆区、颊棚区等区域。该区的骨组织上覆盖着高度角化的复层鳞状上皮，其下有致密的黏膜下层所附着，因此能承担咀嚼压力，抵抗义齿基托的碰撞而不造成组织的创伤。

10.【答案】D

【解析】缓冲区是指需要缓冲咀嚼压力的区域。主要指上颌隆突、颧突、上颌结节的颊侧、切牙乳突、下颌隆突、下颌舌骨嵴以及牙槽嵴上骨尖、骨棱等部位。

11.【答案】D

【解析】颌弓宽大，牙槽嵴高

而宽，腭穹隆高而深，系带附着距离牙槽嵴顶较远，固位作用好。

12.【答案】B

13.【答案】E

14.【答案】A

【解析】无牙𬌗患者的上下颌模型制取是全口义齿制作的基础，印模的准确性会影响全口义齿的质量。

15.【答案】C

【解析】上颌基托唇颊侧止于唇颊前庭沟黏膜反折皱襞处，腭小凹后2mm与两侧翼上颌切迹的连线，在唇颊系带部位应形成相应的切迹。下颌基托唇颊侧位于前庭沟黏膜皱襞反折皱襞处，舌侧在口底黏膜反折处，在唇颊、舌系带部位应形成相应的切迹，后缘应盖过磨牙后垫1/2或全部。

16.【答案】B

【解析】磨光面的倾斜程度、义齿周围边缘的宽度和人工牙的颊舌位置正常时，舌和颊才有帮助义齿稳定和抵抗脱位力的作用。义齿磨光面与水平力量有关，是使义齿保持稳定的表面，应使口腔内舌与口外唇颊肌肉力量处于平衡状态。

17.【答案】C

【解析】边缘封闭区指义齿边缘接触的软组织部分，如黏膜皱襞、系带附着部、上颌后堤区和下颌磨牙后垫。此区有大量疏松结缔组织，不能承受咀嚼压力。但这些组织可以紧密地与义齿边缘贴合，防止空气进入基托与组织之间，产生良好的边缘封闭作用。

18.【答案】C

【解析】附着力是指不同分子之间的吸引力。

19.【答案】B

20.【答案】C

【解析】吸附力是两种物体分子之间相互的吸引力，包括附着力和内聚力的作用。吸附力的大小与基托和黏膜之间的接触面积和密合程度最有关，只有紧密接触才能有吸附力；与基托大小有关；吸附力的大小与唾液的质和量有关，唾液的黏稠度高，流动性小可以加强附着力和内聚力，而增强义齿固位。

21.【答案】D

22.【答案】C

23.【答案】D

24.【答案】D

【解析】后堤区位于前后颤动线之间，作为上颌义齿后缘的边缘封闭区。此区宽2~12mm，有一定的弹性，能起到边缘封闭的作用。

25.【答案】A

26.【答案】A

27.【答案】E

【解析】颌骨的解剖形态、口腔黏膜的性质与义齿固位有关：黏膜的厚度适宜，有一定弹性和韧性；基托的边缘、唾液的质和量均影响义齿的固位。

28.【答案】D

29.【答案】E

【解析】当两个物体之间产生负压，而周围空气不能进入时，外界的大气压力将两个物体紧压在一起，只有在使用一定力量破坏负压后，才能将两个物体分开。同理，全口义齿基托边缘与周围软组织始终保持紧密接触，形成良好的边缘封闭作用，在大气压力作用下，基托和组织密贴使义齿获得固位。

30.【答案】A

31.【答案】C

32.【答案】D

【B_1型题】

33.【答案】A

【解析】主承托区包括牙槽嵴顶、腭部穹隆区、颊棚区等。

34.【答案】D

【解析】副承托区指与𬌗力受力方向成角度的区域，包括上下颌牙槽嵴顶的唇颊和舌腭侧。

35.【答案】C

36.【答案】B

37.【答案】E

【解析】上颌结节位于上颌牙槽及两侧远端的圆形骨突，颊侧多有明显的倒凹，可影响义齿就位。

38.【答案】A

39.【答案】B

40.【答案】C

【解析】上颌硬区是缓冲区，当义齿下沉该部位易形成支点引起义齿的翘动，并产生疼痛。

第三节　治疗步骤

【A_1型题】

1.【答案】A

2.【答案】C

3.【答案】E

【解析】非解剖式牙适用于牙槽嵴条件差，优点是可减小侧向力，使合力主要以垂直方向向牙槽嵴传导，可减少由侧向力造成的义齿不稳定，操作简单便于达到平衡𬌗。

4.【答案】E

【解析】塑料人工牙与瓷牙相比有质轻，韧性好的优点，但耐磨性差。与树脂基托连接牢固。

5.【答案】C

6.【答案】E

7.【答案】B

【解析】解剖式牙合面形态与正常牙相似，牙尖斜度约30°；半解剖式牙模拟牙齿磨耗，牙尖斜度为20°；非解剖式牙合面与天然牙有别，牙尖斜度为0°。

8.【答案】A

【解析】支持尖是指上颌舌尖，下颌颊尖。选磨的原则是每次只选磨单颌，每次少量；保持垂直距离，避免降低垂直高度，避免选磨支持尖；保持牙合面形态。正中牙合早接触，侧方牙合没有早接触时，选磨支持尖相对应的近远中边缘嵴和中央窝；如正中牙合及侧方牙合均有早接触则选磨支持尖工作斜面。正中牙合正常因此选磨首先保证勿降低垂直距离前提下，应调磨上前牙舌斜面。

9.【答案】C

10.【答案】C

11.【答案】D

12.【答案】C

13.【答案】E

【解析】无牙牙合患者口腔检查包括牙槽嵴的情况，颌弓的形状和大小，上下颌弓的位置关系，上下颌唇系带的位置，腭穹隆的形态，肌肉附着，舌的位置和大小，对旧义齿的检查。

14.【答案】A

【解析】由患者自行或由医生帮助下，唇舌和颊做各种运动，塑造出印模的唇、颊、舌侧边缘，与功能运动时的黏膜皱襞和系带相吻合，防止空气进入基托与无牙牙合组织面之间，达到良好的边缘封闭。

15.【答案】A

【解析】托盘应比牙槽嵴宽2~3mm，周围边缘高度应离开黏膜皱襞约2mm，上颌托盘长度盖过翼上颌切迹，后部必须延伸到颤动线后3~4mm。

16.【答案】A

17.【答案】C

【解析】第一磨牙近中舌尖接触牙合平面，远中舌尖、近颊尖离开合平面1mm，远颊尖离开牙合平面1.5mm，颈部微向腭侧和近中倾斜。

18.【答案】D

【解析】确定垂直距离的方法有：利用息止牙合位垂直距离减去息止牙合间隙的方法；瞳孔至口裂的距离等于垂直距离；面部外形观察法；旧义齿参考法；拔牙前记录等。

19.【答案】D

20.【答案】E

【解析】确定水平关系的方法有：哥特式弓描记法；直接咬合法（卷舌后舔法、吞咽咬合法、后牙咬合法、肌监控仪法）。

21.【答案】B

【解析】牙合平面的前部在上唇下缘以下约2mm，且与瞳孔连线平行，牙合平面的后部从侧面观与鼻翼耳屏连线平行。

22.【答案】D

23.【答案】C

24.【答案】B

【解析】自然牙列位于唇颊肌向内的力与舌肌向外的力大体相当的位置。全口义齿人工牙列排列在原自然牙列的位置，人工牙就不会受到唇颊舌肌的侧向推力，有利于义齿的稳定。

25.【答案】D

【解析】磨牙后垫稳定可作为指导排列人工牙的标志，从垂直向看磨牙后垫可决定下颌牙合平面的位置；下颌第一磨牙的牙合面应与磨牙后垫的1/2等高。从前后向看，下颌第二磨牙应位于磨牙后垫前缘。从颊舌向看，磨牙后垫颊舌面向前与下颌尖牙近中面形成一个三角形，一般情况下，下颌后牙的舌尖应位于此三角形内。

26.【答案】E

【解析】切牙乳突是上颌重要的、稳定的标志。切牙乳突是排列上颌中切牙的参考标志。两个上颌中切牙的交界线应以切牙乳突为准；上颌中切牙唇面置于切牙乳突中点前8~10mm；上颌两侧尖牙牙尖顶的连线应通过切牙乳突中点前后1mm范围内。

27.【答案】C

【解析】上下颌弓的位置关系可分为水平关系和垂直关系。

28.【答案】C

【解析】模型边缘围堤厚度为3~5mm为宜，模型最薄处也不能少于10mm，模型后缘应在腭小凹后不少于2mm，下颌模型在磨牙后垫自起前缘起不少于10mm。模型边缘形态应清晰显示肌功能修整后的精细形态和宽度。

29.【答案】D

30.【答案】E

【解析】二次印模法可以取得精确度高的终印模，此种方法虽然操作复杂，但易掌握，所取的印模与模型比较准确，在临床应用普遍。

31.【答案】E

32.【答案】C

33.【答案】C

34.【答案】C

35.【答案】C

36.【答案】E

37.【答案】C

【解析】取颌位记录时，如果患者做了前伸动作，而又未被及时发现，当试戴义齿时，恢复正常位置，会出现下颌义齿后退。

38.【答案】B

【解析】一般息止牙合间隙平均值为2~3mm。

39.【答案】C

【解析】牙合平面应平行于牙槽嵴，如果牙合平面在前牙区高，磨牙区低，则会使上颌义齿向远中、下颌义齿向前方移位，反之亦然。临床上当牙槽嵴吸收不平衡或上颌前突、下颌前突时易出现牙合平面的问题。

40.【答案】D

41.【答案】D

【解析】正确的垂直距离有利于恢复患者的面部外形美观自然，有利于咀嚼肌发挥最大咀嚼效能，同时防止对牙槽骨产生过大的力量，保护颞下颌关节，有利于义齿稳定等。

42.【答案】C

【解析】全口义齿取印模时，在印模材料可塑期内进行肌肉功能整塑，由患者自行或由医生帮助下，唇舌和颊做各种运动，塑造出印模的唇、颊、舌侧边缘，与功能运动时的黏膜皱襞和系带相吻合，称为功能印模。

43.【答案】B

【解析】制作个别托盘的目的是利用边缘整塑材料在结固前具有很好成形性的特点，对个别托盘的边缘形态、伸展范围进行比较准确的成形，为终印模制取无牙𬌗唇、颊、舌侧边缘的功能形态提供合适的托盘，获得功能性印模。

44.【答案】A

45.【答案】D

46.【答案】D

47.【答案】C

【解析】前牙排列成浅覆𬌗和浅覆盖，正中𬌗时前牙不接触，并在前伸𬌗及侧方𬌗运动时至少在1mm范围内，下牙沿上牙斜面自由滑动，符合排牙的组织保健原则。

【B_1型题】

48.【答案】B

【解析】在自然牙列存在时，当口腔不咀嚼、不吞咽、不说话时，下颌处于休息的静止状态，上下牙列自然分开，无𬌗接触；叫作息止𬌗位。此时上下牙列间存在的间隙叫作息止𬌗间隙。

49.【答案】C

50.【答案】A

【解析】当上下牙列接触在一起，前牙呈正常覆𬌗、覆盖，后牙𬌗面间呈尖窝交错的接触关系，此时上下颌关系为最广泛接触位（亦称正中𬌗位）。

51.【答案】D

52.【答案】D

53.【答案】A

54.【答案】E

第四节 修复体戴入后的问题和处理

【A_1型题】

1.【答案】E

【解析】由于𬌗力不平衡导致义齿折断：两侧后牙排列在牙槽嵴顶外侧，易形成以牙槽嵴或上颌硬区为支点造成基托翘动，并造成义齿纵折。垂直距离过低，义齿稳定的不会产生义齿折断。

2.【答案】B

3.【答案】A

4.【答案】D

5.【答案】E

【解析】由于垂直距离恢复过高，导致息止𬌗间隙减少，在说话和进食时可出现后牙相撞声。

6.【答案】A

【解析】全口义齿出现咬舌现象是由于上颌后牙舌尖的覆盖过小所致，因此加大后牙覆盖即可。需调磨上颌后牙舌尖舌斜面或下颌后牙舌尖颊斜面。

7.【答案】E

8.【答案】B

9.【答案】D

【解析】由于垂直距离过高导致肌张力大，使牙槽嵴经常处于受压状态，从而加速牙槽嵴吸收。

【A_2型题】

10.【答案】D

【解析】全口义齿咀嚼功能不好的原因，常常因上下颌牙齿接触面积小，或在调磨咬合过程中，磨去了应有的尖凹解剖形态。或由于垂直距离低，患者感到在吃饭时用不上力，吃饭慢。故本题选D。

11.【答案】D

【解析】牙槽嵴呈刃状是固位不良和产生压痛的原因。从经济、节省材料、减少工序等方面考虑，患者首选的治疗是自凝软衬材料重衬，软衬材料具有良好的弹性，无刺激性，能与义齿基托牢固结合，将其衬于基托组织面，使基托作用于承托区黏膜的咀嚼压力得以缓冲，可减少支持组织受力，避免压痛。“经多次修改均无效”故不选A。B造成材料的浪费以及增加工序，故不选。C自凝塑料无弹性，不能解决患者的问题，故不选。E做种植义齿不是最佳选择，不选E。

12.【答案】C

【解析】非解剖式牙适用于牙槽嵴条件差，优点是可减小侧向力，使𬌗力主要以垂直方向向牙槽嵴传导，可减少由侧向力造成的义齿不稳定，操作简单便于达到平衡𬌗。

13.【答案】E

14.【答案】C

15.【答案】B

16.【答案】B

【解析】上下颌弓位置不协调，下颌弓明显大于上颌弓，导致上颌后牙排列过于偏牙槽嵴颊侧，易形成支点导致义齿折断。

17.【答案】E

18.【答案】B

【解析】侧方平衡殆不协调，工作侧接触而非工作侧无接触，导致义齿翘动、脱落。

19.【答案】C

20.【答案】B

【解析】功能状态时由于肌肉运动前庭沟变浅导致义齿脱位，因此调磨义齿边缘可改善症状。

【A_3/A_4 型题】

21.【答案】B

【解析】后牙缺失时间过长，两颊部向内凹陷；后牙排列覆盖过小；颊部软组织被上颌结节和磨牙后垫部位的上下颌基托夹住等都会引起咬颊或咬舌现象。根据题意分析，可选 B。

22.【答案】A

【解析】如果由于后牙排列覆盖过小出现咬颊或咬舌时，可磨改上颌后牙颊尖舌侧斜面和下颌后牙颊尖颊侧斜面，加大覆盖，解决咬颊现象。

23.【答案】C

【解析】由于垂直距离低，患者常出现全口义齿咀嚼功能不好，在吃饭时力用不上，吃饭慢。

24.【答案】B

【解析】垂直距离不够，需增加义齿的高度时，取正中殆记录，将上下颌义齿按正中殆记录固定在殆架上重新排牙。

25.【答案】E

26.【答案】E

27.【答案】E

28.【答案】C

29.【答案】C

【解析】全口义齿固位尚好，但在咀嚼食物时，义齿容易脱位、这是由于殆不平衡，牙尖有干扰，有义齿翘动，破坏边缘封闭造成的，根据题意，故选 C。

30.【答案】C

【解析】修改时应进行选磨调殆，消除牙过早接触和牙尖的干扰，或将基托边缘适当磨短或磨薄。

第十八篇 口腔颌面医学影像诊断学

第一章 医学影像检查技术

第一节 口内片

【A_1型题】

1.【答案】A

【解析】曲面体层片可显示双侧上颌骨、下颌骨、上颌窦、颞下颌关节及全口牙齿，重要解剖标志有下颌孔、下颌小舌、下颌管、髁突、喙突、硬腭、上颌窦、颧弓、颧骨。根尖片能显示牙及牙周组织的图像，还可见颌骨正常解剖结构。①上颌中切牙位根尖片可见切牙孔、腭中缝、鼻腔及鼻中隔。②上颌磨牙位根尖片可见上颌窦底部、颧骨、喙突、上颌结节及翼钩。③下颌中切牙位根尖片可见颏棘、颏嵴、营养管。④下颌前磨牙位根尖片可见颏孔。⑤下颌磨牙位根尖片可见下颌骨外斜线、下颌管、下颌骨下缘。故选A。

2.【答案】A

【解析】采用根尖片分角线投照技术摄影时，X线中心线若与被检查牙的邻面不平行，而向远中或近中倾斜时，胶片上所显示牙的邻面影像将相互重叠。

【A_2型题】

3.【答案】A

【解析】下颌横断殆片常用于检查下颌骨体部骨质有无颊、舌侧膨胀，也可用于辅助诊断下颌骨体骨折移位以及异物、阻生牙定位等。亦可用于下颌下腺导管结石的检查。殆翼片用于检查邻面龋、髓石、牙髓腔的大小等。

4.【答案】A

【解析】牙周膜及骨硬板是否连续，根周骨质及上颌窦底壁是否完整连续是判断牙根是否位于上颌窦内的标准，其他各选项不能用作诊断标准。故选A。

第二节 口外片

【A_1型题】

1.【答案】A

【解析】正常下颌牙槽骨影像特点：密质骨厚而松质骨少，骨小梁呈网状结构，牙间骨小梁多呈水平方向排列，根尖有时见放射状排列，骨髓腔呈三角形和大小不等的圆形低密度影。故选A。

2.【答案】C

【解析】一般情况下，上颌窦在2岁时才可在X线片上显示；筛窦在6岁后进行X线检查方具有价值；额窦一般在3岁左右开始发育；6~7岁时在X线片上可以显示；蝶窦3岁以前很少显示，至成年时才发育完全。故选C。

3.【答案】A

【解析】人体各组织的放射敏感性的顺序为：①高度敏感组织：淋巴组织、胸腺、骨髓、胃肠上皮、性腺、胚胎组织、腮腺。②中度敏感组织：角膜、晶状体、结膜等感觉器官；血管、淋巴内皮细胞；皮肤上皮、下颌下腺、舌下腺、肾、肝、肺组织上皮细胞。③轻度敏感组织：中枢神经系统、内分泌腺、心脏。④不敏感组织：肌组织、软骨和骨组织及结缔组织等。故选A。

4.【答案】C

【解析】①下颌前部殆片用于观察下颌颏部骨折及其他颏部骨质变化。②下颌骨开口后前位片用于观察双侧髁突内外径向的病变。③下颌升支切线位片用于观察下颌升支外侧密质骨膨出、增生及破坏的情况。④下颌骨侧位片用于观察下颌骨体、升支及髁突的病变。⑤许勒位片常用于观察颞下颌关节外侧1/3侧斜位影像及关节窝、关节结节、关节间隙的情况。故选C。

5.【答案】C

【解析】下颌骨开口后前位片

常用于检查双侧髁突内外径向的病变。故选C。

6.【答案】B

【解析】与全身CT相比，口腔锥形束CT（CBCT）的优点：空间分辨率高，图像质量好，数据采集时间短，辐射剂量较小，拍摄成本相对较低。故选B。

7.【答案】B

【解析】唾液腺造影的适应证是：唾液腺慢性炎症、舍格伦综合征、唾液腺良性肥大、肿瘤、涎瘘、导管阴性结石以及需要确定唾液腺周围组织病变是否已侵及腺体及导管。故选B。

第三节　唾液腺造影技术

【A_1型题】

【答案】C

第四节　CBCT

【A_1型题】

【答案】B

【解析】与全身CT相比，口腔锥形束CT的优点：空间分辨率高，图像质量好；数据采集时间短，辐射剂量较小，拍摄成本相对较低。故选B。

第二章　牙及口腔颌面部正常影像

第一节　牙及牙周组织

【A_1型题】

1.【答案】A

【解析】牙釉质是机体中钙化最高和最坚硬的组织，X线片显示的影像密度最高，似帽状覆盖于牙冠部牙本质的表面。故选A。

2.【答案】B

【解析】上牙槽骨的密质骨薄，松质骨多，骨小梁数目多，因而在X线片呈颗粒状影像；下牙槽骨密质骨厚而松质骨少，骨小梁数目少，故在X线片骨小梁结构呈网状。故选B。

第二节　颌面骨解剖结构

【A_1型题】

1.【答案】D

【解析】颌骨体内有时可见边缘清楚的圆形或卵圆形致密影，直径多为2～4mm，与牙根无关，此为内生骨疣，也称致密骨岛，是一种骨质生长变异，无病理意义。D项错误，其余选项描述均正确，故选D。

2.【答案】E

【解析】在华特位片上，上颌窦显示为尖端向下大致三角形密度低的影像，内侧密度较低，逐渐移行外侧密度较高。故选E。

第三节　唾液腺造影

【A_1型题】

1.【答案】B

【解析】侧位片上主导管在下颌支上斜向后下走行，B项错误。

2.【答案】B

第四节 颞下颌关节

【A_1 型题】

【答案】C

【解析】颞下颌关节侧斜位显示关节凹、关节结节、髁突及关节间隙，常用于检查髁突骨折、脱位、先天畸形、肿瘤以及颞下颌关节疾病等，正常情况下，关节间隙宽约 2mm，上间隙较宽，后间隙次之，前间隙狭窄。

第三章 牙及口腔颌面部典型病变影像

第一节 牙及牙周疾病

【A_1 型题】

1.【答案】C

【解析】致密性骨炎的患牙根尖区骨小梁增多增粗，骨质密度增高，与正常骨组织无明显分界，骨髓腔变窄甚至消失，根尖无增粗膨大。故选 C。

2.【答案】E

【解析】乳牙和年轻恒牙牙髓治疗前摄 X 线牙片的目的是：①查看龋坏的深度及与髓腔的关系。②有无修复性牙本质生成，根尖区有无病变。③年轻恒牙牙根发育程度及乳牙根吸收程度，有无恒牙胚。④牙髓腔内有无钙化，有无内吸收。故选 E。

3.【答案】C

【解析】牙髓病包括牙髓充血、牙髓炎、牙髓变性、牙内吸收和牙髓坏死。X 线检查仅对牙内吸收和牙髓变性中的牙髓钙化有诊断价值。故选 C。

4.【答案】A

【解析】急性根尖周炎：①早期 X 线检查一般看不出根尖周骨质改变。②慢性根尖脓肿在根尖区出现一边界清楚，边缘不光滑的小范围骨质破坏的低密度区。③根尖周肉芽肿在病原牙的根尖、根侧方或根分叉有圆形或卵圆形的边界清楚直径一般不超过 1cm 密度减低区。④根尖周囊肿以病原牙根尖为中心，形成圆形或卵圆形边界清楚、密度减低区，直径一般大于 1cm 骨质破坏低密度病变区，周围可见骨白线。

5.【答案】A

6.【答案】C

【A_2 型题】

7.【答案】D

【解析】根尖周囊肿以病原牙根尖为中心，形成形状较规则的圆形或卵圆形骨质破坏低密度病变区，边缘清晰，周围包绕一致密的骨白线。故选 D。

【B_1 型题】

8.【答案】D

9.【答案】E

10.【答案】B

11.【答案】C

【解析】①急性根尖周炎早期 X 线检查一般看不出根尖周骨质改变。②慢性根尖脓肿表现为边界清楚，边缘不光滑的小范围骨质破坏的低密度区，骨硬板消失。③根尖周肉芽肿在病原牙的根尖、根侧方或根分叉有圆形或卵圆形边界清楚的密度减低区，直径一般不超过 1cm，无致密骨硬板。④根尖周囊肿以病原牙根尖为中心，形成形状较规则、大小不等的圆形或卵圆形骨质破坏低密度病变区，直径一般大于 1cm，边缘清晰周围可见致密的骨白线包绕。

第二节 颌面骨炎症

【A_1 型题】

1.【答案】A

【解析】下颌升支边缘性骨髓炎主要 X 线表现为：弥漫性的骨密度增高，局限性骨质破坏灶，密质骨外有骨膜成骨。增生骨质的边缘一般较整齐，升支外侧密质骨无明显破坏，一般无死骨形成。故选 A。

2.【答案】B

【解析】颌骨放射性骨坏死主要 X 线表现为：病变早期骨质呈弥散性疏松，呈斑点状或虫蚀样破坏，边界多不清晰。随病变进展，骨吸收破坏加重、范围增大，可见大小不等、形状不一的死骨，且不易分离；骨膜对放射线高度敏感，照射后骨膜活力降低甚至消失，很少发生骨膜成骨。

3.【答案】E

【解析】结核性颌骨骨髓炎X线特征以骨破坏为主，表现为颌骨内局限性密度减低区，边界不清，可有细小死骨形成。当累及密质骨刺激骨膜时，可有骨膜成骨。病变好发于下颌角。故选E。

【A_2型题】

4.【答案】B

【解析】颌骨放射性骨坏死有放疗史，X线主要表现为骨质破坏。病变早期，骨质呈弥散性疏松，呈斑点状或虫蚀样，病变边界不清晰。随病变进展，骨吸收破坏加重、范围增大，可见大小不等、形状不一的死骨，且不易分离，很少发生骨膜成骨。

5.【答案】D

【解析】牙源性边缘性颌骨骨髓炎多起源于下颌第三磨牙冠周炎。X线表现为下颌升支密质骨外有骨膜成骨，大多数病变骨质破坏较局限，无死骨形成。

6.【答案】E

【解析】牙源性中央性颌骨骨髓炎多来源于根尖周组织感染，X线表现为颌骨内以病原牙为中心的单发或多发低密度区，骨破坏区内可见死骨形成，密质骨外可见线状骨膜反应。故选E。

【B_1型题】

7.【答案】C

【解析】颌骨放射性骨坏死主要X线表现为：骨质破坏。骨质呈斑点状或虫蚀样破坏，边界不清晰，可见大小不等、形状不一的死骨，且不易分离，很少发生骨膜成骨。

8.【答案】A

【解析】牙源性中央性颌骨骨髓炎X线表现为：颌骨内以病原牙为中心的单发或多发低密度区，骨破坏区有死骨形成，密质骨外可见线状骨膜反应。

第三节　口腔颌面部囊肿、肿瘤及瘤样病变

【A_1型题】

1.【答案】B

【解析】成釉细胞瘤的X线特点：可多房，分房大小不等；颌骨膨胀，以唇颊侧为主；牙根呈锯齿状或截断状吸收；瘤内可含牙或不含牙，邻牙可被肿瘤推压而移位或脱落缺失；瘤内罕见钙化。故选B。

2.【答案】A

【解析】鼻腭管囊肿X线特点：囊肿多位于上颌中线和左右中切牙牙根之间或后方，中切牙牙根可被推开，但牙周膜和硬骨板的连续性存在。故选A。

3.【答案】E

【解析】牙源性黏液瘤在X线片上表现为多房低密度影，房隔细而不规则，分房形态各异，以网格状多见，有时呈“火焰”状改变，边缘欠光滑整齐，可伴有牙移位和牙根侵蚀吸收。故选E。

4.【答案】D

【解析】混合性牙瘤X线的特点为颌骨内异常高密度团块影像，病变边缘光滑，周缘多有一条清晰的低密度条带状影包绕，颌骨可有膨隆。故选D。

5.【答案】B

【解析】球上颌囊肿指发生于上颌侧切牙和尖牙之间的囊肿，其X线特点是在上颌侧切牙和尖牙之间有倒梨形囊状低密度影，该低密度影像与牙无关，牙根吸收多呈斜面状。故选B。

6.【答案】B

【解析】牙源性角化囊性瘤的X线表现：单囊多见，常沿颌骨长轴发展，颌骨多向舌侧膨隆，瘤内可含牙或不含牙。故选B。

7.【答案】E

【解析】含牙囊肿的典型特点是：边缘光滑的类圆形透射阴影内含有不同发育阶段的未萌出牙，所含牙的牙冠一般朝向囊腔，囊壁包绕于此牙的冠根交界处。

【A_2型题】

8.【答案】B

【解析】骨化纤维瘤好发于下颌前磨牙和磨牙区，生长缓慢，增大时可使颌骨膨大，面部变形。X线平片以高低密度混合表现为主，间有少量钙化或骨化，边界清楚。病变内部的异常高密度硬组织成分变化呈多样性。故选B。

第四节　颌面骨骨折

【A_1型题】

1.【答案】D

【解析】下颌骨正中联合部位骨折首选的X线投照片位是下颌前部殆片，其他平片投照检查易与颈椎重叠。故选D。

2.【答案】B

【解析】骨折愈合在X线片显示的时间取决于年龄、营养、健康状况、骨折的性质、程度等多种因素。一般在3~6个月方可见

骨性愈合X线征象。儿童则可在2个月或更短时间内便可显示。

3.【答案】D

【解析】华特位是检查颧骨骨折X线检查的首选方法。上颌后部殆片用于观察一侧上颌后部骨质变化的情况。其余检查方法临床应用见前面解析。故选D。

4.【答案】D

【解析】影响下颌骨骨折段移位的因素包括：骨折部位、外力大小和方向、骨折线方向和倾斜度、骨折段是否有牙以及附着肌肉的牵拉作用等。故选D。

5.【答案】C

【解析】Le Fort Ⅰ型骨折骨折线从梨状孔下方，经牙槽突基底部，向后至上颌结节延伸至翼突。Le Fort Ⅱ型骨折骨折线横过鼻背，通过眶内下、眶底、经眶下缘、颧骨下方向后达翼突；Le Fort Ⅲ型骨折骨折线横过鼻背、眶部、经颧骨上方达翼突。故选C。

【A_2型题】

6.【答案】C

【解析】下颌骨开口后前位片常用于检查双侧髁突内外径向的病变。故选C。

第五节　唾液腺疾病

【A_1型题】

1.【答案】B

【解析】唾液腺结石病最多见于下颌下腺，阳性结石用X线平片即可查出。故选B。

2.【答案】D

【解析】慢性阻塞性唾液腺炎可发生于腮腺或下颌下腺，发生于下颌下腺者多与唾液腺结石并存。唾液腺造影的主要表现为导管系统的扩张不整，首先表现为主导管扩张，或导管扩张与狭窄相交替，呈“腊肠”状改变；逐渐波及分支导管，病变晚期也可有末梢导管扩张征象。A、B、C项均为慢性复发性腮腺炎的造影表现。

3.【答案】A

【解析】阴性结石在涎腺造影片上显示为圆形或卵圆形充盈缺损，其远心段可见导管扩张。

【A_2型题】

4.【答案】D

【解析】根据本题目中患者的临床表现怀疑为下颌下腺导管结石，对于下颌下腺导管结石的进一步检查帮助确诊应拍摄下颌横断殆片。故选D。

第六节　颞下颌关节疾病

【A_1型题】

【答案】E

【解析】颞下颌关节紊乱综合征关节间隙改变常用检查方法为许勒位片、关节侧位体层片或锥形束CT片。常见的关节间隙改变包括：①前间隙增宽，后间隙变窄。②前间隙变窄，后间隙增宽。③整个关节间隙变窄。④整个关节间隙增宽。故选E。

第十九篇　口腔预防医学

第一章　绪　论

口腔预防医学概述

【A_1 型题】

1.【答案】A

【解析】预防口腔医学以人群为主要研究对象，以研究群体的口腔疾病患病情况、群体预防措施和个人预防保健方法为基本要素，通过研究，发现并掌握预防口腔疾病的发生与发展的规律，促进整个社会口腔健康水平的提高。因此本题A选项正确。

2.【答案】D

【解析】口腔预防医学是以人群的集体预防为主要研究对象。

3.【答案】E

【解析】口腔预防医学的目标是预防口腔疾病的发生，维护口腔健康和提高生命质量。

4.【答案】C

5.【答案】D

【解析】口腔的三级预防：一级预防包括进行口腔健康教育和控制及消除危险因素，如窝沟封闭、防龋涂料等。二级预防为早期诊断、早期处理，定期进行临床检查及X线辅助检查，发现早期龋，及时充填。三级预防为防止龋病的并发症及恢复功能。例如，龋病引起的牙髓炎、根尖周炎应进行恰当治疗，防止炎症继续发展。对于牙列缺损及牙列缺失应及时修复，恢复口腔健康功能。

6.【答案】A

7.【答案】E

第二章　口腔流行病学

第一节　定义及作用

【A_1 型题】

1.【答案】D

【解析】口腔流行病学，是流行病学的一个分支，即用流行病学的原则、基本原理和方法，研究人群中口腔疾病的发生、发展和分布的规律及其影响因素，同时研究口腔健康及其影响因素，为探讨口腔疾病的病因和流行因素，制订口腔保健计划，选择防治策略和评价服务效果打下良好基础。

2.【答案】D

【解析】口腔流行病学的主要作用：①描述人群口腔健康与疾病的分布状态；②研究口腔疾病的病因和影响流行的因素；③研究疾病预防措施并评价其效果；④监测口腔疾病流行趋势；⑤为制订口腔卫生保健规划提供依据。

3.【答案】B

第二节　口腔健康状况调查

【A_1 型题】

1.【答案】C

【解析】口腔健康状态调查方法有：①普查，是指在特定时间范围内，对特定人群中的每一个成员进行调查或检查；②抽样调查，又分为单纯随机抽样、系统抽样、分层抽样（分层抽样常用的分层因素有年龄、性别、居住地、文化程度、居住条件等）、整群抽样、多级抽样；③捷径调查，这种方法经济实用，节省时间和人力。预调查又名试点调查，通常为12岁组加另一个年龄组。按经济条件抽样属于分层抽样，本题选C。

2.【答案】E

【解析】在调查中虽然应答率很高，但在获得信息的过程中出现各种误差，结果产生了偏倚，为信息偏倚。主要来自三个方面，有因检查器械等造成的测量偏倚、因调查对象引起的偏倚、因检查者引起的偏倚。检查器械不正确是测量方法的问题，所以A正确；患者回忆不准确为回忆偏倚，故B正确；数名研究者对牙周病标准掌握不一致为检查者之间的偏倚，所以C正确；调查前标准性实验也属信息偏倚，故D正确。而E选项属于最后的病例分析，不属于资料整理收集阶段，故选E。

3.【答案】C

【解析】调查项目涉及口腔健康状况的主要内容，应根据调查目的来确定。一般将调查项目分为两类，一类是直接口腔健康状况信息，如牙周病、口腔卫生状况等，这些项目将用于调查以后的统计分析。另一类是背景状况信息，如受检者姓名、性别、年龄等，这些项目的信息部分用于统计分析，另一部分用作信息管理。

4.【答案】E

【解析】健康状况项目，包括各种口腔疾病，如牙周病、龋病、牙列状况等，其他如氟牙症、釉质发育不全、口腔黏膜状况、颞颌关节状况等。

5.【答案】D

6.【答案】C

【解析】世界卫生组织规定，每个区段内必须有2颗或2颗以上的功能牙，并且无拔牙指征，该区域才能做检查。成年人的后牙区有时缺失一颗指数牙或该牙有拔牙指征，则只检查另外一颗指数牙。如果一个区段内的全部指数牙缺失或有拔牙指征，则此区段内所有其余牙，以最重的情况记分。如果这个区段内没有功能牙或者只有一颗功能牙时，这个区段作为除外区段。每颗指数牙的颊（唇）、舌（腭）面龈沟或牙周袋都必须检查。每个区段内两颗功能牙的检查结果，以最重的情况计分。

7.【答案】E

【解析】普查的应查率要求在95%以上，漏查率太高会使结果正确率差。

8.【答案】A

【解析】抽样调查最大的优点是：省时、省力和省经费，且所得资料同样具有代表性。

9.【答案】E

【解析】单纯随机抽样是最基本的抽样方法，也是其他抽样方法的基础。

10.【答案】D

【解析】世界卫生组织推荐了两种调查方法分别为试点调查和捷径调查。

11.【答案】D

【解析】样本含量大小会影响调查结果，含量小则抽样误差大，不易获得能说明问题的结果。含量太大则造成浪费。样本含量的确定随所采用的流行病学方法类型不同而不同，依据调查对象的变异情况、患病率大小、要求的精确度和把握度大小而定。一般来说，调查对象变异大、患病率低、调查者对调查要求的精确度和把握度大，所需的样本含量就大，反之则小。

12.【答案】B

13.【答案】C

14.【答案】D

【解析】0.40以下为可靠度不合格；0.41~0.60为可靠度中等；0.61~0.80为可靠度优；0.81~1.00为完全可靠。

【B_1型题】

15.【答案】B

16.【答案】C

17.【答案】E

【解析】抽样的方法有单纯随机抽样、系统抽样、分层抽样、整群抽样、多层抽样等。其中单纯随机抽样是按一定方式以同样的概率抽样，称单纯随机抽样。系统抽样指将抽样对象按次序编号，先随机抽取第一个调查对象，然后再按一定间隔随机抽取。而先将总体按某种特征分成若干个“层”，即组别或类型等，再在每个层中用随机方式抽取调查对象，再将每个层所有抽取的调查对象合成一个样本，称分层抽样。整群抽样就是以整群为抽样单位，从总体中随机抽取若干群为调查单位，然后对每个群内所有对象进行检查。在进行大规模调查时，常把抽样过程分为几个阶段，每个阶段可采用单纯随机抽样，也可将以上各种方法结合起来使用。

18.【答案】C

19.【答案】D

20.【答案】A

21.【答案】B

22.【答案】E

23.【答案】A

24.【答案】B

25.【答案】D

26.【答案】C

第三节　口腔健康问卷调查

【A_1型题】

1.【答案】B

2.【答案】E

【解析】口腔健康问卷调查的问卷信度越大，说明问卷调查结果的可靠性越高。

【B_1型题】

3.【答案】E

4.【答案】C

5.【答案】D

6.【答案】A

7.【答案】B

【解析】3~7题考查的是单纯随机抽样、系统抽样、分层抽样、整群抽样、多级抽样的定义。

8.【答案】E

9.【答案】A

10.【答案】B

11.【答案】D

12.【答案】C

【解析】8~12题为概念性题目，应掌握，不要混淆。

第三章　龋病预防

第一节　龋病流行病学

【A_1型题】

1.【答案】D

【解析】龋均是指受监测人群中每人口腔中平均龋失补牙数。龋均=龋失补牙之和÷受检人数。故本题选D。

2.【答案】E

【解析】进入中老年时期后，由于牙龈退缩，牙根暴露，加之个人口腔卫生较差，根面上常有牙菌斑堆积，容易引起根面龋。50岁以上老年人的患龋情况较严重，是继牙周病之后造成老年人失牙的又一个重要原因。

3.【答案】A

【解析】检查龋病时最常用的指数是龋失补指数（DMFT）与龋失补牙面数（DMFS）。

4.【答案】D

5.【答案】E

6.【答案】D

7.【答案】B

【解析】世界卫生组织规定龋病的患病水平以12岁儿童龋均作为衡量标准。

8.【答案】E

【解析】影响龋病流行的因素有社会经济因素、氟摄入量、饮食习惯、家族影响，但不包括母乳喂养。

9.【答案】E

【解析】致龋性最强的糖是蔗糖。

10.【答案】D

【A_2型题】

11.【答案】C

【解析】龋病发病率指至少在1年时间内，某人群新发生龋病的频率。

12.【答案】C

【解析】简化牙石指数计分标准0=牙面上无软垢，1=软垢覆盖面积占牙面的1/3以下，2=软垢覆盖面积占牙面的1/3~2/3，3=软垢覆盖面积占牙面的2/3以上。

13.【答案】E

【解析】龋面均=龋、失、补牙面之和/受检人数。

14.【答案】B

【解析】患龋率=患龋病人数/受检人数×100%。

15.【答案】C

【B_1型题】

16.【答案】B

【解析】恒牙龋、失、补指数是检查龋病时最常用的指数，龋失补指数用龋、失、补牙数（DMFT）或龋、失、补牙面数（DMFS）表示。乳牙龋、失、补指数指乳牙的龋、失、补牙数（dmft）或龋、失、补牙面数（dmfs）。龋均（mean DMFT）指受检查人群中每人口腔中平均龋、失、补牙数。

17.【答案】D

18.【答案】A

19.【答案】C

20.【答案】E

第二节 龋病的预防

【A_1型题】

1.【答案】C

【解析】一级预防包括：①进行口腔健康教育：普及口腔健康知识，了解龋病发生知识，树立自我保健意识，养成良好口腔卫生习惯；②控制及消除危险因素：合理使用各种氟化物的防龋方法，如窝沟封闭、防龋涂料等。

2.【答案】D

【解析】二级预防指早期诊断早期处理，定期进行临床检查及X线辅助检查，发现早期龋及时充填。

3.【答案】B

【解析】三级预防包括：①防止龋病的并发症：对龋病引起的牙髓炎、根尖周炎应进行恰当治疗，防止炎症继续发展，对不能保留的及时拔除；②恢复功能：对牙体缺损及牙列缺失，及时修复，恢复口腔正常功能，保持身体健康。

4.【答案】E

5.【答案】D

【解析】防龋疫苗是主动免疫，以治病的特异性抗原，使机体产生特异性抗体，中和致龋菌的毒性因子，使机体保持较长时间预防作用，这个方法比较适合危险人群的防治。

【A_2型题】

6.【答案】B

【B_1型题】

7.【答案】A

8.【答案】E

9.【答案】C

第三节 氟化物防龋

【A_1型题】

1.【答案】C

2.【答案】B

3.【答案】C

4.【答案】B

5.【答案】A

【解析】幼儿园的儿童因吞咽功能尚未健全，不宜使用含氟漱口液。故选A。

6.【答案】B

【解析】局部用氟是采用不同方法将氟化物直接用于牙表面，目的是抑制牙齿表面的溶解脱矿和促进再矿化，以提高牙齿的抗龋率，途径包括含氟牙膏、含氟漱口水、含氟凝胶、含氟泡沫与含氟涂料等。故选B。

7.【答案】A

8.【答案】A

9.【答案】B

【解析】肾脏是排泄体内氟的主要途径，一般成人摄氟的40%~60%由尿排出。故选B。

10.【答案】A

【解析】氟的总摄入量为机体每日从空气、水、膳食等中摄取氟量的总和。氟的总摄入量包括两个含义：①适宜总摄氟量，②安全总摄氟量。故选A。

11.【答案】E

【解析】影响水和食物中氟吸收率的因素包括氟化物的溶解度和胃的pH。故选E。

12.【答案】C

【A_2型题】

13.【答案】A

【解析】6~7岁以后再迁入高氟区，不会出现氟牙症。

14.【答案】E

15.【答案】C

第四节 窝沟封闭术

【A_1型题】

1.【答案】E

【解析】牙萌出后达咬合平面即适宜做窝沟封闭，一般是在牙萌出后4年之内。乳磨牙在3~4岁，第一恒磨牙在6~7岁，第二恒磨牙在11~13岁为最适宜封闭的年龄。

2.【答案】D

【解析】窝沟封闭术分为①清洁牙面。②酸蚀：恒牙酸蚀时间一般为20~30秒，乳牙为60秒。③冲洗和干燥：一般为10~15秒，封闭前保持牙面干燥，不被唾液污染是封闭成功的关键。④涂布封闭剂。⑤固化。⑥检查。故选D。

3.【答案】D

【解析】窝沟封闭适应证为①窝沟深，特别是可以插入或卡住探针（包括可疑龋）。②患者其他牙，特别对侧同名牙患龋或有患龋倾向。

4.【答案】C

5.【答案】A

【解析】窝沟封闭操作方法有：①清洁牙面；②酸蚀；③冲洗和干燥；④涂布封闭剂；⑤固化；⑥检查。

6.【答案】C

【解析】唾液污染，早期龋的存在，未彻底冲洗，未完全干燥，固化种类等与窝沟封闭效果有关。

【A_2型题】

7.【答案】A

【解析】牙萌出后达到殆平面即适宜做窝沟封闭，第一恒磨牙在6~8岁，釉质发育不全，窝沟点隙有初期龋损，牙殆面有充填物但存在未封闭的窝沟，这些都适合做窝沟封闭。

8.【答案】C

【解析】窝沟封闭的非适应证为：①牙殆面无深的沟裂点隙，自洁作用好；②患较多邻面龋损者；③患者不合作，不能配合正常操作；④牙齿尚未完全萌出，被牙龈覆盖。

9.【答案】D

【解析】牙萌出后达到殆平面即适宜做窝沟封闭，乳磨牙在3~5岁，第一恒磨牙在6~8岁，第二恒磨牙在11~13岁为最适宜封闭的年龄。

【B_1型题】

10.【答案】B

11.【答案】E

第五节　预防性树脂充填术

【A_1型题】

1.【答案】E

【解析】预防性树脂充填仅去除窝沟处的病变牙釉质或牙本质，采用酸蚀技术和树脂材料充填早期窝沟龋，并在牙殆面上涂一层封闭剂，这是一种窝沟封闭与窝沟龋充填相结合的预防性措施。这样保留了更多的健康牙体组织，是一种预防早期龋的治疗方法。优点是使用充填剂与牙釉质机械或理化性的结合，再与封闭剂化学性黏结，减少了漏隙产生的可能性。

2.【答案】A

【解析】预防性树脂充填适应证为：①窝沟有龋损能卡住探针；②深的点隙窝沟有患龋倾向；③沟裂有早期龋迹象，釉质混浊或呈白垩色；④无邻面龋损。

3.【答案】B

【解析】预防性树脂充填除了去除龋坏组织和使用黏结剂外，其操作步骤与窝沟封闭相同。

4.【答案】A

【解析】预防性树脂充填操作步骤：①依据龋坏范围去除点隙窝沟龋坏组织，不作预防性扩展；②清洁牙面，冲洗干燥、隔湿；③C型龋损范围在酸蚀前将暴露的牙本质用氢氧化钙垫底；④酸蚀牙殆面及窝洞；⑤涂布黏结剂后涂布复合树脂。

第六节　非创伤性修复术

【A_1型题】

1.【答案】E

【解析】ART的适应证为：适用于恒牙和乳牙的中小龋洞，能允许最小的挖器进入，无牙髓暴露，无可疑牙髓炎。

2.【答案】A

【解析】ART充填材料为玻璃离子粉、液，牙本质处理剂。

3.【答案】D

4.【答案】A

【解析】ART的优点只要求最少的洞型预备，最少的牙体损伤以保存完好的牙体组织，采用手用器械，不需电源，不需昂贵的口腔设备，可随身携带，操作简单易学，控制交叉感染的方法简便，患者容易接受，玻璃离子中氟离子的释放能预防和阻止龋病，有助于牙体组织的健康。

【A_2型题】

5.【答案】A

第四章　牙周病预防

第一节　牙周病流行病学

【A_1 型题】

1.【答案】C

【解析】影响牙周病流行的因素包括口腔卫生状况、吸烟、营养和全身疾病。其中口腔卫生状况与牙周病有直接关系。

2.【答案】B

【解析】简化口腔卫生指数检查时只查的6个牙面，分别是16、11、26、31的唇颊面，36、46舌面。

3.【答案】C

【解析】简化软垢指数记分标准为：0指牙面无软垢；1指软垢覆盖面积占牙面1/3以下；2指软垢覆盖面积占牙面1/3与2/3之间；3指软垢覆盖面积占牙面2/3以上。

4.【答案】A

【解析】简化牙石指数记分标准为：0指龈上、龈下无牙石；1指龈上牙石覆盖面积占牙面1/3以下；2指龈上牙石覆盖面积占牙面1/3与2/3之间，或牙颈部有散在龈下牙石；3指龈上牙石覆盖面积占牙面2/3以上，或牙颈部有连续而厚的龈下牙石。

5.【答案】B

【解析】Turesky改良的菌斑指数记分标准为：0指牙面无菌斑；1指牙颈部龈缘处有散在的点状菌斑；2指牙颈部菌斑宽度不超过1mm；3指牙颈部菌斑宽度超过1mm，但在牙面1/3以下；4指菌斑覆盖面积占牙面1/3与2/3之间；5指菌斑覆盖面积指占牙面2/3以上。

6.【答案】A

【解析】CPI指数记分标准为：0指牙龈健康；1指龈炎，探诊后出血；2指牙石，探诊可发现牙石，但探针黑色部分全部露在龈袋外；3指早期牙周病，龈缘覆盖部分探针黑色部分，龈袋深度在4～5mm之间；4指晚期牙周病，探针黑色部分被龈缘完全覆盖，牙周袋深度在6mm或以上；X指除外区段（少于两颗功能牙存在）；9为无法检查（不记录）。

7.【答案】B

【解析】严重牙周病的患病率在发展中国家与发达国家没什么不同；在我国，农村牙周病的流行情况比城市严重；牙周病在不同地区的患病情况不同，与地区之间的经济状况有一定的关系；不同民族牙周病的患病情况差异很大；牙周病患病率随年龄增长而增高。

【A_2 型题】

8.【答案】D

【解析】CPI指数检查内容包括牙周袋深度、牙石、牙龈出血。

第二节　牙周病的分级预防

【A_1 型题】

1.【答案】A

【解析】牙周病的分级预防分三级：一级预防又称初级预防，包括所有针对牙周病病因采取的干预措施；二级预防旨在早期发现、早期诊断、早期治疗，减轻已发生牙周病的严重程度，控制其发展；三级预防是指在牙周病发展到严重和晚期阶段所采取的治疗措施以及修复失牙，重建功能；并通过随访、口腔健康的维护，维持其疗效，预防复发。同时，还应治疗相关的全身疾病，如糖尿病，增强牙周组织的抵抗力。

2.【答案】E

【B_1 型题】

3.【答案】E

4.【答案】B

5.【答案】D

第三节　控制牙菌斑

【A_1 型题】

1.【答案】A

【解析】季铵化合物是一组阳离子表面活性剂，能杀灭革兰阳性和革兰阴性细菌，季铵化合物主要包括氯化苄乙氧铵和氯化十六烷基吡啶，一般以0.05%的浓度作为漱口剂，可抑制菌斑的形成和龋炎的发生。故选 A。

2.【答案】B

【解析】常见的菌斑染色剂包括 2% 碱性品红、2% ~ 5% 藻红、4% 酒石黄、1.0% ~ 2.5% 孔雀绿和荧光素钠。

3.【答案】B

【解析】菌斑百分率在 20% 以下时可认为菌斑被基本控制；如菌斑百分率为 10% 或小于 10%，则已达到良好目标。

4.【答案】E

【解析】氯己定的抗菌作用机制为：减少唾液中能吸附到牙面上的细菌数；氯己定与唾液酸性糖蛋白的酸性基团结合，从而封闭唾液糖蛋白的酸性基团，使唾液糖蛋白对牙面的吸附能力减弱，抑制获得性膜和菌斑的形成；氯己定与牙面釉质结合，覆盖了牙面，因而阻碍唾液细菌对牙面的吸附；氯己定与钙离子竞争，改变菌斑细菌的内聚力，控制细菌的聚集和对牙面的吸附。

【A_2 型题】

5.【答案】E

第四节　控制局部危险因素

【A_1 型题】

1.【答案】E

【解析】牙签是用来剔除嵌塞在牙间隙内的食物碎屑和软垢的工具，适用于牙龈退缩、根面暴露、邻面间隙较大的部位。使用牙签时应避免用力过大而损伤牙龈，加重牙龈退缩和增大牙间隙。牙签以 45°进入牙间隙，牙签尖端指向殆面。

2.【答案】D

【解析】牙周病患者在使用牙线前，应首先进行龈上洁治和根面平整，如磨光邻面的充填体悬突，使之与牙齿的解剖外形一致，以免勾住牙线使其磨损而易拉断。

3.【答案】A

【解析】使用超声波洁牙时，将工作头以 15°轻轻与牙石接触，利用工作头顶端的超声振动波击碎牙石。

【B_1 型题】

4.【答案】C

5.【答案】B

6.【答案】E

7.【答案】A

8.【答案】D

【解析】当牙间隙增大时，可以用牙签清洁邻面和根分叉区牙线可以去除牙间隙的食物残渣和软垢，但不易去净菌斑；龈上洁治术去除龈上牙石和菌斑；刷牙是机械性去除菌斑最常用的方法；牙间隙刷对去除颈部和根上面附着的菌斑最有效。

第五节　提高宿主抵抗力

【A_1 型题】

【答案】A

【解析】最好的牙周维护治疗期应为 3 个月。

第五章　其他口腔疾病的预防

【A_1 型题】

1.【答案】A

【解析】口腔癌的流行特征有以下几方面。①地区分布：不同地区发病率不同，以东南亚地区发病率最高。②时间分布：不同国家和地区的口腔癌发病随时间变化而变化。③年龄分布：患病年龄有偏老龄化的趋势，口腔癌发病率随年龄增长而增高。④性别分布：男女都可发生，男性明显高于女性，接近 2 : 1。⑤种族差异：口腔癌在不同种族的发病率不同。故选 A。

2.【答案】D

【解析】口腔癌预防的含义包括预防口腔癌发生、预防口腔癌对邻近组织的损害、预防口腔癌的转移、预防口腔癌丧失生命。故选 D。

3.【答案】D

【解析】狭义的口腔癌指发生于舌、口底、腭、牙龈、颊和牙槽黏膜的恶性肿瘤，以鳞状细胞癌最为常见。

4.【答案】E

【解析】口腔癌前病变恶变危险度较高的部位包括舌侧缘、口底、下颌颊沟与牙槽和腭部，不包括口角。

5.【答案】A

【解析】口腔癌的发生与多种

因素有关，包括不良生活方式，如吸烟、嚼槟榔、饮酒；环境因素，如光辐射、核辐射；生物因素，如口腔感染与局部刺激，梅毒、EB病毒和人类疱疹病毒感染等。与HIV无关。

6.【答案】E

7.【答案】E

8.【答案】D

【解析】对40岁以上长期吸烟、吸烟量在20支/日以上、既吸烟又有饮酒习惯、因烟酒刺激口腔已有白斑以及长期嚼槟榔者，应定期口腔检查。

9.【答案】C

【解析】口腔癌的警告标识包括：口腔内有2周以上未愈合溃疡；口腔黏膜有白色、红色和发暗的斑；口腔与颈部有不明原因的肿胀和淋巴结肿大；口腔内有不明原因的反复出血；面部、口腔、咽部和颈部有不明原因的麻木与疼痛。

10.【答案】D

【解析】口腔癌的预防包括口腔健康教育与口腔健康促进、控制危险因素、戒除吸烟饮酒等不良习惯、提高对口腔癌警告标识的认识、定期进行口腔检查、卫生行政部门协同其他行政部门制定控烟限酒的政策、防止环境污染等。

11.【答案】D

12.【答案】D

【解析】牙本质过敏者表现为激发痛，以机械刺激最为显著，其次为冷、酸、甜等，刺激去除后疼痛立即消失。

13.【答案】C

【解析】因牙本质过敏者临床症状的特点是激发痛，以机械刺激最为显著，临床检查可用探针探及敏感点或敏感区，可引起患者特殊的“酸”“软”“痛”症状。

14.【答案】C

【解析】症状较轻者、敏感区广泛或位于龈下者，可首选家中自用脱敏剂，如抗牙本质过敏牙膏；中、重度患者，可由医生使用药物脱敏治疗或激光治疗；长期不愈的重症患者，必要时采取有创性的治疗如根管治疗等。

15.【答案】D

【解析】牙本质敏感症主要表现为激发痛，以机械刺激最为显著，其次为冷、酸、甜等，刺激除去后疼痛立即消失。

16.【答案】B

【解析】龈上洁治术后遗留的牙根暴露及敏感区，可用氟化物或氢氧化钙等药物做脱敏治疗。

17.【答案】C

【解析】因为牙本质敏感症患牙的过敏点对机械刺激最敏感，所以牙本质敏感症最可靠的诊断方法是探诊，所以C正确。牙本质敏感的患者可以主诉对冷和酸敏感，但用常规的温度实验却不可能诊断牙本质敏感症，因此B、E错误。咬诊适用于牙隐裂，不用于牙本质敏感症的诊断，A错误。叩诊主要是检查根尖周组织，因此D错误。本题应选C。

18.【答案】D

【解析】牙酸蚀症确切的病因尚未明确。目前研究认为，它是一种多因素的疾病。体内、体外的酸蚀作用于易感的牙是引起酸蚀症的最基本原因。

19.【答案】C

【解析】餐后喝牛奶能在一定程度上中和食物中的酸。所以C错误。

20.【答案】A

【解析】人群中牙外伤发生的高峰年龄为6~13岁，儿童及青少年是牙外伤的高发人群。

21.【答案】E

【解析】摔倒、碰撞以及物体撞击牙是发生牙外伤最常见的原因。

22.【答案】B

【解析】治疗恒牙全脱位最好的方法是即刻再植。

【A_2型题】

23.【答案】C

【解析】后殆面牙釉质磨损可引起牙本质过敏，临床症状的特点是激发痛，以机械刺激最为显著；临床检查可用探针探及敏感点或敏感区，可引起患者特殊的“酸”“软”“痛”症状。该患者临床检查未发现明显龋洞，因此排除浅龋、中龋；叩诊（-）、冷诊（-），因此排除可复性牙髓炎；牙齿无松动，无明显牙周炎，排除逆行性牙髓炎。

第六章　自我口腔保健方法

【A_1型题】

1.【答案】C

【解析】一般刷牙8个小时后牙面残留菌斑恢复到刷牙前水平。说明刷牙8个小时后需要再次刷牙。

2.【答案】A

【解析】脱敏牙膏的有效成分

有两大类：一类是硝酸钾和氯化钾，另一类是氟化亚锡或其他亚锡类。

3.【答案】C

【解析】正确的刷牙方法是每次牙刷覆盖2~3颗牙齿，注意重叠放置，每次颤动5~10次，将上、下颌唇舌面每个部位重复全面拂刷，故选C。

4.【答案】E

【解析】牙间隙清洁方法包括牙线、牙签、牙间隙刷、电动冲牙器等。

5.【答案】B

【解析】牙膏洁净剂又称表面活化剂，现在多用合成洁净剂，如月桂醇硫酸钠、n-十二烷基氨酸钠、椰子单酸甘油酯磺酸钠。

6.【答案】D

【解析】牙刷保管，要用清水多次冲洗牙刷，并将刷毛上的水甩干，置于通风处充分干燥。

7.【答案】B

【解析】6个月到2岁，乳牙萌出阶段，基本是父母给孩子刷牙，可以从指套牙刷开始。

8.【答案】C

【解析】改良Bass刷牙法是一种有效清除龈沟内和牙面菌斑的刷牙方法。所以C正确。旋转刷牙法适合清洁牙间隙，不易清洁龈沟，所以B不选。改良的Stillman刷牙法能有力地按摩牙龈，并清洁牙间隙，但是难以清洁龈沟，所以D不选。Fones刷牙法，这种刷牙方法对于牙龈沟内和牙齿邻间隙清洁效果不佳，不适于患有牙周疾病的患者，尤其是牙龈萎缩，牙间隙较大的人群。但此法十分简单，对于部分智障或年幼的人群最为适合，所以E不选。平刷牙法力量不易控制，对牙龈的损伤较大，所以A不选。

9.【答案】D

【解析】药物牙膏的作用不包括治疗龋病与牙周病。

10.【答案】D

【解析】口腔清洁应包括舌面，清洁舌面可减少口腔食物残渣与微生物数量，延迟菌斑形成与总菌斑沉积，有助于整个口腔卫生。

11.【答案】D

【解析】增白牙膏的活化成分是氧化物成分，如过氧化氢或过氧化脲等。

12.【答案】B

【解析】Fones刷牙法又称圆弧刷牙法，这种方法最易为年幼儿学习理解和掌握。

13.【答案】D

【解析】保健牙刷的特点是小头、软毛、直柄。

14.【答案】A

【解析】水平颤动拂刷法是一种有效清除龈沟内和牙面菌斑的刷牙方法。

15.【答案】C

【解析】口腔内除牙齿外还应清洁洗刷的部位是舌，清洁舌面可减少口腔食物残渣与微生物数量，延迟菌斑形成与总菌斑沉积，有助于整个口腔卫生。

16.【答案】C

【解析】漱口有防龋作用、抑菌作用、镇痛作用、美白作用。

【A_2型题】

17.【答案】A

【解析】尼龙丝刷毛受高热易弯曲变形，刷牙后应将刷头向上放在口杯中，保持干燥。

【B_1型题】

18.【答案】C

19.【答案】B

20.【答案】E

21.【答案】A

22.【答案】D

【解析】当牙间隙增大时，可以用牙签清洁邻面和根分叉区牙线可以去除牙间隙的食物残渣和软垢，但不易去净菌斑；龈上洁治术去除龈上牙石和菌斑；刷牙是机械性去除菌斑最常用的方法；牙间隙刷对去除颈部和邻面附着的菌斑最有效。

23.【答案】D

24.【答案】A

25.【答案】E

26.【答案】C

27.【答案】B

【解析】牙膏中摩擦剂是二氧化硅，胶粘剂是羧甲基纤维素钠，洁净剂是月桂硫酸钠，防腐剂是苯甲酸盐，牙膏中润湿剂的是甘油。

28.【答案】E

29.【答案】C

30.【答案】A

31.【答案】B

32.【答案】D

【解析】属于含氟牙膏中成分的是氟化亚锡；属于抑制菌斑牙膏中成分的是西吡氯铵；属于抗牙本质过敏牙膏中成分的是硝酸钾；属于增白牙膏中成分的是焦磷酸盐；属于中草药牙膏中成分的是五倍子。

33.【答案】B

34.【答案】A

【解析】牙膏中起降低表面张力、增进清洁效果作用的成分是洁净剂，牙膏成分中占比例最高的是摩擦剂。

第七章　口腔健康促进

第一节　口腔健康促进

【A_1型题】

1.【答案】A

【解析】口腔健康意识是人们对有关口腔健康问题的一种思维、感觉和心理上的综合反应，一般体现在对口腔健康问题觉察后的反应。口腔健康意识是促进行为改变不可缺少的因素。故选A。

2.【答案】C

【解析】口腔健康促进有很多具体的预防和干预措施。例如，调整自来水含氟浓度和含氟牙膏的应用以及推广使用窝沟封闭、控制含糖食品、采用糖代用品，在社区开展有指导的口腔卫生措施并提供符合标准的口腔保健用品等。

【B_1型题】

3.【答案】D

【解析】全民途径是在社区中开展口腔健康促进活动时，选择一种预防措施使得该社区所有人群都能从中获益，如自来水氟化防龋。

4.【答案】B

【解析】许多不利于健康的因素，如不健康的饮食习惯、卫生习惯、吸烟酗酒等，专业人员与全体医务人员一起通过采取控制和改变这些共同危险因素的方法，促进人们的口腔健康和全身健康。

5.【答案】C

【解析】在开展口腔健康促进活动时，选择针对高危人群的预防措施和方法，预防和控制高危人群的龋病，从而提高整个人群的口腔健康状况，如对有深窝沟的适龄儿童开展窝沟封闭预防龋齿。

第二节　口腔健康教育

【A_1型题】

1.【答案】C

【解析】进行窝沟封闭属于口腔一级预防，不属于口腔健康教育的内容。

2.【答案】D

【解析】常用的口腔健康教育方法包括大众传媒、社区活动、小型讨论会、个别交谈。

3.【答案】E

【解析】口腔健康教育评价包括口腔健康意识的变化、口腔健康知识的变化、对口腔健康问题所持态度的变化、口腔健康行为的变化。

【B_1型题】

4.【答案】C

【解析】口腔健康社区座谈会属于口腔健康教育方法的小型讨论会；大众传媒的优点是覆盖面广，能较快地吸引公众注意力，使之集中到有待解决的口腔健康问题上来；患者就医时的椅旁教育属于个别交谈；爱牙日到学校进行口腔健康知识宣传属于口腔健康教育的社区活动。

5.【答案】A

6.【答案】D

7.【答案】B

第八章　特定人群的口腔保健

第一节　婴　幼　儿

【A_1型题】

1.【答案】D

【解析】鹅口疮，又名“雪口病”，是由白念珠菌感染引起的真菌性口炎。

2.【答案】A

【解析】婴儿牙萌出前应建立每日为婴儿清洁口腔的习惯。

3.【答案】B

【解析】乳牙外伤最多发的幼儿年龄是1.5~2.5岁。

4.【答案】C

【解析】儿童可使用含氟牙膏的年龄是3岁以上。

5.【答案】B

【解析】儿童应半年进行一次口腔检查最为合理。

第二节 学龄及学龄前儿童

【A_1 型题】

1.【答案】B

【解析】2008年开展的中西部地区儿童口腔综合干预项目主要针对7~9岁儿童。

【B_1 型题】

2.【答案】C

【解析】乳磨牙在3~4岁，第一恒磨牙在6~7岁，第二恒磨牙在11~13岁为最适宜封闭的年龄。

3.【答案】E

【解析】中老年时期，由于牙龈退缩，牙根暴露，若个人口腔卫生不好，根面上常有牙菌斑堆积，容易引起根面龋。

4.【答案】A

【解析】婴儿出生后要及时检查口腔，以后每半年定期进行口腔检查，注意观察牙的萌出情况，牙列、咬合情况、龋患和软组织情况等。

第三节 老 年 人

【A_1 型题】

【答案】D

【解析】老年人修复缺失牙的最佳时机是失牙后2~3个月。

第四节 妊娠期妇女

【A_1 型题】

1.【答案】C

【解析】妊娠期妇女口腔健康检查的主要目的是处理口腔隐患，避免发生口腔急症。

2.【答案】C

【解析】妊娠4~6个月是治疗口腔疾病的适宜时期。

【A_2 型题】

3.【答案】B

【解析】儿童的第一次口腔检查应在第一颗乳牙萌出后6个月内，请医生帮助判断儿童乳牙萌出情况并评估其龋病的风险，提供有针对性的口腔卫生指导并建立婴儿的口腔健康档案。

第五节 残 疾 人

【A_1 型题】

1.【答案】D

【解析】使用电动牙刷可减轻儿童刷牙时的疲劳，适用于手的灵活性受限，能够抓住牙刷柄并能把牙刷放入口内的残疾儿童。

【A_3/A_4 型题】

2.【答案】A

【解析】根据我国具体情况，残疾人的口腔保健应从以下几个方面进行：①早期口腔卫生指导（C正确）；②口腔保健用品选择（E正确）；③特殊口腔护理（B正确）；④氟化物的适当使用（D正确）；⑤窝沟封闭；⑥减少糖与甜食摄取；⑦定期口腔健康检查。残疾人无法正常使用牙线，故A错误。

3.【答案】D

【解析】中小学生中的口腔保健内容：①监测健康状况，包括定期口腔健康检查与监测。②对学生进行健康教育，包括口腔健康教育（D正确）。③培养良好卫生习惯，包括刷牙与饮食卫生习惯。④常见病的预防，包括口腔疾病的预防与治疗。预防龋病与牙周病除采用全身用氟和局部用氟的方法外，还应开展窝沟封闭的方法预防第一恒磨牙和第二恒磨牙的窝沟龋，进行恒磨牙萌出过程中的刷牙指导。⑤身体意外事故预防，包括前牙外伤与颌骨骨折。故本题选D。使用牙线和牙间刷是牙周病的预防措施，窝沟封闭操作知识是口腔专业学生学习的知识，德智体美全面发展与口腔保健关系不大，饮水加氟是公共卫生保健，故不选E。

4.【答案】E

【解析】大多数老年人的口腔功能都有不同程度的丧失。牙齿松动、缺失是常有的现象。因此，在老年人中，应提倡做义齿恢复口腔功能说明：按照横行顺序依次排列。故本题选E。其余各项属于儿童口腔保健的内容。

第九章 社区口腔卫生服务

概 述

【A_1型题】

1.【答案】C

【解析】社区口腔卫生服务是社区卫生服务的一个组成部分，是以社区人群的口腔健康状况改善与提高为目标，依托社区卫生服务体系，为社区居民提供最基本的口腔卫生保健服务。故选C。

2.【答案】D

【解析】社区口腔卫生服务的任务：①提高人群口腔健康水平、改善生活质量；②提供基本口腔卫生服务、满足社区居民日益增长的口腔卫生服务需求；③营造口腔健康社区；④保证区域卫生规划的实施、保证医疗卫生体制改革和城镇职工基本医疗保险制度改革的实施；⑤改善社区口腔卫生服务机构的功能。故选D。

3.【答案】A

【解析】社区口腔卫生服务的基本原则：①坚持为社区服务的宗旨，正确处理社会效益和经济效益的关系，并把社会效益放在首位；②坚持政府领导，各部门协同，社会广泛参与，多方集资，公有制为主导的原则；③坚持预防为主，防治结合的方针；④坚持以区域卫生规划为指导；⑤坚持社区口腔卫生服务于社区发展相结合，保证社区口腔卫生服务可持续发展；⑥坚持因地制宜，分类指导，以点带面，逐步完善的工作方针。故选A。

4.【答案】E

【解析】社区口腔卫生服务的内容：①社区口腔健康教育；②社区口腔预防；③社区口腔医疗；④社区口腔保健；⑤社区口腔康复；⑥社区口腔卫生信息管理。故选E。

5.【答案】C

【解析】社区口腔医疗内容：①提供口腔常见病、多发病的基本诊疗服务；②开展口腔疾病双向转诊服务；③提供电话预约、家庭出诊、特需服务等服务内容；④为特殊者或特需者提供口腔专项服务。故选C。

第十章 口腔医疗保健中的感染与控制

第一节 感染传播及感染控制

【A_1型题】

1.【答案】B

【解析】口腔诊疗感染源：患者与病原体携带者，污染的环境，污染的口腔医疗器械。故选B。

2.【答案】E

【解析】口腔医疗保健中常见的感染为艾滋病、乙型肝炎、结核和梅毒。故选E。

3.【答案】E

【解析】乙肝病毒在口腔临床的传播方式主要是接触传播，通过直接接触患者的唾液、血液、龈沟液以及接触被污染的环境都可能感染疾病。故选E。

4.【答案】E

【解析】结核分枝杆菌存在于痰中，通过咳嗽、打喷嚏、大声说话经口腔和鼻腔喷出体外，在空气中形成飞沫，小飞沫蒸发成为含有结核分枝杆菌的"微滴核"，长时间悬浮于空气中被健康者吸入肺泡引起感染。故选E。

5.【答案】A

【解析】梅毒传播中性接触是主要的传播途径，占98%。少数患者可通过接吻、哺乳等密切行为传播。孕妇可通过胎盘及产道向胎儿传播，亦可通过皮肤破损处传播。故选A。

6.【答案】D

【解析】HIV传播方式有性传播、母婴垂直传播、血液传播。此外，口腔唾液中可能含有HIV病毒，但该传播途径所占比例相对小。故选D。

第二节　感染控制措施及方法

【A_1 型题】

1.【答案】E

【解析】感染控制的方法有：①所有的感染者必须进行检查筛选和评价；②口腔医务人员必须进行个人防护；③采用无菌技术；④应用消毒剂进行各种消毒处理。故选 E。

2.【答案】E

【解析】口腔医务人员的个人保护措施包括手套、口罩、保护性眼镜和工作服。故选 E。

3.【答案】E

【解析】对诊室空气的消毒方法有：①臭氧消毒；②紫外线消毒；③化学消毒剂或中草药消毒剂进行喷雾或熏蒸。故选 E。

4.【答案】D

【解析】高效消毒法包括紫外线、含氯消毒剂、臭氧、二氧化氯、甲基乙内酰脲类化合物以及一些复配的消毒剂。中效消毒剂包括超声波、碘类、醇类、酚类消毒剂等。低效消毒剂包括单链季铵盐类、双胍类、中草药类和汞、银、铜等金属离子消毒剂。故选 D。

5.【答案】C

6.【答案】D

7.【答案】E

【解析】牙科常用的灭菌法有：①压力蒸汽灭菌；②干热消毒灭菌；③环氧乙烷气体灭菌；④环氧乙烯灭菌系统；⑤低温过氧化氢等离子灭菌系统。故选 E。

8.【答案】E

【解析】口腔器械灭菌处理包括灭菌前预处理（包含灭菌前清洗和包装）、灭菌以及灭菌器械的存放。故选 E。

9.【答案】C

10.【答案】A

【解析】高温高压蒸汽灭菌是手机灭菌最常用且最有效的灭菌方法。故选 A。

【B_1 型题】

11.【答案】B

【解析】口腔科诊室内空气消毒最好采用紫外线消毒，地面消毒最好采用来苏溶液擦洗，墙面消毒最好采用有效氯消毒液喷雾。故选 B。

12.【答案】D

13.【答案】E

14.【答案】E

【解析】不锈钢器械用高压蒸汽灭菌，不耐热的用化学蒸气压力灭菌，针头、油类、酚类、蜡类等不能用高压蒸汽灭菌，干热消毒法可能影响金属器械的锋利程度。故选 E。

15.【答案】A

16.【答案】C

17.【答案】B

18.【答案】A

【解析】对于无机器清洗的设备或一些复杂物品，如内镜、导管等必须用手工清洗。结构复杂、缝隙多的器械用超声波清洗。故选 A。

19.【答案】C